AF461976

TRAITÉ PRATIQUE

DE L'ART

DES ACCOUCHEMENS.

IMPRIMÉ CHEZ PAUL RENOUARD,
RUE GARANCIÈRE, N° 5.

TRAITÉ PRATIQUE

DE

L'ART DES ACCOUCHEMENS

PAR

CHAILLY (Honoré),

Docteur en médecine et ex-chef de clinique d'accouchemens de la faculté de Paris, professeur d'accouchemens, membre de la société médicale d'émulation de Paris.

Accompagné de 216 figures gravées sur bois

et intercalées dans le texte.

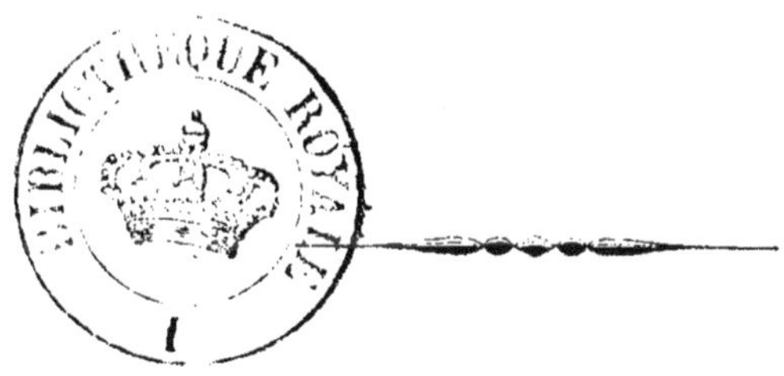

A PARIS,

CHEZ J.-B. BAILLIÈRE,

LIBRAIRE DE L'ACADÉMIE ROYALE DE MÉDECINE,

RUE DE L'ÉCOLE-DE-MÉDECINE, N. 17.

A LONDRES, H. BAILLIÈRE, 219, REGENT-STREET.

1842.

PRÉFACE.

La partie pratique des accouchemens est celle que je me suis attaché spécialement à traiter dans cet ouvrage; j'y ai réuni le plus succinctement possible, mais cependant avec les développemens convenables, tous les préceptes dont j'ai pu constater l'excellence.

Voué depuis quatorze années à la pratique de l'art obstétrical, j'ai dû à la bienveillance de M. P. Dubois de me trouver placé de bonne heure auprès de lui dans une position tout exceptionnelle, d'abord comme son élève, puis comme son aide en ville, enfin comme son chef de clinique à la Clinique d'accouchemens de la Faculté de médecine de Paris, et j'ai pu, à une aussi bonne école, souvent en ville, quelquefois à la Maternité, journellement à la Clinique, vérifier par ma propre expérience, et bien plus encore par celle de mon maître, l'excellence des procédés que je conseille.

On ne s'étonnera pas, d'après cela, de voir les opinions de M. P. Dubois si exactement reproduites dans cet ouvrage, et d'y trouver les manœuvres très simplifiées et débarrassées surtout de cette foule de procédés que l'on retrouve reproduits dans les ouvrages, même les plus nouveaux, et qui, pour la plupart enfantés sur le mannequin, sont inutiles, inexécutables sur le vivant, et souvent très dangereux dans la pratique.

J'ai aussi beaucoup emprunté aux excellentes publications de madame Lachapelle, de Désormeaux, de MM. Nægèle, Velpeau, Stoltz, Moreau, etc.

Cependant, je n'ai fait qu'un très petit nombre de citations; j'ai pris partout ce qui m'a paru bon, laissant à chacun le droit de revendiquer ce qui pourra lui appartenir dans ce traité, mais me réservant spécialement le choix des procédés, leur appréciation pratique, et l'ordre dans lequel ils sont rangés.

Tous les ouvrages d'accouchement, et notamment les plus remarquables, contiennent des considérations, des raisonnemens, des discussions dont je reconnais toute la valeur pour celui qui veut étudier la science proprement dite, mais qui ne sont d'aucun intérêt pour le praticien ; je les ai omis à dessein, pensant qu'il valait mieux m'étendre le plus longuement possible sur une foule de points pratiques, qui n'ont pas été traités ou qui l'ont été incomplètement.

Quant à l'ordre suivant lequel j'ai rangé les matières, il m'a semblé le plus rationnel. L'obstétrique est un tout composé de parties très dissemblables, dont quelques-unes doivent être divisées pour s'accommoder aux autres.

Ainsi, si l'on envisage les manœuvres comme tête de chapitres, on en aura l'ensemble complet, mais l'on sera obligé de scinder la grossesse, l'accouchement et les suites de couches en autant de petites subdivisions qu'il y a de procédés, et alors, pour savoir tout ce qu'il convient de faire dans tel cas particulier, dans telle présentation du fœtus, il faut chercher dans une infinité de chapitres, ces parties séparées, afin d'en former un ensemble.

L'accoucheur envisagera d'un seul coup-d'œil tous les détails d'un procédé, mais il ne trouvera pas réunies, dans un même article, toutes les indications qu'il convient de remplir dans la grossesse, dans chaque présentation du fœtus et dans les suites de couches.

Cette marche suivie par mes devanciers, excepté par madame Lachapelle, me semble beaucoup moins pratique; elle expose, en outre, à beaucoup plus de redites que celle que j'ai adoptée; dans celle-ci, en effet, tous les accidens et les moyens d'y remédier sont envisagés à mesure que les premiers se manifestent, d'abord dans la grossesse, puis dans chaque présentation du fœtus, enfin dans les suites de couches.

Ainsi, je n'ai pas rangé les accidens en genre et en espèces; en ceux qui attaquent la mère et ceux qui attaquent l'enfant; en ceux qui réclament le secours de la main, et celui des instrumens mousses ou tranchans; toutes ces divisions sont arbitraires et inutiles; et elles ont le grand inconvénient d'éloigner les procédés et les indications à remplir, des accidens qui en requièrent l'emploi.

Mais j'ai envisagé la grossesse d'abord dans son ensemble, et j'ai successivement énuméré les accidens qui peuvent la compliquer, et les moyens de remédier à ceux-ci, puis j'ai envisagé sous le même point de vue l'accouchement dans la présentation du sommet, dans celle de la face, de l'extrémité pelvienne, et du tronc; enfin, j'ai suivi la même marche pour les suites de couches.

Par ce moyen, la grossesse, l'accouchement subdivisé en quatre présentations, et les suites de couches, forment des parties indivises, dans lesquelles viennent se grouper les accidens et les manœuvres qu'ils nécessitent; les manœuvres cessent d'être des abstractions, elles sont appropriées aux cas qui en requièrent l'usage.

Cette marche bien plus rationnelle fera envisager d'un seul coup-d'œil, au praticien, tous les accidens qu'il peut avoir à combattre, soit dans la grossesse, soit dans chaque présentation du fœtus, soit enfin dans les suites de couches; il trouvera de plus, l'ordre suivant lequel les indications doivent être remplies.

En procédant ainsi, il m'a été facile d'entrer dans une foule de petits détails qui pourront paraître trop minutieux à des esprits peu pratiques, mais qui seront appréciés des véritables accoucheurs, et qui ne tarderont pas à l'être des élèves. Ces derniers, et les sages-femmes surtout, me sauront gré du soin que j'ai mis à détailler les procédés opératoires, à formuler les médicamens, à guider leur inexpérience au milieu des difficultés, des obstacles de toute nature dont l'art obstétrical est hérissé.

Ils trouveront aussi les anciennes mesures, jointes aux nouvelles, afin que par la comparaison, il leur soit plus facile de se graver ces dernières dans la mémoire.

Enfin, pour éviter le reproche d'obscurité, que j'entends souvent faire à des ouvrages didactiques qui sont cependant fort clairs pour les personnes familiarisées avec la matière, j'ai intercalé dans le texte un grand nombre de figures gravées sur bois, et pour être plus sûr de leur exactitude, je les ai composées et dessinées moi-même; j'ai l'intime conviction qu'elles faciliteront singulièrement l'intelligence du texte.

Les descriptions les plus méthodiques et les plus claires, laissent bien peu de choses dans l'esprit, quand elles s'appliquent à des procédés qui se composent d'une multitude de détails; on les suit aisément au contraire, on les comprend et on les retient sans peine, quand, en les étudiant, on a sous les yeux la représentation fidèle de la position des parties, et celle de la marche qu'on doit faire suivre, soit aux mains, soit aux instrumens.

Au reste, j'en parle d'après ma propre expérience, je me rappelle en effet combien quelques figures que je griffonnais dans mes cahiers de notes, aux cours et à la salle d'accouchement, figures qui, pour la plupart, sont reproduites ici, avaient servi à graver dans ma mémoire, des faits, que quelques pages n'auraient pu y fixer; et combien sont journellement utiles à mes élèves, les planches que je leur fais voir dans mes cours.

Avant de terminer, qu'il me soit permis de témoigner toute ma gratitude à M. Honoré, mon beau-père, pour ses excellens avis; à M. Rigaud, professeur de la faculté de Strasbourg; à MM. les docteurs Devilliers fils et Brasier, pour leur utile coopération.

TRAITÉ PRATIQUE

DE L'ART

DES ACCOUCHEMENS.

INTRODUCTION.

On donne le nom d'accouchement naturel à l'expulsion spontanée et heureuse du fœtus et de ses dépendances, à travers le bassin, en vertu de l'action de certains organes ; et au retour de l'utérus et de ses annexes à leur état primitif.

La connaissance de l'accouchement spontané doit donc, de toute nécessité, précéder l'étude des manœuvres qu'exigent les accouchemens laborieux ; car c'est sur les procédés employés par la nature, pour déterminer l'expulsion du produit, que sont basés les procédés que l'art met en usage pour extraire le fœtus, règle qui, cependant, n'est pas sans exception, comme on le verra par la suite.

Mais, pour bien comprendre les phénomènes d'expulsion spontanée, l'accoucheur doit aussi parfaitement connaître les parties de la mère, que le fœtus doit traverser, les différentes régions du fœtus qui peuvent se présenter à l'orifice (les présentations), et le rapport de ces parties avec celles de la mère (les positions).

Aussi, je commencerai par décrire le bassin et les organes qui concourent à la parturition, ensuite le produit excrété, puis je passerai à la description de l'accouchement spontané dans les différentes présentations et positions du fœtus, et je terminerai par les manœuvres. J'ai adopté, comme on le verra, une marche qui n'oblige pas à d'aussi fréquentes répétitions que la marche généralement suivie, et qui permet d'exposer les obstacles et les accidens que l'art est appelé à combattre, dans l'ordre suivant lequel ils peuvent se manifester chez la femme, depuis le début du travail jusqu'à sa terminaison. De cette manière, le praticien aura l'ensemble complet des phénomènes spontanés d'expulsion dans chaque présentation, et toutes les indications pratiques que chaque présentation peut requérir en cas d'accident.

Tout ce qui se rattache à la pratique de l'art des accouchemens faisant partie de ce cadre, je n'aurai pas seulement à m'occuper des accidens auxquels la femme est exposée pendant le travail; les maladies qui peuvent l'atteindre pendant la grossesse, les suites des couches et les soins que ces divers états réclament doivent aussi trouver place dans ce traité; il en sera de même des accidens qui peuvent compromettre la vie du produit, et des soins qu'il réclame depuis les premiers momens de la conception, jusqu'aux six premières semaines qui suivent l'accouchement.

PREMIÈRE PARTIE.

ORGANES DE LA FEMME QUI CONCOURENT A LA PARTURITION.

CHAPITRE PREMIER.

DU BASSIN.

L'étude du bassin n'ayant une véritable utilité pour l'accoucheur, que lorsque les divers élémens qui le constituent sont associés, je décrirai succinctement chacun des os qui le composent, et je m'attacherai surtout à donner une description générale de son ensemble, et spécialement de sa face interne

Le bassin situé entre le tronc qu'il supporte, et les membres inférieurs, est un canal courbe, constitué par des élémens osseux, dont les formes et les dimensions sont modifiées par les parties molles. La charpente osseuse est formée par quatre os,

(Fig. 1.)

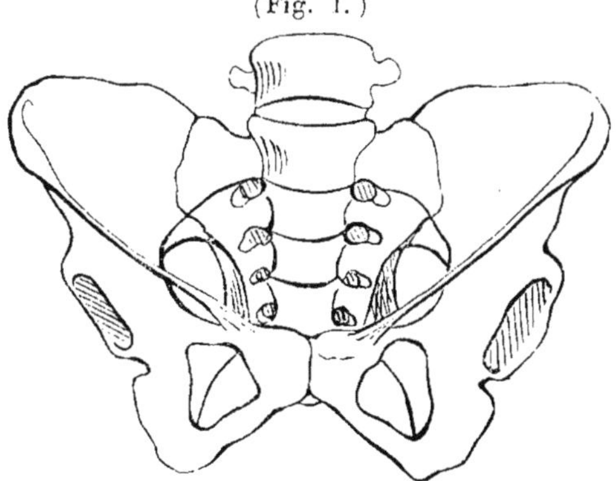

le sacrum, le coccyx et les deux os iliaques qui sont réunis entre eux par des articulations et des ligamens.

ART. I. — DES OS DU BASSIN.

§ 1. — *Du sacrum.*

Situé à la partie postérieure du bassin, le sacrum est triangulaire, aplati d'avant en arrière, divisé en quatre faces, une base et un sommet.

La face postérieure présente sur la ligne médiane, les rudimens des apophyses épineuses vertébrales, au-dessous de celles-ci, une gouttière constituée par la terminaison du canal sacré, et terminée latéralement par deux tubercules. De chaque côté, les trous sacrés au nombre de quatre, lesquels donnent passage aux nerfs de ce nom, plus en dehors une série d'éminences qui rappellent les apophyses articulaires des vertèbres; enfin deux dépressions où se fixent les ligamens sacro-iliaques.

La face antérieure est divisée par quatre lignes saillantes, entre lesquelles se trouvent des gouttières peu profondes; de chaque côté, les orifices antérieurs des nerfs sacrés antérieurs; plus en dehors, une surface concave, qui donne attache au muscle pyramidal, et qui est creusée par des sillons transversaux où se logent les nerfs sacrés.

Les deux faces latérales offrent à leur partie antérieure et supérieure, une surface semi-lunaire rugueuse qui s'articule avec l'os iliaque; dans le reste de leur étendue, des saillies rugueuses où s'attachent les ligamens sacro-iliaques, enfin, tout-à-fait en bas, un bord mince, tranchant où s'insèrent les ligamens sacro-sciatiques.

La base présente une surface articulaire, qui s'articule avec la dernière vertèbre lombaire.

Le sommet, dirigé en bas, s'unit au coccyx par une petite facette ovale.

§ 2. — *Du coccyx.*

Le coccyx formé par trois ou quatre petits os, unis entre eux par des fibro-cartilages, fait suite au sacrum; sa face postérieure convexe n'est séparée de la peau que par le ligament sacro-coccygien postérieur et donne attache aux muscles grands fessiers.

Sa face antérieure ou pelvienne est lisse, recouverte par le ligament sacro-coccygien antérieur, et traversée par des fissures, lignes séparatives des os.

Les bords latéraux reçoivent l'insertion des ligamens sacro-sciatiques antérieurs et des muscles ischio-coccygiens.

Sa base s'articule avec le sacrum; son sommet tuberculeux donne attache au releveur de l'anus

§ 3. — *De l'os iliaque.*

L'os iliaque est un os pair irrégulier, large et comme tordu en deux sens différens, rétréci à sa partie moyenne, et divisé en deux faces et quatre bords.

La face externe se divise en deux parties; la plus postérieure, appelée fosse iliaque externe, présente une petite surface inégale où s'insère le muscle grand fessier; plus en avant, la ligne courbe supérieure offre une surface concave où s'insère le moyen fessier. La ligne courbe inférieure, au-dessous de laquelle s'attache le petit fessier; la partie la plus antérieure, présente en haut la cavité cotyloïde; puis au-dessous, le trou sous-pubien, triangulaire, donnant attache à sa circonférence, à une membrane fibreuse, excepté en haut, où passent les vaisseaux et nerfs obturateurs. En dehors du trou, une surface presque plane où s'implantent les muscles adducteurs de la cuisse et l'obturateur externe, enfin une coulisse pour le tendon de l'obturateur interne.

La face interne, ou abdominale, est constituée en haut par la fosse iliaque interne, en arrière par une surface articulaire unie au sacrum, et des inégalités très saillantes où se fixent les ligamens sacro-iliaques. Cette partie supérieure de l'os est séparée de la partie inférieure, par une ligne qui fait partie du détroit supérieur; au-dessous de cette ligne, on trouve une surface plane presque triangulaire, qui répond au derrière de la cavité cotyloïde, est recouverte par les muscles obturateur interne et releveur de l'anus, enfin le trou sous-pubien.

Le bord supérieur, ou crête iliaque, épais, convexe, contourné en *S*, donne attache en dehors aux muscles grand dorsal, oblique externe, et à l'aponévrose crurale; en dedans, aux muscles transverse et carré des lombes, et dans son interstice au muscle oblique interne; il est limité en arrière par l'épine iliaque postéro-supérieure, et en avant par l'épine iliaque antéro-supérieure.

Le bord inférieur s'articule avec celui du côté opposé pour constituer l'arcade pubienne; le bord postérieur, très irrégulier, forme par sa réunion avec le bord supérieur, l'épine iliaque postéro-supérieure, séparée par des échancrures de l'épine iliaque postéro-inférieure. Au-dessous, la grande échancrure sciatique, enfin la tubérosité sciatique.

Le bord antérieur forme, par sa réunion avec le supérieur, l'épine antéro-supérieure, séparée de l'épine iliaque antéro-inférieure, par une grande échancrure. On remarque plus bas une coulisse, où glisse le tendon des muscles psoas et iliaques réunis. Enfin, l'éminence iléo-pectinée et l'épine pubienne.

ART. II. — ARTICULATIONS DU BASSIN.

Les articulations du bassin sont au nombre de cinq : 1° celle qui réunit les deux bords inférieurs des os des îles et qui prend le nom de symphyse pubienne, les deux symphyses sacro-iliaques qui unissent les mêmes os avec les faces latérales du sacrum, enfin la symphyse sacro-coccygienne.

Pendant la grossesse, ces articulations se gonflent, se ramollissent; aussi quelques auteurs ont-ils pensé que ce ramollissement avait pour but de favoriser la parturition. J'ai pu me convaincre qu'il n'en était rien, par des expériences faites sur des bassins de femmes récemment accouchées, les efforts les plus considérables ayant pu à peine augmenter les diamètres du bassin d'un millimètre. Pour que ce ramollissement des symphyses pût contribuer à rendre l'expulsion du produit plus facile, il faudrait qu'il fût porté à un degré très prononcé, ce qui arrive quelquefois, il est vrai, et ce qui constitue un véritable état pathologique, qui rendra souvent la marche impossible; mais chez la femme vivante cette disposition n'est jamais assez manifeste pour être perçue. Il n'en est pas de même dans certaines espèces animales inférieures, où ce ramollissement, sans lequel la parturition serait souvent impossible, est quelquefois si prononcé, que les os semblent perdus au milieu des parties molles. Et si on trouve chez la femme des vestiges de cette disposition tout-à-fait inutile pour elle, on ne doit la considérer que comme la trace d'une de ces lois générales qui président à l'organisation de tous les animaux.

§ 1. — *Symphyse pubienne.*

Cette articulation est formée par le rapprochement des deux facettes pubiennes recouvertes d'une lame cartilagineuse, et qui sont presque partout liées entre elles par un fibro-cartilage inter-pubien, excepté en arrière où ces surfaces se touchent par une petite partie de leur étendue. Les os sont maintenus dans ces rapports, en avant, par un plan fibreux assez épais, en arrière par des faisceaux ligamenteux fort minces et dépendant du périoste : en bas, par un ligament appelé sous-pubien, de forme triangulaire, qui résulte d'un épanouissement des fibres les plus inférieures du ligament inter-pubien.

§ 2. — *Symphyses sacro-iliaques.*

Ces symphyses résultent de la réunion de facettes semi-lunaires, qui existent sur les bords des os coxaux et sur ceux du sacrum, où ces facettes sont recouvertes d'un cartilage rugueux, diarthrodial fort épais. Ces articulations sont fortifiées : 1° en avant par un ligament mince appelé ligament *sacro-iliaque antérieur*, et, en arrière, par des trousseaux nombreux de fibres jaunes élastiques, qui s'entrecroisent, dirigées de bas en haut, et de dedans en dehors, et qui ont reçu le nom de ligament *sacro-iliaque postérieur ;* 2° par un petit ligament appelé *sacro-*

iliaque supérieur, faisceau fibreux très épais, étendu de la base du sacrum à l'os iliaque; 3° par un ligament *sacro-iliaque inférieur* ou *vertical* de M. Cruveilhier, qui part du bord du sacrum et du grand ligament sacro-sciatique, et va se rendre à l'épine postéro-supérieure de l'os des îles; 4° et enfin par les deux *ligamens sacro-sciatiques* qui convertissent en trou les demi-échancrures sciatiques et complètent le plancher du bassin, tous deux triangulaires, minces, aplatis, formés de fibres attachées à toute la moitié inférieure des bords du sacrum et à toute l'étendue du coccyx, se divisant en deux faisceaux : le premier, formé des fibres postérieures et supérieures, a reçu le nom de *grand ligament sacro-sciatique,* et va s'attacher à la tubérosité sciatique, en croisant l'autre faisceau, constitué par les fibres antérieures et inférieures; le second qui est le *petit ligament sacro-sciatique*, et va se fixer à l'épine sciatique.

§ 3. — *Symphyses sacro-coccygiennes.*

Le coccyx est réuni à la dernière pièce du sacrum, au moyen d'un fibro-cartilage fortifié de fibres ligamenteuses antérieures et postérieures qui, s'étendant à toutes les pièces de cet os, les unissent aussi entr'elles. L'ossification des fibro-cartilages qui sont interposés entre les diverses pièces de ces os, n'arrive qu'à un âge avancé chez la femme; cette circonstance qui permet au coccyx de se laisser repousser en arrière par la tête de l'enfant, au moment où elle se dégage au détroit inférieur, augmente l'étendue du diamètre antéro-postérieur de ce détroit.

ART. III. — DU BASSIN EN GÉNÉRAL.

On divise le bassin en grand bassin, ou bassin abdominal, et petit bassin, ou excavation.

§ 1. — *Du grand bassin.*

Le grand bassin largement ouvert en avant par une vaste échancrure que ferme la partie inférieure de la paroi abdominale antérieure est destiné à contenir le produit pendant les dernières phases de son développement; il est limité sur les côtés, par les fosses iliaques; en arrière, par les dernières vertèbres lombaires; une ligne circulaire, appelée détroit supérieur, le sépare du petit bassin; ce n'est qu'à partir de ce point, que tout ce que le bassin présente à étudier, est vraiment utile, sous le point de vue obstétrical, car c'est à cette partie du canal étroit que le fœtus doit parcourir, que commencent les premiers phénomènes du travail.

§ 2. — *Du détroit supérieur.*

Le détroit supérieur que l'on a comparé pour la forme à un cœur de carte à jouer, présente des dimensions ou diamètres, un plan et un axe qu'il est important de bien connaître. Son plan est dirigé d'arrière en avant, et de haut en bas. Cette direction est bien plus marquée chez l'enfant et chez la femme que chez l'adulte et chez l'homme; chez les enfans qui viennent de naître, elle est telle que le plan du détroit supérieur est parallèle à l'axe du corps. La mesure de la direction de ce plan est très variable suivant les auteurs, pendant la station. M. Naégèle pense cependant que l'angle que forme le plan avec une ligne horizontale est de 55 à 60°.

Les diamètres de ce détroit sont au nombre de quatre.

(Fig. 2.)

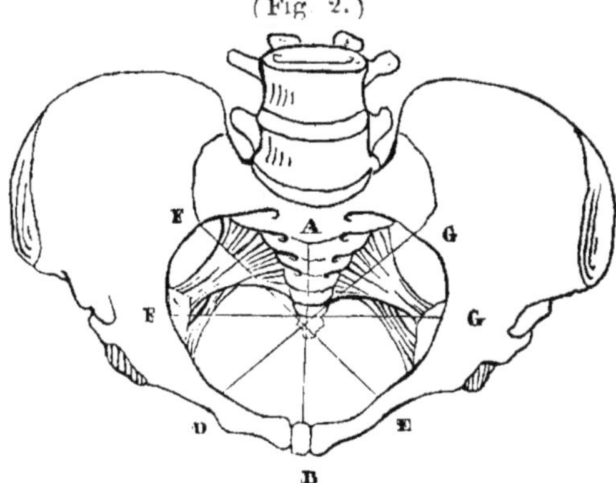

L'antéro-postérieur (A B) qui se mesure entre l'angle sacro-vertébral et le sommet de la symphyse des pubis, a environ onze centimètres (quatre pouces); les deux diamètres obliques (CD, EF) qui se mesurent des symphyses sacro-iliaques à l'éminence iléo-pectinée du côté opposé ont douze centimètres (quatre pouces et demi).

Enfin, le bis iliaque (GF), ou transverse qui se mesure de la partie la plus déclive des deux fosses iliaques, à treize centimètres et demi (cinq pouces), mais il s'en faut de beaucoup comme on le verra plus tard que ces diamètres aient la même étendue quand on les considère sur le bassin garni des parties molles.

§ 3. — *De l'excavation ou petit bassin.*

L'excavation située entre le détroit supérieur, et le détroit inférieur, a la forme d'un cylindre renflé à sa partie moyenne et recourbé en avant.

On divise cette cavité en quatre régions.

L'antérieure concave transversalement offre, dans son milieu, la partie postérieure de l'articulation des pubis; à droite et à gauche, une surface plane, et l'orifice interne du canal sous-pubien, par où passent les vaisseaux et les nerfs obturateurs externes, dont la compression au moment du passage de la tête, détermine souvent des crampes dans les muscles internes de la cuisse.

La région postérieure, concave de haut en bas, est constituée par la face antérieure du sacrum et du coccyx.

Les régions latérales se divisent en deux parties, une solide constituée par le derrière de la cavité cotyloïde et le corps de la tubérosité ischiatique; l'autre flexible, formée par les ligamens sacro-sciatiques, qui convertissent les grandes et petites échancrures du même nom en trous.

On s'est beaucoup occupé des plans inclinés de l'excavation, et on les a regardés jusque dans ces derniers temps, comme la cause du mouvement de rotation de la tête. Deux de ces plans formés par la paroi antérieure et latérale de l'excavation, seraient chargés de conduire l'occiput en avant, les deux autres constitués par la paroi postérieure et latérale de ce canal dirigeraient l'occiput en arrière, comme on le verra à l'article *accouchement spontané*. Cette rotation s'exécute presque toujours

(Fig. 3.)

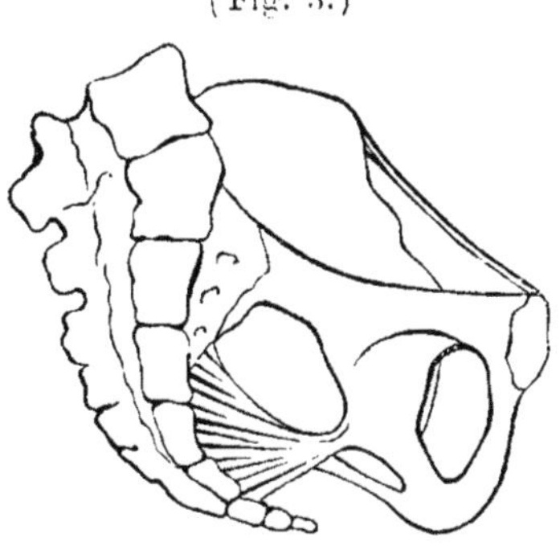

au-dessous de la sphère d'action de ces plans, lorsque le périnée commence à se distendre, et souvent aussi en sens inverse de la direction que ces plans devraient lui imprimer; la résistance des parties molles est, suivant M. Dubois, la seule cause de cette rotation.

Tous les diamètres de l'excavation ont à-peu-près douze centimètres (quatre pouces et demi), sa hauteur en avant est de quatre centimètres (dix-huit lignes), neuf centimètres et demi (trois pouces et demi), et onze centimètres en arrière (à-peu-près quatre pouces) en tirant une ligne droite de l'angle sacro-vertébral au sommet du coccyx; enfin treize centimètres et demi (cinq pouces, trois lignes) en suivant la courbure du sacrum.

§ 4. — *Du détroit inférieur.*

Le détroit supérieur, ou l'orifice inférieur de l'excavation ou détroit périnéal, est très irrégulier dans son contour; il est formé par trois angles rentrans, l'arcade des pubis et les deux échancrures sciatiques, et par trois angles saillans, les deux tubérosités de l'ischion et le coccyx; cependant, abstraction faite du coccyx qui se laisse repousser en arrière au moment de l'accouchement, ce détroit forme un ovale parfait, allongé d'avant en arrière. Le plan de ce détroit est, suivant M. Velpeau, au moment de l'accouchement, à cause de la répulsion du coccyx, oblique de bas en haut et d'arrière en avant.

Les diamètres de ce détroit sont aussi au nombre de quatre.

(Fig. 4.)

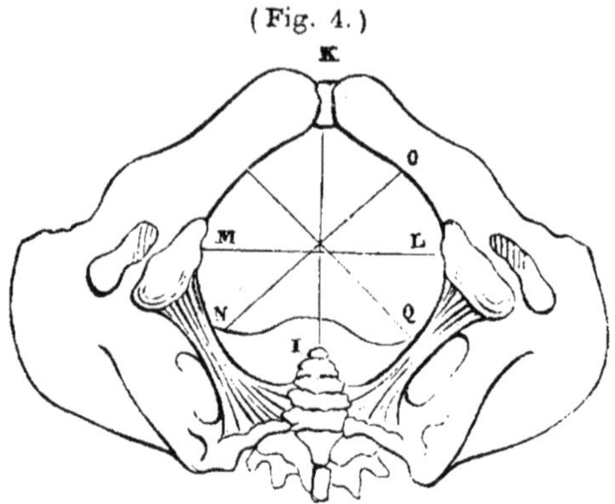

L'antéro-postérieur (I K), qui se mesure de la pointe du coccyx au-dessous de l'arcade des pubis, a onze centimètres (quatre pouces), mais il peut acquérir quelques lignes de plus par la rétropulsion du coccyx.

Les deux obliques (N O, P Q), qui partent du point de réunion de la branche descendante des pubis et ascendante de l'ischion, pour aller se rendre au milieu du grand ligament sacro-sciatique, ont onze centimètres (quatre pouces), et peuvent aussi acquérir quelques lignes de plus, les ligamens sacro-sciatiques se laissant facilement repousser au moment du passage de la tête.

Enfin, un diamètre transverse ou bis-ischiatique (M L), qui se mesure d'une tubérosité de l'ischion à l'autre, lequel n'a que onze centimètres (quatre pouces), et dont les dimensions ne peuvent augmenter, à moins qu'on n'admette le relâchement des symphyses comme une nécessité de la parturition.

ART. IV. — MODIFICATIONS APPORTÉES PAR LES PARTIES MOLLES DANS LA STRUCTURE DU BASSIN.

C'est surtout sous ce point de vue qu'il est indispensable d'étudier le bassin dans son ensemble. En effet, l'apposition des

(Fig. 5.)

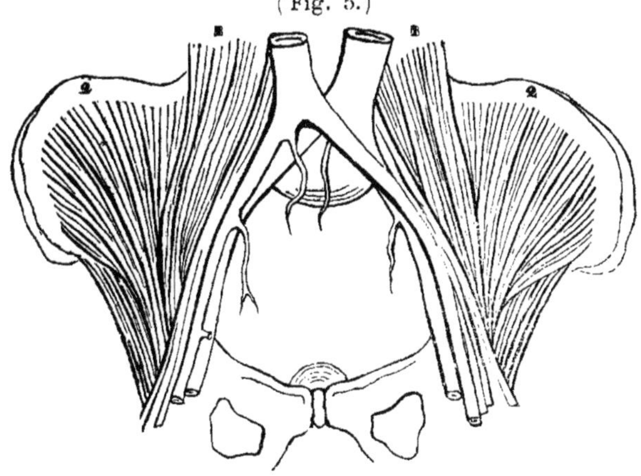

parties molles change la configuration et les mesures des détroits du bassin, et rend bien plus prononcée la courbure de ce canal.

Au détroit supérieur, les muscles psoas (1) et iliaque (2), les artères et veines iliaques forment de chaque côté un rebord flexible sur lequel repose l'utérus, rebord qui protège les nerfs cruraux contre une compression trop forte. Cependant ce résultat n'est pas toujours obtenu, car certaines femmes ont dans les derniers temps de la grossesse des crampes et des engourdissemens dans les membres inférieurs.

Les muscles et les vaisseaux sur les côtés, une légère couche de tissu cellulaire en arrière, la vessie en avant, et tout au pourtour l'épaisseur des parois utérines, diminuent un peu l'étendue des diamètres de ce détroit.

Ainsi, le diamètre antéro-postérieur, au lieu de onze centimètres (quatre pouces), en a tout au plus dix ; les obliques, au lieu de douze centimètres (quatre pouces et demi), n'ont que onze centimètres. Ils perdent peu, il est vrai, à la partie antérieure; mais ce sont les muscles psoas qui leur enlèvent la plus grande étendue en arrière, quoique ces muscles se laissent repousser un peu au moment de l'engagement de la tête.

Mais, de tous, c'est le diamètre transverse qui est le plus modifié; il perd à ses deux extrémités : aussi de treize centimètres et demi (cinq pouces), il est réduit à onze centimètres (quatre pouces) tout au plus.

Toutefois, plus les jambes seront fléchies au moment de l'accouchement, plus les muscles psoas seront dans le relâchement, et moins l'étendue du diamètre transverse sera diminuée.

L'excavation se trouve aussi changée dans sa forme et dans son étendue par les muscles obturateurs internes et pyramidaux, le rectum, la partie postérieure du canal de l'urèthre, et une couche quelquefois abondante de tissu cellulaire, à tel point qu'elle conserve tout au plus onze centimètres et demi (quatre pouces un quart) dans ces diamètres.

Quant au détroit périnéal ou détroit inférieur, il perd le moins de son étendue. Le diamètre bis-ichiatique conserve ses onze centimètres (quatre pouces). L'antéro-postérieur perd bien peu de chose par l'apposition de quelques parties molles sous l'arcade pubienne. Il en est de même des diamètres obliques; mais il est, plus que toute autre partie du bassin, modifié dans sa forme par le plancher du bassin.

§ 1. — *Plancher du bassin.*

La connaissance du plancher du bassin est d'une haute importance en tocologie : c'est presque toujours sur lui que s'exécutent les divers mouvemens du produit; c'est son plus ou moins de souplesse et d'extensibilité qui retarde ou accélère la dernière expulsion. Tendu à la partie la plus inférieure du détroit périnéal, il est formé, par le releveur de l'anus et ischio-coccygien qui composent le plan supérieur, concave en haut, et les muscles sphincter de l'anus, transverse du périnée, ischio-caverneux, sphincter de la vulve, et deux aponévroses, moins résistantes chez la femme que chez l'homme, qui constituent le plan inférieur; enfin, les vaisseaux et nerfs honteux, une couche assez mince de tissu cellulaire et la peau, complètent cette cloison. L'espace compris entre la partie antérieure de ce plancher (commissure antérieure du périnée) et le dessous de l'arcade pubienne constituent la vulve. La paroi antérieure de l'excavation reste donc la même, tandis que la paroi postérieure est augmentée de toute l'étendue du périnée. Le bassin représente alors un canal courbe à deux ouvertures, le détroit supérieur et la vulve, dont les plans sont presque perpendiculaires. La courbure de ce canal, la résistance du périnée, celle de la vulve, sont autant d'obstacles que la nature est venue opposer chez la femme à la sortie brusque du produit de la conception, sage précaution sans laquelle la femme et le produit seraient exposés à une foule d'accidens, tels que la chute de l'enfant à terre, le renversement de l'utérus, son inertie, et l'hémorrhagie qui en est la conséquence. Dans le jeune âge, chez les nègres, chez les femmes bochismanes, la courbure du canal est moins prononcée, et cette disposition devient d'autant plus sensible qu'on s'éloigne plus de l'homme en descendant l'échelle animale : aussi l'on peut dire que la facilité de la parturition est en raison directe de la simplicité de l'organisation.

§ 2. — *Axes du bassin.*

Maintenant que nous connaissons le bassin complet dans son ensemble, c'est le lieu d'étudier la direction que devra prendre le produit à travers ce canal courbe, c'est-à-dire la direction des différens axes des détroits de ce canal. Ils sont au nombre de trois : celui du détroit supérieur, celui du détroit inférieur et celui de la vulve.

Celui du détroit supérieur (A) est une ligne que suit le produit en s'engageant, et qui est supposée partir de l'ombilic pour se rendre à l'articulation sacro-coccygienne en passant par le point d'entrecroisement de tous les diamètres du détroit supérieur.

L'axe du détroit inférieur (B), ligne suivant laquelle le produit commence à opérer son dégagement, part de l'angle sacro-vertébral, et va se rendre au point d'entrecroisement des diamètres du détroit inférieur.

(Fig. 6.)

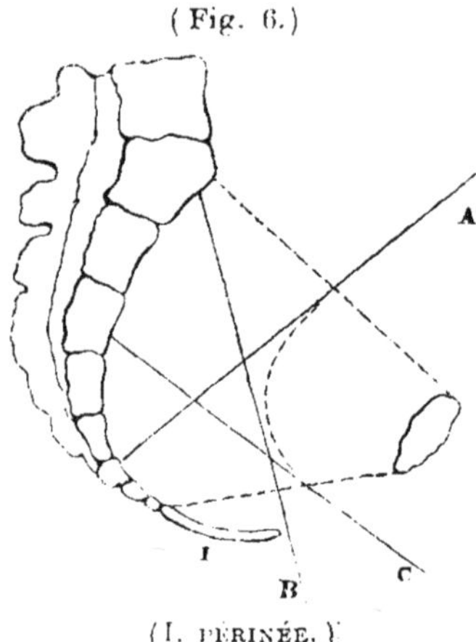

(I. PÉRINÉE.)

Enfin, l'axe de la valvule (C), suivant lequel le produit se dégage, passe par le centre de cet orifice, et va gagner la partie moyenne du sacrum. Ces axes, considérés dans leur ensemble, représentent une ligne courbe (A, C) que le produit suit dans son expulsion : c'est aussi la direction que la main doit prendre, lorsqu'elle pénètre dans les organes maternels pour aller à la recherche des parties fœtales.

CHAPITRE II.

ORGANES DE LA GÉNÉRATION

L'appareil génital de la femme se compose d'organes placés dans l'intérieur du bassin : ce sont les ovaires, les trompes, l'utérus et le vagin, et d'organes placés à l'extérieur, le mont de Vénus, la vulve et le périnée.

ART. 1er. — DES OVAIRES.

Les ovaires (I, I) dans l'ordre organique et dans l'ordre fonctionnel, représentent les testicules masculins. Ils sont au nombre de deux, situés de chaque côté de la matrice, dans l'aile-

(Fig. 7.)

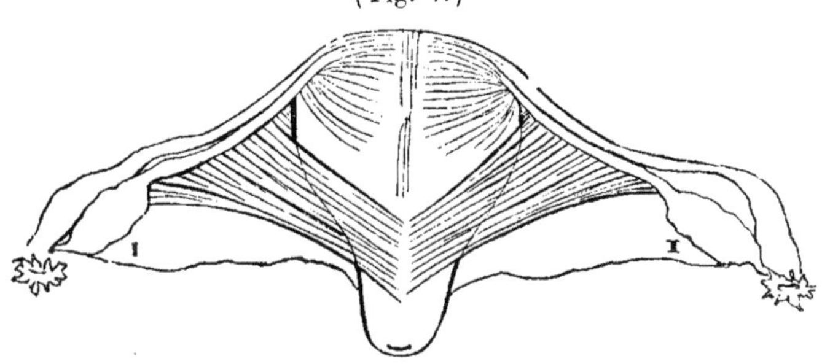

ron postérieur des ligamens larges, au voisinage de la trompe utérine; ils ont la forme d'un ovoïde de la grosseur du doigt, plus volumineux à l'époque de la puberté, et à l'approche des règles, ils acquièrent un volume considérable pendant la grossesse, ils le conservent long-temps après l'accouchement. Enfin, ils s'atrophient dans la vieillesse. Ils sont recouverts presque partout par le péritoine, excepté à leur partie inférieure où ils reçoivent leurs vaisseaux. ils sont constitués par une coque fibreuse, qui est un épanouissement du ligament utéro-ovarique et dans laquelle on distingue des filamens intérieurs, un tissu propre, dense, comme fibreux, d'un blanc rougeâtre, et des vésicules au nombre de quinze à vingt, transparentes, remplies d'un liquide clair, quelquefois rougeâtre ou jaunâtre, appelés œufs de Graaf, et qui, pour quelques auteurs, ne sont autre chose que des petits kystes, dont l'usage est inconnu. On trouve, au contraire, à la surface de l'ovaire, de véritables tubercules d'un brun jaunâtre, d'une consistance ferme, appelés *corpus luteum*, ombiliqués à la surface;

ces tubercules présentent une petite cicatrice qui résulte bien évidemment de la séparation d'un œuf fécondé. M. P. Dubois en a montré plusieurs fois dans ses leçons, qui n'étant pas encore cicatrisés, laissaient voir une espèce de loge dans laquelle l'ovule avait dû être contenu.

(Fig. 8.) OVAIRE ENTIER. (Fig. 9.) OVAIRE OUVERT.

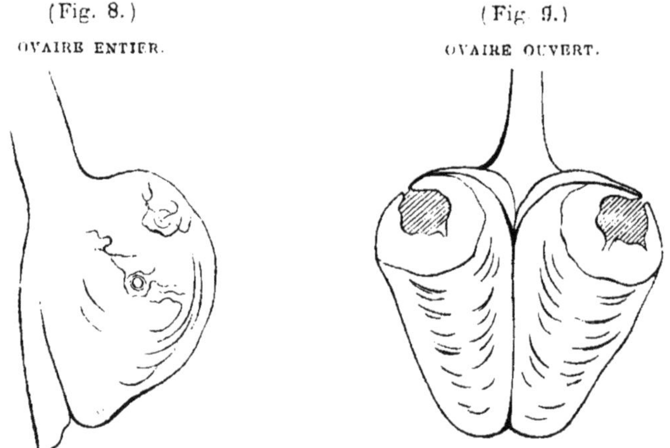

Le premier de ces ovaires présente à sa surface, de petits ovules prêts à sortir, le deuxième ouvert, laisse voir l'intérieur de la loge et l'ouverture par laquelle l'ovule s'est échappé. Il ne faut pas confondre le *corpus luteum* ou corps jaune, avec une disposition en apparence semblable, et que l'on rencontre chez certaines femmes mortes pendant l'époque menstruelle.

ART. II. — DES TROMPES.

Les trompes utérines de la grosseur d'une plume d'oie, longues de onze centimètres (quatre pouces) placées dans l'épaisseur du ligament large, constituent deux conduits qui, communiquant avec la cavité utérine, partent des angles ou cornes de l'utérus, et vont s'ouvrir dans le péritoine, où leur extrémité frangée, appelée pavillon de la trompe, flotte en liberté. Leur calibre intérieur est étroit, surtout en bas; leur structure est simple; elle se compose d'un tissu dartoïde ou demi musculaire en dehors; en dedans, d'une muqueuse, qui, chose exceptionnelle et unique, se continue avec une séreuse, le péritoine. L'usage de la trompe est de s'appliquer sur l'ovaire à l'aide de son pavillon, pendant la fécondation, et de servir ainsi de conduit de transmission pour le principe fécondant jusqu'à l'ovaire et pour l'ovule fécondé jusqu'à l'utérus.

ART. III. — DE L'UTÉRUS.

L'utérus ou matrice, est la poche de dépôt où doit se développer l'ovule fécondé, depuis le moment où il est apporté par la trompe, jusqu'au moment de son expulsion.

L'utérus (1) dans l'état de vacuité est situé dans le bassin, sur la ligne médiane, entre la vessie (2) et le rectum (3), et au-dessous des circonvolutions intestinales, au-dessus du vagin qui lui fait suite, maintenu de chaque côté par les ligamens larges. Ses dimensions après la puberté sont, pour le diamètre vertical, sept à huit centimètres (deux pouces et demi à trois pouces), pour le transverse mesuré au fond, trois centimètres et demi à quatre centimètres (quinze à dix-huit lignes) mesuré au col, un centimètre et demi (sept lignes); enfin son épaisseur est d'un centimètre un quart (six lignes), et l'épaisseur de ses parois à

(Fig. 10.)

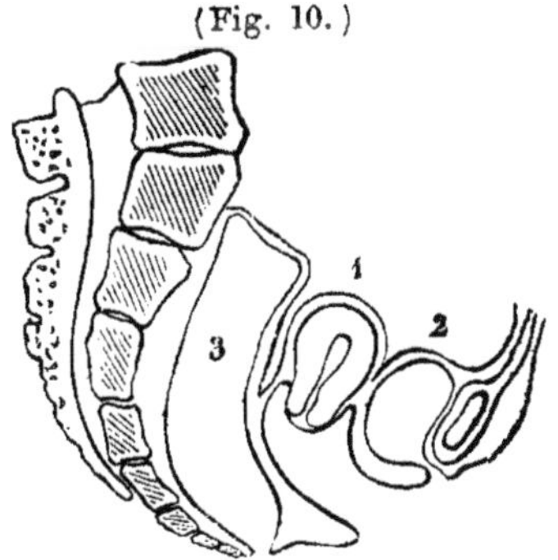

un peu plus d'un demi-centimètre (trois lignes); sa consistance est celle d'un tissu ferme; sa direction est conforme à celle de l'axe du détroit supérieur.

2.

Considéré à l'extérieur, l'utérus est pyriforme, aplati un peu d'avant en arrière, à base en haut et sommet en bas. Sa portion la plus volumineuse s'appelle corps, la portion inférieure et la plus étroite, prend le nom de col.

On distingue à la surface extérieure de l'utérus :

1° Une face antérieure, qui est revêtue de la séreuse péritonéale dans ses deux tiers supérieurs; et qui, dans son tiers inférieur, est en contact avec le bas-fond de la vessie;

2° Une face postérieure tapissée tout entière par le péritoine, comme on peut le voir dans la figure; le cul-de-sac postérieur du péritoine, qui sépare l'utérus du rectum, est plus profond que le cul-de-sac antérieur, qui existe entre la matrice et le haut de la vessie;

3° Une base également enveloppée par le péritoine;

4° Et enfin, un sommet ou col de l'utérus.

§ 1. — *Du col de l'utérus.*

Le col de l'utérus présente des différences très remarquables chez la femme, selon qu'elle n'a jamais eu d'enfans ou qu'elle a été mère; il doit être étudié dans ces deux états différens.

Chez la femme qui n'a jamais été mère, le col vaginal est acuminé, un peu renflé à sa partie moyenne, long de quatre à cinq centimètres (un pouce et demi à deux pouces), épais d'un centimètre sept millimètres (huit lignes) et large de deux centimètres (neuf lignes). Il est comme étranglé par une rainure plus profonde en arrière qu'en avant, formée par la muqueuse vaginale qui se réfléchit sur le col, à-peu-près au point de jonction de son tiers supérieur avec ses deux tiers inférieurs. La partie inférieure du col ou museau de tanche, haute de deux centimètres et demi à trois centimètres (douze à quinze lignes), est divisée en deux lèvres par une fente transversale qui en est l'orifice externe. Cette fente, chez la jeune vierge, est à peine sensible (O). M. Ant. Dubois a comparé, avec raison, la sensation que le doigt perçoit en la touchant à celle qu'il éprouverait en touchant la fente qui sépare les lobules du nez. La lèvre antérieure (I) est un peu plus épaisse et un peu plus allongée que la postérieure, et cet allongement paraît d'autant plus sen-

(Fig. 11.)

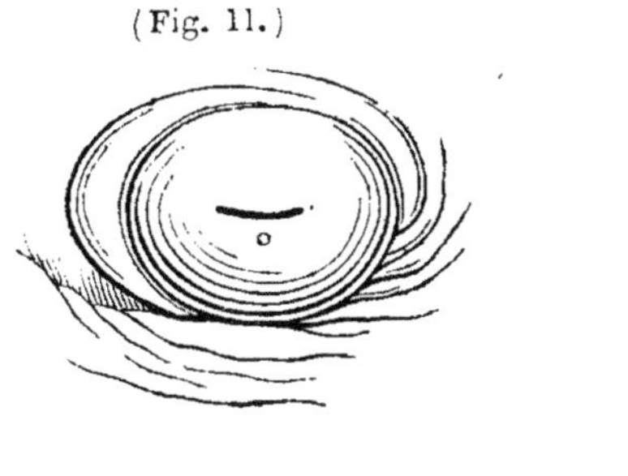

(Fig. 12.)

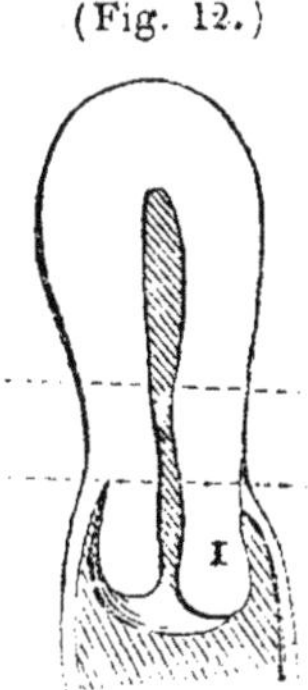

sible au toucher, que le fond de l'utérus est plus incliné en avant; le col, dans ce cas, étant dirigé en arrière, la lèvre antérieure est plus abaissée et semble beaucoup plus longue. Cette direction du col est, du reste, la plus ordinaire, l'axe de l'utérus étant à-peu-près parallèle à celui du détroit supérieur, qui tombe à l'articulation sacro-coccygienne (*voyez* figure 10).

La partie sus-vaginale (*voyez* figure 14) (I) comprise entre l'insertion vaginale et le corps de l'utérus forme à-peu-près le tiers de la longueur totale du col; sa cavité se continue en bas avec la partie vaginale, et s'ouvre en haut dans l'utérus; elle est douée d'une force très énergique de rétraction pendant la grossesse. Cette partie a reçu le nom d'orifice interne (O).

Il est maintenant bien difficile d'assigner une forme et des dimensions exactes au col d'une femme qui a eu des enfans; ce n'est souvent qu'une espèce de tubercule informe et mamelonné qui occupe le haut du vagin, et qui, ouvert par un orifice plus ou moins grand et plus ou moins irrégulier, est d'autant plus court, que la femme a eu plus d'enfans. Quelquefois même le col fait à peine une légère saillie dans le vagin, et on ne le reconnaît plus qu'à la présence de deux tubercules, situés au pourtour d'un orifice qui occupe le sommet du vagin. L'orifice inférieur est plus ou moins ouvert; en général, la pulpe du doigt peut s'y introduire. Les deux commissures de cette fente transversale sont plus ou moins déchirées, surtout la gauche. Ces échancrures, plus ou moins nombreuses,

(Fig. 13.)

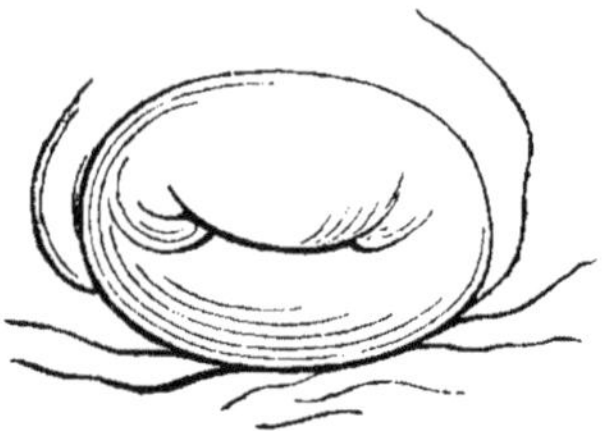

plus ou moins profondes, sont des cicatrices qui succèdent aux déchirures faites par le passage du produit au moment de l'accouchement; elles existent plus souvent à gauche, et sont aussi plus profondes de ce côté, à cause de la fréquence de l'obliquité droite de l'utérus. En effet, tous les efforts de contraction de l'organe se dirigent le plus ordinairement de droite à gauche et de haut en bas; ils poussent le produit dans la direction de la commissure gauche du col, qui supporte alors la résultante de ces efforts. Ces échancrures se montrent rarement à la partie moyenne des lèvres; cependant, j'ai vu quelquefois le col si compromis par ces déchirures, qu'il ne présentait plus qu'une série circulaire de bourrelets inégaux et allongés.

§ 2. — *De la cavité de l'utérus.*

Pour le corps de l'organe, cette cavité, vue de face, a la forme d'un triangle aplati d'avant en arrière, et vue de profil, elle représente un sillon (*voyez* figure 12), parce que ses parois sont contiguës; elle présente trois angles : deux supérieurs, où sont situés les orifices des trompes à peine visibles; un inférieur ou orifice interne (O), qui met cette cavité en communication avec celle du col. La cavité du col est étroite, cylindroïque; elle présente des reliefs penniformes, appelés arbre de vie; enfin, des follicules, prétendus œufs de Naboth, qui ne sont que des cryptes muqueux oblitérés à leur orifice. Cette disposition est bien plus manifeste après l'accouchement (*voyez* figure 16).

(Fig. 14.)

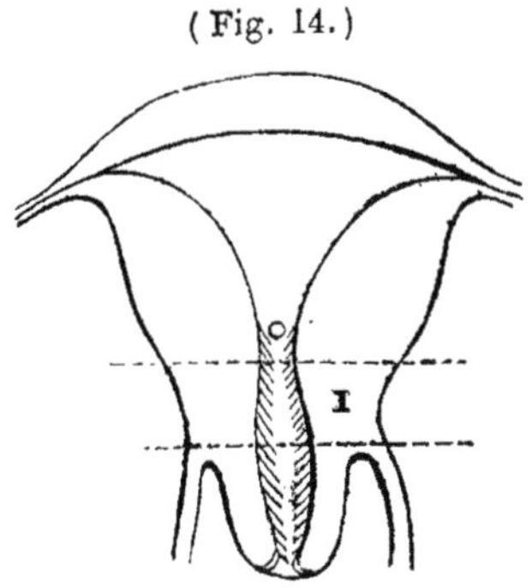

§ 3. — *Structure de la matrice.*

La dissection de la matrice montre de dehors en dedans, savoir, par ordre de superposition : 1° une portion de péritoine qui l'enveloppe presque entièrement, ainsi qu'on a pu en juger plus haut, excepté cependant dans le quart inférieur de sa face antérieure, dans ses bords latéraux, et dans la partie vaginale de son col. Sur les côtés, cette membrane forme deux replis (ligamens larges). Les feuillets antérieur et postérieur de ces ligamens, appliqués l'un contre l'autre, contiennent les vaisseaux et nerfs utérins et ovariques, avec quelques faisceaux ou fibres musculaires; leur bord supérieur est divisé en trois replis ou ailerons qui contiennent le ligament rond, la trompe et l'ovaire. On voit aussi, en arrière et en avant de l'utérus, deux petits replis falciformes, que madame Boivin nomme ligamens antérieur et postérieur de l'utérus. 2° Au-dessous d'elle est le tissu propre de la matrice; celui-ci est grisâtre, dense, résistant, criant sous le scalpel, surtout au col, d'apparence fibrillaire en état de vacuité, et musculaire pendant la grossesse. C'est donc chez de nouvelles accouchées qu'il faut examiner le tissu propre de l'utérus; c'est alors qu'on peut y distinguer, même la direction des fibres musculaires. On reconnaît 1° dans le corps une couche superficielle composée d'un faisceau vertical prolongé sur les deux faces ; puis de fibres obliques descendantes et ascendantes dirigées vers les annexes de l'utérus ; une couche pro-

(Fig. 15.) (Fig. 16.)

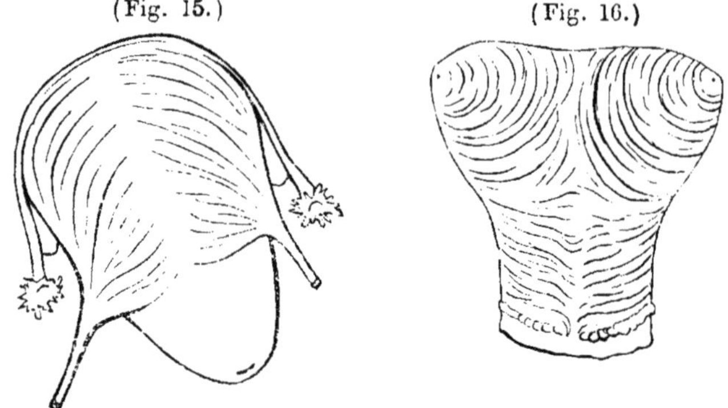

fonde, plus marquée, résultant de la réunion des fibres circulaires, appartenant pour ainsi dire à deux tourbillons, en forme de cône, qui sont prolongés par les trompes. Au col, les fibres sont presque entièrement circulaires.

Enfin, l'intérieur est tapissé par une membrane muqueuse, dont l'existence à vrai dire, ne peut pas être démontrée par le scalpel, mais que l'analogie, l'anatomie comparée et l'état pathologique conduisent nécessairement à admettre.

La matrice reçoit : des artères utérines venant de l'hypogastrique et des ovariques ; elle fournit des veines qui, développées dans la grossesse, apparaissent à la coupe comme les veines sus-hépatiques aux coupes transversales du foie, c'est-à-dire presque réduites à la tunique propre et adhérentes au tissu de l'organe.

Les vaisseaux lymphatiques abondent surtout à la surface ; ils vont aux ganglions pelviens et lombaires, et communiquent avec ceux des annexes. Les nerfs viennent de la queue de cheval, et du grand sympathique.

ART. IV. — DU VAGIN.

Ce canal est membraneux dans toute son étendue ; il commence à la jonction du tiers supérieur avec les deux tiers inférieurs du col de l'utérus, l'entoure, et forme autour de lui une rainure circulaire, dont la profondeur est en raison de la saillie que fait le col utérin. Cette rainure est, comme je l'ai dit en parlant du col, plus profonde en arrière qu'en avant. Le plus grand diamètre du vagin est à sa partie supérieure, ce qui est surtout très remarquable chez les femmes qui ont eu beaucoup d'enfans. De là, le vagin descend vers la vulve, ayant en arrière de lui le rectum dont il est séparé dans son cinquième supérieur seulement, par le cul-de-sac postérieur du péritoine, tandis que dans les quatre cinquièmes inférieurs, ses rapports avec l'intestin sont presque immédiats : une couche de tissu cellulaire lamelleux, que M. Cruveilhier nomme dartoïde, les unit. En avant et un peu au-dessus, se trouve la vessie, qui lui est unie par du tissu cellulaire filamenteux serré ; cette adhérence est intime ; aussi dans la formation des fistules vésico-vaginales, n'observe-t-on jamais d'infiltration urineuse entre les parois correspondantes de ces deux cavités; l'étendue des parois antérieure et postérieure du vagin est fort différente; la première n'a que les deux tiers de la seconde. La direction de ce canal est la même que celle de l'axe du détroit inférieur et de la vulve combinées.

L'extrémité vulvaire du vagin est sensiblement rétrécie; cette ouverture est garnie généralement d'un replis muqueux plus ou moins saillant, et de forme semi-lunaire, quelquefois constituant une sorte de diaphragme percé d'une ouverture supérieure, et qui quelquefois peut oblitérer complètement le bassin, et s'opposer à l'écoulement des règles. Ce replis, prend le nom de membrane de l'hymen. Quelquefois aussi, il offre de si faibles dimensions, qu'on en aperçoit à peine les traces. On a prétendu que de ces débris, après la défloration, résultaient des espèces de tubercules auxquels on a donné le nom de caroncules myrtiformes; M. Ph. Rigaud est convaincu que ces caroncules ne sont point le résultat de la déchirure de l'hymen, mais bien des replis muqueux existant constamment derrière cette membrane.

A l'extérieur, le vagin donne insertion par ses parties latérales et supérieures aux ligamens larges. La surface interne ne présente pas de forme bien déterminée dans l'état ordinaire; car le canal est affaissé sur lui-même, excepté en haut, où le col de l'utérus tient ses parois écartées. La paroi antérieure, refoulée en bas, se présente à la vulve; on y remarque un raphé médian bien plus prononcé que sur la paroi postérieure, et de chaque côté duquel partent des rides ou stries transversales, d'autant plus nombreuses et d'autant plus prononcées, qu'elles s'approchent plus de l'orifice vulvaire.

La muqueuse qui tapisse le vagin est rougeâtre, ou seulement rosée, et revêtue d'un épithélium bien distinct, qui s'arrête sur les lèvres du col de l'utérus, la muqueuse qui tapisse l'intérieur de la matrice, étant dépourvue d'épithélium.

ART. V. — DE LA VULVE.

Ce nom a été donné aux parties tout-à-fait extérieures des organes de la génération chez les femmes. Dans leur ensemble, elles forment une fente presque horizontale, comprise entre les cuisses et dirigée d'avant en arrière, cependant un peu oblique de haut en bas. La vulve est surmontée antérieurement par le mont de Vénus ou pénil, composé d'une couche de peau ombragée de poils nombreux et qui repose sur un coussin graisseux, plus ou moins épais. Du pénil, partent deux replis tégumentaires dans l'épaisseur desquels existe une couche assez épaisse de tissu cellulaire graisseux qui est d'autant plus pénétré de vaisseaux, qu'on se rapproche davantage de la surface interne; ce sont les grandes lèvres. Plus épaisses, plus larges, plus saillantes antérieurement et à la partie moyenne, les grandes lèvres s'effilent en arrière, et là, se réunissent par une commissure membraneuse en forme de croissant, que l'on appelle la fourchette; entre elle et l'hymen, il reste un petit intervalle concave, la fosse naviculaire.

Entre les grandes lèvres, paraissent les petites lèvres ou nymphes, double replis muqueux, limitant sur les côtes une surface triangulaire, le vestibule, sur laquelle nous allons revenir. Plus larges dans leur partie moyenne, elles diminuent de largeur inférieurement, et vont se perdre insensiblement vers le milieu de la face interne des grandes lèvres ; en avant, chacune des nymphes se bifurque, la branche supérieure de bifurcation va se rendre à celle du côté opposé pour coiffer le clitoris et lui fournir une gaîne ou prépuce incomplet inférieurement. La branche inférieure de bifurcation se joint à celle du côté opposé pour se fixer à la partie inférieure même du clitoris. Dans l'épaisseur des petites lèvres, existe au grand nombre de follicules sébacés, qui s'écrètent abondamment une humeur épaisse, jaunâtre, odorante.

Le vestibule est cet espace triangulaire que limitent les petites lèvres et qui se trouve placé en avant et au-dessus de l'orifice du vagin. Son angle supérieur ou antérieur nous présente le clitoris. A sa base ou angle postérieur, un peu au-dessous du clitoris, on voit un petit tubercule plat, sur la ligne médiane, et sur lequel s'ouvre le canal de l'urètre ; ce canal est en quelque sorte creusé dans la paroi antérieure du vagin. Il a de deux centimètres et demi à trois centimètres et demi (un pouce à dix-huit lignes), il est large, conique, à peine recourbé ; il est quelquefois très dilaté ; Flamand en a rencontré un, permettant l'introduction du doigt.

ART. VI. — DU PÉRINÉE.

On appelle périnée, tout l'espace compris entre l'anus et la commissure inférieure de la vulve. Sa longueur est de deux centimètres et demi à quatre (un pouce à dix-huit lignes), mais il se laisse en général assez facilement distendre, et peut au moment du passage de la tête, acquérir jusqu'à huit centimètres (trois pouces) ; pour le reste de la description, *voyez* figures du bassin, page 14.

ART. VII. — ANNEXES DE L'APPAREIL GÉNITAL DE LA FEMME.

§ 1. — *Glandes mammaires.*

Les glandes mammaires sont sous-cutanées, et jointes à une grande quantité de tissu cellulaire graisseux. Une peau rosée et fine les recouvre vers leur centre, et constitue l'aréole qui est surmontée par une éminence plus ou moins marquée appelée mamelon ; rosée dans le jeune âge, cette aréole devient brunâtre avec l'âge, ou pendant la grossesse (Voy. *Diagnostic de la grossesse*).

La structure des glandes mammaires se compose d'un tissu glandulaire sous forme d'une masse blanchâtre, dure, anfractueuse, perdue dans une couche cellulo-graisseuse. Ces glandes peuvent se diviser en granulations, lobules, lobes, séparés par un tissu cellulaire presque fibreux. Ces caractères anatomiques sont surtout prononcés sur les femmes mortes pendant l'allaitement.

Les mamelles reçoivent plusieurs artères des thoraciques, des intercostales supérieures et mammaires internes. Les veines sont, les unes profondes, satellites de ces artères; les autres superficielles.

Leurs vaisseaux lymphatiques gagnent les ganglions de l'aisselle; quelques-uns vont aux ganglions sous-sternaux et intercostaux. Parmi les nerfs de la région lombaire, il en est qui paraissent se distribuer spécialement à la glande, telle est la branche des thoraciques et intercostaux; d'autres à la peau; telle est la branche sous-claviculaire du plexus cervical superficiel.

§ 2. — *Conduits galactophores.*

Ceux-ci, comme tous les conduits glandulaires, émanent des granulations et s'embranchent à la manière des veines; enfin une quinzaine de troncs se réunissent vers le mamelon. A sa base, et au-dessous de l'aréole, ils présentent une dilatation assez remarquable en forme de sinus; puis ils reprennent leur calibre ordinaire, et serrés les uns contre les autres, vont composer le mamelon, et aboutissent à la surface de son tégument par autant d'orifices; leur structure est cellulo-muqueuse; la couche celluleuse devient presque dartoïde au niveau du mamelon.

DEUXIÈME PARTIE.

TITRE PREMIER.

DE LA CONCEPTION.

A l'époque de la nubilité, l'ovule est tout formé dans l'ovaire de la femme. Une fois qu'il est fécondé, la vésicule qui le renferme se rompt; l'ovule est saisi par la trompe; il parcourt ce conduit, arrive dans l'utérus en repoussant au-devant de lui la membrane caduque, et se développe, entouré de cette membrane qui se comporte à son égard comme la plèvre, à l'égard des poumons.

(Fig. 17.)

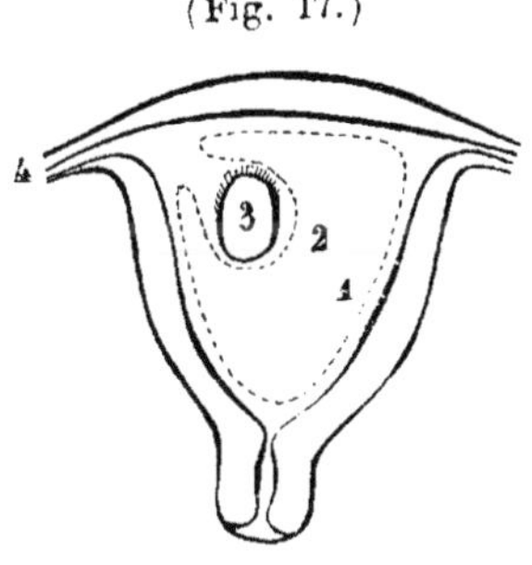

1. Caduque utérine.
2. Caduque réfléchie.
3. Ovule.
4. Orifice de la trompe qui a livré passage à l'ovule.

Voilà les seules connaissances positives que nous ayons sur ce phénomène. Rechercher maintenant comment l'ovule est fécondé, comment de cette fécondation il résulte un nouvel être, c'est vouloir pénétrer un mystère que les théories les plus ingénieuses n'ont pu éclairer, et qui probablement restera toujours impénétrable. Pour de plus amples développemens, que ne comporte pas un ouvrage pratique, voyez les auteurs qui ont traité plus spécialement de cette matière (1).

(1) Haller, Prévost et Dumas, Dutrochet, Velpeau, Raspail.

TITRE II.

DE LA GROSSESSE.

Immédiatement après la conception, commence le développement du produit ou la grossesse, qui se termine par l'accouchement, deux cent soixante-dix jours ou neuf mois après l'imprégnation.

La grossesse est *simple* quand l'utérus ne contient qu'un produit normal ; elle est *composée*, quand plusieurs produits sont renfermés dans la matrice; elle est *compliquée*, quand une tumeur se développe en même temps que le produit; enfin, la grossesse est *anormale*, quand le fœtus s'est développé en dehors de la cavité utérine (grossesse extra-utérine).

CHAPITRE PREMIER.

DE LA GROSSESSE NORMALE.

ART. I. — MODIFICATIONS DE L'UTÉRUS ET DU PRODUIT, DIAGNOSTIC DE LA GROSSESSE.

Les modifications nombreuses qui se passent dans l'utérus, et le produit, depuis la première imprégnation jusqu'à terme, exercent sur toute l'économie des réactions sympathiques qui se traduisent à l'extérieur par des signes à l'aide desquels on peut constater l'existence de la grossesse.

Quelques-unes de ces modifications peuvent être perçues directement sur l'utérus, et constituent, par elles-mêmes, des signes qui permettent aussi de diagnostiquer la grossesse et même d'en préciser l'époque.

Certaines modifications de l'utérus ne sont donc manifestes que par leurs effets, véritables réactions sympathiques, telles que la coloration de l'aréole, le trouble des fonctions digestives et du système nerveux, etc., dont le caractère anatomique nous échappe pendant la vie, tandis que d'autres peuvent être directement appréciées pendant la grossesse et sur l'organe même, soit médiatement à travers les parois abdominales, soit immédiatement par le toucher vaginal (modifications du col et du corps de l'organe), etc.

C'est l'appréciation de ces modifications et celle des réactions sympathiques qu'elles déterminent sur l'économie qui constitue le diagnostic de la grossesse.

Cependant, comme l'appréciation de l'âge des produits avortés et aussi l'appréciation exacte de l'époque de la grossesse après la mort sont d'une utilité incontestable en médecine légale, il sera nécessaire de joindre, à l'étude des modifications de l'utérus et du produit, qu'on peut apprécier directement et qui constituent essentiellement le diagnostic de la grossesse, l'étude des modifications qui, n'étant manifestes que par leurs effets, ne peuvent être appréciées directement que sur la femme morte ou le produit avorté. Aussi, à chaque époque de la grossesse, j'étudierai les modifications qui caractérisent chaque époque, que ces modifications soient appréciables ou non pendant la vie; puis je passerai au diagnostic établi sur les signes sensibles fournis par ces modifications. Cette marche donnera un ensemble complet de notions qui permettront de suivre de mois en mois l'évolution du nouvel être et des organes destinés à le contenir et à l'expulser, et en même temps de constater, par ces évolutions, s'il y a grossesse et à quel terme la grossesse est parvenue.

§ 1. — *Développement du produit pendant les trois premiers mois.*

Ce n'est qu'au douzième jour de la grossesse que l'embryon peut être aperçu distinctement; il a alors sept millimètres (trois lignes) d'étendue, et l'œuf a un centimètre et demi (six à sept lignes). D'abord pyriforme, recourbée en avant, l'extrémité supérieure du produit est libre; l'inférieure est unie aux membranes; toutes les parties qui le constituent semblent homogènes; un filet blanc, que l'on distingue à peine, est la trace de la moelle épinière. La bouche est le premier organe des sens que l'on aperçoive; elle est visible du douzième au vingtième jour : souvent, à cette époque aussi, il est possible de distinguer les yeux.

OVULE OUVERT. OVULE ENTIER.

A douze jours, grandeur naturelle.

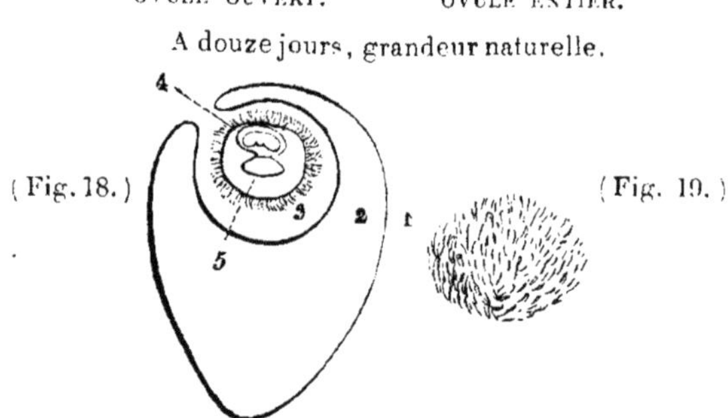

1. Caduque utérine.
2. Caduque réfléchie.
3. Chorion et ses villosités.
4. Embryon et amnios.
5. Vésicule ombilicale.

La *caduque* ou l'épichorion est le résultat d'une sécrétion de la surface interne de l'utérus; elle est épaisse dans les premiers temps, et formée de deux feuillets bien distincts, dont l'un, qui tapisse l'utérus, a reçu le nom de caduque utérine; l'autre, qui est uni au chorion, le nom de caduque réfléchie : un espace, qui diminue à mesure que la grossesse avance, sépare ces deux feuillets. Les auteurs ne sont pas d'accord sur la structure de cette membrane. M. Velpeau la regarde comme une membrane non organisée, et il lui a donné le nom de membrane anhiste.

Le *chorion*, dans la première quinzaine, est très villeux à sa surface externe; ces villosités semblent être spongieuses.

L'*amnios*, membrane transparente très mince à cette époque, est séparée du chorion par la vésicule ombilicale; l'amnios contient dans sa cavité un liquide transparent qui est fourni par les vaisseaux capillaires utérins, et qui y pénètre par transsudation

La *vésicule* ombilicale a la forme d'un ovoïde légèrement aplati, préexistant peut-être à l'embryon, à l'abdomen duquel elle est unie. Elle paraît avoir pour usage de servir à la nutrition de l'embryon dans sa première évolution ; il n'existe pas de cordon ombilical.

De quinze à vingt jours, le produit a un centimètre et demi (cinq à six lignes) de diamètre longitudinal. A un mois, il a deux centimètres (huit à dix lignes). C'est à cette époque que les membres paraissent sous forme de boutons qui s'allongent, s'aplatissent, en s'élargissant progressivement en forme de palette. Le cordon, avant le trentième jour, n'existait pas ; le fœtus était en contact immédiat avec les membranes. Mais, à un mois, c'est un fait que j'ai pu constater sur plusieurs œufs, le cordon est très visible ; il égale à peu-près le tiers de la longueur du fœtus ; il se continue avec le prolongement de la vésicule ombilicale (1), prolongement qui a de deux à trois lignes, et qui, à partir de la fin du premier mois, se perd dans le cordon. Une sorte de queue fait saillie derrière l'insertion du cordon ombilical, dont la base renferme l'intestin. A trente jours, il est souvent possible de distinguer les ouvertures des fosses nasales. L'oreille est aussi très manifeste à cette époque, ainsi que les yeux ; mais on n'aperçoit aucune trace des organes génitaux.

(Fig. 20.)

EMBRYON D'UN MOIS, GRANDEUR NATURELLE

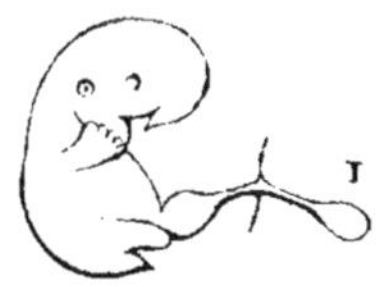

A deux mois, l'embryon a quatre centimètres (dix-huit lignes) ; le tronc devient autant et même plus volumineux que la tête. Deux points noirs ronds marquent la place des yeux ; la bouche se montre comme une fente transversale, au-dessus de laquelle s'élèvent deux petits points noirs qui sont les narines.

Quoique les organes génitaux soient visibles, il est cependant très difficile de distinguer le sexe, le clitoris et le pénis ayant un développement identique. Les membres et les doigts s'allongent ; les clavicules, les côtes, les mâchoires, présentent des points ossifiés ; tous les autres os sont encore à l'état cartilagineux. Le cordon s'épaissit ; le placenta, dont les premiers vestiges ne se sont montrés qu'à six semaines, se concentre de plus en plus, et, à partir de cette époque, il cesse de s'accroître dans un rapport proportionnel avec le produit et l'utérus. Le liquide amniotique, jusqu'alors peu abondant, augmente sensiblement.

(Fig. 21.)

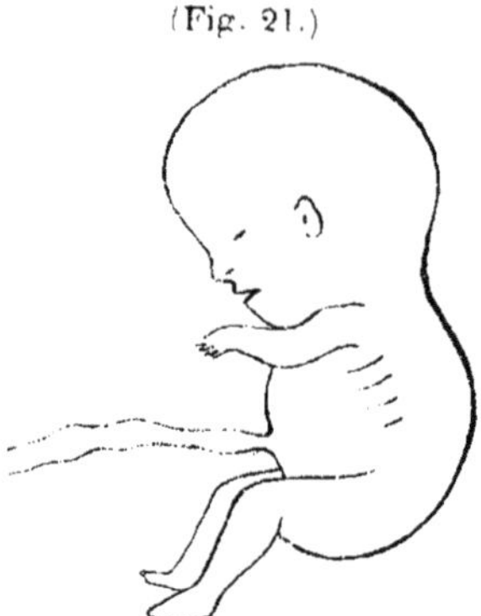

§ 3. — *Modifications de l'utérus.*

Dès que l'ovule est arrivé dans la cavité utérine, la matrice commence à se développer graduellement jusqu'à terme ; mais, avant le troisième mois, les modifications que l'utérus a subies ne sont guère appréciables directement qu'après la mort.

Diagnostic de la grossesse. Les signes qui servent à caractériser la grossesse sont loin d'avoir tous la même valeur ; leur importance varie, en général, suivant l'époque de la grossesse à laquelle on cherche à les constater. Aussi M. P. Dubois les a-t-il divisés en signes de *présomption*, en signes de *probabilité*, et en signes de *certitude*.

Mais il s'en faut que cette division puisse être rigoureuse ; car un signe de présomption, placé dans de certaines circonstances, peut constituer une probabilité ; un signe de probabilité peut aussi, par la même raison, constituer une certitude : c'est ce que la suite de cet article fera mieux comprendre.

Avant le troisième mois, ni les modifications de l'utérus, ni celles qu'a subies le produit, ne peuvent être appréciées directement sur la femme vivante. Les réactions sympathiques que l'utérus exerce sur le reste de l'économie permettent seules d'apprécier ces modifications : aussi n'avons-nous guère alors à notre disposition que des présomptions.

Cependant quelques auteurs ont cru remarquer que le col de l'utérus devenait un peu plus aigu dès le premier mois ; que son orifice devenait circulaire ; que la partie inférieure de l'utérus, surtout celle qui avoisine la vessie, devenait plus molle, plus saillante. Mais il est si commun de rencontrer ces caractères chez une femme qui n'est pas grosse, qu'à moins d'avoir constaté précédemment une disposition différente, on ne pourra pas, sur des signes aussi équivoques, asseoir un jugement.

§ 1. — *Signes de présomption.*

Parmi les signes de présomption, quelques-uns, tels que les horripilations, les coliques, les syncopes, suivent immédiatement la conception ; d'autres ne se manifestent que peu-à-peu, soit après, soit avant la suspension des règles et à des époques très variables : aussi est-il impossible de les classer comme les autres de mois en mois, suivant l'époque de leur apparition.

Dans les trois premiers mois cependant les yeux se cavent, perdent de leur vivacité, de leur brillant, et s'entourent d'un cercle violacé ; les traits se tirent, la figure pâlit et se couvre de taches roussâtres, quelquefois pictées de blanc mat (le masque) ; le cou devient plus moelleux et se gonfle.

Suppression des règles. La suppression des règles est de tous les signes de présomption celui qui a le plus de valeur. Cependant bien des circonstances étrangères à la conception peuvent déterminer ce phénomène ; aussi cette suppression ne suffit-elle pas pour permettre à elle seule d'établir qu'il y a grossesse. De plus, quoique cette suppression accompagne presque toujours la grossesse, cependant les règles peuvent continuer pendant les premiers mois, quelquefois même pendant toute la durée de la gestation ; et l'on peut croire aussi qu'il n'y a pas grossesse quand elle existe réellement. Mais la persistance des règles pendant la grossesse est une circonstance des plus rares, et si la suppression n'établit qu'une présomption en faveur de la grossesse, la persistance donne presque la certitude que la femme chez laquelle ce phénomène existe n'est pas enceinte. C'est une opinion que j'ai souvent entendu professer par M. P. Dubois, et que M. Moreau partage de tout point. Ce professeur ajoute même que les écoulemens sanguins qu'il a vus se manifester pendant la gestation n'avaient aucun des caractères du sang menstruel, soit par la quantité trop faible ou trop grande, la consistance, la couleur et les époques de leur manifestation, et qu'il lui a toujours été facile de les distinguer des règles véritables. Ces caractères sont cependant si équivoques qu'il me semble bien difficile de différencier les règles des écoulemens qui peuvent les simuler.

Enfin, ce signe perd toute sa valeur chez les femmes qui sont sujettes à des irrégularités dans les époques ; qui ont cessé de voir, soit par suite de maladie ou des progrès de l'âge, soit parce qu'elles nourrissent, et enfin surtout chez celles qui sont devenues enceintes sans jamais avoir eu leurs règles. Deventer, Baudeloque, en citent des exemples d'autant plus remarquables, que les femmes n'étaient menstruées que pendant leur grossesse.

a. Troubles des fonctions digestives. Le goût se pervertit, les digestions sont plus laborieuses, des nausées, des vomissemens surviennent, et sont suivis de la perte complète de l'appétit. C'est alors que se manifestent ces goûts, connus sous le nom d'*envies*, qui tantôt s'attachent à des alimens exquis, à des boissons spiritueuses, et prises en grande quantité, tantôt à des objets étrangers à la nourriture habituelle, tels que du charbon, de la terre, de la craie, des animaux immondes, etc., etc. Mais bientôt après les premiers mois, succède à cette dépravation du goût, un appétit franc, quelquefois vorace, des digestions faciles, mais qui redeviennent laborieuses à la fin de la grossesse, par suite de la gêne que l'accroissement de l'utérus fait éprouver à l'estomac.

b. Troubles du système nerveux. Les fonctions de l'intelligence sont aussi sujettes à des modifications vraiment incroyables. On voit des femmes les plus faciles à vivre, devenir insociables pendant leur grossesse; quelques-unes même d'habitudes douces, se sentent portées au mal par une force invincible, au point de commettre quelquefois les plus grands crimes; d'autres, dont les passions n'acquièrent pas ce degré de violence, sont tristes, mélancoliques, détestent ceux qu'elles aimaient le mieux avant leur grossesse. D'autres enfin d'un caractère difficile, quand elles ne sont pas grosses, deviennent d'une douceur remarquable aussitôt que la grossesse commence.

c. Modifications survenues dans les seins. Le gonflement, la tension, l'endolorissement, la coloration brune de l'aréole, son élévation, l'érection du mamelon, l'apparition des tubercules papillaires, la sécrétion du lait, sont des signes d'une assez grande valeur.

La tuméfaction, l'endolorissement, la tension, se manifestent quelquefois cependant sans grossesse : les premières approches conjugales, la rétention des règles, l'âge de retour, une métrite chronique, peuvent déterminer ce phénomène. Gardien a remarqué aussi que, quand les règles persistent pendant la grossesse, cette réaction vers les seins est peu marquée.

La coloration de l'aréole et son élévation sont, suivant quelques auteurs, d'excellens signes, d'autant plus précieux qu'ils existent dès les *premiers mois*, où le diagnostic est très obscur. La coloration dépend d'un dépôt de pigmentum dans le corps muqueux de la peau (fig. 22). Hunter qui la regardait comme probante, soutint en présence de ses élèves, qu'une jeune fille, chez laquelle l'hymen existait, était cependant enceinte, parce que l'aréole des seins était colorée; l'ouverture du cadavre, prouva qu'elle était effectivement grosse de quatre mois. Cette coloration varie du bistre clair au foncé presque noir; j'en ai dessiné à la clinique, sur nature, qui avaient cette dernière teinte, et la coloration est d'autant plus manifeste, que la grossesse est plus avancée. L'élévation de l'aréole au-dessus du niveau de la peau du sein, et que j'ai figurée ici de profil (fig. 23), accompagne presque toujours la coloration. Il en est de même de l'érection du mamelon qui se gonfle et devient plus coloré, mais cependant ce signe ne se manifeste qu'un peu plus tard, du quatrième au cinquième mois seulement. Vers la même époque à-peu-près, apparaissent aussi sur l'aréole de petits tubercules papillaires (fig. 16) plus ou moins nombreux, espèces de petites glandes qui ont un conduit excréteur, duquel on peut faire sortir par la pression, une espèce de sérosité lactescente : c'est un phénomène que j'ai eu souvent l'occasion de constater par moi-même. M. de Mongoméry qui nous a donné une excellente description des signes fournis par les seins, description qu'il a accompagnée de planches d'une vérité parfaite, attribue une importance des plus grandes au déve-

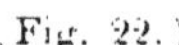
(Fig. 22.)

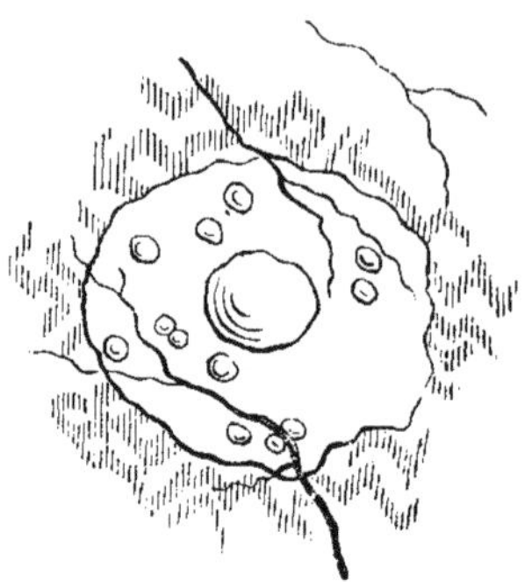

(Fig. 23.)

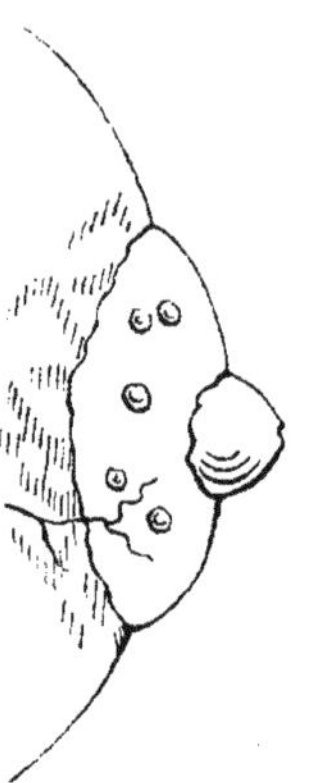

loppement de ces tubercules, qu'il appelle *seins surnuméraires*. Ce signe lui paraît infaillible, cependant je dois dire que cette modification peut manquer ainsi que les précédentes, quand il y a grossesse, ou se développer sans grossesse, ce qui pourtant est plus rare; j'ajoute que ces signes perdent toute leur valeur, quand la femme a déjà eu des enfans, car ces caractères ne s'effacent pas toujours après l'accouchement, ils persistent plus ou moins long-temps, surtout chez les nourrices, et si alors, sur ces entrefaites, la femme redevient enceinte, comment distinguer si ces modifications dépendent de la grossesse que l'on est appelé à constater, ou de la précédente. Mais ces exceptions ne doivent pas infirmer la règle, et chez une primipare, cette coloration de l'aréole et son élévation, l'érection et la coloration du mamelon, le développement des tubercules papillaires, ont une grande valeur; aussi j'avoue que, dans ce cas, sur l'inspection de ces caractères seuls, je me prononcerais pour l'affirmative.

La sécrétion du lait, comme signe de grossesse, doit aussi être prise en considération, quoique telle autre circonstance que la grossesse puisse la produire; ainsi la nubilité, l'approche des règles, etc. En effet, on a vu des jeunes filles allaiter des enfans sans avoir été mère, et de plus, il faudrait se défier de ce signe en médecine légale, chez une femme nourrice, qui cachant cette dernière circonstance, s'autoriserait de la sécrétion laiteuse pour simuler une grossesse.

La coloration de la muqueuse vaginale en violacé plus ou moins bleuâtre, a paru à M. Jacquemin, des plus significatives, et je partage tout-à-fait son opinion. Sa position comme chirurgien en chef de la Force l'a mis à même de constater que la coloration manquait très rarement chez les femmes enceintes.

Je ne cite, pour ainsi dire que pour mémoire, la douleur à l'occiput, à laquelle M. Beccaria attribue tant de valeur, l'état des urines où M. Nauche croit voir des signes certains de grossesse, enfin, l'état du pouls. Des expériences nombreuses faites à la Clinique m'ont mis à même de constater que ces caractères n'existaient pas dans la plupart des cas, ou étaient impossibles à saisir, et pour l'état du pouls en particulier, j'ai pu constater seulement qu'il est plus dur et plus développé, mais je n'ai pu saisir aucune autre différence caractéristique.

Enfin, vient, en dernier lieu, le développement de l'abdomen, que l'on doit diviser en deux périodes : la première appartient aux signes de présomption, elle n'est déterminée que par du météorisme passager, qui cesse vers le troisième mois. Alors le ventre qui s'était manifestement élevé, s'abaisse à tel point, que les femmes ne croient plus être enceintes. Mais bientôt, l'utérus continuant à s'élever, pousse au-devant de lui la paroi abdominale, et le ventre recommence à se développer; ce phénomène constitue la deuxième période, qui fournit un assez grand nombre de signes importans, lesquels doivent être rangés dans la classe des signes de probabilité; elle en fournit aussi d'autres dont je m'occuperai plus tard, la coloration en noir de la ligne blanche, les vergetures de la peau de l'abdomen et la saillie de l'ombilic.

En résumé, ces signes de présomption qui n'ont pas une très grande valeur quand ils sont isolés, en acquièrent une bien plus grande par leur union, soit que plusieurs seulement, ou tous se manifestent sur la même femme; cette agglomération constitue alors une probabilité. Cependant il faudrait être en garde contre l'erreur que pourrait faire commettre cette manière d'envisager les choses : ainsi, les premières approches conjugales peuvent déterminer la suppression des règles, qui, dans ce cas, s'accompagne presque toujours de réaction vers les seins, d'un léger météorisme du ventre, et de quelques troubles des fonctions digestives, sans que pour cela il y ait grossesse.

§ 2. — *Fin du troisième mois. — Signes de probabilité.*

Je viens d'exposer, dans le chapitre précédent, comment les modifications que subit l'utérus, réagissant sur toute l'économie, se traduisent, à l'extérieur, par des signes qui n'ont qu'une valeur incertaine; il me reste à exposer maintenant comment les changemens notables que la grossesse détermine aussi dans l'utérus et les organes voisins, après le troisième mois, constituent des signes qui ont une grande valeur, et qu'on nomme signes de probabilité. Ces différens signes peuvent être perçus sur le corps et sur le col de l'utérus; aussi le mode d'investigation devra-t-il varier. Pour le corps, on aura recours au palper abdominal et à l'auscultation; pour le col, on se servira du toucher vaginal.

C'est à l'aide de ces divers moyens, que je vais étudier successivement les modifications de l'utérus, à mesure qu'elles se manifestent de mois en mois; j'aurai soin aussi de rappeler celles qui ne peuvent être appréciées qu'après la mort de la femme ou l'expulsion du produit avorté. Ce n'est qu'à la fin du troisième mois qu'il est possible de s'assurer seulement du développement de l'organe, mais non pas encore de la grossesse. En effet, l'utérus peut être modifié dans sa forme, sa consistance, son volume, sans pour cela contenir un produit de conception normale. Et ces modifications peuvent dépendre alors où du développement d'une môle, ou d'un polype, ou de l'état pathologique de l'organe. Ce n'est donc qu'à une époque plus avancée de la gestation qu'on peut constater exactement l'existence de la grossesse.

Les modifications que la partie inférieure de l'organe à subies sont celles qui peuvent être appréciées les premières, et c'est à l'aide du toucher qu'on y parvient.

§ 3. — *Du toucher.*

Le toucher, ou l'introduction d'un ou de plusieurs doigts dans les organes génitaux, se pratique pour reconnaître l'état des parties extérieures de la génération, la conformation du bassin, les modifications du segment inférieur de l'utérus et des organes voisins; enfin la nature des corps contenus dans la matrice.

Cette opération se pratique, la femme étant debout ou couchée : debout, si par suite d'une lésion des organes de la respiration ou de la circulation, elle ne peut supporter la situation horizontale. Couchée, si elle est affaiblie, menacée de perte, ou si l'utérus est dans un état d'antéversion très prononcé. En effet, dans ce dernier cas, le fond de l'organe est basculé en avant, et le col est très difficile à atteindre, parce qu'il est très en arrière et très haut ; dans ce cas, on le rendra plus accessible au doigt en ramenant, par le décubitus, l'utérus à sa situation normale.

De plus, que la femme soit debout ou couchée, il est important de mettre les muscles abdominaux dans le relâchement, en faisant fléchir les jambes et les cuisses. Dans la station, il est utile de recommander à la femme de renverser le corps en arrière, quoique cette situation, en tendant les muscles de l'abdomen, détruise en partie l'effet obtenu par la flexion des jambes ; j'ai pu me convaincre, cependant, qu'en ramenant ainsi en avant le bassin de la femme à l'aide de l'autre main passée derrière les reins, on réduisait le col plus au centre, et on le rendait plus facile à atteindre. C'est exactement pour obtenir le même résultat, que lorsque la femme est couchée, après lui avoir fait fléchir les membres inférieurs, on lui recommande de soulever le bassin, et qu'au besoin, on la soutient dans cette posture au moyen d'un coussin ou de l'autre main passée sous les reins.

Ces précautions prises, l'indicateur est convenablement enduit d'un corps gras, tant pour rendre son introduction plus facile, que pour éviter au besoin les dangers de la contagion ; il est étendu, et appliqué sur le périnée, par son bord radial, de là il remonte doucement vers la vulve, en se traînant sur le raphé, il franchit la commissure inférieure, et pénètre dans le vagin en écartant doucement les grandes lèvres et en suivant l'axe de la vulve ; chemin faisant, l'accoucheur devra explorer l'état du périnée, des grandes lèvres, la conformation de l'arcade pubienne, le bas-fond de la vessie, les parois vaginales, le rectum ; puis, conduisant son doigt dans la direction de l'angle sacro-vertébral, il appréciera la conformation du détroit supérieur; enfin il atteindra le col vaginal ou museau de tanche. Il en constatera la forme, la longueur absolue, celle relative de ses lèvres, sa direction, sa consistance, sa régularité, le degré d'ouverture de son orifice, la régularité du contour de cet orifice, enfin le poids de l'organe entier, en le soulevant légèrement; sa hauteur, en tâchant de comprendre l'utérus entre le doigt appliqué sur le col et la main placée sur le fond, à travers la paroi hypogastrique; son développement ou sa vacuité en tâchant de sentir le corps de l'organe à travers le cul-de-sac du vagin fortement déprimé. C'est aussi à l'aide de ce procédé qu'il se rendra compte de l'état de la partie sus-vaginale du col. Enfin, il constatera la nature des corps que l'utérus contient par le ballottement, sensation qui ne devient manifeste qu'à une époque plus avancée de la grossesse, et dont nous n'avons pas encore à nous occuper.

Dans l'appréciation de ces caractères, il faut avoir soin de ne pas perdre de vue les modifications que des accouchemens précédens font subir aux organes; aussi est-il nécessaire de considérer le diagnostic, chez une femme qui a eu des enfans et chez celle qui est primipare.

a. Développement du produit. A trois mois, le fœtus a huit centimètres (trois pouces) de diamètre. Ses tégumens sont gélatineux, mais faciles à distinguer, et d'un blanc rosé. La tête est très grosse; les paupières et la bouche restent fermées; le nez est très saillant; les doigts et les orteils sont parfaitement isolés et recouverts à leur extrémité d'une plaque rougeâtre, qui représente l'ongle; le cerveau cesse d'être liquide, il prend une consistance caséeuse; la moelle remplit la longueur du rachis; la saillie coccygienne s'efface; la vésicule ombilicale a quelquefois disparu. Le cordon contient encore une portion du canal intestinal, les vaisseaux omphalo-mésentériques qui partent de la vésicule, les deux artères et la veine ombilicale. Enfin la masse du liquide amniotique l'emporte à cette époque sur celle du produit.

b. Situation de l'utérus. L'utérus est contenu dans l'excavation; son fond ne dépasse pas les pubis; cependant, avec la main appuyée sur la paroi hypogastrique, surtout si l'on soutient le col à l'aide du doigt introduit dans le vagin, il est facile de sentir le fond de l'utérus, qui est basculé en arrière et un peu à droite, et est ramolli en totalité, surtout à sa partie inférieure. Quelques auteurs ont pensé que le museau de tanche était plus long à cette époque qu'en vacuité, mais il n'en est rien. L'abaissement de la totalité de l'organe, qui est déterminé par sa lourdeur et sa mollesse, a pu imposer pour un allongement du col. En effet, si on circonscrit le col avec le doigt indicateur, on sent d'abord que le vagin s'est un peu raccourci; que l'extrémité de ce doigt est arrêtée par le cul-de-sac du vagin, et qu'au-dessus de ce cul-de-sac, on sent un corps résistant, qui n'est autre que le segment inférieur de l'organe développé. De plus, si le doigt appuyé sur le col cherche à soulever l'organe, il acquiert la conscience de son poids et de son immobilité. On peut aussi mesurer son étendue approximativement, en le comprenant entre le doigt placé sur le col et la main placée à l'extérieur sur son fond.

c. Etendue. Mesuré sur le cadavre, l'étendue du corps est de huit centimètres (trois pouces) en tous sens, et, en ajoutant à cette mesure cinq centimètres pour la hauteur du col (vingt-deux lignes), on aura pour diamètre vertical près de treize centimètres (quatre pouces huit lignes); mais, par suite de l'affaissement de l'organe, ce diamètre n'a tout au plus que douze centimètres (quatre pouces six lignes).

d. Forme. L'utérus, qui, dans l'état de vacuité, était pyriforme, aplati d'avant en arrière, s'arrondit un peu. La face antérieure, un peu plus bombée que la postérieure avant la conception, présente encore cette disposition pendant la grossesse.

e. Épaisseur. L'épaisseur de ses parois augmente un peu par suite du développement de l'appareil musculaire et vasculaire; mais il est presque impossible d'apprécier ces changemens à une époque aussi peu avancée de la grossesse.

Les premières modifications du corps sont, à peu de chose près, les mêmes chez une primipare; et, chez une femme qui a déjà eu des enfans, il n'en est pas de même des modifications que la grossesse a déterminées sur le col.

Cependant la femme primipare et celle qui est déjà accouchée présentent des caractères communs. Le doigt, introduit dans le vagin, trouve la partie vaginale du col abaissée, épaisse, ramollie à sa base, la partie sus-vaginale (1) non encore modifiée.

(Fig. 24.) (Fig. 25.)

Réduction au tiers de la grandeur naturelle

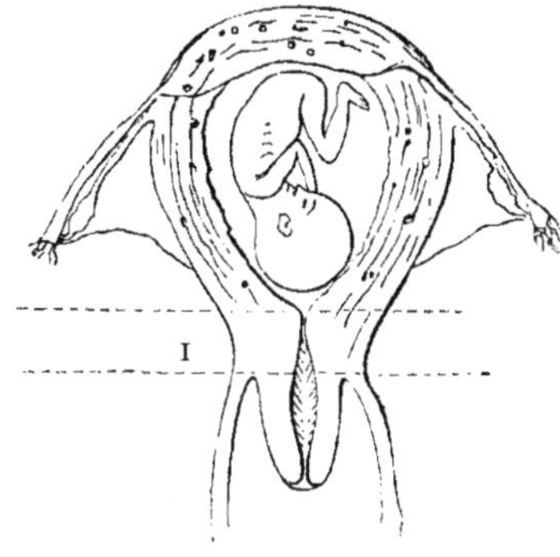

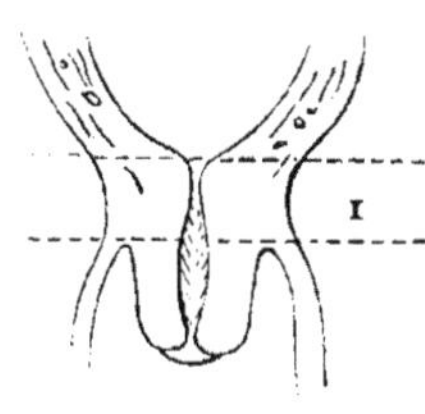

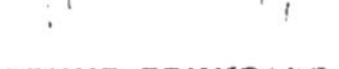

FEMME PRIMIPARE. FEMME QUI A EU DES ENFANS.

Chez une femme primipare, l'orifice transversal est devenu circulaire; il est régulier dans son contour et fermé; le museau de tanche est lisse, poli; les deux lèvres sont à-peu-près sur le même plan, par suite du raccourcissement de la lèvre antérieure; ce dernier signe n'a rien de bien positif. La totalité du col a à-peu-près deux pouces.

Chez la femme qui a eu des enfans, l'orifice s'arrondit aussi, mais il est irrégulier et présente des cicatrices, surtout à gauche; il est entr'ouvert quelquefois et permet d'y introduire l'extrémité de la pulpe du doigt. Le col est bien plus gros que chez la première; il est plus court, plus ramolli, moins lisse et a un peu moins de longueur.

f. Difficultés de l'appréciation de ces signes. Mais il n'est pas toujours possible de bien apprécier ces divers caractères. Certaines circonstances, telles que la douleur des parois abdominales, la tuméfaction des grandes lèvres, la sensibilité de l'organe, rendent quelquefois cette appréciation impossible.

Et de plus, si, d'après l'absence de ces signes, il est, du moins dans un grand nombre de cas, possible de nier l'existence d'une grossesse, on ne peut pas toujours, quand on les rencontre, affirmer qu'il y a grossesse; car à cette époque de la gestation, comme je l'ai dit, on ne peut constater que le développement de l'organe; mais ce développement dépend-il d'un produit de conception ou d'un état anormal? c'est ce qu'il est possible d'établir dans quelques cas; tandis que, dans d'autres circonstances, on restera dans une incertitude complète, jusqu'à ce que de nouvelles modifications soient venues éclairer le diagnostic.

En effet, à l'approche de l'époque menstruelle chez quelques femmes, l'utérus, par suite de la congestion dont il est le siège, acquiert quelquefois un volume qui peut imposer pour une grossesse de trois mois, et l'erreur est d'autant plus facile, que dans cette circonstance le col est légèrement ramolli et entre-ouvert. D'autres fois, les règles retenues dans la cavité utérine, par suite de l'occlusion de son orifice interne, distendent, en s'accumulant, les parois de l'organe, et font naître sympathiquement plusieurs des signes de présomption, tels que la tuméfaction, l'endolorissement des seins, le trouble des fonctions digestives, etc., circonstances qui viennent accroître les chances d'erreurs.

On alléguera vainement que, dans ces cas, il est facile de distinguer l'état physiologique de l'état pathologique de l'organe, à la souplesse de ses parois; cela est possible dans quelques circonstances, surtout si on a le soin de faire basculer le fond de l'organe en arrière, pour le rendre plus accessible au doigt introduit dans le cul-de-sac postérieur du vagin; j'y suis parvenu quelquefois ainsi; mais il faut bien convenir aussi que le diagnostic différentiel est souvent impossible à établir.

§ 4. — *Fin du quatrième mois.*

a. Développement du produit. A la fin du quatrième mois, le produit, mesuré de l'occiput au coccyx, a treize centimètres (à-peu-près cinq pouces) de haut. Sa peau a pris de la consistance; on y remarque déjà de légères granulations de tissu cellulaire. Les muscles commencent à devenir fibrineux et contractiles; la tête se couvre d'un léger duvet; l'anus s'ouvre; le

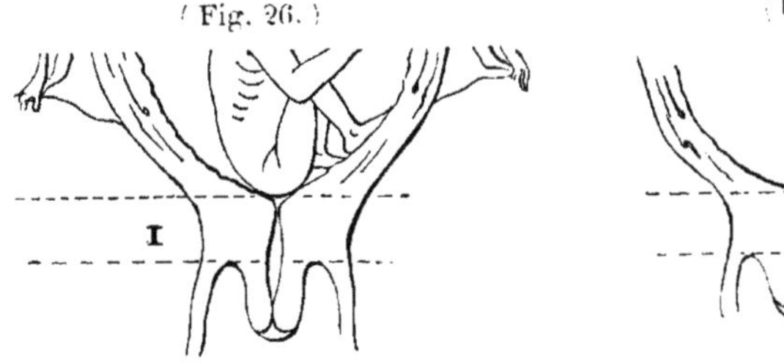

(Fig. 26.) FEMME PRIMIPARE.

(Fig. 27.) FEMME AYANT EU DES ENFANS.

scrotum, les grandes et les petites lèvres, se distendent; la moelle épinière abandonne la partie inférieure du canal rachidien.

b. Modifications de l'utérus. L'utérus ne peut plus être contenu en totalité dans l'excavation; il s'élève au-dessus du détroit supérieur, et le vagin s'allonge. C'est à cette époque que la seconde période de développement de l'abdomen commence à être manifeste, moins à la vue qu'à l'aide du palper abdominal. Les mains, appliquées sur l'abdomen, sentent, entre les pubis et l'ombilic, une tumeur sphéroïde, régulière, élastique, qui s'élève sur une ligne médiane, et donne la sensation d'une vessie presque remplie d'eau. L'utérus s'élève un peu moins haut chez les femmes qui ont eu des enfans, parce que les parois abdominales relâchées soutiennent moins bien l'organe dans son ascension.

c. Etendue. Mesuré sur le cadavre, le corps de l'utérus a, en tous sens, dix centimètres (trois pouces six lignes).

Quant aux modifications que la partie vaginale de l'organe a subies depuis la fin du troisième mois, elles ne présentent pas des différences assez grandes pour être facilement appréciées; ce n'est qu'à la fin du cinquième mois qu'on peut bien constater des changemens notables dans cette partie de l'utérus (voyez *fin du cinquième mois*).

d. Mouvemens actifs. C'est en général à cette époque que la femme perçoit les mouvemens actifs du produit. Ce n'est d'abord qu'une sensation confuse de chatouillement qui augmente peu-à-peu, et que l'accoucheur même peut percevoir par l'apposition de la main froide sur l'abdomen. Cette sensation de froid est probablement perçue par l'enfant à travers les parois abdominales et utérines, car on le sent en général se mouvoir avec rapidité. Mais, malgré la valeur réelle de ce signe, on ne doit pas y ajouter une entière confiance; car on a vu des femmes assurer qu'elles sentaient remuer et se croire pour cela enceintes, tandis qu'il n'en était rien. Une femme, qui est venue mourir à la Clinique de la Faculté d'une tumeur de l'ovaire, prise en ville pour une grossesse extra-utérine, sentait encore remuer, alors qu'il était certain pour M. Dubois qu'elle n'était pas enceinte. Ce cas était d'autant plus remarquable, qu'au prétendu terme de neuf mois, elle éprouva tous les signes extérieurs d'un commencement de travail, sans dilatation du col bien entendu, et que son médecin, plusieurs fois appelé, la trouvait poussant de toutes ses forces pour accélérer l'expulsion qu'elle croyait prochaine. M. P. Dubois a souvent cité dans ses leçons l'exemple d'une femme qui se présentait dans les cours pour servir aux exercices pratiques, et qui possédait à un haut degré la faculté de simuler les mouvemens du produit, par des contractions partielles des muscles abdominaux.

On comprend, par ces exemples, que l'erreur est facile à une époque aussi peu avancée; et quelquefois même, pour le médecin. Les phénomènes qui peuvent imposer par les mouvemens actifs sont dus à la circulation des gaz dans les intestins, à la contraction des intestins, circonstance si commune dans l'hystérie; enfin, à la contraction des parois abdominales, volontaire ou involontaire.

Il peut arriver aussi que la femme soit enceinte, et que ces mouvemens ne soient perçus ni par elle, ni par l'accoucheur. J'ai vu des femmes ne sentir remuer qu'à une époque bien plus avancée de la grossesse; quelques-unes mêmes, ce qui est fort rare, sont accouchées d'enfans vivans, sans jamais avoir perçu cette sensation.

Enfin, ces mouvemens peuvent cesser complètement après avoir été sentis, sans que l'enfant ait cessé de vivre. On attribue généralement cet accident à une pléthore locale ou générale de la mère qui réagit sur le produit, et l'on est fondé à penser ainsi, puisque après une légère déplétion sanguine, ces mouvemens renaissent ordinairement.

Mouvemens passifs. On peut aussi, à la fin du quatrième mois, déterminer les mouvemens passifs du produit, soit à l'aide du ballottement abdominal, soit à l'aide du toucher vaginal, et ce signe est d'une grande valeur. Pour percevoir cette sensation à l'aide du palper, il faut appliquer la main sur la tumeur formée par l'utérus, et déprimer l'abdomen par une série successive de mouvemens de flexion brusques et saccadés de l'extrémité des doigts réunis. On sent alors, au milieu d'un liquide, un corps léger flottant qui fuit sous les doigts à chaque impulsion qu'on lui communique : c'est le produit qui se déplace. Il est difficile de confondre ce phénomène, quand on a eu occasion de l'apprécier plusieurs fois, avec l'impression que produiraient sous les doigts des tumeurs mobiles et anfractueuses développées dans l'abdomen.

Pour obtenir le même résultat à la partie inférieure de l'organe, que la femme soit debout ou couchée, il faut placer le doigt indicateur, la face palmaire regardant en avant, sur une tumeur molle que l'on sent à la partie supérieure du vagin, entre la symphyse des pubis et la lèvre antérieure; puis impri-

(Fig. 28.)

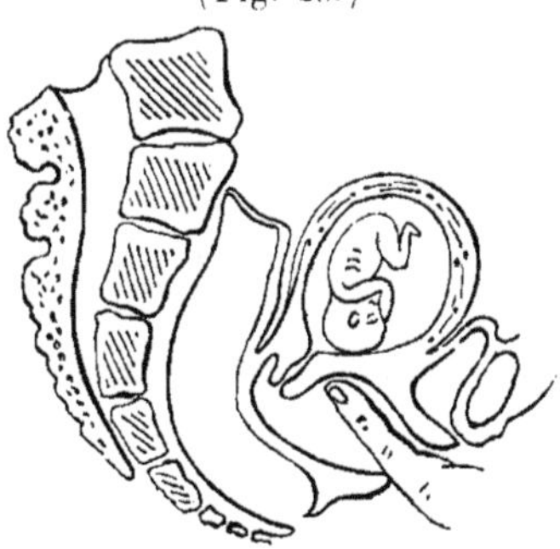

mer au doigt un mouvement de flexion assez brusque d'arrière en avant et de bas en haut, auquel ne participe pas ordinairement le poignet. Ce petit choc est communiqué au produit à travers la paroi utérine inférieure, et l'on sent alors qu'on déplace un petit corps mobile qui flotte au milieu d'un liquide; mais bien rarement on sent ce petit corps retomber sur le doigt. A cette époque, le produit est trop léger pour que cette dernière sensation soit perceptible, et l'on acquiert la certitude que ce corps est revenu se placer sur la partie inférieure de l'organe, seulement parce que l'on peut le déplacer de nouveau.

Quelquefois, surtout quand la femme est couchée, ce mouvement du doigt seul ne suffit pas; on est obligé de l'aider d'une légère action du bras. Quelquefois même la sensation sera plus manifeste à la partie postérieure du segment inférieur de l'organe, c'est-à-dire dans le cul-de-sac postérieur; mais cela est rare.

Enfin, malgré ces précautions, il arrivera souvent qu'à cette époque on ne pourra percevoir ce signe plusieurs fois de suite, le fœtus, après le premier déplacement, s'étant placé dans une situation telle, qu'on ne peut l'atteindre une seconde fois; quelquefois même, il ne pourra pas du tout être perçu.

Difficultés de l'appréciation. Les difficultés que l'on rencontre dans la perception de ce signe peuvent dépendre de la distension extrême de l'utérus, de l'épaisseur des parois abdominales et utérines, de l'endolorissement de ces parties; enfin, du déplacement du segment inférieur de l'utérus par des tumeurs développées au-dessous de lui. De plus, certaines présentations, celles de la tête, favorisent le ballottement; d'autres, celles de l'extrémité pelvienne ou du tronc, ne permettent pas de le percevoir. En effet, comme je le dirai plus tard, la tête pousse au-devant d'elle, dans l'excavation, le segment inférieur de l'organe et le rend plus accessible au doigt, tandis que les autres parties, qui restent élevées au-dessus du détroit supérieur, ne peuvent être atteintes facilement.

De plus, diverses circonstances peuvent imposer pour le ballottement : une pierre contenue dans la vessie, une antéversion avec mollesse du corps de l'organe : pour ce dernier cas, l'erreur n'est possible qu'au premier abord; car la direction du col qui, dans l'antéversion, est porté fortement en arrière, indique parfaitement que c'est le fond incliné de l'organe qui vient peser sur la paroi supérieure du vagin. J'avoue cependant que la sensation qu'on éprouve dans ce cas est bien trompeuse, et qu'elle simule quelquefois exactement le ballottement. J'ai eu occasion de le constater quelquefois; mais toujours, en faisant coucher la femme, l'utérus reprenait sa situation normale, et ce phénomène ne pouvait plus être perçu.

Cependant, malgré ces causes d'erreur, ce signe n'en est pas moins très probant.

Le souffle utérin se perçoit souvent déjà à cette époque, ainsi que les battemens du cœur; mais ce n'est que dans le mois suivant que ces modifications de la circulation deviennent bien manifestes.

§ 5. — *Fin du cinquième mois.*

Développement du produit. A cinq mois, le fœtus a, de l'occiput au coccyx, de seize à dix-neuf centimètres (six à sept pouces). Les membres abdominaux, y compris les pieds, commencent à l'emporter sur les membres thoraciques. La peau prend de plus en plus de consistance; elle perd de sa transparence, et on y remarque, dans quelques points, des parcelles d'enduit sébacé. Les cheveux commencent à poindre, mais sont encore blancs; les ongles sont évidens; le cordon ombilical est déjà fort éloigné du pénil; les oreillettes du cœur, auparavant plus grandes que les ventricules, se réduisent aux mêmes dimensions. L'estomac et l'intestin grêle sont remplis de méconium rougeâtre : on ne distingue pas de pupille.

Situation de l'utérus. A la fin du cinquième mois, l'utérus a acquis déjà trop de développement pour rester contenu dans l'excavation ; il s'élève de plus en plus au-dessus du détroit supérieur : aussi trouve-t-on le fond de cet organe presqu'au niveau de l'ombilic chez une primipare; il est de plus légèrement incliné à droite et en avant. Par suite de l'élévation de l'utérus, le vagin s'allonge; l'utérus soulève le péritoine; les replis ou ligamens de cette membrane s'effacent; les ovaires se rapprochent de la verticale, s'accolent aux parois utérines; les cordons sus-pubiens ou ligamens ronds s'allongent et commencent à présenter une organisation musculeuse.

Forme de l'utérus. Le corps de l'organe est presque rond; l'épaisseur de ses parois est la même que dans l'état de vacuité.

a. Etendue. Mesuré de l'orifice interne au sommet de l'organe, le corps a à-peu-près treize centimètres et demi (cinq pouces); et si l'on ajoute quatre centimètres (quinze à dix-huit lignes) pour la longueur du col, en totalité on aura, pour grand diamètre de l'utérus, dix-sept centimètres (six pouces, six lignes).

(Fig. 29.) (Fig. 30.)

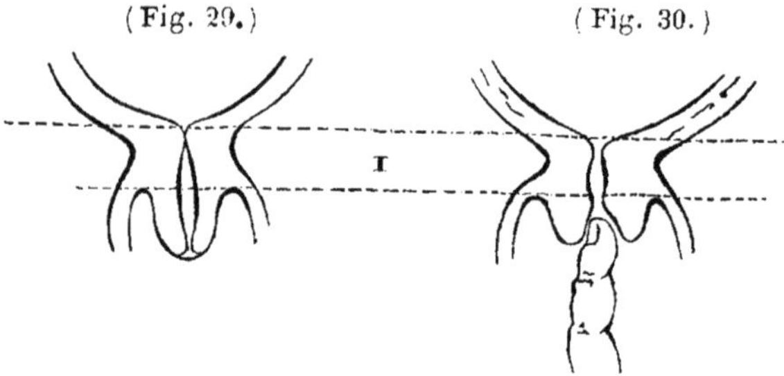

FEMME PRIMIPARE. FEMME AYANT EU DES ENFANS.

Modifications de la partie inférieure de l'organe. L'utérus s'étant élevé au-dessus du détroit supérieur, le doigt devra aller chercher le col un peu plus haut qu'à l'époque précédente. De plus, le fond de l'organe étant légèrement incliné à droite et en avant, le museau de tanche sera dirigé un peu en arrière et à gauche, le col, en totalité, a encore quatre centimètres de long (quinze à dix-huit lignes), et cette diminution dans sa hauteur ne s'est effectuée qu'aux dépens de la portion vaginale; la *portion sus-vaginale*, au contraire, n'a encore rien perdu de son étendue, circonstance qu'il est quelquefois possible d'apprécier à cette époque à l'aide du doigt introduit dans le cul-de-sac du vagin. Chez les primipares, la partie vaginale a conservé une certaine régularité dans sa forme; seulement, elle est plus ramollie; les deux lèvres sont à-peu-près au même niveau, mais l'orifice est encore fermé. Chez les femmes qui ont eu des enfans, le col est bien plus mou; il a bien moins de longueur; l'orifice externe irrégulier commence à s'entr'ouvrir, et permet l'introduction de la moitié de la première phalange, quelquefois plus.

Mouvemens passifs et actifs. Le ballottement abdominal et vaginal devient plus manifeste; les mouvemens actifs sont aussi bien mieux perçus.

b. Auscultation. A cette époque, les signes fournis par la circulation utérine et fœtale sont facilement perçus par l'oreille.

Ce fut M. Mayor qui, le premier, en 1818, appliqua l'auscultation à la grossesse. M. Kergaradec, après lui, publia qu'on perçoit chez la femme enceinte deux bruits différens, dont l'un, constitué par une série de pulsations redoublées, est déterminé par la circulation fœtale; l'autre, semblable au bruit d'un soufflet, lui paraissait être le résultat de la circulation placentaire.

c. Du bruit de souffle. Le bruit de souffle intermittent, que l'on compare généralement au bruit qui se produit dans les carotides, chez les chlorotiques, est isochrone aux pouls de la mère : suivant la cause qui lui paraît déterminer le bruit, chaque auteur lui a donné une dénomination différente.

Ainsi, on l'a appelé souffle placentaire, parce qu'on attribuait sa production exclusivement à la circulation du placenta; mais, s'il en était ainsi, on devrait entendre chez la même femme le souffle dans le même point pendant toute la durée de la grossesse, et, comme je vais avoir occasion de le dire, rien n'est moins fixe que le siége de ce bruit; de plus, on l'entend avec le même caractère dans les cas où l'utérus est développé par un produit anormal, ou dans le développement considérable des ovaires; enfin, dans les cas où le placenta n'existe pas, souvent même après l'accouchement, lorsque le placenta a été extrait, ce bruit se manifeste encore. Evidemment ces raisons suffisent pour établir qu'il n'est pas dû au placenta.

M. Bouillaud, qui l'a désigné sous la dénomination de souffle abdominal (1), pense qu'il est déterminé par la compression des gros vaisseaux placés en arrière de l'abdomen et sur ses côtés, l'aorte et les artères iliaques.

M. P. Dubois, au contraire, qui le regarde comme le résultat de la circulation utérine, lui donne le nom de souffle utérin, et voici comment il motive son opinion, en l'appuyant sur un fait anatomique qu'il m'a mis à même de constater aussi. En effet, il est facile de se convaincre qu'il existe dans l'appareil vasculaire utérin, modifié par la grossesse, des communications des plus faciles entre les artères et les veines, à tel point que les parois utérines semblent être transformées en un tissu érectile; le sang, sortant alors avec rapidité des orifices artériels, rencontre dans les veines, qui sont d'un calibre plus considérable, une colonne de sang qui chemine moins rapidement, et de ce passage résulte le bruit de souffle : ce bruit sera d'autant plus fort, qu'on auscultera dans un point plus rapproché du placenta, où la circulation utérine est nécessairement plus active.

Cette opinion me semble la plus probable. C'est certainement dans les parois de l'organe que se passe ce souffle; mais ne serait-il pas possible de concilier, en partie du moins, la théorie de M. Bouillaud, à laquelle j'attache une grande importance, avec l'opinion de M. P. Dubois. J'avoue que je ne crois pas la chose impossible, et cette manière d'envisager la question m'a permis de m'expliquer plusieurs circonstances que je vais énumérer.

Sur un grand nombre d'expériences que j'ai faites à la Clinique, soit seul, soit aidé de mon ami le docteur Devilliers, j'ai pu constater ceci : 1° ce bruit ne s'entend pas chez toutes les femmes; 2° après avoir constaté son existence une première, une deuxième fois, on est quelquefois dans l'impossibilité de le retrouver, quel que soit le point du ventre où l'on applique le

(1) *Traité clinique des maladies du cœur*, deuxième édition, Paris, 1841, t. 1, p. 274.

stéthoscope; puis, au moment où on y compte le moins, on le sent naître sous l'oreille, s'accroître d'une manière remarquable; puis s'éloigner rapidement, souvent en changeant de place. Dans ce cas j'ai souvent remarqué que ce fait coïncidait avec un mouvement brusque du produit, circonstance que je vais invoquer tout-à-l'heure. De plus, rien n'est plus variable que son siège; il peut être entendu sur toute la périphérie de l'organe, et à-la-fois, avec la même intensité dans les points les plus opposés.

Enfin, les points où je l'ai entendu le plus souvent correspondent aux parties du bassin sur lesquelles repose l'utérus, vers les deux fosses iliaques, quand la femme est debout; un peu plus bas dans les flancs, quand elle est couchée.

Ne pourrait-on pas présumer de l'ensemble de ces faits, que ce bruit se passe dans les parois utérines, comme le veut M. Dubois; car il n'a pas de siège fixe, et il devrait s'entendre toujours dans le même lieu, si, comme le pense M. Bouillaud, il était dû à la compression des vaisseaux étrangers à l'utérus, et que la compression est bien certainement la cause déterminante de ce bruit, mais qu'elle s'exerce sur les parois utérines et non sur les gros vaisseaux voisins de l'organe, soit que l'organe lui-même soit comprimé sur les parties qui le soutiennent, ce qui expliquerait, sans admettre la compression des artères iliaques, pourquoi on l'entend dans les fosses iliaques quand la femme est debout et plus en haut et en arrière quand elle est couchée, soit que ses parois fussent comprimées entre les parties fœtales et la paroi abdominale. Cette compression est augmentée par le stéthoscope, et cette dernière circonstance expliquerait très bien comment en vertu d'un mouvement brusque du produit, déplacé par l'instrument, ce bruit vient à cesser, pour se manifester de nouveau, dans un point tout opposé.

Enfin, il serait possible qu'il dépendît de la circulation utérine, et de la circulation des artères voisines de l'organe réunies. Les dissemblances notables qui existent dans son rhythme, suivant le lieu où on le perçoit, viendraient à l'appui de cette dernière opinion. J'ai constaté souvent avec mon ami le docteur Devilliers, et j'ai fait entendre aussi souvent à mes élèves, un petit bruit particulier qui accompagne le souffle à son expiration ; il est aigu et ressemble assez à ce petit cri qui suit le roucoulement d'une tourterelle. J'ignore tout-à-fait par quoi une semblable modification peut être produite ; au reste, je n'ai pas la prétention d'y attacher autrement d'importance.

Le souffle utérin ne peut servir à préciser le lieu d'insertion du placenta, par la raison que j'ai donnée plus haut, *son peu de fixité*, car on l'entend souvent avec la même intensité dans des points différens.

En résumé, le bruit de souffle n'a qu'une valeur pratique secondaire, car il ne s'entend pas toujours, et quand on le perçoit, il peut être déterminé par le développement de l'utérus dû à une tumeur fibreuse, ou a une môle, etc., il peut aussi s'entendre dans les cas de tumeurs ovariques qui simulent la grossesse.

d. Bruit du cœur. — Signe de certitude. Il n'en est pas de même des battemens du cœur du fœtus ; c'est le seul signe de certitude absolue qui nous permette de constater l'existence de la grossesse, et je n'en fais la description au milieu des signes de probabilité, que pour ne pas intervertir l'ordre suivant lequel les signes qui servent à caractériser la grossesse, se manifestent. Quelquefois une oreille très exercée pourra, comme je l'ai déjà dit, percevoir ces battemens, dès le quatrième mois, mais le plus ordinairement ce ne sera qu'à la fin du cinquième, souvent même entre le cinquième et le sixième mois, qu'on les entendra distinctement.

Ils ne sont pas isochrones aux battemens du pouls de la mère, et leur nombre par minute est de cent trente à cent quarante ; de plus, ils ne sont pas réguliers, et deviennent très précipités ou très lents, sans qu'on puisse connaître la cause de ces modifications.

Ils s'entendent ordinairement dans des espaces circonscrits, mais aussi, ils peuvent être perçus sur presque tout le ventre, et dans ce cas, ils n'ont pas partout la même intensité; j'insisterai plus tard sur cette circonstance. De plus, dans les premiers mois, le point où on les entend le mieux, n'est pas fixe, car à cette époque, le fœtus peut exécuter des mouvemens de totalité, qui changent brusquement les rapports de contiguïté qui existent entre le point de l'abdomen où l'on ausculte, et la région précordiale postérieure du fœtus où ces bruits s'entendent le mieux.

Ce n'est qu'après le septième mois que le fœtus, par ses dimensions, a acquis assez de fixité pour que le siège de ce bruit ne soit plus si variable, et cette circonstance nous permettra, comme je le dirai tout-à-l'heure, de spécifier quelquefois à une époque avancée, quelle est la partie de l'enfant qui se présente à l'orifice utérin (présentation), et quels sont les rapports de cette partie avec celle de la mère (position).

Si on perçoit ces battemens mieux sur le point de l'abdomen, avec lequel la région dorsale du fœtus est en rapport, cela dépend de l'attitude du fœtus dans le sein de sa mère; l'incurvation du tronc sur la partie antérieure, la flexion des membres et de la tête, masquent la région précordiale antérieure, qui se trouve située au fond du sillon qui sépare l'extrémité inférieure du produit, de son extrémité supérieure, le stéthostope ne peut alors s'appliquer immédiatement sur cette région précordiale, tandis que par suite de cette attitude même, la région précordiale postérieure est en rapport exact avec les parois abdominales, et la transmission du son est bien plus directe.

(Fig. 31.)

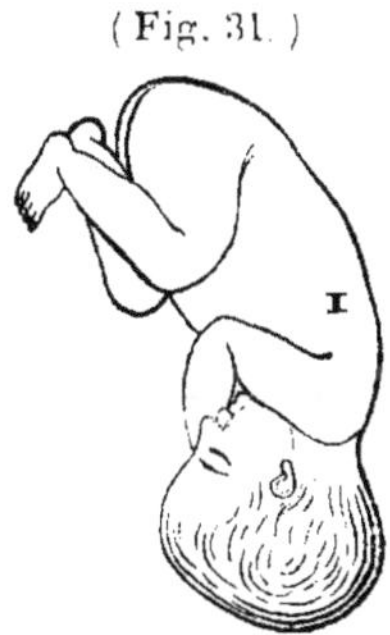

Avant le septième mois, on entend ces battemens le plus ordinairement au milieu de l'espace compris entre les pubis et l'ombilic. Quant à leur intensité, elle est d'autant plus grande qu'on se rapproche plus du terme de la grossesse.

Les battemens, au dire de quelques auteurs, ne peuvent pas toujours être perçus. M. P. Dubois cependant, sur cent quatre-vingt-quinze femmes, les aurait entendus cent quatre-vingt cinq fois, et dix fois seulement ils ne se seraient pas manifestés. Certainement, on doit en conclure que, dans ces cas, l'enfant avait cessé de vivre; et je n'hésite pas à affirmer, en me fondant sur un très grand nombre d'observations faites à la Clinique et dans ma salle de cours, que, toutes les fois que l'enfant est vivant, on doit entendre les pulsations du cœur. Au reste, dans ces circonstances, je les ai toujours entendues après le sixième mois, pas toujours, il est vrai, avec la même facilité; car on conçoit que la position du produit, l'interposition d'anses intestinales entre l'utérus et la paroi abdominale, le mouvement fibrillaire des muscles de cette paroi, les borborygmes, puissent en rendre l'audition moins facile.

Les pulsations, ou doubles battemens, se composent de deux temps, le premier plus faible, le second plus fort et plus éclatant, à tel point que ce dernier prend quelquefois un éclat métallique, circonstance que M. P. Dubois a signalée le premier, et que j'ai eu l'occasion d'observer souvent.

Les battemens servent aussi à diagnostiquer l'état actuel du produit, soit qu'il s'agisse de s'assurer que cet état est satisfaisant, soit qu'on ait des doutes sur son existence. Dans ce dernier cas, si les battemens cessent de se faire entendre, ou bien s'il est impossible de les percevoir, quand tous les autres signes se réunissent pour établir la réalité de la grossesse, la mort de l'enfant n'est pas douteuse, comme je l'ai dit plus haut. Mais ce n'est pas le lieu de s'occuper de ces appréciations; elles recevront une bien plus utile application aux articles : *Mort du produit* et *Compression du cordon.*

Que l'on recherche le souffle utérin ou les battemens du cœur, la femme doit être couchée. Cette précaution est indispensable dans les premiers mois; elle est utile seulement à une époque plus avancée. Le lit sur lequel elle repose ne doit pas être trop bas; car, lorsque l'accoucheur est obligé de rester long-temps courbé, l'oreille devient le siège d'une congestion qui détermine un bourdonnement, et l'audition devient impossible. Il n'est pas nécessaire de découvrir l'abdomen :

mais il faut qu'il ne soit revêtu que d'une seule épaisseur de linge. L'oreille devra presque toujours être armée du stéthoscope sans son embout, aussi bien pour éviter à la femme le désagrément d'un contact trop immédiat, que parce que, à l'aide de l'instrument, il sera plus facile de limiter le son, et d'arriver le plus exactement sur le point où il se produit avec plus d'intensité, en déprimant plus ou moins la paroi abdominale Avec le stéthoscope, on peut aussi plus facilement distinguer le souffle et les battemens du cœur des bruits étrangers produits par les borborygmes, la contraction intestinale et fibrillaire, et l'on évite le froissement de l'oreille sur le linge, qui se produit à chaque inspiration et qui rend les sensations plus confuses.

§ 6. — *Fin du sixième mois.*

a. Développement du produit. A six mois, époque de la viabilité légale, le fœtus, mesuré de l'occiput au coccyx, a de vingt-deux à vingt-cinq centimètres (huit à neuf pouces); sa peau se couvre de duvet très apparent et de plaques blanches de mucus sébacé. Les cheveux se colorent en brun, les paupières sont devenues opaques, et la pupille est très dilatée; le gros intestin présente des bosselures et est rempli d'un méconium brunâtre.

A la fin du sixième mois, le fond de l'utérus dépasse un peu l'ombilic, chez une primipare; il n'est guère qu'à la région ombilicale, chez une femme qui a déjà eu des enfans, soit par suite de l'affaissement qu'il éprouve sur lui-même, soit parce que les parois abdominales relâchées lui permettent de s'incliner davantage en avant. En outre, chez l'une et chez l'autre, il s'incline un peu plus à droite et en avant qu'au cinquième mois; le vagin s'est encore allongé; la vessie commence à s'élever au-dessus du détroit supérieur.

b. Forme. Le corps de la matrice devient de plus en plus sphérique, et représente assez exactement un ballon dont le goulot serait formé par le col; l'épaisseur des parois est un peu moindre qu'en vacuité.

c. Etendue. Mesuré de l'orifice interne au sommet de l'organe, le corps de la matrice a à-peu-près seize centimètres (six pouces); le col entier a trois centimètres à trois centimètres et demi (douze à quinze lignes) : longueur totale de l'utérus, dix-neuf centimètres et demi (sept pouces, trois lignes).

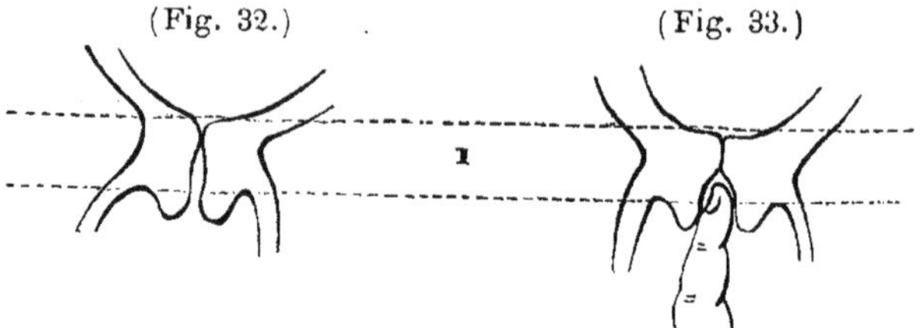

FEMME PRIMIPARE. FEMME QUI A EU DES ENFANS.

d. Modifications de la partie inférieure de l'utérus. La partie vaginale continue à se ramollir et à diminuer de hauteur; l'orifice s'entr'ouvre aussi de plus en plus. La première phalange peut quelquefois pénétrer chez les primipares, ce qui est rare cependant. Chez les femmes qui ont eu des enfans, le doigt pénètre jusqu'à la moitié du col; il peut même quelquefois arriver jusqu'à l'orifice interne, mais il ne peut le franchir.

e. Mouvemens actifs et passifs. Les mouvemens actifs sont des plus manifestes; le ballottement abdominal et vaginal se perçoit avec la plus grande facilité, et, à cette époque, le fœtus a acquis assez de poids et a conservé assez de mobilité pour qu'on le sente quelquefois retomber sur le doigt qui l'a chassé du segment inférieur de l'utérus.

f. Auscultation. Le souffle et les battemens du cœur s'entendent de mieux en mieux, surtout les battemens du cœur.

§ 7 — *Fin du septième mois.*

a. Développement du produit. A sept mois, le fœtus a de vingt-quatre à vingt-sept centimètres (neuf à dix pouces) de l'occiput au coccyx; la peau cesse d'être aussi rouge; le tissu cellulaire se garnit de graisse; les ongles sont larges. L'iris se forme; elle constitue d'abord, suivant M. Velpeau, un simple anneau, qui s'accroît d'une manière concentrique, pour ne plus laisser à la fin que l'ouverture appelée prunelle. D'autres pensent que l'iris se forme par la rupture de la membrane pupillaire. *L'ombilic est encore au-dessous de la partie moyenne du fœtus ;* les testicules abandonnent la région rénale pour se rapprocher de l'anneau inguinal.

b. Situation de l'utérus. A cette époque, le fond de l'organe s'élève entre l'ombilic et la région épigastrique, et son inclinaison à droite, jusque-là peu sensible, devient très manifeste. On s'est demandé souvent à quoi devait être attribuée cette inclinaison si fréquente à droite, si rare à gauche. Désormeaux avait pensé qu'elle était déterminée par la réplétion de la portion iliaque du colon, la constipation étant un phénomène qui accompagne presque toujours la grossesse. Mais M. P. Dubois n'admet pas la vérité de cette proposition, se fondant sur ce que le cœcum à droite, et qui peut également se laisser distendre, compense l'influence du colon, qui est à gauche. D'autres auteurs ont invoqué l'habitude de se servir du bras droit : cette explication me paraît sans valeur. Enfin, on a invoqué encore le décubitus sur le côté droit : cette habitude, si elle était générale, expliquerait bien cette inclinaison ; mais on constate cette obliquité droite tout aussi bien chez les femmes qui se couchent à gauche que chez celles qui se couchent de préférence à droite.

L'opinion de madame Boivin semble la plus fondée. Suivant cette habile sage-femme, le ligament rond droit, plus fort que celui du côté gauche, attire le fond de l'utérus à droite ; encore il serait possible de lui objecter qu'elle a pris la cause pour l'effet, et que, si le ligament rond du côté droit acquiert plus de force, c'est parce qu'il a un poids plus considérable à supporter. En un mot, la cause de cette inclinaison n'est pas encore bien connue.

A mesure que l'organe s'élève et bouche de plus en plus hermétiquement le détroit supérieur, la vessie est refoulée au-dessus de ce détroit, et le canal de l'urèthre tuméfié se place derrière la symphyse des pubis, disposition qui explique très bien comment le cathétérisme, dans quelques cas, ne peut se pratiquer qu'à l'aide d'une sonde flexible et assez longue, et non pas avec la sonde de femme ordinaire. Je dois également mentionner ici certains changemens qui n'ont pu être constatés que par les ouvertures : ainsi, quand la mort survient à cette époque, on trouve le péritoine refoulé en haut, ses replis ou ligamens postérieurs ou antérieurs complètement effacés; les ligamens larges encore manifestes, mais accolés, ainsi que les trompes et les ovaires, sur les deux côtés de l'utérus.

Forme. Le corps de la matrice perd de sa forme sphérique, il redevient ovoïde, plus large à sa partie supérieure; ses parois sont moins épaisses qu'à terme.

Etendue. De l'orifice interne au fond de l'organe, l'étendue est de vingt-sept centimètres (dix pouces) chez une primipare; et, si l'on ajoute trois centimètres à trois centimètres et demi (douze à quinze lignes) pour le col entier, la hauteur totale de l'organe sera de trente centimètres (onze pouces et quelques lignes).

(Fig. 34.) (Fig. 35.)

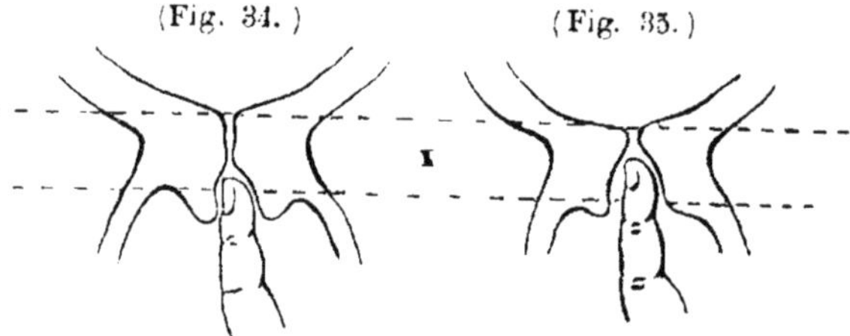

FEMME PRIMIPARE. FEMME QUI A EU DES ENFANS.

c. Modifications du col. Le col est fortement porté en arrière et à gauche; il est quelquefois déjà difficile à atteindre, il n'a plus en totalité que trois centimètres à trois centimètres et demi de long (douze à quinze lignes); cette diminution ne s'est effectuée qu'aux dépens de la partie vaginale seulement, laquelle est devenue plus grosse, et n'a plus chez les primipares, que quelques lignes; elle est même déjà presque complètement effacée, chez les femmes qui ont eu des enfans; chez les premières, l'orifice vaginal permet quelquefois au doigt de pénétrer jusqu'à la moitié du col; chez les secondes, le doigt arrive souvent jusqu'à l'orifice interne, dans lequel il peut s'engager, si la femme à eu beaucoup d'enfans.

d. Mouvemens actifs et passifs. Les mouvemens de l'enfant bien plus énergiques, déterminent quelquefois une sensation douloureuse. Ils sont manifestes à la vue, le ballottement est aussi très facile à percevoir.

e. Auscultation. Les signes fournis par la circulation utérine et fœtale sont perçus avec une grande facilité.

§ 8. — *Fin du huitième mois.*

a. Développement du produit. A la fin du huitième mois, le fœtus à de vingt-sept à trente centimètres (dix à onze pouces), sa peau couverte de duvet est plus épaisse, moins lisse; les plaques d'enduit sébacé, y sont plus nombreuses et plus épaisses, la mâchoire inférieure d'abord très courte, est à cette époque presque aussi longue que la supérieure. Les ongles offrent une assez grande consistance; les testicules traversent l'anneau pour parvenir dans le scrotum.

b. Situation de l'utérus. Le fond de l'organe est dans la région épigastrique fortement incliné à droite et en avant.

c. Forme de l'utérus. Sa forme est à-peu-près celle qu'il avait au septième mois, et celle qu'il conservera jusqu'à terme.

d. Etendue. La longueur totale de l'utérus varie de trente-

(Fig. 36.) (Fig. 37.)

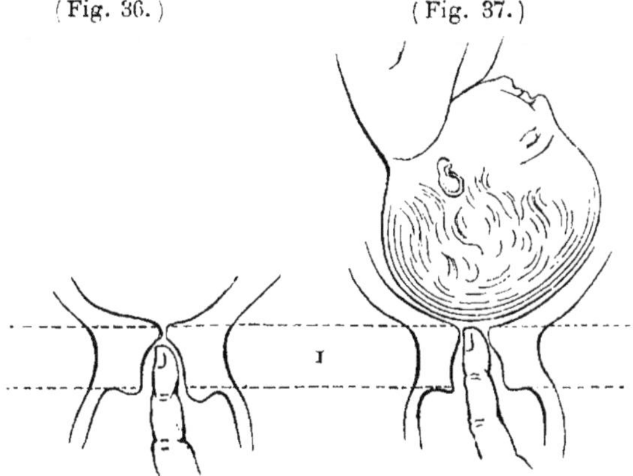

FEMME PRIMIPARE. FEMME QUI A EU DES ENFANS.

I. Partie sus-vaginale.

deux centimètres (un pied) à trente-sept centimètres (quatorze pouces), le col en totalité, étant compris dans cette mesure pour deux centimètres et demi (dix à douze lignes) mesuré dans son fond, le corps de l'utérus à transversalement vingt centimètres (huit pouces), antéro-postérieurement, vingt-trois centimètres (sept pouces et demi).

Modifications du col. J'ai établi que, jusqu'à présent, la partie vaginale seule du col, s'était modifiée de mois en mois, et dans sa consistance et dans sa forme, et surtout dans son étendue. On l'a vue successivement à chaque époque, perdre quelques lignes de sa hauteur, tandis que la portion sus-vaginale du col est restée intacte; à la fin du huitième mois, le col vaginal est donc presque complètement effacé; cependant chez les primipares, les lèvres conservent encore quelques lignes. Il est dirigé très en arrière et à gauche; cette circonstance le rend très difficile à atteindre, et cette difficulté dépend bien plutôt de l'antéversion du corps qui porte le col très en arrière, que de la hauteur du col; de plus chez, les femmes qui ont eu beaucoup d'enfans, l'orifice vaginal est si mou, si diffluent, qu'il se confond avec les parois du vagin, et qu'on ne peut acquérir la certitude que l'on a rencontré le col, que parce que le doigt pénètre dans un orifice largement ouvert, en avant duquel on sent un petit tubercule, qui n'est autre chose que le rudiment de la lèvre antérieure. Cet orifice à la forme d'un infundibulum, dans lequel le doigt pénètre profondément pour franchir l'orifice interne, plus ou moins entr'ouvert.

Chez les primipares, le col moins mou, moins ouvert, permet seulement au doigt d'arriver jusqu'à l'orifice interne qui est fermé.

Mais pour la partie sus-vaginale (1) que la femme soit primipare, ou ait eu déjà des enfans, ce n'est qu'à partir de cette époque et souvent même au huitième mois et demi, qu'elle commence seulement à se modifier. On pensait autrefois que cette partie fournissait à l'ampliation de la partie intérieure de l'organe dès le six ou septième mois. M. Stoltz le premier, a démontré qu'il n'en était rien; il a également avancé que, même à terme, cette partie n'est pas toujours effacée. M. P. Dubois partage exactement cette opinion, et j'ai eu, pour ma part, l'occasion, chez des femmes mortes enceintes au huitième mois, de constater l'intégrité de la partie sus-vaginale. C'est un fait que chacun peut au reste constater chaque jour en pratiquant le toucher. L'étendue que le doigt est obligé de parcourir, après qu'il a franchi l'orifice externe, pour arriver à l'orifice interne, donne exactement la mesure de la partie sus-vaginale, qui seule est restée intacte, la partie vaginale étant complètement effacée.

D'ailleurs, cette partie ne se modifie pas, comme on le pensait autrefois, par un évasement de la partie supérieure de ce col sus-vaginal, mais il est bien constaté maintenant, que c'est par suite de l'aplatissement de cette partie, aplatissement à l'aide duquel les deux orifices, le supérieur et l'inférieur, se rapprochent petit à petit, jusqu'au point où ils ne forment plus qu'un seul et même orifice.

C'est seulement à cette époque que peuvent être bien étudiés certains signes de présomption, les vergetures de la peau de l'abdomen, la saillie de l'ombilic, et la coloration bistre de la ligne blanche; mais on conçoit que ces signes qui, à une époque moins avancée, n'ont déjà que peu de valeur, n'en n'ont plus aucune au huitième mois, où on en possède de bien plus précieux.

e. Les vergetures, espèces de séparations losangiques dans le corps muqueux de la peau, apparaissent à travers l'épiderme avec une couleur bleuâtre; elles sont plus abondantes chez les primipares, et chez les femmes qui ont les parois abdominales peu extensibles; elles s'étendent quelquefois jusqu'à la partie supérieure des cuisses, quelquefois aussi elles manquent tout-à-fait quand il y a grossesse, et peuvent se manifester dans des cas où l'abdomen est distendu par toute autre cause qu'un produit de conception. Il en est de même de la *saillie de l'ombilic*, et de la *coloration de la ligne blanche* : ce dernier signe semble cependant se manifester de préférence, dans les cas où l'abdomen est développé par une grossesse.

f. Mouvemens actifs et passifs. Les mouvemens actifs sont de plus en plus énergiques; ils peuvent, à cette époque où le produit commence à être fixe, servir à déterminer qu'elle pourra être la présentation et la position au moment du travail. Ainsi, dans la présentation du sommet, la femme perçoit en bas une pression lourde, jointe à des mouvemens lents et pour ainsi dire exécutés par frottement, qui sont déterminés par la tête; elle sent aussi au sommet de l'organe de petits coups déterminés par les extrémités abdominales. Le contraire existe dans la présentation inverse. Maintenant les petits coups sont-ils sentis à gauche, le dos est ordinairement à droite; sont-ils sentis à droite, le dos doit être à gauche.

g. Mouvemens passifs. Le ballottement abdominal se perçoit aussi facilement qu'à la fin du septième mois; il n'en est pas de même du ballottement vaginal. Cette sensation commence à devenir plus obscure; le doigt, appliqué sur le segment inférieur de l'utérus, sent bien qu'il soulève un corps lourd qui repose sur ce segment, mais il sent aussi que ce corps ne quitte plus ce segment.

En effet, le développement du fœtus se fait, dans les derniers temps de la grossesse, dans une proportion bien plus grande que le développement de l'organe destiné à le contenir, il ne tarde pas à s'y trouver à l'étroit, et par conséquent il est moins facile à déplacer. Quoique, comme je l'ai dit, ce soit lorsque la tête se présente qu'on sent le mieux le ballottement; cependant à cette époque cette tête est ordinairement trop engagée dans le détroit supérieur, pour ne pas perdre de sa mobilité.

Auscultation. — Diagnostic des présentations et des positions. Le souffle se perçoit très bien; il en de même des battemens du cœur du fœtus, lesquels, à cause de l'immobilité du produit à cette époque, peuvent permettre de diagnostiquer d'avance dans quelle présentation et dans quelle position le fœtus se présentera au moment de l'accouchement. Bien avant ce temps, il est vrai, on peut préciser assez exactement ce diagnostic, mais sans qu'il puisse rien faire préjuger pour l'avenir; car l'enfant, beaucoup trop mobile, peut changer bien des fois de situation jusqu'à terme. Ce n'est donc guère que du huitième au neuvième mois qu'il est possible d'annoncer à l'avance dans quelle présentation et dans quelle position se trouvera le produit aux premières douleurs, et même il faut avouer qu'à cette époque le produit est encore quelquefois assez mobile pour pouvoir changer de présentation, c'est-à-dire présenter les pieds au lieu de la tête, et *vice versâ*. Cela s'observe surtout chez les femmes qui ont eu beaucoup d'enfans; chez elles, en effet, l'utérus est tellement extensible que le produit peut mettre son plus grand diamètre, qui a trente centimètres (onze pouces), en rapport avec le diamètre transverse de l'organe qui n'en a que vingt-quatre (huit pouces). Sans cette dépressibilité des parois utérines, le fœtus peut aussi changer de position en exécutant un mouvement de rotation qui ramène, dans la présentation du sommet, par exemple, l'occiput à droite quand il était primitivement à gauche.

J'ai établi plus haut que les battemens du cœur du fœtus s'entendent le mieux vers le point de l'abdomen auquel correspond la région précordiale postérieure du fœtus. Cela admis, il sera facile à une oreille exercée, une fois que le point où les battemens s'entendent le mieux sera bien déterminé, de reconnaître de quel côté répond le dos, s'il est à gauche ou à droite, en avant ou en arrière, c'est-à-dire quelle est la position, et enfin à quelle hauteur de l'abdomen répond la région précordiale, circonstance qui sert à établir la présentation. Pour rechercher la présentation, il faut tracer une ligne qui divisera transversalement l'abdomen en deux parties égales; toutes les fois alors que le summum (I) d'intensité des battemens du cœur s'entendra au-dessous de cette ligne avec la résonnance qui appartient à ces battemens à leur point de départ, il sera permis de diagnostiquer une présentation du sommet; et quand ce summum (I)

(Fig. 38.)

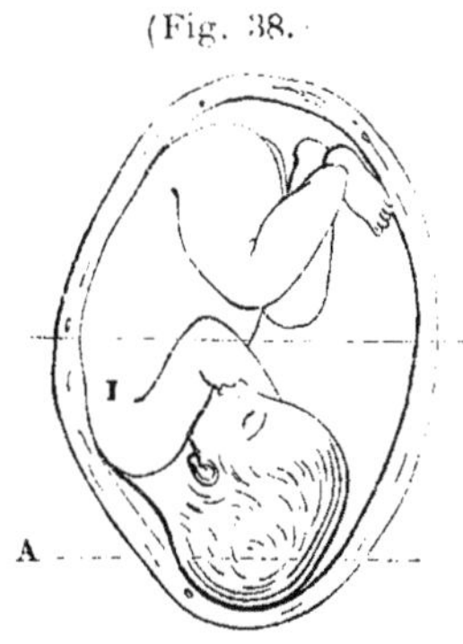

A. NIVEAU DU DÉTROIT SUPÉRIEUR.

sera entendu au-dessus de cette ligne, on pourra penser que l'enfant se présente par l'extrémité pelvienne (fig. 39). Il m'est arrivé souvent de distinguer, à l'aide de ce moyen, les présentations de l'extrémité pelvienne de celles de la tête. Maintenant est-il possible de diagnostiquer avec autant de certitude une présentation du tronc ? J'avoue que je ne le crois pas. Dans quelques cas de présentation du tronc, dont je n'ai pu constater l'existence qu'après l'accouchement, j'ai été conduit, par les résultats que m'a fournis l'auscultation, à diagnostiquer pendant la grossesse une présentation du sommet ; car le summum d'intensité des battemens (1) s'entendait au-dessous de la ligne transversale, soit à gauche ou à droite et en avant (fig. 40), et cette présentation du sommet n'existait pas.

(Fig. 39.)

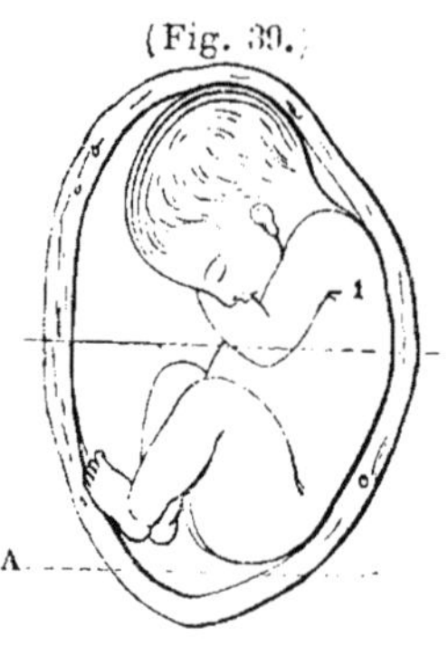

A. DÉTROIT SUPÉRIEUR.

(Fig. 40.)

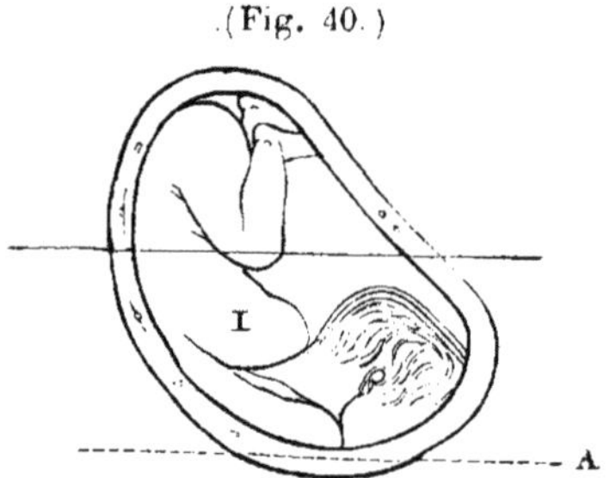

A. DÉTROIT SUPÉRIEUR.

Si, dans une autre circonstance, je suis tombé juste, je crois que cela tient plutôt aux signes que m'a fournis le palper abdominal et la forme de l'utérus, qu'à ceux que l'auscultation m'a mis à même de percevoir.

Maintenant, quoiqu'il soit très souvent possible de diagnostiquer les présentations, il faut se tenir en garde contre quelquescirconstances qui peuvent induire en erreur.

Ainsi, chez quelques femmes, la tête peut rester élevée au détroit supérieur, le segment inférieur de l'organe ne s'étant pas laissé repousser au-dessous de ce détroit; alors les battemens du cœur s'entendront avec le plus d'énergie au-dessus de la ligne transversale, et l'on sera conduit à diagnostiquer une présentation de l'extrémité pelvienne, tandis que c'est le sommet qui se présente. J'ai commis plus d'une erreur de ce genre, que le toucher m'a permis de rectifier avant le travail. De même l'extrémité pelvienne, dans la présentation des fesses, peut être profondément engagé (fig. 42), ce qui est plus rare que pour la tête, et cette présentation peut imposer pour une présentation de la tête, parce que le summum (1) s'entend au-dessous de la ligne.

(Fig. 41.)

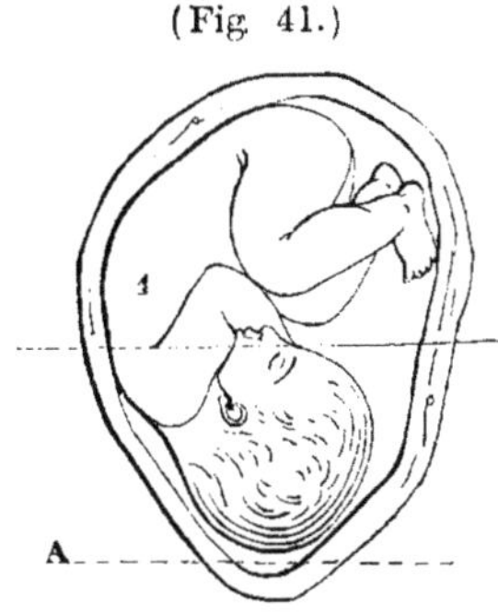

A. DÉTROIT SUPÉRIEUR.

(Fig. 42.)

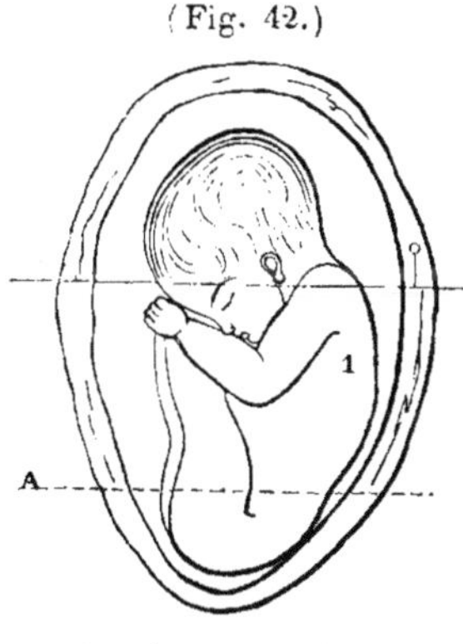

A. DÉTROIT SUPÉRIEUR.

Quant à la position, je regarde comme très certain que, dans l'immense majorité des cas, on pourra savoir si le dos est à gauche ou à droite; j'ai été souvent moins heureux quand j'ai voulu distinguer une position postérieure gauche ou droite d'une antérieure gauche ou droite, et je crois que tous les observateurs de bonne foi arriveront au même résultat que moi.

Quoi qu'il en soit, l'auscultation n'en est pas moins, dans ces circonstances, un moyen précieux à joindre à ceux qui peuvent éclairer le diagnostic ; car ce qui importe, surtout dans les cas où il faut agir et où les autres signes ne peuvent éclairer sur la position du produit, c'est de savoir de quel côté répond le dos de l'enfant : or il est facile, comme je viens de l'établir, d'obtenir ce résultat ; et alors, que ce soit l'extrémité pelvienne ou la tête qui se présente, la main introduite devra être celle dont la paume répond à la partie antérieure du produit.

Il est quelquefois possible de constater aussi la présence de deux enfans ; mais il m'a paru toujours extrêmement difficile de pouvoir diagnostiquer leur présentation et leur position (*voyez* plus loin *Grossesse composée*).

h. Modifications des parties voisines. A cette époque, le diaphragme, fortement refoulé en haut par l'utérus et la masse intestinale, gêne la respiration. Par son poids l'utérus gêne aussi la circulation veineuse et détermine l'œdème des grandes lèvres et des membres inférieurs. La constipation naît également à cette époque. Enfin, le vagin sécrète des mucosités abondan-

(Fig. 43.)

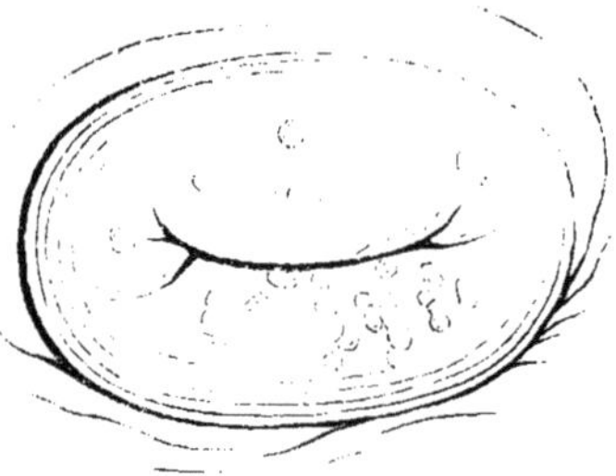

tes, et on sent quelquefois sur le col et sur la muqueuse vaginale de petites granulations, développement anormal de follicules muqueux.

La vessie est refoulée en haut de plus en plus; le canal de l'urèthre tuméfié fait saillie à la partie supérieure du vagin. Cette pression qu'éprouvent le col et le corps de la vessie détermine un sentiment de ténesme et un besoin fréquent et illusoire de rendre les urines.

§ 9. — *Fin du neuvième mois.*

a. Situation de l'utérus. Parvenu au terme de son développement, l'utérus ne s'est pas élevé depuis la fin du huitième mois; quelquefois même il s'est abaissé, surtout dans les présentations du sommet, car cette partie en repoussant au-devant d'elle le segment inférieur de l'organe, s'engage plus ou moins dans le détroit supérieur, et permet à l'utérus de s'abaisser.

Cette circonstance raccourcit un peu le vagin; quant aux autres rapports de l'utérus, ils sont les mêmes qu'à huit mois : il répond en bas, à l'angle sacro-vertébral; en haut, à la paroi abdominale antérieure, au mésentère, au paquet intestinal; en avant, à la paroi abdominale antérieure, au corps et au col de la vessie; à gauche, aux vaisseaux iliaques, au muscle psoas, à l'*S* iliaque du colon; à droite, aux vaisseaux iliaques, au muscle psoas, au cœcum, et à la paroi abdominale : il est de plus, fortement incliné à droite et en avant.

b. Forme. Sa forme est la même qu'au septième et au huitième mois.

c. Etendue. L'étendue est la même qu'à huit mois, diamètre longitudinal de trente-deux à trente-sept centimètres (un pied à quatorze pouces), diamètre transverse vingt-quatre centimètres (huit pouces), antéro-postérieur, vingt-trois centimètres (sept pouces, six lignes).

d. Modifications du col. Quant au col, il n'existe plus chez les femmes qui ont eu des enfans, l'orifice interne et l'orifice externe confondus, et entr'ouverts, permettent au doigt de sentir à travers les membranes, la partie de l'enfant qui se présente. Chez les primipares, la partie sus-vaginale conserve encore quelques lignes de hauteur qui ne s'effacent qu'aux premières douleurs de l'accouchement. La partie vaginale est seule complètement effacée, et une petite épaisseur des tissus sépare les deux orifices, l'externe seul est ouvert, mais le doigt ne peut franchir l'orifice interne.

Chez l'une et chez l'autre, l'orifice vaginal est diffluent, et dirigé fortement à gauche et en arrière, ce qui le rend très difficile à atteindre et à distinguer malgré le raccourcissement du vagin.

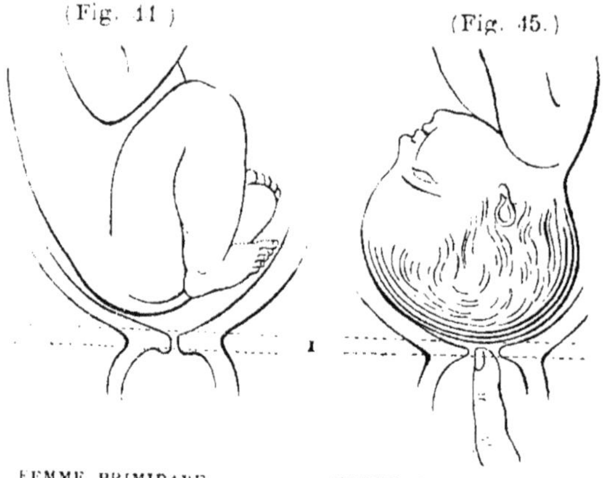

FEMME PRIMIPARE. FEMME QUI A EU DES ENFANS.
1. Partie sus-vaginale.

e. Epaisseur. L'épaisseur des parois de l'utérus est moindre à terme qu'en vacuité, surtout à la partie inférieure, excepté au point d'insertion du placenta où elle est aussi considérable; mais cet amincissement peut être partiel, et d'autant plus prononcé, que la femme à eu plus d'enfans, et j'ai vu à la Clinique, beaucoup de femmes chez lesquelles cette disposition qui se joignait à une très grande souplesse de parois abdominales, amincies, était si manifeste, qu'il était facile, à l'aide du palper, de diagnostiquer tous les rapports du produit avec l'utérus, et qu'on s'apercevait que le fœtus jouissait d'une mobilité extrême, mais je n'ai jamais rencontré cet amincissement et cette mobilité si prononcés, que chez deux femmes dont je rapporterai l'observation à l'article *Version, à travers les parois abdominales.*

f. Poids. Le poids de l'utérus vide, au terme de la gestation, est d'un kilogramme.

g. Mouvemens actifs et passifs. Les mouvemens actifs ont encore acquis de l'énergie, depuis la fin du huitième mois; car le fœtus à continué à se développer, quoique l'utérus ne se soit pas accru dans ses dimensions. Par suite de ce développement du produit, et de la gêne qu'il éprouve, le ballottement, ou la perception des mouvemens actifs et passifs, est encore plus obscur qu'à huit mois.

h. Auscultation. Elle ne fournit rien qui ne puisse être perçu aussi facilement à huit mois.

Le développement qu'a acquis l'appareil vasculaire de l'utérus détermine dans tout l'organe et dans les annexes, une augmentation de chaleur, qui est bien manifeste dans le vagin. Cet accroissement de la circulation fournit de plus à ce canal les matériaux d'une sécrétion muqueuse abondante, qui a souvent été prise pour un symptôme d'affection de nature douteuse.

Mais il ne faut pas attribuer à la même cause les varices du vagin et des grandes lèvres, car la gêne seule, que le poids de l'utérus fait éprouver à la circulation veineuse, détermine ces affections.

i. Modifications dans les parties voisines. A cette époque, la constipation est très opiniâtre et le ténesme vésical très prononcé, quoique cependant, on ait remarqué que la vessie plus comprimée à sa partie supérieure, venait faire saillie dans le haut du vagin. J'ai pu constater la vérité de ce fait que M. Velpeau a eu souvent l'occasion de noter aussi. Le diaphragme est un peu moins refoulé en haut, et la respiration devient quelquefois un peu plus facile.

RÉSUMÉ SYNOPTIQUE DES SIGNES

A L'AIDE DESQUELS

ON PEUT CONSTATER L'ÉPOQUE A LAQUELLE LA GROSSESSE EST PARVENUE.

FIN DU 3e MOIS.

- Le fond de l'utérus ne dépasse pas les pubis.
- Le col en totalité est long de 5 centimètres (22 lignes environ); il a moins d'étendue chez une femme qui a eu des enfans.—On entend quelquefois le souffle utérin (rare).
  - La partie sus-vaginale n'a pas encore subi de modifications.
  - La partie vaginale
    - chez une femme primipare — est devenue plus grosse; s'est légèrement ramollie; son orifice est fermé et arrondi:
    - chez une femme qui a eu des enfans — est molle; son orifice, inégal, frangé, est légèrement entr'ouvert.

FIN DU 4e MOIS.

- Le fond est entre les pubis et l'ombilic.
- Le souffle utérin et les battemens du cœur se perçoivent quelquefois à cette époque, ainsi que les mouvemens passifs et actifs.

FIN DU 5e MOIS.

- Le fond est très près de l'ombilic.
- Le col est long de 4 centimètres (15 à 18 lignes); il a moins d'étendue chez les femmes qui ont eu des enfans.—On perçoit les mouvemens actifs et passifs, les battemens du cœur et le souffle.
  - La partie sus-vaginale est encore intacte.
  - La partie vaginale
    - chez la femme primipare — s'élève, se porte en arrière, un peu à gauche, se ramollit de plus en plus; l'orifice s'entr'ouvre;
    - chez une femme qui a eu des enfans—présente les mêmes modifications; mais elle est cependant plus molle, et permet d'introduire la première phalange.

FIN DU 6e MOIS.

- Le fond dépasse l'ombilic.
  - La partie sus-vaginale est encore intacte.
- On perçoit toujours les battemens du cœur et les mouvemens actifs, ordinairement le souffle et les mouvemens passifs.
  - La partie vaginale
    - chez la femme primipare — se ramollit de plus en plus ; l'orifice, dirigé plus à gauche, est assez ouvert quelquefois pour permettre l'introduction de la première phalange ;
    - chez la femme qui a eu des enfans — présente les mêmes modifications ; mais le doigt peut quelquefois arriver jusqu'à l'orifice, qu'il ne peut franchir.

FIN DU 7e MOIS.

- Le fond est situé entre l'ombilic et la région épigastrique.
- Le col est long de 3 cent. à 3 cent. 1/2 (12 à 15 lignes) ; moins étendu chez les femmes qui ont eu des enfans.
- Le souffle, les battemens du cœur, les mouvemens actifs et passifs sont très manifestes.
  - La partie sus-vaginale est encore intacte.
  - La partie vaginale
    - chez une primipare — très ramollie ; conserve encore quelques lignes ; l'orifice, entr'ouvert, permet d'arriver à la moitié du col ;
    - chez une femme qui a eu des enfans — effacée ; orifice largement ouvert ; le doigt pénètre jusqu'à l'orifice interne, dans lequel il peut s'engager si la femme a eu beaucoup d'enfans.

FIN DU 8e MOIS.

- Le fond est dans la région épigastrique.
- Le col n'a plus que 2 cent. 1/2 (10 à 12 lignes) ; moins étendu, chez celles qui ont eu des enfans.
  - La partie sus-vaginale commence à diminuer de hauteur.
  - La partie vaginale
    - chez une primipare — est très difficile à atteindre ; presque effacée ; le doigt pénètre jusqu'à l'orifice interne, qu'il ne peut franchir ;
    - chez une femme qui a eu des enfans — est aussi très difficile à atteindre, souvent tout-à-fait effacée ; le doigt sent quelquefois l'enfant à travers les deux orifices.

FIN DU 9e MOIS.

- Le fond est dans la région épigastrique.
- Le col n'a plus que quelques lignes ; il est quelquefois complètement effacé chez les femmes qui ont eu beaucoup d'enfans.
  - La partie sus-vaginale
    - chez une primipare — conserve encore quelques lignes, qui ne s'effacent qu'aux premières douleurs de l'accouchement, quelquefois elle est tout-à-fait effacée ; l'orifice interne est fermé.
    - chez une femme qui a eu des enfans — est complètement effacée, l'orifice interne, ouvert, permet de sentir toujours la partie de l'enfant qui se présente.
  - La partie vaginale n'existe plus ordinairement.

§ 10. — *De l'œuf humain à terme.*

On donne le nom d'œuf dans l'espèce humaine, à une espèce de vésicule membraneuse, qui se compose du produit de la conception, de plusieurs feuillets membraneux qui l'enveloppent, ou organes de protection, et d'organes de communication, le cordon ombilical et le placenta.

1. Enveloppes de l'œuf.

Les organes de protection sont formés de trois membranes parfaitement distinctes, la caduque, le chorion, et l'amnios.

a. La caduque, ou membrane externe de l'œuf, au terme de la grossesse, est de couleur grisâtre, elle recouvre l'œuf dans toute son étendue, excepté dans le point où l'œuf, à mesure qu'il s'est accru, l'a forcé à se replier sur elle-même. Dans ce lieu, l'ovule est en contact immédiat avec les parois utérines. Cette membrane est composée de deux feuillets, dont l'extérieur a conservé le nom de caduque externe ou utérine, dont l'intérieur, ou la partie refoulée par l'ovule, a pris celui de caduque interne, réfléchie, ou *épichorion*. Cette membrane se comporte par rapport à l'ovule, comme la plèvre par rapport aux poumons.

De ces deux feuillets, le premier ou l'externe conserve, en se développant, une assez grande épaisseur, environ un millimètre. L'autre ou l'interne, extrêmement aminci, adhère intimement au premier, l'exhalation légère d'un fluide séreux qui remplissait sa cavité et que M. Breschet désigne sous le nom d'hydropérion, a donc disparu complètement.

L'organisation de la caduque paraît en tout semblable aux fausses membranes; M. Velpeau lui refuse une organisation et l'appelle membrane anhyste. D'autres anatomistes prétendent y avoir rencontré des vaisseaux, je sais qu'en plaçant cette membrane sur une lame de verre, et qu'en la regardant au travers du jour, on y aperçoit des espèces d'arborisations. J'ai pu même avant son dessèchement, y faire circuler avec l'ongle, du sang qui me paraissait y être contenu. Mais je ne puis cependant affirmer que ce sang ne soit pas arrivé dans cette membrane par imbibition, et qu'il soit bien contenu dans des vaisseaux propres.

La surface de la caduque est inégale, poreuse, elle se rencontre toujours dans la grossesse, ses fonctions sont de fixer l'œuf sur un point de la cavité utérine, et de l'empêcher d'être entraîné au dehors.

b. Chorion. Le chorion, ou enveloppe moyenne de l'œuf, est une membrane mince, transparente, peu solide et dont la texture ressemble beaucoup à celle des séreuses.

Malgré tout ce qu'ont pu dire certains anatomistes, aucun n'a réussi à y démontrer l'existence de vaisseaux, non plus que celle de nerfs.

A partir du placenta, le chorion fournit aux vaisseaux ombilicaux, une espèce de gaîne qui les accompagne dans toute leur étendue. Il forme avec le derme du fœtus, une ligne de démarcation qui indique le point où le cordon doit se séparer de l'enfant.

Les fonctions du chorion sont de protéger l'embryon, et de concourir à la formation du placenta et à l'exhalation des fluides renfermés dans l'œuf.

Il est en rapport par sa face externe avec la caduque réfléchie, et par l'interne avec l'amnios.

c. Amnios. L'amnios, ou membrane interne de l'œuf, sert d'enveloppe immédiate au cordon ombilical, au fœtus et au liquide dans lequel il se développe.

Selon l'opinion des anciens, l'amnios se continue avec la peau du fœtus. Cette opinion qui avait été abandonnée depuis longtemps a été reproduite, il y a une vingtaine d'années, par un professeur italien, M. Mondini de Bologne, et tout récemment encore, M. Breschet a posé en fait, que l'amnios sans se continuer avec l'épiderme, fournit au fœtus une enveloppe dont la séparation s'effectue par la desquamation qui s'observe chez l'enfant dans les premières semaines de sa vie : cette opinion ne me paraît pas sufffisamment établie pour être entièrement admise.

Au terme de la grossesse, l'amnios présente une face interne lisse et polie; séparée du fœtus par le liquide amoniotique, sa face externe est en rapport avec le chorion auquel elle adhère d'une manière assez intime près de l'insertion du placenta. et dans toute l'étendue du trajet du cordon ombilical, mais dans le reste de son étendue, cette adhérence est infiniment moindre et elle cède facilement; souvent même au terme de la grossesse, il s'amasse entre les deux membranes, une certaine quantité de liquide que les accoucheurs désignent sous le nom de fausses eaux.

Le tissu de l'amnios, quoique semblable en grande partie à celui du chorion, est pourtant d'une texture plus dense. On n'a pu jusqu'à présent, y rencontrer ni vaisseaux ni nerfs. Mais dans cette membrane, ainsi que dans les précédentes, par l'analyse microscopique, on peut constater l'existence de porosités qui permettent aux eaux exhalées par les capillaires utérins, de s'épancher autour du fœtus par un simple phénomène d'endosmose.

2. Placenta.

Le placenta est une masse molle, spongieuse, vasculaire, res-

(Fig. 46.)

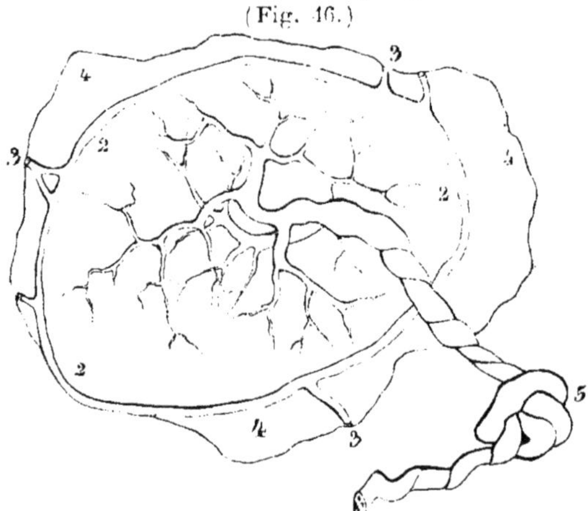

1. Placenta
2. Sinus coronaire.
3. Sinus utérin s'anastomosant avec le sinus coronaire.
4. Débris des membranes.
5 Nœud du cordon.

semblant à un gâteau. La forme ronde qu'il affecte le plus ordinairement, varie cependant quelquefois en raison du lieu où se fait l'insertion du cordon ombilical. Cette insertion qui a lieu le plus ordinairement au centre, peut aussi se faire sur l'un des bords de l'organe.

Quand l'insertion du cordon se fait au centre, le placenta est plus ou moins rond, et ressemble pour la forme à un champignon, mais quand l'insertion a lieu près du bord ou à la circonférence, l'organe prend une forme elliptique qui le fait ressembler plus ou moins à une raquette ou à un rein. Quelquefois, au lieu d'être aplati et d'une épaisseur égale, il est beaucoup plus épais au centre et va en s'amincissant vers les bords, de manière à présenter la forme d'un cône; d'autres fois enfin, au lieu de ne former qu'une seule masse, il se divise en plusieurs lobes. Cette disposition peut amener des accidens fâcheux au moment de la délivrance.

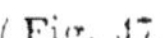
(Fig. 47.

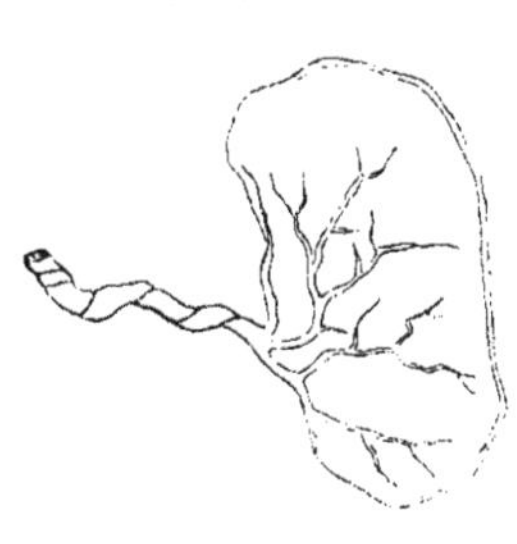

Le diamètre ordinaire du placenta est de quinze à dix-huit centimètres (environ six à sept pouces), ces dimensions s'exagèrent quelquefois, et l'on en a vu qui avaient jusqu'à vingt-cinq centimètres (neuf pouces) de long sur quatorze centimètres (six pouces) de large; dans ce cas, l'étendue se fait aux dépens de l'épaisseur qui, dans l'état normal, est habituellement de deux centimètres et demi à trois centimètres (un pouce à un pouce et demi), et toujours plus considérable au point d'insertion du cordon ombilical.

Le poids du placenta, variable en raison de ses dimensions, est ordinairement de cinq cents grammes et un kilogramme.

La couleur est d'un rouge grisâtre, cette teinte est plus ou moins foncée, selon que l'organe est plus ou moins gorgé de sang.

On distingue au placenta deux faces, l'une externe ou utérine, l'autre interne ou fœtale. La face externe plus ou moins convexe, selon la concavité de l'utérus, adhère aux parois de cet organe. Au moment de la délivrance elle présente des anfractuosités qui résultent de la séparation des cotylédons qui composent l'organe; mais quand le placenta est encore adhérent à l'utérus, ces anfractuosités sont masquées par une membrane cellulo-vasculaire qui couvre toute la face externe et la rend parfaitement unie.

La face interne ou fœtale est concave, plus ferme, plus lisse et plus polie que l'externe; on y remarque un plexus vasculaire qui donne naissance aux vaisseaux du cordon ombilical. — Cette face est recouverte par l'amnios et le chorion. — La circonférence du placenta est en rapport avec le repli de la caduque; on rencontre en cet endroit, un cercle vasculaire appelé *sinus coronaire du placenta* (*Voy.* fig. 46). Ces vaisseaux communiquent d'une part avec l'utérus, et de l'autre avec le placenta dans lequel ils pénètrent par les anfractuosités qui séparent les cotylédons.

Le placenta est formée par l'agglomération de lobes ou cotylédons séparés entre eux par des sillons auxquels on a donné le nom de sinus-placentaires et dans lesquels s'engage la membrane cellulo-vasculaire dont nous avons parlé plus haut. C'est à tort qu'on a voulu nier l'existence de ces sinus; en effet, après l'expulsion du placenta, il est facile de distinguer entre chaque cotylédon, la membrane inter-lobulaire, surtout entre ceux qui n'ont pas été désunis par la contraction utérine : c'est cette membrane qui, dans les cas d'injection partielle, ne permet pas à celle-ci de passer d'un cotylédon à un autre.

Le placenta se compose de vaisseaux sanguins, de tissu cellulaire et de filamens blanchâtres qui semblent être une expansion du chorion, et qui ont pu être l'objet d'une méprise pour les anatomistes qui prétendent que le placenta contient des nerfs.

L'insertion du placenta peut avoir lieu sur tous les points de la cavité utérine, mais c'est particulièrement près de l'orifice de l'une ou l'autre trompe, qu'elle a lieu le plus souvent; il s'insère aussi quelquefois sur le col; mais quel que soit le lieu où cette insertion se fasse, elle s'effectue toujours dans le point où l'ovule a été en contact immédiat avec l'utérus, après avoir refoulé la caduque.

Le placenta adhère à l'utérus par un tissu cellulaire plus ou moins dense et serré que l'effort des contractions utérines suffit ordinairement pour détruire; d'autres fois, au contraire, cette adhérence est si intime qu'elle ne cède qu'à l'action de la main.

Le placenta est souvent le siège d'altérations morbides, le ramollissement, le squirrhe, le passage à l'état cartilagineux, l'ossification même d'une certaine portion, le développement de kystes de différente nature sont des accidens qu'on y rencontre assez fréquemment, et qui, lorsqu'ils sont considérables, peuvent nuire au développement du fœtus et en déterminer l'expulsion prématurée.

Les fonctions du placenta sont de concourir à la nutrition et à la respiration du fœtus.

Dans les cas de grossesse multiple, le nombre des placentas est ordinairement en rapport avec celui des fœtus, et dans ce cas ils sont intimement unis; il est très rare qu'il n'y ait qu'un seul placenta.

3. Du cordon ombilical.

On appelle cordon ombilical une tige cylindrique, longue, grêle et flexible qui unit par ses extrémités le fœtus au placenta. Sa longueur est extrêmement variable, le plus ordinairement elle est d'environ quarante-cinq à soixante centimètres (dix-huit pouces à deux pieds); on cite des cas où elle s'est étendue jusqu'à un mètre ou deux. Sa grosseur est à-peu-près celle du petit doigt, mais quelquefois elle est beaucoup plus considérable. Mauriceau l'a vu égaler celle du bras d'un enfant. D'autres fois, au contraire, il est tellement grêle que les vaisseaux qu'il contient ne peuvent plus suffire à l'entretien de la vie du fœtus. Rœderer en cite un exemple.

L'augmentation ou la diminution de volume du cordon ombilical dépend souvent d'un liquide contenu dans le tissu cellulaire et qu'on nomme gélatine de Wharton; mais quand cette augmentation est plus sensible au voisinage de l'insertion fœtale, elle peut être due à la présence d'une portion d'intestin dans la gaîne du cordon, et l'on doit apporter le plus grand soin à s'assurer de ce fait avant de placer la ligature.

La manière dont se comportent les vaisseaux contenus dans le cordon, influe singulièrement sur sa solidité, selon qu'ils s'écartent ou s'agglomèrent avant leur insertion placentaire. J'ai reçu à la Clinique un placenta où les vaisseaux du cordon s'inséraient sur les membranes. M. Voillemier, interne de la Clinique, en a préparé un qui présentait aussi cette disposition (fig. 48).

(Fig. 48)

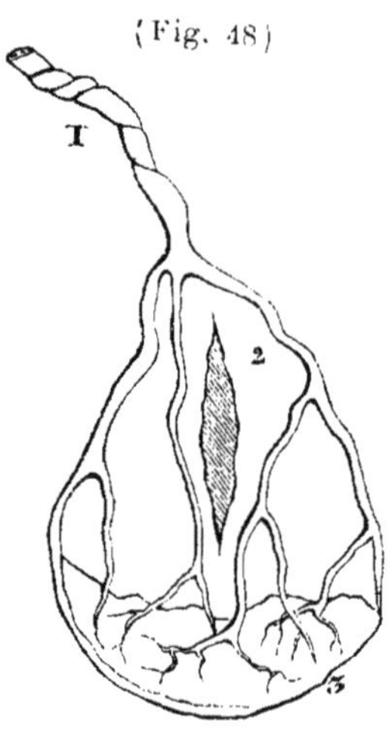

1. Cordon inséré sur les membranes retournées.
2. Ouverture des membranes qui a donné issue au produit.
3. Face fœtale du placenta.

Si dans ce cas la rupture des membranes a lieu au voisinage d'une des trois branches, cette déchirure peut compromettre l'intégrité du vaisseau voisin, et déterminer une hémorrhagie grave. Mais cette insertion, ainsi qu'il a été dit, en parlant du placenta, se fait presque constamment au centre de celui-ci. L'insertion fœtale se fait à l'ombilic, près duquel on remarque un renflement annulaire qui indique, d'une manière précise, le lieu où la séparation du cordon doit avoir lieu.

Le cordon se compose : — de la veine ombilicale et des deux artères du même nom, qui rampent en se contournant autour de celle-ci, de manière à lui donner l'apparence d'un câble ; — d'un tissu cellulaire très lâche et très perméable aux liquides, ce qui explique la facilité avec laquelle le cordon s'infiltre ; — de la gélatine de Wharton, espèce de liquide visqueux qui contribue, comme on l'a vu, à augmenter le volume du cordon ; — et enfin, il se compose de l'ouraque et d'une gaîne formée par le prolongement du chorion et de l'amnios.

Des bosselures, des varices et même des nœuds se rencontrent quelquefois dans l'étendue du cordon. Quand ces anomalies sont légères, elles sont sans importance ; mais si, au contraire, elles sont très prononcées, elles constituent des causes d'avortement.

Le cordon sert à la transmission des liquides circulatoires du placenta au fœtus, et *vice versa*.

4. Eaux de l'amnios.

On désigne sous le nom d'eaux de l'amnios ou liquide amniotique un fluide contenu dans la membrane amnios, et au milieu duquel nagent le fœtus et le cordon ombilical pendant tout le temps de la gestation.

Au terme de la grossesse, la quantité de ce liquide peut être évaluée à huit ou neuf cents grammes ou environ un litre. Cette appréciation, au reste, est assez insignifiante, car la quantité du liquide amniotique est très variable, et presque toujours en raison inverse de la force et du volume du fœtus et de la vigueur de la mère.

Ce liquide présente un trouble lactescent, de couleur citrine ou verdâtre, plus dense que l'eau distillée ; il contient en suspension des matières floconneuses d'un blanc verdâtre, et semble être à-la-fois acide et alcalin, car il rougit la teinture de tournesol et verdit le sirop de violette ; il a une saveur légèrement salée, il contient (selon Vauquelin et Buniva) quatre-vingt-dix-huit parties d'eau et deux parties d'albumine, de sel de soude et de chaux. L'origine en est très obscure, on a prétendu successivement qu'il était formé par la sueur, l'urine du fœtus, la salive, la gélatine de Wharton, etc. ; mais aucune de ces opinions n'est suffisamment justifiée ; on pense généralement aujourd'hui que le liquide amniotique est le produit d'une exhalation qui s'opère à la surface interne des membranes de l'œuf.

Le liquide amniotique a pour fonctions de servir à la nutrition du fœtus, de le protéger contre les chocs extérieurs et contre la violence des contractions utérines, de favoriser ses mouvemens, d'empêcher l'adhérence des membres entre eux ou avec le tronc, alors que l'épiderme n'est pas encore formé ou qu'il n'est pas recouvert d'enduit sébacé, d'atténuer la violence des chocs produits par les mouvemens du fœtus contre les parois utérines, de concourir au développement de l'utérus, de faciliter la dilatation du col pendant le travail, et enfin de lubréfier les organes maternels, et rendre ainsi plus facile le glissement des parties fœtales, au moment de la naissance.

§ 11. — *Du fœtus à terme.*

Le fœtus, parvenu au terme de la gestation, ne diffère de celui de huit mois que par ses dimensions : il a environ trente à trente-trois centimètres de long, mesuré du sommet aux fesses (onze à douze pouces); de la tête aux pieds, il a de quarante-cinq à cinquante centimètres (dix-sept à vingt pouces). Son poids est habituellement de trois kilogrammes à trois kilogrammes et demi ; quelquefois, cependant, on a vu des enfans

(Fig. 49.)

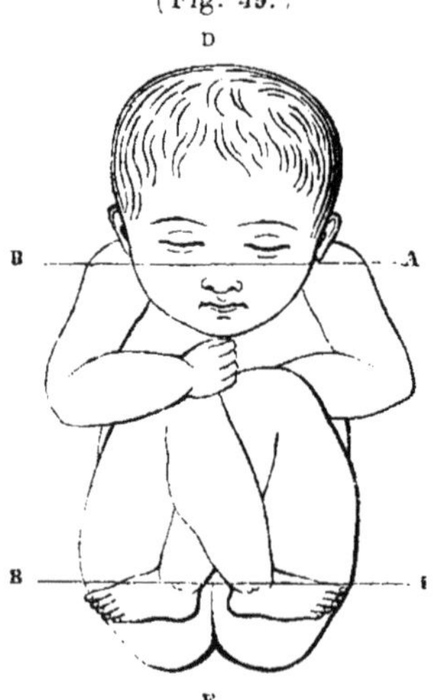

peser jusqu'à six kilogrammes (douze livres) : j'en ai reçu un à la Clinique qui pesait quatre kilogrammes et demi (neuf livres).

mais cela est rare, et il ne faut pas ajouter foi au récit de ces auteurs, qui prétendent avoir reçu des enfans pesant dix, douze, quinze kilogrammes (vingt, vingt-quatre, trente livres).

La racine du cordon s'est élevée; mais elle ne correspond pas encore au milieu de la longueur du corps du fœtus. L'étendue du diamètre bis-acromial A, B, mesuré d'une épaule à l'autre (fig. 49), a dix centimètres et demi à onze centimètres (environ quatre pouces), mais par suite de la compression que les parties éprouvent en s'engageant au détroit supérieur, le diamètre est réductible à neuf centimètres et demi (trois pouces six lignes).

Le diamètre bis-iliaque B, I, qui représente l'étendue de l'extrémité pelvienne, a les mêmes dimensions que le précédent, mais il est un peu plus réductible; ainsi, au moment de l'engagement, il n'a plus ordinairement que huit à neuf centimètres (trois pouces à trois pouces quatre lignes). Cette circonstance dépend de ce que le bassin, qui présente peu d'étendue, est revêtu de parties molles assez épaisses, mais qui cèdent facilement; tandis que les points entre lesquels se mesure le diamètre bis-acromial sont à peine revêtus de parties molles, et alors c'est la compression seule qu'éprouve la poitrine qui diminue l'étendue de ce diamètre.

1. Tête du fœtus à terme.

Mais, de toutes les parties du fœtus, c'est la tête qui mérite

(Fig. 50.)

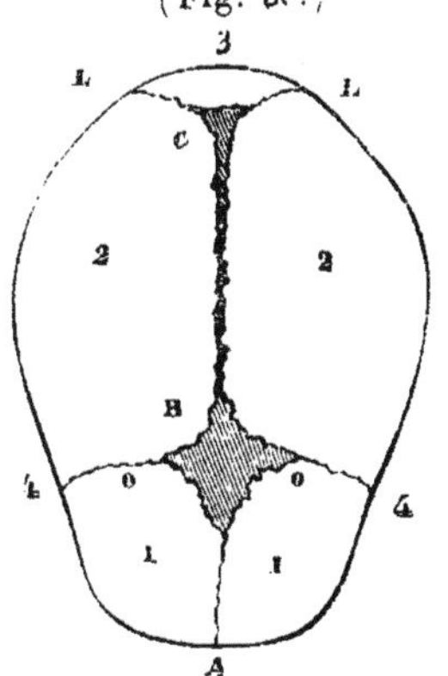

(Fig. 51.)

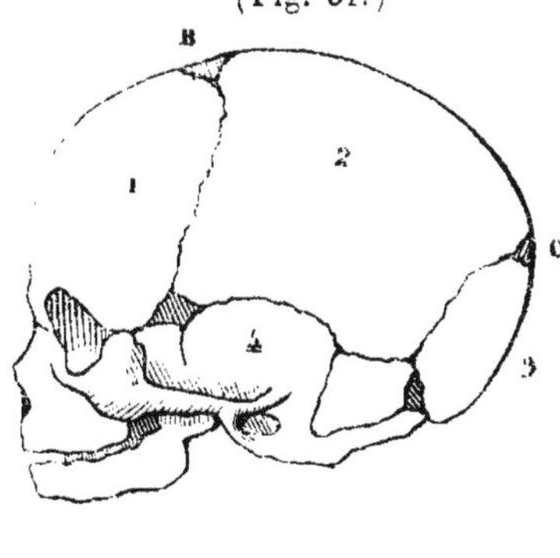

le plus d'attention; c'est la partie la plus volumineuse, et c'est celle qui se présente le plus ordinairement : elle est ovoïde et constituée par le crâne et la face.

Le crâne est formé par la réunion de plusieurs os, l'os frontal (1) divisé en deux parties.

Les deux pariétaux (2); l'occipital (3) et les deux temporaux (4). Les os qui constituent la face sont les deux os maxillaires supérieurs, la mâchoire inférieure, les os de la pommette, auxquels il faut ajouter la partie inférieure des os frontaux.

Les os du crâne sont séparés par des espaces membraneux plus ou moins larges, appelés sutures et fontanelles. La connaissance de ces parties est d'une très grande importance, car elles servent à établir le diagnostic de la présentation de la tête et celui de ses positions.

a. Sutures. La suture antéro-postérieure ou sagittale (A B C) s'étend de la racine du nez à la pointe de l'occipital; elle sépare en avant les deux portions de l'os frontal, et au milieu les deux pariétaux. En avant, cette suture reçoit de chaque côté les deux sutures fronto-pariétales O, qui servent de lignes de démarcation entre les coronaux et les pariétaux.

b. Fontanelle antérieure. Au point d'entrecroisement de ces quatre branches de sutures, les deux extrémités de la suture sagittale et les deux branches fronto-pariétales, existe un espace membraneux, large, quadrilatère, appelé fontanelle antérieure ou bregma (B); on sent à son pourtour quatre angles osseux dépendant des coronaux et des pariétaux, et quatre angles rentrans qui sont les embouchures des sutures.

c. Fontanelle postérieure. Enfin, la suture sagittale reçoit à son extrémité postérieure les deux branches de la suture lambroïde (L), qui séparent l'occipital des pariétaux, et ces trois branches de sutures constituent par leur réunion la fontanelle postérieure (E) ou fontanelle occipitale, moins largement ouverte que la précédente : elle est triangulaire et on y rencontre trois angles osseux.

d. Fontanelle temporale. Deux autres fontanelles, situées l'une à droite, l'autre à gauche, à la réunion du temporal avec le pariétal, moins importantes que les précédentes, méritent cependant d'être mentionnées, car ce sont celles qui servent à préciser le diagnostic dans les présentations inclinées de la tête (variétés de présentation).

Ces sutures et ces fontanelles présentent des anomalies que j'aurai soin de noter, quand je m'occuperai du diagnostic des présentations et des positions du sommet.

e. Diamètre de la tête. Les principaux diamètres de la tête sont au nombre de dix.

(Fig. 52.) (Fig. 53.)

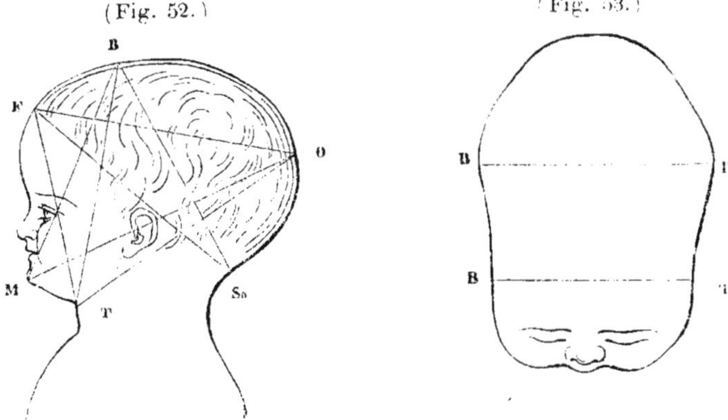

Je vais les énumérer dans l'ordre de leur étendue.

Occipito-mentonnier (OM), treize centimètres et demi (cinq pouces).

Mento-bregmatique (MB) . . . .
Occipito-frontal (OF) . . . . . .
Trachélo-occipital (TO) . . . . .
} onze cent. (quatre pouces).

Sous-occipito-bregmatique (SoB).
Trachélo-bregmatique (TB) . . .
} neuf cent. et demi à dix cent. (trois pouces et demi à trois pouces trois quarts).

Bi-pariétal (BP), neuf centimètres à neuf centimètres et demi (trois pouces un quart à trois pouces et demi).

Trachélo-frontal (TF) . . . . . .
Sous-occipito-frontal (SoF) . . .
} huit centim. et demi (trois pouces deux lignes).

Bi-temporal (BT), sept à huit centimètres (deux pouces et demi à trois pouces).

Il est indispensable de se bien pénétrer de l'étendue de ces diamètres ; car cette étendue justifie la possibilité ou l'impossibilité de l'engagement de la tête et de son dégagement, dans certaines présentations et dans quelques positions. Aussi, j'aurai soin de rappeler le nom et l'étendue de chacun de ces diamètres, à mesure qu'ils se présenteront dans la pratique. C'est, au reste, le seul moyen de graver dans la mémoire cette foule de nombres, que la comparaison des anciennes avec les nouvelles mesures vient encore rendre plus difficile à retenir. On a l'habitude de donner aussi le nom des principales circonférences de la tête ; mais, quand on connaît les diamètres, on connaît les circonférences : les indiquer, c'est vouloir surcharger la mémoire de détails inutiles.

Maintenant, si l'on compare les diamètres du fœtus avec ceux du canal qu'il doit parcourir, le plus grand diamètre du détroit supérieur étant de onze centimètres et demi à douze centimètres (quatre pouces un quart à quatre pouces et demi), celui du détroit inférieur ayant à-peu-près la même étendue, on comprend que, pour que l'accouchement soit spontané, il faut que le fœtus, parvenu à terme, se présente par la tête ou par l'extrémité pelvienne, et non par un des points de son grand diamètre (ED), voyez fig. 49, qui a trente centimètres (onze pouces), comme cela a lieu dans les présentations du tronc, qui, à de très rares exceptions, ne permettent pas l'accouchement spontané.

On comprendra aussi que, malgré que ce soit la tête qui se présente, il faut encore que cette tête soit, avec le détroit supérieur, dans des rapports tels, que l'occipito-mentonnier n'occupe pas ce détroit, car ce diamètre ayant treize centimètres et demi (cinq pouces), s'il vient à se présenter, l'engagement ne peut avoir lieu. Il en est de même pour le détroit inférieur; car la tête peut, après avoir franchi le détroit supérieur, affecter dans l'excavation une situation fâ cheuse, mesurée par l'occipito-mentonnier, ce qui est rare. (1)

Enfin, il faut que le fœtus soit flexible, pour s'accommoder à la courbure du canal qu'il doit franchir, et sa conformation lui permet de se fléchir sur toutes les faces. Quand la flexion doit être très prononcée, elle s'exécute beaucoup plus facilement, et sans danger pour le produit, dans le sens de la flexion naturelle (antérieure) : aussi, quand on se propose d'extraire le fœtus, c'est ainsi qu'il faut le fléchir.

Mais, dans l'expulsion spontanée, où la flexion n'est jamais complète, tantôt il se fléchit en avant, tantôt en arrière, suivant la présentation et le point du bassin qu'elle occupe, afin de rendre cette expulsion plus facile.

Ainsi, dans la présentation du sommet au moment de l'engagement, il se fléchit en avant; au moment du dégagement, il se fléchit en arrière, pour que l'occiput puisse sortir le premier, condition indispensable. Dans la présentation de la face, c'est l'inverse : la tête se défléchit d'abord en arrière au moment de son engagement, puis se réfléchit lors de son dégagement, pour permettre au menton de s'engager et de se dégager le premier. Je reviendrai sur ces détails aux articles ACCOUCHEMENS SPONTANÉS.

L'articulation de la tête avec la première pièce de la colonne vertébrale, l'atlas, est presque immobile; elle ne permet que des mouvemens de flexion. Celle qui unit l'atlas et l'axis est un ginglyme qui permet des mouvemens de rotation, mais limités au quart de cercle; cependant, on peut très bien dépasser un peu cette limite, sans compromettre la vie du fœtus. Madame Lachapelle en cite des exemples nombreux. M. P. Dubois nous a souvent rapporté deux cas où cette torsion avait été très prononcée, sans que pour cela la vie du fœtus ait été compromise. Dernièrement, à la Clinique, M. Dubois fit exécuter, à l'aide du forceps, un demi-tour de rotation complet à une tête située

(1) Ce diamètre ne peut se présenter que dans la présentation de la face, qui s'est placée dans l'excavation en position mento-postérieure directe; et aux deux détroits du bassin, dans la présentation de l'extrémité pelvienne, après issue du tronc, quand la tête s'est défléchie

en occipito-postérieure droite, et l'enfant n'en vint pas moins vivant au monde; cependant, ces faits sont exceptionnels, et l'on doit, autant que possible, ne pas dépasser un quart de cercle dans les mouvemens que l'on imprime à la tête, le tronc restant immobile. J'insisterai encore sur ces précautions en temps plus utile.

2. Attitude du fœtus à terme.

Le fœtus est courbé sur sa face antérieure, le menton rapproché de la poitrine, les bras appliqués sur les côtés du thorax, les avant-bras fléchis et croisés sur le devant du sternum, les pieds relevés sur le devant des jambes, les jambes contre la face postérieure des cuisses, et les cuisses sur la face antérieure de l'abdomen. Ainsi fléchi, il affecte la forme d'une masse ovoïde à-peu près régulière, forme qui est déterminée par celle de l'œuf qui contient le produit; en effet, quoique cet œuf soit loin d'étreindre de toutes parts le fœtus, l'espace qui reste libre dans la cavité des membranes n'est pas assez considérable cependant, à une époque avancée de la grossesse, pour permettre au fœtus de rester étendu.

(Fig. 54.)

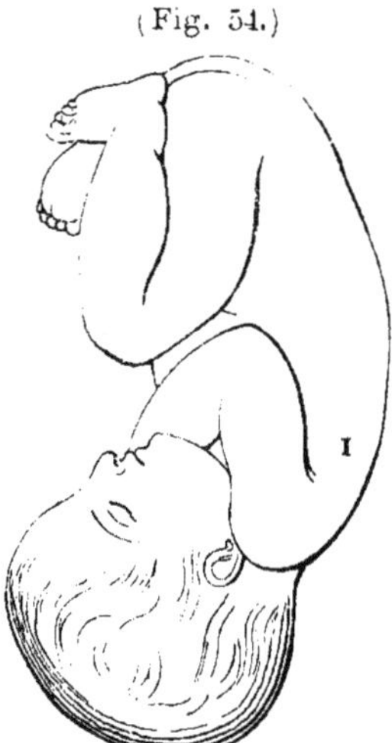

3. Causes de la présentation de la tête.

Plusieurs points de la surface du fœtus peuvent occuper la partie inférieure de l'organe, mais ce sont les deux extrémités de l'ovoïde qu'il représente, qui s'y rencontrent le plus souvent, et le plus ordinairement l'extrémité céphalique.

On a recherché long-temps qu'elle pouvait être la cause de la plus grande fréquence de la présentation de la tête, on a cru que les lois de la pesanteur déterminaient cette disposition, et on se fondait sur ce que le fœtus, étant suspendu par le cordon, l'extrémité céphalique, plus lourde, était sollicitée à gagner tout naturellement la portion la plus déclive de l'organe.

M. P. Dubois, dans un mémoire qu'il a lu à l'Académie de médecine (1) en 1833, a réfuté, selon moi, victorieusement cette opinion, et lui en a substitué une autre appuyée sur des preuves nombreuses, et qu'il est difficile de ne pas admettre.

En effet, est-il possible de croire que le fœtus soit suspendu par le cordon ombilical, quand, dès le troisième mois, on voit que le cordon est déjà plus long que le plus grand diamètre de la cavité de l'œuf? Peut-on admettre aussi que ce soit la pesanteur qui conduise la tête dans le point le plus déclive de l'organe, quand il est facile de se convaincre que le poids de cette tête est égal à celui de l'extrémité pelvienne? Pour prouver ce fait, M. Dubois a plongé horizontalement des produits morts dans une quantité d'eau assez considérable, pour que le produit, abandonné à lui-même, mette un certain temps à gagner le fond du vase, et il a vu constamment toutes les parties du fœtus descendre avec une égale rapidité, et le dos venir le premier reposer sur la paroi inférieure du vase. Il ajoute, de plus, que chez les femmes qui, pendant la grossesse, gardent la situation horizontale, le fœtus ne s'en présente pas moins par la tête; qu'avant terme, les présentations céphaliques sont moins constantes, quoique à cette époque la tête soit plus lourde que l'extrémité pelvienne; que, chez les fœtus qui portent une tumeur sur l'extrémité pelvienne, tumeur plus lourde que la tête, la tête ne s'en présente pas moins (2), et qu'enfin, chez

(1) *Mém. de l'Académie royale de médecine*, Paris, 1833, tom. III, pag. 430, et tom. IV, pag. 475.

(2) Depuis la publication de son mémoire, M. P. Dubois nous a rapporté un cas de cette nature, l'enfant né à la Maternité, et que j'ai vu portait sur le siège une tumeur très lourde, la tête s'était cependant présentée la première, et des difficultés sérieuses avaient accompagné l'extraction de l'extrémité pelvienne. Un fait semblable s'est aussi présenté à la Clinique.

les animaux où le point le plus déclive de l'organe ne correspond pas au col, mais bien au fond de l'utérus, les fœtus naissent bien plus souvent par la tête que par les pieds.

Concluant de tous ces faits que la pesanteur n'a aucune part dans la production de ce phénomène, il a cherché dans un ordre d'idées plus élevées son explication.

Une détermination instinctive du produit présiderait, selon lui, à l'accomplissement de cette loi, et cet instinct serait prouvé, pendant la vie fœtale, par cette succession régulière et presque constante d'impressions perçues et de mouvemens qui les suivent, qui indiquent assez qu'il y a entre ces deux fonctions pendant la vie intra-utérine la même liaison qui doit exister après la naissance. C'est ce que tout observateur attentif ne peut nier. Et pourquoi refuserait-on des déterminations volontaires au produit encore contenu dans le sein de sa mère, quand immédiatement après son expulsion, ces déterminations deviennent manifestes? Qui lui apprend, en effet, à saisir le sein de sa mère, à y puiser un lait réparateur; et souvent même, dans les présentations de la face, qui lui enseigne, avant sa naissance, à sucer le doigt de l'accoucheur? qui indique aux petits de la sarigue, lorsqu'ils sont expulsés de l'utérus, alors qu'une organisation imparfaite les rend inaptes à vivre de la vie extérieure; qui leur apprend, dis-je, à se greffer, pour ainsi dire, aux mamelons de la mère, pour subir dans la poche marsupiale cette seconde incubation indispensable au perfectionnement de leur organisation? qui porte l'enfant et les animaux à l'accomplissement de ces actes, si ce n'est le même instinct qui préside aux actes de leur vie intra-utérine, et qui les porte à présenter à l'orifice la partie de leur corps qui permettra une plus facile issue.

§ 12. — *Fonctions du fœtus.*

Les principales fonctions du fœtus sont la nutrition, la circulation, la respiration.

1. Nutrition.

De toutes les hypothèses émises sur la nutrition du fœtus, une seule mérite l'attention de l'accoucheur, c'est celle où le système utéro-placentaire est regardé comme contribuant seul à cet acte physiologique. J'en excepte cependant la nutrition des premiers linéamens du produit, qui se fait dans la première quinzaine, comme je l'ai dit, aux dépens de la vésicule ombilicale, et aussi, selon M. Velpeau, aux dépens du liquide contenu dans la caduque utérine et réfléchie.

Cependant je vais examiner rapidement ces diverses hypothèses, pour m'arrêter plus long-temps sur la seule probable.

A. Nutrition par l'eau de l'amnios. La nutrition par l'eau de l'amnios peut avoir lieu de deux manières, dans l'une, l'eau est absorbée par différentes voies; dans l'autre, elle est avalée et digérée.

L'eau de l'amnios est-elle nutritive? l'analyse chimique le prouve : elle contient de l'osmazone, de l'albumine et des sels. Les expériences directes l'établissent aussi. Des veaux ont pu être nourris plusieurs jours rien qu'avec cette eau ; mais cela met-il en droit d'établir que, parce que ce liquide est plus nourrissant que l'eau commune, il sert à la nutrition du fœtus, soit par injestion, soit par absorption? Non certainement. Doit-on aussi conclure de ce que les injections colorées faites chez la mère, coloreront l'eau de l'amnios et la peau du produit, que cette eau pénètre tous les organes pour les nourrir? Non certainement encore. S'il y a une espèce d'imbibition tégumentaire (et on n'a jamais vu les injections s'étendre plus loin que la peau), ce n'est pas une raison pour qu'il y ait absorption complète et nutrition. Peut-on admettre aussi que cette eau soit avalée et digérée pour servir à la nutrition? M. Velpeau ne le pense pas, et je partage son opinion de tout point.

1° Pendant la gestation, le fœtus a la bouche fermée, de plus il ne peut y avoir déglutition sans mouvemens d'inspiration et d'expiration. Les acéphales, les astomes, les fœtus qui viennent avec les ouvertures des muqueuses fermées n'en sont pas moins développés ; leur tube digestif n'en contient pas moins, comme M. Velpeau a pu s'en assurer, du méconium et même des poils.

De ce qu'on aurait rencontré de l'eau de l'amnios mélangée de méconium dans l'estomac de certains fœtus morts, doit-on conclure que le fœtus se nourrit de l'eau de l'amnios ? Non certainement; de même qu'on induira pas de ce qu'on trouve de l'eau dans l'estomac des noyés, que le nageur avale de l'eau (1). En outre ne voit-on pas des fœtus continuer à vivre dans la matrice après l'écoulement total du liquide amniotique. M. Velpeau en a vu un qui vécut plus d'un mois dans ces conditions.

Quant à la seconde hypothèse, elle me parait de tout point fondée.

B. Nutrition par le système utéro-placentaire. Les auteurs se partagent encore dans cette question en trois camps. Les premiers veulent que ce soit aux dépens du sang maternel, transmis directement de la mère à l'enfant, que la nutrition ait lieu; telle était l'opinion de M. Antoine Dubois qui, admettant l'existence de vaisseaux utéro-placentaires, pensait que les radicules de ces vaisseaux étaient en communication directe avec celles des vaisseaux ombilicaux, communication qu'il avait cru démontrer à l'aide d'injections. Mais le passage du liquide d'un canal dans un autre, après la mort, ne prouve pas que pendant la vie il en soit de même des fluides naturels. En effet, de ce qu'une injection un peu fine poussée dans les artères du basventre, s'épanche à la surface interne des intestins, on n'en conclut pas que le sang transsude ainsi continuellement dans le canal alimentaire. Aussi, les injections ne prouvent-elles le

(1) L'introduction de l'eau et du méconium dans les voies digestives et aériennes ne peut avoir lieu que dans certaines circonstances. Après que la rupture des membranes a permis à un peu d'air de pénétrer dans l'utérus, et lorsque simultanément la compression du cordon ayant lieu dans un point quelconque, le fœtus privé des rapports circulatoires qui l'unissent à sa mère, fait des efforts pour exécuter les actes de la vie extérieure, et expulse son méconium, ses urines, et fait des efforts d'inspiration et de succion.

plus ordinairement que l'existence des vaisseaux, et non le cours des liquides qu'ils contiennent.

De plus, quand la chimie n'aurait pas constaté des différences notables entre le sang de l'adulte et celui du fœtus, il serait difficile d'admettre que le sang maternel dans toute sa pureté, sans subir une élaboration préalable, pût convenir à l'entretien de la vie, à tous les âges de l'évolution fœtale, et ne fût pas pour le produit plutôt un poison qu'un élément réparateur.

M. P. Dubois a depuis modifié l'opinion de son père : il admet l'existence des vaisseaux utéro-placentaires; mais, selon lui, les vaisseaux ne s'aboucheraient pas directement avec les vaisseaux ombilicaux ; leur communication ne s'établirait qu'au moyen d'un tissu aréolaire, érectile, situé entre le placenta et l'utérus. J'ai pu voir très bien ce tissu inter-utéro-placentaire sur une pièce que j'avais injectée à la Clinique, avec M. Després. M. Dubois m'en fit constater l'existence sur une autre pièce, injectée aussi par M. Després, où cette disposition m'a paru de la dernière évidence. En effet, il était impossible d'écarter légèrement les surfaces en contact, sans rompre des vaisseaux qui venaient s'ouvrir dans ce tissu érectile intermédiaire pour s'aboucher directement avec les sinus du placenta, à tel point que les deux surfaces de l'utérus et du placenta étaient criblées de trous de calibres variables, plus larges pour les veines, moins étendus pour les artères. On voyait même des petits prolongemens de ces vaisseaux qui, partant de la surface utérine, semblaient pénétrer jusque dans les cotylédons du placenta.

Mais ces vaisseaux, après avoir traversé simplement le tissu intermédiaire, s'abouchaient-ils directement avec les radicules des vaisseaux ombilicaux, ou bien existait-il entre eux, dans le placenta, un simple contact sans anastomose? C'est ce que je n'ai pu définir. Cette dernière opinion est, au reste, celle de M. Jacquemier, qui admet l'existence de ce tissu inter-utéro-placentaire, mais qui ne le regarde que comme un feuillet de la caduque secondaire, dans lequel les vaisseaux ne viennent pas s'aboucher, mais qui leur livre passage pour aller à la rencontre des divisions de la veine et des artères ombilicales, avec lesquelles ils se mettent en rapport de contiguïté dans le tissu même du placenta, mais sans s'anastomoser directement.

(Fig. 55.)

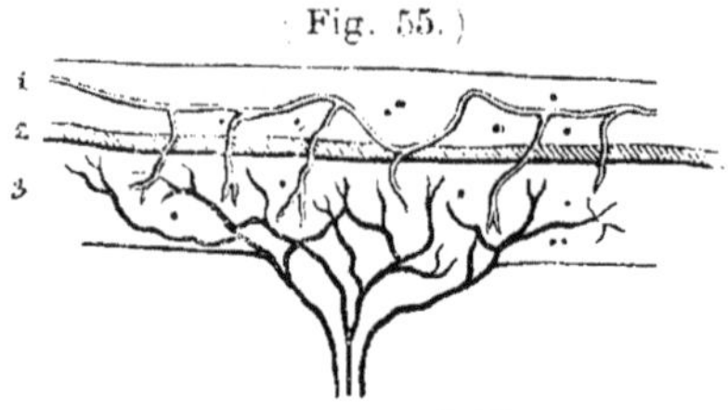

1. Utérus. 3. Placenta.
2. Tissu intermédiaire.

Dans tous les cas, le sang de la mère serait transmis au produit après avoir subi une élaboration convenable dans le placenta; puis, après avoir porté dans toute l'économie du fœtus les principes réparateurs dont il est chargé, il serait rapporté au placenta pour y subir une régénération qui s'opérerait, suivant les uns, par le contact immédiat avec le sang de la mère; suivant les autres, par le contact médiat des parois des radicules des vaisseaux de la mère et du produit, et cette modification subie par le sang du produit serait, dans ce dernier cas, analogue à celle que le sang veineux subit dans les poumons de l'adulte. Cette opinon est aussi celle de M. Velpeau : c'est la plus généralement admise.

C. Respiration. On entend par respiration fœtale, le phénomène par lequel le sang qui a servi à la nutrition du produit est régénéré dans le placenta.

D. Cependant, la placenta seul ne paraît pas destiné à débarrasser le sang de ces matériaux impropres à la nutrition, le foie partagerait avec lui ces fonctions, et c'est avec ces élémens que serait constituée la bile.

2. Circulation fœtale.

La disposition des organes circulatoires, et les phénomènes de la circulation chez le fœtus, ne sont pas les mêmes que chez l'adulte.

Chez l'adulte, la cloison qui sépare les oreillettes du cœur est complète ; chez le fœtus, au contraire, cette cloison est percée d'une ouverture, le trou de Botal. Chez l'adulte, le tronc de l'artère pulmonaire se divise en deux grosses branches qui se rendent à chacun des poumons ; chez le fœtus, cette artère pulmonaire donne naissance à un tronc assez volumineux, appelé canal artériel (A) qui s'ouvre dans la crosse de l'aorte, tandis que les poumons ne reçoivent que de petits rameaux.

Les branches hypogastriques des artères iliaques primitives, se relèvent sur les côtés de la vessie et de l'ouraque, sous le nom d'artères ombilicales (B), et vont constituer le cordon avec la veine ombilicale (C) qui pénètre dans l'abdomen. Cette veine va gagner le sillon longitudinal du foie en donnant des branches qui se ramifient dans les lobes droit et gauche de cet organe, Puis arrivée à l'entrecroisement des deux scissures, elle se divise en deux troncs, l'un, qui porte le nom de canal veineux ou d'Arantius qui continue la direction du tronc primitif, et va s'ouvrir au-dessus du diaphragme, dans le tronc de la veine inférieure, l'autre branche plus grosse, qui se dirige à droite, s'unit au tronc de la veine porte abdominale (F) et forme avec elle le canal de réunion, puis se ramifie dans le foie, et s'anastomose avec les radicules des veines hépatiques qui vont se rendre, comme chez l'adulte, un peu au-dessus du canal veineux.

a. Cours du sang. Le sang pompé par les radicules de la veine ombilicale, parcourt cette veine tout le long du cordon, traverse l'ombilic, et va se rendre dans le sillon longitudinal du foie, en se distribuant à droite et à gauche, dans les lobes de cet organe. Arrivé au point d'entrecroisement des deux scissures, le sang se divise en deux colonnes principales qui suivent, l'une le canal veineux, pour aller se mêler au sang de la veine cave inférieure, l'autre la branche ombilicale de la veine porte pour se répandre dans le lobe droit du foie et être repris par les veines hépatiques qui le versent dans le tronc de la veine cave inférieure au moment où elle traverse le diaphragme. A ces deux colonnes de sang, s'en joint une troisième constituée par le sang que la veine cave rapporte des parties inférieures du corps; ces trois colonnes se réunissent et entrent ensemble dans l'o-

(La suite page 100.)

(Fig. 56.)

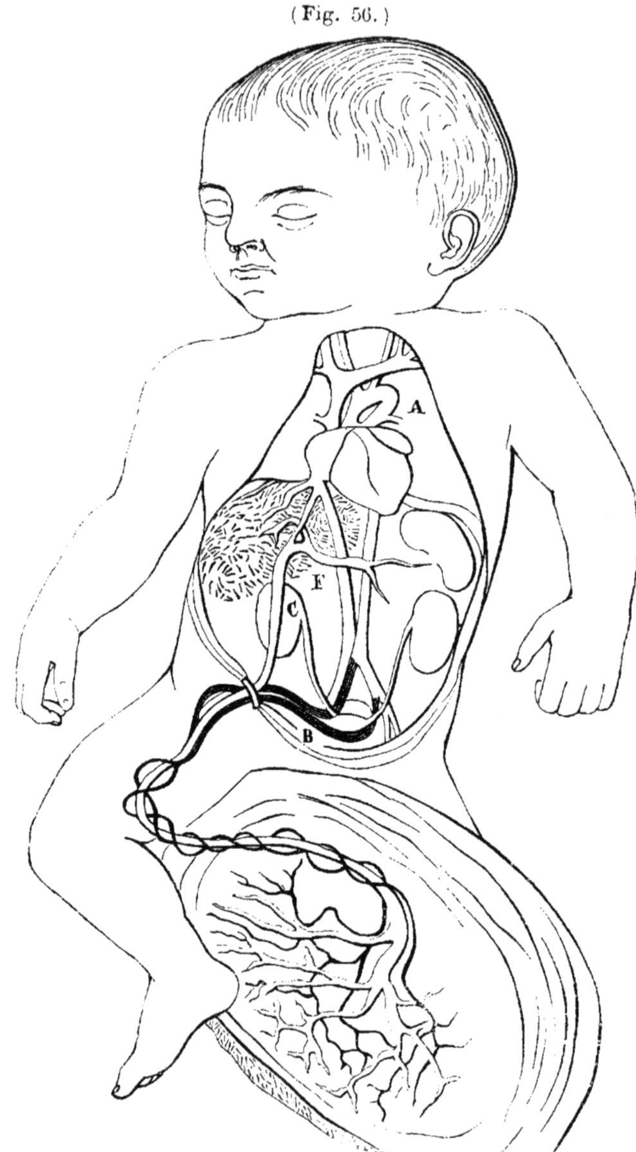

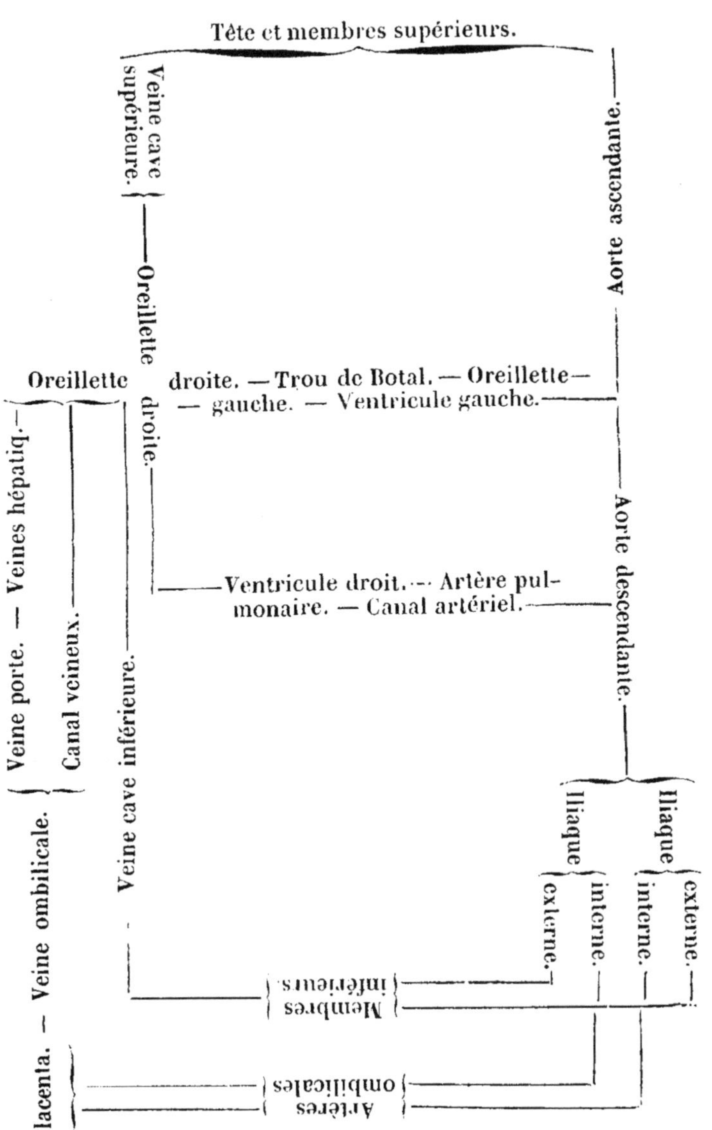
Tête et membres supérieurs.
Veine cave supérieure.
Aorte ascendante.
Oreillette droite. — Trou de Botal. — Oreillette — gauche. — Ventricule gauche.
Oreillette droite.
Veines hépatiq.
Ventricule droit. — Artère pulmonaire. — Canal artériel.
Aorte descendante.
Veine porte.
Canal veineux.
Veine cave inférieure.
Veine ombilicale.
Iliaque externe.
Iliaque interne.
Iliaque interne.
Iliaque externe.
Membres inférieurs.
Placenta.
Artères ombilicales

reillette droite, puis par le trou de Botal dans l'oreillette gauche, enfin dans le ventricule correspondant qui le chasse par l'aorte dans toutes les parties du corps, mais principalement dans la tête et les membres supérieurs; rapporté bientôt des parties supérieures par les veines jugulaires et axillaires, le sang passe dans les sous-clavières, puis dans la veine cave supérieure qui le conduit dans l'oreillette droite; mais au lieu de passer par le trou de Botal, le sang passe dans le ventricule correspondant, et celui-ci le chasse dans l'artère pulmonaire qui n'en donne que deux petites ramifications aux poumons, et fait passer la plus grande partie par le canal artériel dans l'aorte descendante; là, le sang rencontre celui que le ventricule gauche y a déjà poussé; ces deux colonnes se mêlent, parcourent l'aorte descendante; une petite portion va se distribuer aux membres inférieurs, la plus grande partie retourne au placenta par les artères ombilicales pour être de nouveau repris par la veine ombilicale, dès qu'il aura subi les modifications que lui imprime le contact du sang maternel.

b. Des modifications que subit la circulation après la naissance. A mesure que la respiration s'établit, le sang afflue en plus grande quantité au poumon, il cesse de passer par le trou de Botal, par le canal artériel, etc., et la circulation devient semblable à celle de l'adulte.

Voici dans quel ordre s'effectuent les modifications. Les artères ombilicales, dès le deuxième jour, commencent à s'oblitérer, mais cette oblitération n'est bien complète qu'au bout du troisième ou quatrième jour, et elles ne présentent la forme d'un cordon fibreux qu'après la troisième ou quatrième semaine.

La veine ombilicale et le canal veineux ne s'oblitèrent qu'un peu après les artères, vers le huitième jour.

Quant au trou de Botal et au canal artériel, ils ne se ferment en général qu'au bout de huit jours. Billard les a quelquefois trouvés ouverts au bout de trois semaines, sans que l'enfant en parût souffrir.

3. De la viabilité du fœtus.

On entend par enfant viable, celui qui est apte à vivre de la vie extra-utérine; aussi un enfant peut être viable avant le terme de la gestation, comme il peut très bien ne pas l'être au terme de la grossesse, s'il est affecté de quelques maladies ou de vices de conformation.

En effet, l'évolution fœtale n'ayant rien de fixe, c'est le degré de perfection des organes, et non l'époque de la grossesse qui seul peut servir à déterminer la viabilité. Cependant la loi a dû fixer une époque déterminée; et elle a décidé que l'enfant n'était viable qu'à la fin du sixième mois, et que le mari pouvait désavouer l'enfant déclaré viable, qui serait né avant le cent quatre-vingtième jour du mariage.

Si l'on consulte les auteurs, cette mesure extrêmement sage, peut très bien ne pas paraître toujours juste, car on y trouve rapporté des observations d'enfans nés avant le sixième mois, qui étaient très bien portans, et qui malgré leur petitesse, n'en vécurent pas moins long-temps. Telle est l'histoire rapportée par Van Swieten, de Fortunio Liceti, qui né avant le sixième mois aussi petit que la main, vécut cependant jusqu'à soixante-dix-neuf ans, et celle de plusieurs autres enfans nés à la fin du cinquième mois, qui restèrent jusqu'à neuf mois enveloppés dans du coton, exposés à une chaleur douce, et nourris à l'aide de quelques gouttes de lait, qui a neuf mois purent téter, et vécurent autant que s'ils étaient nés à terme.

Néanmoins, quoiqu'on ne puisse pas nier que le fœtus ne puisse être viable avant la fin du sixième mois, malgré la rareté de ces faits et les difficultés qu'on éprouve à les constater, il n'en demeure pas moins constant que ce n'est qu'à partir de la fin du septième mois, que le fœtus est le plus souvent viable. La loi a donc dû prendre un terme moyen, *la fin du sixième mois*.

ART. II. — DE LA GROSSESSE COMPOSÉE.

La grossesse est dite composée quand l'utérus contient deux ou plusieurs produits. Il est impossible de saisir la cause de cette anomalie. Les grossesses doubles sont assez fréquentes : sur trente-sept mille quatre cent quarante-et-un accouchemens, les relevés de la Maternité de Paris donnent quatre cent quarante-quatre grossesses doubles. Les grossesses triples, quoique moins fréquentes, ne sont pas cependant très rares ; mais les grossesses quadruples sont si rares, que quelques auteurs les ont révoquées en doute ; on en cite cependant quelques exemples. Peu assure qu'il existait à l'Hôtel-Dieu cinq enfans vivans d'une seule couche.

Mais, quant aux grossesses de six, de sept, il est permis de les révoquer en doute ; et, pour ajouter foi à des faits si extraordinaires, il leur faudrait un degré d'authenticité qui manque à la plupart d'entre eux. De plus, si les exemples cités sont exacts, il est fort douteux que ce soit autrement que par l'anatomie pathologique ou l'avortement spontané, qu'on ait pu constater la présence d'un aussi grand nombre de fœtus dans la matrice. Comment admettre, en effet, que l'utérus ait pu suffire à un pareil développement jusqu'à terme ?

On reconnaît quatre espèces de grossesses jumellaires :

A. Dans la première, deux ovules sont fécondés dans une caduque commune, et chaque produit est enveloppé d'un amnios et d'un chorion particulier. Ces loges, formées seulement du chorion et de l'amnios, sont unies entre elles par un tissu cellulaire très fin, d'où il résulte que chaque cloison membraneuse qui sépare les produits est composée de quatre feuillets, deux amnios, deux chorions. Les placentas se confondent souvent entre eux, ou sont unis par une espèce de pont membraneux ; mais, malgré cette disposition, dans la plupart des cas, il n'existe pas entre eux de communications vasculaires.

B. Dans la seconde espèce, l'ovule contient deux embryons qui sont, chacun, enveloppés d'un amnios différent, mais qui sont contenus dans un chorion et une caduque commune; chaque cloison n'est alors composée que des deux feuillets, des amnios. Dans ce cas, le placenta est unique, et il existe presque toujours de nombreuses communications vasculaires entre les deux points où s'insèrent les cordons des produits.

C. Dans la troisième, les embryons sont renfermés dans une seule loge, et n'ont aussi qu'un placenta.

D. Enfin, dans la quatrième, un ovule en contient un autre, c'est cette disposition qui donne lieu aux monstruosités par inclusion.

§ 1. — *Diagnostic.*

La présence de plusieurs enfans peut-elle être reconnue dans l'utérus avant l'accouchement? Le volume du ventre et la multiplicité des mouvemens actifs seraient les seules raisons sur lesquelles on devrait se fonder pour présumer que l'utérus contient plusieurs produits. Mais on sent combien ces investigations offrent peu de certitude. Il n'en est pas de même des signes à l'aide desquels on peut reconnaître la présence de deux jumeaux. L'ampleur et non la forme du ventre, quoiqu'on

(Fig. 57.)

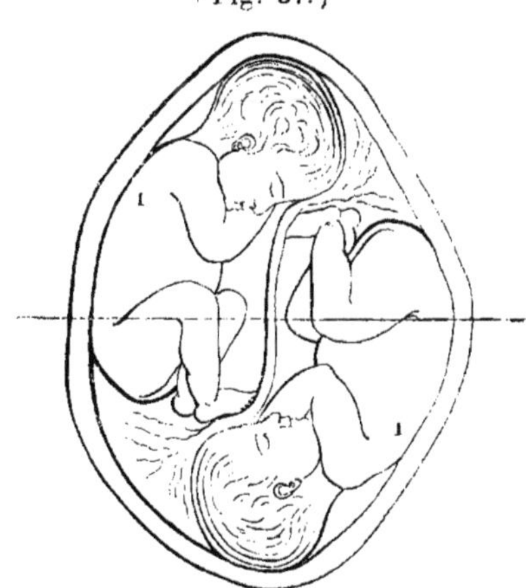

ait assuré que dans ce cas l'utérus est bilobé, peut servir à donner des présomptions en faveur d'une grossesse double. A l'aide du palper abdominal, si l'utérus est peu distendu par le liquide amniotique, on peut souvent reconnaître les différentes parties fœtales et leur situation. Ainsi, il est possible de constater qu'au sommet de l'œuf, il existe deux tumeurs, l'une à droite et en haut, solide, sphérique, formée par la tête d'un enfant; l'autre, à gauche et en haut, moins solide, plus anfractueuse, réunie à de petites parties mobiles, constituée par l'extrémité pelvienne d'un autre enfant. En outre, les mouvemens actifs sont perçus dans plusieurs points à-la-fois; ainsi, les petits coups communiqués à la mère par les extrémités inférieures sont sentis, en haut et en bas, dans deux points opposés. Quant au ballottement vaginal, il devient bien difficile, souvent impossible, de le déterminer par suite de la situation des deux produits. En effet, gênés l'un par l'autre dans la cavité qui les contient, ils ne reposent pas sur le segment inférieur de l'utérus, et n'en peuvent être chassés par le doigt. M. Velpeau cite cependant un cas où Désormeaux avait méconnu une grossesse double, par suite de la facilité avec laquelle il avait déterminé le ballottement.

L'auscultation peut être ici d'un puissant secours. Elle permet de préciser deux points de l'abdomen où on entend deux summum d'intensité (1), sans isochronisme, des battemens du cœur du fœtus, l'un au-dessus de la ligne transversale et à droite, l'autre au-dessous et à gauche. Il faut dire cependant que si les fœtus sont placés au-dessus ou au devant l'un de l'autre, on n'entend que les battemens d'un seul cœur.

Quoi qu'il en soit, il n'est pas très difficile de diagnostiquer une grossesse double. Il y a treize ans, chez une dame que j'ai depuis plusieurs fois assistée, j'ai annoncé l'expulsion de deux jumeaux. Je l'ai pu aussi constater deux fois à la Clinique, une fois avant l'accouchement, une fois pendant le travail.

§ 2. — *Terminaison.*

Quant au mode de terminaison, il varie suivant l'espèce de grossesse double. Ainsi, dans la première espèce, *deux fœtus contenus dans une même caduque, ayant chacun un amnios et un chorion particulier*, ordinairement les deux fœtus sont expulsés à-la-fois; mais l'utérus, par suite de l'énorme distension qu'il éprouve, peut se contracter prématurément, et un produit peut être expulsé avant terme, tandis que l'autre, retenu par la rétraction de l'organe, ne naîtra que quelques jours, quelques semaines même après son frère. C'est à ces cas, qui ne sont pas très rares, qu'il faut certainement rapporter ces observations de superfétation citées dans les auteurs. L'un des produits peut cesser de vivre et être expulsé ou rester contenu dans la cavité utérine, l'autre continuant à s'accroître; et, dans ce second cas, le fœtus mort peut être expulsé en même temps que celui qui est arrivé à terme, ou bien rester encore long-temps après lui dans la cavité utérine, s'y momifier, s'y dessécher.

On cite des faits d'enfans expulsés ainsi plusieurs années après la naissance de l'autre jumeau; j'ai vu un produit de cette nature, trouvé à la Salpétrière, chez une femme qui n'avait pas conçu depuis trente années.

Dans la seconde espèce, *où la caduque et les chorions sont communs aux deux fœtus*, l'expulsion des produits doit se faire simultanément. Cependant, il n'est pas impossible que le second enfant ne soit encore expulsé que quelques heures après le premier, si la rupture de la poche ne s'opère que dans le point du chorion correspondant à l'amnios d'un des produits.

Dans la troisième espèce, *fœtus renfermés dans la même loge*, ici l'expulsion des deux produits ne peut qu'être simultanée.

Dans la quatrième, *monstruosités par inclusion*, les deux fœtus n'en constituant qu'un seul, l'expulsion est la même que dans le cas de fœtus unique.

Quant au mécanisme propre de ces diverses expulsions, aux précautions qu'elles exigent, aux difficultés qu'elles déterminent, voyez à la suite de chaque présentation, de chaque manœuvre, et à l'article DÉLIVRANCE.

CHAPITRE II.

DE LA GROSSESSE ANORMALE.

ART. I.—DE LA GROSSESSE EXTRA-UTÉRINE.

L'ovule fécondé, au lieu de pénétrer jusqu'à la cavité utérine dans laquelle il doit se développer, peut se dévier plus ou moins de la route qu'il devrait suivre, s'arrêter en différens points de son trajet, et s'accroître dans le lieu où il se trouve arrêté. La grossesse est dite alors extra-utérine.

Suivant le lieu où s'est greffé l'œuf, on a admis plusieurs espèces de grossesses extra-utérines.

1° *Grossesse ovarique.* L'ovule, dans cette espèce, se développe dans l'ovaire même ou à sa surface. Dans le premier cas, la grossesse est dite ovarique interne; dans le second, elle est dite ovarique externe.

Je crois qu'il est bien difficile, je regarde même comme impossible, de distinguer ces deux espèces l'une de l'autre; c'est probablement cette circonstance qui a engagé M. Velpeau à nier la possibilité de la grossesse ovarique interne. En effet, toujours l'ovaire dans ces deux cas, se trouve compromis par le développement de l'ovule, à tel point qu'il est souvent impossible d'en trouver la plus légère trace.

2° *Grossesse sous-péritonéo-pelvienne.* Dans ce genre, l'ovule se développe entre les deux feuillets du ligament large, en dehors du péritoine et de la cavité pelvienne.

3° *Tubo-ovarique.* Une partie de l'ovaire, une partie de la trompe dilatée, constituent le kyste où le fœtus est contenu.

4° *Grossesse abdominale.* Cette variété dans laquelle l'ovule se développe dans la cavité abdominale est divisée en primitive et secondaire. Primitive, quand le produit greffé sur un point de la cavité abdominale ne l'a jamais quitté; secondaire, lorsque, par suite de la rupture de sa cavité primitive, l'utérus, la trompe ou l'ovaire, etc., le produit à pénétré dans la cavité abdominale.

5° *Grossesse tubaire.* Cette espèce de grossesse extra-utérine, est la plus commune de toutes, elle est constituée par le développement du produit dans un point de la longueur de la trompe même, comprise entre son pavillon et la surface externe de l'utérus.

6° *Grossesse tubo-interstitielle.* L'œuf s'arrête dans cette portion de la trompe qui rampe dans l'épaisseur des parois utérines et s'y développe.

7° *Grossesse interstitielle.* L'œuf comme dans la précédente espèce, s'est arrêté dans la trompe, mais au lieu de s'y développer, il se fait jour à travers les parois de la trompe et pénètre entre les couches fibreuses même de l'utérus, où il s'accroît.

8° *Grossesse utéro-tubaire.* L'ovule s'est développé en partie dans la trompe, en partie dans l'utérus; cette variété est niée par M. Velpeau.

9° *Grossesse tubo-abdominale.* Fœtus développé dans l'abdomen, placenta inséré dans l'utérus, cordon ombilical, parcourant toute la trompe pour mettre le fœtus en communication avec le placenta; Hunter, Patuna, Hofmeister, rapportent chacun un exemple de cette variété, de toutes la plus rare. (1)

§ 1. — *Anatomie pathologique.*

Dans les grossesses extra-utérines, l'œuf possède le chorion et l'amnios; et de plus, il est contenu dans un kyste pseudo-membraneux qui représente la caduque, dans la grossesse sous-péritonéo-pelvienne et l'abdominale secondaire. Ce kyste n'existe pas dans la grossesse abdominale primitive.

Les parties de la mère sur lesquelles l'œuf est greffé, devien-

(1) Voyez pour plus de détail, les savantes recherches de MM. Velpeau, Breschet, Dezeimeris, et celles toutes nouvelles de M. Gerdy (*Bulletin de l'Académie royale de médecine*, tom. VI, p. 1045).

nent le siège d'un afflux sanguin considérable, des vaisseaux volumineux rampent sous le péritoine, au lieu où le placenta est inséré.

L'utérus par sympathie se développe, son tissu se ramollit, sa surface interne se revet d'une membrane qui présente tous les caractères de la caduque.

§ 2. — *Causes de la grossesse extra-uterine.*

Les causes des grossesses extra-utérines sont encore enveloppées d'une obscurité complète. On admet généralement qu'un effroi soudain au moment de la fécondation, peut changer le cours ordinaire des choses, et que l'ovule n'étant pas saisi par la trompe se développe dans, ou sur l'ovaire, ou enfin, tombe dans la cavité abdominale, etc., etc. Mais comment admettre cette opinion quand on sait que l'ovule n'abandonne l'ovaire que quelques jours après la fécondation. Cependant, il serait possible que le saisissement survint au moment où l'ovule quitte l'ovaire.

M. Dezeimeris attribue cet accident à des violences extérieures. M. Velpeau, aux anomalies et aux affections dont la trompe peut être le siège, telles que l'étroitesse, le défaut de continuité, les déviations, le défaut de longueur, l'engorgement, l'endurcissement, la paralysie, le spasme, etc. Cette opinion, sans contredit, est la plus fondée.

§ 3. — *Diagnostic.*

Les signes qui caractérisent une grossesse extra-utérine sont si fugaces dans les premiers mois, qu'il est bien difficile, pour ne pas dire impossible de la distinguer d'une vraie grossesse, ou d'un engorgement utérin. Ainsi, immédiatement après la conception, la femme éprouve des douleurs abdominales, semblables aux coliques qui signalent le commencement d'une vraie grossesse. Quelquefois une douleur fixe dans une des fosses iliaques. A une époque plus avancée, les modifications du corps et du col de l'utérus, qui accompagnent toujours le développement d'un produit extra-utérin, doivent induire en erreur, en faisant croire à une grossesse normale, surtout si les règles cessent de se manifester, et dans ce cas, on les a vues ne reparaître qu'après le terme où l'accouchement aurait dû s'effectuer, souvent même ne jamais couler tant qu'a duré la grossesse extra-utérine. Cependant, le contraire peut avoir lieu tout aussi souvent, et l'on a vu la menstruation n'être en aucune manière troublée par cette conception anormale. Ces mêmes variations se rencontrent dans la sécrétion laiteuse; mais lorsque le développement de l'abdomen est manifeste, la forme irrégulière du ventre, partagé en deux tumeurs, dont l'une est constituée par l'utérus, l'autre par la grossesse anormale, permet de diagnostiquer cette espèce de grossesse. Le toucher sera surtout, dans ce cas, d'un grand secours, il permettra de constater la vacuité de l'utérus, son isolement de la tumeur où est contenu le produit et le changement de situation que le développement de cette tumeur lui a fait subir. Enfin, si la partie inférieure du kyste a pris la place de l'utérus au détroit supérieur, on atteindra le col avec une extrême difficulté, mais aussi il sera facile de déterminer le ballottement à travers les parois de cette tumeur. J'ai pu percevoir ce signe sur la femme opérée par M. Dubois à la Clinique, avant mon entrée en fonction; il était si manifeste, qu'il a été pour M. P. Dubois une circonstance déterminante de l'opération. (*Voy.* ci-après, page 111.)

Par le palper abdominal, on distingue facilement les mouvemens actifs et passifs du produit qui sont perçus douloureusement par la mère.

L'auscultation est ici encore d'un puissant secours pour établir d'une manière certaine l'existence d'un produit vivant, et pour permettre de le distinguer d'un corps mobile étranger à la conception, et développé au milieu d'un kyste. Chez la femme chez laquelle on avait cru à l'existence d'une grossesse extra-utérine, et dont j'ai parlé à l'article *Diagnostic de la grossesse*, page 48, le ballottement abdominal pouvait faire croire à l'existence d'un produit de conception, on percevait même par le toucher une sensation presque analogue au ballottement vaginal; mais avant le prétendu terme de la grossesse, l'auscultation n'avait fait percevoir qu'un bruit de souffle assez manifeste vers les fosses iliaques.

§ 4. — *Marche.*

Au terme ordinaire de la grossesse, souvent même bien avant cette époque, surviennent les douleurs de l'enfantement qui se prolongent souvent pendant trois ou quatre jours, quelquefois bien plus long-temps. Si la grossesse se prolonge plusieurs années, ces douleurs peuvent revenir à des intervalles variés et durer pendant plusieurs semaines, et dans ce cas, on les a vues se manifester à chaque époque correspondantes au terme de la gestation.

La durée de la grossesse extra-utérine est très variable; elle se termine en quelques semaines ou peut se prolonger pendant plusieurs années. Abandonnée à elle-même, elle se termine ordinairement par la rupture du kyste à une époque indéterminée, mais qui cependant ne dépasse pas le plus souvent le milieu de la grossesse.

Cette rupture entraîne presque nécessairement la mort du produit, quelques fœtus ont cependant continué de vivre après cette rupture; elle s'accompagne des phénomènes les plus graves, ainsi, une hémorrhagie qui fait périr la mère presque instantanément, ou bien si l'hémorrhagie s'arrête, une péritonite consécutive des plus graves, déterminée par le passage du produit, des eaux, du sang dans la cavité péritonéale; deux circonstances peuvent alors se présenter : ou la mère succombe, ou la péritonite peut céder aux moyens employés pour la combattre, et alors les débris de la grossesse peuvent s'envelopper d'un nouveau kyste et séjourner dans la cavité abdominale durant toute la vie de la malade; dans ce cas, le produit semble avoir subi un dessèchement complet, une sorte de momification; souvent aussi, les tissus se transforment en une substance osseuse crétacée, ou semblable au gras de cadavre; quelquefois, quand on l'a observé long-temps après le terme de la grossesse, si la rupture du kyste n'a pas produit la mort de l'enfant, et s'il a pu vivre pendant un certain temps dans sa nouvelle demeure, on trouve le développement du système osseux plus grand que chez le fœtus à terme. quelquefois même on a constaté l'existence de plusieurs dents, mais ces cas sont rares, et le plus ordinairement, les parties molles du produit subissent une fonte putrilagineuse, et l'on trouve les débris du squelette, macérés dans un mélange de sang, de liquide amniotique et de pus; les enveloppes se détruisent, des trajets fistuleux les mettent en communication, soit avec l'extérieur par la paroi abdominale ou le périnée, soit avec le canal intestinal, l'estomac, le vagin, l'utérus, la vessie et le rectum: dans tous les cas, ces débris sortent par ces voies diverses.

Souvent alors, la suppuration du foyer épuise la malade; d'autres fois, la suppuration se tarit, la plaie se cicatrise, ou se réduit à un simple ulcère fistuleux, et la femme peut encore vivre de longues années.

§ 5. — *Traitement.*

Dans les premiers mois d'une grossesse extra-utérine, que par exception on aurait pu constater d'une manière certaine, toute opération doit être proscrite, le remède serait plus grave que le mal. On doit s'en tenir à des moyens généraux, tels que lessaignées abondantes et souvent répétées, pour prévenir les congestions locales qui pourraient se faire au voisinage du kyste et en favoriser la rupture. Dans le cas même où cette rupture se serait effectuée spontanément, on doit s'attacher uniquement à prévenir et à modérer l'abondance de l'hémorrhagie par le repos, les réfrigérans, les saignées, etc., et à combattre les phénomènes de péritonite consécutive par les moyens appropriés.

Dans le cas même où, dans une grossesse extra-utérine bien certaine et parvenue à une époque voisine du terme, un commencement de travail viendrait à se manifester, l'accoucheur ne peut et ne doit avoir en vue que de faire cesser ce commencement de travail, par les moyens conseillés à l'article

AVORTEMENT (*laudanum en lavement et à haute dose*), et jamais il ne doit, dans l'intérêt du produit, afin de l'extraire vivant, pratiquer la gastrotomie, et vouer ainsi la mère à une mort certaine.

En effet, les dangers de l'opération sont encore bien plus grands que dans la gastrotomie faite dans les cas de grossesse normale. Le placenta ne se sépare pas de lui-même de la surface interne du kyste, il y adhère si intimement qu'il semble en faire partie intégrante. Son extraction présente alors de très grandes difficultés, et des dangers incalculables.

De plus, comment se décider à pratiquer une telle opération, quand on sait que la malheureuse femme qui l'aura subie, si elle n'a pas succombé immédiatement, sera livrée à une mort presque infaillible, qui n'arrivera que lentement et au milieu des plus atroces douleurs.

Enfin, je n'hésite pas à dire que si le travail n'avait pu être enrayé par l'opium, le kyste étant resté intact, on ne serait en aucune manière autorisé à pratiquer la gastrotomie; à plus forte raison, si le kyste était rompu.

L'art ne peut utilement intervenir, que lorsque les phénomènes primitifs sont passés, qu'il y ait eu ou non rupture du kyste; mais il ne faut pas se hâter, il faut laisser au kyste, de nouvelle formation, le temps de se constituer, ce qui est assez long, et encore l'opération ne devrait être tentée que pour prévenir des accidens imminens, ou pour soustraire la femme à un état de souffrance habituelle qui lui rend la vie à charge.

Cependant, comme exception à cette règle, je vais rapporter succinctement une observation de grossesse extra-utérine, que j'ai recueillie à la Clinique, avant mon entrée, et qui vient d'être publiée par M. Voillemier, interne de la Clinique à cette époque.

Une femme se présenta portant, depuis vingt-deux mois, une grossesse extra-utérine. Elle était assez bien portante, mais la gêne que lui faisait éprouver cette infirmité, lui rendant la vie incommode, elle supplia M. P. Dubois de faire tout pour la délivrer. La tête du fœtus était sentie parfaitement au détroit supérieur, à travers la paroi supérieure et postérieure de l'utérus ; de plus, ce qu'il est bien important de rappeler, c'est que cette tête jouissait d'une très grande mobilité, à tel point que le ballottement vaginal pouvait s'effectuer comme dans une grossesse normale. M. P. Dubois m'autorisa à le constater par moi-même. D'après ces dispositions favorables, M. P. Dubois espéra, à l'aide d'une incision faite à la paroi supérieure du vagin et inférieure du kyste, pouvoir saisir cette tête mobile avec le forceps ; et, certes, cette espérance était tout-à-fait fondée. Cependant, avant de se résoudre à une opération de cette importance, il jugea bon de prendre l'avis de quelques confrères. J'étais présent à cette consultation, et personne, sans aucune exception, ne s'opposa à l'opération ; tous, après examen, jugèrent que l'opération était possible. Il est donc inexact, comme cela a été avancé depuis, que l'opération ait été faite malgré une vive opposition.

Les parois du kyste et du vagin incisées, on s'aperçut qu'il existait des adhérences entre les parois du kyste et le cuir chevelu, et que la mobilité n'existait qu'entre les os et le cuir chevelu. Il était impossible donc de songer à saisir la tête ; il fallut renoncer à l'opération. C'est alors seulement que pour ne pas participer à l'insuccès, on se hâta de dire qu'on n'avait pas été d'avis que l'opération fût pratiquée.

Néanmoins l'opération eut un plein succès, non pas immédiatement, mais ultérieurement. Au bout de quelques jours, les parois du kyste s'enflammèrent, une fonte putride détacha petit à petit les parties fœtales ; les os détachés furent peu-à-peu extraits à l'aide de longues pinces et d'injections ; le foyer se détergea, la fistule se ferma, et la femme sortit de l'hôpital dans un état de santé parfait. Deux ou trois mois après cette fistule se rouvrit de nouveau pour donner issue à un tibia qui manquait pour compléter tous les os du squelette, et que la femme nous apporta elle-même à la Clinique. Depuis ce temps, elle n'a cessé de jouir de la meilleure santé.

CHAPITRE III.

DE LA FAUSSE GROSSESSE, OU DES AFFECTIONS QUI PEUVENT LA SIMULER.

ART. I. — RÉTENTION DES MENSTRUES.

L'accumulation des règles dans la cavité de l'utérus peut imposer pour une grossesse ; l'erreur est possible dans les premiers mois de la suppression ; car cette rétention détermine souvent les réactions sympathiques qui constituent les signes de présomption ; la difficulté qu'on éprouve à constater la grossesse dans les premiers mois, comme je l'ai dit à l'article DIAGNOSTIC DE LA GROSSESSE, permet aussi de rester tout-à-fait dans le doute. Mais, quand la suppression se prolonge, quand alors l'accumulation est considérable, il est facile de la différencier d'une grossesse avancée que simule ce développement anormal de l'utérus. L'absence des mouvemens actifs, des bruits du cœur, du ballottement abdominal ou vaginal, la forme ovoïde régulière du ventre, etc., etc., permettent d'établir qu'il n'y a pas grossesse. Le développement du ventre, qui se fait par saccade, augmente, diminue pour augmenter bientôt après, surtout aux époques menstruelles, sert à caractériser l'espèce de maladie qui simule la grossesse. Le toucher fera reconnaître ou une imperforation de l'hymen, ou l'occlusion du col utérin.

Traitement. S'il y a occlusion du col, on se servira, pour donner issue au sang, d'une sonde en argent, d'un mandrin, d'un stylet ou de tout autre corps semblable, introduit dans le col ; cela suffira presque toujours pour détruire l'obstacle, quand il est dû à une simple agglutination ; mais, s'il ne pouvait être vaincu par ce moyen, on sera forcé de se servir d'un long trois-quarts ou d'un bistouri, dont la lame est garnie de linge, excepté à la pointe. La ponction faite, on introduit une mèche pendant quelques jours pour empêcher la réunion de la plaie. Si la consistance du liquide accumulé l'empêchait de sortir par une ponction, il faudrait pratiquer une incision assez étendue.

S'il y a occlusion du vagin par un simple diaphragme, une incision cruciale devra être faite. Quand l'obstacle est déterminé par l'union des parois vaginales entre elles, l'opération est bien difficile et bien dangereuse; cependant, à l'aide d'une dissection minutieuse, on peut y parvenir. M. Amussat compte un succès de ce genre.

Fort heureusement, c'est à la vulve que l'obstacle se rencontre le plus souvent; il est dû à l'hymen. Le sang occupe le vagin et non l'utérus. La tumeur bombe entre les lèvres de la vulve, on y sent une fluctuation manifeste. Dans ce cas, on incise largement les tégumens; si on ne sentait pas de fluctuation, on n'inciserait que couche par couche de dehors en dedans. Il est bon même, dans l'un et l'autre cas, d'enlever les lambeaux qui résultent souvent de l'incision.

ART. II. — HYDROMÈTRE.

L'accumulation dans l'utérus d'un liquide clair, légèrement citrin, quelquefois mélangé de sang, peut aussi simuler une grossesse. Il en est de même de l'accumulation de gaz ou *tympanite utérine*. Dans le premier cas, la méprise est souvent possible aussi avant le troisième ou le quatrième mois. En effet, cet accident s'accompagne de rétention des règles et d'une grande partie des signes de présomption; mais, après cette époque, la méprise n'est guère possible. Cependant, on cite des exemples de grossesses aqueuses qui, n'ayant apporté aucun trouble dans l'économie, avaient été prises pour de vraies grossesses, jusqu'à un terme avancé. Une de mes parentes, fille d'un accoucheur fort expérimenté, en a présenté un exemple très remarquable. Après une suppression de huit mois, elle rendit une grande quantité d'eau claire, et son ventre, développé comme à terme, s'affaissa subitement, sans que sa santé en ait éprouvé la plus légère atteinte.

Si cet accident est déterminé par les mêmes causes que la rétention du sang, on y remédie par les mêmes moyens.

Dans le deuxième cas, ou *tympanite utérine*, l'utérus est extrêmement léger, et on y perçoit par la percussion une résonnance caractéristique. Cette maladie requiert les mêmes indications que les précédentes.

ART. III. — GROSSESSE NERVEUSE OU HYSTÉRIQUE.

Les femmes qui ont un grand désir de devenir mères ont cru souvent à la réalité d'une grossesse qui n'existait pas. J'ai cité dans le diagnostic l'exemple d'une femme chez laquelle l'illusion était si grande, qu'elle allait jusqu'à soutenir qu'elle sentait remuer. Ces faits, au reste, ne sont pas rares; M. Velpeau en a réuni un assez grand nombre.

ART. IV. — DE LA GROSSESSE MOLAIRE.

On entend par mole une production anormale développée dans l'utérus, sans altération manifeste de la cavité utérine. On en a admis une foule de variétés : les plus communes sont les suivantes :

Mole charnue. Espèce de concrétion membraneuse qui se dépose dans l'utérus aux époques menstruelles.

Corps fibrineux, ou caillots de sang dégénérés. Ces deux variétés peuvent également se rencontrer chez la jeune fille et chez la femme mariée. Mais les suivantes, qui sont, à n'en pas douter, des dégénérescences de produits de conception, ne se rencontrent que chez la dernière.

a. Mole de génération. Un examen attentif permet presque toujours d'y retrouver des restes de tissus naturels. La dégénérescence affecte le produit ou ses enveloppes. Si l'œuf n'est pas expulsé, quand c'est le produit qui a été affecté, il en résulte quelque monstruosité; si l'état pathologique a porté sur les annexes, une véritable mole se constitue. Dans ce dernier cas, l'embryon et son cordon sont complètement détruits, résorbés ou expulsés par une déchirure de l'œuf, et il n'en reste plus de vestiges. On ne reçoit alors qu'une masse plus ou moins volumineuse, ayant des formes variées; le plus ordinairement, elle est ovoïde; elle contient un liquide plus ou moins clair, plus ou moins coloré. On y retrouve souvent l'amnios intact et seulement des traces des autres membranes, ou bien le chorion seul; quelquefois, elles existent toutes les deux avec des lambeaux de caduque. J'en ai reçu plusieurs de cette nature, entre autres une qui pouvait avoir treize centimètres et demi (quatre à cinq pouces de long). L'apoplexie placentaire, les tumeurs squirrheuses; enfin, toutes les dégénérescences du tissu placentaire peuvent aussi produire cette mole.

b. La mole hydatique est la plus commune de ces moles de génération. Elle est susceptible de prendre toutes les formes, ce qui explique très bien comment on trouve dans les anciens ouvrages les relations si merveilleuses de femmes accouchées de figures bizarres ayant la forme d'animaux ou de fruits. M. Velpeau la regarde comme le résultat d'une hypertrophie des villosités du chorion : c'est aussi l'opinion de M. P. Dubois. Elles peuvent acquérir un volume considérable, et dans ce cas le volume du ventre est semblable à celui qu'il a au terme de la grossesse. M. Dubois en présenta une masse énorme à ses leçons : elle avait été expulsée par une femme de la Maternité.

Il est impossible, dès le début d'une grossesse, de constater si l'utérus contient ou non un produit normal ou dégénéré. A une époque avancée, il est plus facile de s'assurer qu'il n'existe pas de fœtus dans l'utérus, mais on peut très bien confondre la présence d'une mole avec une partie des affections qui peuvent simuler la grossesse. Quand la vésicule est expulsée, les soins que réclame cet état pathologique sont les mêmes que pour l'avortement. Cet accident peut se reproduire plusieurs fois chez la même femme, et on ne possède aucun moyen efficace pour le prévenir ou le guérir. Seulement, dans le cas où on aura pu constater la présence de cette môle dans l'utérus, chez une femme qui en aura déjà rendu plusieurs, on pourra en favoriser l'expulsion au moyen du seigle ergoté.

CHAPITRE IV.

DES INCOMMODITÉS ET DES MALADIES QUI PEUVENT SURVENIR PENDANT LE COURS DE LA GROSSESSE.

La femme enceinte n'est à l'abri d'aucune maladie, et soit qu'une affection ait précédé la grossesse, ou qu'elle se soit manifestée pendant son cours, cette affection constitue toujours une complication fâcheuse.

Mais les bornes de cet ouvrage ne me permettent pas de m'occuper des effets que chaque maladie peut produire sur la grossesse. Je ne dois traiter que de certaines affections, qui la compliquent ordinairement, ou même qui lui sont spéciales.

La conception jette souvent dans tout l'organisme, un trouble dont les effets varient non-seulement chez chaque individu, mais quelquefois aussi chez la même personne dans des grossesses successives. Ainsi, telle femme éprouve des vomissemens, des syncopes, etc., pendant une grossesse, et dans la suivante, jouit d'une santé parfaite; il arrive pourtant qu'en général, le même ordre de symptômes se représente à chaque grossesse, et dans ce cas, ces incommodités deviennent un signe presque infaillible de conception. Ces incommodités et ces maladies varient suivant le tempérament, les habitudes de l'individu, et l'époque de la grossesse.

ART. I. — LÉSIONS DE LA DIGESTION.

Les rapports sympathiques qui existent entre l'utérus et les organes de la digestion peuvent être cause du dérangement de leurs fonctions, et donner lieu à plusieurs incommodités ou maladies qui sont dans l'ordre de fréquence, les nausées et les vomissemens, l'anorexie, les aigreurs, le pica ou les envies, la dyspepsie, la constipation, le ptyalisme, la diarrhée.

§ I. — *Des nausées et des vomissemens.*

Il est rare qu'une femme devienne enceinte sans être tourmentée par ces accidens. Ils se manifestent si constamment dans l'état de grossesse, qu'ils constituent un des premiers signes de présomption. Lorsque ces indispositions sont modérées, elles n'offrent aucune gravité, et se terminent naturellement entre le troisième et le quatrième mois de la grossesse ; mais il n'est pas rare de les voir reparaître vers la fin : dans les premiers mois, ils sont déterminés par la réaction sympathique de l'utérus sur l'estomac, dans les derniers, par la gène mécanique que l'utérus développé fait éprouver à l'estomac et aux intestins.

L'heure de la journée où se manifestent les vomissemens varie; quelques femmes rejettent le matin quelques eaux glaireuses plus ou moins abondantes, ou bien, après un seul ou après chaque repas, elles rejettent une partie des alimens ingérés dans l'estomac. Ce dernier cas est grave, quand il y a rejet complet des alimens; mais il est bien rare qu'il ne reste pas dans l'estomac après des vomissemens même répétés, assez d'alimens pour suffire à l'alimentation. J'ai vu bien des femmes affirmer qu'elles ne pouvaient garder aucune nourriture et n'en être pas sensiblement amaigries ; cependant j'en ai rencontré aussi chez lesquelles le vomissement répété aurait eu les conséquences les plus funestes, si l'on n'était parvenu à le modérer.

Les vomissemens sont en général faciles et non douloureux, mais ils sont quelquefois accompagnés d'efforts si violens et si long-temps prolongés que les secousses qu'ils déterminent peuvent réagir sur l'utérus, solliciter ses contractions, et par suite l'expulsion du produit, surtout chez les femmes qui y sont déjà disposées; aussi l'accoucheur est-il dans l'obligation de prescrire un régime convenable, pour diminuer l'intensité de cet accident.

Quand le vomissement est facile, et que les matières vomies, ne contiennent aucun aliment, il suffit de prescrire à la femme l'usage d'une boisson aromatique légère quelconque; infusion de feuilles d'oranger, de tilleul, de thé, etc. Mais s'il s'accompagne de secousses violentes, ou s'il a lieu après les repas, et que tous les alimens soient rejetés, on prescrira les boissons froides, glacées, les eaux gazeuses, les antispasmodiques, les pastilles de Vichy, et surtout l'opium, soit à l'intérieur, soit en fomentation sur l'épigastre. L'alimentation devra être légère, et surtout dans le choix des alimens, on devra avoir égard aux aptitudes de l'estomac et les étudier au besoin. Les alimens doivent être froids; je me suis souvent très bien trouvé de l'apposition brusque d'un morceau de glace sur l'épigastre, au moment où le vomissement commençait à se manifester, et de l'ingestion de petites parcelles de glace dans l'estomac. L'opium par la méthode endermique m'a souvent aussi très bien réussi. Dans ce cas, j'ai fait usage de l'hydrochlorate de morphine à la dose d'un centigramme au plus, sur la surface excoriée d'un petit vésicatoire, à l'épigastre, et j'ai augmenté successivement la dose jusqu'à quatre à cinq centigrammes par jour. Si c'est plus particulièrement après un des repas que se manifeste l'accident, on éloignera ou on rapprochera l'heure de ce repas, on en diminuera la quantité. Si enfin, malgré ces précautions, on observait que ces accidens ont de la tendance à se reproduire à la même heure, il faudrait essayer du sulfate de quinine. M. Honoré l'a employé avec succès chez une de mes clientes, chez laquelle l'intensité et la durée de cet accident pouvait donner des inquiétudes sérieuses.

La tension et les douleurs épigastriques, qui accompagneraient le vomissement, seraient combattues par les sangsues à l'épigastre, et mieux encore par les fomentations ou cataplasmes narcotiques; par les bains, une petite saignée générale, surtout si ces douleurs s'irradiaient jusque dans les lombes et l'hypogastre; dans ce dernier cas, pour prévenir un avortement, il sera bon d'insister sur l'usage du laudanum en lavement, jusqu'à cessation des accidens.

On a encore vanté les vins généreux, les liqueurs alcoholiques, les ventouses, l'emplâtre de thériaque au creux de l'estomac : tous ces moyens doivent être essayés; ils peuvent réussir chez une femme, tandis qu'ils ont été sans succès chez une autre, et quand bien même toute médication deviendrait inutile, il n'en faudrait pas moins insister, ne fût-ce que pour faire pendre patience à la malade, et lui faire gagner l'époque où ces accidens doivent se calmer d'eux-mêmes.

§ 2. — *De l'anorexie.*

Anorexie. Beaucoup de femmes enceintes éprouvent de l'inappétence ou du dégoût pour certains alimens, et surtout pour les viandes; la cause en est dans un état nerveux particulier de l'estomac, ou dans l'état saburral, soit de ce viscère, soit des intestins, ou dans un état de pléthore. Si l'on présume que l'anorexie provient de la première cause, quelques infusions antispasmodiques, l'éther, la liqueur anodine d'Hoffmann, le nitrate de bismuth, etc., suffiront pour la dissiper; l'état saburral exige l'emploi des délayans, tels que la limonade, le bouillon aux herbes, le petit lait; puis s'il en est besoin, les évacuans, la rhubarde, les sels neutres, l'huile de ricin à petite dose seront indiqués. Enfin, les vomitifs ont été préconisés contre l'embarras gastrique; mais on doit, à mon avis, être très réservé sur l'emploi de ce moyen qui, malgré son innocuité dans d'autres circonstances, donne lieu à des efforts très nuisibles au produit de la conception. Il faudra donc les éviter avec soin chez les personnes nerveuses, faibles ou qui ont déjà eu des avortemens. Les flatuosités qui gênent beaucoup certaines personnes et sont même quelquefois très douloureuses, surtout après les repas, seront combattues par l'infusion de fleurs de camomille, de petite centaurée, de semence de fenouil, le vin de Malaga, d'Alicante, etc., etc. Quant à la pléthore, nous dirons plus loin comment on doit la faire cesser; mais en général, il ne faut nullement s'effrayer de l'anorexie chez les femmes enceintes, lorsqu'elle n'est que passagère et qu'on ne soupçonne pas un état maladif des organes digestifs; il faut même ne contrarier en rien le goût des malades et ne pas les contraindre à manger les alimens pour lesquels elles montrent quelque répugnance.

§ 3. — *Des aigreurs.*

Les aigreurs d'un goût acide, quelquefois insupportable, se manifestent souvent le matin ou après le repas. On les corrigera facilement à l'aide des infusions amères, et aromatiques, telles que celles de chicorée sauvage associée à la feuille d'oranger ou à la camomille; les pastilles de Vichy, la magnésie calcinée réussissent parfaitement dans ce cas. La dose, pour les pastilles, sera de trois ou quatre par jour; celle de la magnésie variera entre un gramme et quatre grammes.

§ 4. — *Du pica ou des envies.*

Le pica, ou malacia, accompagne quelquefois l'anorexie, il consiste en des désirs, plus ou moins vifs, de manger des alimens ou des choses extraordinaires et même dégoûtantes. On cite maints exemples d'appétits dépravés de cette nature chez les femmes les plus délicates et les plus difficiles en état de santé; ils sont ordinairement de peu de durée, et ne demandent aucun traitement spécial, lorsqu'ils ne proviennent pas d'anorexie. Il faut se contenter d'empêcher la femme de manger les objets qui pourraient évidemment lui être nuisibles et la satisfaire, quant à ceux qui contiennent quelques principes nutritifs.

§ 5 — *De la dyspepsie.*

Les digestions lentes et laborieuses, ou la dyspepsie, s'accompagnent presque toujours d'un certain degré de constipation qu'il faut d'abord s'attacher à combattre; mais si la dyspepsie persistait après qu'on aura détruit la constipation, on prescrira une alimentation de facile digestion, et prise en petite quantité à chaque repas, sauf à multiplier les repas suivant le besoin. La malade usera, du reste, de tous les moyens propres à faciliter la digestion.

§ 6. — *De la constipation.*

La constipation, très fréquente pendant la grossesse, doit être attribuée surtout à la compression que l'utérus, plus ou moins développé, exerce sur le rectum; elle peut provenir aussi de troubles digestifs dont nous avons parlé plus haut, ou même les occasioner; elle exige qu'on y fasse attention, en ce sens que l'accumulation, quelquefois très considérable des matières fécales dans la partie moyenne du rectum, les efforts d'expulsion qu'elles exigent, peuvent exciter la matrice à entrer en contraction, et par suite causer l'avortement. Aussi est-il nécessaire de prévenir la constipation par l'usage des remèdes, où par un régime délayant suivant les indications. Dans le cas ou les lavemens étant insuffisans, il faudrait recourir à un autre moyen, on devrait s'abstenir des purgatifs énergiques: l'huile de ricin à la dose de quinze à vingt grammes, l'eau de Sedlitz, un verre ou deux au plus, ou tout autre laxatif doux doivent être seuls employés.

§ 7. — *De la diarrhée.*

La diarrhée se rencontre plus rarement; elle peut provenir simplement de la sympathie de l'utérus avec les intestins, ou bien de l'état saburral ou d'irritation légère de ces derniers. Dans le premier cas, les antispasmodiques suffiront pour la dissiper; et, dans le second, on emploiera des boissons d'abord adoucissantes, puis l'eau de riz gommée, sucrée avec le sirop de coing ou de grande consoude, et les lavemens amidonnés dans lesquels on ajoutera cinq à six gouttes de laudanum de Sydenham. Le régime de la malade se composera de crème de riz, de potages maigres, et surtout pris en petite quantité.

§ 8. — *Du ptyalisme.*

Le ptyalisme, ou sécrétion abondante de la salive, s'observe plus particulièrement dans les premiers temps de la grossesse;

son peu de gravité et souvent son peu de durée ne présentent aucune indication particulière. Cependant, il peut se prolonger pendant toute la durée de la grossesse, et prendre un caractère vraiment inquiétant.

M. Devilliers fils m'en a rapporté une observation que M. Danyau fils a communiquée à la Société médicale du douzième arrondissement. Une dame, à sa première grossesse, eut un ptyalisme abondant jusqu'au sixième mois. A sa seconde grossesse, cet accident se prolongea jusqu'à l'accouchement, et même quelque temps au-delà. Devenue enceinte pour la troisième fois, la salivation s'est encore renouvelée. On évalue à un litre la quantité de salive qu'elle rend, et dont elle mouille de trente à quarante mouchoirs par jour. Aucun remède n'a pu arrêter cette sécrétion abondante, l'eau glacée a paru seule la supprimer une fois, mais en donnant lieu à des étouffemens violens qui ont contraint à y renoncer.

Dans ce cas, on a conseillé l'usage de la magnésie, du calomel, des gargarismes alumineux; mais on réussit mieux, non pas à guérir, mais à modérer cette salivation abondante en conseillant à la malade de tenir dans sa bouche un morceau de gomme arabique ou de sucre candi.

ART. II. — LÉSIONS DE LA CIRCULATION.

La grossesse donne à la circulation une activité plus grande que dans l'état ordinaire; le pouls est plus fréquent, plus dur, plus plein; le sang, tiré de la veine, se couvre d'une couenne, comme dans les affections inflammatoires; mais cependant cette couenne est plus blanchâtre. Toutefois, ces caractères ne sont jamais assez tranchés, pour qu'ils puissent constituer un signe de grossesse, comme le pensent certains accoucheurs. Dans le plus grand nombre des cas aussi, cet état qui a quelque analogie avec la pléthore, ne mérite aucune attention; mais il demande à être combattu lorsqu'il est exagéré, et quand il donne lieu à quelques accidens.

§ 1. — *De la pléthore.*

La pléthore est distinguée en pléthore générale, suivant qu'elle se manifeste par des troubles généraux dans la circulation, ou bien en pléthore locale, quand elle porte son action sur quelque organe particulier. C'est, dans la grossesse, l'utérus qui est particulièrement le siège de cette dernière espèce.

Je ne discuterai pas longuement les diverses opinions qui ont été émises sur la cause de la pléthore ; je dirai seulement qu'elle me paraît déterminée spécialement par l'accroissement de vitalité, dont tous les organes sont le siège pendant la grossesse.

La pléthore générale est caractérisée par la céphalalgie, la somnolence, les vertiges, les bleuettes, la dypsnée, les urines rouges, la fréquence et la plénitude du pouls, la coloration du visage, etc. La saignée générale est le remède par excellence.

La pléthore générale détermine souvent la pléthore locale; aussi, est il bien important de combattre la première pour prévenir les congestions fâcheuses, qui peuvent être la suite de la seconde et qui peuvent se produire dans le cerveau, dans les poumons et surtout dans l'utérus, lequel, dans l'état de grossesse est l'organe le plus disposé à la congestion.

Mais la pléthore locale peut aussi exister seule, et elle demande, par cela même, un soin tout particulier; les bains entiers, les saignées générales, les applications de sangsues, les boissons adoucissantes, devront être mises en usage.

Si c'est l'utérus qui est le siège de la congestion, on devra la combattre avec énergie par les saignées révulsives seulement.

En effet, la congestion utérine est une des causes les plus fréquentes d'avortement; elle peut tuer le produit, soit en détruisant, au moyen d'une hémorrhagie, les rapports circulatoires qui l'unissent à sa mère, soit en déterminant l'apoplexie placentaire, ou enfin, en sollicitant le développement prématuré des contractions utérines.

La pléthore locale et surtout celle de l'utérus se rencontre plus particulièrement chez les femmes sanguines et abondamment réglées; aussi a-t-elle lieu surtout aux époques où les règles avaient l'habitude de paraître, mais seulement dans les premiers mois de la grossesse. Les causes physiques et morales ont une influence très prononcée sur la production ou sur l'accroissement de la pléthore locale, ce qui fait qu'elle se rencontre assez fréquemment aussi chez les personnes éminemment impressionables.

Les principaux symptômes qui la caractérisent sont un sentiment de pesanteur, de tension, de gène dans le bas-ventre et les aines, quelques douleurs passagères dans la même région et surtout dans les reins; enfin, quelques contractions utérines, si on n'y apporte un prompt remède. Le fœtus lui-même ressent souvent l'influence de la congestion sanguine : ses mouvemens, précipités d'abord, puis de plus en plus faibles, et leur disparition indiquent son état de souffrance. Quelquefois même un léger écoulement sanguin se manifeste par la vulve; c'est un accident qui peut avoir les plus graves conséquences et auquel il faut se hâter de remédier.

Je l'ai dit, le meilleur moyen de remédier aux accidens qui résulteraient de la pléthore locale de l'utérus, consiste dans la saignée générale, qui est à-la-fois déplétive et révulsive. Elle doit être proportionnée à l'âge du sujet; mais en général, il vaut mieux pratiquer plusieurs petites saignées qu'une seule trop forte. Il faut éviter surtout qu'elles ne produisent la syncope, à cause des mouvemens convulsifs que cet accident détermine quelquefois.

Si les mouvemens actifs du fœtus avaient cessé, on les voit reparaître immédiatement après l'emploi de ce moyen.

Si un léger écoulement sanguin est apparu, souvent aussi, il se supprime sous l'influence de la saignée; mais cet accident demande, en outre, d'autres soins et des plus minutieux. La malade restera étendue sur une chaise longue; elle évitera tout ce qui pourrait entretenir la chaleur dans le bassin; ainsi les vêtemens de la partie inférieure du corps seront légers, les pieds surtout seront peu couverts, les lavemens seront pris frais, les boissons et les alimens aussi. Toute excitation physique et morale devra être éloignée.

Si cet écoulement se manifestait à l'époque où les règles apparaissaient avant la grossesse, toutes ces précautions seraient prises huit ou dix jours avant l'époque menstruelle, et la saignée pratiquée serait d'une palette au plus chaque mois. J'aurai occasion de revenir sur ce traitement, bien plus en détail, à l'occasion de *l'avortement.* J'ai pu, à l'aide de ces moyens, conduire à terme des femmes qui, déjà, avaient avorté plusieurs fois; mais il faut pour obtenir ce résultat que la malade ait une grande docilité, une grande confiance et un désir extrême d'être mère. Car, en effet, l'accoucheur a, dans ce cas, une foule de préjugés à surmonter. On est généralement pénétré dans le monde de cette fausse idée, que la saignée est nuisible dans les premiers mois, qu'elle ne peut être faite que du quatrième au cinquième mois. On va plus loin, on regarde les saignées répétées comme devant être funestes au produit, comme devant détériorer la santé de la mère : en un mot, il faut à l'accoucheur une grande persévérance pour ne pas se laisser rebuter par ces difficultés. Que de fois, dans la pratique, n'ai-je pas été obligé de combattre de semblables erreurs, et combien de fois, si le succès n'était venu couronner l'œuvre, ma responsabilité aurait été engagée; et, à cette occasion, je me rappelle un fait assez curieux. Toutes les amies d'une dame que je fus obligé de saigner sept à huit fois pendant sa grossesse, s'élevaient hautement contre un semblable traitement, et lui annonçaient qu'elle accoucherait d'un enfant chétif, et qui ne pourrait vivre. L'expulsion terminée, non sans peine, on s'empressa, de toute part, de venir s'assurer du résultat; le mari, dissimulant sa joie, dit à ces dames qu'elles avaient eu bien raison, et que l'enfant était d'un petitesse incroyable; chacune alors de s'écrier : « Je l'avais bien dit, ce « traitement est meurtrier, etc. » Mais quel fut leur étonnement lorsqu'on découvrit à leurs yeux un énorme garçon ?

Jamais la saignée faite avec réserve, quand elle est indiquée, ne peut être nuisible; au contraire, elle est toujours d'une utilité incontestable : c'est un moyen précieux qu'heureusement l'art a reconquis sur la routine.

La saignée du pied, et les sangsues aux aines et aux cuisses, doivent être proscrites à cause de l'effet révulsif qu'elles peuvent produire. Il en est de même du bain de siège qui, cependant, est recommandé dans un ouvrage tout récemment publié.

§ 2. — *De l'œdème.*

Infiltration séreuse, ordinairement indolore, mais dans quelques cas, très douloureuse du tissu cellulaire, des membres inférieurs, des grandes lèvres, du tronc, plus rarement des membres supérieurs et des cavités splanchniques : elle dépend de la compression que l'utérus développé exerce sur les veines iliaques et sur les vaisseaux lymphatiques, de la gène qu'il détermine dans la circulation abdominale. La faiblesse, le tempérament lymphatique y prédisposent. Plusieurs auteurs l'ont attribuée à la pléthore et l'ont même appelée pléthore séreuse. Lorsque l'œdème est borné aux membres inférieurs ou à la vulve, ce qui a lieu le plus ordinairement, il n'offre aucune gravité; mais s'il est général, il devient d'un pronostic fâcheux, parce qu'il peut dénoter une lésion organique grave, ou bien parce qu'on a observé qu'en général, les femmes qui sont infiltrées ont une disposition singulière à l'éclampsie. Aucun traitement ne doit être employé, si l'œdème est borné et peu considérable; dans le cas contraire, il faut avoir recours aux diurétiques, aux purgatifs, aux résolutifs, enfin au traitement de l'anasarque; mais il est à remarquer que cet état cesse rarement avant la terminaison de l'accouchement. La situation horizontale serait, dans ce cas, un moyen précieux, mais la dyspnée qu'elle détermine en rend l'usage impossible Quant aux mouchetures, aux scarifications, elles ne doivent pas être pratiquées, car souvent elles sont suivies de gangrène ; elles seraient, tout au plus, légitimées au moment du travail, si le gonflement des parties rendait l'expulsion impossible. J'ai vu une malheureuse femme dont les cuisses et les grandes lèvres étaient aussi infiltrées que possible accoucher seule. Il faut se contenter pendant la grossesse du traitement général et de résolutifs locaux.

L'anasarque constitue une affection grave qui peut entraîner la mort de la femme, avant qu'elle ait atteint son terme. Mais ce n'est, en général, qu'après le terme de la viabilité fœtale, que l'œdème peut acquérir un développement inquiétant. Si donc, à cette époque, tous les moyens indiqués plus haut avaient échoué, et si tout faisait craindre une issue funeste, on devra avoir recours à l'accouchement prématuré artificiel, que l'on déterminerait au moyen d'un petit cône d'éponge préparé, introduit dans l'orifice et à l'aide du seigle ergoté. (Voir plus bas, *vices de conformation du bassin pendant la grossesse.*)

§ 3. — *Des hémorrhoïdes et des varices.*

Ces deux maladies reconnaissent encore pour cause principale la gêne qu'éprouve la circulation, par suite de la compression exercée par l'utérus; les hémorrhoïdes peuvent aussi être produites par la constipation opiniâtre si fréquente chez les femmes enceintes. Dans ce cas, elles réclament l'usage des délayans et des laxatifs, mais souvent ces moyens ne suffisent pas seuls, et les bains locaux et généraux soulagent beaucoup mieux les malades, lorsqu'ils peuvent être employés; on peut y joindre les lavemens émolliens, les linimens opiacés, le baume tranquille, la crème de lait, les suppositoires de beurre de cacao, etc., etc. Mais il faut éviter d'appliquer des sangsues sur les tumeurs, à moins que leur volume ne soit très considérable et que les douleurs qu'elles occasionnent ne soient très vives, car elles pourraient porter préjudice au produit de la conception. La saignée, plutôt dérivative que déplétive, serait encore un moyen applicable dans le cas de pléthore. Quant aux applications et immersions froides, qui ont été conseillées, je pense, quoique je n'aie pas eu occasion de les mettre en usage, que c'est un moyen qui n'est pas toujours innocent et qui ne peut être employé que chez les femmes faibles, à fibre molle, que l'on ne doit pas craindre de stimuler un peu. Malgré ce traitement, les hémorrhoïdes, surtout celles qui ne fluent pas, persistent quelquefois, et ne disparaissent qu'après l'accouchement, lorsque les lochies se sont établies. Quant aux varices des membres inférieurs ou du vagin, elles sont assez fréquentes chez les femmes qui ont eu plusieurs enfans ou chez quelques primipares vers la fin de leur grossesse; c'est une incommodité beaucoup plus grave que la précédente, en ce que, si elle persiste après l'accouchement, elle augmente de jour en jour, et surtout par l'effet des grossesses subséquentes; puis plus tard, les tumeurs qu'elles forment deviennent si considérables qu'elles gênent la marche, deviennent douloureuses, s'ouvrent en produisant des ulcérations souvent inguérissables, etc., etc. Il faut donc, s'il est possible, faire tout au monde afin d'éviter leur accroissement, et on y parvient par le repos, la situation horizontale, par la suppression des parties de l'habillement qui pourraient gêner la circulation, et en ayant soin d'entretenir la liberté du ventre; enfin, si elles sont trop volumineuses, on s'oppose à leur développement par l'application méthodique de bandes ou d'un bas lacé, lorsqu'elles ont leur siége sur les membres inférieurs; si elles existent à la vulve ou dans le vagin, on se trouve quelquefois dans la nécessité d'appliquer des sangsues au voisinage de ces parties, afin d'éviter la formation de ces thrombus, de ces ruptures veineuses, qui ont lieu, lors du passage du fœtus à travers le bassin. Nous parlerons en temps et lieu des thrombus et autres tumeurs produites par l'accouchement.

La rupture spontanée d'une varice pendant la grossesse ou au moment de l'accouchement peut être mortelle : M. P. Dubois cite souvent, à sa Clinique, l'histoire d'une femme, employée au service de la cuisine à la Maternité, qui, s'étant levée au milieu de la nuit, se heurta le pied contre un meuble anguleux; l'hémorrhagie fut si abondante qu'elle ne put regagner son dortoir, et fut trouvée mourante le matin, inondée dans son sang.

§ 4. — *Hémorrhagies pendant la grossesse.*

Voyez *avortement, hémorrhagies pendant le travail*, et à la fin de l'ouvrage, *résumé synoptique du traitement des hémorrhagies à toutes les époques.*

ART. III. — LÉSIONS DE LA RESPIRATION.

§ 1. — *De la toux.*

La toux, qu'elle soit étrangère à la grossesse ou qu'elle en soit une conséquence, peut avoir sur la grossesse une fâcheuse influence; les secousses fréquentes, qui en résultent pour l'utérus, peuvent déterminer l'avortement. Aussi, si c'est l'état pléthorique déterminé par la grossesse qui l'entretient, la saignée devra être pratiquée. Si la toux dépendait d'une affection pulmonaire, on s'attacherait à la traiter suivant la maladie qui la produit.

§ 2. — *De la dyspnée.*

La dyspnée, qui survient à une époque avancée de la grossesse, est produite par la gêne que le diaphragme, refoulé par l'utérus, fait éprouver aux poumons. Aussi ne la voit-on cesser qu'après l'accouchement. Rarement elle se montre dans les premiers mois, et dans ce cas, elle serait due à une congestion pulmonaire qu'il faudrait combattre par la saignée.

ART. IV. — LÉSIONS DES SÉCRÉTIONS ET EXCRÉTIONS.

§ 1. — *Hydropisie de l'amnios.*

La sécrétion de la membrane amniotique peut quelquefois être activée, au point de produire dans sa cavité une accumulation de liquide beaucoup plus considérable qu'à l'état normal. Il est des femmes qui, à chacune de leur grossesse, voient se renouveler cette véritable hydropisie et sans qu'on puisse en trouver la cause. On l'a considérée comme pouvant provenir d'une inflammation de la membrane amnios, où d'une lésion de sa sécrétion par suite d'une infection syphilitique ou de toute autre cause propre à diminuer l'action de l'utérus; on l'a fait résulter aussi d'une condition morbide de l'œuf, existant primitivement dans l'ovaire; mais rien de positif n'existe encore sur l'origine de cette maladie. On l'a rencontrée chez des femmes de tous les âges, de toutes les constitutions et à tous les termes de grossesse. Elle ne se montre guère qu'à partir du sixième ou du septième mois. On la reconnaît à un développement extraordinaire du ventre, qui est beaucoup plus gros que ne le comporte l'époque de la grossesse. Du reste, ce volume varie, suivant la quantité de liquide sécrété par l'amnios, quantité qu'on a vue s'élever jusqu'à trente et quarante pintes. A travers les parois abdominales, on peut circonscrire l'utérus, apprécier sa dureté, en même temps qu'on observe une grande obscurité dans la fluctuation, ce qui sert à distinguer cette hydropisie de l'ascite, qui pourrait compliquer la grossesse, car dans ce dernier cas, le flot du liquide peut être facilement perçu. Ce qui distingue encore l'hydropisie amniotique d'une ascite sans grossesse, ce sont les mouvemens du fœtus, qui sont perçus, quoique obscurément, par la mère ou le médecin. En examinant l'utérus par le vagin, on peut s'assurer que le ballottement est plus facile qu'à l'état ordinaire et que le segment inférieur, fort développé peut laisser percevoir la présence d'un liquide. Ce sont les mêmes symptômes que dans l'hydromètre simple, à l'exception de la sensation que donne la présence du fœtus; mais on distingue cette dernière maladie par l'absence de tous les signes de la grossesse.

L'urine diminue de quantité et les jambes sont moins sujettes à s'infiltrer que dans la grossesse ordinaire; la distension de l'utérus devient ordinairement pénible et même un peu douloureuse dans une période avancée; mais la santé de la femme est moins altérée que dans l'ascite, et elle ne court jamais un danger immédiat. L'hydropisie de l'amnios prédispose aux hémorrhagies utérines, lorsque le travail a lieu, et rend celui-ci plus long, parce que l'utérus distendu a perdu une partie de sa tonicité (contractilité de tissu). Le danger est beaucoup plus grand pour le fœtus; en effet, si la quantité de liquide est considérable, la contractilité organique de l'utérus peut être mise en jeu ; le travail se déclare alors quelquefois bien avant le terme, et l'avortement et la mort du fœtus en sont la conséquence. La femme peut cependant aller jusqu'à neuf mois. On a observé que lorsque le travail est décidé, l'enfant occupe la partie supérieure de l'utérus et le liquide la partie inférieure.

Cette maladie peut se compliquer de diverses lésions du placenta, telles que des kystes, des tumeurs, l'induration d'une partie de cet organe.

Dans le début de cette affection, les saignées locales ou générales sont nécessaires, s'il y a des symptômes d'inflammation ou de pléthore de l'utérus; les laxatifs doivent être employés à différentes reprises, et même, leur usage est presque indispensable, tandis que les diurétiques ne semblent avoir aucune action. On peut joindre à ces moyens les toniques et le bain froid; puis, enfin, les mercuriaux, si on a lieu de soupçonner une infection syphilitique. Mais lorsque l'hydropisie amniotique devient tellement considérable qu'elle gêne trop la respiration et l'hématose, si elle produit des douleurs trop intolérables, il faut avoir recours à l'évacuation d'une partie du liquide en rompant les membranes, lorsque l'époque de la grossesse et l'état de l'orifice le permettent; mais ce ne serait que comme une ressource extrême que l'on devrait pratiquer la ponction de l'utérus au voisinage du col, si celui-ci n'offrait aucune dilatation. Néanmoins, dans la grande majorité des cas, les premiers moyens indiqués suffiront pour permettre d'attendre que le travail se déclare spontanément.

§ 2 — *De l'hydrorrhée.*

Des écoulemens d'un liquide limpide ou plus ou moins coloré en jaune, en rouille par du sang peuvent se faire par la vulve aux différentes époques de la grossesse, mais surtout dans les derniers mois. La quantité de liquide est très variable, mais peut aller jusqu'à mouiller plusieurs serviettes par jour. Parfois, l'écoulement ne se montre qu'une fois, mais il peut se renouveler souvent, ou ne pas discontinuer pendant un temps assez long; tantôt le liquide s'écoule goutte à goutte, tantôt tout d'un coup et assez abondamment. Le plus ordinairement, ce phénomène ne s'accompagne pas de douleurs; quelquefois cependant, la déplétion brusque de l'utérus détermine des contractions évidentes, que le repos suffit à calmer le plus souvent.

Ces pertes d'eau à diverses époques de la grossesse, sont beaucoup plus fréquentes qu'on ne le pense généralement. Ce phénomène a été sinon méconnu, du moins mal interprété jusqu'à ce jour. On a voulu expliquer ces pertes par une accumulation de liquide entre le chorion et l'amnios, et par la rupture du chorion et de la caduque; par la rupture d'un vaisseau lymphatique, par des hydatides, par la transsudation des eaux de l'amnios à travers les membranes, par une hydropisie, une rupture de l'allantoïde, un œuf surnuméraire rompu, une rupture des membranes dans un lieu éloigné de l'orifice, enfin par un hydromètre.

Aucune de ces opinions n'est appuyée dans les auteurs par des expériences certaines; elles perdent, au contraire, toute valeur si l'on considère que, si telles étaient les causes de ce phénomène, il devrait presque toujours être funeste, soit au produit, soit à la mère, et nécessiter un traitement approprié : et l'expérience prouve que chez presque toutes les femmes chez lesquelles ces pertes se sont manifestées, la grossesse est parvenue à terme.

M. Nægèle, en Allemagne, et M. P. Dubois, en France, ont les premiers appelé l'attention des accoucheurs sur la fréquence de cet accident et sur sa véritable cause. L'opinion de M. Nægèle a été consignée dans une thèse soutenue, à Heidelberg, en 1822, par J.-B. Geil, elle a pour titre : *De hydrorrhea uteri gravidarum.*

Il pense que ces pertes d'eau sont dues à l'écoulement d'une certaine quantité de liquide amassé entre les membranes de l'œuf et la surface interne de l'utérus, et voici comment il rend compte de ce phénomène. Le liquide amniotique, fourni par les vaisseaux lymphatiques utérins, pénètre dans l'intérieur des membranes par endosmose : cette opinion semble la plus probable. Si une légère inflammation de la surface interne de l'utérus a décollé une petite partie des membranes, ce liquide, au lieu de pénétrer dans l'œuf, s'épanche dans ce point décollé, s'y accumule, jusqu'à ce que l'excès de dilatation que l'utérus en éprouve le force à réagir; des contractions, perçues ou non par la mère, forcent alors le liquide à décoller de proche en proche les membranes jusqu'au voisinage du col, et l'eau s'écoule à l'extérieur. On comprend, dès-lors, comment ce phénomène peut se reproduire plusieurs fois pendant la grossesse sans la compromettre et sans exiger aucun traitement.

M. Nægèle, qui attribue cet accident à l'inflammation des membranes, conseille une diète sévère et les saignées. J'avoue que je ne puis partager son opinion. Dans le grand nombre d'observations que j'ai recueillies à ce sujet, cet accident n'a présenté aucun phénomène inquiétant par lui-même, et les petites saignées que je me suis vu quelquefois obligé de pratiquer, ont été bien plutôt dirigées contre les conséquences de la maladie que contre l'affection elle-même.

Deux observations, que je vais citer, démontrent, en outre, que ces eaux ne viennent pas de l'intérieur des membranes, mais de la surface interne de l'utérus. Une femme de la Clinique rendit, pendant sa grossesse, à plusieurs reprises, une quantité énorme de liquide que M. Dubois put évaluer à sept à huit litres. Accouchée à terme, elle continua à rendre une très grande quantité d'eau à peine teinte de sang le premier jour, et qui, dès le second, avaient repris leur limpidité; cet écoulement, qui évidemment remplaçait les lochies, dura cinq à six semaines.

Une autre femme, extrêmement infiltrée, entra dans les premiers mois de sa grossesse à la Clinique, elle perdait des eaux en abondance aux époques correspondantes à ses règles. Après l'expulsion du produit, qui s'effectua avant terme, l'écoulement des eaux se continua quinze jours après l'accouchement. D'après le désir de M. P. Dubois, je fis passer cette femme à l'Hôtel-Dieu, dans le service de M. Honoré, qui put observer encore quelque temps la continuation de ce phénomène.

J'ai dit que cet accident n'avait aucune gravité par lui-même, et qu'il ne nécessitait aucun moyen particulier (1), mais il est quelquefois nécessaire de prévenir les conséquences de ces pertes d'eau. Ainsi, quoique ce ne soit pas l'ordinaire, elles peuvent s'accompagner de contractions utérines violentes qui amèneraient l'expulsion du produit. Dans ce cas, le repos absolu doit être conseillé, et après avoir vidé le rectum, par un lavement évacuant, on administrera à la malade un huitième de lavement avec huit, dix ou quinze gouttes de laudanum, suivant l'importance des accidens. Une petite saignée révulsive devra aussi être pratiquée, s'il y avait quelques signes de pléthore.

§ 3. — *Des écoulemens muqueux et des pustules.*

J'ai parlé à l'article *diagnostic de la grossesse*, d'écoulemens muqueux, vaginaux, qui se manifestent ordinairement vers le sixième ou septième mois de la grossesse, et se passent après l'accouchement. Ils ne nécessitent que des soins de propreté, tels que bains, ablutions, injections émollientes; il serait même inutile d'en faire mention dans ce chapitre, s'il n'était nécessaire de prémunir les jeunes accoucheurs contre une erreur de diagnostic facile à commettre, et qui peut avoir pour la femme des conséquences morales fâcheuses. J'ai quelquefois été consulté pour des écoulemens de cette sorte, que le mari ou l'accoucheur supposaient être de nature douteuse; et je me suis toujours prononcé contre cette pensée, non qu'il soit possible d'établir un diagnostic exact entre les écoulemens qui résultent de la grossesse et ceux qui tiennent à une cause syphilitique, quand il n'y a pas d'autres symptômes d'infection joints à celui-ci, mais parce que j'ai l'expérience de l'abondance et de la fréquence de ces écoulemens pendant la grossesse, sans infection.

(1) Mon ami, le docteur Devilliers, m'a communiqué l'observation d'une femme chez laquelle ces pertes d'eau avaient déterminé trois avortemens successifs, à sept, deux et quatre mois de terme. Mais dans ce cas, malgré l'abondance de la perte aqueuse, on ne serait pas fondé à lui attribuer les fausses couches; car ces pertes d'eau étaient presque toujours teintes de sang, quelquefois même l'hémorrhagie, quoique peu abondante, fournissait un sang presque pur. Aussi le traitement échoua-t-il complètement.

J'en pourrais dire autant des pustules qui se développent aux grandes et petites lèvres, et qui simulent à s'y méprendre les pustules syphilitiques. La grossesse les détermine, l'accouchement les fait disparaître.

§ 4. — *Lésions des fonctions de la vessie.*

A mesure que l'utérus se développe, il s'élève au-dessus du détroit supérieur, entraîne avec lui la vessie qui se trouve comprimée. Il résulte de cette gêne, la nécessité de rendre souvent les urines, et si le col de la vessie est comprimé aussi, cette émission fréquente de l'urine est douloureuse et difficile, quelquefois même impossible. Enfin, s'il n'y a pas oblitération complète du col, l'urine peut s'écouler goutte à goutte. Il y a alors incontinence.

L'excès d'amplitude du bassin qui favorise l'abaissement de l'utérus, l'antéversion de cet organe peuvent déterminer ces phénomènes dans les premiers mois, mais cela est rare; ils se manifestent bien plus fréquemment à la fin de la grossesse, l'utérus étant plus ou moins incliné en avant à cette époque. Si l'antéversion est très prononcée, le corps de la vessie est fortement projeté en avant, au-dessus des pubis, et forme avec le col un angle droit, quelquefois même un angle aigu, disposition qui rend l'émission des urines et le cathétérisme même très difficile. On peut soulager un peu la malade, en l'engageant à soutenir son ventre avec les deux mains appliquées de chaque côté de l'abdomen, au moment où elle urine. La vessie se trouve ainsi soulagée du poids de l'utérus, et peut accomplir ses fonctions. Il est quelquefois nécessaire de soutenir aussi la vessie pour la réduire à sa situation normale, mais cette pression doit être modérée, sans quoi on augmenterait la difficulté de l'émission des urines.

Il sera bon que la femme fasse usage d'une ceinture convenablement disposée, qu'elle prenne des bains; enfin, si la vessie acquérait un développement trop considérable, par suite de l'accumulation de l'urine, il serait nécessaire que la femme fût sondée plusieurs fois par jour.

La distension excessive de la vessie peut déterminer son inflammation, sa rupture. Cet accident serait certainement arrivé à une femme qui entra, en juillet 1841, à l'Hôtel-Dieu, dans le service de M. Honoré, si elle n'avait été soignée convenablement. Chez elle la vessie s'élevait presque dans la région épigastrique au point de simuler une grossesse à terme. Elle n'était cependant enceinte que de deux mois. Le cathétérisme, souvent réitéré, guérit assez rapidement cette femme, qui rendait ses urines spontanément, quand elle quitta l'hôpital.

Quand cette incommodité s'est manifestée dès le début de la grossesse, elle n'est déterminée que par le séjour de l'utérus développé dans l'excavation; on peut espérer alors qu'elle cessera à mesure que l'utérus s'élevera au-dessus du détroit supérieur : c'est ce qui est arrivé dans le cas cité. Quelquefois, cependant, cet accident peut être aggravé par ce développement même, alors il n'y a pas lieu d'espérer la guérison, quoi qu'on fasse; l'accouchement seul pourra la produire : il en est de même de la rétention d'urine ou de l'incontinence, qui ne se manifesterait que dans les derniers mois.

Quand les urines sont troubles, chargées de flocons blanchâtres, de matière purulente, quand leur émission est douloureuse et détermine un sentiment de cuisson et de brûlure, c'est qu'il y a catarrhe de la vessie; les bains, les boissons adoucissantes seront indiquées. Cette affection n'est pas rare pendant la grossesse, j'en ai vu plusieurs exemples à la Clinique; chez une femme, entre autres, ces accidens n'ont cédé qu'à des applications de sangsues réitérées sur l'hypogastre.

ART. V — LÉSIONS DE LA LOCOMOTION.

§ 1. — *Du relâchement des symphyses.*

Le ramollissement des ligamens qui unissent les os du bassin, est un phénomène constant dans la grossesse, mais on doit plutôt le regarder comme l'accomplissement d'une loi générale qui régit tous les êtres, que comme une nécessité de la parturition chez la femme. En effet, si ce ramollissement des symphyses est indispensable à l'accomplissement des fonctions génératrices chez certaines espèces animales où le bassin est très étroit, il n'en est pas de même dans l'espèce humaine. Sur les bassins de femmes récemment accouchées, qui ont été soumis à mon observation, je n'ai jamais trouvé ce relâchement assez prononcé pour augmenter les diamètres du bassin de quelques millimètres, à moins que la femme n'ait ressenti pendant sa grossesse toutes les incommodités qui signalent un relâchement considérable, ce qui n'est plus un état physiologique, et ce qui constitue une véritable maladie.

Dans ce cas, la marche et la station ne sont plus possibles sans gêne, sans fatigue, sans douleur. Pendant le travail, les muscles auxiliaires de l'utérus, ne trouvant plus de point d'appui assez fixe sur le bassin, tiraillent douloureusement les symphyses et n'aident plus l'utérus dans ses contractions.

La maladie, dont les causes sont peu connues et que quelques-uns ont attribuée au rachitisme, débute par des douleurs sourdes dans les articulations du bassin, les reins, les hanches, les cuisses; les mouvemens deviennent lents, difficiles, douloureux, à tel point que la marche est presque impossible : parfois ces douleurs sont si vives que la malade, même placée dans son lit, ne peut exécuter aucun mouvement sans les ressentir. Lorsqu'elle se lève et marche, elle éprouve un sentiment de grande faiblesse, de vacillation, il lui semble que son corps est prêt à glisser entre ses cuisses, qu'elle rentre en elle-même, que le bassin s'écarte. Si la maladie fait des progrès par l'effet d'une disposition particulière, ou plutôt, et c'est ce qui a lieu ordinairement, par l'effet de grossesses successives, la disjonction, l'écartement, le relâchement des symphyses deviennent tels qu'en imprimant des mouvemens aux membres abdominaux, on constate non-seulement la mobilité de ces symphyses, mais une sorte de craquement, de cliquetis. Alors il devient complètement impossible à la femme de mouvoir ses membres inférieurs, que d'autres personnes sont obligées de soulever, et la sensibilité et le gonflement des parties deviennent quelquefois tels que le moindre attouchement est douloureux. Les conséquences de cet état se font surtout sentir après l'accouchement, et n'entraînent un danger réel, que lorsqu'il provient d'un vice organique.

Le relâchement des symphyses exige d'abord le repos le plus absolu dans une position horizontale, l'application de tous les moyens antiphlogistiques connus, saignées locales et répétées, surtout, bains, etc., etc., s'il y a inflammation; sinon il faut favoriser la consolidation, le retrait des cartilages inter-articulaires au moyen d'applications de compresses trempées dans du gros vin chaud, et mélangé à une infusion de roses de Provins, ou bien dans des décoctions astringentes de tan, de quinquina, des solutions de sulfate d'alumine, d'acétate de plomb, qu'il ne faudra pas cependant négliger d'aider par une compression douce, graduée et constante, au moyen d'un bandage de corps fait avec des serviettes ou une large bande de flanelle, de casimir ou même de cuir garni. On mettra la femme à un régime tonique et fortifiant si l'état des organes digestifs le permet, on la nourrira avec des viandes rôties, on lui fera boire quelque vin généreux, pris pur ou coupé, avec les eaux ferrugineuses ou gazeuses de Seltz, Spa, Pyrmont, etc., des boissons amères, diurétiques et de temps en temps quelque laxatif. Les bains froids, de mer, de Barèges; l'usage, pendant toute la grossesse, de l'iodure de potassium dans de l'eau sucrée, à la dose de vingt-cinq à cinquante centigrammes, d'un et même de trois à quatre grammes par jour, peuvent produire aussi de très bons effets. La malade devra, dans ce cas, s'abstenir de tout aliment et de toute boisson acide. Après l'accouchement, ce moyen doit être continué; on y joindra aussi les vésicatoires, les cautères, les moxas.

ART. VI. — LÉSIONS DE L'INNERVATION.

J'ai dit, en parlant des troubles de la digestion, que les appétits dépravés, le vomissement, la cardialgie, devaient souvent être attribués à un état nerveux particulier; je me contente de le rappeler ici, afin de rendre mon cadre plus complet.

Il ne me reste plus qu'à traiter de quelques autres accidens nerveux qui peuvent compliquer la grossesse : *le mal de tête, la manie, l'odontalgie, les vertiges, les éblouissemens, la syncope, les palpitations, les crampes, les douleurs de reins, les points de côté, la dyspnée et la toux nerveuse, le spasme de l'estomac, celui de l'utérus, le rhumatisme utérin*, enfin *les convulsions*.

§ 1. — *De la céphalalgie.*

Le mal de tête se manifeste souvent chez la femme enceinte dès le début de la grossesse : aussi, quelques accoucheurs ont-ils voulu voir dans ce symptôme un signe de grossesse. Souvent cet accident ne se manifeste pas, ou il n'apparaît qu'à des époques indéterminées et n'a rien de fixe dans sa durée, dans son intensité et dans son siège. Je l'ai vu devenir un véritable supplice pour certaines femmes, par sa durée et son intensité; malheureusement, l'art ne possède aucun moyen bien efficace contre cet accident. Les compresses vinaigrées froides, les bains, enfin la saignée, s'il y avait des symptômes de pléthore.

§ 2. — *De la manie.*

La manie qui survient pendant le cours de la grossesse ne nécessite aucun traitement particulier. Le médecin devra environner sa malade de toutes les conditions hygiéniques favorables, devra s'attacher à combattre les complications, et attendre la terminaison de l'accouchement qui, certainement, fera disparaître la maladie. Du moins, c'est l'avis d'Esquirol : toute manie qui reconnaît pour cause un trouble dans les fonctions cesse, dès que ces fonctions se sont rétablies. La grossesse peut, jusqu'à un certain point, être assimilée à un trouble fonctionnel.

§ 3. — *De l'odontalgie.*

Le mal de dents, dans la grossesse, est dû dans quelques cas à une congestion sanguine des mâchoires; mais, le plus ordinairement, ce n'est qu'une névrose. Dans ce cas, on ne rencontre aucune lésion matérielle des dents; les douleurs sont intermittentes et siègent dans l'une ou l'autre mâchoire, et s'étendent quelquefois de l'arcade alvéolaire aux parties voisines, à la face, à la tempe et à l'oreille. Les émissions sanguines modérées dès le début, si l'on soupçonne un peu de congestion alvéolaire; les narcotiques en gargarisme, dans le cas contraire; les applications d'hydrochlorate de morphine, à la dose d'un à quatre centigrammes par jour sur la surface dénudée d'un vésicatoire; le sulfate de quinine, s'il y a des intermittences marquées. Si cette névralgie était due à une carie dentaire, l'extraction de la dent ne devrait être faite qu'autant que la malade en éprouverait des douleurs insupportables; encore faudrait-il attendre que la femme soit un peu avancée dans sa grossesse. L'on ne devrait, dans tous les cas, se résoudre à employer ce moyen extrême que si tous les autres avaient échoué. En effet, la commotion, l'ébranlement général que peut déterminer une douleur aussi vive que celle que produit l'avulsion d'une dent, peut déterminer un avortement.

§ 4. — *Des vertiges, des éblouissemens, de la syncope.*

Ces accidens peuvent être déterminés par un état pléthorique général. Dans ce cas, la saignée est indiquée, mais ils peuvent se manifester sans cause connue. Les femmes faibles, nerveuses, sous l'impression de la cause la plus légère, tombent en syncope. La joie, la colère, une odeur agréable ou repoussante, la vue d'une personne qu'elles aiment ou qui leur déplaît, peut donner lieu à cet accident. Il en est de même de la première sensation des mouvemens actifs chez une femme qui désire depuis long-temps être mère. La syncope peut se reproduire souvent, surtout dans les premiers mois, mais cet état n'est pas de longue durée; et, quoiqu'il paraisse inquiétant pour les assistans, il est, en général, rarement suivi d'accidens. Il est rare aussi que, dans la syncope, il y ait abolition complète des facultés sensoriales et intellectuelles, les femmes conservent toujours une idée confuse de ce qui se passe autour d'elles. Cependant ces accidens répétés, surtout quand ils s'accompagnent de mouvemens hystériformes, peuvent déterminer un travail prématuré auquel on devra s'opposer. Pendant la syncope, on devra immédiatement faire coucher la femme horizontalement à terre, si l'on ne se trouve pas à proximité d'un canapé ou d'un lit; c'est le moyen le plus sûr de faire cesser l'accident rapidement. Pendant ce temps, on lui fait respirer des sels, du vinaigre, de l'éther, etc.; on lui cingle avec force quelques gouttes d'eau froide sur la figure.

En outre, si la succession des syncopes, si leur durée inspiraient quelques craintes, on tenterait de les prévenir par les toniques, unis aux anti-spasmodiques.

§ 5. — *Des palpitations.*

Les palpitations se rencontrent souvent dans la grossesse, sans qu'on soit en droit d'en accuser une lésion organique du cœur. Elles sont dues, dans ce cas, à un état nerveux particulier qui nous échappe complètement, et ne présente aucune gravité. C'est à l'hygiène que l'accoucheur doit avoir recours dans cette circonstance. Il pourra faire aussi une petite saignée, si elle semble indiquée, et administrer quelque peu de digitale en poudre, à la dose de cinq centigrammes à vingt centigrammes; en teinture, dix à vingt gouttes par jour.

§ 6. — *Des crampes.*

Les crampes des membres inférieurs sont déterminées par la compression que l'utérus exerce sur les nerfs cruraux. L'art ne possède aucun moyen de les prévenir; seulement, il peut les pallier par des frictions, au moment de leur apparition.

§ 7. — *Des douleurs de reins.*

La cause des douleurs de reins, pendant la grossesse, est tout-à-fait inconnue; on croit cependant qu'elle dépend de la compression des branches antérieures des nerfs sacrés, comme cela a lieu dans le travail. Mais l'utérus, pendant la grossesse, est trop élevé pour que sa partie inférieure puisse comprimer ces organes. Cependant, quand ces douleurs coïncident avec un abaissement plus ou moins marqué de l'utérus, il y a tout lieu de croire que c'est à la compression des nerfs sacrés qu'elles sont dues.

L'art est encore impuissant dans ce cas, à moins pourtant qu'il n'y ait des symptômes de pléthore locale.

§ 8. — *Des points de côté.*

Les femmes enceintes éprouvent assez souvent des points douloureux dans différentes parties de l'abdomen. Souvent ils sont déterminés par les mouvemens actifs du produit, et tiennent le plus ordinairement à un état de souffrance particulier d'un point de l'utérus. Souvent aussi, la femme accuse plutôt un sentiment de crampe, qu'une véritable douleur; cette sensation est indépendante des mouvemens actifs : elle peut se manifester dans différens points ou dans un seul, revenir par accès ou se prolonger pendant toute la grossesse.

J'ai assisté une dame qui, à chaque grossesse, était tourmentée de la même douleur dans le même point. Dès les premiers mois, c'était même devenu pour elle un signe certain de grossesse.

§ 9. — *De la dyspnée, de la toux nerveuse, du spasme de l'estomac.*

Ces affections, dont je me suis occupé dans les articles précédens, peuvent aussi, comme je l'ai dit, être déterminées par un état nerveux particulier. Les bains, l'exercice modéré, les opiacés, devront encore être employés dans ce cas.

§ 10. — *Du spasme de l'utérus.*

L'utérus peut être pris de mouvemens convulsifs, sans qu'aucun autre organe y participe. On sent le globe utérin se porter brusquement d'un côté à l'autre; il est agité par des soubresauts répétés. On conçoit combien une semblable affection mérite toute l'attention de l'accoucheur, car on en prévoit facilement les conséquences.

Les petites saignées, les bains, les anti-spasmodiques, tels que le camphre, à la dose de vingt à trente centigrammes en lavement, uni à la teinture de castoréum, dix à trente gouttes, et surtout le laudanum, à la dose de quinze à trente gouttes, toujours dans un huitième de lavement; les frictions narcotiques sur l'abdomen avec parties égales d'huile d'amandes douces et de laudanum, devront être employées.

§ 11. — *Du rhumatisme utérin.*

M. Stoltz, un des premiers, a fait connaître le rhumatisme utérin. M Dezeimeris a publié aussi à ce sujet une série d'articles dans son journal l'*Expérience*. Pour plus de détails, j'engage le lecteur à les consulter.

Le rhumatisme utérin reconnaît les mêmes causes que le rhumatisme des autres parties. Mais les personnes affectées de rhumatisme général y sont plus prédisposées que les autres: il résulte souvent d'une métastase rhumatismale.

La douleur sans cause appréciable est le symptôme principal de cette affection. Sensibilité exquise de l'utérus, sans contractions, tantôt bornée à une partie de l'utérus, tantôt affectant la totalité de l'organe. Dans tous les cas, la pression, le toucher, augmentent la douleur; elle s'irradie dans les reins, les aines, les cuisses, peut changer de place brusquement, comme cela a lieu dans toutes les affections rhumatismales; elle est assujettie à des exacerbations fréquentes et variables dans leur durée et leur intensité, à des rémittences plus ou moins complètes.

Le ténesme recto vésical accompagne presque toujours cette affection, et il en augmente beaucoup les inconvéniens. Il dépend des sympathies qui lient si étroitement tous les organes génito-urinaires entre eux.

Cette affection ne s'accompagne pas toujours de fièvre; mais dans la plupart des cas, une véritable réaction fébrile se manifeste, et dure autant que l'accès.

La succession de ces accès peut solliciter les contractions de l'utérus, et déterminer l'expulsion du produit. Il est donc bien important de tâcher d'y remédier. Le traitement consiste dans la saignée du bras, les laxatifs, tels que de l'huile de ricin à la dose de quinze à vingt grammes. Bains, lotions laudanisés sur le ventre, lavemens laudanisés avec dix, quinze, vingt gouttes de laudanum de Sydenham.

Les révulsifs sur un bras, à l'aide d'un cataplasme sinapisé; si le rhumatisme était dû à une métastase, la révulsion devra être pratiquée sur le lieu même d'où la douleur s'était éloignée.

§ 12. — *Des convulsions ou de l'éclampsie.*

Les convulsions, dont les femmes enceintes en travail et en couches peuvent être atteintes, sont de plusieurs espèces.

L'éclampsie épileptiforme, *hystériforme*, *cataleptiforme* et *tétanique*.

L'éclampsie épileptiforme est la plus commune, elle peut se manifester pendant la grossesse, le travail ou les suites de couches. Comme elle présente pour le traitement des dissemblances très importantes à noter, suivant qu'elle se manifeste à l'une ou à l'autre de ces époques, je l'envisagerai d'abord pendant la grossesse. L'éclampsie épileptiforme pendant la grossesse est rare dans les premiers mois; ce n'est, en général, qu'à sept à huit mois qu'elle se manifeste. Je l'ai cependant observée chez la femme d'un jeune confrère à deux mois de grossesse: elle ne céda qu'après l'expulsion du produit. Cet accident est malheureusement plus fréquent qu'on ne le pense généralement, surtout dans les hôpitaux. On a cependant avancé le contraire. Sur deux mille accouchemens, pour quelques-uns, la proportion des cas d'éclampsie serait de trois. Il faut que j'aie été favorisé par le sort, car j'ai pu observer, à la Clinique, plus de douze cas d'éclampsie épileptiforme, un d'éclampsie hystériforme. Je possède toutes ces observations, qui sont aussi consignées sur le registre de la Clinique.

Cette affection est caractérisée par des mouvemens musculaires indépendans de la volonté, désordonnés et en désacord avec les besoins de l'individu.

1. Causes.

Causes essentielles. La grossesse par suite des modifications qu'elle imprime à toute l'économie.

a. Causes prédisposantes. La primiparité surtout à un âge avancé, le tempérament lymphatique, l'infiltration surtout. Dans tous les cas d'éclampsie que j'ai observés, les femmes étaient plus ou moins infiltrées : le rachitisme, des conditions atmosphériques particulières, l'idiosyncrasie des individus. Quant au tempérament sanguin, M. P. Dubois ne le regarde pas comme une prédisposition.

b. Causes occasionnelles. Impressions morales vives et subites, l'imitation, une douleur aiguë. Mais la cause occasionnelle la plus évidente est encore due à la réaction sympathique de l'utérus sur l'économie.

2. Phénomenes précurseurs.

L'éclampsie pendant la grossesse est annoncée par des symptômes précurseurs, d'autres fois elle est subite, mais cela est rare. Elle est précédée d'une céphalalgie intense (Hamilton Deuman), d'une douleur épigastrique (Chaussier), de troubles dans la vision, de bluettes, de flammes passant rapidement dans les yeux, de cécité, de vertiges, de tintement d'oreilles, d'embarras dans la parole, et d'une marche incertaine.

3. Invasion de l'accident.

Première période. Le regard devient fixe, les pupilles se dilatent, les yeux tournent jusqu'à ce que les cornées se fixent en haut, soit à droite, soit à gauche. La respiration se suspend, et il y a abolition complète des facultés intellectuelles et sensoriales.

Deuxième période. Une ou deux secousses du tronc succèdent à ces premiers phénomènes; alors une des commissures des lèvres est tirée en dehors du côté que regardent les yeux, la bouche s'ouvre lentement et largement, la langue sort, la tête s'incline du côté où les yeux sont dirigés, la face se colore, un raptus considérable du sang a lieu vers la tête. Enfin, les mâchoires se rapprochent.

Troisième période. Clignotement des yeux, la bouche est agitée, comme si la femme marmotait, les narines sont entraînées en haut et en dehors, le menton s'allonge, les membres supérieurs se placent en pronation forcée, les poings fermés sont appliqués sur les côtés du tronc, les jambes sont raides, le tronc renversé en arrière comme dans le tétanos. Enfin, des secousses de tout le corps et de chaque muscle en particulier se manifestent, puis les secousses se ralentissent et l'accès cesse.

A. *Pendant l'accès* la respiration est suspendue, et cependant il entre assez d'air dans la bouche pour produire une salive spumeuse qui s'échappe au dehors. Les phénomènes respiratoires, ordinairement suspendus, n'ont qu'une part très légère dans la production de ce phénomène; on voit, en effet, le plus souvent les côtes rester immobiles. Le pouls est devenu fréquent, irrégulier, les battemens du cœur sont très précipités, puis ils deviennent irréguliers et finissent par cesser tout-à-fait.

Quelques-uns de ces phénomènes peuvent manquer et varier quant à leur intensité. Tel est le raptus du sang vers le cerveau; telle est l'immobilité des côtes qui n'existe pas toujours, et qui, par suite, ne suspend pas la respiration.

B. *Après l'accès* survient la stupeur, l'abolition des facultés intellectuelles et sensoriales continue; il y a résolution presque complète des membres, cependant les doigts restent fléchis, et quelquefois aussi les avant-bras sont contractés, mais ils se résolvent dès qu'on les a étendus. La mâchoire inférieure reste fortement contractée après l'accès, les paupières sont rapprochées et il est facile de les écarter, la pupille est rétractée et mobile; la respiration est haute, large, stertoreuse, la circulation est ordinairement très rapide; le pouls est fréquent et irrégulier; si la femme est couchée sur le côté, le ventre non contracté permet à l'utérus de s'incliner fortement dans ce sens. Enfin, la résolution cesse, de légers mouvemens se manifestent, la sensibilité, la connaissance reviennent, mais la mémoire est complètement perdue. Il est rare qu'un premier accès ne soit pas suivi de plusieurs autres, surtout dans la grossesse où la cause première est sans cesse agissante.

Après chaque accès, le retour à la connaissance peut avoir lieu, mais le plus souvent quand les accès se succèdent, la femme reste, entre chaque accès, dans un coma complet.

Durée de l'accès. La durée d'un accès peut varier entre une ou deux minutes, on l'a vu durer une demi-heure. Il faut dans ce cas que la respiration et la circulation ne soient qu'incomplètement suspendus, sans quoi la femme périrait. La durée de la stupeur, qui suit l'accès, peut être de sept, huit, dix minutes à une demi-heure; celle qui suit le dernier accès peut se prolonger pendant douze à vingt-quatre heures.

4. Diagnostic.

D'après le tableau que je viens de faire, je suis dispensé d'insister sur le diagnostic; au reste, il suffit d'avoir vu cette épouvantable maladie pour qu'on puisse toujours la reconnaître. Je n'ai donc à m'attacher qu'à établir le diagnostic différentiel.

A. *Pendant l'accès*, l'éclampsie peut être confondue avec l'hystérie, avec l'épilepsie.

Dans l'hystérie, les mouvemens sont désordonnés, violens, la femme se débat, et peut facilement changer de place; si elle est étendue à terre, elle demande à être contenue, pour éviter qu'elle ne se blesse, et elle pousse des cris violens. Il n'y a pas abolition complète de l'intelligence; la sensibilité n'est jamais éteinte. Rarement une salive écumeuse est chassée hors de la bouche. Dans l'éclampsie, au contraire, pas de cris, pas de mouvemens violens, la malade n'a besoin d'être maintenue que pour éviter qu'elle ne tombe à bas du lit; les secousses répétées ont lieu sur place. L'éclampsie est plus fréquente à la fin de la grossesse; l'hystérie l'est plus au commencement.

Dans l'éclampsie rarement un accès se manifeste seul; dans l'hystérie, au contraire, un seul accès a lieu.

Dans l'épilepsie, il y a une telle ressemblance entre un accès d'éclampsie et un accès d'épilepsie, qu'il serait impossible de les distinguer, s'il ne se manifestait qu'un seul accès d'éclampsie. Mais la connaissance des antécédens, et la suite de la maladie, permettent de distinguer ces accidens l'un de l'autre. Dans l'épilepsie il ne se manifeste qu'un seul accès, dans l'éclampsie presque toujours plusieurs accès se succèdent.

Cependant, M. P. Dubois a vu chez une épileptique les accès se succéder pendant le travail; dans ce cas, l'épilepsie s'était changée en véritable éclampsie.

B. *Après l'accès, dans la stupeur*, on peut confondre l'état comateux, dans lequel la femme est plongée, avec l'*apoplexie*, le *narcotisme*, l'*ivresse*.

Il est assez difficile de distinguer cet état comateux de l'apoplexie, cependant l'apoplexie est rarement suivie de résolution complète des membres; il y a de plus, dans la plupart des cas, hémiplégie. La langue n'a pas été mordue et la bave n'est pas ensanglantée.

La stupeur déterminée par l'ivresse ressemble à-peu-près aussi à la stupeur éclamptique, mais les exhalaisons de liqueurs spiritueuses qui sortent de la bouche, et les vomissemens caractérisent cet état. La langue n'a pas été mordue, et s'il y a de l'écume, elle n'est pas ensanglantée.

Le narcotisme ne peut se différencier de cet état, à aucun signe particulier, le retour des accès seul peut éclairer.

Ainsi donc, s'il ne s'était manifesté qu'un accès, on pourrait souvent rester dans le doute; dans ce cas, il faut s'éclairer de tous les renseignemens possibles sur les antécédens de la malade auprès de laquelle on est appelé, sur les circonstances les plus minimes de l'accident.

5. Influence de l'éclampsie sur la grossesse.

L'éclampsie cesse quelquefois d'elle-même, sans déterminer l'accouchement, mais cela est rare; le plus ordinairement que l'éclampsie cesse d'elle-même ou que les accès continuent, la grossesse se trouve compromise; le produit est tué pendant un accès, et alors il doit nécessairement être expulsé. Quand bien même l'éclampsie n'aurait pas sur la vie de l'enfant une influence aussi fâcheuse, il n'en serait pas moins chassé, le plus souvent, hors de la cavité utérine, l'éclampsie développant presque toujours des contractions très énergiques. Dans ce cas, pendant l'état comateux, la douleur utérine est annoncée par des petits grognemens; pendant l'accès, elle ne se manifeste par aucun signe extérieur, à cause de l'insensibilité. Si la grossesse est très avancée, l'accouchement se fait en silence, et l'on trouve le produit mort entre les jambes de la mère. A un terme peu avancé, l'écoulement sanguin, qui précède presque toujours l'expulsion du produit, signale cette expulsion par avance.

6. Terminaisons possibles de l'éclampsie.

L'éclampsie peut se terminer par *le retour à la santé*, prompt ou lent, suivant l'intensité des accès, par *la mort subite* au fort d'un accès, *ou lente*, pendant le coma. Dans le premier cas, la mort peut être déterminée par un épanchement cérébral consécutif à l'éclampsie, épanchement qui est causé par le raptus du sang vers la tête. La mort subite peut aussi arriver au milieu d'un accès pendant lequel il y a eu suspension complète et trop prolongée de la respiration. La rupture de l'utérus peut aussi la produire.

La mort lente est une conséquence du trouble profond qu'a éprouvé le système nerveux, elle peut aussi être déterminée par le trouble fonctionnel des poumons et du cœur, qui ont été plus ou moins altérés.

Cette affection peut encore se terminer par une autre maladie, aiguë ou chronique, telles que la paralysie et la métro-péritonite.

La *paralysie* est ordinairement la conséquence d'un épanchement qui n'a pas suffi pour déterminer la mort, mais elle peut aussi être déterminée par une altération particulière du cerveau. Chez une femme de la Clinique, qui mourut hémiplégique à la suite de dix-sept accès éclamptiques très rapprochés, à l'autopsie que nous fîmes, M. Landouzy, alors interne et moi, avec le plus grand soin, on ne trouva aucun épanchement, rien enfin qui pût expliquer la mort. Il est rare, en temps d'épidémie, qu'une femme qui a échappé à l'éclampsie, ne soit pas prise d'une *métro-péritonite*, quand l'expulsion du produit a eu lieu. Cette funeste maladie semble une prédisposition constante à une affection peut-être plus terrible encore.

Enfin, dans le cas de retour à la santé, on observe souvent un phénomène des plus curieux, l'abolition complète de la mémoire, qui ne revient que peu-à-peu. Mais ce ne sont pas les faits les plus rapprochés, dont le souvenir devrait être le plus présent, qui reviennent les premiers à l'esprit de la malade, elle commence, au contraire, par se souvenir des faits les plus éloignés d'elle. J'ai vu deux femmes, à la Clinique, chez lesquelles ce phénomène s'est manifesté; une d'elle avait même oublié son nom, et elle ne se le rappela que plusieurs jours après son retour à la connaissance.

Une dame, du faubourg Poissonnière, à laquelle M. P. Dubois donna des soins avait tout-à-fait oublié le nom des rues et même la topographie de Paris. On fut, pendant assez longtemps, dans l'obligation de la conduire. Elle jouissait, du reste, de la plénitude de ses autres facultés.

7. Pronostic.

Le pronostic de l'éclampsie est grave pour la mère, mais surtout pour l'enfant.

A. *Pour la mère*, une moitié des femmes succombe à cette affection, au dire de madame Lachapelle. Le relevé des cas que j'ai observés tant en ville qu'à la Clinique, m'a donné un résultat plus favorable: il n'a succombé seulement qu'un quart des femmes affectées de cette maladie. Le pronostic varie suivant la cause qui a déterminé les convulsions, suivant l'époque de la grossesse, et suivant la marche des accidens.

Les convulsions sont beaucoup plus graves chez les femmes infiltrées, soit que cela dépende d'une cause spéciale inappréciable, ou de ce que, dans ce cas, il est difficile de s'opposer, par des saignées copieuses, aux conséquences des accès qui sont le raptus du sang vers le cerveau et l'hémorrhagie cérébrale

De plus, quoique le tempérament sanguin ne puisse être regardé comme une prédisposition à l'éclampsie, il est bien certain cependant, que chez les femmes pléthoriques, les convulsions doivent être souvent suivies de congestions cérébrales, de paralysie.

Cette affection est plus grave chez celles qui n'ont jamais été atteintes de cette maladie, chez les primipares, parce que chez elles, l'expulsion du produit s'effectue moins facilement : c'est pour cette raison aussi qu'elle est d'autant plus grave, qu'elle survient à une époque moins avancée de la grossesse, alors que le col de l'utérus n'a pas subi toutes les modifications convenables pour permettre un accouchement rapide. Elle est aussi plus grave après la délivrance, parce qu'on est privé du moyen de traitement par excellence, l'extraction du produit.

Enfin, elle est d'autant plus grave que les accès sont plus prolongés, qu'ils sont plus rapprochés, et que l'état comateux qui leur succède est plus profond et dure plus long-temps. Mais, chez les femmes nerveuses, quand l'accès a été déterminé par une émotion morale vive, chez les hystériques, les épileptiques, les cataleptiques, l'éclampsie est moins grave ; elle l'est aussi beaucoup moins quand l'époque avancée de la grossesse et du travail permet de vider promptement l'utérus.

B. *Pour l'enfant*, le pronostic est des plus graves : il succombe le plus souvent quand les accès sont répétés ; il peut même succomber à la suite d'un accès court et léger. Dans le premier cas, la mort peut facilement s'expliquer. En effet, la circulation maternelle étant suspendue, l'hématose ne se fait pas ou s'accomplit incomplètement, et la mère envoie au fœtus un sang plus ou moins altéré. Mais, dans le second cas, quand l'enfant succombe à la suite d'accès légers, sans que la mère soit asphyxiée, il faut bien attribuer sa mort à une autre cause.

La raideur particulière du cadavre d'un enfant expulsé mort au milieu de l'éclampsie, la méningite, les convulsions, qui font presque toujours périr l'enfant né vivant d'une mère éclamptique, affections dont il semble avoir puisé le germe dans le sein de sa mère, ne permettraient-elles pas d'admettre que le fœtus succombe dans l'utérus à une affection convulsive qui lui est communiquée par la mère.

Et, comme il n'existe aucune communication nerveuse entre le fœtus et sa mère, il faudrait admettre que c'est le sang qui sert de véhicule au principe de la maladie.

8. Anatomie pathologique.

A l'autopsie, on ne trouve aucune lésion qui puisse expliquer la nature intime de la maladie.

Ainsi, quand la femme a succombé quelque temps après le dernier accès, si le raptus n'a pas été considérable, on ne trouve absolument rien. Si elle a succombé pendant l'accès, quand la congestion cérébrale a été énergique, on trouve les méninges injectées et des épanchemens plus ou moins considérables. Mais, qui ne verra dans ces lésions la conséquence de l'éclampsie et non la cause première!

Je sais qu'une opinion diamétralement opposée est professée par M. Moreau. Cet accoucheur regarde la congestion cérébrale comme la cause première de l'éclampsie; aussi insiste-t-il avec énergie sur le traitement antiphlogistique, les saignées abondantes jusqu'à la syncope; mais j'avoue que l'opinion de M. P. Dubois me semble bien plus rationnelle, et avec lui je pense que dans l'état actuel de la science, on doit considérer l'éclampsie comme une névrose, et les lésions cadavériques qu'on rencontre après la mort, comme des effets secondaires dus au raptus du sang vers la masse encéphalique, pendant l'accès, et non comme la cause de la maladie. D'après cette manière de voir, pour faire un traitement rationnel, il faut insister sur les révulsifs, les sédatifs, les antispasmodiques. Et les anti-phlogistiques, que je suis bien loin de proscrire, ne doivent être employés conjointement avec les autres moyens, que pour combattre les conséquences de l'éclampsie, et non pour en arrêter les progrès.

9. Traitement de l'éclampsie.

Les ressources de l'art sont malheureusement bien souvent impuissantes à combattre les accès; mais ils peuvent les prévenir en détruisant les prédispositions. Le traitement se divisera donc en *traitement préventif* ou *curatif*.

A. *Traitement préventif.* L'infiltration étant une des causes prédisposantes les plus ordinaires, on devra s'attacher à la combattre, surtout quand elle s'accompagne de douleur de tête, de trouble dans la vision et dans les idées, de cécité, de surdité. La saignée, les dérivatifs, les bains, les diurétiques, les antispasmodiques sont indiqués. Ainsi, la malade fera usage d'une boisson de pariétaire, dans laquelle on ajoutera depuis un jusqu'à deux ou trois grammes de nitrate de potasse (sel de nitre); elle prendra du vin blanc à ses repas; et chaque matin une pinte de petit-lait sucré et nitré; la nuit, elle fera usage d'une potion diurétique, ainsi composée :

Miel scillitique, quinze grammes;
Éther nitrique, quatre grammes;
Laudanum de Sydenham, cinq gouttes;
Eau distillée de valériane, cent grammes;
Sirop des cinq racines, trente grammes.

Les dérivatifs seront portés spécialement sur le tube intestinal. L'eau de sedlitz surtout, le calomel, à la dose de vingt-cinq, quarante à cinquante centigrammes, doivent être préférés. En lavement, on administrerait la décoction de scille unie à huit ou dix grammes de miel de mercuriale, ou de sulfate de soude.

On s'est souvent très bien trouvé aussi d'un cataplasme saupoudré de sel de nitre, appliqué sur l'hypogastre, mais la nuit seulement.

Dans le cas où il y aurait des douleurs épigastriques, on appliquerait des sangsues; on devrait aussi pratiquer une petite saignée.

B. *Traitement pendant l'accès.* Le premier soin de l'accoucheur doit être de contenir la malade (1) et de rentrer la langue dans la bouche, dans la crainte qu'elle ne soit mordue. Si on n'y pouvait parvenir, il faudrait engager entre les dents le manche d'une cuiller enveloppé de linge, pour empêcher les deux mâchoires de se rapprocher, mais il ne faudra pas faire usage du

(1) Quoique ces mouvemens ne soient pas désordonnés, cependant ils sont si multipliés, que si le lit n'était pas solidement fait, les malades pourraient petit à petit en gagner le bord et tomber à terre.

bouchon, généralement conseillé, parce qu'il peut se rompre sous l'effort des dents. Dans le cas où on ferait usage de ce moyen, il faudrait l'envelopper d'un linge. Enfin, on videra la vessie, seulement si elle est très distendue, et on fera sur le visage des aspersions d'eau froide.

C *Traitement après l'accès*. L'accès passé, une saignée du bras, proportionnée à la force du sujet, sera pratiquée. La saignée convient dans tous les cas : qu'il y ait pléthore ou non, quand même la femme serait infiltrée, c'est le meilleur sédatif du système nerveux. Dix sangsues seront appliquées derrière chaque oreille; des cataplasmes sinapisés seront appliqués sur les extrémités inférieures, mais on aura soin de ne les laisser que dix à quinze minutes et de les changer ensuite de place. En effet, l'insensibilité du sujet l'empêchera de percevoir l'effet des sinapismes, et si, par cela seul qu'ils ne semblent rien produire, on se croyait obligé de les laisser plus long-temps, on s'exposerait à déterminer des eschares plus ou moins profondes des tégumens. En même temps, on fera administrer un lavement avec une poignée de sel de cuisine en dissolution; de la glace, de l'eau de puits contenue dans une vessie, seront maintenues sur la tête; enfin, si la malade peut avaler, on lui fera prendre une potion anti-spasmodique, composée de :

Sirop de fleurs d'oranger, trente grammes;
Eau distillée de laitue, soixante grammes;
Eau distillée de tilleul, soixante grammes;
Éther sulfurique, trente gouttes;
Laudanum Sydenham, dix gouttes.

Comme un moyen anti-spasmodique par excellence, on plongera la femme dans un bain tiède très prolongé, qu'elle soit dans l'état de stupeur ou que les accès se succèdent; mais il sera surtout très avantageux et d'une administration plus facile dans les momens de lucidité.

Malgré une succession active des accès, malgré la gravité de l'état de la malade, à une époque peu avancée de la grossesse, on ne devra pas chercher à vider l'utérus, quoique ce soit il meilleur moyen curatif, car le remède serait pire que le mal;

l'état du col utérin, surtout chez une primipare, ne permettant qu'avec de grandes difficultés et non sans danger, la rupture des membranes. On ne devrait pas non plus administrer le seigle ergoté : il peut aggraver les accidens, et, de plus, il est inutile; les convulsions le remplaceront suffisamment; et, un peu plus tôt, un peu plus tard, l'expulsion du produit aura lieu.

A un terme avancé, on pourrait pratiquer l'accouchement prématuré artificiel, au moyen d'un petit cône d'éponge préparée, introduit dans le col à travers un spéculum, ou par la rupture des membranes, si elle était possible. Mais l'expulsion, dans ce cas même, ne pourra être instantanée, et cependant pour obtenir de bons résultats, il serait désirable que la déplétion fût rapide.

En résumé, il faudra s'en tenir aux moyens indiqués plus haut, et ne désemplir l'utérus que dans les cas où l'extraction du produit pourra être effectuée facilement (voyez *éclampsie pendant le travail*).

Les *convulsions hystériques* sont beaucoup moins fréquentes que les précédentes; elles ne se montrent guère que dans la grossesse, et dans les premiers mois seulement; elles reconnaissent les mêmes causes que les premières, mais elles sont beaucoup moins graves. On peut facilement les distinguer des convulsions épileptiformes, quoique presque tous les symptômes soient les mêmes, en ce qu'il n'y a pas abolition complète des facultés intellectuelles et sensoriales; elles sont extrêmement rares pendant le travail. On les combat par les moyens recommandés contre l'hystérie.

Convulsions cataleptiques et tétaniques. Mêmes symptômes à-peu-près que dans la forme épileptique, mais de plus extase et mouvemens automatiques; elle est très rare à toutes les époques puerpérales et nécessitent à-peu-près le même traitement que l'éclampsie.

ART. VII. — DES VICES DE CONFORMATION DU BASSIN.

Afin de ne pas m'écarter du but que je me suis proposé dans un ouvrage pratique, je passerai rapidement sur les diverses classifications données par les auteurs, pour m'occuper spécialement du diagnostic des vices de conformation, de leur influence sur la grossesse et l'accouchement, et des indications qu'ils présentent à remplir pendant la gestation : c'est en effet surtout pendant la grossesse que les vices de conformation du bassin doivent être l'objet de la sollicitude de l'accoucheur, quand ils sont assez prononcés pour rendre l'accouchement impossible à terme, sans opérations meurtrières. A cette époque seulement, il peut prévenir les déplorables conséquences des rétrécissemens.

Le bassin est vicié toutes les fois que ses dimensions s'écartent de la dimension normale. Cependant, quelques lignes de plus ou de moins dans l'étendue des diamètres ne doivent pas, à proprement parler, constituer un vice de conformation, puisque rien dans ce cas, pendant la grossesse et pendant l'accouchement, ne peut faire soupçonner l'existence de ce vice.

Le bassin seul, dont la conformation pourra créer des difficultés dans l'accomplissement de la parturition, devra être regardé comme vicié.

§ 1. — *Du mode de production et de la classification des vices de conformation.*

Le vice rachitique et l'ostéomalacie ne sont pas les seules causes de déformation du bassin, comme on le pensait autrefois (1). D'autres influences peuvent, sans le concours de ces deux maladies, altérer mécaniquement la configuration des parties osseuses dans l'enfance et chez les sujets débiles; enfin, d'autres causes nous échappent tout-à-fait.

Sous le point de vue des causes qui peuvent les produire, on peut rapporter les vices de conformation à quatre types principaux :

1° *Vice de conformation par exagération de développement, avec perfection des formes* (excès d'amplitude);

2° *Vice de conformation, avec diminution dans tous les diamètres et avec perfection des formes* (étroitesse absolue);

(1) *Voy.* F. C. Naegelé, *Des principaux vices de conformation du bassin*, trad par A. Danyau, Paris, 1840, in-8°, fig.

3° *Vice de conformation par rachitisme ou ostéomalacie* (étroitesse relative);

4° *Vices de conformation consécutifs et déterminés par la déformation préalable d'une autre partie du squelette* (étroitesse relative).

§ 2. — *Vice de conformation par excès d'amplitude.*

La largeur du bassin n'est pas toujours, comme on pourrait le croire, une circonstance favorable : elle peut exposer la femme à des accidens pendant l'état de vacuité, la grossesse et le travail.

Dans l'état de vacuité, la marge du bassin n'offre pas à l'utérus un soutien convenable, et il est plus exposé à se déplacer, soit en s'abaissant, ou en s'inclinant en avant ou en arrière (abaissement, antéversion, rétroversion). Ces accidens, qui sont fâcheux dans l'état de vacuité, ont quelquefois bien autrement de gravité pendant la grossesse et le travail.

A. *Abaissement.* Pendant la grossesse, l'utérus trouvant plus d'espace dans l'excavation, n'est pas sollicité à s'élever au-dessus du détroit supérieur, à mesure qu'il se développe. Il peut encore séjourner au-dessous de ce détroit, quand même il a acquis un volume assez considérable, alors la vessie et le rectum sont comprimés, il en résulte une difficulté plus ou moins grande dans les excrétions. Souvent même la gêne apportée dans la circulation détermine l'infiltration des membres inférieurs et les hémorrhoïdes.

Dans ce cas, le plus ordinairement le détroit supérieur est proportionnellement aussi étendu que l'excavation, alors l'utérus finit par s'élever, les accidens cessent, et ils ne se reproduisent qu'à la fin de la grossesse, quand le segment inférieur de l'utérus s'abaisse de nouveau, ce qui a lieu surtout dans la présentation de la tête.

Mais il peut arriver que le détroit supérieur, ne participant pas à l'excès d'amplitude du reste du bassin, retienne l'utérus dans l'excavation. Cet organe, comprimé de toutes parts, aggrave aussi par son volume les accidens déjà produits par la gêne de la circulation et des excrétions : la femme éprouve un sentiment de ténesme insupportable vers la vessie et le rectum, des tiraillemens douloureux vers les aines, les lombes et l'ombilic; elle ne peut ni rester debout, ni marcher. Quelquefois un écoulement plus ou moins abondant et fétide a lieu par la vulve; tous les symptômes d'une inflammation utérine se développent, et la femme succomberait, si le plus souvent l'avortement ne venait mettre fin à un tel état de choses.

B. *Antéversion*, *rétroversion*. Enfin, dans ce cas, l'utérus peut s'incliner soit en avant, soit en arrière, déplacemens auxquels

(Fig. 58.) (Fig. 59.)

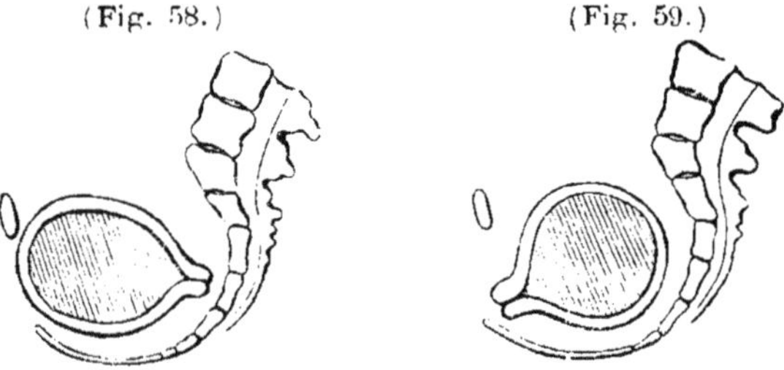

on donne le nom d'antéversion (fig 59) et de rétroversion (fig. 58); accidens qu'il ne faut pas confondre avec l'antéflexion et la rétroflexion. Dans le premier cas, l'utérus est couché horizontalement; son corps et son col ont le même axe; dans le second cas, le corps est plus ou moins fléchi sur le col (fig. 60, 61).

(Fig. 60.) (Fig. 61.)

C'est ordinairement dans les trois ou quatre premiers mois de la grossesse que cet accident peut avoir lieu; il reconnaît pour cause première l'excès de dimension du bassin, mais aussi d'autres circonstances peuvent déterminer sa production, et dans ce dernier cas, il peut s'opérer lentement par suite d'une pression continue que les viscères exercent sur l'utérus, ou brusquement, à la suite d'une chute sur le dos, d'un effort violent.

Quand cet accident est léger, il passe souvent inaperçu et l'utérus se redresse à mesure qu'il s'élève; mais, quand il est très prononcé, l'utérus ne peut s'élever au-dessus du détroit supérieur, et tous les phénomènes que j'ai décrits plus haut se manifestent.

Diagnostic. Dans l'abaissement, le doigt rencontre le col sur le plancher du bassin, et il acquiert la conscience que l'utérus remplit toute l'excavation; dans l'antéversion, le doigt rencontre immédiatement le fond de l'organe, et le col situé dans la concavité du sacrum, est souvent inaccessible.

Dans l'antéflexion, le corps occupe la même place, mais le doigt arrive facilement au col, qui n'est pas déplacé; de plus, il peut très bien s'introduire dans le pli qui sépare le corps du col.

Dans la rétroversion, c'est le col qui se présente le premier; il est même souvent accessible à la vue en écartant les lèvres de la vulve; le fond occupe toute la concavité du sacrum.

Dans la rétroflexion, le fond occupe la même place; le col est situé normalement, et le doigt, en dépassant le col, peut s'introduire dans l'angle formé par le col et le corps.

Indications que le bassin, vicié par excès d'amplitude, présente à remplir.

Dès le début de la grossesse, la femme chez laquelle on a constaté cet état, surtout s'il y a déjà abaissement de l'organe, doit garder le repos sur la chaise longue, jusqu'après le cinquième mois. L'accoucheur doit aussi, de temps en temps, pratiquer le toucher pour s'assurer que l'utérus n'affecte pas une mauvaise direction, qu'il est toujours mobile dans l'excavation. Au besoin, on favorisera l'ascension de l'utérus à l'aide d'une éponge fine, ayant la forme d'un champignon. Cette éponge doit être placée de manière à ce que le col de l'utérus pénètre dans le creux de l'éponge, afin que l'organe soit ainsi maintenu dans sa rectitude; cette éponge sera retirée par le fil qu'on aura eu soin d'y fixer, lavée et replacée au moins tous les deux jours. Enfin, elle pourrait être imbibée et lavée sur place au moyen d'injections légèrement astringentes et répétées plusieurs fois par jour. Cependant, malgré ces précautions, elle ne devra pas être gardée plus de trois ou quatre jours, sans être convenablement nettoyée.

A l'aide de ces moyens, on favorisera l'ascension de l'utérus au-dessus du détroit supérieur, à mesure qu'il se développera, et l'on évitera des accidens graves pendant la grossesse.

Mais quand, n'ayant pu soupçonner cette disposition, on n'a pris aucune précaution convenable, l'utérus en se développant reste gêné dans l'excavation, et souvent dans un état plus ou moins prononcé d'antéversion ou de rétroversion. Si les douleurs, les incommodités qui résultent de ces déplacemens ont été assez vives pour que la malade ait été sollicitée à consulter encore à temps, après avoir vidé la vessie et le rectum, on tâche, avec quelques doigts ou toute la main, si elle est nécessaire, de redresser l'utérus et de l'élever au-dessus du détroit supérieur, sur lequel il se maintiendra de lui-même. Dans le cas d'antéversion, il faudra soulever le corps de l'organe à l'aide d'un petit bâtonnet garni d'un tampon de linge à son extrémité, pendant qu'avec l'index de l'autre main on attirera le col de l'utérus, si on peut l'atteindre. Dans la rétroversion, quelques doigts seront introduits en arrière pour soulever le fond de l'organe, pendant qu'on tâchera d'abaisser le col, qui est en avant.

Il arrive quelquefois que cette réduction présente des difficultés très sérieuses. Si ces accidens n'ont déterminé dans les premiers temps que des douleurs supportables, pour lesquelles la femme n'a pas consulté, l'utérus s'est accru dans une proportion telle, qu'on le trouve solidement fixé dans l'excavation. M. Évrat a fait usage, dans un cas semblable, de la baguette que j'ai indiquée plus haut : il l'introduisit dans le rectum et souleva le fond de l'utérus, basculé en arrière, tandis qu'à l'aide d'un doigt il attirait le col qui était en avant. Après la réduction, la malade gardera le repos pendant un mois environ ; on s'attachera à combattre, par les bains, les saignées, les conséquences de ces accidens et des manœuvres qu'on a été obligé de tenter; mais il ne sera presque jamais nécessaire d'user d'un moyen contentif : dans ce cas même, l'éponge fine suffirait. Enfin, si la réduction est impossible, il faut déterminer l'avortement, soit à l'aide de la rupture des membranes, dans le cas de simple abaissement et de rétroversion, parce que le col, dans ces circonstances, est facilement accessible; soit à l'aide de la ponction utérine, par le vagin, dans le cas d'antéversion très prononcée, le col étant inaccessible.

Ce genre de conformation du bassin exige aussi les soins de l'accoucheur pendant le travail et les suites de couches; je m'en occuperai en temps et lieu.

§ 3. — *Vices de conformation par étroitesse.*

La viciation du bassin par étroitesse est un des accidens les plus fâcheux, auxquels l'art soit obligé de remédier. Il faut, en effet, qu'il existe une juste proportion entre les parties de l'enfant et le canal qu'il doit parcourir pour que l'accouchement soit spontané. Quand ce rapport n'existe pas, une opération est indispensable. Si la disproportion est peu prononcée, l'art pourra intervenir sans grand danger pour la mère et l'enfant; mais, dans le cas contraire, l'accoucheur n'aura qu'à choisir entre deux extrémités également fâcheuses : diminuer le volume de l'enfant ou agrandir le canal qu'il doit franchir.

Je le dis par avance, et j'y reviendrai plus en détail en m'occupant des indications que les vices de conformation réclament au moment du travail, entre ces deux alternatives, le choix cependant ne me paraît pas douteux, toutes les fois qu'il sera possible de sauver la mère en agissant sur l'enfant.

Mais je n'ai à m'occuper ici que de l'influence des bassins rétrécis sur la grossesse et des indications qui en résultent, à toutes les périodes de la gestation.

On a multiplié à l'infini les divisions et subdivisions de cette espèce de bassin vicié. En pratique, ces subdivisions sont inutiles, elles ne serviraient qu'à jeter de la confusion dans l'esprit des élèves. Aussi, je me bornerai à donner les caractères des deux principales espèces de bassins rétrécis. J'insisterai cependant sur les causes et le diagnostic, ce qui me permettra de préciser plus sûrement les indications.

Les vices de conformation par étroitesse se divisent en deux espèces : *bassins viciés par étroitesse absolue*, *bassins viciés par étroitesse relative*.

11.

1. Bassin vicié par étroitesse absolue (Velpeau).

Ce qui distingue ce genre de bassin vicié, c'est la régularité de la forme. Il est en tout semblable au bassin d'une femme adulte bien conformée, les dimensions seules ne sont plus les mêmes; mais la texture des os, leur forme, leur couleur, leur solidité, ne présentent aucune différence avec l'état sain. Il y a donc une différence notable avec les bassins rachitiques.

M. Nægèle en possède quatre dans sa collection, ils proviennent tous de femmes chez lesquelles il a fallu pratiquer l'opération césarienne ou l'embryotomie.

Trois de ces bassins appartenaient à des femmes de taille ordinaire, le quatrième provenait d'une naine de trente-et-un ans, bien conformée, haute de un mètre seize centimètres.

M. Nægèle admet plusieurs espèces de ce bassin, je renvoie pour ces détails à son ouvrage, *Des principaux vices de conformation du bassin,* dont M. Danyau fils vient de nous donner une excellente traduction.

A. *Causes de cette variété.* La plupart des auteurs avaient pensé jusqu'à ce jour, que le bassin vicié par étroitesse absolue, résultait d'un arrêt de développement, par suite duquel le bassin conserve après la puberté les caractères de l'enfance. Mais la description que j'ai donnée de ce bassin, d'après M. Nægèle, démontre qu'il est en tout semblable au bassin d'une femme adulte, même conformation des détroits de l'arcade pubienne et des os isolés. Il n'en diffère que par l'étendue des diamètres, et il est bien loin de ressembler au bassin de l'enfant. Il n'a rien de commun non plus avec le bassin des rachitiques; et on le rencontre chez des individus dont le squelette ne présente aucune trace de cette maladie. La cause qui le produit nous échappe.

2. Bassin vicié par étroitesse relative (Velpeau).

M. P. Dubois a rattaché tous les bassins viciés par étroitesse relative à trois types.

Aplatissement d'avant en arrière; enfoncement des parties antérieures et latérales; compression d'un côté à l'autre.

Ces rétrécissemens peuvent donc affecter les deux détroits isolément ou simultanément.

A. *Aplatissement d'avant en arrière.* Dans ce genre de bassin, c'est en général le sacrum qui s'enfonce, rarement la symphyse.

Ce rétrécissement peut affecter le détroit supérieur et présenter cette forme. La diminution dans le diamètre antéro-postérieur du détroit supérieur (A I) s'accompagne presque toujours de l'augmentation du diamètre correspondant du détroit inférieur (B A) par suite du mouvement de bascule de l'os sacrum, à moins cependant que la courbure du sacrum ne soit très prononcée, auquel cas ces diamètres seraient tous les deux viciés, celui (A C) de l'excavation gagnerait en étendue d'avant en arrière; quoique l'enfoncement de la symphyse soit rare, cependant il peut coïncider avec celui du sacrum, et le bassin présente cette figure en 8 de chiffre. Si cette symphyse est trop longue verticalement, disposition appelée *barrure* (fig. 67), le diamètre antéro-postérieur du détroit inférieur est vicié, et ce rétrécissement est encore bien plus considérable quand cette symphyse est oblique en dedans (fig. 66).

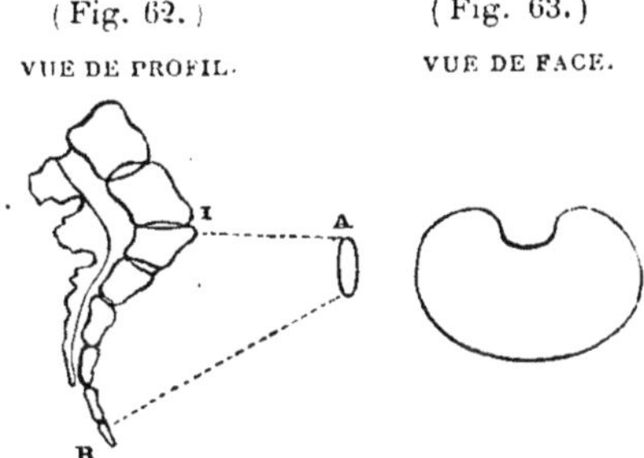

(Fig. 62.) VUE DE PROFIL. (Fig. 63.) VUE DE FACE.

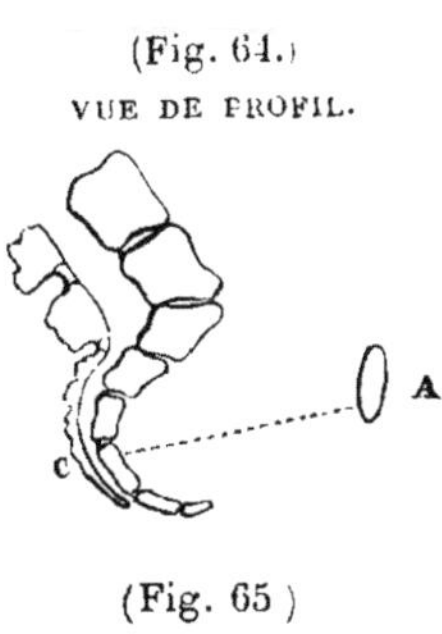

(Fig. 64.) VUE DE PROFIL.

(Fig. 65)

(Fig. 66.) (Fig. 67.)

VUE DE PROFIL. VUE DE PROFIL.

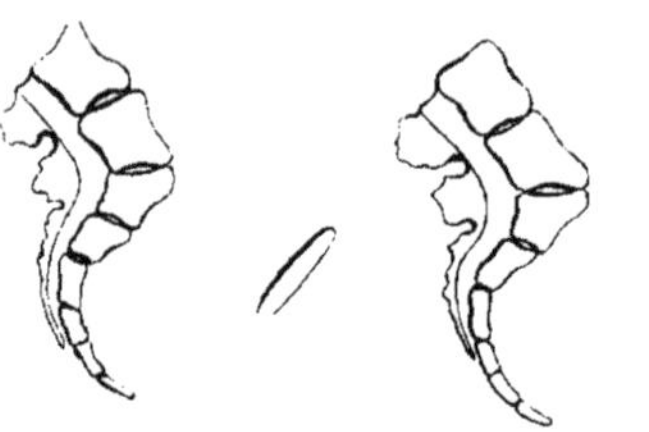

Il est rare que l'immobilité du coccyx constitue un obstacle sérieux à l'accouchement, quand le bassin est du reste bien conformé.

B. *Enfoncement des parois antérieures et latérales.* La compression des parois antéro-latérales rétrécit les diamètres obliques; ce genre de vice de conformation est assez fréquent, cependant il l'est moins que le précédent. Le bassin dans ce cas peut être vicié d'un seul côté ou des deux côtés à-la-fois.

Dans tous les cas, c'est le point correspondant à la cavité cotyloïde qui a été enfoncé.

Si cet enfoncement a eu lieu des deux côtés, le bassin a la forme d'un trèfle; mais ordinairement la viciation est plus marquée d'une côté que de l'autre, et donne au détroit supérieur cette forme (fig. 69); le diamètre oblique (A I) est très rétréci, mais le diamètre antéro-postérieur (B C), quoique n'ayant rien perdu de son étendue, quoique présentant même quelquefois plus de onze centimètres (quatre pouces), ne peut permettre l'engagement de la tête. En effet, cette dernière ne peut se loger dans l'espace en bec que présente la symphyse des pubis.

(Fig. 68.)

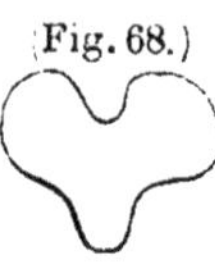

(Fig. 69.)

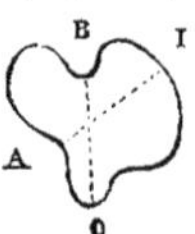

C'est à cette espèce de rétrécissement qu'on doit rapporter le bassin oblique de M. Nægèle; les caractères de ce bassin sont les suivans : ankylose d'un des os des îles avec le sacrum, arrêt

(Fig. 70.)

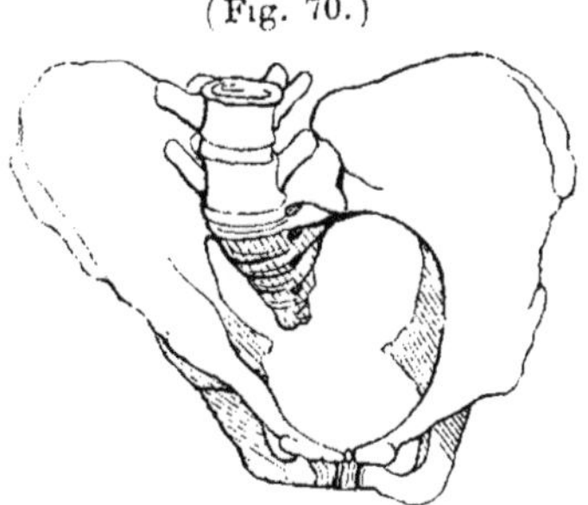

de développement, ou développement défectueux de la moitié du sacrum, trous sacrés plus petits de ce côté.

L'autre côté, qui semble conformé normalement, ne l'est pas cependant. Ainsi, en supprimant la partie viciée de deux bassins de cette espèce, on ne pourra pas, avec les deux autres moitiés qui paraissent bien conformées, constituer un bassin normal. Il reste un espace plus ou moins étendu entre les pubis

(Fig. 71.)

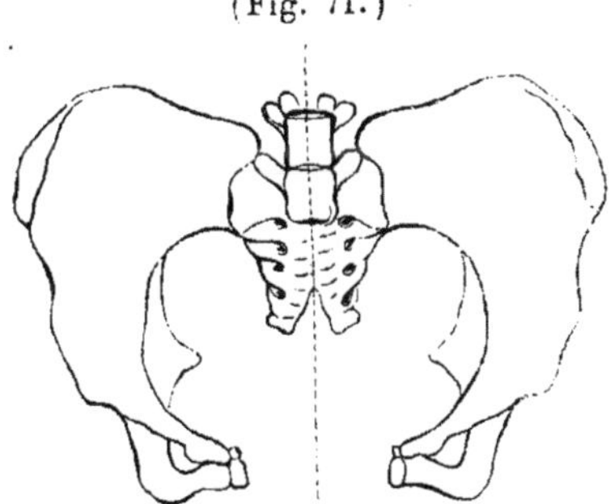

Du reste, la force des os, leur volume, leur texture intime est la même que celle des os sains.

Ce vice de conformation présente un grand avantage, c'est qu'un côté a gagné en ampleur ce que l'autre a perdu, ce qui permet encore à l'accouchement de s'effectuer. De même, dans un cas semblable, si une circonstance quelconque nécessitait, au moment du travail, l'extraction du produit, l'accoucheur pourrait faire la version, quoiqu'un vice de conformation soit une contr'indication de l'emploi de cette opération.

C. *Compression des parois latérales.* La compression latérale du bassin influe bien plus souvent sur la configuration du détroit inférieur, et de l'excavation que sur celle du détroit supérieur. Les tubérosités sciatiques se rapprochent, et l'arcade pubienne prend la forme de celle de l'homme. Quand cette compression a changé la forme du détroit supérieur, c'est le diamètre transverse ou bis-iliaque qui est rétréci. Le diamètre antéro-postérieur augmente au contraire, les pubis font saillie en avant, et le sacrum se porte en arrière. Quand l'effet a été peu marqué, le détroit supérieur est rond; si la compression a été plus forte, il est ovale (fig. 72); enfin cette compression peut avoir porté plus sur un côté que sur l'autre, et le détroit prend alors cette forme (fig. 73).

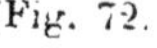
(Fig. 72.)

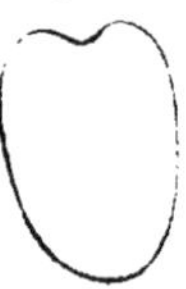

(Fig. 73.)

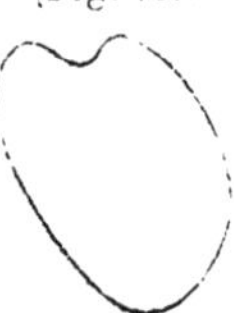

Je viens de donner tout autant de détails qu'il en faut sur les trois espèces de vices de conformation par étroitesse relative, pour éclairer les inductions pratiques que j'en tirerai plus tard. Il me reste à ajouter cependant que ces trois types peuvent se réunir, et qu'alors, tous les diamètres du bassin se trouvent viciés; ce qui explique comment chaque auteur a pu admettre une foule de divisions et de subdivisions tout-à-fait inutiles en pratique. Dans la plupart des cas, ce n'est pas le degré exact du rétrécissement, que l'on aura pu mesurer, à moins qu'il ne soit très prononcé, qui fera varier les procédés à employer, mais bien les difficultés de l'expulsion, car il faut tenir aussi compte du volume de la tête de l'enfant. Telle femme, en effet, accouchera très bien, à l'aide du forceps, à huit ou neuf centimètres (trois pouces un quart), parce qu'elle met au monde des enfans petits, tandis que, chez une autre, l'extraction ne pourra se faire par ce moyen, et il faudra après l'avoir tentée infructueusement recourir à une autre opération, parce que cette femme met au monde des enfans volumineux.

§ 4. — *Des causes et du mode de production des vices de conformation.*

Pendant bien long-temps le rachitisme et l'ostéomalacie ont été regardés comme les causes uniques des vices de conformation du bassin. Les belles recherches de MM. Nægèle, P. Dubois, Guérin, Bouvier, Sédillot, etc., permettent maintenant d'établir que, dans des cas où il n'y a pas de rachitisme, des causes mécaniques ont pu déformer le bassin, lorsque sa résistance était encore peu considérable, dans l'enfance ou chez les sujets faibles. Les travaux de M. Nægèle signalent aussi des causes dont la nature intime est encore inconnue.

1. Rachitisme et ostéomalacie.

Le rachitisme et l'ostéomalacie, quoique très distincts par leurs caractères anatomiques, dont nous n'avons pas ici à nous occuper, produisent cependant les mêmes résultats. Aussi, nous allons étudier leur influence sur les déformations du bassin, sans distinction. Le rachitisme et l'ostéomalacie n'ont pas cependant tout-à-fait la même influence sur le tissu osseux; le premier, qui est propre à l'enfance, s'accompagne souvent d'un certain degré de ramollissement, mais ce qui le caractérise surtout, c'est un arrêt de développement; tandis que dans l'ostéomalacie, qui ne sévit que chez l'adulte, le ramollissement est bien plus prononcé, mais les os ont acquis leur entier développement. Ces deux affections sont donc les causes premières des diverses déformations que peut présenter le bassin; mais à ces causes, il faut joindre l'action d'une force extérieure sans laquelle la conformation du squelette resterait intacte.

En effet, dans le rachitisme, le ramollissement n'est jamais assez prononcé, s'il existe même, pour que les os s'affaissent par leur propre poids. Cela pourrait tout au plus avoir lieu dans quelques cas rares d'ostéomalacie; aussi on ne peut attribuer les déformations qu'à une force extérieure qui agit comme cause secondaire : la force musculaire par exemple, et surtout pour le bassin, le poids qu'il a à supporter.

Dans la station, le poids du corps transmis des vertèbres lombaires aux têtes des fémurs, suivant deux lignes divergentes, la réaction ou la résistance qu'opposent les membres inférieurs à cette force de pesanteur, tendent à déprimer de haut en bas la partie postérieure du cercle osseux que le bassin représente, et à élever la partie antérieure; de plus, cette force en même temps qu'elle pousse le sacrum en bas, le pousse aussi en avant, et la portion des os pubis, voisine de la cavité cotyloïde, doit, sous l'influence de cette cause réagissante, se rapprocher de l'angle sacro-vertébral.

Ce qui explique comment les vices de conformation sont bien plus fréquens au détroit supérieur et bien plus prononcés, et pourquoi dans ce cas le diamètre antéro-postérieur et les obliques sont bien plus souvent rétrécis que les autres diamètres.

Maintenant si la pesanteur agit plus spécialement d'un côté, l'affaissement est plus marqué dans ce sens. C'est ce qui a lieu dans les cas où un des membres inférieurs est plus court que l'autre. Si on joint à cela l'influence de l'habitude de la femme, la nature des travaux auxquels elle se livre, on comprendra comment la déformation peut affecter plus spécialement un côté du bassin, et comment se constitue alors le bassin oblique de Nægèle.

Cependant, dans ce dernier cas, en expliquant comment l'angle sacro-vertébral se rapproche d'une cavité cotyloïde, en s'abaissant de haut en bas et d'avant en arrière, comment une des cavités cotyloïdes peut se rapprocher aussi du sacrum, et s'élever ou s'abaisser en même temps, on n'explique pas l'ankylose de la symphyse sacro-iliaque du côté vicié, et c'est, suivant Nægèle, le caractère pathognomonique du bassin oblique. Cette ankylose est-elle congéniale ? est-elle déterminée par un travail inflammatoire des surfaces articulaires, survenu après l'enfance. M. Nægèle n'a pas encore complètement éclairé la question, il pense cependant que cette ankylose est déterminée par un arrêt de développement. La compression latérale, ou le rétrécissement du diamètre transverse est rare; elle se combine presque toujours avec la compression antéro-postérieure pour vicier les diamètres obliques Elle résulte du décubitus prolongé des enfans sur le même côté, de la compression exercée sur l'une des hanches par les nourrices qui portent toujours du même bras, cette circonstance peut aussi déterminer l'élévation et la compression en dedans de la tubérosité de l'ischion; enfin, si l'enfant reste habituellement assis, le sacrum se courbe sur lui-même, le coccyx se rapproche de l'angle sacro-vertébral qui s'abaisse aussi, et les deux diamètres antéro-postérieurs des deux détroits sont viciés.

2. Déformation préalable d'une autre partie du squelette.

A. *Inflexion de la colonne vertébrale.* Il est rare que l'inflexion de cette partie du squelette s'accompagne d'une déformation notable du bassin; sur soixante-neuf cas de déformation de l'épine, d'après les recherches de M. Bouvier, cinquante-sept femmes ont présenté le bassin à l'état normal; chez douze seulement, il était vicié, et de plus, chez les douze, les membres inférieurs étaient plus ou moins incurvés. Cette dernière circonstance, au contraire, se lie intimement à la déformation du bassin, et le fait est si constant qu'on peut sur l'inspection seule des jambes diagnostiquer l'état de ce canal osseux, tandis que la plupart des femmes, qui sont seulement affectées d'incurvation de la colonne vertébrale, accouchent avec autant de facilité que les autres. J'ai eu souvent l'occasion de constater ce fait.

Quoique les inflexions de la colonne vertébrale ne puissent pas être regardées comme cause de la déformation du bassin, et quoiqu'elles accompagnent rarement les rétrécissemens, il est certain cependant qu'elles peuvent exercer sur le degré de rétrécissement, et sur la forme du bassin une fâcheuse influence. Ainsi, l'incurvation de la colonne vertébrale peut déterminer le renversement du bassin d'avant en arrière, surtout du côté de l'angle, formé par la jonction de la colonne vertébrale, incurvée avec le sacrum.

B. *Lésions des membres inférieurs.* L'incurvation des membres inférieurs accompagne, comme je l'ai dit, presque toujours la déformation du bassin, et de plus elle peut la déterminer, ou tout au moins l'augmenter. Ainsi, dans le cas où les membres sont d'inégale hauteur, la pression qu'ils exercent sur les cavités cotyloïdes sont inégales, et peut augmenter la viciation d'un côté du bassin; néanmoins, on conçoit que, sans déformation préalable du bassin, le raccourcissement d'un des membres puisse déterminer sa déformation, soit que ce raccourcissement soit le résultat d'une fracture, d'une atrophie, ou d'une luxation, surtout si ces accidens surviennent quand le bassin n'a pas atteint son développement complet.

Luxations congéniales du fémur. On ne peut nier que les luxations congéniales du fémur n'exercent ordinairement une certaine influence sur la configuration du bassin; mais cette influence est si peu prononcée dans la plupart des cas, que la parturition ne s'en effectue pas moins, et qu'il n'existe pas un seul exemple d'une luxation congéniale du fémur sans rachitisme qui ait vicié le bassin au point de rendre l'accouchement impossible sans opération meurtrière.

§ 5. — *Diagnostic des vices de conformation.*

L'accoucheur peut être consulté par des parens qui désirent savoir si l'état du bassin d'une jeune fille permet de la marier. Son avis peut aussi être demandé pour une jeune femme enceinte pour la première fois, et dont la conformation inspire quelques craintes. Dans ce cas, il peut avoir à répondre aux questions suivantes.

L'accouchement sera-t-il possible à terme, l'enfant vivant?

Quelle influence le rétrécissement peut il avoir sur la grossesse? Quelles précautions faut-il prendre pour éviter tout accident jusqu'à terme et pour faciliter l'accouchement.

Dans le cas où il répondrait que l'accouchement ne sera pas possible sans les secours de l'art, il lui sera encore demandé si cette opération pourra compromettre la vie de l'enfant ou celle de la mère? Si on ne pourrait pas l'éviter par quelque opération pendant la grossesse, soit en sauvant la vie de l'enfant et celle de la mère, soit en sacrifiant l'enfant à l'intérêt de cette dernière?

Pour satisfaire à ces questions, et pour se tracer à soi-même par avance une règle de conduite, il faut que l'accoucheur connaisse exactement l'état du bassin, l'étendue des diamètres des détroits.

Cependant, il ne faut pas croire que cette mensuration puisse être faite avec une exactitude mathématique, nos moyens ne nous permettent pas d'obtenir cette précision ; quand même on y parviendrait, le but ne serait pas encore tout-à-fait atteint ; car pour arriver à une appréciation rigoureuse des conséquences des rétrécissemens et des opérations qu'ils peuvent nécessiter, il faudrait aussi connaître le volume exact du produit, ce qui n'est pas possible.

Heureusement qu'en pratique, l'appréciation à quelques millimètres près suffit, et il est facile d'arriver à ce résultat. Pour l'obtenir, l'accoucheur doit d'abord s'aider des commémoratifs sur l'enfance et la jeunesse du sujet, puis il doit procéder à l'examen externe et à l'examen interne.

1. Commémoratifs.

L'accoucheur qui est appelé à prononcer sur la bonne ou la mauvaise conformation d'une femme, doit s'enquérir exactement, dit M. P. Dubois, des antécédens de cette femme dans son enfance et dans sa jeunesse. L'histoire des premières années peut souvent à elle seule faire soupçonner l'état du bassin. Voici les questions qu'il doit adresser aux parens.

Quelles sont les maladies dont l'enfant a été atteinte? A quel âge se sont-elles manifestées? A quel âge l'enfant a-t-elle marché? Après avoir marché a-t-elle éprouvé de la faiblesse dans les membres inférieurs? La station était-elle possible? Etait-elle facile? Les articulations étaient-elles grosses?

Si tous ces phénomènes se sont manifestés dans l'enfance, il est bien probable que le bassin est vicié; de plus on peut affirmer que c'est au rachitisme que les accidens sont dus, le rachitisme étant une maladie propre à l'enfance. Elle sévit bien rarement avant dix-huit à vingt mois, et très rarement après treize à quatorze ans.

S'il existe des courbures des membres et de la colonne vertébrale, on devra être presque certain que le bassin est mal conformé, et si cette courbure a commencé par les membres inférieurs, on peut affirmer que c'est au rachitisme qu'elle est encore due, cette affection portant d'abord son influence sur les tibias, puis sur les fémurs, sur le bassin et la colonne. Au contraire, si les dix premières années se sont passées sans accident, ces courbures ne devront être attribuées qu'à l'ostéomalacie, surtout quand l'incurvation de la colonne vertébrale a précédé celle des membres inférieurs. Cette déformation de la colonne peut exister seule; alors on peut très légitimement espérer que le bassin n'est pas vicié. L'expérience prouve, en effet, que la colonne vertébrale peut être fortement incurvée sans que le bassin soit vicié, quand les membres inférieurs sont droits, et que ce ne sont, en général, que les incurvations des membres qui accompagnent les rétrécissemens du bassin.

2. Examen externe.

Ces recherches préliminaires terminées, l'accoucheur se livrera à l'examen externe avec toute la décence et la circonspection possible. Cet examen peut être fait la femme étant debout ou couchée, mais toujours à travers l'épaisseur d'un linge. Suivant M. Velpeau, si l'allure de la femme est aisée, libre et bien dégagée, si les membres inférieurs sont droits, si les hanches sont de niveau, plus larges que la base du thorax et bien arrondies (la largeur des hanches est double de l'étendue du diamètre transverse du détroit supérieur); les grands trochanters convenablement écartés; s'il n'y a point d'ensellure (enfoncement du sacrum, au point où il s'articule avec la colonne vertébrale); si la symphyse des pubis n'est, ni trop enfoncée, ni trop saillante, ni trop longue, on aura quelque droit d'annoncer une bonne conformation. S'il existe de la claudication, le médecin examinera si elle dépend de la courbure plus prononcée d'un membre que de l'autre, de l'aplatissement de la paroi antéro-latérale, d'une maladie ancienne ou récente de l'articulation coxo-fémorale, d'une ancienne fracture. Si cette exploration met l'accoucheur à même de reconnaître quelques-uns des signes qui annoncent une mauvaise conformation, il ne devra plus s'en tenir à ces caractères qui ne peuvent donner que des probabilités, mais il devra recourir à des moyens qui lui permettent de faire une appréciation aussi exacte que possible.

En effet, ce n'est pas sur de simples probabilités, que l'accoucheur peut interdire le mariage à une jeune fille, ou peut se déterminer, pendant la grossesse, à pratiquer une opération, plus ou moins grave pour le produit, dans le but d'éviter à la mère tous les dangers d'un accouchement à terme. Il lui faut aussi des données plus exactes au moment du travail, pour le guider dans le choix de l'opération qui sera devenue nécessaire.

On a imaginé, pour arriver à ce résultat, une infinité d'instrumens dont l'application se fait, soit à l'extérieur, soit à l'intérieur; mais, sans contredit, le doigt est le meilleur pelvimètre. Cependant, le compas d'épaisseur de Baudelocque, entre des mains habiles, peut donner des résultats assez satisfaisans, quoi qu'il soit loin d'offrir un degré de certitude absolue.

(Fig. 74.)

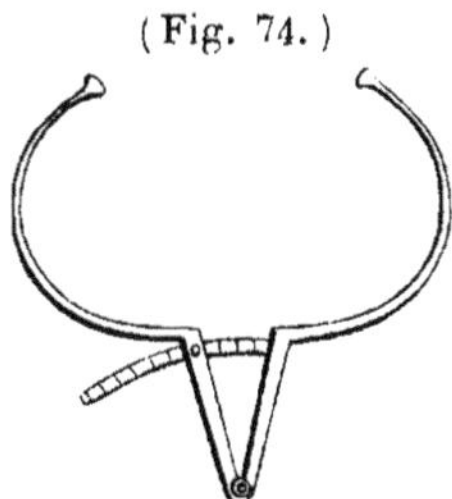

Pour cette exploration, la femme sera couchée sur le côté, si l'on veut apprécier l'étendue du diamètre antéro-postérieur du détroit inférieur. Une olive sera placée au-devant de la partie supérieure de la symphyse des pubis, après avoir eu soin d'écarter les parties molles; l'autre sera maintenue par un aide sur l'apophyse épineuse de la première fausse vertèbre du sacrum.

Le curseur, si le bassin est bien conformé, devra marquer dix-neuf centimètres (sept pouces).

Il faut alors défalquer trois centimètres (six lignes environ) pour l'épaisseur des pubis, et près de sept centimètres (deux pouces et demi) pour celle du sacrum, et il restera onze centimètres (quatre pouces). Maintenant si le curseur ne marque que seize centimètres (six pouces), au lieu de dix-neuf centimètres (sept pouces), c'est le diamètre antéro-postérieur qui aura perdu toute cette différence de trois centimètres, il n'aura plus que huit centimètres (trois pouces), et ainsi de suite.

Si l'on veut mesurer les diamètres obliques, l'instrument sera placé en arrière de la femme; une olive sur la face externe du grand trochanter, et l'autre sur la partie saillante de l'articulation sacro-iliaque du côté opposé.

Le curseur doit marquer vingt-quatre centimètres (neuf pouc.), sur quoi il faut déduire sept centimètres et demi (trois pouces moins un quart) pour l'épaisseur du trochanter, du col du fémur et de la cavité cotyloïde, et cinq centimètres (un pouce trois quarts) pour l'épaisseur de la symphyse postérieure. Reste pour le diamètre oblique douze centimètres (quatre pouces, cinq lignes environ) si le curseur marque moins de vingt-quatre centimètres. Défalcation faite de l'épaisseur des parties, ce qui restera, donnera l'étendue du diamètre oblique vicié.

Deux circonstances peuvent, cependant, induire l'accoucheur en erreur: 1° la difficulté de bien fixer les olives sur les points indiqués; 2° les variations qui peuvent se rencontrer dans l'épaisseur des parties.

Sur un bassin bien conformé, il est facile de placer une olive sur les pubis, l'autre sur le premier tubercule du sacrum, etc. Mais sur le bassin mal conformé, les parties n'ayant plus conservé entre elles leurs rapports naturels, il est extrêmement difficile d'arriver à déterminer exactement les points où l'on doit fixer les olives. J'ai pu souvent me convaincre de cette difficulté par moi-même, et en aidant M. P. Dubois, à la Clinique, dans des investigations de cette nature; je l'ai même, quelquefois, vu renoncer au compas pour ne s'en fier qu'à son doigt. Si donc les olives sont mal fixées, on a une mesure inexacte.

Je suppose maintenant les olives bien fixées. Dans un bassin mal conformé, l'épaisseur des os n'est pas toujours la même; elle varie extrêmement, et pour le diamètre antéro-postérieur, par exemple, il serait possible qu'on obtînt dix-neuf centimètres sur la largeur, sans que pour cela il y ait onze centimètres de passage entre les pubis et le sacrum.

Néanmoins, le pelvimètre de Baudelocque est un instrument utile, surtout chez les jeunes filles, chez lesquelles l'exploration intérieure n'est pas permise.

Pour apprécier les rétrécissemens des diamètres du détroit inférieur, les doigts appliqués à l'extérieur suffisent seuls.

La femme est placée sur le bord d'un siège ou debout. Pour le diamètre antéro-postérieur, la pulpe de l'indicateur de l'accoucheur est portée sur la pointe du coccyx, et le sommet du pouce sur le bord du ligament sous-pubien, après quoi les deux doigts, maintenus dans cette position fixe, sont portés sur une règle graduée pour en déterminer l'écartement.

Pour le diamètre transverse, l'index sera placé sur une tubérosité ischiatique, le pouce sur l'autre tubérosité.

La mensuration externe ne donne pas, comme on peut le penser, des résultats assez certains pour qu'on doive s'en tenir à elle seule, dans les cas où la mensuration interne est permise. Chez une femme mariée, par exemple, il est indispensable de mesurer exactement, à l'aide du toucher, les dimensions du bassin.

3. Examen interne.

On a proposé, pour cette mensuration interne, des instrumens dont l'usage est si incommode, si douloureux, qu'on a été obligé d'y renoncer : tel est l'intro-pelvimètre de Coutouly et celui de madame Boivin (*Mém. sur les causes de l'avortement*, p. 177).

Les praticiens ne se servent aujourd'hui que du doigt : c'est le meilleur et le plus sûr de tous les pelvimètres.

Pour apprécier l'étendue du diamètre antéro-postérieur du détroit supérieur, l'index devra être dirigé dans le vagin dans le sens de l'axe du détroit inférieur, vers l'angle sacro-vertébral, le bord radial du doigt étant immédiatement appliqué sous les pubis. Si la pulpe du doigt n'atteint pas l'angle sacro-vertébral, c'est que le diamètre a ses dimensions normales, ou, s'il est rétréci, que ce rétrécissement est si peu prononcé que l'accouchement ne s'en effectuera pas moins.

Mais, si le doigt peut atteindre l'angle sacro-vertébral, on devra craindre des difficultés plus ou moins grandes. Pour mesurer, dans ce cas, l'étendue du diamètre sacro-pubien, on marque avec l'ongle de l'indicateur de l'autre main, en ayant soin d'écarter les grandes et petites lèvres, le dessous des pubis, sur le doigt introduit; on retire ce doigt et l'on reporte cette mesure sur une échelle graduée.

(Fig. 75.)

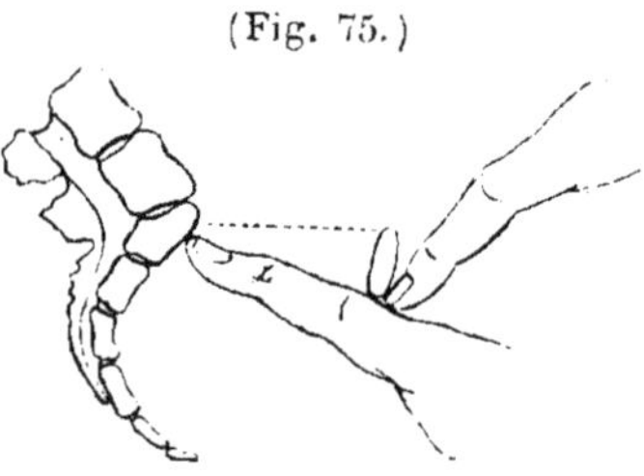

Mais la ligne oblique représentée par la longueur du doigt introduit, ne donne pas encore exactement l'étendue du diamètre antéro-postérieur, qui, partant de l'angle sacro-vertébral, va se rendre au-dessus de la symphyse des pubis : Cette ligne oblique est un peu plus longue. Pour avoir la mesure exacte du diamètre antéro-postérieur, il faut défalquer un centimètre (cinq lignes) (fig. 75).

Il faut aussi tenir compte de l'obliquité plus ou moins grande de la symphyse des pubis. En effet, si son sommet est déjeté en dedans (fig. 76), on pourra croire à l'existence d'un

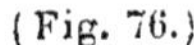
(Fig. 76.)

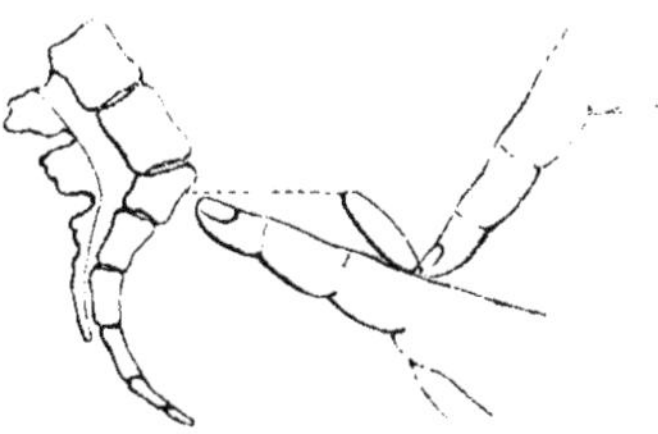

diamètre bien plus considérable qu'il ne l'est en effet. S'il est rejeté en dehors, on pourra croire ce diamètre plus petit (fig. 77).

(Fig. 77.)

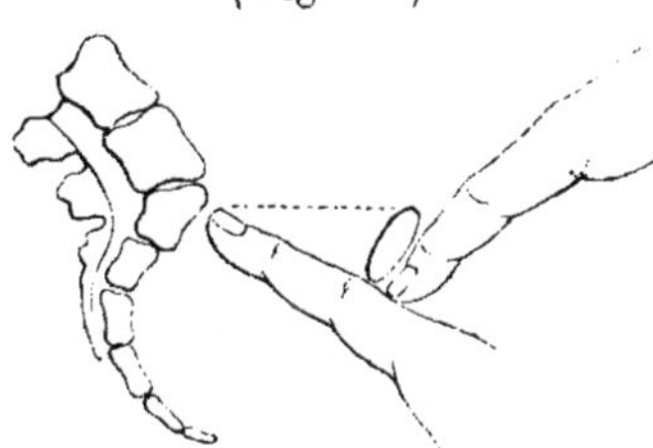

Le doigt jugera facilement si la concavité du sacrum est augmentée ou diminuée, ce qui permettra d'établir si le diamètre antéro-postérieur de l'excavation est vicié.

Quant au diamètre antéro-postérieur du détroit inférieur, il se mesure de la même manière que le diamètre correspondant du détroit supérieur. L'extrémité de l'index, étant appliquée sur l'extrémité du coccyx, l'accoucheur relevera le poignet jusqu'à ce que le bord radial du doigt touche le dessous de la symphyse des pubis, et marquera ce point avec l'autre index. Il pourra, de plus, apprécier le plus ou moins de mobilité de l'articulation sacro-coccygienne en pressant légèrement sur la pointe du coccyx.

(Fig. 78.)

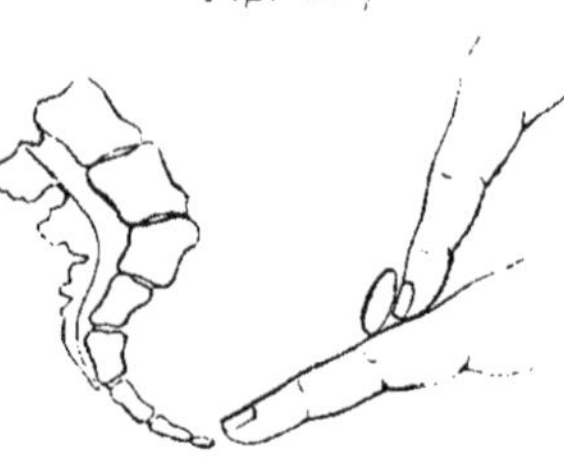

Les diamètres obliques et transverses sont beaucoup plus difficiles à apprécier pour le détroit supérieur; mais il est possible de déterminer rigoureusement l'étendue du détroit inférieur à l'aide des doigts; enfin, c'est par le toucher seul qu'on pourra reconnaître l'existence des exostoses ou des autres tumeurs qui obstruent le bassin.

On a conseillé de faire cette exploration au moyen de la main tout entière introduite dans le vagin; mais on comprend que ce n'est qu'au moment du travail que ce moyen pourra être employé.

Mais souvent, comme il est de la dernière importance de reconnaître l'étendue des diamètres obliques, je vais joindre aux moyens proposés, ceux que M. Nægèle a indiqués pour reconnaître le bassin oblique.

Pour arriver à ce résultat, il faut comparer les mesures des deux côtés d'un bassin oblique entr'elles: la différence donne l'étendue du rétrécissement. Je vais, à cet effet, rappeler certaines mesures prises par M. Nægèle, entre des points faciles à déterminer sur les bassins même les plus viciés.

Quand le bassin est bien conformé, *de la tubérosité sciatique d'un côté, à l'épine iliaque postéro-supérieure, du côté opposé,* l'étendue ordinaire est de dix-sept centimètres et demi (six pouces et demi). Elle est à-peu-près la même d'un côté comme de l'autre.

Sur les bassins obliques, il peut y avoir, entre les deux mesures faites de chaque côté, une différence d'au moins deux centimètres et demi (un pouce) à cinq centimètres et demi (deux pouces environ) au plus.

Sur le bassin bien conformé, *de l'épine iliaque antéro-supérieure d'un côté, à l'épine iliaque postéro-supérieure de l'autre côté,* l'étendue moyenne est de vingt-et-un centimètres (sept pouces trois quarts).

Sur les bassins obliques, il peut y avoir entre les deux côtés une différence de deux à cinq centimètres (neuf à vingt-deux lignes).

Sur le bassin bien conformé, *de l'apophyse épineuse de la dernière vertèbre lombaire, à l'épine iliaque antéro-supérieure, de l'un et de l'autre côté,* l'étendue moyenne est de dix-sept centimètres et demi (six pouces et demi).

Sur les bassins obliques, la plus petite différence entre un côté et l'autre est de dix-huit à trente-six millimètres (huit lignes à un pouce cinq lignes).

Sur le bassin bien conformé, *du grand trochanter d'un côté, à l'épine iliaque postéro-supérieure du côté opposé,* vingt-trois centimètres (huit pouces et demi).

Sur les bassins obliques, la plus petite différence est de un centimètre et demi (sept lignes); la plus grande, de quatre centimètres (dix-neuf lignes).

Sur le bassin bien conformé, *du milieu du bord inférieur de la symphyse des pubis, à l'épine iliaque postéro-supérieure, de l'un et de l'autre côté,* dix-sept centimètres (six pouces trois lignes).

Sur les bassins obliques, la plus petite différence entre cette même distance, prise des deux côtés, était de un centimètre et demi (sept lignes); la plus grande, de deux centimètres et demi (neuf lignes).

On voit donc qu'il sera facile de reconnaître le bassin bien conformé, parce que les mesures prises entre les mêmes points donneront pour chaque côté la même étendue; tandis que, pour le bassin ovalaire oblique, il y aura pour chaque mesure, prise d'un côté et de l'autre, une différence marquée : ce qui permettra de reconnaître le bassin oblique, et même de préciser le degré de rétrécissement.

§ 6. — *Influence des vices de conformation sur la grossesse; pronostic sous le point de vue de l'accouchement.*

J'ai dit plus haut quelle fâcheuse influence l'excès d'amplitude peut avoir sur la grossesse; les rétrécissemens ne sont pas dans ce cas, ils la compromettent rarement; et cependant, dans certains cas de rétrécissement très prononcé, il serait à souhaiter que l'avortement ait lieu. En effet, il pourrait seul éviter les dangers d'un accouchement à terme, qui rendra nécessaire les opérations les plus graves pour la mère.

C'est surtout sur l'accouchement que cette fâcheuse influence sera plus marquée; les difficultés devront être d'autant plus grandes que le vice de conformation sera plus considérable; proportion vraie dans la plupart des cas, mais qui ne peut l'être d'une manière absolue. En effet, comme je l'ai déjà dit, pour apprécier exactement ces difficultés, il faudrait tenir compte aussi de la grosseur de l'enfant, de sa position, de la réductibilité de ses parties, de l'énergie des contractions utérines, toutes circonstances qu'il n'est pas possible d'apprécier pendant la grossesse, et dont quelques-unes seulement sont appréciables pendant le travail.

Les rétrécissemens exposent aussi le fœtus et sa mère à d'autres dangers; les parties fœtales, qui se présentent, ne bouchent pas hermétiquement le détroit supérieur, l'eau s'écoule, et le fœtus reste exposé pendant toute la durée de l'accouchement à la compression immédiate de l'utérus. Souvent aussi le premier flot de liquide, qui s'écoule au moment de la rupture des membranes, entraîne le cordon, et l'enfant meurt des suites de cette compression. Les opérations nécessaires à son extraction compromettent aussi souvent son existence. Je reviendrai plus en détail sur toutes ces circonstances, quand je m'occuperai des vices de conformation pendant le travail.

Pour la mère, les contusions, les déchirures, les fistules de tout genre, déterminées soit par la tête de l'enfant, soit par les instrumens, l'écartement des symphyses, enfin les opérations graves peuvent compromettre sa vie. J'y reviendrai aussi en temps et lieu.

§ 7. — *Indications que les vices de conformation présentent à remplir pendant la grossesse.*

Ne serait-il pas possible pendant la grossesse que l'art pût intervenir utilement, afin de prévenir les conséquences fâcheuses des vices de conformation pour la mère et l'enfant? La question n'est plus douteuse aujourd'hui. Afin de mieux préciser les indications que l'accoucheur peut remplir pendant la grossesse, je les ferai précéder de l'énumération des difficultés que l'on peut prévoir au moment du travail.

De plus, sous le point de vue des difficultés que l'on peut prévoir, et des indications à remplir, je rangerai, d'après M. P. Dubois, tous les vices de conformation dans trois classes principales.

La première se compose des bassins dans lesquels le passage présente neuf centimètres et demi (trois pouces et demi).

La deuxième comprend les bassins qui ne présentent de passage que neuf centimètres et demi au plus (trois pouces et demi) et sept centimètres au moins (deux pouces et demi).

Dans la troisième sont rangés tous les cas dans lesquels le rétrécissement sera tel, que l'espace libre sera inférieur à sept centimètres (deux pouces et demi).

Le bassin à au moins neuf centimètres et demi (trois pouces et demi).

L'expulsion spontanée, quoique plus longue, plus difficile, plus dangereuse, dans ce cas, doit cependant être espérée. Aussi l'accoucheur attend-il l'époque du travail pour intervenir, s'il y a lieu.

Mériman, Baudelocque et M. Moreau ont conseillé dans ce cas de soumettre la femme à un régime, propre à diminuer le volume du produit, afin de rendre l'accouchement à terme plus facile, les saignées souvent répétées, un régime maigre peu substantiel, les bains tièdes fréquens, un exercice actif, rempliraient ce but. M. Moreau dit s'en être très bien trouvé dans plusieurs circonstances, je lui ai entendu citer, à ce sujet, l'observation d'une femme qui accoucha à terme d'un enfant vivant, après avoir été soumise à ce régime; tandis qu'à ses grossesses précédentes, on avait été obligé de mutiler l'enfant pour l'extraire. J'ai par devers moi un seul fait qui viendrait à l'appui de celui-ci, mais j'ai observé si souvent le contraire, que je me prononcerais plutôt pour la négative. M. P. Dubois ne pense pas que le régime de la mère puisse influer sur le développement du produit, c'est l'opinion la plus généralement admise.

Le bassin a au moins sept centimètres (deux pouces et demi), de neuf centimètres et demi à huit centimètres (de trois pouces et demi à trois pouces).

L'expulsion spontanée du fœtus est encore possible à la rigueur. Toutefois, il faudra que les contractions soient très énergiques, que la réductibilité de la tête soit considérable, car le plus petit diamètre de cette tête non réduite, est de neuf centimètres (trois pouces un quart), encore la vie du produit sera-t-elle souvent compromise; mais au-dessous de huit centimètres (trois pouces), l'art sera obligé d'intervenir, à moins cependant que le produit mort ne soit ramolli par la putréfaction.

Les moyens diététiques, conseillés par M. Moreau, pourraient encore recevoir ici une utile application, mais l'art possède dans ces cas une ressource bien plus précieuse : l'*accouchement prématuré artificiel.*

1. De l'accouchement prématuré artificiel.

Grâce aux efforts de MM. Stoltz, Dezeimeris, P. Dubois, Velpeau, l'accouchement, provoqué avant terme, est une opération désormais acquise à la pratique obstétricale, en France. Depuis long-temps, elle rendait d'utiles services à nos voisins de l'Angleterre et de l'Allemagne, tandis qu'un vain préjugé la faisait repousser chez nous, par ceux même qui ne reculaient pas devant la symphyséotomie et l'opération césarienne.

Et cependant que se propose-t-on pour but dans cette opération? sauver l'enfant et épargner à la mère tous les dangers d'une opération à terme. Et bien plus, ce but on l'atteint dans la majorité des cas.

Qu'on consulte les relevés statistiques publiés en 1838, par

M. Stoltz, on verra que sur deux cent onze cas d'accouchemens provoqués, plus de la moitié des enfans ont vécu, qu'il a succombé à peine une femme sur quinze ; qu'on compare maintenant ces résultats à ceux qu'on obtient par la symphyséotomie et l'opération césarienne, et qu'on prononce.

Nous n'avons pas, en effet, dans les murs de Paris, un seul exemple d'une femme qui ait survécu à l'opération césarienne. Celle qui résista le plus long-temps fut une de celles que j'aidai M. P. Dubois à opérer. Elle ne mourut que le dix-septième jour d'une affection tétanique, alors que tout faisait espérer un succès complet. (*Bull. de l'Acad. de méd.*, t. III, p. 694; t. V, p. 25.)

Pour obtenir le résultat qu'on se propose dans l'accouchement prématuré artificiel, il ne doit être tenté qu'à une époque de la grossesse, où la viabilité du fœtus est assurée, et seulement lorsque l'accouchement à terme ne pourrait s'effectuer sans opération sanglante pour le produit ou la mère.

Ce n'est qu'à sept mois révolus que la viabilité du fœtus est bien constante, ce sera donc à partir de cette époque que l'accouchement provoqué devra être pratiqué; mais comme à sept mois même l'enfant peut n'être pas viable, et que plus il prolongera son séjour dans la cavité utérine, plus il deviendra apte à vivre de la vie extérieure, afin de lui laisser plus de chances de viabilité, on devra ne pratiquer cette opération que le plus tard possible, suivant le degré du rétrécissement.

En ce qui concerne les intérêts de la mère, la question est moins facile à résoudre, il faut établir, en effet, avec précision, les limites dans lesquelles cette opération doit être pratiquée.

Elle ne doit pas l'être, tant que le degré de rétrécissement peut laisser espérer l'accouchement à terme, quand même cet accouchement devrait être aidé ; on ne devra pas y recourir toutes les fois, en un mot, qu'on a quelques chances d'extraire le produit vivant à terme. A un degré de rétrécissement tel, que l'enfant ne pourrait être extrait vivant, l'accouchement prématuré ne doit plus être pratiqué, l'accoucheur n'a plus à choisir, qu'entre l'opération césarienne à terme, ou l'avortement.

En partant donc de l'époque de la viabilité, sept mois, et en comparant l'étendue du diamètre bi-pariétal de la tête, à cette époque, avec l'étendue du bassin, on arrivera à préciser le degré de rétrécissement auquel on peut commencer à pratiquer l'accouchement prématuré.

A sept mois et une semaine, le diamètre bi-pariétal a, terme moyen, de six centimètres et demi, à sept centimètres et demi (deux pouces un quart à deux pouces neuf lignes).

Il faudra donc que le diamètre du bassin soit au moins de sept centimètres et demi (deux pouces neuf lignes): c'est la dernière limite au-dessous de laquelle il n'est plus permis de songer à l'accouchement prématuré.

Maintenant, moins le rétrécissement sera prononcé, plus on devra attendre pour laisser plus de chances au produit. Mais au-dessus de huit centimètres et demi trois pouces deux lignes) qui est l'autre limite extrême, on ne devra plus pratiquer cette opération, l'accouchement spontané étant possible; à terme, le diamètre bi-pariétal n'a, en effet, à cette époque que huit centimètres et demi à neuf centimètres (trois pouces deux lignes à trois pouces quatre lignes). Cependant si la femme était dans l'habitude de mettre au monde des enfans très volumineux, on pourrait encore pratiquer l'accouchement prématuré, quand le détroit supérieur présente neuf centimètres et demi (trois pouces et demi).

Quelques praticiens ont conseillé de ne pas pratiquer cette opération chez les primipares, et d'attendre que les difficultés d'un premier accouchement aient fait sentir la nécessité d'y recourir dans les grossesses suivantes.

M. P. Dubois n'est pas de cet avis, il se fonde sur ce que, lorsque le bassin n'a que de sept centimètres et demi (deux pouces, neuf lignes) à neuf centimètres (trois pouces un quart), les cas d'accouchemens spontanés ne sont que l'exception, tandis que les accouchemens difficiles, meurtriers, sont la règle.

Il prescrit, de plus, cette opération quand le bassin est obstrué par la présence de quelque tumeur, et quand la femme est affectée d'une maladie aiguë.

Il ne la pratique pas non plus dans les cas où la présence de deux jumeaux a été bien constatée, parce que, dans ce cas, les enfans sont moins volumineux et peuvent franchir les détroits à terme, et parce que rarement ils sont viables avant cette époque.

Enfin, dans tous les cas, on devra s'assurer que l'enfant est vivant, avant de pratiquer cette opération.

2. Procédé opératoire.

Les conséquences de l'accouchement provoqué peuvent être tout autres que celles que l'on doit en attendre. Aussi pour mettre sa responsabilité à l'abri, l'accoucheur, avant de pratiquer cette opération, devra prendre l'avis de plusieurs confrères. Puis, l'opération décidée, il prépare la femme, plusieurs jours à l'avance, par des bains, des injections émollientes vaginales. Enfin, au moment de l'opération, il vide la vessie et le rectum.

La femme est placée transversalement sur le bord d'un lit, le siège sur un coussin résistant, les jambes soutenues par des aides.

Après avoir de nouveau constaté l'état du bassin, et non la présentation et la position, ce qui est complètement inutile, et ce qui serait, dans la plupart des cas très incertain (1), l'opérateur introduit un spéculum plein; dès que le col de l'utérus répond bien au centre de cet instrument, il fait pénétrer, dans l'orifice vaginal qui, à cette époque de la grossesse, est toujours entr'ouvert, un petit cône d'éponge préparé. Ce petit cône doit avoir à-peu-près quatre centimètres de long (dix-huit lignes), et un centimètre et demi (six lignes) à sa base. Il doit être bien graissé et retenu, à l'extérieur, par un fil et porté dans l'orifice à l'aide d'une pince à tamponnement. Par-dessus ce fil, l'opérateur pousse une éponge mollette à demi imbibée d'eau tiède, jusque sur le col de l'organe et retire le spéculum petit à petit, en ayant soin de maintenir les éponges avec l'extrémité de la pince. La seconde éponge doit être assez volumineuse pour remplir tout le vagin.

(1) L'accouchement est plus favorable dans une présentation du sommet, mais une autre présentation ne serait pas cependant une contre-indication.

Cela fait, il maintient le tout à l'aide de compresses longuettes, et d'un bandage en T.

Tels sont les procédés dont se sert habituellement M. P. Dubois, mais il y joint aussi souvent l'administration du seigle ergoté, à la dose de cinquante à soixante centigrammes en trois fois. J'ai presque toujours vu les contractions se manifester une heure ou deux après que ces moyens avaient été mis en usage ; le col, irrité par l'éponge préparée, se dilate ; par sympathie, il réagit sur les fibres du fond de l'organe, et sollicite ses contractions. Le seigle ergoté vient les activer.

Lorsqu'on a jugé par le temps qui s'est écoulé, par l'intensité des douleurs, que la dilatation pourra permettre la rupture facile des membranes, on donne issue au liquide amniotique en perforant les membranes, à l'aide d'une plume taillée comme pour écrire, et un véritable travail se déclare.

Quelquefois, cependant, il faut plusieurs heures avant qu'aucun phénomène de travail n'apparaisse ; quelquefois, aussi, on est obligé de réintroduire un cône d'éponge plus volumineux, et d'insister sur le seigle ergoté.

Quant à ce dernier moyen, il doit être administré cependant avec réserve, dans la crainte qu'il ne détermine des contractions permanentes, fatales au produit ; il serait même plus raisonnable de ne pas l'administrer dès le début, et de le réserver pour le cas où l'éponge préparée ne suffirait pas.

On a encore conseillé de déterminer cet accouchement à l'aide de manipulations extérieures, de la rupture des membranes seulement, etc. Mais le procédé, sans contredit le meilleur et le plus innocent, est celui que je viens de conseiller. La rupture des membranes est souvent fort difficile à cette époque avant la dilatation du col et les manipulations sont infructueuses le plus souvent.

Le bassin a moins de sept centimètres (deux pouces et demi).

A ce degré de rétrécissement, l'accouchement spontané est physiquement impossible à terme ; l'accoucheur n'a plus la ressource de l'accouchement prématuré pour extraire le fœtus vivant. La grossesse parvenue à terme, il n'a plus à choisir qu'entre deux extrémités également fâcheuses : diminuer le volume de l'enfant, ou agrandir la voie qu'il ne peut parcourir, ou bien lui frayer une voie nouvelle.

Pendant la grossesse, une dernière ressource, une ressource extrême, ne resterait elle pas encore à l'accoucheur, l'avortement. Et ne serait-il pas plus humain de sacrifier, avant le terme de la viabilité, un embryon dont l'existence est si incertaine, pour épargner à la mère les chances, si dangereuses, de la symphyséotomie et de l'opération césarienne.

J'avoue que si j'avais à me prononcer dans un cas semblable, le vice de conformation bien constaté, n'offrant que cinq centimètres et demi (deux pouces), je n'hésiterais pas à proposer ce moyen.

C'est l'abus, l'extension criminelle d'une pareille méthode qui est à craindre et à blâmer, mais non son usage restreint à des cas semblables. Cette opération devrait d'ailleurs être environnée de toutes les précautions capables de rassurer la morale publique; elle ne devrait jamais être entreprise qu'après une consultation préalable, rédigée et signée au moins par trois docteurs en médecine.

ART. VIII. — DES VICES DE CONFORMATION DES PARTIES MOLLES PENDANT LA GROSSESSE.

Des vices de conformation des parties génitales, congéniales ou accidentelles, qui n'ont pas été de nature à empêcher la conception, peuvent cependant inspirer des craintes pour le moment de l'accouchement et nécessiter quelques soins pendant la grossesse, union des grandes et petites lèvres, persistance de l'hymen.

Comme on le pense bien, cette adhésion ne peut avoir lieu que dans une certaine étendue de la vulve, car si elle avait été complète, la grossesse n'aurait pu s'effectuer. Le plus souvent, ce ne sera qu'au moment de l'accouchement que l'on sera appelé à opérer cette séparation. Il vaudrait même mieux attendre cette époque, quand même l'accident serait signalé pendant la grossesse, car la nature suffit dans la plupart des cas, à détruire cette adhésion au moment de l'expulsion.

Il en est de même de la persistance de l'hymen.

Étroitesse et rigidité du vagin. Le vagin peut être coupé transversalement par des brides, des diaphragmes percés d'un pertuis, ou longitudinalement par une cloison, s'étendant de la vulve à l'utérus, et pénétrant quelquefois dans l'intérieur de la cavité de l'organe. La nature se suffit encore à elle-même dans la plupart de ces cas. J'ai été témoin à la Clinique d'un fait de cette nature assez remarquable. Une jeune fille de seize ans, se présenta un peu avant terme, la sage-femme, en la touchant, sentit son doigt arrêté au milieu du vagin par une membrane résistante et sur laquelle le doigt ne sentait aucune ouverture.

M. P. Dubois l'examina au spéculum, et me pria de dessiner cette anomalie; c'est ce dessin que je reproduis ici. On remarquait au centre du diaphragme, un petit pertuis dans lequel une sonde ordinaire pouvait seulement être admise Cette sonde pénétrait dans une chambre postérieure libre.

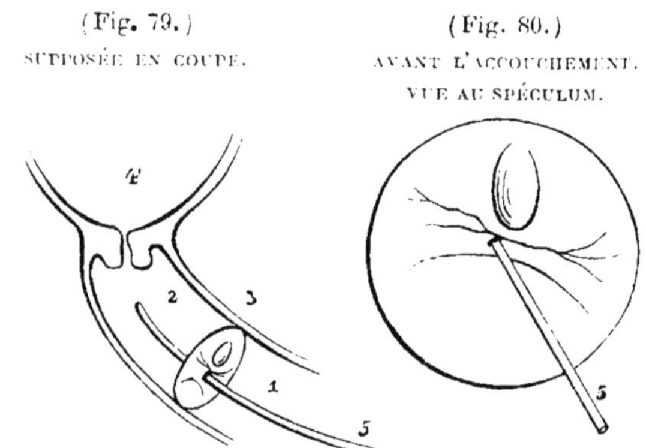

(Fig. 79.) SUPPOSÉE EN COUPE.

(Fig. 80.) AVANT L'ACCOUCHEMENT. VUE AU SPÉCULUM.

1. Chambre antérieure.
2. Chambre postérieure.
3. Diaphragme.
4. Utérus.
5. Sonde traversant le diaphragme.

Malgré les difficultés qu'une semblable anomalie pouvait faire craindre au moment de l'accouchement, M. P. Dubois se confiant aux ressources infinies de la nature, et jugeant d'ailleurs qu'il serait toujours temps d'agir au moment du travail, ne fit aucune opération.

L'évènement justifia ses prévisions; un matin, on vint lui annoncer que la femme était accouchée seule, presque sans douleurs.

Quinze jours après l'accouchement, le doigt pénétrait facilement dans le pertuis, et arrivait jusque dans la chambre postérieure, mais il était serré encore de toute part par le diaphragme. Au moment de l'accouchement, le diaphragme ne s'était pas déchiré, seulement son pertuis s'était distendu pour permettre l'issue du produit, mais il était revenu sur lui-même comme le col utérin après l'accouchement.

(Fig. 81.)

APRÈS L'ACCOUCHEMENT
VUE AU SPÉCULUM

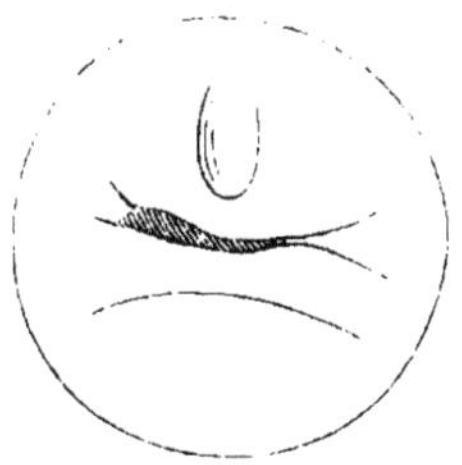

Examiné au spéculum, ce diaphragme présentait cette disposition.

Cependant, dans un cas de rétrécissement extrême de la totalité du vagin, ne serait-il pas prudent de favoriser la dilatation de ce canal, par l'introduction d'éponge préparée, ou d'autres corps dilatans, comme le fit dans un cas semblable, mon ami M. Maher, chirurgien de marine à Rochefort; ou devrait-on encore s'en rapporter à la nature?

M. Moreau cite aussi un cas semblable dans lequel le vagin admettait tout au plus une plume à écrire. Cette disposition, qui donnait beaucoup d'inquiétude, céda aux progrès de la grossesse, et aux modifications que le travail fait subir aux parties molles.

ART. IX. — DES DÉPLACEMENS DE L'UTÉRUS PENDANT LA GROSSESSE.

Les déplacemens de l'utérus, pendant la grossesse, peuvent s'effectuer à plusieurs époques et dans plusieurs sens différens.

Dans les premiers mois, alors que l'utérus est encore contenu dans l'excavation, il peut s'abaisser, s'incliner en avant ou en arrière : on désigne ces accidens par les noms d'*abaissement*, d'*antéversion* et de *rétroversion*.

Plus tard, quand l'utérus s'est élevé au-dessus du détroit supérieur, il peut encore s'abaisser, s'incliner en avant, à droite et à gauche, mais pas en arrière. Ces déplacemens ont reçu plus particulièrement le nom d'*obliquités antérieures* et *latérales*.

§ 1. — *De l'abaissement.*

Comme on a pu le voir à l'article *diagnostic de la grossesse*, l'utérus s'abaisse, à certaines époques de la gestation, et cet abaissement doit être considéré comme physiologique ; mais si le bassin est très large, si les ligamens sont très extensibles, si le tissu de l'organe offre moins de résistance que dans l'état ordinaire, l'utérus peut s'abaisser en totalité, et le col vient alors reposer sur le plancher du bassin, quelquefois même il fait saillie à la vulve. Dans ce cas, l'art doit intervenir, afin de soutenir l'utérus, sans quoi des accidens quelquefois très graves pourraient résulter de cette disposition, des douleurs vives dans les aines, la constipation, la rétention d'urine, etc.

Le meilleur moyen à employer, dans ce cas, est une éponge fine introduite dans le vagin pour soutenir l'organe ; le pessaire doit être proscrit. Je n'ai omis aucune des indications que présentent ces déplacemens, à l'article *bassin vicié par excès d'amplitude*.

§ 2. — *De la rétroversion et de l'antéversion.*

Ces accidens, moins fréquens que le premier, sont aussi beaucoup plus graves, si l'on n'y remédie assez à temps (*Voyez* le même article, *bassin vicié par excès d'amplitude*).

§ 3. — *Des obliquités utérines.*

J'ai dit, en m'occupant du diagnostic de la grossesse, que l'utérus était plus ou moins incliné en avant et à droite, rarement à gauche : tel est l'état normal de la grossesse. Mais quand cette disposition est exagérée, elle devient, dans les derniers mois, la cause d'incommodités, de douleurs auxquelles il est bon de remédier.

Il faut de bonne heure soutenir l'abdomen à l'aide d'un bandage approprié. Si cette précaution a été négligée, quand il existe quelque disposition à l'écartement de la ligne blanche, l'utérus peut s'échapper au dehors de la cavité abdominale et faire hernie sous la peau de l'abdomen.

§ 4. — *Eventration.*

Des faits authentiques de hernies de l'utérus pendant l'état de vacuité et le premier mois de la grossesse, ne permettent pas de révoquer en doute la possibilité de cet accident ; mais il est impossible d'admettre l'issue de l'utérus par l'anneau inguinal pendant la grossesse avancée.

Ces prétendues hernies de l'utérus, qu'il a suffi de soutenir au moment du travail, pour les réduire, n'étaient que des éventrations, ou issue de l'organe plus ou moins développé à travers l'écartement de la ligne blanche.

La seule indication à remplir, pendant la grossesse, est de réduire l'organe et de le maintenir à l'aide d'un bandage.

On voit que j'ai confondu les obliquités antérieures et latérales dans un même chapitre. Dans la grossesse, en effet, elles n'exigent qu'un seul et même moyen. Quant aux obliquités postérieures, elles ne peuvent être admises. L'insertion anormale du col utérin sur la partie antérieure de l'utérus a pu seule en imposer pour une obliquité postérieure (*Voyez* le même article pendant le travail).

ART. X. — DE LA TUMÉFACTION ET DE L'ENDOLORISSEMENT DES SEINS.

Dans les premiers temps de la grossesse, la réaction qui se manifeste vers les seins peut être si considérable, qu'elle produit souvent un sentiment de tension très douloureux. Il suffit, pour modérer cet état, d'appliquer sur les seins des cataplasmes émolliens, de tenir le ventre libre au moyen de lavemens ou de doux laxatifs (huile de ricin, quinze grammes). Cet état, du reste, n'est que temporaire; il disparaît à mesure que la grossesse avance. Je donne, dans ce moment, des soins à une jeune femme qui m'a présenté tous ces phénomènes. On a vu quelquefois cet endolorissement ne se manifester aussi qu'à une époque avancée.

ART. XI. — TENSION DES PAROIS DE L'ABDOMEN ET SPÉCIALEMENT DE LA PEAU.

A mesure que l'utérus se développe, les parois abdominales, la peau surtout, sont obligées de s'étendre pour permettre à l'ampliation de l'organe; souvent même, elles cèdent sous cet effort et se couvrent de vergetures. La peau des cuisses est aussi obligée de contribuer au développement de l'abdomen.

Quand ces parties offrent une trop grande résistance, elles se trouvent distendues outre mesure, la femme en éprouve une douleur assez vive, et de plus l'utérus, gêné dans son évolution, se contracte quelquefois avant le temps et expulse le produit.

On remédie à cet excès de tonicité par des embrocations avec l'huile d'amandes douces, des grands bains, et on combat les conséquences de cette réaction des parois abdominales sur l'utérus, à l'aide des lavemens laudanisés, de la petite saignée, etc.

ART. XII. — DES DÉMANGEAISONS.

Enfin, pour n'omettre aucune des incommodités auxquelles la femme enceinte peut être exposée, je vais parler de ces démangeaisons excessivement vives des parties génitales, et qui surviennent dans les premiers mois de la grossesse. Je les ai vues être souvent si insupportables, que les femmes qui en étaient affectées ne pouvaient ni dormir, ni marcher, ni prendre de nourriture; elles étaient dans un état d'excitation continuelle et ne pouvaient résister au besoin de se gratter.

Les bains généraux, les lotions émollientes, mais surtout les bains de barrège, les lotions fréquentes avec le même liquide froid, ou l'eau végéto-minérale, suffisent pour modérer cet état. Cependant, ces démangeaisons sont quelquefois très rebelles : chez une pauvre dame à laquelle j'ai déjà donné plusieurs fois des soins, après que la saignée générale et tous les autres moyens furent employés, elles ne cédèrent qu'à des applications de sangsues à la vulve.

C'est un moyen que j'avais entendu conseiller par Désormeaux. J'avoue que, dans ce cas, je ne me suis pas fait scrupule d'en faire usage, tant il importait de soulager à tout prix la malade.

En effet, les douleurs étaient si insupportables, que je craignais à chaque instant qu'elle ne fût prise de convulsions.

La grossesse n'en arriva pas moins à terme : elle accoucha d'un enfant mort, mais qu'une circonstance tout étrangère aux sangsues avait privé de la vie, l'interruption de la circulation dans le cordon par un caillot formé autour de la veine ombilicale. Enfin les souffrances avaient été telles pendant la grossesse, qu'elle fut prise d'une métro-péritonite après l'accouchement, à laquelle elle eut cependant le bonheur de ne pas succomber.

ART. XIII. — DE L'AVORTEMENT ET DE L'HÉMORRHAGIE PENDANT LA GROSSESSE.

L'hémorrhagie pendant la grossesse est un phénomène qui précède, accompagne ou suit presque toujours l'avortement.

Ces deux accidens ont, dans leurs causes, leur marche, leur diagnostic, et surtout leur traitement, des rapports si intimes, qu'il est presque impossible de les séparer, sans s'exposer à des redites nombreuses; aussi, j'ai préféré les confondre dans un seul et même article, et ne considérer l'hémorrhagie, pendant la grossesse, que comme un des symptômes de l'avortement.

L'avortement peut être défini : l'expulsion du produit de la conception, avant le terme de la viabilité légale, qui a été fixée à six mois. On le divise généralement en avortement ovulaire, quand il a lieu avant la fin du premier mois ; en embryonnaire, quand il survient avant la fin du troisième; enfin, en avortemeut fœtale, quand il a lieu du troisième au sixième mois.

Cet accident, que les gens du monde et quelques médecins, considèrent comme peu grave, exige cependant, en général, tout autant de soins, si ce n'est plus, qu'une couche à terme, à cause des conséquences fâcheuses qu'il peut avoir sur l'économie, et bien que la petitesse du produit semble favoriser son expulsion, bien que le peu de développement de l'appareil circulatoire semble n'exposer la femme qu'à des pertes légères, l'avortement est bien plus fréquent dans les deux premiers mois, qu'à une époque plus avancée de la grossesse; si l'on a pu émettre une opinion contraire, c'est qu'il faut une grande attention pour constater cet accident dans les deux premiers mois, le produit se trouvant, dans la plupart des cas, perdu au milieu des linges, dont la femme a eu soin de se garnir, ou dans les garde-robes. Alors l'avortement s'effectue sans que la femme en ait la conscience, et la perte qui l'accompagne est prise pour un retour de règles abondant; d'autres fois, si le malaise qu'elle éprouve est léger, alors même que l'avortement est évident, elle ne prend que peu de soins d'elle-même, sans que pour cela on ait de bien grands accidens à déplorer, et la fausse couche passe encore inaperçue ; ce n'est, trop souvent, que dans le cas où les accidens qui accompagnent l'avortement sont assez graves pour réclamer des soins urgens, que l'accoucheur est appelé et qu'il peut prendre connaissance du fait; encore reste-t-il souvent dans l'incertitude de savoir si l'accident a eu lieu ou s'il aura lieu. On conçoit, dès-lors, la difficulté que l'on rencontre à dresser une statistique exacte en ville, et comment celle des hôpitaux doit induire en erreur, les femmes du peuple n'allant presque jamais à l'hôpital pour les fausses couches peu avancées.

On pense généralement que les fœtus abortifs mâles sont plus nombreux que ceux du sexe féminin ; mais cela tient, je crois, à ce que dans les premiers mois, le clitoris, par son développement, peut être pris pour le pénis. Cependant les relevés de l'état civil, qui donnent seize naissances de garçons pour quinze de filles viennent confirmer cette opinion.

§ 1 — *Causes de l'avortement.*

La mort de l'enfant précède ou suit l'expulsion du produit ; ces deux faits sont intimement liés. Ainsi, lorsqu'une cause quelconque aura déterminé la destruction du produit, suivant les lois établies par la nature, il doit être expulsé ; de même, l'influence des mêmes agens ou toute autre cause, met-elle les contractions utérines en jeu ? le fœtus est expulsé, et il cesse de vivre, parce qu'il n'a pas atteint son entier développement.

On est donc tout naturellement conduit à admettre comme causes de l'avortement, toutes celles qui peuvent faire contracter l'organe avant le terme de la viabilité, et toutes celles qui peuvent faire périr le produit.

a. Causes prédisposantes. Certains tempéramens opposés, mais qui ont de grands rapports par leurs effets, prédisposent les femmes à l'hémorrhagie et par suite à l'avortement. Tels sont, le tempérament pléthorique et le tempérament nerveux. Le premier a pour conséquence un flux menstruel abondant, et un molimen hémorrhagique qui se renouvelle à chaque époque ; le deuxième détermine vers l'organe, une congestion locale, et l'une et l'autre de ces deux circonstances peuvent être fatales au produit, en détruisant les connexions vasculaires qui l'unissent à sa mère.

Toutes les causes prédisposantes des hémorrhagies, c'est-à-dire celles qui sont de nature à déterminer l'afflux du sang vers l'utérus, seront donc aussi causes d'avortement : telles sont l'inflammation de l'utérus ou des organes qui l'avoisinent; leurs altérations organiques, une hémorrhagie survenue dans les grossesses antérieures, et qui tend à se renouveler à chaque grossesse.

La vie sédentaire, oisive, désœuvrée, les habitudes du luxe, enfin les travaux pénibles, sont autant de prédispositions à l'hémorrhagie et à l'avortement.

b. Causes qui tendent à faire contracter l'organe avant le temps. Toutes les irritations mécaniques, telles que chutes, efforts, toux, vomissemens et contusions peuvent mettre en jeu la contraction utérine. Il en est de même du toucher répété, de la présence d'un pessaire, du coït, des cautérisations sur le col de l'organe et des tentatives criminelles. Le rhumatisme utérin est une cause très fréquente d'avortement (1). La trop grande rigidité des fibres utérines, et la résistance qu'elles opposent à se laisser dilater, le défaut de tonicité du segment inférieur de l'utérus, ont encore été regardés comme causes d'avortement. En effet, les avortemens sont plus fréquens chez les primipares où la fibre utérine, moins facile à distendre, est toujours prête à réagir. De plus, cette résistance de la fibre utérine pourrait expliquer comment l'avortement tend à se reproduire chez la même femme, non pas tout-à-fait à la même époque, mais à un terme un peu plus avancé à chaque fausse couche, si bien que d'avortement en avortement, la femme arrive à terme une dernière fois. Dans ce cas, la résistance de l'organe est affaiblie peu-à-peu par les grossesses précédentes, et la seconde se prolonge un peu plus que la première, la troisième, plus que la seconde et ainsi de suite.

Souvent enfin, l'utérus tend à se contracter à la même épo-

(1) Je donne dans ce moment des soins à une dame, que cette cause a déja fait avorter plusieurs fois, avant que je fusse appelé auprès d'elle. J'ai déja pu, dans cette dernière grossesse, lui faire atteindre le terme de sept mois, et tout fait espérer qu'elle parviendra a terme

que ; mais alors, c'est en vertu de l'habitude ou de la tendance que les organes ont à reproduire les mêmes actes à la même époque.

La présence de deux enfans, l'hydropisie de l'amnios, par l'excès de dilatation qu'elles font éprouver à l'utérus, le forcent souvent de réagir avant le temps.

Les adhérences, les déformations, les déplacemens des annexes de l'organe, tels que les trompes, les ovaires, les ligamens larges, le séjour d'une tumeur fibreuse dans l'utérus, ou au voisinage, la présence d'une tumeur dans l'abdomen, la compression exercée par un corset, enfin toutes les circonstances qui peuvent s'opposer à la libre ampliation de l'organe peuvent encore déterminer sa réaction prématurée.

On a aussi allégué l'influence que les vices de conformation du bassin exercent sur la grossesse, mais ce fait est loin d'être prouvé ; quant à l'influence de l'insertion du placenta, il s'en faut aussi qu'elle soit constatée.

Les sympathies dépendantes des irritations de la vessie et du rectum, dans les cas où une opération est pratiquée sur ces organes, peuvent aussi exciter la contraction utérine. Il en est de même des affections utérines, des altérations du tissu de l'organe par le fait de la maladie ou de l'âge avancé du sujet, et de son développement incomplet dans la jeunesse.

Une forte commotion électrique a pu produire aussi le même résultat. Quoiqu'on l'ait nié, il n'en demeure pas moins bien constant que les impressions morales vives peuvent détermine l'avortement. Ainsi on voit chaque jour des femmes vivement impressionnées au spectacle, ou saisies de frayeur par la vue d'un accident fâcheux, n'avoir pas souvent le temps de regagner leur domicile, et accoucher en route. Si ce fait peut avoir lieu à terme, on doit en admettre la possibilité à une époque moins avancée. Enfin cette cause doit aussi pouvoir déterminer les contractions pendant la grossesse, puisqu'elle peut les ralentir pendant le travail, ce qui ne peut être révoqué en doute.

D'autres causes appartiennent à l'organisme tout entier ; les affections aiguës et chroniques de la mère, la rougeole, la scarlatine, la fièvre pernicieuse, et surtout l'ictère et la phthisie pulmonaire, l'éclampsie ou les convulsions activent singulièrement les contractions utérines, mais celles-ci (les convulsions) sont très rares à une époque peu avancée. Enfin, l'influence de certaines conditions atmosphériques, semblent produire aussi de véritables épidémies d'avortement, sans qu'aucune autre cause puisse les expliquer. Cette observation a pu être souvent faite dans les grands établissemens destinés à recevoir les femmes en couches. Saucerotte rapporte aussi que les femmes qui habitent le sommet des Vosges, sont très exposées à avorter, et que pour se mettre à l'abri de cet accident, elles descendent dans la plaine, quand elles ont conçu.

c. Causes qui tendent à détruire le produit. La plupart des causes que j'ai énumérées dans le chapitre précédent, doivent aussi figurer dans celui-ci. Ainsi, toutes les violences extérieures, outre qu'elles peuvent déterminer des contractions prématurées, peuvent aussi détruire le produit, soit indirectement, soit directement; indirectement, en déterminant une congestion de l'organe, qui donne lieu à une hémorrhagie mortelle pour le produit; directement, en blessant le fœtus à travers les parois utérines.

Le toucher répété, la présence d'un pessaire, le coït, la cautérisation du col, les opérations pratiquées au voisinage de l'utérus, les tentatives criminelles, que j'ai regardées comme causes de contractions prématurées, occasionnent souvent la mort du produit, secondairement, en déterminant une hémorrhagie. Il en est de même des bains trop chauds et trop longtemps prolongés, des alimens excitans, du trouble violent des fonctions digestives. Tous les obstacles à la libre ampliation de l'utérus peuvent aussi agir directement sur le produit. Il en est de même d'une forte commotion électrique ressentie par la mère, et d'une impression morale vive. La possibilité de ce dernier fait a surtout été niée; mais doit-on révoquer en doute un accident, dont les auteurs ont cité tant d'exemples, parce que la dissection la plus minutieuse n'a pas encore permis d'admettre des communications nerveuses entre le produit et sa mère? Le liquide amniotique d'ailleurs ne serait-il pas un excellent conducteur de l'électricité?

Les causes qui appartiennent à l'organisme entier, les affections aiguës ou chroniques, etc., qui peuvent exciter la contraction de l'organe, peuvent également tuer l'enfant. Je dois y ajouter aussi les maladies de la peau et surtout la syphilis, dont la mère est infectée. On pense généralement que les affections du père ne sont pas dans le cas de se communiquer au produit; cependant la science possède plusieurs faits qui viennent infirmer cette assertion. M. Guillemot en cite un des plus concluans. Une jeune femme, dont le mari était très caduque, avorta plusieurs fois; mais, devenue veuve et remariée, elle accoucha à terme. J'ai moi-même sous les yeux deux enfans qui portent des traces évidentes d'une affection constitutionnelle du père.

L'éclampsie a pour résultat immédiat et presque certain la mort du produit, aussi bien que son expulsion.

Enfin, il existe des causes spéciales qui agissent uniquement en faisant périr le produit, et la plupart de ces circonstances nous échappent. En effet, il peut être affecté dans le sein de sa mère d'une foule de maladies, et y succomber d'autant plus facilement qu'il sera moins développé. On a vu des enfans naître avec toutes les traces d'une affection variolique, etc. Certaines maladies des membranes, de la vésicule ombilicale, qui surviennent dans les premiers temps de la vie embryonnaire, et dont la cause et la nature nous sont encore parfaitement inconnues, peuvent arrêter aussi le produit dans son développement. Enfin, il est d'autres causes mieux connues qui ont été très bien décrites par MM. Cruveilhier, P. Dubois et Jacquemier: tels sont les foyers apoplectiques du placenta de grandeur variable, foyers qui contiennent des caillots plus ou moins organisés; tels sont les abcès de cet organe; l'ossification et l'atrophie, affections qui semblent être des degrés divers d'une même maladie, et qui peuvent envahir une assez grande partie du placenta, pour rendre ses fonctions insuffisantes ou nulles. J'ai souvent rencontré sur un même placenta une multitude de ces foyers, dont les uns étaient très récens, les autres en état de suppuration, d'autres ossifiés. M. P. Dubois en a souvent fait voir à ses leçons qui présentaient ces diverses modifications. J'ai eu l'occasion d'en recevoir un dont tout le parenchyme était passé à l'état cartilagineux. Quant à l'implantation anormale du placenta sur le col de l'utérus ou dans son voisinage, elle ne peut, en aucune manière, être considérée comme une cause d'avortement, pas même par suite de l'hémorrhagie qui en est la conséquence nécessaire. En effet, l'hémorrhagie ne peut se manifester, dans ce cas, qu'à une époque avancée de la grossesse; elle déterminera alors, non un avortement, mais un accouchement prématuré; car, que le placenta soit inséré sur le col, centre pour centre ou par l'un de ses bords, il conservera néanmoins ses rapports de connexion vasculaire avec le col utérin, jusqu'à la fin du septième mois et demi, souvent même du huitième, et comme l'orifice interne ne s'entr'ouvre pas avant cette époque, ce ne sera qu'à partir de ce terme que la dilatation progressive de cet orifice détruira peu-à-peu les rapports circulatoires qui l'unissent au placenta, laissera les bouches de ces vaisseaux béantes, et déterminera ainsi une hémorrhagie.

Les produits mal conformés et les monstres arrivent rarement à terme.

La brièveté du cordon peut déterminer sa rupture ou le décollement du placenta (Mauriceau, Montgomery); il peut étreindre avec force les membres ou le col du fœtus, nuire au développement des parties étreintes et se comprimer lui-même. M. Guillemot a eu l'occasion d'observer un fœtus parvenu à trois mois, qui présentait au col des traces profondes déterminées par l'impression du cordon, lequel lui-même, fortement tendu, était en partie déchiré à sa racine.

Une hémorrhagie peut avoir lieu dans la gaîne du cordon, et le caillot qui en résulte peut comprimer les vaisseaux et intercepter la circulation. M. Deneux a publié un fait de cette nature, et je possède une portion de cordon qui, je crois, présente une lésion à-peu-près analogue. Elle appartenait à cet enfant mort quinze jours avant l'accouchement, à neuf mois, dont j'ai parlé à l'article *démangeaisons*, page 195.

Toutes les causes agissent d'autant mieux sur l'économie, qu'elles trouvent les sujets prédisposés à l'avortement. Quelques femmes font une fausse couche sous l'influence de la cause la plus légère, tandis que d'autres, au contraire, supportent les commotions morales et physiques les plus violentes sans accident. Une femme enceinte de quelques mois, arrivée de Moscou vint accoucher à la Clinique en 1840, ayant fait plusieurs centaines de lieues en traîneaux par des chemins affreux, exposée à toutes les privations et aux fatigues d'un aussi long voyage, sans cependant que sa grossesse ait été compromise avant terme.

§ 2. — *Marche de l'avortement* (hémorrhagie).

Le premier phénomène qui se manifeste est, en général, une hémorrhagie. En effet, *à une époque avancée*, le point de l'utérus correspondant au placenta est le seul qui ait des connexions vasculaires avec l'œuf; le reste de la surface des membranes en est ordinairement dépourvu; de là, la rareté des hémorrhagies, *tandis qu'à une époque peu avancée*, l'œuf entier est adhérent à l'utérus par la caduque, et des connexions vasculaires très importantes unissent toutes les parties; de là, la nécessité des pertes. Aussi, l'hémorrhagie est-elle d'autant moins abondante, que la fausse couche a lieu plus près du terme. Elle est forte jusqu'à trois mois, moins forte après ce terme, rare après le quatrième mois. Elle est aussi moins abondante, lorsque le produit n'est expulsé que long-temps après sa mort; car la circulation utérine n'étant plus nécessaire à l'entretien de la vie du produit, elle se modifie; les vaisseaux utéro-placentaires s'oblitèrent en partie, et fournissent peu de sang au moment du décollement du placenta. Cette hémorrhagie peut être interne, latente ou cachée, c'est-à-dire qu'elle peut s'effectuer, soit entre la surface externe de l'œuf et interne de l'utérus, soit dans les membranes mêmes (ce qui est très rare); elle peut aussi être externe ; dans ce cas, le sang s'échappe hors des parties génitales. *C'est le cas le plus fréquent.*

A une époque rapprochée du terme, l'utérus entièrement développé, jouit alors d'une force de contraction énergique, capable de déterminer la dilatation du col, qui lui-même, sera d'autant plus mince, plus souple, plus facile à entr'ouvrir, que l'on se rapprochera plus du terme de la grossesse, et tous les obstacles seront levés, dès que la dilatation de l'orifice aura lieu.

A une époque peu avancée, le col est long, resserré, épais ; il faut une force plus considérable, pour vaincre sa résistance ; en outre, le tissu de l'organe, moins développé, n'est pas doué d'une force contractile assez énergique pour contrebalancer avec avantage la résistance de l'orifice.

A une époque rapprochée du terme, l'œuf se divise avant son expulsion.

A une époque peu avancée, l'œuf ne se divise pas toujours, et alors, quoi qu'il soit plus petit qu'à une époque plus avancée, son expulsion n'en est pas moins pénible, par suite de son intégrité, jointe aux causes précédentes, la *résistance du col*, *le peu de développement de la force contractile.*

A une époque avancée, les dépendances, plus petites que le produit, n'offrent pas de difficultés pour leur expulsion. A moins de cas rares, la délivrance s'opère facilement.

A une époque peu avancée, les dépendances, d'autant plus grandes que le produit est moins âgé, constitueront à elles seules toutes les difficultés de l'expulsion. Quelquefois la délivrance est longue, douloureuse, grave ; elle est quelquefois même impossible, et le placenta s'écoule en deliquium ou est résorbé.

§ 3. — *Pronostic de l'avortement* (hémorrhagie).

Je place le pronostic immédiatement après l'article précédent, parce qu'il s'y lie intimement.

Pour le produit, le pronostic de l'avortement est toujours

fâcheux, car, ou c'est sa mort qui détermine l'avortement, ou sa mort en est la conséquence; mais dans le cas où l'avortement ne s'est pas encore effectué, le pronostic sera d'autant plus grave pour lui, que l'hémorrhagie sera plus abondante. Cependant, on a vu des femmes perdre des quantités de sang considérables pendant leur grossesse, sans que pour cela la vie du fœtus ait été compromise; il faut bien dire néanmoins, que cela est rare. Quant à la mère, il est d'autant plus grave, que la grossesse est moins avancée, et cela, en raison des phénomènes de l'expulsion par eux-mêmes, des suites prochaines, et des suites éloignées.

Cette proposition, professée depuis Hippocrate, se justifie chaque jour, et je me vois avec regret, forcé d'être d'un autre avis que Désormeaux. Il est bien vrai pourtant que dans quelques cas d'avortement, à trois ou quatre semaines, les accidens sont en général très légers; mais aussi de cette époque à quatre mois, l'avortement, comme je viens de le dire dans l'article précédent, s'accompagne d'une hémorrhagie d'autant plus grave, que le produit est moins âgé. L'expulsion étant plus difficile, plus douloureuse, plus longue, la femme reste plus longtemps exposée aux conséquences de cette hémorrhagie. Les difficultés ou l'impossibilité d'extraire le placenta, font courir immédiatement les mêmes chances à la femme, et de plus, l'exposent aux accidens consécutifs des manœuvres qu'on aura tentées pour opérer la délivrance, et aux conséquences de la rétention du placenta et de sa *résorption putride*, dans le cas, où on n'aurait pu l'extraire.

La rapidité de l'hémorrhagie, la force du sujet, l'abondance de l'écoulement, influent aussi sur la gravité de l'accident. Cependant, on a vu des femmes perdre une grande quantité de sang sans en être considérablement affaiblies. Mon ami, le docteur Devilliers fils, donne, dans ce moment, des soins à une jeune dame, qui a perdu une quantité considérable de sang, sans que sa grossesse ait été compromise et sans que sa santé ait paru en être gravement affectée.

Quant aux suites éloignées de l'avortement, comme sont les

maladies chroniques des organes génitaux, qui surviennent dans un âge avancé, elles sont peut-être plus fâcheuses après l'avortement qu'après l'accouchement à terme. Mais certainement, les conséquences immédiates sont aussi graves dans l'un que dans l'autre cas. Toute proportion gardée, je possède un plus grand nombre d'observations de femmes atteintes de métro-péritonite à la suite d'avortement, qu'après l'accouchement à terme.

La cause qui produit l'avortement influe aussi sur sa gravité; il est plus fâcheux, lorsqu'il est déterminé par une cause violente, lorsqu'il s'accompagne d'une forte congestion utérine, lorsqu'il survient dans le cours d'une inflammation aiguë; je l'ai vu mortel en quelques heures dans une jaunisse; enfin, le plus grave de tous est l'avortement provoqué par des médicamens internes, ou des manœuvres coupables.

Après l'expulsion du produit, moins celui-ci est avancé, moins il y a de fièvre de lait, moins il y a de lochies, et cependant plus il faut, en général, apporter de soins aux suites de couches.

§ 4. — *Diagnostic de l'avortement.*

Le diagnostic de l'avortement se divise en trois époques; *prévoir l'avortement, reconnaître qu'il a lieu, reconnaître qu'il a eu lieu.*

A. *Prévoir l'avortement.* Les signes qui permettent de prévoir l'avortement varient suivant l'époque de la grossesse et suivant la cause qui le produit. Comme je l'ai dit, il est si peu douloureux, dans les quelques jours qui suivent la parturition, qu'il passe quelquefois inaperçu, et que l'œuf entier, enveloppé de sang, se perd dans les déjections, dans les linges, ou est pris pour un caillot. L'on est alors dans l'impossibilité de reconnaître à temps l'imminence d'un semblable accident pour le prévenir.

Cependant, la sollicitude de l'accoucheur devra être éveillée chez les femmes sujettes à des règles abondantes, chez celles qui éprouvent un sentiment de plénitude dans le bassin, des douleurs de reins, et surtout un léger écoulement sanguin; enfin, tous les symptômes d'une pléthore locale. La pléthore générale, les contractions prématurées, devront aussi être l'objet de l'attention spéciale de l'accoucheur; mais malheureusement, la plupart des signes précurseurs ne sont, en général, bien probans que lorsque la fausse couche est inévitable. Comment, en effet, distinguer si les douleurs utérines, si l'écoulement sanguin, sont dus à un retour de règles, ou à un avortement, quand aucun signe ne peut éclairer sur l'existence de la grossesse? Car les douleurs qui accompagnent une menstruation difficile, simulent très bien celles de l'enfantement, quoique l'on ait donné, comme signe distinctif, que dans l'avortement la perte précède les douleurs, tandis que le contraire a lieu dans la rétention des règles; mais le contraire a souvent lieu et cette distinction n'est pas assez facile à établir, pour que l'on puisse oser employer, dans le but de prévenir un avortement aussi douteux, d'autres moyens que le repos et le laudanum; car, la saignée et les réfrigérans peuvent déterminer des accidens graves, dans le cas où il n'y aurait que retour de règles sans grossesse.

Mais à une époque plus avancée, la grossesse n'étant plus douteuse, les symptômes qui signalent l'imminence d'un avortement, sont plus faciles à apprécier; car, il est rare que les règles, quand elles se manifestent pendant la grossesse, continuent à se montrer au-delà du terme de quatre à cinq mois. En outre, on doit craindre un avortement, quand le sang paraît chez une femme qui a passé la première moitié de sa grossesse sans voir. Enfin, tous les symptômes de pléthore locale, surtout, seront alors des indices certains de menace d'avortement. Quand c'est le mauvais état de santé de la mère, qui tend à déterminer l'avortement, ou une cause lente qui agit sur l'œuf, on observe, suivant M. P. Dubois, des frissons suivis de chaleur, de l'inappétence, des nausées, de la soif, du refroidissement des extrémités, des lassitudes, des palpitations, un sentiment de tristesse et d'abattement, une sensation pénible de froid et de faiblesse dans le ventre, des pesanteurs dans le petit bassin, des besoins illusoires d'uriner, on doit alors s'attendre, d'un moment à l'autre, à voir la fausse couche s'effectuer sans qu'il soit possible de l'arrêter. Quand la femme perçoit la sensation d'un poids incommode qui ballotte dans l'abdomen, en suivant les mouvemens du corps; quand chaque soir survient un mouvement fébrile; enfin, quand à ces signes se joignent tous les autres symptômes qui signalent la mort du produit, fièvre de lait, sécrétion laiteuse, affaissement des seins, cessation des mouvemens actifs et des bruits du cœur.

Si c'est à la suite d'une cause violente qu'on redoute un avortement, la femme éprouve une vive douleur, soit dans les reins, soit dans un point de l'abdomen; puis, cette douleur diminue pour reparaître plus intense quelque temps après. Si l'enfant a succombé, la femme éprouve tous les symptômes que je viens d'énumérer, et le travail se déclare, ordinairement, neuf jours après l'accident. Mais ce terme n'a rien de fixe, des produits n'ayant été expulsés que plusieurs mois après leur mort.

Mais comment prévoir un avortement imminent dans le cas où il reconnaîtra pour cause une hémorrhagie interne, quand la grossesse est peu avancée? En effet, si le sang s'est épanché dans l'intérieur de l'œuf, la quantité en sera trop minime, pour être appréciée par l'augmentation dans le volume de l'organe, et pour produire sur la santé de la mère des effets bien appréciables ; la mort même du produit sera souvent méconnue, et l'hémorrhagie passera tout-à-fait inaperçue.

Si le sang s'est accumulé entre le placenta et l'utérus, quand bien même une partie des membranes se seraient décollées, pour permettre au sang de s'accumuler, le caillot qui en résulterait serait encore trop minime, pour que sa présence fût appréciable. Quelques effets généraux, tels que la tension légère du ventre, un sentiment sourd de plénitude dans le bassin pourraient seuls en signaler la formation ; quant à ses effets, sur le produit, quelquefois ils seraient nuls ou inappréciables.

Quand la grossesse est plus avancée dans le premier cas d'hémorrhagie dans les membranes, la matrice prendra un développement insolite qu'il sera possible d'apprécier, soit par le palper abdominal, soit à l'aide du toucher vaginal; on constatera que ce développement n'est pas en rapport avec l'époque de la grossesse. La mort de l'enfant étant la conséquence très ordinaire de cet accident, on percevra tous les symptômes qui signalent cette mort. Si le sang s'est accumulé entre les membranes et l'utérus, le développement de l'organe sera facilement apprécié; il sera irrégulier, bilobé; on pourra quelquefois distinguer le point où se sera effectuée la collection sanguine, parce que dans un point, on sentira une fluctuation manifeste, sans sentir les parties fœtales. Cette hémorrhagie pourra aussi devenir manifeste par la mort du produit et ses effets sur la santé de la mère, et cependant elle peut être considérable, sans que ni l'un ni l'autre aient paru en recevoir la plus légère atteinte. Toutefois, le plus souvent, dans l'un et l'autre cas, la femme éprouvera de la pesanteur sur le rectum, des douleurs de reins, des tiraillemens dans les aines; cet état pourra se prolonger jusqu'à ce que la quantité de sang soit assez considérable pour forcer l'organe à réagir, d'où résultera l'écoulement du sang, au dehors. Mais on conçoit néanmoins que, dans beaucoup de cas, on reste dans une incertitude complète.

Quand le produit a succombé, son séjour prolongé dans l'utérus est inoffensif pour la mère, quand les membranes sont restées intactes; il est au contraire souvent très grave, quand les membranes sont rompues. Dans le premier cas, en effet, l'espèce de décomposition qu'il subit, bien qu'on lui ait donné ce nom, ne ressemble en rien à une véritable putréfaction, le cadavre ne porte aucune odeur, les parties molles sont flasques, la tête s'affaisse sous son propre poids, les côtes se dessinent à travers les parties molles, le devant de la poitrine est fortement aplati; l'abdomen affaissé, presque creux à l'ombilic, forme sur les flancs deux saillies largement arrondies; la peau, surtout celle de l'abdomen est d'un rouge brunâtre, sans apparence de teinte verte; le cordon n'est plus tordu sur lui-même; il est mollasse, rougeâtre, imprégné d'un fluide brunâtre; l'épiderme se détache avec facilité, et laisse à nu le derme humide, gluant et d'un rose vif. L'épiderme des pieds et des mains est blanc, plissé.

Dans le second cas, au contraire, l'accès de l'air dans la cavité utérine, aidé de la température élevée de cet organe, fait faire à la décomposition de rapides progrès. Il s'écoule par les parties génitales, un liquide noirâtre, un véritable deliquium de tissus devenus putrides, d'une fétidité extrême; l'utérus devient un véritable foyer d'infection, la malade est prise d'une fièvre grave, à laquelle elle peut succomber rapidement, si la nature ou l'art ne parviennent à la délivrer.

Signes à l'aide desquels on peut reconnaître que l'avortement a lieu.

Dans les commencemens de la grossesse, alors qu'elle ne peut être constatée par des signes certains, comment distinguer une réapparition de règles, accompagnée de douleurs utérines, d'un véritable travail d'avortement? Ce diagnostic différentiel est extrêmement difficile à établir, je l'ai dit dans le chapitre précédent.

Jusqu'au troisième mois, si l'existence de la grossesse est bien établie, le diagnostic devient extrêmement facile. L'apparition des règles étant un phénomène très exceptionnel dans la grossesse, toute perte de sang qui se manifestera pendant la gestation, devra éveiller la sollicitude de l'accoucheur; mais il peut arriver qu'à ce terme la grossesse ne puisse être bien constatée; alors on sera souvent encore dans l'incertitude. Cependant si, chez une femme qui n'est pas sujette à des irrégularités dans la menstruation, un écoulement de sang se manifeste après un retard de quelques semaines, si cet écoulement de sang s'accompagne de douleurs, si ces douleurs ne sont pas modifiées par cet écoulement, si elles reviennent de plus en plus vives et séparées par des intervalles de calme; si le col, légèrement entr'ouvert, permet l'introduction de l'extrémité du doigt, on doit craindre une fausse couche lente. A partir de la fin du troisième mois, le diagnostic de la grossesse, plus facile à établir, permet aussi de reconnaître plus facilement les signes de l'avortement. Tous les phénomènes d'un véritable travail se déclarent : ils s'accompagnent d'une perte plus ou moins abondante, suivant l'époque. L'issue d'un liquide semblable aux eaux de l'amnios est, dans la plupart des cas, un signe certain d'avortement imminent. Cependant, ce phénomène peut se manifester, sans que les membranes soient rompues, et alors il cesse d'être l'indice d'une fausse couche prochaine. Voici comment M. Nægèle explique ce phénomène qui, suivant lui, n'est pas rare :

« Une exhalation séreuse s'épanche petit à petit entre la surface externe des membranes et interne de l'utérus, se réunit en collection dans différens points ; et, lorsque ces collections sont devenues assez considérables pour exciter la réaction de l'utérus, cet organe se contracte ; le liquide, en décollant la partie inférieure des membranes, gagne le point le plus déclive de l'utérus et s'échappe par l'orifice. Si les contractions qui déterminent cet écoulement sont perçues, ce phénomène simule d'autant mieux l'écoulement des eaux de l'amnios ; mais souvent cette expulsion a lieu en vertu de contractions dont la malade n'a pas la conscience. »

Si, après le troisième mois, aux signes précédens venaient se joindre ceux qui caractérisent la mort du produit d'une manière certaine, le diagnostic serait plus positif. Cependant, la mort du fœtus n'implique pas toujours la cessation de la grossesse. Une de mes clientes, auprès de laquelle je fis appeler M. P. Dubois, présenta un cas de ce genre des plus remarquables, dont je conserve les pièces. Cette dame, déjà mère de deux enfans, devint grosse une troisième fois et parvint, sans incommodités, jusqu'au terme de trois semaines ; mais, à cette époque, elle éprouva un sentiment de lassitude, de dégoût, accompagné de douleurs de reins ; elle sentit des picotemens dans les seins, qui s'affaissèrent : cet état de malaise dura quelques mois, sans que les règles reparussent. La malade qui, du reste, avait éprouvé, dès le début, toutes les sensations qui lui avaient annoncé ses deux premières grossesses, ne doutant pas qu'elle ne fût enceinte, quoique son ventre ne prît aucun développement, me fit appeler. Elle devait, à cette époque, être grosse de cinq mois et demi ; je constatai bien le développement de l'utérus, mais il s'en fallait de beaucoup qu'il fût en rapport avec le terme présumé. Les mouvemens actifs n'étaient pas perçus ; l'auscultation ne donnait aucun signe.

A six mois et demi de terme, le 23 décembre 1838, je fus de nouveau appelé, et je reçus, après un travail régulier accompagné d'une perte assez abondante, un œuf de onze centimètres (quatre pouces) de long, qui contenait un embryon tout au plus d'un centimètre (quatre lignes) de haut. Il était rougeâtre et nageait dans un liquide d'un rouge brique. Comme on le voit, le produit avait cessé de vivre à quinze jours ou trois semaines, tandis que le placenta greffé avait continué de croître dans l'utérus.

De deux jumeaux, l'un peut être expulsé avant terme, l'autre continuer à vivre. M. P. Dubois a pu observer ce phénomène sur une dame qui habitait Sèvres, et sur une femme de la Maternité.

Signes qui servent à faire reconnaître que l'avortement a eu lieu.

Il est de la dernière importance de s'assurer d'abord si la fausse couche n'est pas effectuée, et dans le cas où elle l'est, si le produit et ses enveloppes ont été expulsés, ou si le placenta est encore resté dans l'utérus.

La première précaution que l'accoucheur doit prendre en arrivant auprès d'une femme menacée d'avortement, après avoir pris auprès d'elle tous les renseignemens propres à éclairer la question et l'avoir examinée, est de se faire présenter toutes les déjections, les linges dont elle s'est garnie, de visiter lui-même l'intérieur du lit et les vêtemens, pour s'assurer si le produit n'a pas été expulsé. S'il trouve des caillots, il devra les laver, les diviser, afin de les distinguer d'un produit de conception. Puis il recommandera à la femme de se servir d'un vase pour tous les besoins qu'elle pourra éprouver, et de ne pas se placer surun siège de garde-robe où le produit pourrait se perdre ; il fera aussi mettre de côté tous les linges, afin de les visiter à son retour.

En effet, sans ces précautions, il sera souvent très difficile de s'assurer si la fausse couche est faite ou à faire. Le degré de dilatation du col ne peut, dans la plupart des cas, éclairer la question. Avant la fausse couche, le col peut être entr'ouvert, sans qu'on puisse rien sentir d'engagé; souvent on le trouvera encore fermé. Après l'expulsion du produit, il peut rester entr'ouvert, si le placenta est encore contenu dans l'organe, ou si un caillot s'y est formé, mais il peut se refermer sur ces parties. Souvent même, immédiatement après l'expulsion, il se referme, et quand la grossesse est peu avancée, il reprend la forme qu'il avait avant l'accident. Comment alors constater que l'avortement a eu lieu?

Pour les douleurs, mêmes variétés, mêmes incertitudes; elles peuvent être entretenues par la présence du placenta et d'un caillot, ou après l'expulsion complète, être déterminées par un état pathologique particulier, et durer plus ou moins long-temps.

Il faut donc donner tous ses soins à trouver le produit, à le distinguer de ses enveloppes et des caillots.

§ 5. — *Traitement.*

Le traitement consiste à prévenir, arrêter la fausse couche et à remédier aux accidens qui peuvent la compliquer.

Prévenir l'avortement.

Si l'avortement est déterminé par la faiblesse ou un vice général de la constitution du sujet, c'est dans l'intervalle d'une grossesse à l'autre qu'il faut s'attacher à combattre ces causes.

Ainsi, les femmes faibles, cachectiques, dont la constitution a été détériorée par des maladies longues, celles surtout chez lesquelles le segment inférieur de l'utérus participe à cet état d'atonie, à cette laxité des tissus, devraient être soumises à un régime tonique, fortifiant, aux préparations ferrugineuses, aux bains froids, à l'usage des eaux minérales et des bains de mer. Ces moyens devront être continués pendant la grossesse, en évitant cependant ceux qui ne peuvent être mis en usage, sans fatigue. Il sera même quelquefois nécessaire d'imposer le repos dans les premiers mois. Les circonstances qui ont accompagné les précédentes fausses couches, s'il y en a eu déjà, guideront l'accoucheur à cet égard. Ainsi, dans les accidens précédens, si l'expulsion du produit s'est effectuée spontanément sans cause appréciable, autre que la laxité des fibres du col, le repos sur la chaise longue est alors indiqué. Une autre circonstance détermine souvent aussi la fausse couche chez les femmes affaiblies, qui sont mal réglées et affectées de leucorrhée chronique : c'est une exhalation sanguine, quelquefois même une hémorrhagie abondante qui tue le produit. Dans ce cas, les mêmes moyens seront mis en usage, et, de plus, il faudra s'attacher à combattre toutes les causes de congestion locale, prévenir surtout la constipation par des lavemens frais et souvent répétés, et quelques jours avant l'époque habituelle des règles, si le sujet n'est pas trop affaibli, faire une petite saignée révulsive du bras, d'une once ou deux au plus; dans le cas contraire, promener quelques cataplasmes sinapisés sur le dos, sur les bras, et éviter tout ce qui pourrait accroître l'activité de la circulation dans les membres inférieurs.

La rigidité des fibres du corps de l'utérus, son excès de contractilité, doivent être combattues par des moyens tout opposés : on prescrira donc les bains tièdes, un régime adoucissant, les saignées générales et le laudanum en lavement, à de petites doses.

Dans les cas d'abaissement de l'utérus, l'organe devra être contenu, mais il faut se rappeler cependant que la présence d'un pessaire peut déterminer l'avortement : aussi devra-t-on en surveiller l'emploi; mieux vaudrait encore se contenter du repos absolu dans les premiers mois, jusqu'à ce que l'organe se soit élevé au-dessus du détroit supérieur, bien entendu que la femme devra éviter toute fatigue, tout effort violent.

Quant aux vices généraux de la constitution, on les combat par les moyens qui leur sont propres, et, autant que possible, entre deux grossesses, ou à une époque très avancée, surtout quand il s'agit d'une affection syphilitique, car le traitement mercuriel a été regardé par quelques auteurs, comme pouvant déterminer la mort du produit.

Les causes qui dépendent des maladies de l'œuf ou du fœtus, sont hors de la puissance de l'art.

Enfin, cette espèce de molimen hémorrhagique qui se manifeste chez les femmes abondamment réglées, et qui est une cause si fréquente de fausse couche, devra être combattue pendant l'état de vacuité, par un régime peu succulent, et pendant la grossesse, surtout quand la femme a déjà plusieurs fois avorté aux époques des règles, et dès qu'on remarque chez elle, des symptômes de pléthore générale ou locale, observés également dans ses précédentes grossesses, on devra pratiquer chaque mois, une petite saignée du bras quelques jours avant l'époque des règles, et cela, jusqu'à ce que le terme des précédentes fausses couches soit passé; j'insiste pour qu'on ne fasse que de petites saignées pendant la grossesse, non qu'il ne soit quelquefois nécessaire de les faire plus copieuses, quand la pléthore est considérable, mais j'ai souvent vu des émissions sanguines abondantes déterminer un résultat inverse à celui qu'on se propose, et je sais que la plupart des personnes de l'art, médecins ou sages-femmes, ne sont pas assez en garde contre les conséquences de ces saignées abondantes.

Désormeaux, dans les cas de tumeurs hémorrhoïdales considérables, dans les phlegmasies des organes voisins, la vessie, le rectum, conseillait les saignées locales. J'en ai souvent obtenu de bons effets; on comprend même, suivant l'opinion de M. Gendrin, qu'une application de sangsues aux aines puisse être suivie d'un bon résultat dans la pléthore locale; j'avoue néanmoins que dans ce cas, je donne la préférence à la saignée générale. Au reste, la saignée employée avec réserve, est un moyen puissant à l'aide duquel j'ai pu faire aller à terme bon nombre de femmes qui, jusqu'à ce qu'elles se soient confiées à mes soins, avaient avorté plusieurs fois. J'en pourrais citer un grand nombre, mais je renvoie au mémoire que j'ai publié sur cette matière (1), je me contenterai d'en citer un seul cas. (2)

Comme moyens généraux, comme précautions utiles qui doivent être employées, quelle que soit la cause des avortemens précédens, quelles que soient les circonstances qui puissent faire craindre une fausse couche, on devra conseiller à la femme d'éviter au début de sa grossesse, surtout la constipation, et pour cela, elle devra faire un usage fréquent de lavemens tièdes; s'ils étaient insuffisans, jamais il ne faudrait avoir recours à un purgatif énergique; un léger laxatif doit seul être administré, l'huile de ricin à la dose de quinze grammes dans le bouillon aux herbes bien chaud, me semble devoir être préférée; les excitations physiques et morales, les efforts, la course à cheval, la voiture, les bains trop prolongés et trop souvent répétés, seront soigneusement évités; si une affection étrangère à la grossesse réclamait une opération quelconque, il serait indispensable, surtout si l'on a quelques motifs de craindre un avortement, de remettre cette opération après l'accouchement, si cela se peut; ainsi l'extirpation d'une dent, le broiement d'une pierre dans la vessie, la cautérisation du col utérin, etc., etc.

(1) *De l'avortement et des moyens de le prévenir et de l'arrêter.*

(2) Une jeune femme appartenant à une des familles des plus considérées, possédant par elle-même et par tout ce qui l'entoure, tout ce qui peut rendre la vie heureuse, avait fait successivement deux fausses couches, et un enfant manquait au complément de son existence. Bien plus, elle avait presque perdu tout espoir de devenir mère, car le médecin appelé pour l'assister, se fondant sur je ne sais quelle raison, lui avait fait craindre qu'elle ne pût jamais arriver à terme. Consulté par elle, je me crus autorisé par les renseignemens qu'elle me donna, à lui laisser espérer un meilleur résultat, pour une troisième grossesse, et pour étayer mon avis, je l'engageai à prendre celui de M. P. Dubois, qui fut en tout conforme au mien.

Habituellement réglée avec abondance, cette dame continuait à voir un peu à chaque époque, quoiqu'elle fût enceinte, et c'était cette circonstance qui, complètement méconnue, avait déterminé les deux fausses couches précédentes. De petites saignées révulsives, et le repos pendant les premiers mois, jusqu'à ce que l'époque fatale fût bien passée, lui permirent de mener à terme cette troisième grossesse. Elle accoucha d'un garçon fort et bien portant. Je fus obligé de l'extraire à l'aide du forceps par suite de la résistance des parties externes. Le travail s'était prolongé, et je craignais, près d'atteindre un but qui avait été inespéré, de voir l'enfant périr au moment de recevoir le jour.

Arrêter l'avortement.

La méthode de traitement que M. le professeur P. Dubois met en usage, que j'ai vue si souvent couronnée de succès dans ses mains à la Clinique, dans des cas où l'avortement semblait inévitable, consiste dans l'usage de deux moyens que j'ai déjà conseillés dans le traitement préventif : *la saignée et le laudanum.*

L'occasion qui nous a été offerte à M. Honoré mon beau-père et à moi, d'employer cette méthode de traitement, tant à l'Hôtel-Dieu qu'à la Clinique d'accouchemens de Paris et en ville, nous a mis à même d'obtenir des résultats des plus satisfaisans.

Mais avant de préciser les indications, il est bon pour l'intelligence du mode d'action de ces agens, d'exposer sommairement quelques considérations sur les propriétés contractiles dont l'utérus est doué, à toutes les époques de la vie, et qu'il possède à un plus haut degré au terme de la gestation.

Comme tous les viscères creux de la vie organique, l'utérus est doué de deux espèces de contractilité : la première est la *contractilité organique propre*, la seconde est la *contractilité de tissu ou rétractilité.*

L'action de ces deux espèces de contractilité, bien plus manifeste dans l'utérus que dans tous les autres organes soumis à la même influence, va nous permettre d'en établir clairement les caractères distinctifs.

A. *Contractilité organique propre de l'utérus.* L'exercice de la contractilité organique de l'utérus consiste dans un resserrement rapide de l'organe, presque toujours accompagné de douleurs, revenant par accès, et s'exerçant avec violence, pour expulser de la cavité utérine ce qui y est contenu : aussi cette propriété est-elle l'agent le plus puissant de la parturition.

Cette propriété réside dans toutes les parties de l'utérus ; mais comme la matrice est un organe d'expulsion, la nature a rassemblé la plus grande somme de forces expultrices à la partie supérieure de cet organe, dans le point opposé à celui qui doit livrer passage au produit de la conception.

Le seigle ergoté peut activer cette propriété, *l'opium et la saignée peuvent arrêter son action.*

B. *Contractilité organique de tissu.* Bien distincte de la première, la contractilité organique de tissu existe dans toute l'étendue des parois de l'organe, mais s'exerce bien plus spécialement dans certains points. C'est en vertu de cette propriété que l'utérus revient sur lui-même, quand il a expulsé le produit. Mais comme condition essentielle à son exercice, il faut que la déplétion de l'utérus s'exerce graduellement.

Cette propriété, qui appartient à tous les autres organes, est bien plus prononcée dans l'utérus; à mesure que l'expulsion du fœtus a lieu, les tissus reviennent peu-à-peu sur eux-mêmes, rétrécissent d'abord, et finissent ensuite par clore complètement les bouches des vaisseaux sanguins. Sans cette sage prévoyance de la nature, le système vasculaire excessivement développé pendant la grossesse, aurait conservé les mêmes conditions, et après l'accouchement, les orifices vasculaires, restés béans à la surface interne de l'utérus, y auraient versé le sang avec abondance, et la mort aurait suivi de près l'hémorrhagie.

Bien plus, le fond de l'organe qui est, dans la majorité des cas, le siège de l'implantation du placenta, et, pour cela sillonné par un appareil vasculaire des plus actifs, est doué de cette propriété de retrait à un bien plus haut degré que les parties inférieures; c'est cette absence de rétraction du col qui rend si fréquentes les hémorrhagies dans les cas d'implantation sur l'orifice ou dans son voisinage.

Immédiatement après l'accouchement, il est facile d'apprécier cette différence : le fond vient former dans l'hypogastre un corps dur et globuleux; le col au contraire est mou, lâche, entr'ouvert.

Etrangère à la parturition pendant la vie, la contractilité de tissu s'exerçant toujours sans douleur, et aussi sans qu'on en ait la conscience, suffit quelquefois seule à déterminer l'accouchement peu de temps après la mort de la mère. Bichat pense que la putréfaction seule peut annuler cette faculté.

Enfin, cette propriété est aussi impressionnée par le seigle ergoté, mais elle résiste aux impressions morales et, ce qui est important, à l'influence de la *saignée* et de l'*opium*.

Ces propriétés sont si distinctes, qu'elles peuvent exister l'une sans l'autre. Ainsi, après une expulsion rapide qui s'est effectuée sous l'influence de contractions énergiques, il n'arrive pas toujours que l'utérus revienne sur lui-même, tandis qu'après l'extraction du produit devenue nécessaire, par suite de l'inertie des contractions, on voit l'utérus graduellement désempli revenir sur lui-même.

Il résulte de l'étude de ces diverses propriétés, que des agens qui pourront suspendre l'exercice de la contractilité organique, sans nuire au libre exercice de la rétractilité de tissu, deviendront un moyen précieux, dans les cas de menaces d'avortement, qui ne seront pas le résultat d'une maladie de l'œuf, ou de la mort du produit, mais seulement d'un exercice prématuré de la contraction organique.

Ces agens seront l'*opium* et la *saignée* seuls ou réunis.

Comme une circonstance qui doit faire varier le traitement, les auteurs ont établi une distinction entre les signes qui annoncent l'avortement causé par la mort du fœtus, et ceux qui dénotent la fausse couche qui dépend d'une cause à laquelle il est possible de s'opposer, se fondant sur ce qu'il faut s'abstenir de toute médication ayant pour but d'enrayer le travail, et favoriser même au besoin l'expulsion; quand l'enfant a cessé de vivre, et quand il est vivant, veiller à sa conservation. Mais cette distinction quelquefois facile à établir quand la grossesse est assez avancée pour permettre l'auscultation, ne peut être faite alors qu'on n'a pour se guider que des signes incertains. Dans le doute, l'accoucheur devra agir dans le sens de la conservation du produit. Cette médication, applicable à tous les cas, conservera le produit si cela est possible, et n'empêchera pas la fausse couche si elle est inévitable, seulement cette expulsion sera un peu retardée quelquefois, mais le retard que ces moyens apporteraient à la terminaison, si elle était inévitable, devrait toujours être considéré comme un bien léger désavantage à côté du succès qu'on attend, la conservation de la vie d'un enfant, et celle de la santé de la mère.

En cas d'insuccès même, cette médication serait encore avantageuse, car elle modère les tranchées vives qui accompagnent et suivent si souvent les fausses couches. C'est même une pratique généralement suivie en Angleterre.

Néanmoins, afin de poser quelques jalons au milieu des indications que l'on devra remplir, je diviserai l'avortement en trois périodes.

Première période.

Douleurs utérines, partant de l'ombilic et se dirigeant vers l'excavation, accompagnées de durcissement du ventre et souvent de douleurs de reins, d'un sentiment de pesanteur, sur le fondement et dans les lombes, et d'une lassitude générale.

Col utérin ramolli, entr'ouvert, effort des membranes à chaque contraction, quand la grossesse est avancée.

Traitement. Repos absolu, situation horizontale, diète légère, saignée du bras, s'il y a pléthore générale ou locale; lavement évacuant; puis, après qu'il a été rendu, un huitième de lavement avec quinze ou vingt gouttes de laudanum de Sydenham, que la malade gardera. Si les contractions cessent, s'en tenir-là, sinon, revenir au laudanum en lavement, à la dose de quinze à vingt gouttes, de demi-heure en demi-heure jusqu'à cessation du travail. On a rarement besoin d'insister autant et d'augmenter la dose: la première administration suffit ordinairement, si le produit est viable et vivant, si l'œuf est à l'état normal.

Deuxième période.

Les mêmes accidens que précédemment, et, de plus, glaires sanguinolentes, perte ou légère ou forte, amincissement de l'orifice, dilatation plus grande, engagement de la poche.

Traitement. Tout-à-fait le même, et de plus limonade froide, compresses froides sur les cuisses; mais, en général, moins efficace. Cependant, on peut citer des exemples nombreux de succès. On lit dans l'ouvrage de M. Velpeau, que Mauriceau, Puzos, MM. Nægèle, Stoltz, ont vu des pertes abondantes n'être pas suivies de fausse couche. Une femme que j'observai à la Clinique, après une perte très abondante, au troisième mois, n'en parvint pas moins à terme. Encore ici, je pourrais multiplier les citations, car le plus grand nombre des observations de succès que je possède se rapportent à cette période.

Troisième période.

L'ensemble de tous les symptômes précédens; de plus, perte abondante, rupture de la poche. Ici le traitement échoue complètement.

Toutefois, M. Desormeaux rapporte un cas dans lequel il vit tout rentrer dans l'ordre, bien qu'il y eût eu écoulement des glaires, formation et rupture de la poche.

Cependant, ce fait observé par un homme qui fait autorité dans la science ne pourrait-il pas recevoir une autre explication ? Ne pourrait-on pas assimiler ce cas aux pertes d'eau pendant la grossesse, dont j'ai déjà parlé, et dont M. Nægèle nous a donné une explication, si satisfaisante, dans une thèse soutenue sous sa présidence (*De hydrorrhea gravidarum*, 1822, auct. J.-B. Geil).

Ne pourrait-on pas penser, en effet, que dans ce cas, les douleurs qui ont déterminé l'expulsion d'une ou de plusieurs collections aqueuses, ont été plus intenses qu'elles ne le sont ordinairement, et qu'elles se sont accompagnées d'un écoulement sanguin déterminé par le décollement d'une partie des membranes et d'une tension de la poche amniotique, laquelle sera restée intacte, mais qu'on aura cru rompue, par suite de la grande quantité d'eau écoulée ?

Cette explication est seule admissible, car il est physiquement impossible qu'une rupture des membranes, accompagnée de contractions surtout, n'amène pas la cessation de la grossesse.

L'administration du laudanum, à une dose aussi élevée, pourra inspirer des craintes à quelques praticiens, je ne l'ai jamais vue, cependant, être suivie d'accidens sérieux : quelquefois un peu de somnolence et de pesanteur de tête, d'engourdissement général ; un narcotisme passager, qu'un peu de limonade froide ou une infusion légère de café froid, dissipent rapidement. Quant au produit, M. P. Dubois n'a jamais constaté que ce mode de traitement lui soit nuisible.

Quoi qu'il en soit, il est utile d'avertir les assistans, des symptômes qui peuvent suivre l'administration de l'opium, afin qu'ils n'en soient pas alarmés.

Remédier aux accidens qui peuvent compliquer l'avortement.

L'hémorrhagie est un des accidens qui accompagnent le plus ordinairement l'avortement ; elle peut précéder, accompagner, et suivre l'expulsion du produit. Le plus souvent, c'est elle qui détermine l'avortement ; quelquefois, cependant, elle n'en est que la conséquence. Enfin, elle peut être légère ou très abondante. Dans le premier cas, on peut s'en tenir aux moyens indiqués dans le paragraphe précédent (deuxième période). Mais si l'écoulement de sang continue avec assez d'abondance pour compromettre la vie de la mère, l'avortement est, par cela même inévitable, et l'accoucheur doit employer tous les moyens propres à remédier à l'hémorrhagie, quand bien même ces moyens seraient de nature à déterminer la mort et l'expulsion du produit. En effet, l'hémorrhagie est un des accidens qui, par son développement subit et la rapidité de sa marche, peut compromettre le plus gravement la responsabilité de l'accoucheur, et qui exige de sa part une détermination prompte et sûre, une grande prudence, et surtout un sang-froid à toute épreuve. Il devra donc insister sur les réfrigérans ; mais quelle que soit la gravité de l'accident, jamais les réfrigérans ne devront être appliqués sur toute la surface du corps. On devra se borner à les employer sur les cuisses et le bas-ventre seulement, en tâchant de réchauffer, par tous les moyens possibles, les parties supérieures. En effet, on obtiendra, par ce moyen, une utile dérivation, et on concentrera vers les organes essentiels à la vie, la quantité de sang nécessaire à l'entretien de leurs fonctions.

Le refroidissement complet, au contraire, peut être rapidement suivi d'un frisson mortel, et dans tous les cas, il est accompagné d'un sentiment de douleur, d'angoisses inexprimables.

On peut administrer un lavement froid, mais les injections vaginales, de même nature, devront être proscrites; elles ne servent qu'à délayer les caillots et à augmenter la perte. A chaque instant, l'accoucheur devra interroger l'état du pouls et de la face, et si cela devenait nécessaire, appliquer le tampon.

Chaque auteur a conseillé un mode de tamponnement particulier : les uns veulent qu'on introduise dans le vagin un mouchoir de toile fine, en commençant par une de ses cornes, jusqu'à ce que tout le vagin soit rempli; d'autres veulent qu'on introduise, profondément avec le doigt, une compresse fine en la poussant par son milieu, et qu'on la bourre ensuite de coton, de charpie, etc. Quelques-uns recommandent aussi d'imbiber ces corps avec du vinaigre ou des liquides astringens. Le tamponnement par ces procédés est très douloureux, et souvent il n'oblitère le vagin qu'incomplètement. La meilleure manière d'appliquer le tampon est, sans contredit, celle-ci : on introduit tout au pourtour du col de l'utérus un certain nombre de bourdonnets de charpie ou de coton liés par un fil, qu'on retient à l'extérieur; ces bourdonnets sont graissés avec du cérat. Je me sers pour les introduire d'un spéculum plein et d'une pince à tamponnement. Ce n'est pas que ces instrumens soient d'une indispensable nécessité, mais ils permettent de placer le tampon bien plus exactement : une fois le cul-de-sac du vagin bien rempli par les bourdonnets, je fourre par-dessus, les fils que je retiens à l'extérieur, de la charpie en assez grande quantité pour remplir le vagin et à mesure, je retire le spéculum; quand il est hors de la vulve, le vagin est exactement rempli; il ne reste plus qu'à maintenir le tampon, à l'aide de compresses longuettes et d'un bandage en T, que l'on aura soin de serrer assez fortement.

Le tampon, ainsi appliqué, s'oppose efficacement à l'écoulement du sang : il le force à se coaguler, en absorbant sa partie séreuse; un caillot se forme, et les bouches des vaisseaux s'oblitèrent.

Mais, à côté de ces avantages incontestables pour la mère, il est bien vrai que ce procédé a de grands inconvéniens pour le produit : il irrite le col par sa présence, sollicite la réaction de cette partie sur le fond de l'organe; l'utérus se contracte, le col s'assouplit, se dilate, et si l'hémorrhagie est arrêtée quand on enlève le tampon, on trouve l'avortement imminent. Malgré cet inconvénient, ce moyen n'en est pas moins précieux ; car, quand l'hémorrhagie est grave, tout doit être sacrifié au salut de la mère. Il est quelques femmes qui ne peuvent supporter, quelques minutes, l'application du tampon. En effet, il détermine un sentiment de distension du vagin et de pesanteur sur le rectum, qui font de ce moyen un véritable instrument de supplice, et l'on est obligé souvent de le retirer presque aussitôt. Aussi dans le cas d'insuffisance de ce moyen, ou dans le cas où il n'aurait pu être supporté, on se trouvera dans la nécessité de solliciter, par tous les moyens possibles, l'évacuation de l'organe.

Favoriser l'avortement.

La plupart des moyens que l'accoucheur se sera vu forcé d'employer pour arrêter l'hémorrhagie, compromettront bien souvent la grossesse : tels sont le tamponnement, le seigle ergoté. Si donc, on se voit dans la nécessité de déterminer l'avortement, il suffira, dans les premiers mois, d'insister sur l'usage de ces mêmes moyens; mais il faudra bien se garder de rompre les membranes pour favoriser l'expulsion du produit; car il est bien important, au contraire, que l'œuf soit expulsé en entier. Suivre une conduite inverse se serait se créer toutes les difficultés qui viennent compliquer la délivrance, et dont je vais m'occuper dans le paragraphe qui va suivre. Ce n'est qu'à une époque plus avancée qu'on est autorisé à pratiquer la division de l'œuf pour faciliter l'expulsion du produit, parce qu'alors, si la délivrance ne s'effectue pas, l'ampliation de l'utérus permettra à la main de pénétrer pour aller chercher le placenta.

De la délivrance.

Dans les premiers mois, l'expulsion du placenta se fait très souvent en même temps que celle du produit, et l'œuf sort alors en entier; mais souvent les membranes se rompent sous l'influence des contractions utérines, les eaux s'écoulent, le fœtus est expulsé; puis les contractions cessent, le col revient peu-à-peu sur lui-même, et le placenta se trouve retenu dans l'intérieur de la cavité de l'organe. Au bout de quelques heures, de nouvelles contractions surviennent, et l'expulsion des dépendances s'effectue. Cependant le plus souvent, la cause qui a retenu le placenta lors du premier travail, le retient pendant plusieurs jours; puis enfin le décollement complet a lieu, et le placenta est expulsé. Mais, depuis le moment où le produit a été chassé de la cavité de l'organe, jusqu'à la délivrance définitive, un écoulement de sang plus ou moins abondant n'a cessé de se manifester. La présence du placenta dans la cavité de l'organe a entretenu cette perte, en s'opposant au retrait complet de l'utérus et en favorisant l'afflux du sang dans ses parois. Aussi l'accoucheur se voit-il souvent dans l'obligation d'aider à cette délivrance, pour soustraire la femme au danger de l'hémorrhagie, en même temps qu'il met en usage tous les moyens propres à combattre cet accident. Si le placenta est décollé, il le trouvera plus ou moins engagé dans le col de l'utérus, et deux doigts suffiront alors pour l'extraire; au besoin, il pourrait employer la pince à faux germe. On a vanté, dans ce cas, l'usage du spéculum, comme un moyen propre à faciliter les tentatives; mais le sang qui s'écoule et les caillots n'en rendent pas l'usage aussi utile qu'on pourrait le croire. Si le placenta est encore adhérent, ou si la dilatation du col ne permet pas de le saisir, on ne pourra opérer la délivrance, et il faudra s'en tenir aux réfrigérans, au seigle ergoté, au tamponnement (1). Voilà pour le cas où l'accoucheur, ayant assisté à toutes les phases de la fausse couche, a pu s'assurer par lui-même que le produit seul a été expulsé, et que la délivrance ne l'a pas été. Mais quand l'homme de l'art est appelé lorsqu'une portion de ces phénomènes se sont accomplis et qu'il n'a pu visiter les caillots, il devra rester dans le doute sur la cause de l'hémorrhagie, malgré toutes les assurances que peuvent lui donner les assistans. Si cependant, le toucher lui fait reconnaître la présence du placenta, il tentera de l'extraire; mais si le col fermé l'empêchait de constater la présence de cet organe dans la cavité utérine, quelle conduite devra-t-il tenir? Si l'hémorrhagie est légère, comme il ignore si la fausse couche est à faire ou effectuée, et que dans le cas où elle ne serait pas faite, il peut espérer de conserver le produit, il devra s'en tenir aux moyens que j'ai indiqués (réfrigérans, laudanum, etc.); si elle est grave, il doit tout faire pour l'arrêter. Ainsi, il administrera le seigle ergoté, il appliquera le tampon.

Quelle que soit cependant l'importance des accidens, il ne faut jamais forcer la résistance du col : ce serait le plus sûr moyen d'aggraver l'hémorrhagie, sans pour cela rendre la délivrance plus facile.

Quand le placenta est entièrement décollé et qu'il est retenu dans l'utérus, souvent il n'y a plus d'hémorrhagie à craindre, mais c'est une autre série d'accidens que l'on a à combattre : l'introduction d'une petite quantité d'air et la chaleur dans la cavité utérine ne tardent pas à amener une rapide putréfaction du délivre; les lochies deviennent fétides, et tous les phénomènes de la résorption putride se déclarent. Il faut

(1) Le tamponnement peut très bien être pratiqué, à cette époque, malgré la rupture des membranes, sans qu'on ait la crainte que la perte interne que l'on substituera à une externe ne soit grave. Le peu de développement que présente l'utérus met à l'abri de cette crainte.

combattre ces accidens par des injections, et des antiseptiques à l'intérieur.

Les injections vaginales seront faites avec une décoction de quinquina concassé, un à trois grammes pour cent grammes d'eau, ou avec le chlorure de sodium, une cuillerée pour cent grammes d'eau.

A l'intérieur, on donnera la décoction de quinquina sucrée et acidulée (eau commune, un litre; quinquina concassé, de quinze à trente grammes; eau de rabel, de deux à quatre grammes); des potions avec l'acétate d'ammoniaque, à la dose d'un à deux grammes pour cent grammes d'infusion aromatique; et, s'il survient des symptômes nerveux, on administrera le camphre en pilules, à la dose de trente à soixante centigrammes, ou le musc, à la dose de dix à vingt centigrammes; mais insister surtout sur l'emploi du seigle ergoté, et, si cela était possible, déterger l'utérus par des injections émollientes, poussées doucement à l'aide d'une canule, et si le col était fermé, il faudrait renoncer à ce moyen et s'en tenir à de simples injections vaginales souvent répétées.

Quelquefois, cependant, dans ces cas rares, ces accidens graves ne se manifestent pas, le placenta peut être entraîné en deliquium ou résorbé petit à petit. Des exemples de cette résorption sont cités dans les auteurs. La petitesse du placenta dans les premiers mois permet très bien d'admettre la possibilité de sa résorption; mais le développement qu'il a acquis à un terme avancé, s'il n'exclue pas entièrement cette possibilité, doit cependant rendre ce phénomène extrêmement rare, et toujours, dans ce dernier cas, il doit s'accompagner des symptômes les plus graves (1), que l'on devra tâcher de prévenir par tous les moyens d'extraction conciliables avec le salut de la mère. C'est assez dire que toutes les fois que la fausse couche s'effectuera à un terme où la main peut pénétrer dans l'utérus, l'extraction du placenta devra être faite.

(1) Voir, pour plus de détails, l'excellent *Traité du toucher*, par le docteur Maigne.

CHAPITRE V.

ACCOUCHEMENT PRÉMATURÉ.

On appelle *accouchement prématuré*, l'expulsion du produit, depuis l'époque de la viabilité jusqu'à terme. La plupart des causes qui peuvent déterminer l'avortement, peuvent aussi produire l'expulsion du produit viable avant terme.

La marche de cet accident est d'autant plus régulière et elle se rapproche d'autant plus de ce que l'on observe à terme, que la grossesse est plus avancée; mais avant le huitième mois et demi, les modifications du col, nécessaires à l'accomplissement du travail normal, ne se sont pas accomplis; sa marche présente alors quelques irrégularités. Ainsi, la première période du travail pendant laquelle s'accomplit la dilatation du col utérin, sera plus longue qu'à terme; le col épais doit, avant de se dilater, s'effacer complètement, et cet effacement demande un temps souvent très considérable et ne peut s'effectuer que sous l'influence de douleurs énergiques, qui s'accompagnent souvent d'un mouvement fébrile.

Une fois la dilatation effectuée, la seconde période d'expulsion sera bien plus rapide qu'à terme, ce qui s'explique par le peu de développement du produit.

C'est à l'aide des mêmes moyens conseillés pour arrêter l'avortement, qu'on parvient à enrayer un travail prématuré.

Quant aux soins que la femme réclame, ils sont les mêmes que dans l'accouchement à terme; seulement, l'accouchement se faisant ordinairement avec plus de rapidité, il sera bon de retarder la dernière expulsion pour éviter l'inertie de l'utérus, qui résulterait de sa déplétion trop brusque.

CHAPITRE VI.

SOINS RELATIFS A LA GROSSESSE.

La femme enceinte est plus excitable, plus sensible que celle qui est dans l'état de vacuité. Elle doit donc être soustraite aux variations atmosphériques qui pourraient déterminer chez elle les affections aiguës des poumons; la toux, comme je l'ai dit, est d'ailleurs une cause fréquente d'avortement.

Elle devra faire usage d'un corset sans baleines pour soutenir les seins et l'abdomen, sans les comprimer.

Si elle doit nourrir, il sera bon de lui conseiller de porter de bonne heure des bouts de seins en buis, dans lesquels le mamelon puisse se loger : c'est un moyen d'éviter l'aplatissement des mamelons et de favoriser leur saillie. L'enfant éprouvera beaucoup moins de peine à saisir le sein, ainsi disposé par avance.

Dans les soins de propreté, elle devra éviter les bains, les ablutions et les lavemens chauds.

Jamais elle ne devra mettre ses pieds à l'eau : cette toilette des pieds ne doit être faite qu'à l'aide d'ablutions tièdes.

Si la constipation ne cédait pas aux lavemens simples, les laxatifs légers doivent être seuls employés.

Enfin, elle évitera l'usage des voitures, surtout dans les premiers temps; elle fuira les réunions nombreuses, les secousses physiques et morales. On devra lui recommander un exercice modéré, sans fatigue, une alimentation saine et abondante, et ne pas lui permettre de faire un usage exclusif des alimens peu nutritifs que son goût la porte à choisir; mai cependant ne pas l'en priver tout-à-fait.

Ainsi, on peut lui permettre de manger de la salade, des

fruits, de prendre un peu de café, de liqueur, si elle le désire Mais on devra lui interdire formellement l'usage trop répété des liquides spiritueux.

Et il ne faut pas croire que cette précaution doive être prise seulement avec les femmes du peuple. J'ai connu des femmes appartenant à la classe la plus élevée de la société qui, dans l'état de vacuité, ne buvaient que de l'eau, auxquelles on était obligé de faire cette recommandation dans leur grossesse.

CHAPITRE VII.

DES CIRCONSTANCES QUI PEUVENT FAIRE ESPÉRER QU'UNE FEMME POURRA NOURRIR.

Il est bien difficile d'établir d'une manière certaine, pendant la grossesse, qu'une femme sera bonne nourrice ou qu'elle ne pourra pas l'être; j'ai vu des femmes qui présentaient toutes les apparences des meilleures nourrices : grandes, fortes, les seins bien développés, et qui n'avaient point de lait; tandis que j'en ai vu d'autres, faibles, délicates en apparence, qui, ayant voulu nourrir, malgré toutes les représentations, firent de très beaux élèves. En général, il est rare qu'une femme ne puisse pas nourrir, quand elle est d'une bonne santé, et en usant de toutes les précautions dont je parlerai plus au long dans un article spécial à l'allaitement.

On pourra donc lui laisser l'espoir qu'elle pourra allaiter son enfant, quand elle sera d'une bonne santé, quand elle ne sera pas affectée de maladies qu'elle pourrait lui transmettre, quand son sein, d'un volume ordinaire, sera parsemé de veines bleuâtres; quand l'aréole sera élevée, le mamelon saillant et bien percé; surtout quand quelques gouttes d'un liquide séro-lactescent s'en écoulera par une légère pression. Elle devra aussi être d'un naturel doux, peu irritable, et dans une condition qui ne l'expose pas à des émotions trop vives et trop fréquentes ; être logée à une exposition convenable, et surtout habiter la campagne. Mais, si elle était d'un tempérament lymphatique, d'une humeur irritable ou douée d'une trop grande sensibilité, quand bien même les caractères physiques qui prouvent qu'elle sera bonne nourrice se rencontreraient chez elle, on devrait la dissuader de nourrir.

Et on lui en démontrera l'impossibilité absolue, si elle ne peut quitter la ville, et si elle habite un quartier resserré, un rez-de-chaussée humide où le soleil ne pénètre pas.

CHAPITRE VIII.

INFLUENCE DE LA GROSSESSE SUR LES MALADIES.

Plusieurs maladies surviennent, se suspendent ou disparaissent pendant la grossesse : telles sont la céphalalgie, l'odontalgie, les névralgies faciales, dont je me suis occupé. J'ai vu à la Clinique, chez une nommée Aglaé Masson, un goître développé sous l'influence de la grossesse, augmenter pendant l'accouchement, et disparaître petit à petit après la couche.

D'autres maladies existantes avant la conception, et qui n'avaient jusqu'alors présenté que peu de gravité, deviennent souvent très fâcheuses sous l'influence de la grossesse ; quelques-unes, légères, disparaissent complètement. On voit souvent la phthisie se modifier pendant le cours de la gestation et faire place, en apparence, à la santé la plus parfaite, mais cet effet, le plus souvent, n'est que momentané. Après l'accouchement les symptômes marchent de nouveau, avec une rapidité effrayante, vers une terminaison funeste.

TROISIÈME PARTIE.

DE L'ACCOUCHEMENT EN GÉNÉRAL.

On appelle accouchement l'expulsion spontanée ou l'extraction artificielle du fœtus viable et de ses annexes à travers les organes maternels, et le retour de ces organes à leur état primitif.

L'accouchement a reçu différentes dénominations. Quand il s'effectue en vertu des seuls efforts de la nature, et heureusement pour la mère et pour l'enfant, on l'appelle *naturel*. Mais, dans le cas où l'accouchement se fait par les seuls efforts de la nature, sans être aussi favorable à la mère et à l'enfant, on le nomme seulement *spontané*; en effet, il ne peut être naturel, quand le vœu de la nature n'est pas rempli. Enfin, il est dit *laborieux*, *artificiel*, toutes les fois qu'il ne peut s'accomplir sans l'intervention de l'art. Suivant l'époque de la grossesse à laquelle il a lieu, on le nomme encore accouchement *précoce*, accouchement à *terme*.

NAISSANCES PRÉCOCES ET TARDIVES.

Dans l'espèce humaine, la durée de la gestation est ordinairement de neuf mois ou *deux cent soixante-dix jours*. Cependant, ce terme n'est pas tellement rigoureux que des fœtus ne puissent naître avant terme, et être viables et forts; tandis que d'autres, ayant dépassé le terme, sont nés faibles et à peine viables.

Deux circonstances peuvent déterminer les naissances précoces et les naissances tardives :

1° Le fœtus, quoique n'étant pas parvenu à terme, peut avoir cependant acquis un développement et une perfection d'organisation qui le rendent apte à vivre de la vie extra-utérine, avant l'époque fixée par la nature, et alors il est expulsé avant terme.

Il est facile de différencier cette expulsion de l'accouchement prématuré qui résulterait d'une autre cause, par l'appréciation de cette cause elle-même, par la force du produit, et par la perfection de ses organes;

2° Le développement du fœtus peut être incomplet quoique à terme, et alors il devient nécessaire que la grossesse se prolonge, pour que le produit puisse atteindre son degré de perfection. Ces deux phénomènes sont déterminés par cette propriété qu'a l'utérus, d'acquérir, avant la fin du neuvième mois, les conditions qui lui permettent de se contracter et d'expulser un fœtus dont le développement est prématuré, ou bien, au contraire, de n'atteindre ces modifications qu'après le terme, afin que l'organisation du produit puisse se perfectionner. C'est ce que la raison ne peut s'empêcher d'admettre, et c'est aussi ce que prouvent les expériences faites sur les animaux. Ne voit-on pas, en effet, les femelles d'animaux domestiques, chez lesquelles il est toujours facile de constater l'époque de l'imprégnation, mettre au monde des petits, forts et volumineux, quelques jours avant terme, et sans qu'une autre cause que la perfection du produit ait pu déterminer cette expulsion. Ne voit-on pas aussi des petits, être expulsés bien après le terme, parce qu'ils n'avaient pas atteint le degré de perfection nécessaire. Chez les vaches, par exemple, qui portent neuf mois comme la femme, ces variations sont extrêmement sensibles: quelques-unes ont vêlé trente et quelques jours avant terme; d'autres trente jours après (1). Pourquoi l'espèce humaine ne serait-elle pas soumise aux mêmes irrégularités?

On objecterait en vain les difficultés qui s'opposent à la constatation de ces faits, l'analogie suffirait à les faire admettre; ils sont d'ailleurs prouvés par les exemples nombreux qu'on en trouve dans les auteurs, et, entre autres, par celui qui a été

(1) Pour de plus amples détails, voyez Velpeau, *Traité d'accouchemens*, 2e édition, Paris, 1835, tome I, page 382.

cité par Desormeaux, d'une femme folle et gardée à vue, qui n'accoucha qu'à neuf mois et quinze jours.

La loi aussi a dû intervenir dans cette question, et elle a déclaré qu'après le trois centième jour ou le dixième mois, la légitimité de la naissance pouvait être contestée par le mari.

TITRE PREMIER.

DE L'ACCOUCHEMENT SPONTANÉ A TERME.

L'expulsion spontanée du produit est une fonction très complexe, où l'on doit distinguer théoriquement deux ordres de phénomènes : 1° les phénomènes physiologiques, qui ne sont que l'expression de l'action vitale de l'utérus et des organes qui concourent à la parturition : tels sont les signes précurseurs, la contraction ou la douleur, la dilatation du col de l'utérus, l'issue des glaires, la formation de la poche des eaux, sa rupture, etc.; 2° les phénomènes mécaniques du travail, ou l'ensemble des lois qui régissent l'expulsion spontanée du produit.

CHAPITRE PREMIER.

DES CAUSES DE L'ACCOUCHEMENT.

Les causes de l'accouchement ont été distinguées en causes déterminantes et en causes efficientes.

ART. Ier. — CAUSES DÉTERMINANTES.

C'est, en général, dans l'utérus que presque tous les auteurs s'accordent à placer la cause déterminante de l'accouchement; mais tous n'expliquent pas ce phénomène de la même manière. Pour les uns, l'utérus entre en action quand il a subi toutes les modifications qu'il doit subir au terme de la gestation. Cette explication, tout insuffisante qu'elle paraisse, est cependant la plus raisonnable. Pour d'autres, c'est l'excès de distension que la matrice éprouve qui la force de réagir sur le produit. L'opinion de M. Desormeaux, qu'il a consignée dans le Dictionnaire en vingt-cinq volumes, semble être celle de la plupart des accoucheurs modernes. « Le fond et le corps de l'utérus, dit-il, sont les premières parties qui se laissent distendre pour former la cavité destinée à contenir le produit. La cavité du col ne participe que plus tard à l'ampliation de l'utérus, et la résistance que son orifice oppose à la sortie de l'œuf va en diminuant, à mesure qu'on se rapproche du terme de la grossesse. A cette époque alors, les fibres du col n'étant plus douées d'une assez grande résistance pour opposer un effort antagoniste à l'action des fibres du fond, celles-ci entrent en contraction, et le produit est expulsé. »

Enfin, M. P. Dubois a adopté dans ses cours la théorie proposée par Jones Sower en 1819; je la transcris telle que je la trouve dans mes notes.

« L'utérus, parvenu au terme de la gestation, peut être comparé à la plupart des organes creux et musculaires, le rectum et la vessie. Il est constitué, comme ces organes, par deux plans de fibres musculaires, dont les plus externes sont longitudinales, et les plus internes circulaires. Comme eux, il présente une cavité contractile et un sphincter ou orifice, à fibres circulaires. Comme eux, enfin, l'utérus reçoit deux ordres de nerfs : les uns, dépendant du système ganglionaire, se rendent au corps; les autres, émanant du système de la vie animale, se rendent au col.

Il existe en outre, entre le col et le corps de l'utérus, les mêmes sympathies qu'entre le rectum et son sphincter, qu'entre la vessie et son col; et, de même que l'irritation mécanique produite sur le sphincter par la présence des matières, détermine la contraction de l'intestin, de même aussi, lorsqu'à la fin de la grossesse, il ne reste plus à la partie inférieure de l'organe qu'un anneau constitué par les fibres circulaires de l'orifice externe, cet anneau ou sphincter qui, recevant des nerfs de la vie animale, est doué d'une très grande sensibilité, est irrité par le contact des membranes et des parties fœtales auquel il n'était pas accoutumé, et réagit sympathiquement sur les fibres du fond qui se contractent. J'insiste peu sur ces causes; car, en résumé, aucune des théories émises ne satisfait pleinement, et l'on se trouve forcé d'en revenir, avec M. Velpeau, à l'opinion d'Avicenne : « Au temps fixé, l'accouchement se fait par la grâce de Dieu. »

ART. II. — CAUSES EFFICIENTES.

Hippocrate et quelques anciens accoucheurs, quelques modernes mêmes, tels qu'Harvey, regardent le fœtus comme le principal agent de son expulsion; ils se fondent sur ce que l'accouchement est plus long, plus pénible quand l'enfant a cessé de vivre; sur ce que des fœtus ont pu être expulsés après la mort de leur mère, et enfin, sur ce qu'on voit les petits des femelles de grands animaux exécuter des mouvemens propres à faciliter leur expulsion. Il est bien vrai qu'après la mort du produit, l'expulsion est plus lente; mais cette lenteur ne dépend pas de ce que le fœtus mort ne peut plus aider à son expulsion, mais de ce que le fœtus, affaissé sur lui-même, ne présente plus à l'organe un point d'appui et ne l'irrite plus par ses mouvemens actifs; de ce qu'alors l'utérus perd de sa vitalité; de ce que ses parois tombent dans l'atonie, et de ce qu'enfin la contractilité organique a perdu de son énergie. Ces circonstances qui dépendent, il est vrai, de la mort du produit, suffisent pour expliquer la lenteur du travail dans le cas de mort de l'enfant, sans qu'on soit en droit d'attribuer cette lenteur à la mort même du fœtus.

On a encore allégué, pour prouver que le fœtus coopère à sa sortie, l'exemple d'enfans nés spontanément après la mort de la mère, et les faits ne sont pas très rares, mais dans la plupart de ces expulsions ils étaient morts avant leur mère; et de plus, chacun sait que le fœtus mort peut être expulsé en vertu de la tonicité de l'organe.

Bichat a démontré que tous les organes ne meurent pas en même temps, et que l'utérus peut expulser le produit par sa force de rétraction, quelques instans après le dernier battement du cœur.

Leroux a senti cet organe se contracter un quart d'heure après le dernier soupir. Ossiander, ayant pratiqué l'opération césarienne sur un cadavre, vit la matrice se rétracter comme sur le vivant.

Quant aux mouvemens que les petits des grands animaux exécutent lors de leur expulsion, ils ne peuvent être révoqués en doute. Aussi, s'il est rationnel d'admettre que le fœtus n'est pas le principal agent de son expulsion, l'opinion de ceux qui pensent, par analogie, qu'il peut y contribuer directement, au moins pour une certaine part, ne me semble pas dénuée de tout fondement.

Mais quelle est cette cause efficiente? Evidemment, elle réside dans la contraction des parois utérines, aidée de celle du diaphragme et des parois abdominales. Toutefois, la contraction utérine peut suffire seule, dans beaucoup de cas, à déterminer l'accouchement. En effet, l'expulsion ne s'effectue pas moins chez les femelles dont les parois abdominales sont ouvertes, que chez celles dont les parois sont paralysées. Mais, si le plus souvent l'utérus se suffit à lui-même dans le premier temps du travail, il n'en est pas toujours de même quand la tête a franchi le détroit supérieur, et qu'elle repose sur le plancher du bassin. L'action simultanée du diaphragme et des muscles abdominaux est souvent indispensable pour aider la contraction utérine et terminer l'expulsion.

Cependant le diaphragme n'est pas, comme les muscles abdominaux, un agent direct de la parturition; il n'exerce pas une compression sur l'utérus même; mais, soutenu par l'air inspiré par les poumons, il donne à la base de la poitrine une immobilité qui permet aux muscles d'y prendre un point d'appui solide, et vient indirectement ainsi en aide à la contraction utérine.

CHAPITRE II.

DES PHÉNOMÈNES PHYSIOLOGIQUES DU TRAVAIL.

ART. 1er. — SIGNES PRÉCURSEURS DU TRAVAIL.

Lorsque la grossesse est près d'atteindre son terme, quelques jours à l'avance, l'accouchement est annoncé par un ensemble de symptômes appelés signes précurseurs. Ainsi l'utérus s'abaisse, devient proéminent, au lieu de s'élargir, comme le pensent quelques auteurs, les flancs se creusent, la respiration, la digestion deviennent plus faciles; on a l'habitude de dire qu'à cette époque, les femmes deviennent plus légères, plus alertes, plus gaies, il s'en faut de beaucoup, qu'il en soit ainsi pour toutes les femmes, j'ai eu bien plus souvent l'occasion d'observer le contraire. En effet, les femmes à cette époque sont tourmentées par de l'insomnie, éprouvent un malaise général, de l'aversion pour le mouvement, bien plutôt qu'un sentiment de bien-être. Les lèvres de la vulve s'amollissent et deviennent plus douloureuses. L'engagement plus ou moins prononcé de la tête dans le détroit supérieur, détermine la compression du col de la vessie et du rectum, et la femme éprouve des besoins fréquens d'uriner et d'aller à la garde-robe, et un sentiment de gêne et de crampe dans les cuisses.

Ces derniers symptômes, qui résultent de la compression que le fœtus exerce sur les parties maternelles, n'existent pas en général quand c'est une autre partie que le sommet qui se présente, parce que le sommet seul peut par sa forme, s'engager assez dans l'excavation, en repoussant au-devant de lui, le segment inférieur de l'utérus non dilaté, tandis qu'il n'en est pas de même des autres parties. Aussi ces signes, en outre qu'ils annoncent un accouchement prochain, permettent-ils de prédire une présentation du sommet.

La marche, la station deviennent aussi plus difficiles, soit par suite des causes précédentes, soit à cause d'un léger ramollissement des symphyses. L'œdème, les varices des membres inférieurs et des parties génitales ne se manifestent souvent qu'à cette époque, ou augmentent quand ils existaient déjà. Il en est de même du gonflement des vaisseaux hémorrhoïdaux et des tumeurs hémorrhoïdales.

Enfin l'utérus, comme pour préluder au grand acte qu'il est destiné à accomplir, se contracte sourdement, et ces contractions successives sont douloureusement perçues par la mère ; les primipares y sont plus sujettes que les autres. Elles sentent leur ventre se durcir, et si l'orifice est entr'ouvert, le toucher fait reconnaître que les membranes se tendent.

Après ces premiers symptômes, commence le travail que Désormeaux a divisé en trois époques principales : la première, qui comprend tous les phénomènes que l'on observe depuis le commencement du travail, jusqu'à la dilatation complète ; la deuxième, qui commence à cette époque et finit après l'expulsion du produit ; enfin, la troisième qui comprend la délivrance.

ART. II. — PREMIÈRE ÉPOQUE DU TRAVAIL.

Le travail de l'accouchement se compose d'une succession de phénomènes, qui varient sous l'influence d'une multitude de circonstances.

Ainsi le travail offre des dissemblances chez les femmes primipares, et chez celles qui ont eu des enfans; il est aussi influencé par l'énergie physique et morale, par l'état physiologique et pathologique de la femme. Mais cependant, malgré ces variétés, l'esquisse rapide que je vais tracer, représentera aussi exactement que possible, les diverses phases du travail chez une femme primipare.

Au début du travail, la femme éprouve une espèce de constriction intérieure qui la trouble, et qu'elle a peine à exprimer; tout son corps frémit; la respiration est gênée, le pouls se ralentit, toutes les forces vitales semblent se concentrer sur l'organe destiné à accomplir le grand acte de la naissance de l'homme, en abandonnant tous les autres; ainsi l'estomac cesse ses fonctions, il survient des nausées, quelquefois une soif ardente; le visage pâlit et s'altère, la peau se couvre d'une sueur visqueuse. Les femmes éprouvent un sentiment de lassitude; souvent alors elles sont tourmentées par des idées sinistres, pleurent, s'agitent ou restent immobiles. Pendant ce temps, d'autres phénomènes intimes s'accomplissent. Aux douleurs éloignées et peu vives que la femme avait éprouvées jusque-là, succèdent des contractions utérines plus manifestes, plus douloureuses. Le col commence à s'entr'ouvrir, des mucosités mêlées de stries sanguinolentes s'écoulent; pendant la contraction, à travers les bords de l'orifice tendu et résistant, on sent les membranes qui s'engagent sous forme de poche sphérique, dont les dimensions augmentent à mesure que la dilatation s'accroît, et dont la forme varie, en raison de diverses circonstances que je signalerai plus tard; les douleurs deviennent de plus en plus vives, et de plus en plus rapprochées, et ne sont plus séparées par un intervalle de calme parfait, les femmes ont encore le sentiment de la douleur qui vient de cesser, et redoutent celle qu'elles sentent venir; aussi elles sont agacées, irritables, difficiles à gouverner. Quelquefois un frisson, avec claquement de dents, précède la douleur, le pouls s'accélère, la bouche et la langue se sèchent, les dents et les lèvres deviennent fuligineuses, il survient des vomissemens, la raison s'égare, les femmes semblent délirer.

Pendant l'intervalle des contractions, l'orifice redevient souple, épais, arrondi, de mince et tranchant qu'il était. Les membranes ne bombent plus, elles sont plissées et s'appliquent immédiatement sur la partie de l'enfant qui se présente, partie qui est plus facile à atteindre et semble s'être abaissée. Chaque douleur ramène la même série de phénomènes, jusqu'à ce que la dilatation du col étant complète, la cavité utérine et celle du vagin ne forment plus qu'un canal non interrompu. Ainsi se termine la première époque du travail, la plus fatigante, la plus longue, mais aussi la moins dangereuse et la moins difficile.

ART. III. — DEUXIEME ÉPOQUE DU TRAVAIL.

A cette époque, la femme commence à avoir la conscience de l'acte important qui s'opère en elle. Les muscles abdominaux viennent seconder l'action de l'utérus; la femme multiplie ses efforts, sa respiration se presse, devient haletante; la peau se couvre de sueur, le pouls acquiert plus de vitesse et de force. Chaque contraction est suivie d'un intervalle de calme assez marqué, pendant lequel la femme accablée par le besoin de repos, s'endort quelquefois d'un sommeil assez profond, sommeil qui est bientôt brusquement interrompu par une nouvelle douleur.

Sous l'influence de ces contractions successives, la poche des eaux s'engage de plus en plus, et trop faible pour supporter la tension qu'elle éprouve, elle se déchire. Elle laisse écouler une plus ou moins grande quantité de liquide, et immédiatement, la partie du fœtus qui se présente vient s'appliquer sur l'orifice, surtout si c'est la tête. Alors survient une détente générale et un calme qui n'est que de courte durée; car l'utérus semble ne se reposer que pour acquérir de nouvelles forces. Bientôt la contraction se réveille avec une puissance et une énergie qu'elle n'avait pas eues jusqu'alors, le produit franchit l'orifice sans que le plus souvent la femme accuse ordinairement une douleur plus aiguë que dans un autre moment, puis il pénètre dans le vagin qui se dilate par degré pour le recevoir, et arrive bientôt sur le plancher du bassin. Pendant ce trajet, la compression des nerfs cruraux et des rameaux nerveux, qui passent par le trou sous-pubien, détermine un sentiment de crampe et de tiraillement à la partie antérieure et interne des cuisses.

Les douleurs deviennent de plus en plus violentes, la femme se cramponne à tout ce qui l'environne, se renverse en arrière, arcboute ses pieds contre le point d'appui qu'on a eu soin de lui fournir, fait une profonde inspiration, et serrant les lèvres, contracte à-la-fois tous les muscles de son corps. Bien plus souvent, cependant, les cris que la douleur lui arrache détruisent une partie de ses efforts, par les mouvemens d'inspiration et d'expiration successive qu'ils déterminent.

La tête à chaque contraction, appuyée fortement sur le périnée, commence à se distendre; à chaque douleur, on voit le plancher du bassin proéminer de plus en plus en avant, l'anus former un bourrelet saillant qui s'entr'ouvre, la vulve s'entr'ouvrir aussi peu-à-peu, les petites lèvres s'écarter, et laisser entrevoir le cuir chevelu; enfin, les grandes lèvres s'effacent, se déplissent complètement; la peau de la partie supérieure des cuisses vient aussi fournir à l'ampliation de la vulve, qui, projetée fortement en avant par la tête, forme un anneau circulaire, mince, surtout à sa commissure inférieure qui semble toute prête à se rompre. Cet accident aurait certainement lieu, si la contraction ne cessait immédiatement; la tête se retire alors dans l'excavation; le périnée revient sur lui-même, la vulve se ferme, mais la femme éprouve toujours un sentiment de ténesme sur la vessie et le rectum, qui la tourmente d'un besoin incessant d'aller à la garde-robe et d'uriner, et lui donne le désir de pousser : aussi quoiqu'elle n'éprouve pas de douleur, souvent elle fait des efforts pour se délivrer; enfin, après une succession plus ou moins répétée de contractions et d'intervalles de calme, nécessaires pour que les parties de la mère s'habituent à l'excès de dilatation qu'elles éprouvent, la tête qui s'est avancée peu-à-peu et de plus en plus à chaque contraction en se retirant un peu au moment du calme, est poussée fortement par une douleur énergique, qui arrache des cris à la femme, et franchit les tubérosités de l'ischion; mais elle reste quelque temps arrêtée encore par les parties molles qui bombent fortement, et les franchit enfin. Ordinairement le tronc suit immédiatement la tête; quelquefois cependant, il n'est expulsé que quelques secondes après.

ART. IV. — DURÉE DU TRAVAIL.

La durée du travail est extrêmement variable, suivant les climats, le degré de civilisation et la constitution des femmes; il est plus prolongé chez les primipares à cause de la résistance du périnée, mais les progrès de l'âge n'ont pas sur sa durée la fâcheuse influence que lui attribuent la plupart des accoucheurs, même chez une femme primipare.

En résumé, les observations nombreuses faites par les voyageurs et l'expérience de chaque jour, permettent d'établir d'abord que la facilité de la parturition est en raison inverse de l'état de civilisation, et ensuite, que la durée moyenne du travail est dans nos climats de huit à dix heures.

Toutes les circonstances qui peuvent faire varier l'époque de l'accouchement peuvent être facilement appréciées; on peut de même prévoir la durée probable du travail par le degré de dilatation, la souplesse du col, son peu d'épaisseur surtout, sa dureté, sa résistance, la fréquence, l'intensité et la prolongation des douleurs, le plus ou moins de résistance du périnée et de la vulve; mais quelle que soit son habileté, l'accoucheur ne doit jamais préciser exactement le moment où l'accouchement aura lieu, dans la crainte de s'exposer à des mécomptes. En effet, rien de certain dans les progrès de la dilatation, rien de régulier dans la succession des contractions, et j'ai souvent vu un travail que les gens les plus exprimentés croyaient près de sa fin, se prolonger bien plus qu'ils ne l'avaient annoncé.

ART. V. — DES PHÉNOMÈNES PHYSIOLOGIQUES DU TRAVAIL.

Les phénomènes physiologiques du travail, dont je viens de donner une rapide esquisse, ne se succèdent pas toujours avec autant de régularité; une foule d'exceptions doivent être notées, surtout pour les principaux de ces phénomènes, la contraction utérine ou la douleur, la dilatation du col, l'écoulement des glaires, la formation de la poche des eaux et sa rupture.

§ 1. — *De la douleur ou contraction.*

Dans le langage tocologique, on emploie comme synonymes les mots de douleur ou contraction, parce qu'en effet, chez la plupart des femmes, la douleur est causée par la contraction et en est inséparable. Cependant toute contraction n'est pas productive de douleur : aussi serait-il plus rationnel de ne pas confondre la cause et l'effet; car on voit des femmes accoucher presque sans douleurs, et cependant, puisqu'il y a eu expulsion du produit, il a dû y avoir contraction de l'utérus. Entre autres exemples, je puis citer celui d'une jeune fille primipare, âgée de seize ans, arrivée à terme, dont le vagin était séparé par un diaphragme, percé d'un petit pertuis, disposition que M. Dubois me pria de dessiner pour en donner une idée exacte aux élèves (Voyez article *distocie, vices de conformation du vagin*). Elle fut réveillée par de légères douleurs à quatre heures du matin, et elle était accouchée seule à six, sans demander aucune assistance.

De même que la contraction ne détermine pas toujours de la douleur, de même la vivacité de la douleur ne peut pas toujours permettre de mesurer la force de la contraction; car quelques femmes, très sensibles, très pusillanimes, accusent de violentes douleurs quand elles n'ont que des contractions modérées.

A. Caractère de ces contractions. Ces douleurs commencent vers la région lombaire, entourent le bassin comme une ceinture, et viennent, tantôt se terminer en avant, tantôt sur le fondement, en déterminant la sensation du besoin d'aller à la garde-robe. Elles s'accompagnent du durcissement du ventre et de sa proéminence ; le doigt, comme je l'ai déjà dit, appliqué sur l'orifice qu'il trouve dilaté, sent qu'il se tend et que les membranes bombent. Le souffle utérin se suspend, les battemens du cœur conservent leur intégrité.

Quelquefois ces douleurs ne se font sentir que dans les régions lombaires et sacrées ; les *douleurs de reins*, suivant l'expression consacrée, sont bien plus pénibles que les autres, et ont une influence bien moins marquée sur le travail. Il est impossible de préciser l'époque du travail pendant laquelle elles se manifestent, je les ai observées à toutes les époques ; mais il est certain qu'elles dépendent de la grande sensibilité de l'orifice, qui ne reçoit que des nerfs de la vie animale, par les plexus lombaires et hypogastriques.

Les douleurs ont reçu différens noms, suivant la période du travail à laquelle elles appartiennent.

Les premières, celles qui accompagnent les phénomènes précurseurs du travail, s'appellent *mouches ;* elles laissent entre elles un intervalle de calme complet, et ont en général peu d'intensité.

Les deuxièmes, plus fortes, plus rapprochées, qui ne sont pas séparées par un calme complet, se nomment *préparantes*, parce qu'elles déterminent la dilatation du col. Enfin, elles prennent bientôt le nom d'expulsives, et tout-à-fait à la fin du travail celui de conquassantes.

B. Siége de la douleur. Quelques auteurs prétendent que le siége de la douleur réside exclusivement dans le col de l'utérus, parce que cette partie reçoit les nerfs du système de la vie animale. D'autres pensent que le corps de l'utérus est aussi capable de transmettre au centre nerveux la douleur qui résulte de sa contraction. M. P. Dubois a réuni ces deux opinions pour n'en former qu'une, et il admet que la douleur est le produit de la contraction de tout l'organe, en ajoutant, cependant, que, dans le début du travail, le phénomène de la dilatation du col est la principale cause de cette douleur ; que plus tard, c'est à la compression du corps qu'elle semble être spécialement due, et qu'au dernier moment de l'expulsion, la compression du vagin, l'excès de dilatation de la vulve et du périnée viennent encore donner à ces douleurs un caractère particulier, que n'ont pas les douleurs précédentes.

Quant au calme, au relâchement qui s'observe entre chaque contraction, il est le résultat de cette loi qui régit l'organisme, en vertu de laquelle une contraction ne peut être permanente, et doit être interrompue par la fatigue, pour être suivie d'un intervalle de calme, qui lui permet de conserver son activité.

§ 2. — *Dilatation du col.*

Les phénomènes de dilatation ne sont pas les mêmes chez les femmes primipares, et chez celles qui ont eu des enfans. En effet, chez les primipares l'orifice interne est fermé, mince et tranchant, et il faut un temps plus ou moins considérable pour que, de cet état, le col atteigne le degré de dilatation qu'il a chez une femme qui a eu des enfans, et chez laquelle, avant tout travail, l'orifice est entr'ouvert. Puis, à partir de ce moment, pour l'une et pour l'autre, la dilatation est graduelle; très lente jusqu'à ce qu'elle égale l'étendue d'une pièce d'un sou, elle marche ensuite bien plus rapidement, et spécialement aux dépens de la lèvre antérieure, qui s'épaissit et forme un bourrelet que l'on sent entre la tête du fœtus et le dessous de la symphyse des pubis. L'état de molesse ou de rigidité du col, la nature de la partie de l'enfant qui se présente, l'époque du travail où se rompt la poche des eaux, influent beaucoup aussi sur les progrès de la dilatation. Enfin, l'irrégularité dans les contractions utérines, ou les contractions pathologiques, comme les nomme M. P. Dubois, et dont j'aurai plus tard à m'occuper en détail, bien plutôt que les obliquités de l'utérus, peuvent ralentir cette dilatation.

On s'explique facilement comment la rigidité, ou la souplesse de l'orifice, peut influencer sa dilatation, comment encore la dilatation doit s'effectuer plus rapidement dans une présentation du sommet qui par sa forme s'engage facilement dans l'orifice, que dans une présentation de l'épaule, ou la partie reste long-temps élevée, et ne vient reposer sur l'orifice que fort tard. De même aussi on conçoit que si la poche des eaux vient à se rompre prématurément; elle ne peut plus s'engager dans l'orifice pour le dilater : aussi a-t-on regardé comme causes de la dilatation du col la contraction utérine, l'engagement de la partie qui se présente et celui de la poche.

§ 3. — *Des glaires.*

Les glaires sont le produit de la sécrétion de la matrice et du vagin qui s'opère au moment du travail, et quelquefois avant; ils sont colorés par du sang qui est fourni par les petites déchirures de l'orifice pendant sa dilatation, et surtout par la rupture des petits vaisseaux qui, partant de la surface interne de l'utérus, vont s'irradier sur les membranes; enfin par le décollement d'une petite partie du placenta.

§ 4. — *De la poche des eaux.*

A mesure que la cavité de l'utérus se rétrécit en se contractant, le liquide amniotique, en gagnant le point de l'utérus qui lui offre le moins de résistance, c'est-à-dire le col, y chasse au-devant de lui les membranes, et à mesure que l'orifice se dilate, cette partie inférieure de l'œuf s'y engage pour constituer la poche des eaux; on comprend très bien, que la cavité de l'œuf n'étant pas distendue par le liquide amniotique, une partie puisse en être chassée, par suite de la rétraction de l'utérus. Et il n'est pas nécessaire pour expliquer ce phénomène, d'invoquer l'extensibilité des membranes, ou la transsudation du liquide hors de la cavité de l'œuf; la forme de cette poche ne reçoit aucune influence appréciable de la part de la configuration de l'orifice, mais elle varie

(Fig. 82.)

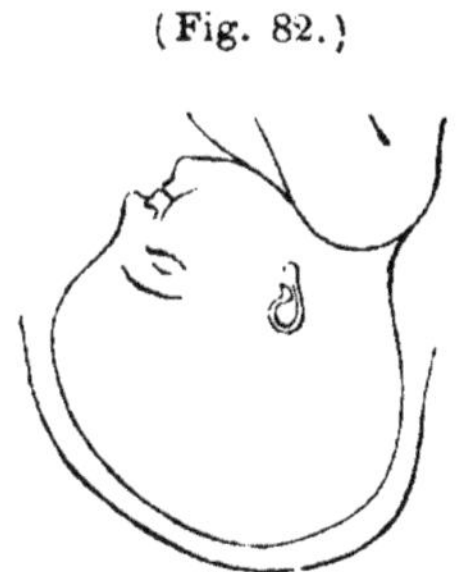

suivant la partie de l'enfant qui se présente. Ainsi dans la présentation du sommet, elle est plate; les membranes sont presque appliquées sur la tête de l'enfant, et il n'y a entre elles et cette tête qu'une petite quantité de liquide.

(Fig. 83.)

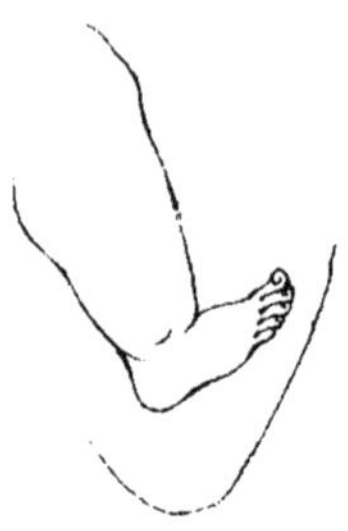

Dans la présentation de la face, de l'extrémité pelvienne, surtout si elle est décomplétée (fig. 83), la poche s'allonge, contient beaucoup plus de liquide, mais jamais elle n'affecte la forme d'un boudin qui remplirait tout le vagin.

Division de l'œuf. Quand la dilatation est complète, souvent même lorsque le col n'a que quatre centimètres à quatre centimètres et demi (dix-huit à vingt lignes) de diamètre, la poche exposée au vide de l'orifice, se rompt sous l'influence d'une contraction énergique, quelquefois avec bruit, quelquefois silencieusement.

a. Rupture prématurée. Cette rupture peut être prématurée; elle peut avoir lieu avant toutes contractions perçues ou dans les premières contractions sensibles, et on pense généralement que ce phénomène est un accident fâcheux dans tous les cas. Je crois qu'on s'est beaucoup exagéré l'influence défavorable de cet accident sur le travail; il est bien certain cependant, que dans les présentations qui ne bouchent pas hermétiquement l'orifice, l'écoulement d'une grande quantité de liquide rend le travail plus long et plus difficile, surtout plus dangereux pour l'enfant, puisqu'il cesse d'être protégé pendant les contractions, par une couche de liquide, interposée entre ses parties et l'utérus. Mais dans les présentations du sommet, cette influence fâcheuse est à peine sentie dans la majorité des cas; je dirai plus : souvent cette rupture prématurée permet à l'utérus, quand il est trop distendu, de revenir sur lui-même et favorise ainsi les contractions.

b. Rupture tardive. La solidité des membranes, la présence de la tête de l'enfant qui s'oppose quelquefois à l'impulsion du liquide, retardent la rupture de la poche.

c. Rupture au-dessus de l'orifice. La rupture de la poche au-dessus de l'orifice est favorable à la rétention du liquide. Il arrive quelquefois dans ce cas, qu'une partie de cette poche rompue au-dessus de l'orifice et décollée de la surface interne de l'utérus, accompagne le produit dans son expulsion, et recouvre sa tête; on dit alors que l'enfant est *né coiffé*, mais il est difficile d'admettre que l'enfant puisse naître coiffé sans rupture préalable de la poche. En effet, cela ne pourrait arriver que dans le cas où l'enfant n'a pas acquis le terme de son développement. Dans de semblables circonstances, j'ai vu quelquefois la poche être poussée en avant par la tête de l'enfant jusque dans le vagin, l'œuf étant resté jusque-là intact; mais à cette époque il se rompait. On conçoit néanmoins que cette propulsion des membranes, lorsqu'elle est aussi prononcée, puisse déterminer des accidens fâcheux, le décollement prématuré du placenta, l'hémorrhagie et ses conséquences.

d. Lieu où cette rupture s'effectue. Cette rupture de la poche peut avoir lieu au centre, ou dans un point éloigné de l'orifice; c'est dans ce dernier cas, qu'après l'écoulement d'une petite quantité de liquide, la tête venant à boucher l'orifice, la partie inférieure de la poche peut se remplir de liquide et former alors ce qu'on a appelé une poche surnuméraire: c'est un fait assez commun.

e. Écoulement du liquide. Au moment de la rupture de la poche, tout le liquide qu'elle contenait est expulsé, mais la tête de l'enfant vient s'appuyer sur l'orifice, et s'oppose pour le moment à l'écoulement du reste de l'eau de l'amnios, mais bientôt de nouvelles contractions surviennent, la tête, légèrement soulevée par le liquide, en laisse échapper une petite quantité, et ce phénomène se reproduit à chaque douleur, tant que la tête n'a pas franchi l'orifice.

Dans la poche plate, l'écoulement du liquide est très peu abondant, circonstance qui ne permettant pas à l'utérus de revenir sur lui-même, retarde un peu l'accouchement. Il suffit dans ce cas, de soulever un peu la tête de l'enfant, une nouvelle quantité de liquide s'écoule, et la contraction peut alors s'exercer d'une manière efficace; dans l'autre variété de poche, l'eau s'écoule en grande abondance et continuellement, surtout si c'est l'épaule ou les pieds qui se présentent. L'écoulement est moins abondant dans la présentation de l'extrémité pelvienne complète.

ART. VI. — DES PRÉSENTATIONS ET DES POSITIONS DU FOETUS.

Le produit de la conception est expulsé en vertu de certaines lois qui varient en raison des présentations et des positions qu'il affecte au détroit supérieur. La présentation est le fait de la présence d'une partie du fœtus au détroit supérieur, la position est le rapport de cette partie qui se présente avec les différens points de ce détroit.

Avant Solayres, on ne s'attachait qu'à diagnostiquer la présentation; ce fut lui, et Baudelocque son élève ensuite, qui introduisit le premier les positions dans la classification. Mais comme tous les auteurs qui ont créé, ils se sont laissés aller à l'exagération d'un bon principe. Ainsi, Baudelocque se fondant sur ce que toutes les parties du fœtus pouvaient être senties à l'orifice utérin, avait admis vingt-deux présentations : partant du même principe, et pensant que chaque présentation pouvait être en rapport avec tous les points du contour du détroit supérieur, il admettait soixante-quatorze positions. Eh! bien, malgré ce nombre considérable de présentations et de positions, il n'avait pas été fidèle à son principe, en n'admettant que vingt-deux présentations et soixante-quatorze positions; car on peut déterminer sur le produit, bien plus de vingt-deux points principaux et au contour du détroit supérieur des milliers de points avec lesquels chaque présentation peut être en rapport : il avait donc senti la nécessité de se restreindre dans un certain nombre de présentations et de positions, mais cette restriction n'était pas aussi complète qu'elle aurait pu l'être.

On ne tarda pas, en effet, à reconnaître que ces subdivisions, beaucoup trop multipliées, étaient inutiles en pratique, qu'elles étaient, en outre, difficiles à retenir et rebutaient les élèves; et on s'attacha à simplifier cette classification.

Madame Lachapelle, MM. Nægèle, Stoltz, A. Dubois et P. Dubois ont successivement amélioré cette partie importante de l'obstétrique, et en cela ils ont rendu un service signalé à la science et surtout aux élèves. Je ne mettrai pas en parallèle les classifications anciennes et celles qui les suivirent, ce serait perdre un temps précieux, mais j'exposerai seulement celle que professe M. P. Dubois, car elle résume tous les perfectionnemens successifs introduits depuis Baudelocque.

§ 1. — *Des presentations.*

Le principe d'où partait Baudelocque, que toutes les parties du fœtus à terme peuvent être senties à l'orifice de l'utérus, s'il peut être admis théoriquement, ne peut certainement pas l'être en pratique; car, certaines parties de la surface fœtale ne se sont jamais présentées directement chez un fœtus à terme. Madame Lachapelle, sur quarante mille accouchemens ne les a pas rencontrées. Telles sont les parties de la région dorsale, depuis les premières vertèbres dorsales, jusqu'aux dernières lombaires. Il en est de même de la région antérieure, depuis le col jusqu'à l'ombilic, et des régions latérales du col. De là, la nécessité de n'admettre, dans la classification, que les régions du fœtus qui, seules, peuvent occuper le détroit supérieur. De plus, certaines présentations, même parmi celles qui existent dès le début du travail, disparaissent bientôt pour faire place à d'autres qui persistent, elles seules, pendant toutes la durée de l'accouchement. On ne pouvait placer ces présentations sur la même ligne que celles dans lesquelles elles viennent se fondre. Aussi M. P. Dubois a-t-il admis des présentations franches et des variétés de présentation.

Pour cela, il a divisé le produit en trois régions principales, qui peuvent se présenter au détroit supérieur, l'extrémité céphalique, l'extrémité pelvienne et le tronc.

Mais la tête peut se présenter fléchie ou défléchie; il faut donc distinguer une présentation du sommet et une présentation de la face.

Le sommet ne se présente pas toujours d'aplomb au détroit supérieur, il peut être incliné : une bosse pariétale, même la partie voisine de l'oreille, peut occuper le détroit supérieur. *Variété de présentation pariétale*, au nombre de deux.

Le sommet peut être très fléchi, *variété occipitale*; il peut être non fléchi, *variété frontale*.

Il y a donc une présentation franche pour le sommet et quatre variétés de présentation.

Il en est de même pour la face qui compte, une *variété frontale*, quand c'est le front qui se présente; deux *variétés malaires*, quand l'une ou l'autre joue occupe le détroit; une *variété mento-cervicale*, quand c'est le menton et une petite partie du col de l'enfant qui se présente.

Lorsque l'extrémité pelvienne se présente, les jambes sont habituellement fléchies sur les cuisses, les cuisses sur l'abdomen, mais il peut arriver que ces parties soient séparées; aussi les fesses seules, les pieds seuls, les genoux seuls peuvent se présenter; mais comme ces diverses circonstances n'apportent dans l'expulsion aucune modification, on ne doit pas les considérer comme des présentations distinctes, mais comme des manières d'être, des modes différens d'une seule et même présentation; et on n'admet alors qu'une présentation pour l'extrémité pelvienne.

De plus, l'extrémité pelvienne, qu'elle se présente complète ou décomplétée, ne s'offre pas toujours franchement au détroit supérieur; elle peut, comme le sommet, comme la face, être inclinée en quatre sens différens : deux *variétés iliaques*, quand c'est l'une ou l'autre hanche qui se présente; une *variété sacrée*, quand c'est le sacrum; une *variété antérieure*, quand l'extrémité pelvienne se présente par le devant des tibias, si elle est complète, ou par la partie postérieure des cuisses, si ce sont les fesses seules qui s'engagent.

Bien entendu que ces variétés de présentation ne sont reconnaissables que dans la présentation complète et dans celles des fesses, les genoux et les pieds étant beaucoup trop mobiles pour qu'on puisse, par leur direction, apprécier les inclinaisons du produit.

Enfin, madame Lachapelle avait, depuis long-temps, remarqué dans les présentations du tronc, que les côtés seuls du tronc occupaient le détroit supérieur : aussi, à son exemple, M. P. Dubois, a-t-il divisé le tronc en deux moitiés latérales, ce qui donne deux présentations : une pour la région latérale droite, l'autre pour la région latérale gauche. Dans la présentation franche, c'est l'épaule, l'acromion qui occupent le centre du détroit supérieur. Aussi a-t-on l'habitude de nommer les présentations du tronc des présentations de l'épaule droite ou gauche ; mais ces présentations peuvent être comme les autres, franches ou irrégulières. Ainsi, une petite portion du dos peut être sentie à l'orifice en même temps que l'épaule, *variété dorsale ;* une petite portion de la poitrine, *variété sternale ;* une petite portion de la partie inférieure du col de l'enfant, *variété cervicale ;* la partie du côté sur laquelle repose le coude de l'enfant, *variété cubitale ;* présentations irrégulières qui, comme celles correspondantes du sommet, viennent se fondre dans la présentation de l'épaule droite ou gauche.

En résumé, M. P. Dubois a admis cinq présentations franches, et quatre variétés de présentations par chaque présentation franche. Mais il n'a pas rangé ces dernières dans la même classe que les présentations franches : 1° parce qu'elles n'existent qu'au début du travail, et viennent se fondre dans la présentation mère ; 2° parce qu'elles ne modifient en rien le mécanisme de l'accouchement spontané ; 3° parce qu'elles ne changent presque rien aux manœuvres principales. Mais il a dû en tenir compte dans la pratique, parce qu'elles sont quelquefois senties à l'orifice, et parce que, dans quelques circonstances, très rares il est vrai, elles mettent dans l'obligation d'agir par leur persistance, leur non-réduction en présentation franche.

C'est ce que le mécanisme de l'accouchement naturel fera mieux comprendre.

§ 2. — *Des positions.*

Les anciens accoucheurs, comme je l'ai déjà dit, se fondant, dans ce cas avec raison, sur ce que les présentations pouvaient être en rapport avec tous les points du contour du détroit supérieur, avaient admis un grand nombre de positions, dans chacune desquelles le mécanisme de l'accouchement variait.

M. Nægèle et M. P. Dubois, se fondant sur ce que l'accouchement s'effectue d'après les mêmes lois, dans la plupart des cas, quelle que soit la position, ont divisé le bassin en deux moitiés latérales, et n'ont admis alors pour chaque présentation que deux positions, une gauche et une droite. Mais comme la partie qui sert de point de repère sur la présentation, l'occiput, par exemple, pour le sommet, peut être en rapport avec tous les points de ces deux moitiés, on ajoute à cette désignation de *position occipito-iliaque gauche ou droite* les mots *d'antérieure, transversale* ou *postérieure*, suivant que l'occiput est en avant, transversalement en arrière. Ces variétés de position n'ont qu'une importance secondaire en pratique, puisque l'accouchement, comme on le verra, est le même dans chaque présentation, quelle que soit la position. Mais il est bon d'en tenir compte, car elles servent à expliquer certaines anomalies rares dans les mouvemens que la tête doit exécuter en parcourant le canal pelvien, et leur connaissance exacte guide l'accoucheur dans les cas où il est obligé d'intervenir.

MM. Nægèle et P. Dubois ont de même admis pour la face, deux positions, mento-iliaque droite, mento-iliaque gauche. Le menton est à droite ou à gauche, toujours avec les mêmes nuances antérieure, transversale, postérieure; pour l'extrémité pelvienne deux positions aussi, sacro-iliaque gauche, sacro-iliaque droite, antérieure, transversale ou postérieure.

Enfin, deux positions pour la région latérale gauche du tronc ou épaule gauche, *céphalo-iliaque gauche*, *céphalo-iliaque droite* La tête est à gauche ou elle est à droite.

Et deux pour la région latérale droite, *céphalo-iliaque gau-*

che, céphalo-iliaque droite, suivant que la tête est à gauche ou à droite. Mais on ne rencontre pas pour ces présentations du tronc, les mêmes variétés de position, leur situation est presque jours transversale.

Toutes ces présentations et positions ne sont pas également fréquentes ni également favorables au produit et à la mère. Dans les trois premières, la terminaison spontanée est la règle ; les présentations du tronc, au contraire, ne permettent cette terminaison spontanée que par une exception rare.

J'ai emprunté presque tout ce que je viens de dire, sur la classification, aux savantes leçons de M. P. Dubois. Je tiens de lui aussi les élémens du résumé synoptique suivant.

CLASSIFICATION DES PRÉSENTATIONS ET DES POSITIONS DU FŒTUS.

				VARIÉTÉS.	POSITIONS.		
Le fœtus peut se présenter à l'orifice de l'utérus par la tête, l'extrémité pelvienne et par le tronc.	Présentation de la tête, qui se subdivise en	Présentation franche du sommet,	qui admet des présentations irrégulières, ou variétés de la présentation franche.	2 Pariétales. 1 Occipitale. 1 Frontale.	Deux positions	occipito-iliaque gauche	antérieure. transversale. postérieure.
						occipito-iliaque droite	*Idem.*
		Présentation franche de la face,	qui admet aussi des variétés de la présentation franche.	2 Malaires. 1 Mento-cervicale. 1 Frontale.	Deux positions	mento-iliaque droite, le plus souvent postérieure.	
						mento-iliaque gauche, le plus souvent antérieure.	
	Présentation de l'extrémité pelvienne, qu'elle soit composée de tous ses élémens, ou qu'elle soit décomposée.	C'est-à-dire que l'extrémité se présente franchement composée des fesses, des genoux et des pieds. Ou des fesses seules, ou des genoux seuls, ou des pieds seuls.	La présentation complète et celle des fesses admettent seules des variétés de la présentation franche, les deux autres présentations étant trop mobiles pour qu'on puisse reconnaître leurs inclinaisons ou variétés.	2 Iliaques. 1 Sacrée. 1 Antérieure.	Deux positions	sacro-iliaque gauche. . .	antérieure. transversale. postérieure.
						sacro-iliaque droite. . .	*Idem.*
	PRÉSENTATION DU TRONC. Le tronc de l'enfant se divisant en deux moitiés latérales dans le sens de sa longueur, chacune de ses moitiés peut se présenter.	Présentation de la région latérale droite,	qui admet aussi des variétés.	1 Cervicale. 1 Dorsale. 1 Cubitale. 1 Sternale.	Deux positions	céphalo-iliaque gauche. céphalo-iliaque droite.	Le plus souvent transversale.
		Présentation de la région latérale gauche,	qui admet aussi des variétés.	1 Cervicale. 1 Dorsale. 1 Cubitale. 1 Sternale.	Deux positions	céphalo-iliaque gauche. céphalo-iliaque droite.	Le plus souvent transversale.

TITRE II.

DE LA PRÉSENTATION DU SOMMET OU DE LA TÊTE FLÉCHIE.

La présentation du sommet est bien plus fréquente que toutes les autres présentations réunies : ainsi, M. P. Dubois a rencontré dix-neuf cent treize présentations du sommet, sur deux mille vingt accouchemens (pour la cause de cette fréquence, voyez *Attitude du fœtus à terme*). De plus, il a constaté que dans ces dix-neuf cent treize présentations du sommet, treize cent soixante-dix-sept fois l'occiput était à gauche ; treize cent cinquante-cinq fois en avant (position occipito-iliaque gauche, antérieure ou cotyloïdienne gauche), et douze fois en arrière (occipito-iliaque gauche postérieure, ou sacro-symphysienne gauche). Enfin, toujours sur ces dix-neuf cent treize présentations du sommet, il a trouvé cinq cent quarante-six positions occipito-iliaques droites, sur lesquelles quatre cent quatre-vingt-onze fois, l'occiput était en rapport avec la symphyse sacro-iliaque droite, et cinquante-cinq fois seulement tourné en avant, derrière la cavité cotyloïde droite.

M. Nægèle, sur cent présentations du sommet, a trouvé soixante-dix fois l'occiput dirigé à gauche et en avant, et trente fois en arrière et à droite. On voit que ces résultats sont en tout conformes à ceux qui ont été obtenus par M. P. Dubois : aussi, est-ce maintenant une opinion généralement admise, que la tête, quand elle se présente, affecte de préférence la situation diagonale, l'occiput en avant et à gauche, ou en arrière et à droite ; que les occipito-iliaques droites antérieures et les occipito-iliaques gauches postérieures, c'est-à-dire les deux positions opposées de l'autre diagonale, sont très rares et surtout la postérieure gauche, qui est elle-même bien moins fréquente que les positions transversales; du moins si je m'en rapporte à mes propres observations, et surtout à celles de madame Lachapelle.

Maintenant, pourquoi la tête se met-elle bien plus souvent en rapport avec la diagonale gauche (l'occiput à gauche et en avant, ou à droite et en arrière)? La situation du rectum et sa réplétion dans les derniers temps de la grossesse semblent être la cause de cette préférence. En effet, le diamètre diagonal droit se trouve diminué par le développement du rectum, et la tête se trouve forcée de s'accommoder au diamètre qui lui offre le plus de place pour s'engager : or, le diamètre gauche est dans ce cas.

Enfin, il me paraît impossible de dire à quelles causes peut tenir la si grande fréquence de la position occipito-iliaque gauche antérieure, et je ne puis admettre encore que cela dépende des mêmes circonstances que celles qu'on a regardées comme déterminant la présentation du sommet, à savoir, la pesanteur du dos de l'enfant; car cette pesanteur agirait bien plus souvent à droite qu'à gauche, l'inclinaison de l'utérus étant bien plus prononcée à droite, et je viens de dire que les positions occipito-iliaques droites antérieures étaient assez rares. Je me contenterai d'admettre le fait, sans en rechercher la cause, la nature et l'étendue de cet ouvrage ne me permettant pas d'insister sur des recherches purement théoriques.

§ 1. — *Diagnostic de la présentation.*

A une époque avancée de la grossesse, et avant que le col utérin permette l'introduction du doigt, il est souvent possible de diagnostiquer cette présentation par le toucher. En effet, le sommet, par sa forme, s'adaptant très bien au détroit supérieur, s'y engage en poussant au devant de lui le segment inférieur de l'utérus; on sent alors, à travers la paroi antérieure de ce segment, une tumeur régulière solide, qu'on soulève à l'aide du doigt avec d'autant plus de peine, que la grossesse est plus avancée (voyez *Diagnostic de la grossesse, huitième et neuvième mois*), et cette sensation se perçoit si ordinairement dans cette présentation, quand le bassin est bien conformé et qu'aucune autre cause n'empêche la tête de s'abaisser, que, lorsqu'on ne peut la percevoir, on doit craindre une présentation moins favorable que celle du sommet, celle de la face, de l'extrémité pelvienne ou même du tronc.

Ces parties, par leurs formes anfractueuses, ne peuvent en effet s'engager prématurément au détroit supérieur et y être senties comme le sommet. L'accoucheur, dans ce cas, doit surveiller attentivement le commencement du travail, afin de remédier, dès le début, aux accidens qui pourraient se manifester.

Une fois que le travail est commencé, le doigt introduit dans l'orifice plus ou moins dilaté peut reconnaître très facilement cette présentation; avant la rupture des membranes, il sent au détroit supérieur une tumeur large, lisse, solide, présentant une résistance élastique osseuse, particulière, sur laquelle il rencontre des espaces membraneux de forme variée qui sont les sutures et les fontanelles. Après la rupture des membranes, ces caractères sont encore plus évidens. Mais le plus ordinairement, les sutures par suite du chevauchement des os du crâne, perdent leur apparence membraneuse, et se présentent au doigt de l'accoucheur, comme des bourrelets, des saillies longitudinales. Ce phénomène dépend de la compression que la tête éprouve en s'engageant.

§ 2. — *Diagnostic de la position.*

Pour constater la position, il faut reconnaître le rapport des fontanelles avec les différens points du détroit supérieur. Avant la rupture de la poche, il est quelquefois possible de constater la position, mais souvent cela est tout-à-fait impossible; aussi ne peut-on, le plus souvent, se prononcer qu'après cette rupture : on parvient alors à diagnostiquer sûrement la position. Pour cela, l'accoucheur cherche avec le doigt la suture sagittale qui traverse le détroit supérieur diagonalement de gauche à droite ou de droite à gauche. Cette suture aboutit aux deux fontanelles; alors que le doigt se dirige en avant ou en arrière, il devra rencontrer une des deux fontanelles, suivant la position; je suppose que le doigt rencontre en avant et à gauche, à l'extrémité de la suture sagittale, la fontanelle postérieure, espace légèrement membraneux, triangulaire, formé par trois angles saillans (les angles des pariétaux et la pointe de l'occipital), et trois angles rentrans (les embouchures des deux branches de la suture lambdoïde et l'extrémité de la suture sagittale), on aura constaté une position occipito-iliaque gauche antérieure; mais, pour être bien certain qu'en effet c'est la fontanelle postérieure que l'on a rencontrée et non l'antérieure, il faut tâcher d'atteindre l'autre fontanelle, qui doit être en arrière et à droite. Pour cela, on revient sur ses pas en suivant la suture sagittale, et, si cela est possible, on arrive à la fontanelle antérieure, espace membraneux largement ouvert, quadrilatère ou losangique, constitué par quatre angles osseux et quatre embouchures de sutures, et on n'a plus de doute alors sur la nature de la position, occipito-iliaque gauche antérieure. Maintenant, il est inutile de dire que, dans la position occipito-iliaque droite postérieure, la situation de la tête est inverse; que la fontanelle postérieure sera sentie en arrière et à droite, et qu'en suivant la même marche, l'occiput étant pris pour point de repère, on diagnostiquera les autres positions du sommet.

§ 3. — *Difficulté de l'appréciation.*

Lorsque le sommet a été pendant quelque temps exposé au vide du détroit supérieur, le cuir chevelu devient le siége d'un afflux séro-sanguin, qui peut être assez prononcé pour former une bosse sanguine, considérable, qui masque les caractères de la présentation et bien plus souvent ceux de la position. Le doigt rencontrera, dans ce cas, une tumeur plus ou moins molle, plus ou moins saillante, que, de prime abord, on serait tenté de prendre pour une fesse, méprise qui, plus d'une fois, a été commise dans cette circonstance. Mais, en engageant le doigt sous l'orifice, on tâchera de dépasser la tumeur et d'arriver sur une partie de la tête, que la résistance osseuse suffira pour caractériser : on reconnaîtra alors la présentation du sommet.

Quant à la position, elle est beaucoup moins facile à définir dans ce cas : l'empâtement du cuir chevelu masque quelquefois tout-à-fait les fontanelles. Heureusement, dans cette présentation, l'accouchement étant spontané, le plus ordinairement, quelle que soit la position, il suffit de savoir que c'est le sommet qui se présente et non une épaule et qu'alors on peut laisser agir la nature.

Un défaut d'ossification (1) dans la longueur de la suture sagittale peut encore être pris pour une fontanelle et induire en erreur sur la direction de la tête, surtout quand il n'est possible d'atteindre qu'une des deux véritables fontanelles. L'ossification avancée des fontanelles, leur disparition, par suite du croisement des os au moment de l'engagement de la tête, sont encore capables d'égarer l'accoucheur. Il faut ajouter, cependant, que la fontanelle postérieure seule peut perdre de ses caractères, par suite de ce chevauchement des os ou de cette ossification avancée ; tandis que l'antérieure, bien plus largement ouverte, conserve presque toujours en partie les siens.

(Fig. 84.)

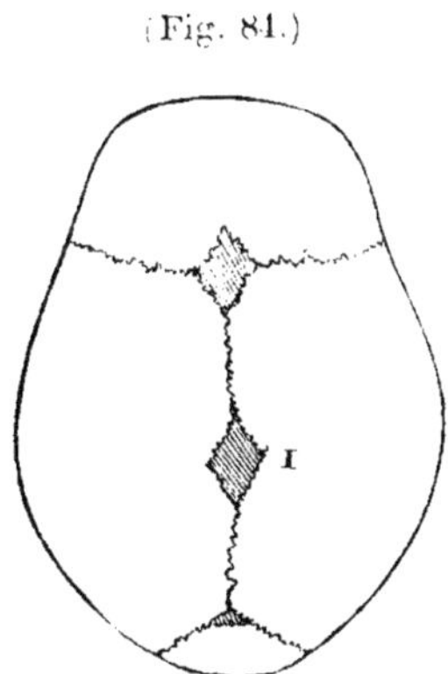

ART. Ier. — MÉCANISME DE L'ACCOUCHEMENT SPONTANÉ.

Le mécanisme de l'accouchement spontané est exactement le même dans toutes les positions du sommet, que l'occiput regarde un des points de la moitié latérale gauche ou de la moitié latérale droite du bassin. Une légère différence existe cependant entre les positions antérieures et les postérieures : dans les postérieures, le mouvement de rotation qui ramène l'occiput sous les pubis est plus étendu, et de plus, ces positions peuvent quelquefois, mais très rarement par anomalie, se convertir en positions postérieures. C'est une exception qui n'empêche pas de dire, en règle générale, que l'accouchement spontané s'effectue suivant les mêmes lois, quel que soit le point du détroit supérieur, avec lequel l'occiput soit en rapport.

Aussi, il suffira de décrire ce mécanisme dans la position occipito-iliaque gauche antérieure, et dans la position occipito-iliaque droite postérieure.

§ 1. — *Mécanisme de l'accouchement spontané dans la présentation franche du sommet et dans la position occipito-iliaque gauche antérieure* (cotyloïdienne gauche); *première position.*

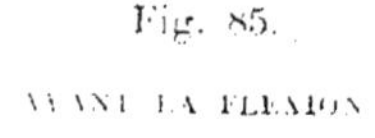
Fig. 85.

AVANT LA FLEXION

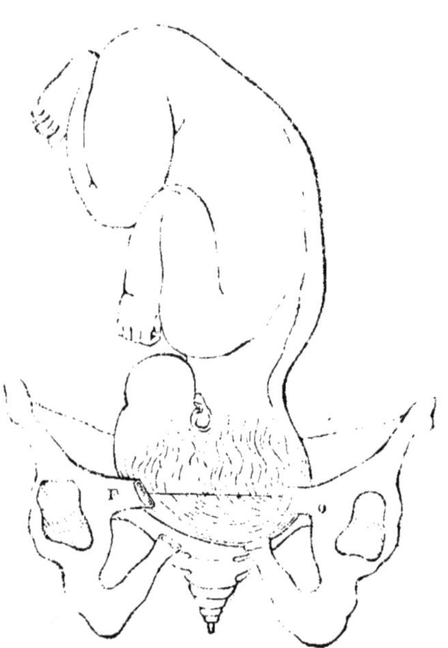

Avant la rupture des membranes, la tête est à demi fléchie sur la poitrine; la bosse pariétale antérieure est plus accessible au doigt de l'accoucheur, et semble plus basse que la postérieure, soit que cela dépende d'une inclinaison latérale de la tête, déterminée par l'antéversion ordinaire de l'organe ou de l'inclinaison du plan du détroit supérieur.

Les deux fontanelles sont à-peu-près au même niveau sur le même plan; cependant la postérieure est un peu plus basse, et le doigt l'atteint plus facilement, surtout dans cette position, où cette fontanelle est située en avant du bassin.

La fontanelle postérieure est située en avant et à gauche; l'occiput répondant au derrière de la cavité cotyloïde, la fontanelle antérieure est en rapport avec la symphyse sacro-iliaque droite. Il résulte de cette situation, que le diamètre occipito-frontal (O F) (1) et la suture sagittale sont parallèles au diamètre oblique gauche, que le diamètre bi-pariétal est parallèle à l'autre diamètre oblique droit (2), je ne parle pas ici des circonférences qu'il me semble inutile de nommer, quand on a désigné les diamètres. Après la rupture des membranes, commencent les phénomènes mécaniques de l'expulsion du produit, qu'on a divisés en cinq temps principaux pour en faciliter l'étude. Il ne faut pas croire cependant que ces cinq temps s'exécutent successivement avec la régularité, avec laquelle je vais les décrire; souvent deux de ces temps se combinent, puis un troisième commence avant l'entier accomplissement des deux premiers, etc., etc.

A. Premier temps : flexion. Après la rupture des membranes, les contractions utérines s'exercent sur le produit, le compriment, et tendent à l'engager dans le détroit supérieur; mais la tête qui se présente par un diamètre qui a près de quatre pouces (O F) éprouve de la part de l'orifice et des parties molles qui tapissent le détroit supérieur, une certaine résistance. Il est vrai qu'à l'aide de contractions utérines soutenues, la tête peut très bien vaincre cette résistance sans changer de situation, mais elle en triomphera bien mieux, en se fléchissant :

(1) Le diamètre qui se présente n'est pas tout-à-fait l'occipito-frontal, il est un peu moins étendu.

(2) Suivant M. Nægele, par suite de l'inclinaison latérale de la tête, ces deux diamètres ne doivent pas être parallèles.

aussi la tête qui s'est présentée à demi fléchie, est sollicitée à compléter sa flexion, afin qu'un diamètre plus favorable, l'occipito-bregmatique (O B) vienne remplacer l'occipito-frontal, qui est plus étendu, et que l'engagement soit plus facile.

(Fig. 86.)

FLEXION : PREMIER TEMPS

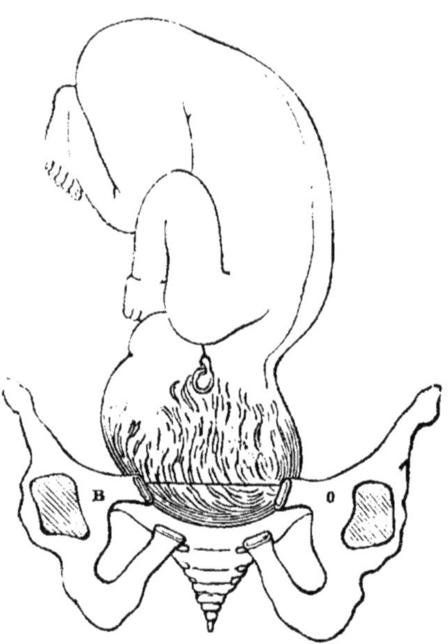

Cette flexion favorise donc l'engagement, mais elle peut très bien ne pas s'accomplir, sans pour cela empêcher l'accouchement de s'effectuer; elle est utile, mais n'est pas indispensable Aussi, quelquefois dans la présentation du sommet, elle ne précède pas toujours l'engagement et s'exerce en même temps que ce second temps, quelquefois même elle manque tout-à-fait. Souvent enfin, la tête s'est présentée de prime abord toute fléchie. On s'explique très bien le mécanisme de cette flexion, quand on considère que l'effort que la contraction utérine exerce sur le tronc du fœtus transmise par le rachis, vient tomber sur le trou occipital, c'est-à-dire bien plus près de l'occiput que du menton, et qu'alors l'occiput tend à s'abaisser, et le menton à se rapprocher de la poitrine. Ajoutez que le produit qui se présente déjà la tête à demi fléchie sur la poitrine, a montré une grande tendance à se fléchir davantage. Je me contenterai de cette courte explication, sans me perdre dans des développemens mathématiques qui m'éloigneraient de mon but.

Après la flexion, les rapports de la tête changent, des deux fontanelles qui étaient au même niveau, sur le même plan, la postérieure s'abaisse et devient plus accessible, l'antérieure au contraire, remonte et devient souvent tout-à-fait inaccessible. Aussi, on est tout surpris de ne plus sentir la fontanelle antérieure à laquelle on arrivait facilement auparavant. Le diamètre sous-occipito-bregmatique vient remplacer le diamètre occipito-frontal, et la tête franchit le détroit supérieur en présentant ses plus petits diamètres.

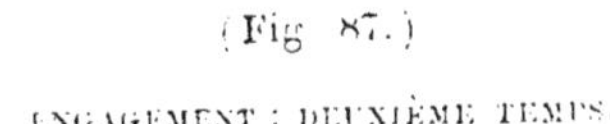

(Fig. 87.)

ENGAGEMENT : DEUXIÈME TEMPS.

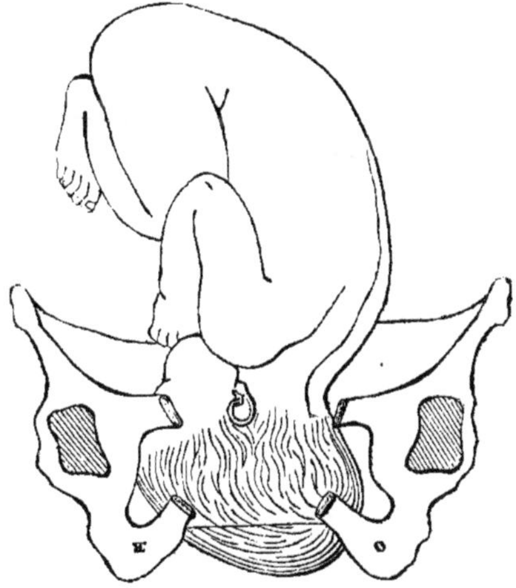

B. Deuxième temps : engagement. A mesure que la tête s'engage, l'inclinaison de la tête cesse; les bosses pariétales se redressent sur le même plan, et le redressement est complet;

quand la descente de la tête est complète. La tête est toujours fléchie.

(Fig. 88.)

ROTATION : TROISIÈME TEMPS.

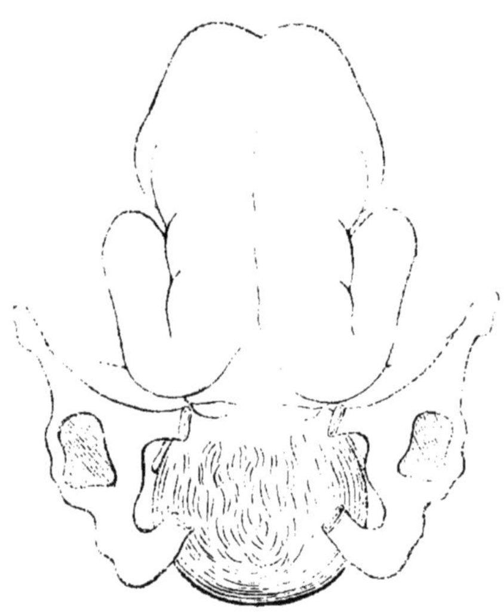

C. Troisième temps : rotation. Puis enfin, quand cette tête repose sur le plancher du bassin, le fœtus exécute en totalité un mouvement de rotation, qui porte l'occiput sous la branche ischio-pubienne; puis enfin, la suture sagittale se place parallèlement au grand diamètre de la vulve, l'occiput s'engage dans l'arcade pubienne et les épaules franchissent le détroit supérieur. La figure 88 représente ce mouvement exécuté.

D. Quatrième temps : extension. Alors commence à s'opérer le quatrième temps. L'extension, la force expultrice, qui jusque-là avait agi sur l'occiput, ne s'exerce plus que sur le menton, parce que la partie postérieure du col, en venant s'appliquer derrière la symphyse des pubis, a détruit par sa résistance, la somme des forces de contraction, qui s'exerçait sur l'occiput : le menton s'éloigne peu-à-peu de la poitrine, parcourt la concavité du sacrum, et on voit successivement se dégager à la vulve, l'occiput sous les pubis, puis à la commissure antérieure du périnée (B), la fontanelle antérieure (B), le front, le nez, enfin le menton. Les diamètres qui mesurent le dégagement, sont

(Fig. 89.)

EXTENSION OU DÉGAGEMENS : QUATRIÈME TEMPS.

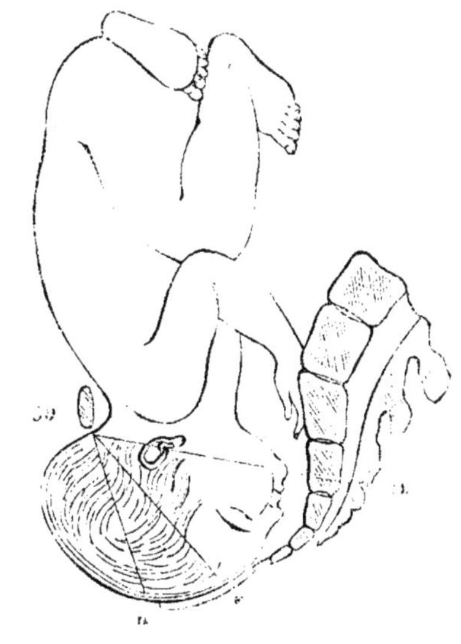

(Fig. 90.) (Fig. 91.)

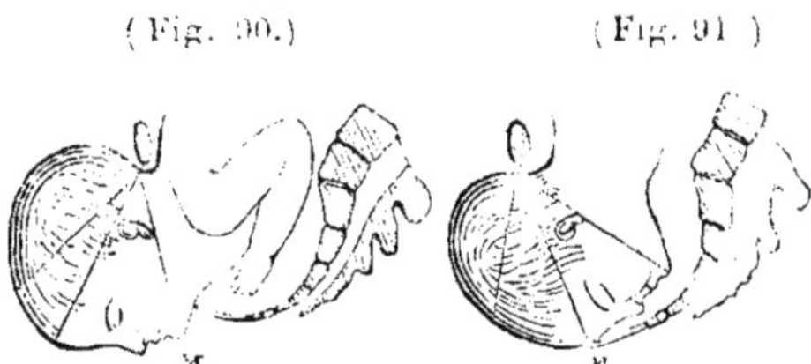

donc le sous-occipito-bregmatique (so-B), le sous-occipito-frontal (so-F), le sous-occipito-mentonnier (so M). Dans la fig. 89, déjà le sous-occipito bregmatique (so-B) est hors des parties Dans la fig. 90, le sous-occipito-frontal (so-F) vient de s'échapper, enfin dans la fig. 91, la tête s'est dégagée par son diamètre sous-occipito-mentonnier (so-M), le menton est en dehors des parties, et le périnée est remonté sur le col de l'enfant.

E. Cinquième temps : restitution et rotation extérieure. Une fois que la tête a franchi la vulve, elle retombe vers l'anus, reste quelques secondes la face en arrière, puis elle exécute souvent un petit mouvement de rotation presque imperceptible, qui porte l'occiput vers l'aine gauche de la femme; puis enfin, un mouvement de rotation bien plus étendu qui porte l'occiput vers la partie interne de la cuisse du même côté. Le premier mouvement seul doit être appelé mouvement de restitution, le second, qui faussement avait reçu ce nom, doit être appelé mouvement de rotation extérieure. Cette observation est due à M. Gerdy. En effet, le premier de ces mouvemens seul est déterminé par la nécessité où se trouve la tête, de reprendre ses rapports naturels avec le tronc, il n'est pas constant : le second n'est que la représentation extérieure du mouvement de rotation intérieur des épaules. Et voici comment les choses se passent dans ces deux circonstances.

(Fig. 92.)

ROTATION EXTÉRIEURE : CINQUIÈME TEMPS.

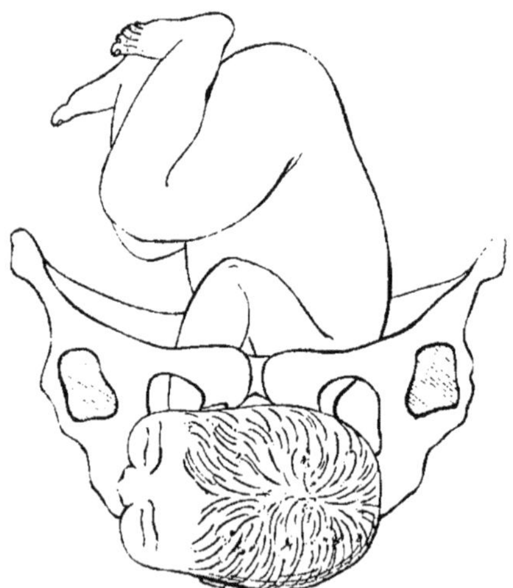

Quoique le tronc suive exactement, dans la plupart des cas, les différens mouvemens de rotation que la tête exécute, cependant il arrive souvent qu'au moment où l'occiput va se rendre sous les pubis, dans une situation antéro-postérieure, les épaules restent légèrement diagonales, le col de l'enfant se trouvant un peu tordu. Alors, une fois que la tête est dégagée, qu'elle est libre des parties génitales, le col de l'enfant se détordant, la tête reprend ses rapports naturels avec le tronc, et l'occiput va regarder l'aine de la femme (mouvement de restitution). Mais les épaules ne pouvant se dégager hors du détroit inférieur dans cette situation presque transversale, elles exécutent un mouvement de rotation intérieure qui les prend presque antéro-postérieures; la tête suit extérieurement ce mouvement, et l'occiput va se mettre alors, en rapport avec la cuisse gauche (mouvement de rotation extérieure).

Mais ce dernier mouvement est souvent le seul appréciable; le premier, ou n'a pas besoin de s'exécuter, parce que le col de l'enfant n'a pas été tordu, ou il passe inaperçu, tant il est faible, quand il s'exécute.

C'est donc dans une situation légèrement diagonale que, dans la plupart des cas, les épaules se dégagent hors du détroit inférieur; rarement ce phénomène s'accomplit, la tête étant située dans le sens antéro-postérieur direct : l'épaule droite se place sous la branche ischio-pubienne droite; la gauche au devant du ligament sacro-sciatique gauche, de sorte que leur diamètre bis-acromial est en rapport avec le diamètre oblique droit du détroit inférieur. L'épaule antérieure, suivant les uns, l'épaule postérieure, suivant les autres, se dégage la première; il n'y a pas en effet de règle générale à cet égard, et on peut ajouter de plus, que souvent les deux épaules franchissent à-la-fois la vulve. Après ce dégagement des épaules, le tronc est immédiatement expulsé en se courbant sur sa région latérale droite, pour s'accommoder à la courbure de l'excavation.

§ 2. — *Mécanisme de l'accouchement naturel dans la position occipito-iliaque droite postérieure : deuxième de M. P. Dubois, quatrième de Baudelocque.*

(Fig. 93.)

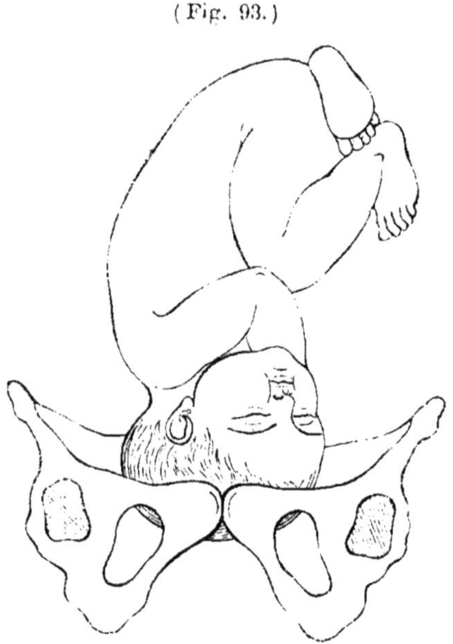

Dans cette position, qui est l'opposé de la précédente, l'occiput est en rapport avec la symphyse sacro-iliaque droite. Le front est situé derrière la cavité cotyloïde gauche ; mais les autres rapports de la tête sont les mêmes. Ainsi, la suture sagittale et le diamètre occipito-frontal sont parallèles au diamètre oblique gauche ; le diamètre bi-pariétal est parallèle à l'autre diamètre oblique droit. La bosse pariétale, qui est en avant, semble aussi plus basse ; les deux fontanelles sont à-peu-près sur le même plan, mais la postérieure est bien plus difficile à atteindre, que dans la position qui précède, parce qu'elle est en arrière, l'antérieure au contraire, est plus facilement accessible.

J'ai déjà dit que le mécanisme de l'accouchement, dans cette position, s'accomplit suivant les mêmes lois dans l'immense majorité des cas, que celui que je viens de décrire. Il se compose également de cinq temps, dont quelques-uns présentent des particularités qu'il faut noter.

A. Premier temps : flexion. Avant, comme après le mouvement de la tête, les diamètres ont les mêmes rapports, avec ceux du bassin, que dans le cas précédent. Après la flexion, la fontanelle postérieure devient plus accessible; l'antérieure, au contraire, reste moins accessible, mais elle peut cependant être encore atteinte par le doigt, parce qu'elle est en avant du bassin.

B. Deuxième temps d'engagement : rien à noter.

C. Troisième temps de rotation. La tête exécute le même mouvement de rotation, que dans le cas précédent; seulement, cette rotation est beaucoup plus étendue; l'occiput parcourt toute la moitié latérale droite du bassin, et il va se rendre sous les pubis, pour s'y dégager.

D. Quatrième temps : extension. Rien de particulier à noter.

E. Cinquième temps : restitution et rotation extérieure. Enfin, le reste de l'expulsion est exactement le même que si l'occiput se fût de prime abord, trouvé en avant et à droite.

Il est facile maintenant de se représenter ce mécanisme dans les autres positions, occipito-iliaque droite antérieure et gauche postérieure, ainsi que dans les transversales, aussi je les passe sous silence.

§ 3. — *Mécanisme de l'accouchement spontané dans les variétés de la présentation du sommet.*

Causes de ces variétés.

J'ai déjà dit, dans la classification des présentations, que ces variétés de présentation dépendaient des diverses inflexions de la tête du produit sur le tronc, et n'étaient pas déterminées par les inclinaisons de l'organe. Telle est l'opinion de M. P. Dubois. Mais, quoique les choses se passent dans la plupart des cas ainsi, je suis convaincu que dans des circonstances, rares il est vrai, ces inclinaisons de la tête peuvent dépendre de celles du tronc de l'enfant, entraîné lui-même par les inclinaisons de l'utérus.

Ainsi, prenant la variété frontale du sommet pour exemple, voilà quelle serait l'habitude du produit dans cette variété, sans inclinaison utérine (fig. 93).

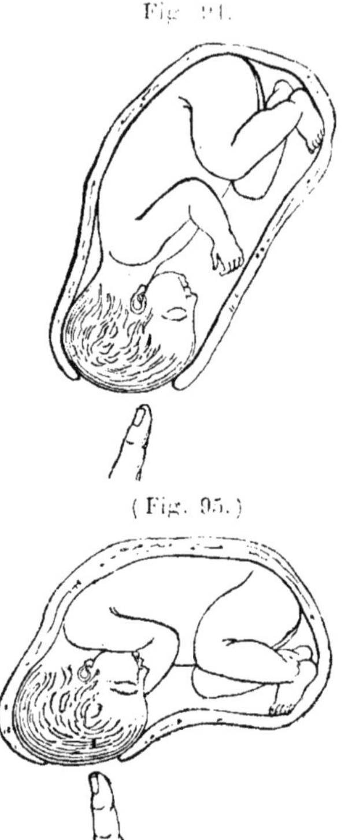
Fig. 94.

(Fig. 95.)

Tête non fléchie sur le tronc, fontanelle antérieure sentie par le doigt et occupant le centre du détroit supérieur.

Au contraire (fig. 94), dans cette variété causée par une inclinaison, la tête se présenterait fléchie, comme dans la présentation franche du sommet, mais on n'en sentirait pas moins la fontanelle antérieure (I) au centre du détroit supérieur. En un mot, le diagnostic de la présentation serait pour la tête, exactement le même dans ces deux cas (1).

Cette distinction n'est pas inutile à établir en pratique ; car, en effet, si dans l'immense majorité des cas, les variétés de présentations qui ne sont pas déterminées par des inclinaisons se réduisent toujours d'elles-mêmes, sans que l'art intervienne, il n'en est pas absolument de même de celles qui sont dues à ces inclinaisons (2). Dans ce cas, il faut soutenir l'utérus,

(1) Le graveur ayant oublié de retourner ces figures, elles se trouvent inclinés à gauche, au lieu de l'être à droite, comme cela a lieu presque toujours.

(2) J'ai eu tout dernièrement l'occasion de constater ce fait, chez une jeune femme que j'assistais pour la seconde fois. Dès le début du travail, le sommet se présentait en variété frontale; la fontanelle antérieure répondait au centre du détroit supérieur, la postérieure était inaccessible, quoiqu'elle fût en avant

le ramener à sa situation normale pendant la contraction ; on obtient, à l'aide de cette précaution, deux effets : 1° on force les contractions de l'utérus à s'exercer suivant l'axe du détroit supérieur ; 2° on met les parties fœtales inclinées en rapport avec cet axe, et si la tête suit le redressement du tronc, elle se présentera, après la réduction, par des diamètres plus favorables (Voyez *obliquités utérines pendant le travail*).

Des variétés pariétales.

Les variétés de présentation pariétales sont au nombre de deux: une, pour le pariétal gauche; l'autre, pour le pariétal droit.

A. Diagnostic des variétés pariétales. On sent, au détroit supérieur, une tumeur qui a tous les caractères du sommet, mais le doigt arrive directement sur une partie plus solide, plus saillante, qui est la bosse pariétale (1). La suture sagittale (2), est tout-à-fait sous les pubis, quand la bosse pariétale, qui est en arrière, occupe le centre du bassin; c'est le cas qui est représenté par la figure ci-jointe. Cette suture est tout-à-fait dans la concavité du sacrum, quand c'est la bosse pariétale antérieure qui se présente.

(Fig. 96.)

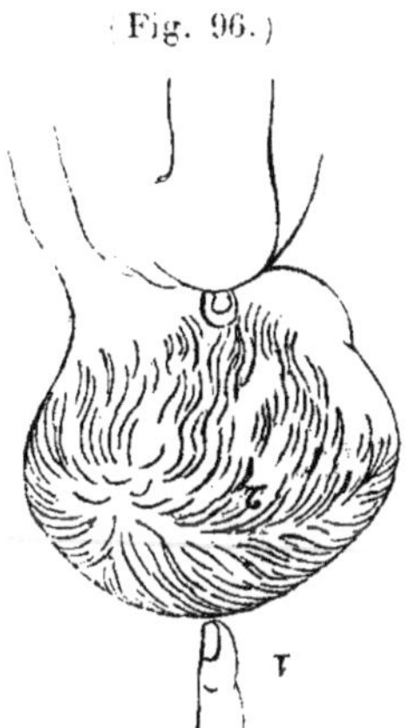

et à gauche, l'utérus était fortement incliné à droite et en avant. Malgré une dilatation complète, malgré des douleurs énergiques, et bien secondées par les efforts de la femme, la tête ne se fléchissait pas et restait fixée au détroit supérieur. Ce fut seulement lorsque je réduisis l'utérus que l'engagement s'effectua, après un redressement préalable de la tête. L'index de ma main droite put suivre cette réduction; au moment où ma main gauche releva l'utérus, je sentis la tête glisser sur l'orifice, la fontanelle antérieure quitter le centre du bassin, se rapprocher de la symphyse sacro-iliaque droite, et l'occiput s'abaisser, au point que la fontanelle postérieure vint occuper exactement la place que venait de quitter le bregma.

B. Diagnostic des positions de ces variétés. Il est exactement le même que dans les positions de la présentation franche. En effet, que la tête soit inclinée à droite ou à gauche, l'occiput n'en pourra pas moins être en rapport avec tous les points du contour du détroit supérieur.

C. Mécanisme de l'expulsion. Le mécanisme de l'expulsion est encore exactement le même que dans la présentation franche ; seulement, il y a un temps de plus qui précède tous les autres, le temps de redressement de la tête. Après le redressement, la présentation est devenue franche, et le reste de l'expulsion s'accomplit, comme si la tête ne se fût pas présentée d'abord inclinée.

Voilà ce qui a lieu dans l'immense majorité des cas ; quelquefois, cependant, la tête peut s'engager inclinée, sans que le redressement préalable ait eu lieu, et l'accouchement se compose alors de cinq temps comme dans la présentation franche : après l'engagement, la tête se redresse en exécutant son mouvement d'extension. On a même vu le sommet se dégager sans s'être redressé. En un mot, la nature se suffit presque toujours à elle-même, et il est très rare, comme j'aurai occasion de le dire plus tard, que l'art soit obligé d'intervenir pour ces variétés pariétales.

Je n'ai jamais observé qu'une variété pariétale, non réduite, ait empêché l'engagement de la tête. Les registres de la Clinique d'accouchemens de Paris n'en contiennent pas un seul exemple qui ait nécessité l'intervention ; et même dans trois circonstances, où l'oreille était sentie à l'orifice utérin, j'ai encore vu l'accouchement se terminer spontanément (1), même sans redressement préalable de la tête.

(1) Ire OBSERVATION. Le 13 mars 1835, la nommée Ponthus, âgée de quarante ans, fut prise des premières douleurs, à une heure du matin, et accoucha le même jour à sept heures du matin, après un travail de cinq heures trois quarts seulement. Et, cependant, l'enfant qui vint au monde, fort et bien portant, s'était présenté par le sommet en *variété pariétale très inclinée*, à tel point qu'il était très facile de sentir l'oreille derrière la cavité cotyloïde droite. De plus, cette tête était située en position *occipito-iliaque droite postérieure*. Cette

Je pourrais aussi citer un bon nombre d'observations de variétés pariétales qui se sont redressées avant de s'engager, c'est un fait assez commun. Je me contenterai de citer celles où la tête s'est engagée sans se redresser.

observation est curieuse sous deux rapports. Car, dans cette expulsion, il fut facile de constater, non-seulement la facilité de l'engagement malgré l'inclinaison forcée de la tête, mais encore le mouvement de rotation qui ramena l'occiput en avant. En effet, quoique les contractions utérines fussent peu énergiques, la tête s'engagea rapidement sans se redresser. Puis, quand cette tête reposa sur le plancher du bassin, elle exécuta son mouvement de rotation; l'oreille était toujours accessible, ce qui indiquait que le redressement n'avait pas eu lieu. Elle quitta bientôt la cavité cotyloïde droite, vint se placer sous les pubis, puis derrière la cavité cotyloïde gauche, puis devint inaccessible au moment où l'occiput s'engagea dans les parties génitales, parce que le redressement de la tête venait de s'effectuer, et que, de plus, la rotation étant complète, l'oreille s'était beaucoup trop reportée à droite pour rester accessible. La lenteur de l'expulsion permit très bien de suivre ces différens mouvemens.

IIe Observation. La nommée Tardy, âgée de vingt-cinq ans, primipare, fut prise des premières douleurs le 28 mars 1835, à six heures du soir. La tête se présentait par le sommet incliné en variété pariétale gauche; l'oreille pouvait être facilement sentie derrière les pubis. L'occiput répondait aussi comme dans le cas précédent, à la symphyse sacro-iliaque droite (position occipito-iliaque droite postérieure).

La tête put très bien, sous l'influence de contractions énergiques, plonger dans l'excavation sans se redresser; mais arrivée sur le plancher du bassin, les contractions se ralentirent et la rotation de la tête ne put se compléter. L'occiput s'était arrêté entre l'extrémité du diamètre transverse et la cavité cotyloïde droite.

Il ne fut pas possible de ranimer les contractions, et le forceps dut être appliqué. La tête fut prise régulièrement par les pariétaux; l'enfant fut extrait vivant; mais malgré tous les soins possibles le périnée fut compromis dans l'étendue d'un demi-pouce environ, tant il était friable. La femme se rétablit parfaitement.

Dans cette présentation pariétale, comme dans la précédente, l'engagement à pu s'effectuer sans le redressement préalable: et sans l'inertie utérine, l'accouchement se serait terminé spontanément.

IIIe Observation. Le 23 mai 1839, la nommée Courtois, primipare, accoucha spontanément d'un enfant vivant, qui s'était présenté par le sommet, tellement incliné, qu'on sentait l'oreille derrière les pubis; la position était une occipito-iliaque gauche antérieure. L'engagement et l'expulsion furent aussi rapides que si la présentation eût été franche.

Variété frontale.

Cette variété de présentation du sommet résulte de ce que la tête ne se présente pas fléchie, bien qu'elle ne soit pas non plus étendue, comme cela a lieu dans la présentation de la face.

A. Diagnostic de la présentation. Le doigt arrive immédiatement sur la fontanelle antérieure, qui occupe le centre du détroit supérieur, il peut même atteindre quelquefois la racine du nez, mais il ne peut sentir la fontanelle postérieure, à moins, cependant, que celle-ci ne corresponde à la moitié antérieure du bassin, encore dans ce cas même éprouvera-t-on beaucoup de peine à arriver jusqu'à elle. Le diamètre qui se présente est à-peu-près l'occipito-frontal : il a onze centimètres (quatre pouces environ). Du reste, tous les autres caractères sont ceux du sommet qui se présente à demi fléchi.

Fig. 97.

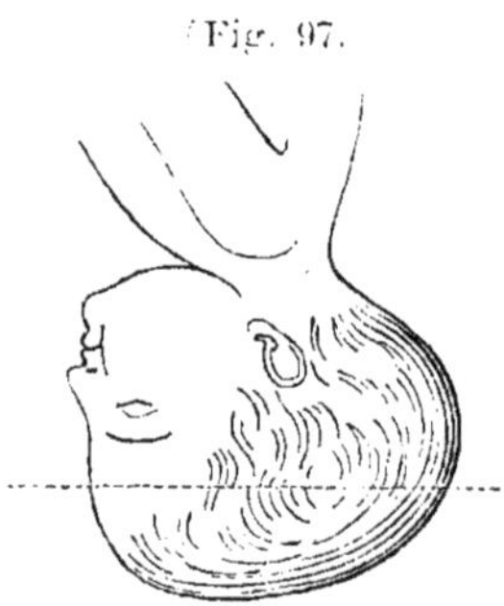

B. Diagnostic de la position. Le même que dans la présentation franche, mais il est plus difficile à apprécier, à cause de l'élévation de la fontanelle postérieure.

C. Mécanisme de l'expulsion. Le mécanisme de l'expulsion, dans ce cas, se compose de cinq temps, comme dans la présentation franche, le temps de flexion est seulement un peu plus étendu. Si le temps de flexion vient à manquer, ce qui aura d'autant moins souvent lieu, que cette flexion est plus nécessaire, l'engagement ne s'en effectuera pas moins, si le bassin est bien conformé, et si la tête n'a que ses dimensions normales. En effet, l'étendue du détroit supérieur d'un bassin bien conformé, étant au moins de onze centimètres et demi (quatre pouces, trois lignes) pour les diamètres obliques vers lesquels la tête tend toujours à s'engager, la tête qui ne mesure que onze centimètres (quatre pouces), quand elle se présente par sa variété frontale, devra toujours s'engager. C'est ce qui a lieu si l'engagement ne s'effectue pas; quand il existe des contractions utérines, c'est qu'une circonstance étrangère à la présentation, s'oppose à l'engagement; un excès de volume de la tête, par exemple, ou un rétrécissement du bassin qui, peut-être, aurait permis l'engagement d'une tête fléchie. Il n'en demeure par moins constant que la variété frontale, par elle-même, n'est jamais un obstacle à l'engagement dans un bassin bien conformé. Je l'ai vue même s'effectuer dans un cas où le bassin était sensiblement rétréci.

La nommée Vanesse, à terme, fut amenée à la Clinique, le 10 octobre 1840, à six heures du soir. Elle était en travail depuis le vendredi, 9 octobre, à huit heures du soir. La tête qui s'était présentée en variété frontale, première position, malgré des douleurs énergiques, ne s'était pas engagée. L'enfant avait cessé de vivre. Peu de temps après l'entrée de cette femme à la salle, l'engagement de la tête fit quelques progrès, mais les contractions utérines se ralentissant sensiblement, la sage-femme en chef, madame Callé, me fit prévenir. A mon arrivée, je trouvai la tête si abaissée, que je ne voulus rien entreprendre. En effet, malgré le peu d'énergie des contractions, pendant le temps que je mis à me rendre à la salle, la tête avait exécuté son mouvement de rotation, elle était venue reposer sur le plancher du bassin, et l'occiput placé sous les pubis, commençait déjà à distendre la vulve, à tel point que quelques minutes après mon arrivée, l'expulsion se termina spontanément, le 10, à huit heures du soir, après vingt-quatre heures de travail.

Le bassin de cette femme était sensiblement rétréci; cette circonstance avait pu seule retarder l'engagement de la tête. Et, comme on le voit, cependant, malgré la variété frontale l'engagement ne s'en fit pas moins, quoique le bassin fût vicié. On peut juger par là de ce qui doit se passer dans un bassin bien conformé. Je ne cite ce fait que pour prouver la facilité de l'engagement du diamètre occipito-frontal dans un bassin normal, et non pas pour engager à rester dans l'inaction dans une circonstance semblable. En effet, si la personne qui a assisté cette femme était intervenue en temps utile, après avoir constaté l'insuffisance des contractions utérines, et le séjour prolongé de la tête au détroit supérieur, cet accouchement n'aurait pas eu pour l'enfant et pour la mère surtout, des conséquences aussi fâcheuses. L'enfant périt par suite de la prolongation du travail; et le séjour prolongé de la tête au détroit supérieur détermina une eschare et par suite une fistule vésico-vaginale. Cependant, il faut bien le dire, ces accidens ne sont pas toujours la conséquence nécessaire d'un travail prolongé: on voit, en effet, des enfans arriver pleins de vie, sans compromettre l'intégrité des parties de leur mère, après un accouchement plus long, plus pénible que celui que je viens de décrire. De plus, si le bassin eût été bien conformé, il est certain qu'on n'aurait pas eu à déplorer des accidens aussi fâcheux pour la mère et l'enfant.

Au reste, dans cette circonstance, l'enfant ayant cessé de vivre, la tête étant près de se dégager quand je fus appelé, je m'applaudis beaucoup de n'être pas intervenu, car le forceps eût été accusé, certainement, des désordres que le séjour seul de la tête avait commis.

Variété occipitale.

A. Diagnostic de la présentation. Dans cette présentation, qui est l'inverse de la précédente, la tête se présente fortement fléchie, et c'est la fontanelle postérieure qui occupe le centre de l'orifice; la fontanelle antérieure est très difficile à atteindre si elle est en avant, impossible si elle est en arrière: c'est un diamètre favorable à l'engagement qui mesure cette présentation; il s'étend de la partie sous-occipitale au sommet, et il a neuf centimètres et demi (trois pouces, six lignes).

(Fig. 98.)

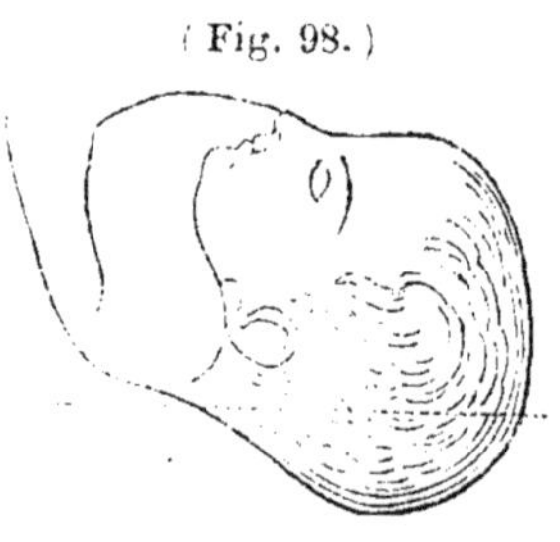

B. Diagnostic de la position. Le diagnostic est le même que dans la présentation franche, mais plus difficile à apprécier puisqu'on ne peut atteindre qu'une fontanelle.

C. Mécanisme de l'expulsion. Un seule particularité doit être notée dans l'accouchement spontané, le premier temps de flexion manque complètement, parce que la tête se présente déjà fortement fléchie, elle se défléchit même un peu, à mesure qu'elle s'engage. L'expulsion est, du reste, aussi facile que dans la présentation franche (Pour les exceptions, voyez *manœuvres*).

Pronostic.

Le pronostic est, dans la grande majorité des cas, aussi favorable que dans la présentation franche. Aux premières contractions la tête se redresse, ou s'engage fortement fléchie, et l'accouchement est aussi rapide, aussi heureux, que si la tête se fût présentée franchement.

Si j'insiste quelque peu sur ces variétés de présentations, c'est bien moins à cause de leur importance pratique, que pour ne pas laisser de lacune dans les présentations du produit. En effet, ces variétés ne constituent presque jamais une difficulté, ou il faudrait pour cela qu'elles fussent très exagérées, ce qui est bien rare chez un fœtus à terme. Mais quand bien même l'oreille serait sentie au détroit supérieur, quand bien même le derrière du col occuperait le centre de ce détroit, ou le front en plein, la nature se suffirait encore à elle-même dans la majorité des cas, et elle parviendrait bien mieux que la main à corriger les inclinaisons forcées (Voyez *Manœuvres*).

En un mot, quelle que soit la présentation, quand la tête occupe le détroit supérieur, qu'elle est bien conformée et le bassin aussi, le nature suffit presque toujours à en déterminer l'engagement.

ART. II. — ANOMALIES DANS LE MÉCANISME DE L'ACCOUCHEMENT SPONTANÉ.

§ 1. — *Flexion.*

J'ai déjà dit à l'occasion du mouvement de flexion, que ce premier temps s'opère souvent en même temps que l'engagement; j'ajouterai qu'il peut manquer, soit que la tête se soit présentée fléchie, soit qu'elle s'engage sans se fléchir; en effet, le mouvement ne s'exécute quelquefois que lorsque la tête est arrivée sur le plancher du bassin.

Le mouvement de flexion présente aussi quelques irrégularités; il n'est pas rare, surtout dans les positions occipito-postérieures, que le menton, au lieu de se rapprocher de la poitrine, s'en éloigne au contraire, que la tête se défléchisse par conséquent, et que la fontanelle antérieure se rapproche par degré du centre du bassin, comme si elle s'était présentée en variété frontale du sommet. Cette anomalie est ordinairement passagère, et la tête parvenue sur le plancher du bassin se fléchit de nouveau. Dans quelques cas plus rares et qui sont le contraire des précédens, soit que la flexion de la tête ait dépassé les limites ordinaires, soit que le tronc du fœtus soit renversé sur sa région postérieure; la fontanelle occipitale occupe le centre de l'excavation, comme dans une variété de présentation occipitale. Arrivée sur le plancher du bassin, la résistance que la tête y rencontre, la ramène graduellement à sa situation régulière.

§ 2. — *Engagement.*

Les anomalies dans le temps d'engagement ne dépendent que de circonstances étrangères à la présentation et qui requièrent l'intervention de l'art : je n'ai donc pas à m'en occuper pour le moment.

§ 3. — *Rotation.*

Le mouvement de rotation ne s'exécute, le plus ordinairement, que lorsque la tête repose sur le plancher du bassin; cependant, il peut s'exécuter, en partie, en même temps que le temps d'engagement, et se compléter quand la tête est arrivée sur le périnée. De même, il peut ne s'accomplir qu'au moment où la tête, ayant franchi diagonalement le détroit inférieur, se dégage hors des parties molles : c'est un fait que j'ai eu souvent l'occasion de constater chez les primipares. En effet, on conçoit que la tête puisse très bien se dégager, diagonalement, hors du détroit inférieur, en accommodant son diamètre occipito-frontal à l'un des diamètres obliques de ce détroit ; puis, que se présentant à la vulve, dont le grand diamètre est antéro-postérieure, elle soit forcée de compléter son mouvement de rotation, par suite de la résistance que lui opposent les parties molles.

De plus, ce mouvement peut s'exagérer : j'ai aussi constaté ce fait. Ainsi, l'occiput, qui était placé à droite ou à gauche, peut passer du côté opposé, sans s'arrêter sous la symphyse des pubis, et l'on est tout surpris de trouver une position autre que celle que l'on avait constatée au début du travail. Après cette exagération, dans son mouvement de rotation, l'occiput revient sur ses pas, pour s'engager enfin sous les pubis. Cette anomalie a rarement lieu en sens inverse. Cependant, je l'ai observée une fois à la Clinique ; l'occiput, qui était transversal et à gauche, est allé se mettre en rapport avec la symphyse sacro-iliaque du même côté ; puis, passant en avant et au-dessous de l'angle sacro-vertébral, il a parcouru toute la paroi latérale droite du bassin, et est venu se dégager sous les pubis, comme cela aurait eu lieu dans une position occipito-iliaque droite postérieure, réduite en antérieure.

A. Dégagement du sommet en position occipito-postérieure. Enfin, ce mouvement de rotation, que je viens de présenter comme pouvant s'exécuter prématurément ou tardivement, comme pouvant être complet ou exagéré, peut aussi s'exécuter en sens inverse : ainsi, par exemple, dans une position occipito-iliaque droite postérieure, l'occiput, par une rare exception, au lieu d'aller se rendre sous la symphyse des pubis, peut être conduit dans la concavité du sacrum ; et dans ce cas, l'expulsion se termine encore le plus souvent, en vertu des seuls efforts de la contraction utérine; opinion qui n'était pas généralement reçue dans le siècle dernier.

La tête se fléchit fortement, s'engage diagonalement dans le détroit supérieur, puis à mesure qu'elle franchit ce détroit, l'occiput va se rendre dans la concavité du périnée, ou bien la tête s'engage diagonalement au détroit supérieur, et se dégage ainsi hors du détroit inférieur, sans être allé se rendre directement dans la concavité du sacrum. Quoi qu'il en soit, le périnée fortement distendu s'allonge, l'occiput parcourt sa concavité, apparaît à sa commissure antérieure, en même temps que le front paraît sous les pubis, et la tête se dégage par son diamètre occipito-frontal plein. Aussi le périnée exige-t-il dans ce cas des soins tout particuliers (voyez fig. 99).

(Fig. 99.)

BASSIN VU DE PROFIL.

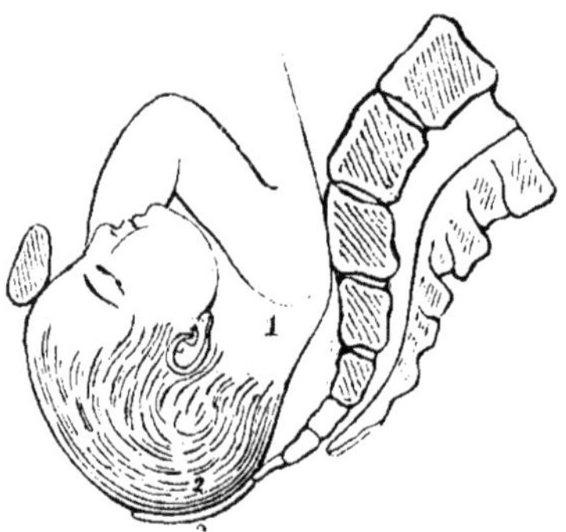

C'est ainsi que s'accomplit, dans l'immense majorité des cas, le dégagement occipito-postérieur et non comme on a l'habitude de le décrire. L'occiput ne se dégage pas le premier, et après sa sortie, la fontanelle antérieure, la suture coronale, le front, le nez, la bouche et le menton, ne s'abaissent pas successivement en glissant sous la symphyse des pubis.

Cependant, quoique cet accouchement soit spontané dans la plupart des cas, il s'en faut qu'il se termine aussi facilement que dans les positions occipito-antérieures. En effet, dans les positions occipito-antérieures, la tige inflexible (*o i*) qui s'étend de la partie sous-occipitale, à l'articulation atloïdo-axoïdienne est très peu étendue, elle peut s'accommoder facilement au derrière de la symphyse des pubis, et permet à l'occiput de franchir sans difficulté cette symphyse; tandis que, dans les positions restées

(Fig. 100.)

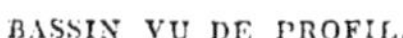

BASSIN VU DE PROFIL.

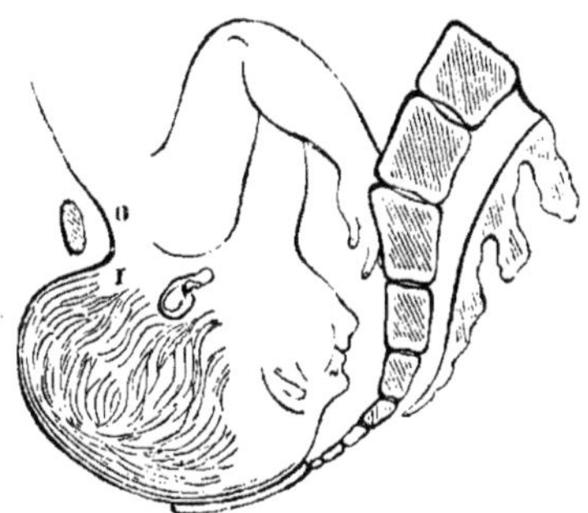

postérieures, cette tige inflexible (1 2) fig. 99, s'étend de l'occiput aux premières vertèbres dorsales: elle est donc bien plus étendue et comme elle est droite, elle s'accommode mal avec le canal courbe que le fœtus doit parcourir; car pour que l'occiput puisse arriver jusqu'à la commissure antérieure du périnée, il faut que cette tige parcourt la paroi postérieure de l'excavation bien plus étendue que l'antérieure et qu'elle redresse le plancher du bassin (3). Or, il faut pour que ces phénomènes s'accomplissent, que la flexion antérieure du fœtus soit très prononcée, et que la résistance du périnée soit vaincue : aussi cette expulsion est-elle dans la plupart des cas, plus longue et plus pénible pour la mère, et nécessite-t-elle des contractions plus énergiques et plus soutenues.

Mais cette difficulté dans l'expulsion ne provient pas de ce que l'effort de la contraction utérine n'est transmis qu'indirectement au produit. Je crois, au contraire, que le produit par sa situation, constitue dans la position occipito-postérieure une tige non interrompue, qui transmet les contractions jusqu'à l'occiput, bien mieux qu'elles ne sont transmises dans la position antérieure, où la ligne que représente le fœtus est brisée au niveau de l'articulation du cou. Il suffit, pour que ce fait devienne évident, de jeter les yeux sur les deux figures précédentes (99, 100) et de les comparer.

L'expulsion spontanée peut encore s'effectuer suivant un autre mode, dans les positions postérieures, restées telles. La présentation du sommet, par suite de la déflexion de la tête, peut se convertir dans l'excavation, en présentation de la face. Le menton, vient alors se dégager, le premier sous les pubis; mais il faut, pour que cette substitution de présentation puisse avoir lieu dans l'excavation, que ses diamètres soient très grands, ou que ceux de la tête soient très réduits, car le diamètre occipito-mentonnier qui a au moins treize centimètres et demi (cinq pouces), ne peut se mettre en rapport avec des diamètres de l'excavation, qui dans l'état normal doivent avoir douze centimètres (quatre pouces et demi) au plus.

Ce mouvement de rotation peut manquer tout-à-fait : l'art est souvent dans ce cas forcé d'intervenir, non pas comme je l'ai dit, parce que la tête ne peut franchir le détroit inférieur, quand elle est diagonale, mais parce que la résistance du périnée s'oppose surtout chez les primipares, à ce que cette tête franchisse la vulve, sans que sa rotation soit complète.

§ 4. — *Rotation extérieure de la tête, intérieure des épaules.*

Le mouvement de rotation des épaules peut aussi offrir quelques variétés; il peut s'opérer incomplètement, ou manquer tout-à-fait, ce qui dépend, comme je le dirai plus tard, du plus ou moins de résistance du périnée, et, dans ce cas, le mouvement de rotation extérieure de la tête ne s'exécute qu'imparfaitement ou pas du tout, ce qui vient confirmer de tout point l'opinion de M. Gerdy, sur le mouvement de rotation.

Enfin, le mouvement de rotation des épaules peut aussi s'exagérer : ainsi, dans la position occipito-iliaque gauche antérieure, après la sortie de la tête, les épaules sont transversales ;

l'épaule qui est à gauche doit aller se rendre dans la concavité du sacrum, pour que le diamètre bis-acromial soit placé dans une situation antéro-postérieure. Mais au lieu de revenir sur ses pas pour aller se rendre dans la concavité du sacrum, cette épaule peut se placer sous les pubis, l'épaule droite se rendre dans la concavité du sacrum, et le dos qui répondait à gauche, se mettre alors en rapport avec le côté droit. La rotation de la tête, qui est comme je l'ai dit, la conséquence du mouvement de rotation des épaules s'exécute aussi dans ce cas en sens inverse, et l'occiput, au lieu de regarder la cuisse gauche, tourne vers le côté droit. Nouvelle confirmation de l'opinion de M. Gerdy. (1)

§ 5. — *Cause du mouvement de rotation.*

Comme on a pu le voir dans la description que je viens de faire de l'accouchement spontané, l'occiput, quel que soit le point du contour du détroit supérieur avec lequel il est en rapport, vient se rendre sous les pubis. Quelle est la cause de ce mouvement de rotation? Avant M. P. Dubois, on pensait que cette cause résidait dans les plans inclinés, deux antérieurs, deux postérieurs, qui conduisent l'occiput sous les pubis, quand ils correspondent à la moitié antérieure du bassin; et dans la concavité du sacrum, quand il était primitivement en rapport avec la moitié postérieure de l'excavation. Aussi n'admettait-on pas la conversion d'une position postérieure, en une po-

(1) Le 21 mars 1835, la nommée Charton accoucha d'une fille qui s'était présentée en position occipito-iliaque droite postérieure. Le mouvement de rotation intérieur s'était régulièrement exécuté, et l'occiput, d'une situation postérieure, était venu se placer en avant; mais après le dégagement de la tête, l'occiput, au lieu de se mettre en rapport avec la cuisse droite, repassa à gauche, par suite de l'exagération dans le mouvement de rotation extérieur.

Le 22 mars 1835, la nommée Sellier accoucha d'une fille forte, qui s'était présentée par le sommet en première position. L'occiput se dégagea régulièrement sous les pubis; mais, à mesure que la tête avançait, l'occiput se dirigeait à gauche, puis à droite et en bas; enfin, il se trouva tout-à-fait en rapport avec le périnée. Les épaules étant alors dans une situation transversale, ne purent se dégager que lorsque l'occiput, revenant sur ses pas, se fût de nouveau mis en rapport avec la cuisse gauche.

sition antérieure. Cependant si les plans inclinés avaient sur le mouvement de rotation de la tête une action aussi directe, ce mouvement ne s'exécuterait pas au-dessous de ces plans, hors de leur sphère d'action, et nous savons que ce mouvement ne commence, dans la plupart des cas, que lorsque la tête repose sur le plancher du bassin et lorsqu'elle a déjà dépassé ces plans; de plus, si les plans inclinés déterminaient ce mouvement de rotation, on verrait toujours les deux plans antérieurs conduire l'occiput en avant, quand cette partie de la tête du fœtus répond à l'un des points de la moitié antérieure du bassin, et les deux plans postérieurs conduire l'occiput en arrière, dans le cas où il est en rapport avec la moitié postérieure du bassin. Et l'expérience prouve que l'occiput revient toujours en avant, quel que soit le point du contour du détroit supérieur, auquel il corresponde : où est donc l'influence des plans inclinés postérieurs? M. P. Dubois pense au contraire que cette cause réside dans un grand nombre d'élémens, savoir : d'une part, le volume, la forme et la mobilité des parties qui sont expulsées, et d'autre part, la capacité, la forme du canal qui est parcouru; et telle est l'influence de cette combinaison, que les parties du fœtus, se placent dans les conditions les plus favorables à leur passage. Or, les positions occipito-pubiennes étant les plus favorables, toutes les positions, suivant la règle, devront se réduire à ce type pour se dégager. Le plancher du bassin joue dans cette rotation sans contredit le plus grand rôle : c'est bien évidemment la résistance qu'il oppose aux parties qui détermine cette rotation. Les expériences que M. P. Dubois a faites à la Maternité rendent cette explication très simple et très intelligible. Je laisse parler le professeur lui-même : « Chez une femme morte peu de temps après « être accouchée, l'utérus, resté flasque et volumineux, fut « largement ouvert jusqu'auprès de l'orifice. Le fœtus même « de cette femme fut placé à l'orifice de l'utérus très béant et « très mou, dans une position occipito-iliaque droite posté- « rieure du sommet. Plusieurs sages-femmes comprimant et « poussant le fœtus de haut en bas, le firent pénétrer sans « peine dans l'excavation du bassin : il fallait beaucoup plus

« d'efforts pour que la tête parcourût le périnée et franchit la « vulve; mais ce ne fut pas sans surprise que nous vîmes, pendant trois essais successifs, que, quand la tête traversait les « voies génitales externes, l'occiput était revenu en avant et « à droite, et que la face s'était portée en arrière et à gauche. « Nous répétâmes une quatrième fois l'expérience; mais cette « fois, la tête franchit la vulve, l'occiput étant resté en arrière; « nous prîmes alors un fœtus mort de la veille, mais beaucoup plus volumineux que le précédent; nous le plaçâmes « dans les mêmes conditions que le premier et deux fois de « suite, la tête franchit la vulve, après avoir exécuté son mouvement de rotation : au troisième essai et aux suivans, elle se « dégagea, sans qu'il eût été exécuté. Ainsi le mouvement n'a « cessé d'avoir lieu, que lorsque le périnée et la vulve ont perdu « la résistance qui le rendait nécessaire, ou qui du moins en « provoquait l'accomplissement. » Des observations que l'on est à même de faire tous les jours en pratique viennent encore corroborer les expériences de M. P. Dubois. Ainsi, quand deux jumeaux sont expulsés, le premier qui se présente est expulsé régulièrement; le mouvement de rotation de la tête et des épaules s'accomplit, parce que le périnée oppose une résistance convenable à sa sortie; mais il a dilaté les voies génitales pendant son expulsion, et le second, surtout s'il est plus petit que son frère, n'éprouvant plus de la part du périnée assez de résistance, est souvent expulsé dans la situation dans laquelle il se trouve, sans que ce mouvement de rotation se soit exécuté. C'est par la même raison que dans l'accouchement par le sommet, le mouvement de rotation s'exécutera d'autant plus régulièrement que la tête sera plus volumineuse, et que le périnée sera plus résistant, c'est ce qu'on observe chez les primipares, et si on voit si souvent les épaules après la sortie de la tête, sortir irrégulièrement telles qu'elles se présentent, n'est-ce pas parce qu'elles ont été précédées de cette tête? Enfin, quand le périnée a été rompu par des accouchemens précédens, surtout si le fœtus est très petit, il est expulsé dans la plupart des cas, sans qu'aucun des mouvemens qui s'exécutent dans l'accouchement spontané, se soient accomplis; en résumé, tout concourt à prouver que c'est le rapport exact des parties qui s'engagent avec celles qui sont traversées, qui détermine ce mouvement de rotation de la tête et des épaules.

ART. III. — ACCOUCHEMENT PAR LE SOMMET, DANS LE CAS DE GROSSESSE GEMELLAIRE.

Il est rare que deux jumeaux se présentent tous deux par le sommet; mais si, par exception, il en était ainsi, l'expulsion s'accomplirait d'après les mêmes lois que dans le cas de fœtus simple; seulement, comme je l'ai dit, l'expulsion du second s'accomplirait moins régulièrement, parce qu'il se présenterait successivement à des passages dilatés par son frère (*voyez* paragraphe précédent); le second est en général expulsé quelques minutes après le premier. Quelquefois, cependant, l'accouchement peut se faire attendre plusieurs heures, plusieurs jours même; dans ce cas, à moins d'accidens, l'accoucheur doit rester simple spectateur.

ART. IV. — PRONOSTIC.

Le pronostic de la présentation du sommet est très favorable pour la mère et pour l'enfant, surtout dans les positions occipito-antérieures primitives ou secondaires (occipito-postérieures réduites en antérieures); il l'est un peu moins dans les positions occipito-postérieures restées telles; le dégagement est en effet plus difficile; quelquefois même, ce qui est rare, l'art est obligé d'intervenir, et l'une et l'autre de ces circonstances sont de nature à compromettre la vie de l'enfant et la santé de la mère. Ainsi, malgré les soins les plus minutieux, le périnée peut être plus ou moins déchiré : il peut être perforé dans son centre, le fœtus se faisant jour entre la commissure antérieure du périnée et l'anus. M. Moreau en a rapporté quelques exemples. Enfin, le séjour prolongé de la tête dans l'excavation peut déterminer des eschares et des fistules urinaires et stercorales.

La vie d'un seul enfant est compromise dans cette présentation sur cinquante accouchemens.

CHAPITRE PREMIER.

DES SOINS QU'IL FAUT DONNER A LA FEMME PENDANT LE TRAVAIL.

§ 1. — *Instrumens dont l'accoucheur doit se munir.*

L'accoucheur appelé auprès d'une femme qui réclame son assistance, doit s'y rendre muni d'un forceps. Souvent, en effet, la vie d'un enfant, quelquefois celle de la mère, dépendent d'une extraction rapide, et pendant le temps qu'il mettra à se procurer cet instrument, la mère et son produit resteront exposés aux dangers qui les menacent; il doit aussi emporter une sonde de femme ordinaire et une en gomme élastique n° 9, pour le cas où le cathétérisme serait impossible avec la sonde d'argent; de plus, il devra joindre à cette algalie, un mandrin, non pour opérer le cathétérisme, mais pour pratiquer la répulsion du cordon en cas de besoin (*Voyez* les fig. page 352), enfin, il devra aussi se munir d'un tube laryngien, de lancettes, etc. : ces instrumens sont de rigueur. J'ai coutume d'y joindre aussi, dans une trousse toujours préparée à l'avance, un spéculum plein, de la charpie, des fils cirés et une pince à tamponnement, pour le cas où une hémorrhagie rendrait le tamponnement nécessaire, une petite seringue pour combattre l'asphyxie des nouveau-nés, à l'aide d'une injection dans le rectum, enfin, une plume garnie de ses barbes, pour débarrasser la gorge du nouveau-né des mucosités qui auraient pu s'y introduire, et taillée en cure-dent pour percer les membranes, s'il y a lieu, et une petite boîte contenant de l'extrait de belladone en consistance de cire molle, une autre contenant du cérat.

Quoiqu'on puisse facilement se procurer quelques-uns de ces objets auprès des femmes, ils augmentent si peu le volume du forceps que l'on ne peut se dispenser d'emporter avec soi, qu'il est bon d'en être muni à l'avance : je me suis constamment bien trouvé de cette précaution. Seulement, j'ai le soin de déposer cette trousse hors de la vue de la femme, après en avoir extrait les instrumens dont je puis avoir besoin pendant l'accouchement naturel : tels que sonde, stétoscope, etc.

§ 2. — *Constater la grossesse et le travail.*

Arrivé auprès de la femme, l'accoucheur devra, avant tout s'assurer, s'il n'a pas été à même de le faire pendant la grossesse, si la femme est bien enceinte, si elle est bien en travail.

Tant de phénomènes peuvent en effet en imposer pour une grossesse et pour un commencement de travail, qu'on ne saurait être trop en garde contre une semblable erreur, non cependant que cette erreur puisse être préjudiciable à la femme, mais parce qu'elle fait perdre le temps et qu'elle peut compromettre la réputation de l'accoucheur.

Le toucher est le moyen le plus sûr de s'éclairer; mais l'accoucheur ne devra pas le pratiquer immédiatement, à moins qu'à son arrivée il ne juge, par la nature des douleurs, que le travail est fort avancé : il laissera donc à la femme le temps de se familiariser avec sa présence.

Pour y parvenir, il s'enquiert auprès d'elle des diverses circonstances de sa grossesse; il calcule avec elle si elle est à terme; si elle a eu déjà des enfans, il l'interroge sur les circonstances de ses accouchemens précédens. Il trouvera souvent dans ces renseignemens d'utiles indications pour la conduite qu'il devra tenir, et un avertissement contre des accidens qui étant venus compliquer les premiers accouchemens, pourraient se reproduire et qu'il sera, par conséquent, plus à même de prévenir et de combattre. L'accoucheur doit s'assurer aussi que la femme perçoit les mouvemens actifs du produit; et, si elle est dans une situation convenable, il constate par lui-même au moyen de l'auscultation, l'état de vie ou de mort de l'enfant.

Pendant ce temps, il apprécie à chaque douleur la nature, la durée, l'énergie des contractions, et s'il a une certaine habitude, cet examen seul peut lui permettre de préciser l'époque à laquelle le travail est arrivé; de plus, il distinguera, par cet examen, les contractions vraies des fausses. Dans les contractions normales, les douleurs partent ordinairement des reins et entourent l'abdomen comme une ceinture; elles viennent mourir dans le bas-ventre et vers les organes génitaux, reviennent à des intervalles réguliers, sont séparées par un calme parfait; tandis que celles qui simulent le travail sont, au contraire, presque continues et dépendent de coliques intestinales. On les reconnaît à l'irrégularité de leur retour et de leur siège, à la cardialgie, à la diarrhée, qui les accompagnent quelquefois.

On observe aussi quelquefois des douleurs qui ont leur siège dans l'utérus, revenant à des intervalles réguliers, et qui simulent en un mot les véritables douleurs de l'enfantement, sans qu'il existe aucun autre phénomène de travail. Les plus habiles praticiens peuvent, dans ce cas, se laisser tromper par ces apparences. Aussi, le toucher est-il le seul moyen de lever tous les doutes; cependant même, il ne détruit pas toujours toutes les incertitudes, car ces douleurs peuvent déterminer un commencement de travail. Le col s'entr'ouvre alors, les membranes bombent, les contractions se succèdent pendant quelques heures; puis, tout rentre dans le calme, et quelques jours après un travail véritable se déclare. J'ai vu souvent se manifester ces contractions prématurées, appelées ordinairement faux travail. Je les ai vues, chez quelques femmes, se reproduire à plusieurs reprises dans la dernière quinzaine de la grossesse. Comment alors distinguer, au premier abord, ce commencement de travail, d'un travail régulier qui doit avoir de la suite. Je ne crois pas qu'il soit possible de se prémunir contre cette erreur, le temps seul peut éclairer l'accoucheur à cet égard.

§ 3. — *Du toucher pendant le travail.*

Ces préparations préliminaires une fois accomplies, il faut procéder au toucher. Je préfère pour cette opération que la femme soit couchée ; cette situation est moins désagréable : elle lui permet de se dérober plus facilement aux regards et de mieux recevoir, de la part des personnes qui l'entourent, les encouragemens dont elle a tant besoin en pareille circonstance. De plus, cette situation permet au doigt de pénétrer plus avant. Cependant, rien ne s'oppose à ce que la femme reste debout ; dans ce cas, on aura soin de la placer le dos contre une muraille ou un meuble solide.

En général, je ne préviens pas la femme des investigations auxquelles je vais me livrer ; et, sous prétexte d'écouter les bruits du cœur, je la fais coucher ; puis, l'auscultation terminée, je pratique immédiatement le toucher.

Souvent on éprouve, de la part de la femme, une résistance bien naturelle ; alors, sans retirer sa main, on lui fait envisager la nécessité qu'il y a à s'assurer de l'état des choses dans son intérêt et celui de son enfant. On lui dit que jusque-là on s'est fait un devoir de ménager ses scrupules, mais que maintenant il est indispensable qu'elle permette ces investigations, et, tout en lui parlant ainsi, on insiste : le doigt, qu'on aura eu soin d'enduire de cérat, une fois introduit, on devra d'abord constater si la femme est bien enceinte, à l'aide du ballottement, etc. (voyez *Diagnostic de la grossesse*), dans le cas où l'oreille gênée par les contractions, n'aurait pu percevoir les bruits du cœur ; puis on s'assurera si la grossesse est arrivée à son terme, afin de s'opposer au travail, s'il était prématuré. La rémittence du segment inférieur de l'utérus, la dilatation de l'orifice, la tension des membranes pendant la douleur, le relâchement de toutes ces parties, quand cette douleur est passée, indiqueront si la femme est en travail. Par la fréquence, la durée des contractions, l'amincissement du col, son degré de dilatation, on pourra juger quelle sera la durée probable de l'accouchement.

Enfin, on devra aussi apprécier la conformation du bassin, l'état des parties génitales, la nature de la présentation et la position de cette présentation. Il ne faudrait pas cependant mettre trop d'insistance dans ces investigations, quand la position est trop difficile à constater, car il suffit de reconnaître la présentation dans la plupart des cas pour savoir si on devra livrer l'accouchement aux efforts naturels, ou si l'on sera obligé d'agir; ce ne serait que dans le cas où une mauvaise présentation réclamerait l'intervention de l'art, qu'on serait autorisé à insister sur le diagnostic de la position.

§ 4. — *Choix du lieu où la femme doit accoucher.*

Une fois ces points importans éclaircis, il faut préparer la chambre et le lit où la femme devra accoucher, ainsi que tous les accessoires dont on peut avoir besoin. Cette chambre doit être, autant que possible, spacieuse, silencieuse, bien aéré; on doit n'y laisser pénétrer qu'un demi-jour, et la tenir à une température modérée, la chaleur prédisposant aux hémorrhagies et à l'inertie de l'utérus, et le froid aux inflammations péritonéales.

§ 5. — *Éloigner les importuns.*

On aura soin aussi d'éloigner de cette chambre toutes les personnes inutiles, et surtout celles dont la présence peut déplaire à la malade : quelquefois le mari est de ce nombre; alors on l'éloignera sous prétexte de ménager sa sensibilité. Beaucoup de femmes, au contraire, désirent le garder près d'elles. Ce sont ces petites nuances de sentiment que la sagacité de l'accoucheur ou des questions faites avec réserve, avec discrétion, lui permettent de pénétrer.

§ 6. — *Toilette de tête.*

Les femmes sont dans l'habitude de se faire natter les cheveux, afin que cette coiffure puisse durer pendant tout le temps de leurs couches. C'est à cette époque que cette toilette doit être faite.

§ 7. — *Régime.*

Il est bon que la femme en travail ne prenne aucun aliment. En effet, toutes les forces vitales semblent se concentrer sur l'utérus, et avoir, pour ainsi dire, abandonné les autres organes ; la digestion ne se fait pas, et le plus souvent les alimens sont rejetés. Cependant si le travail devait se prolonger beaucoup, on pourrait permettre quelques bouillons.

Quant aux boissons, elles doivent être douces, rafraîchissantes, et l'on doit proscrire sévèrement l'usage du vin chaud sucré, des liqueurs spiritueuses, à l'aide desquelles certaines femmes croient soutenir leurs forces, mais qui sont bien plus propres à déterminer des inflammations, et des hémorrhagies actives, et à abattre les forces, qu'à les ranimer.

§ 8. — *Vider le rectum et la vessie.*

L'accoucheur doit apporter une grande attention à faire vider le rectum ; aussi il conseillera à la femme de prendre un lavement, et s'il ne produit pas d'effet, on en fera prendre un second avec addition de trente à quarante grammes de miel commun. Il est bon, pour faciliter le passage de la tête, que le rectum soit complètement débarrassé, et cette précaution a, de plus, l'avantage d'éviter l'expulsion involontaire des fèces, au moment où la tête presse le périnée.

L'accoucheur doit aussi engager la femme à uriner, et pendant ce temps, il devra passer dans une autre pièce pour la laisser libre : c'est une attention dont la plupart des femmes lui sauront gré, et qui sert à acquérir leur confiance ; mais lorsque l'émission de l'urine est impossible, il pratiquera le cathétérisme et autant que possible, sans découvrir la femme : pour cela, la sonde placée sur la face palmaire de l'index de la main droite sera introduite ainsi dans le vagin, l'extrémité du doigt dépassant la sonde, recherchera le petit tubercule qui est situé à l'extrémité antérieure de la cloison uréthro-vaginale, et à quelques millimètres de l'orifice du canal. Le doigt, alors sans quitter ce point d'appui, élèvera l'extrémité de la sonde et la fera pénétrer assez facilement, pour peu que l'opérateur ait quelqu'habitude.

Il faut bien avouer cependant, que le cathétérisme est quelquefois impraticable de cette manière, et qu'on peut se voir dans l'obligation de découvrir la femme. Cette difficulté dépend de ce que la vessie refoulée au-dessus du détroit supérieur entraîne le canal de l'urèthre ; le méat urinaire est alors tiré en haut et vient se perdre derrière le bord de la symphyse des pubis ; la vue dans ce cas est nécessaire ; il arrive même qu'on est obligé pour pénétrer plus facilement jusqu'à la vessie, de substituer à la sonde de femme en argent, une sonde flexible en gomme élastique sans mandrin.

§ 9. — *Vêtemens.*

La femme ne devra pas être déshabillée, mais elle devra être vêtue suivant la saison, afin qu'elle puisse se lever du lit de douleur, et marcher, si cela est nécessaire ; ses vêtemens devront être amples, les cordons devront être lâchés, et les jarretières supprimées.

§ 10. — *Objets propres à ranimer l'enfant.*

On disposera aussi, sur une petite table placée près d'une croisée facile à ouvrir, un drap plié en plusieurs doubles destiné à recevoir l'enfant, dans le cas où il aurait besoin d'être ranimé et de recevoir l'impression de l'air. On y placera aussi quelques serviettes, du vinaigre, de l'eau froide, des compresses et la plume garnie de ses barbes. On préparera aussi les fils destinés à la ligature du cordon, ils sont ordinairement composés de plusieurs brins assez forts et noués à leurs deux extrémités : leur longueur est de vingt centimètres (environ sept pouces), des ciseaux, la compresse et la bande de l'ombilic.

§ 11. — *Préparer le lit de travail.*

Ces précautions, à l'aide desquelles on évitera toute confusion au moment de la naissance de l'enfant, une fois prises, on s'occupera de préparer le lit sur lequel la femme devra accoucher. La construction de ce lit varie selon les pays. En France, on se sert du lit de sangle sur lequel on pose un matelas dont on soulève l'extrémité supérieure à l'aide de chaises renversées. Ce lit m'a toujours paru des plus incommodes pour la femme; je lui ai toujours substitué un lit ordinaire, ou un lit de sangle garni de matelas, de draps, d'oreillers et de couvertures, la femme est à l'aise sur ce lit; elle peut changer facilement de situation, dormir même dans les intervalles des douleurs. J'ai seulement le soin de placer sous le premier matelas, dans le point qui correspond au siège de la femme, un coussin dur, ou un registre, afin que le siège ne s'enfonce pas dans les matelas, et qu'il soit possible de soutenir convenablement le périnée et aussi, pour que la tête de l'enfant, au moment de son expulsion, soit asez élevée au-dessus de la couche pour ne pas baigner dans les liquides qui se sont écoulés.

De plus, ce lit, par sa disposition, permet à la femme de se reposer pendant quelque temps après l'accouchement, jusqu'à ce que le premier flot de sang qui suit la délivrance se soit écoulé, si bien que la femme se trouve moins exposée à salir le lit dans lequel elle sera transportée : bien entendu qu'on aura eu soin de placer une toile cirée sur le premier matelas, afin de le préserver.

Enfin, si la femme n'a pas auprès d'elle assez de monde pour lui fournir un point d'appui pendant la contraction, on place en travers du pied du lit, une barre de bois solidement fixée, sur laquelle les pieds peuvent prendre un point d'appui.

Avant la rupture des membranes, la femme peut indifféremment se tenir debout ou couchée, mais après cette rupture, elle doit être placée immédiatement sur le lit de travail qu'elle ne devra plus quitter, à moins que la marche ne devienne nécessaire pour activer des contractions trop languissantes; l'accoucheur s'assied à sa droite, il constate de temps en temps les progrès du travail, à l'aide du toucher, il soutient le courage et dirige les efforts de la femme; et jamais, il ne devra lire, et même se livrer au sommeil, à moins qu'il ne succombe de fatigue; la femme qui souffre, lui saura très bon gré, de ne s'occuper que d'elle, c'est une consolation qu'on lui doit; dans son intérêt même, l'accoucheur aurait tort de s'écarter de cette règle de conduite; j'ai connu des femmes qui, sur un motif aussi léger, ont quitté des accoucheurs dont elles n'avaient du reste qu'à se louer. La plupart des femmes, dès le début du travail, font des efforts, dans l'intention d'activer l'expulsion; mais elles s'épuisent inutilement, tant que le col n'est n'est pas effacé, et que la poche amniotique n'est pas rompue. Aussi faut-il leur recommander de ne faire valoir leurs douleurs qu'en temps utile et encore pendant la contraction; seulement, si la malade éprouve des douleurs de reins, on la soulage en passant sous les lombes, une alèse pliée en long, dont deux personnes placées de chaque côté du lit, soulèvent les extrémités.

Tous ces soins doivent être donnés, sans jamais découvrir la femme; même au moment de la dernière expulsion, cela est rarement nécessaire, à moins cependant que le périnée n'exige des soins particuliers, etc.

Enfin, lorsque la dernière période du travail arrive, que la tête comprime la partie inférieure du rectum, la femme éprouve des besoins illusoires d'aller à la garderobe, et demande à se lever, mais il ne faut pas céder à son désir, et il faut lui faire comprendre que ce qu'elle éprouve n'est qu'un besoin factice, car on a vu des femmes accoucher sur la garderobe, et l'on comprend pour elle et pour l'enfant les conséquences de ce fait. Si elle insiste en affirmant qu'elle va accomplir ce besoin, si même elle l'accomplit involontairement, on persiste, pour ménager sa délicatesse à lui affirmer qu'elle se trompe, et on glisse sous elle une alèse blanche; si elle n'ajoute pas foi à vos paroles, et qu'elle ait la conscience de l'accident qui lui est arrivé, elle ne vous en saura pas moins gré de votre discrétion, et souvent elle pourra croire que cet accident est passé inaperçu pour vous. Au reste, il faut tout faire pour le lui laisser croire, ainsi qu'aux assistans. Cet inconvénient a lieu souvent au moment du passage de la tête, lorsque l'accoucheur soutient le périnée; aussi doit-il avoir le soin d'interposer entre cette partie, et sa main, un linge plié en plusieurs doubles.

§ 12. — *Soutenir le périnée.*

Pour soutenir le périnée, l'accoucheur se place au côté droit de la femme, le bras droit passé sous sa cuisse droite, il presse

(Fig. 101.)

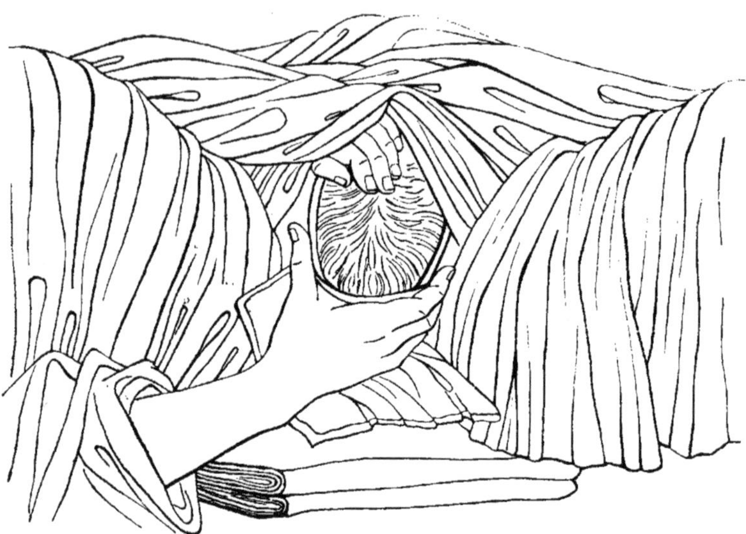

la surface périnéale, surtout du côté de l'anus, avec la face palmaire de la main, le bord radial de l'indicateur placé sur le bord antérieur du périnée, sans le couvrir toutefois, et le pouce étendu sur la cuisse droite.

Mais cette précaution serait inutile, et le périnée serait souvent rompu, si on n'engageait pas les femmes à modérer les efforts auxquels elles se livrent souvent au moment de la dernière expulsion; dans la crainte que cette recommandation ne soit pas suivie, et que la tête soit trop rapidement expulsée, j'ai soin de passer mon bras gauche sur la cuisse droite de la femme et de placer quelques doigts de la main sur le sommet à demi engagé dans les parties, afin de le maintenir. Je laisse ainsi glisser la tête à ma volonté, entre cette main et le périnée, sans secousse, lorsque les parties me semblent être disposées à se laisser traverser sans se déchirer.

Une fois la tête dégagée, on la soutient seulement en la relevant vers les pubis; puis, on passe un doigt entre la symphyse des pubis et le col de l'enfant, pour s'assurer que le cordon ne fait pas un ou deux circulaires autour du cou; si on en trouve, on tire légèrement au dehors une portion du cordon assez considérable pour qu'elle puisse passer par dessus la tête, ou bien, si cela n'était pas possible, il faudrait le couper, et exercer immédiatement de légères tractions sur la tête, qui suffisent dans la plupart des cas pour déterminer l'expulsion des épaules; mais si ces tractions sont insuffisantes, on ira sans perdre de temps, accrocher avec l'index l'épaule qui est en arrière.

On croit généralement que le périnée ne court plus aucun danger après l'issue de la tête, et on le soutient rarement au moment du passage des épaules; je suis convaincu cependant, que la plupart des déchirures de cette partie sont déterminées par le passage du diamètre bis-acromial, justement, parce qu'on néglige de soutenir le périnée dans ce moment; aussi on doit surveiller le passage des épaules avec un soin tout particulier.

CHAPITRE II.

SOINS A DONNER A L'ENFANT ET A LA MÈRE APRÈS L'ACCOUCHEMENT.

Au moment où le fœtus est expulsé, on est obligé de découvrir le lit par le pied, puis on saisit l'enfant et on le place sur le côté, à quelque distance de la vulve et la face tournée du côté opposé, afin qu'il puisse respirer librement et n'être pas suffoqué par les liquides qui s'échappent du vagin; puis on s'assure que l'utérus est revenu sur lui-même, et qu'il ne contient pas un second enfant, puis on recouvre la femme, qui ne réclame pour le moment aucun soin, et on la laisse se livrer aux douces émotions qu'elle éprouve.

§ 1. — *Ne pas déclarer le sexe immédiatement.*

On est généralement vivement sollicité par les femmes qui désirent qu'on leur dise de quel sexe est leur enfant, mais il faut bien se garder de se rendre à leur désir, et il faut dissimuler le sexe, même aux assistans, dans la crainte des indiscrétions; car la joie que la mère éprouverait, si ses vœux étaient exaucés, serait tout aussi à craindre que le chagrin que lui causerait ses espérances déçues.

On attend qu'elle soit complètement remise de ses premières fatigues pour lui annoncer, avec précaution, le sexe de son enfant.

§ 2. — *Lier le cordon.*

Si l'enfant est bien portant, s'il crie, si la respiration s'établit bien, on s'assure que la base du cordon ne contient aucune anse intestinale, puis on place la ligature à deux ou trois travers de doigt de la naissance du cordon, afin que la peau qui se prolonge de quelques lignes sur le cordon ne soit pas comprise dans cette ligature : elle doit être assez serrée pour oblitérer complètement les vaisseaux, surtout quand le cordon est très infiltré. Il est même utile, dans ce dernier cas, avant de placer la ligature, d'exprimer avec les doigts la lymphe qu'il contient ou de lui donner issue à l'aide de mouchetures; car sans cette précaution, après l'écoulement spontané du liquide, la ligature n'exercerait plus sur les vaisseaux assez de constriction, et le sang pourrait s'écouler par les artères et compromettre la vie de l'enfant. Enfin, on fait la section du cordon avec des ciseaux.

M. P. Dubois conseille de placer une ligature du côté de l'enfant et une du côté de la mère, et de faire la section entre les deux ligatures; c'est un procédé que j'adopte généralement : il a pour avantage d'éviter, au moment de la section du cordon, cette abondante effusion de sang sur tous les objets environnans; puis, si dans la grossesse multiple, on n'avait pas reconnu la présence d'un second enfant, cette seconde ligature sur la partie placentaire du cordon préviendrait une hémorrhagie, qui serait souvent mortelle pour le second enfant. En effet, il existe quelquefois entre les deux placentas des communications vasculaires par lesquelles le sang passant d'un placenta dans l'autre, peut s'écouler ensuite à l'extérieur par le cordon du premier enfant.

D'autres accoucheurs opèrent la section du cordon, avant de le lier : c'est un procédé que je réserve pour les cas où la vie du fœtus est en danger.

On s'est demandé si la ligature du cordon est indispensable, et si, après l'établissement régulier de la respiration, la circulation des vaisseaux ne s'arrêterait pas d'elle-même? Il est certain que, dans un grand nombre de cas, les choses se passeraient ainsi; mais, comme l'expérience prouve que des hémorrhagies mortelles pour l'enfant se sont manifestées dans des cas où le cordon n'avait pas été lié, c'est un devoir de ne jamais négliger cette précaution

Telle est la conduite que j'ai coutume de suivre quand l'enfant est bien portant; mais, pour peu que j'aie la moindre crainte pour sa vie, je coupe immédiatement le cordon à sept ou huit travers de doigts de l'abdomen, et j'en comprime l'extrémité avec le pouce et l'index; puis je transporte l'enfant sur la table que j'ai préparée à cet effet près d'une fenêtre que je fais ouvrir. Dans ce cas, pour qu'il ne puisse m'échapper des mains en le transportant, je place le pouce et l'index qui compriment le cordon, entre la racine des cuisses, les trois autres doigts soutiennent le siège, l'autre main les épaules et la tête; alors, je m'occupe activement à donner à l'enfant les soins qu'il exige.

ART. Ier. — APOPLEXIE DES NOUVEAU-NÉS.

Souvent, à la suite d'un travail long et pénible, les enfans naissent dans un véritable état apoplectique : la surface du corps est gonflée, violette, la face bleuâtre, la locomotion est éteinte; mais les membres sont flexibles et le corps conserve sa chaleur; les battemens du cordon et du cœur sont obscurs et même insensibles; la première indication qui se présente à remplir consiste à faire cesser l'engorgement du cerveau et des poumons. Pour cela, on lâche l'extrémité du cordon et on laisse écouler quelques cuillerées de sang. Souvent, pour déterminer cet écoulement, il faut rafraîchir l'extrémité du cordon par plusieurs sections successives. De là, l'utilité de pratiquer la première section à sept ou huit travers de doigt de l'ombilic; en même temps, on débarrasse l'arrière-bouche des mucosités qu'elle contient, soit avec le petit doigt, soit avec la barbe de la plume préparée à cet effet. Pendant toutes ces opérations, l'enfant doit être exposé nu à l'action de l'air. Alors la respiration s'établit et une teinte rosée vient remplacer la teinte violacée de la surface du corps.

ART. II. — ASPHYXIE DES NOUVEAU-NÉS.

La pâleur extrême de la peau, la flaccidité, la mollesse des chairs, l'absence de la respiration surtout, et le refroidissement, cependant avec persistance des battemens du cœur, caractérisent l'asphyxie. Cet accident se manifeste chez l'enfant né faible ou avant terme, à la suite des accouchemens manuels ou trop prolongés. Dans ce cas, on se garde bien de laisser écouler le sang par le cordon, et on y fait pratiquer rapidement une ligature provisoire. La fenêtre devant laquelle est placé l'enfant est largement ouverte; sa tête, son visage, sa poitrine sont découverts et reçoivent directement l'impression de l'air, mais toutes les autres parties sont enveloppées de linges chauds, qu'on a soin de faire renouveler à chaque instant. On se hâte de faire des frictions sur la poitrine avec la main, ou avec un linge, une flanelle imbibée d'eau vinaigrée froide ou d'eau-de-vie; on y laisse tomber goutte à goutte un peu d'éther, tandis que de l'autre main, à l'aide de la plume garnie de ses barbes, on chatouille les fosses nasales et la gorge, que l'on débarrasse des mucosités qu'elle peut contenir. La percussion avec la main sur le siège est aussi un excellent moyen, et il ne faut pas craindre de cingler un peu fort. Desormeaux a aussi conseillé un moyen dont j'ai retiré un grand avantage : il consiste à diriger brusquement, à l'aide de la bouche, sur la poitrine de l'enfant, un jet d'eau-de-vie. Pendant qu'on continue, sans relâche, l'usage de tous ces moyens réunis, on fait administrer un petit lavement; on fait préparer un bain dans lequel on plonge l'enfant aussitôt qu'il commence à faire quelques inspirations. Souvent, quelques minutes suffisent pour rappeler un enfant à la vie; mais, cependant, on est quelquefois obligé d'insister sur ces moyens pendant assez long-temps; il ne faut pas se lasser, il faut, au contraire, redoubler de persévérance, car on a vu des enfans qui n'ont pu être ranimés, qu'au bout d'une heure ou deux. C'est surtout dans ce cas que l'insufflation est indiquée, soit qu'on la pratique directement, la bouche de l'accoucheur étant appliquée sur celle de l'enfant, ou au moyen du tube laryngien de Chaussier. J'en ai retiré quelquefois un grand avantage; mais bien souvent, il faut le dire, j'ai vu l'insufflation échouer complètement.

Cette opération demande une certaine habitude, et elle doit être faite avec de grandes précautions, car une insufflation trop brusque, trop prolongée, pourrait rompre les vésicules pulmonaires.

Voici, au reste, la manière de procéder :

L'extrémité du tube doit être introduite jusque dans le larynx, à l'aide de la main droite, la gauche s'assurant, à travers la paroi antérieure du cou, si l'instrument ne s'est pas fourvoyé; puis on pince la bouche de l'enfant par les deux commissures, afin d'empêcher l'air de se perdre; on pousse doucement une petite quantité d'air, puis on s'arrête et on presse sur la poitrine pour chasser l'air introduit et simuler l'expiration. Enfin, on renouvelle ces alternatives d'insufflation et d'expiration artificielles, tant qu'on les juge nécessaires.

Il est rare que ces deux accidens, l'apoplexie et l'asphyxie, se montrent isolés; presque toujours, ils se manifestent combinés. On usera donc, dans ce cas, de l'ensemble de tous les moyens de traitement réunis.

ART. III. — FAIBLESSE CONGÉNIALE.

Les enfans nés avant terme ou à la suite de maladies graves de la mère, demandent des soins tous particuliers : ils doivent être enveloppés de coton cardé et exposés à une température assez élevée. Le meilleur moyen d'y parvenir est de les entourer de bouteilles d'eau chaude, et mieux encore de les placer dans un berceau en métal, en forme de bain-marie.

On cite des enfans nés très faibles et à peine parvenus au terme de la viabilité, qui ont pu être conservés à la vie, au moyen de cette espèce d'incubation.

§ 1. — *Emmaillottement.*

Avant de vêtir l'enfant, et après s'être assuré qu'il n'a aucun vice de conformation, on doit enlever la matière cérumineuse qui recouvre ordinairement sa peau. Pour y parvenir facilement, on délaie cette matière avec de l'huile, du cérat, du beurre frais, et on l'essuie ensuite avec un linge; mais, pour ne laisser aucune impureté, il faut plonger l'enfant dans une eau tiède, légèrement savonneuse, dans laquelle on le lave avec soin.

Cela fait, on le place sur des linges chauds disposés sur les genoux de la garde, qui l'essuie avec soin et l'habille.

Elle place d'abord sur la tête un petit bonnet de toile fine, dit *béguin*, puis un de flanelle; enfin, un bonnet d'étoffe légère, si l'on est en été, et d'un tissu chaud et piqué, si l'on est en hiver. Elle recouvre les bras et la poitrine d'une petite chemisette de toile fine, ouverte par derrière, puis d'une seconde et d'une troisième en tissu plus ou moins chaud, suivant la température : elles doivent être fixées à l'aide de cordons. En général, à moins que ce ne soit pour le maillot supérieur, on doit proscrire les épingles, parce qu'elles peuvent piquer l'enfant. D'ailleurs, quand l'enfant pousse des cris, dont on ignore presque toujours la cause, on est sans cesse tenté d'attribuer son chagrin à une épingle mal placée, et, pour s'assurer du fait, on se voit contraint de le déshabiller à chaque instant.

Avant d'achever la toilette de l'enfant, il faut placer le cordon ombilical dans une compresse en linge fin, double, carrée, et percée d'un trou dans lequel on engage le cordon; on relève le tout au-dessus de l'ombilic. Une seconde compresse est placée sur la première, puis on fait, sur cet appareil, deux ou trois tours de bandes que l'on fixe avec une aiguillée de fil. Cela fait, on enveloppe le siège et les extrémités inférieures dans un premier lange appelé couche; celui-ci est de toile, celui qui le recouvre sera de laine ou de coton, suivant la saison; mais ce maillot ne devra jamais être serré; il devra simplement être replié par le bas, afin que les extrémités inférieures puissent se mouvoir librement sans se refroidir; cependant, si la température est basse, si l'enfant a besoin de chaleur, on place sur le col et les épaules un fichu de mousseline, qui enveloppe aussi les mains, et que l'on fixe par derrière. Enfin, on le couche sur le côté dans son berceau, et jamais on ne le dépose provisoirement sur un siège, tel que fauteuil ou canapé, sur lequel quelqu'un, par inadvertance, pourrait s'asseoir. Des enfans ont souvent été victimes d'une pareille négligence: aussi, on ne saurait trop insister sur cette précaution.

Tout le temps que l'accoucheur a été obligé de s'occuper de l'enfant, il a dû surveiller l'état de la mère; mais aussitôt qu'il a pu confier l'enfant à la garde pour l'habiller, il doit retourner immédiatement auprès de l'accouchée. Dans le cas de grossesse simple, il procédera à la délivrance, mais s'il existe un second enfant dans l'utérus, il attendra son expulsion avant de délivrer.

ART. IV. — DE LA DÉLIVRANCE NATURELLE.

Immédiatement après l'expulsion du produit, l'utérus, en vertu de sa contractilité organique de tissu (rétraction), revient sur lui-même; les attaches celluleuses qui l'unissent au placenta se rompent, et cet organe décollé vient se présenter à l'orifice de l'utérus. Le col qui s'est déjà reformé en partie, est court, large, mou, inégal; on y pénètre facilement, mais l'orifice interne résiste davantage. Cependant, le col n'a pas besoin de s'effacer de nouveau pour livrer passage au placenta, il s'entr'ouvre facilement et le délivre le franchit en totalité ou en partie, et pénètre dans le vagin; rarement on le trouve expulsé hors de la vulve. La délivrance opérée, le col prend plus de consistance et de longueur, mais il est encore obligé de s'entr'ouvrir à plusieurs reprises pour laisser passer les caillots. Ce n'est, enfin, qu'à trente jours qu'il a repris ses dimensions normales: cependant, il est souvent un peu plus court.

La délivrance doit-elle être livrée aux efforts spontanés, ou doit-elle être toujours aidée? Des expériences faites par M. P. Dubois à la Clinique, me permettront de trancher nettement la question. Si on livre l'expulsion du placenta à la contraction utérine et vaginale chez un certain nombre de femmes accouchées, on voit d'abord que, chez un très petit nombre, le placenta est expulsé spontanément, avec rapidité; mais que chez les autres femmes, où cette expulsion aura lieu, elle se fera attendre plus ou moins long-temps; une, deux et même cinq à six heures après la naissance de l'enfant; que chez quelques-unes, la délivrance ne s'effectuera pas du tout; et, qu'enfin, chez ces dernières, la délivrance artificielle, devenue nécessaire, sera d'autant plus difficile, qu'on aura plus attendu, la rétraction de l'orifice interne devenant de plus en plus énergique.

Il résulte de ces faits, que la délivrance doit toujours être aidée. L'accoucheur doit s'assurer, un quart d'heure, vingt minutes après l'accouchement, que la femme a ressenti de petites tranchées qui annoncent la séparation du placenta; alors il pratique le toucher pour s'assurer que cet organe est engagé dans le col de l'utérus, pendant que de l'autre main, il s'assure, par le palper abdominal, que l'utérus forme un corps globuleux, dur dans la région hypogastrique droite.

Si le décollement a eu lieu, il procède immédiatement à l'extraction du placenta. Il enveloppe le cordon avec un linge, afin d'éviter qu'il ne glisse dans les doigts; puis, il l'entortille autour de l'index, et exerce alors des tractions dans le sens de l'axe du détroit supérieur; puis, à mesure que le placenta s'engage, il tire dans le sens de l'axe du détroit inférieur, et pendant ce temps, il doit avoir la précaution de placer l'autre main sur le fond de l'utérus, pour s'assurer qu'il ne l'entraîne pas, ce qui pourrait avoir lieu, si le placenta n'était pas décollé complètement.

A mesure que le placenta se présente à la vulve, l'accoucheur devra le rouler entre les deux mains, afin de former une corde avec les membranes, et leur donner ainsi plus de consistance. Sans cette précaution, quelques parties pourraient rester dans l'utérus et déterminer des accidens, dont nous nous occuperons plus tard.

Si le décollement ne s'est pas effectué, on attendra encore; on fera des frictions sur l'utérus; on exercera quelques légères tractions. Enfin, si après une heure écoulée, la séparation du placenta ne s'était pas opérée, il ne serait pas prudent d'attendre davantage, tant dans l'intérêt de la femme que dans la crainte que la délivrance ne devienne de plus en plus difficile. On devra donc porter la main dans la cavité utérine pour opérer la délivrance artificielle (Voyez *délivrance artificielle*).

Immédiatement après l'extraction du placenta, il faut s'assurer qu'il est bien entier, et que quelques cotylédons ou quelques débris de membranes ne sont pas restés dans l'utérus. Si cet accident avait eu lieu, il faudrait aller à la recherche de ces parties et les extraire.

§ 1. — *Délivrance dans le cas de jumeaux.*

Je l'ai dit, et je le répète, dans le cas de fœtus double, il faut bien se garder d'opérer la délivrance du premier enfant avant la sortie du second. En effet, il existe presque toujours des communications vasculaires entre les placentas; et des tractions exercées sur le premier placenta auraient pour résultat, presque certain, de décoller l'autre prématurément, et d'exposer la femme et l'enfant aux dangers d'une hémorrhagie.

Enfin, après la naissance des deux jumeaux, pour pratiquer la délivrance, on exerce des tractions sur un des cordons, sur celui qui résiste le moins d'abord; puis, sur l'autre, avant de tirer sur les deux cordons : de cette manière, la masse placentaire est engagée par une de ses extrémités et est plus facilement extraite.

§ 2. — *Des soins que l'accoucheur doit donner à la femme immédiatement après la délivrance.*

Après la délivrance, on doit s'assurer par le palper abdominal et le toucher, que le fond de l'utérus n'a pas été entraîné par le placenta, afin d'y remédier immédiatement, si cela avait eu lieu, en introduisant dans l'utérus une main qui en soulèvera le fond renversé; puis, on exerce sur l'abdomen quelques frictions pour faciliter le retrait de l'utérus qui doit former une tumeur dure du côté droit. Cela fait, on laisse la femme se reposer un quart d'heure environ, pour que le sang, que l'utérus fournit en grande abondance dans les premiers momens, ait le temps de s'écouler. On s'occupe alors de faire préparer tout ce qui est nécessaire à sa toilette, de faire bien chauffer ses vêtemens et les linges dont elle devra se garnir, ainsi que son lit; ensuite on passe sous l'accouchée un drap bien sec et bien chaud. On lave, d'abord, doucement et avec précaution les parties génitales et la partie supérieure des cuisses avec une éponge imbibée d'eau un peu chaude; puis, on place des linges bien chauds entre les cuisses pour étancher l'eau; on passe, ensuite, autour du col de la femme le premier vêtement qui aura dû être bien chauffé; et, pendant qu'il la préserve du froid, on aide l'accouchée à retirer ses bras du premier vêtement qui la recouvre et que l'on a soin d'abaisser sur ses reins, à mesure qu'elle passe les bras dans le nouveau; enfin, on retire tous les linges salis par en bas. Cette toilette doit être faite à couvert autant que possible et avec la plus grande célérité; les épaules, le cou et les bras étant bien garnis, on renouvelle les linges chauds appliqués snr les parties génitales: on recouvre la femme d'une couverture légère; on la transporte dans son lit bien bassiné, et jamais on ne doit consentir à ce qu'elle marche pour y aller. Il faut plus d'adresse que de force, pour transporter une femme d'un lit dans un autre, aussi l'accoucheur doit-il en général se charger de ce soin. Pour cela, il passe le bras droit sous les jarrets de l'accouchée, le bras gauche sous les reins, pendant que la femme passe ses bras autour du col de l'accoucheur, pour s'y maintenir fixée; il l'enlève ainsi facilement et la pose sans secousses sur le nouveau lit. Il faut dans ce cas ne pas oublier quelques précautions indispensables: 1° les deux lits doivent être disposés tête-bèche; s'il en était autrement, il faudrait retourner le petit lit de travail pour placer son chevet en opposition avec le chevet du lit où l'accouchée doit être placée;

2° On doit de plus, éloigner avec soin du chemin que l'on doit suivre les tapis non fixés, sur lesquels on peut glisser, les petits tabourets, ou les draps en désordre, dans lesquels les pieds de l'accoucheur pourraient s'embarrasser;

3° Enfin, si le deuxième lit était trop haut, on ferait placer auprès, un petit tabouret, qu'une autre personne aurait soin de fixer pour qu'il ne puisse glisser, et sur lequel on s'éleverait pour déposer l'accouchée plus commodément: ces recommandations pourront paraître puériles à ceux qui n'en ont pas encore senti le besoin, mais les praticiens en apprécieront toute l'importance. Si la femme était trop lourde, il faudrait approcher le lit de travail de celui qu'elle devra occuper, afin qu'elle puisse se glisser de l'un dans l'autre.

Le lit où elle devra passer ses couches, sera bien chauffé, garni d'alèse, et pas trop mou, afin qu'il se maintienne plus long-temps bien fait.

ART. V. — DES SUITES DE COUCHES ET DES SOINS QUE RÉCLAME LA FEMME EN COUCHE, DE CEUX QU'IL CONVIENT DE DONNER A L'ENFANT PENDANT LE MÊME TEMPS.

La chambre où la nouvelle accouchée devra passer le temps de ses couches devra être bien aérée, à une température douce, on aura dû en bannir les odeurs bonnes ou mauvaises; ainsi, on aura soin de faire enlever le plus tôt possible le lit de travail et les linges salis, et on n'y laissera pénétrer qu'un petit jour.

§ 1. — *Ne pas quitter immédiatement l'accouchée.*

A peine la femme est-elle dans son lit, que tantôt elle éprouve un bien-être inexprimable, tantôt elle est prise d'un frisson avec claquement des dents ; mais ce frisson est alors de peu de durée; la chaleur renaît, et la femme éprouve le besoin de se livrer au sommeil.

Qu'elle se laisse aller ou non au sommeil, l'accoucheur ne doit jamais quitter la femme immédiatement après l'expulsion du produit. Pendant ce temps, il doit surveiller attentivement le pouls et l'état de l'utérus. En effet, quelques femmes abandonnées à elles-mêmes ont été prises de pertes graves pendant leur sommeil, et sont passées du sommeil à la mort; d'autres, prises du même accident au moment où elles viennent d'être quittées par leur accoucheur, ont expiré avant qu'il soit possible de le rejoindre ou d'appeler d'autres secours. Aussi on ne doit laisser l'accouchée aux soins de sa garde qu'au bout de deux heures, après avoir toutefois prescrit son régime pour les quelques heures qui doivent suivre.

§ 2. — *Régime.*

Si elle a faim, on lui permettra un bouillon chaud; on recommandera de lui éviter les émotions tristes ou trop gaies; on ne lui permettra de recevoir qui que ce soit, excepté les proches parens, dont les visites devront encore être très courtes, le silence le plus absolu devra être observé par la garde. Pour boisson, on prescrira l'eau sucrée tiède, l'infusion de tilleul et de feuille d'oranger, le sirop de gomme étendu d'eau, une boisson adoucissante et chaude quelconque. Enfin, après s'être de nouveau assuré que la femme ne perd pas trop, et avoir rappelé que tout ce qui est à l'usage de la malade, linge, boissons, etc., doit être tiède, on se retire.

Pendant les cinq à six premières heures qui suivent l'accouchement, le pouls, de serré et fréquent qu'il était, devient souple et développé; la peau est molle, humide, une assez grande quantité de sang est expulsée, trois ou quatre serviettes sont salies.

§ 3. *Première visite de l'accoucheur. — S'assurer que la femme a uriné.*

A sa première visite qu'il devra faire le plus promptement possible, l'accoucheur avant tout, devra s'informer si les urines sont expulsées et il devra se les faire montrer pour en apprécier par lui-même la quantité; souvent en effet, la compression que la vessie et le canal de l'urèthre éprouvent, au moment du passage de la tête, rend l'expulsion des urines difficiles, même quelquefois impossibles; le cathétérisme devient alors nécessaire.

Il est arrivé très souvent que des accoucheurs, ayant oublié de s'informer si les urines étaient ou non expulsées, ont pris pour des douleurs utérines, pour l'invasion d'une métro-péritonite des accidens qui n'étaient déterminés que par la rétention d'urine, et que le cathétérisme seul pouvait faire cesser, ils se sont crus alors obligés de combattre ces accidens par les sangsues, les saignées, les bains, les cataplasmes. Heureux quand l'erreur est reconnue, soit par l'accoucheur, soit à la suite d'une consultation, et quand la femme en est quitte pour un traitement inutile; mais il arrive quelquefois que par un inconcevable ignorance de ceux qui les assistaient, des femmes sont mortes, dans des angoisses inexprimables, la face altérée, le ventre ballonné, le pouls petit, serré, au milieu de douleurs abdominales atroces; symptômes qui tous par leur gravité faisaient croire encore bien plus à l'existence d'une métro-péritonite, arrivée à sa dernière période; tandis qu'il ne s'agissait là que des symptômes de distension extrême de la vessie. Il n'est pas inutile de rappeler que la mort, dans ce cas, est déterminée par la gangrène de la vessie ou sa rupture, à la suite de laquelle survient une péritonite foudroyante; c'est ce dernier accident qui a été plus d'une fois pris pour une rupture de l'utérus.

Il ne faut pas croire que ce tableau soit exagéré; ces rétentions d'urine après l'accouchement sont assez fréquentes, et depuis quatorze années que je pratique, il m'est arrivé plus d'une fois d'être appelé pour des cas semblables; une fois entre autres, auprès d'une dame, qui était assistée par un excellent praticien bien plus âgé que moi, mais étranger à tous ces petits détails, que les personnes exercées journellement peuvent seules ne pas oublier.

La considération méritée à d'autres égards dont cet honorable confrère jouissait, rendait ma position très embarrassante, car je savais qu'en sondant la femme, j'allais dissiper tout cet appareil effrayant de symptômes, et que j'aurais au détriment d'un homme honorable qui n'avait péché que par préoccupation d'esprit, tout l'honneur de la cure; aussi j'approuvai les moyens déjà mis en usage, sangsues, etc., je rassurai complètement les parens, en leur affirmant que, malgré l'état actuel de la malade et son apparente gravité, ces moyens avaient amené la maladie à tel point, qu'elle allait être dissipée presque instantanément; mais je dis à part au confrère, que je pensais qu'il fallait sonder la malade: ce fut un trait de lumière pour lui. Je me retirai, la femme fut sortie du bain où je l'avais trouvée, sondée immédiatement, et guérie comme il m'avait été si facile de l'annoncer.

J'ai entendu souvent M. P. Dubois raconter plusieurs faits analogues.

§ 4. — *Constater l'etat de la malade.*

Après s'être assuré que les urines ont été expulsées, l'accoucheur se fait montrer les linges qui ont été salis, constate l'état du ventre à l'aide de la main, glissée sous les couvertures sans découvrir la femme; il exerce une pression légère dans l'une et l'autre fosse iliaque; si cette pression ne détermine pas de la douleur, il doit être sans inquiétude; l'état du pouls vient aussi dans ce cas, le rassurer, car il n'y a jamais de commencement d'inflammation péritonéale, sans fréquence.

§ 5. — *Prescriptions.*

Il prescrira deux ou trois fois par jour des ablutions avec l'eau pure chaude, ou avec une infusion de cerfeuil, en recommandant toujours que dans tous ces petits soins, on ait grande attention à ne pas découvrir la femme. Pour cette toilette, comme pour les excrétions, il faut faire usage d'un bassin plat chauffé. Il recommandera de nouveau le repos le plus absolu, il défendra qu'on fasse le lit de la malade, et interdira l'entrée de la chambre à toute espèce de visite; la mère et le mari doivent être seuls admis, encore ne doivent-ils pas prolonger leurs visites. La femme a besoin du silence et du repos le plus complet, et elle n'est bien que seule avec sa garde.

§ 6. — *Constater l'état de l'enfant.*

L'accoucheur s'informe aussi de l'état de l'enfant; il s'assure que le méconium et les urines ont été expulsées; au besoin, il favorisera l'évacuation des intestins, à l'aide d'un peu d'eau sucrée, dans laquelle on aura fait dissoudre une cuilleré à café de sirop de rhubarbe, dit de chicorée, ou à l'aide de petits lavemens. Si la mère nourrit, tous ces moyens sont inutiles, le colostrum, ou premier lait, suffit pour relâcher les intestins de l'enfant. Aussi j'ai l'habitude de le faire présenter au sein, aussitôt que la femme a pris quelques heures de repos. Quelques accoucheurs conseillent d'attendre la fièvre de lait; je ne partage pas du tout leur opinion, car les enfans ont à cette époque, bien plus de peine à saisir le mammelon qui est effacé par la tension des seins, et d'ailleurs, l'alimentation artificielle à laquelle on est obligé d'avoir recours pour attendre la montée du lait, nuit plus ou moins à l'enfant.

§ 7. — *Enfans qui se laisseraient mourir de faim.*

La sollicitude de l'accoucheur doit encore être éveillée par une circonstance des plus graves. Quelques enfans, après leur naissance, ne témoignent aucun besoin de prendre des alimens; ils dorment continuellement, ne tètent pas le doigt qu'on leur introduit dans la bouche; le contact du sein même ne les excite pas à têter; si l'on concluait de ce repos que l'enfant n'a pas besoin d'être alimenté, et si l'on ne prenait pas les moyens nécessaires pour le tirer de cette espèce de sommeil léthargique, on le verrait bientôt passer du sommeil à la mort. Il faut placer les enfans devant le feu, et frictionner toute la surface du corps, appliquer de petits cataplasmes sinapisés aux pieds; enfin, leur instiller dans la bouche du lait tiède, coupé avec moitié eau. J'ai vu des enfans qui sans ces précautions, se seraient laissés mourir de faim.

§ 8. — *Premier et deuxième jour des couches.*

Pendant le premier jour et le suivant, il n'y a pas lieu de s'occuper des garde-robes, à moins cependant, que la femme n'ait pas été évacué avant le travail; dans ce cas, on fera donner un lavement simple. Quant à la nourriture, elle doit consister seulement en un potage et deux bouillons, si la femme ne nourrit pas; si elle est nourrice, on peut lui accorder un potage de plus par jour. Jusqu'après la fièvre de lait, l'accouchée doit être visitée deux fois par jour.

a. Des tranchées utérines.

L'accoucheur doit aussi ne pas confondre un phénomène physiologique, les tranchées utérines, avec les douleurs morbides qui annoncent l'invasion d'une inflammation; les tranchées ne s'accompagnent pas de fièvre, elles sont intermittentes, et comme elles résultent de cet effort que fait l'utérus pour chasser les caillots qu'il contient, et exprimer le sang qui se trouve encore contenu dans ses parois, l'accoucheur sentira à travers les parois abdominales, la matrice qui forme une tumeur ronde, en se contractant. La femme sentira qu'une petite quantité de sang s'écoule à chaque contraction. Les tranchées plus fréquentes et plus intenses chez les femmes qui ont eu des enfans, que chez les primipares, qui souvent en sont tout-à-fait exemptes, commencent le plus souvent après la délivrance : d'abord faibles et rares, elles deviennent plus fréquentes, cessent pendant la fièvre de lait, mais quelquefois, elles se reproduisent après; il est rare cependant qu'elles durent pendant les huit ou neuf premiers jours. Les tranchées utérines sont quelquefois assez intenses pour qu'on doive chercher à les modérer ; on y parviendra souvent à l'aide de cataplasmes de farine de graine de lin sur le ventre et la vulve, à moins cependant que la femme ne soit menacée d'une perte ; alors on n'emploierait que le laudanum en lotions sur le ventre, ou administré à la dose de dix, quinze, vingt gouttes au plus dans un huitième de lavement. Si l'utérus avait conservé beaucoup de volume, et que les tranchées parussent déterminées par un caillot volumineux, il faudrait tenter de l'extraire avec deux doigts, et si cela était impossible, administrer le seigle ergoté, comme le conseille M. Velpeau.

b. Des lochies.

On donne le nom de lochies aux liquides qui s'écoulent de la vulve depuis la délivrance, jusqu'à ce que la matrice ait repris son volume normal. Immédiatement après la délivrance et l'expulsion du flot de sang qui l'accompagne, une petite quantité de sang pur s'écoule. Au bout de douze ou quinze heures, le sang perd de sa consistance, sa couleur devient moins foncée, et il ne s'écoule plus bientôt que de la sérosité sanguinolente ; mais tout écoulement cesse ordinairement pendant la fièvre de lait. Une fois qu'elle est terminée, les lochies reparaissent, mais elles sont d'un blanc jaunâtre. La durée de cet écoulement est de quinze jours, trois semaines ou un mois ; quelquefois même, chez les femmes qui ne nourrissent pas et seulement chez celles-là, il peut continuer jusqu'au retour des couches, six semaines après l'accouchement. Les lochies sont aussi plus copieuses chez ces dernières que chez les nourrices. Souvent, les lochies sanguinolentes se prolongent bien au-delà du terme ordinaire et se reproduisent souvent, après avoir cessé pendant plus ou moins de temps, quand les femmes se sont levées trop tôt. Cependant, il est certain que, chez presque toutes les femmes, cet écoulement se colore quelquefois de nouveau en rouge, la première fois qu'elles se lèvent, même après le quinzième jour ; enfin, l'allaitement en diminue la durée et la quantité. Des changemens que subit cet écoulement, est venue la distinction en lochies sanguinolentes et en lochies séreuses ou puriformes : elles ont une odeur *sui generis* qui varie suivant les sujets. Quand elles acquièrent un caractère de fétidité, quelle qu'en soit la cause, il faut prescrire des injections aromatiques légères avec la camomille, et faire de fréquentes ablutions aux parties génitales.

Quant à l'abondance de cet écoulement, elle varie beaucoup : pendant les premières vingt-quatre heures, les femmes salissent ordinairement de huit à dix serviettes, et ce nombre diminue de jour en jour.

c. De la fièvre de lait.

C'est, en général, entre la quarantième et la soixantième heure que la fièvre de lait se déclare. Les seins se tuméfient, se durcissent, les veines sous-cutanées se gonflent, la femme éprouve une céphalalgie plus ou moins intense; la peau est chaude et sèche d'abord, puis il survient une sueur abondante; le pouls, d'abord petit et serré, devient bientôt large et souple ; la langue légèrement blanche; la face colorée.

Rarement un petit frisson signale l'invasion de ce phénomène; les seins se gonflent de plus en plus : la femme ne peut plus rapprocher ses bras du corps; mais, au bout de vingt-quatre à trente-six heures, tous ces symptômes disparaissent.

L'accoucheur, pendant ce temps, doit surveiller la malade encore plus attentivement, ainsi que l'exécution des précautions qu'il a prescrites. La poitrine sera recouverte de fichus de mousseline épais; et dans la crainte d'un refroidissement on s'abstiendra de toute ablution et de lavemens, à moins qu'ils ne soient tout-à-fait indiqués.

La diète absolue est de rigueur. Les femmes, à cette époque, désirent souvent prendre de prétendus anti-laiteux : tels que la canne de Provence, la pervenche. Il n'y a aucun inconvénient à satisfaire ce désir : ces tisanes en valent d'autres. De plus, elles ont l'avantage de mettre la responsabilité de l'accoucheur à l'abri. La fièvre de lait est souvent très faible chez les femmes qui nourrissent; elle manque quelquefois tout-à-fait. Cela peut avoir lieu aussi chez une femme qui ne nourrit pas; d'où l'on doit conclure qu'elle aurait été tout-à-fait incapable de remplir les fonctions de nourrice.

§ 9. — *Régime après la fièvre de lait.*

La fièvre de lait une fois passée, on peut permettre quelques alimens, tels qu'un ou deux potages. Cependant, si les seins restaient encore tuméfiés, des bouillons devraient seuls être administrés; un léger laxatif, soit par la bouche, soit en lavement, deviendrait de plus quelquefois nécessaires. Mais, à mesure qu'on s'éloignera du terme de l'accouchement, on augmentera la quantité des alimens, qui doivent être de facile digestion : le café au lait le matin, par exemple, quand la femme en a l'habitude, des potages gras ou maigres, des confitures, du pain mollet, du poulet, etc. Le douzième ou quinzième jour, elle peut, sous ce rapport, reprendre ses habitudes.

a. Chute du cordon.

C'est vers le quatrième ou le cinquième jour qu'a lieu, en général, la chute du cordon, quoiqu'il puisse également tomber avant et après ce terme moyen; l'accoucheur doit alors examiner l'ombilic avec attention; s'il suppure après la chute du cordon, il appliquera un linge enduit de cérat ou de beurre frais, jusqu'au dixième ou douzième jour, époque à laquelle la cicatrisation est complète, et il maintiendra cet appareil au moyen d'une bande assez serrée. S'il y avait exomphale, il placerait sous ce bandage des compresses graduées ou une petite pelotte de coton assez résistante.

b. Faire le lit de l'accouchée.

On ne fera le lit de l'accouchée qu'après la fièvre de lait, et cette opération pourra ensuite être renouvelée tous les jours; mais, pendant ce temps, la malade sera transportée sur un autre lit, où elle restera couchée jusqu'au moment où elle sera replacée dans son lit ordinaire. Du neuvième au quinzième jour seulement, et encore en ayant égard aux tempéramens, aux circonstances de l'accouchement et aux suites de couches, elle pourra s'asseoir dans un fauteuil, pendant une heure ou deux, et cela pendant deux ou trois jours; après quoi, elle pourra essayer ses forces en faisant quelques pas.

§ 10. — *Première sortie de l'accouchée.*

Ce n'est que du vingtième au trentième jour qu'elle doit sortir pour la première fois, surtout si c'est en hiver. Il est plus prudent même, dans ce cas, de ne lui permettre cette sortie qu'au bout de six semaines. Il faut aussi lui défendre d'aller immédiatement à l'église, pour remercier Dieu de son heureuse délivrance; la température intérieure qui en est toujours froide et humide, même en été, contraste trop avec celle de l'extérieur, et la femme qui s'y expose y contracte souvent les germes de maladies plus ou moins graves.

§ 11. — *Entretenir la liberté du ventre.*

Chaque jour, depuis la fièvre de lait, la nouvelle accouchée devra prendre un lavement. Si l'eau simple est insuffisante, on y ajoutera un peu de miel de mercuriale, quinze à vingt grammes. Enfin, dans le cas où ce laxatif manquerait son effet, on administrerait quinze grammes d'huile de ricin dans une tasse de bouillon gras, de bouillon aux herbes ou de poulet, c'est le procédé qui m'a paru préférable. D'abord, ce purgatif en lui-même est très doux, d'un effet sûr, purge dans la plupart des cas sans coliques et ne détermine jamais de superpurgations; de plus, administré dans le bouillon bien chaud, aussi chaud qu'on peut le prendre, il perd une grande partie de son goût désagréable, ce qui n'a pas lieu quand on le mélange, comme on le conseille, avec le sirop de limon.

§ 12. — *Anti-laiteux.*

Toutes les femmes croient aux dépôts laiteux et les craignent extrêmement : aussi demandent-elles, pour la plupart, à prendre des anti-laiteux et à être purgées. Je me suis déjà expliqué à l'égard de la canne et de la pervenche; quant aux laxatifs, à moins de contre-indication, il faut en permettre l'usage : ils ne peuvent qu'être utiles ; et, de plus, les femmes perdront le droit, par suite, de vous attribuer les affections rhumatismales et autres dont elles pourraient être tourmentées jusqu'à la fin de leurs jours ; ce qu'elles ne manqueraient pas de faire, si vous leur défendiez l'usage des laxatifs. Dans ce cas, c'est à l'huile de ricin ou à l'eau de sedlitz que j'accorde toujours la préférence.

Quelquefois, si la langue est large, blanche, jaunâtre, la bouche amère et pâteuse, s'il n'y a pas d'appétit, et surtout si la constipation est opiniâtre, l'accoucheur devra prendre l'initiative et ordonner une purgation.

DES ACCIDENS QUI PEUVENT SE MANIFESTER PENDANT TOUT LE COURS DE L'ACCOUCHEMENT, LORSQUE LE SOMMET SE PRÉSENTE.

Dans le plus grand nombre de cas, l'accouchement n'est qu'une fonction naturelle, que les ressources de l'organisme suffisent à accomplir ; l'accoucheur n'est le plus souvent que simple spectateur de l'accouchement ; mais une foule de circonstances peuvent entraver la marche du travail, le rendre dangereux, ou tout-à-fait impossible : il faut alors tenter de diriger la nature dans les voies qu'elle devrait suivre ou la suppléer ; enfin, il faut soustraire la mère et l'enfant aux dangers qui les menacent.

Dans l'énumération de ces accidens, je ne suivrai pas la marche généralement adoptée, mais je les envisagerai tous en les groupant autant que possible, sous le point de vue des difficultés qu'ils peuvent créer, et des opérations qu'ils peuvent nécessiter depuis le début du travail jusqu'à sa terminaison. J'indiquerai aussi, après chaque accident, les manœuvres propres à remédier à chaque accident en particulier, me réservant de parler des grandes manœuvres, version, forceps, etc., etc., applicables à presque tous les cas, après l'énumération complète de tous les accidens qui peuvent en nécessiter l'emploi. De plus, les indications et les procédés opératoires particuliers n'étant pas les mêmes dans toutes les présentations, je les envisagerai, d'abord, sous le point de vue de la présentation du sommet, puis sous celui de la présentation de la face, de l'extrémité pelvienne et du tronc.

CHAPITRE PREMIER.

ACCIDENS QUI SONT DE NATURE A RETARDER OU A EMPÊCHER L'ACCOUCHEMENT.

ART. I. — FAIBLESSE DES CONTRACTIONS, INERTIE DE L'UTÉRUS.

La faiblesse des contractions utérines se manifeste spécialement chez les femmes d'une constitution grêle, débile ou affaiblies par de grandes maladies. Chez elles, les contractions peu énergiques meurent presque aussitôt qu'elles se manifestent; elles ne portent pas, comme on dit vulgairement; la dilatation de l'orifice est lente, la poche amniotique ne fait pas effort à travers cet orifice. Enfin, si les membranes sont rompues, la tête vient reposer à peine sur l'orifice

L'accoucheur doit, autant que possible, soutenir les forces de la malade, à l'aide de quelques légers toniques, tels que bouillon, vin généreux; et, si ces moyens sont insuffisans, il doit administrer le seigle ergoté, mais seulement lorsque la dilatation est presque complète.

§ 1. — *Faiblesse propre de l'utérus.*

La faiblesse propre de l'utérus, quoique, du reste, la constitution de la femme soit bonne, peut déterminer aussi les mêmes phénomènes. Souvent même, toute l'énergie dont l'utérus est doué, s'épuise dès le début du travail, à produire des contractions vives et soutenues, puis ces contractions perdent bientôt peu-à-peu de leur intensité, et finissent par cesser tout-à-fait.

Il faut alors exercer des frictions sur l'abdomen, titiller le col de l'utérus, faire marcher la femme, administrer le seigle ergoté.

Du seigle ergoté.

L'ergot de seigle, d'une bonne qualité, porte une espèce de champignon ou de chaperon à son sommet, il est violet foncé, comme recouvert de poussière; il doit être pulvérisé, au moment même où on en fait usage, sans quoi il perd sa vertu.

Ce médicament a la propriété d'accroître les contractions utérines et de les réveiller; c'est ce que personne ne conteste aujourd'hui; mais on n'admet pas aussi généralement qu'il puisse déterminer des contractions, lorsque ces contractions ne se sont pas déjà manifestées. Pour moi, je regarde comme certain qu'il peut les produire *de toutes pièces*, si je puis m'exprimer ainsi; mais surtout à une époque avancée de la grossesse (1). Ce n'est, au reste, seulement qu'après le terme de la viabilité fœtale, que je l'ai administré jusqu'à présent, avant qu'il y ait eu des contractions utérines, et je ne l'ai jamais vu, dans ces cas, manquer son effet.

(1) Une naine, dont j'aurai encore occasion de parler plus tard, et que M. P. Dubois avait été obligé de délivrer une première fois à l'aide du forceps, devint enceinte de nouveau. Pour éviter une opération, il résolut de déterminer chez

Outre qu'il remédie à l'inertie utérine, le seigle ergoté jouit aussi de propriétés hémostatiques, qui en font un médicament précieux dans les hémorrhagies utérines. Dans ce cas, il agit sur la contractilité organique propre du tissu de l'organe (la tonicité), tandis que dans le premier cas, il réveille, développe la contraction organique.

Les contractions qu'il détermine diffèrent un peu des contractions naturelles, ce qui permet de bien reconnaître si le retour des contractions est bien dû à l'action du médicament ou est naturel. Celles-ci se manifestent ordinairement dix minutes, un quart d'heure après l'ingestion, et leur effet ne dure qu'une heure et demie. Elles sont permanentes, marchent par exacerbation, et les intervalles qui séparent ces redoublemens ne laissent pas la femme dans un calme parfait, comme cela a lieu entre chaque douleur naturelle; l'utérus reste constamment contracté et resserré sur le produit. Ces contractions ressemblent beaucoup aux contractions pathologiques, dont je vais bientôt m'occuper; elles sont aussi fatigantes pour la femme, mais bien différentes dans les résultats; car elles déterminent l'accouchement, tandis que les douleurs pathologiques n'accélèrent en rien le travail.

Cette permanence de la contraction utérine a quelquefois de grands inconvéniens pour l'enfant : aussi, quelques accoucheurs se fondant sur ce que le seigle ergoté peut déterminer la mort de l'enfant, en ont tout-à-fait proscrit l'usage.

Il est malheureusement certain qu'on fait un grand abus de ce médicament. Je l'ai vu souvent administré dans des cas où il était tout-à-fait inutile; bien plus, dans quelques circonstances où j'ai été appelé en ville pour changer une mauvaise présentation, j'ai trouvé le fœtus mort, et l'utérus tellement revenu sur lui-même, tellement rétracté, que la version était extrêmement difficile, parce que, méconnaissant l'indication,

elle l'accouchement prématuré. Le seigle ergoté lui fut donc administré avant toute douleur, au terme de huit mois environ, et peu de temps après, un travail régulier se manifesta on avait administré le seigle ergoté, au lieu de changer la présentation, comme on aurait dû le faire.

Cet abus et ces conséquences fâcheuses ont beaucoup contribué à discréditer ce médicament dans l'esprit de certains praticiens très recommandables; mais doit-on se priver d'un médicament précieux, parce qu'il a des inconvéniens quand il est mal administré? Non, sans doute.

Aussi je vais déterminer, d'après M. P. Dubois, les circonstances où ce médicament devra être administré, et celles où l'usage doit en être proscrit.

Il ne doit être donné, pendant le travail, dans le cas de faiblesse des contractions utérines ou d'inertie complète de l'utérus, que lorsque le bassin est bien conformé, lorsque la tête de l'enfant n'a que ses dimensions normales, et lorsque la présentation permet l'expulsion spontanée. Ainsi, il doit être proscrit dans les présentations du tronc. On doit de même en défendre l'usage quand il existe un obstacle sérieux au col, soit par suite d'un état morbide ou d'un défaut de dilatation, et ne le permettre qu'après la rupture des membranes, et lorsque le col est dilaté ou assez dilatable pour céder facilement. On doit bien se garder aussi de l'administrer quand la tête est dans l'excavation ou à la vulve, et quand l'enfant est en danger. C'est alors au forceps qu'il faut avoir recours.

Il faut, autant que possible, éviter de l'administrer aux femmes primipares, dans la crainte qu'une expulsion trop rapide ne puisse compromettre le périnée, à celles qui sont très nerveuses et très irritables, aux femmes chez lesquelles il existe des symptômes de congestion, ou simplement des symptômes de pléthore, la saignée dans ce cas étant seule indiquée; enfin, aux femmes chez lesquelles la sensibilité utérine est habituellement exaltée, et qui sont sujettes aux inflammations.

L'ergot de seigle s'administre le plus généralement en poudre que l'on délaie dans un demi-verre d'eau sucrée : la dose est d'un gramme divisé en trois paquets, que l'on fait prendre à dix minutes d'intervalle, afin de pouvoir suspendre le médicament si la première, puis la seconde dose suffisaient pour ranimer les contractions. On a aussi conseillé de l'administrer en décoction, en infusion, à l'état d'extrait alcoolique, de teinture éthérée; mais comme son action est d'autant plus efficace, qu'il est pulvérisé plus fraîchement, il vaut mieux l'administrer en poudre.

Ce médicament, quelle que soit la forme sous laquelle il est administré, est souvent vomi; dans ce cas, on l'administre en lavement : il est même, dans ce cas, plus rapidement absorbé que par l'estomac, et agit plus directement sur l'utérus; aussi, il faut avoir soin de n'en pas élever la dose.

§ 2. — *Pléthore.*

La pléthore générale ou locale peut aussi ralentir ou suspendre les douleurs; la saignée, dans ce cas, devra être pratiquée.

§ 3. — *Impressions morales.*

Les impressions morales vives, déterminées par l'arrivée ou la présence de personnes qui déplaisent, la vue d'un accoucheur autre que celui que la femme attendait, par l'annonce d'une nouvelle inattendue, qu'elle soit de nature à déterminer la joie ou la tristesse, peuvent produire aussi les mêmes effets. Il en est de même d'une douleur vive, étrangère à la contraction utérine; quelle qu'en soit la cause, l'accoucheur devra la discerner et s'attacher à la combattre.

§ 4. — *Mort de l'enfant.*

La mort de l'enfant n'influe pas sur les contractions utérines, comme quelques accoucheurs le pensent. L'expulsion d'un enfant qui a cessé de vivre se fait quelquefois, il est vrai, avec lenteur; d'autres fois, l'art est obligé d'intervenir pour en déterminer l'expulsion. Mais il ne faut pas croire que ce soit la mort de l'enfant elle-même qui détermine ces obstacles; en effet, si la femme et l'utérus sont doués d'une énergie suffisante, l'expulsion se fait aussi rapidement que dans les cas où l'enfant est vivant; et quand elle est plus lente après la mort du produit, cela ne tient pas au défaut d'action du produit, mais bien à ce que les causes qui ont déterminé sa mort ont influé aussi sur la constitution de la mère, et sur l'énergie de l'organe gestateur.

§ 5. — *Distension extrême de l'utérus.*

La distension extrême de l'utérus, soit qu'elle soit déterminée par la présence de plusieurs fœtus, soit qu'elle dépende d'une grande accumulation de liquide, peut aussi déterminer la faiblesse, la suspension ou la cessation complète des douleurs. En effet, dans les cas ordinaires, l'œuf n'est pas entièrement rempli par le liquide amniotique, et l'utérus ne se trouve pas distendu; celui-ci peut alors, avant la rupture des membranes, réagir sur l'œuf et en engager une partie dans l'orifice. Lorsque cet organe, au contraire, a été forcé de s'étendre au-delà des limites ordinaires, par suite de l'accroissement anormal de l'œuf, il perd en partie ses propriétés contractiles, ou n'en reste plus doué qu'à un degré peu marqué. On remédie à cet accident en donnant issue à une partie du liquide amniotique, au moyen de la rupture des membranes; l'utérus alors se retrouve dans les conditions normales; la contractilité organique dont il est doué ne rencontre plus d'obstacle à son exercice.

§ 6. — *Résistance des membranes.*

Les membranes ont quelquefois une épaisseur et une consistance telles, que des contractions énergiques et soutenues ne peuvent en triompher facilement, quoique la dilatation soit depuis long-temps complète et que la poche des eaux fasse saillie dans le vagin. Si l'on n'intervient pas dans ce cas, la rupture des membranes peut se faire très long-temps attendre; quelquefois même les contractions peuvent être insuffisantes à déterminer cette rupture: l'utérus tombe alors dans l'inertie et il y a nécessité d'opérer cette rupture artificiellement.

§ 7. — *De la rupture des membranes.*

Après s'être assuré que la dilatation est complète, après avoir constaté que la présentation est favorable, qu'il n'y a aucun autre obstacle mécanique que la solidité des membranes, on opère la rupture des membranes. Pour cela, on choisit le moment d'une forte contraction, et pendant que la poche bombe fortement, on pousse sur elle l'extrémité du doigt indicateur : cet effort suffit souvent ; mais il arrive quelquefois qu'on est obligé d'écorcher avec le bout de l'ongle la surface des membranes, afin de les affaiblir ; souvent même, il faut se servir d'un instrument piquant : une plume taillée comme pour écrire, par exemple. On l'introduit, appliqué sur l'index, jusque sur les membranes; puis, au moment d'une contraction, on la pousse légèrement avec l'autre main, et la poche se déchire aussitôt d'elle-même sur cette pointe.

La plume est, sans contredit, l'instrument qui doit être préféré : il est flexible et inoffensif. Il est souvent nécessaire de la recourber, pour arriver plus facilement sur les membranes.

J'ai posé en principe que l'on ne doit rompre les membranes que lorsque la dilatation est complète, parce que si on opère cette rupture, le col, non encore dilaté, ne peut livrer passage au produit. Le liquide amniotique s'étant écoulé, les contractions nécessaires pour achever cette dilatation s'exerceront directement sur l'enfant, qui, n'étant plus protégé par le liquide, reste exposé, jusqu'à la dilatation complète, aux efforts de contraction de l'utérus et peut périr victime de cette compression.

Mais il y a des exceptions à cette règle : ainsi, quand le col, sans être dilaté complètement, est effacé, souple et dilatable, si la rupture devient nécessaire pour activer le travail, on peut la pratiquer sans danger pour le produit. Les inconvéniens de cette rupture prématurée, soit qu'elle ait été pratiquée artificiellement, soit qu'elle se soit opérée seule, ont été beaucoup exagérés.

Car, dans la plupart des cas où cette rupture est nécessaire, la tête de l'enfant bouche si exactement l'orifice qu'il s'écoule, en général, très peu de liquide, à tel point qu'on est souvent obligé d'en favoriser l'écoulement successif, pour continuer à réveiller la contraction utérine. Pour cela, mais seulement quand la dilatation est presque complète, on soulève la tête légèrement au-dessus de l'orifice, et, à chaque petit flot de liquide qui s'écoule, la contraction renaît.

La rigidité du col utérin, son obliquité, son agglutination, la résistance du périnée, les vices de conformation du bassin et du produit, les mauvaises présentations, sont autant d'accidens qui peuvent ralentir le travail indirectement, en affaiblissant les contractions. Dans ces cas, l'utérus se contracte d'abord avec plus ou moins d'énergie; puis lassé, pour ainsi dire, de s'exercer contre des obstacles dont il ne peut triompher, il s'épuise, les contractions s'affaiblissent peu-à-peu, deviennent rares, enfin elles cessent complètement. Je devrais donc m'occuper ici de ces accidens; mais, comme ils constituent aussi directement par eux-mêmes des obstacles à l'expulsion du produit, ils trouveront mieux leur place dans un chapitre spécial.

Enfin, quelle que soit la cause de l'inertie, si aucun des moyens que je viens d'indiquer n'avait pu ranimer les contractions utérines, il faudrait extraire le produit, en allant chercher les pieds (version), si la tête est située au-dessus du détroit supérieur ou à peine engagée dans ce détroit; ou bien l'extraire par le forceps, si les premières contractions qui se sont manifestées au début du travail ont engagé la tête dans l'excavation, l'inertie étant survenue après cet engagement (voyez *Forceps*, *version*, à la fin de cet article).

ART. II. — DES CONTRACTIONS IRRÉGULIÈRES OU PATHOLOGIQUES.

La contractilité organique de l'utérus est sujette à des irrégularités dans son mode d'action et à un état particulier d'exacerbation, qu'il est bien important de reconnaître.

L'utérus, comme on a pu le voir dans les figures de la partie anatomique de cet ouvrage, est constitué par plusieurs plans fibreux et plusieurs faisceaux musculaires, qui constituent de véritables muscles bien distincts. Dans l'accouchement normal, tous ces muscles se contractent à-la-fois pour agir sur le produit, et le résultat de cette contraction est une douleur vive, suivie bientot d'un calme parfait. Si, au contraire, les différens muscles se contractent les uns après les autres, il en résulte une série de contractions alternatives extrêmement douloureuses, fatigantes, et très irrégulières dans le mode et dans les intervalles de leur reproduction.

La main, appliquée sur l'abdomen, reconnaît très bien aux irrégularités de la surface de l'utérus, à la dureté de certaines parties de son étendue, à la mollesse de certaines autres, que les contractions sont partielles; on sent, de plus, que le fœtus ballotté par ces alternatives de contractions, au lieu d'être engagé par une synergie d'action de tous les muscles de l'organe, ne s'avance que lentement, et le plus souvent ne fait aucun progrès.

D'autres fois, les douleurs sont continues; on n'y remarque pour tout paroxysme que de véritables exacerbations. Dans ce cas, toutes les parties de l'organe se contractent à-la-fois, et bien que cette contraction puisse déterminer l'engagement du produit, cependant l'impulsion qu'il reçoit n'est pas en rapport avec la violence de la douleur. Dans l'une et l'autre circonstance, les femmes sont en proie à une agitation extrême, à un véritable désespoir; le pouls est fréquent, développé; la peau chaude; la face rouge et animée; tous les muscles du corps semblent participer à la contraction de l'organe; l'intelligence se trouble. Enfin, si l'on ne modifiait pas cet état particulier de l'organe, auquel on a donné le nom de tétanos utérin, il serait bientôt remplacé par de véritables convulsions, par l'éclampsie puerpérale.

Toutefois, dans ce cas, la médication est le plus souvent suivie d'un résultat heureux, elle permet de faire cesser les angoisses horribles auxquelles les femmes sont en proie, et d'en prévenir les fâcheuses conséquences.

Elle consiste dans la saignée générale, les bains et les narcotiques, suivant le tempérament de la femme. Si elle est pléthorique, la saignée suffira quelquefois seule; mais si, dix minutes ou un quart d'heure après qu'elle aura été pratiquée, l'effet sédatif qu'elle doit produire ne s'est pas manifesté, il faut recourir aux opiacés. Si elle est nerveuse, irritable, les bains, et surtout les narcotiques devront être employés. On administrera d'abord un lavement de quinze gouttes de laudanum de Sydenham, dans un quart de verre d'eau tiède seulement, afin qu'il soit plus facilement gardé; puis on fera mettre la femme au bain; si, un quart d'heure après sa sortie du bain, l'effet n'est pas produit, on reviendra de quart d'heure en quart d'heure aux petits lavemens, avec addition de quinze gouttes de laudanum dans chaque, la dose de laudanum employée dût-elle aller jusqu'à soixante ou quatre-vingts gouttes.

En général, peu d'instans après le premier lavement, les douleurs s'affaiblissent. A cette agitation extrême, succède un calme parfait, pendant lequel la femme goutte quelquefois un sommeil bienfaisant; puis les douleurs renaissent, mais régulières, et suivies d'intervalles de calme. La femme a retrouvé son énergie, son courage, et l'accouchement fait de rapides progrès.

J'ai eu souvent, tant en ville qu'à l'hôpital, l'occasion d'employer cette médication, que j'ai toujours vue couronnée de succès. C'est par M. P. Dubois que je l'ai vu employer pour la première fois. Je me bornerai à en citer un exemple. (1)

(1) Le 11 juillet 1837, la nommée Carron, âgée de vingt-cinq ans, entra à la salle d'accouchement, présentant tous les symptômes d'un travail commençant : les douleurs assez vives étaient continuelles; cependant le travail languissait, la femme était excédée de fatigue et découragée : quinze gouttes de laudanum lui furent administrées, les douleurs se suspendirent, un sommeil assez calme survint, et elle n'accoucha que le lendemain.

Je pourrais multiplier ces citations, mais l'étendue de cet ouvrage ne me le permettant pas, je renvoie au Mémoire que j'ai publié sur cette matière en 1838.

ART. III. — ÉPUISEMENT DES FORCES.

L'épuisement des forces peut se présenter à toutes les époques du travail ; il faut chercher à les ranimer par des toniques, mais ces moyens sont souvent infructueux quand cet épuisement se rattache à des maladies antérieures, ou dépend d'un excès de fatigue. L'accoucheur se trouve alors dans l'obligation d'extraire le fœtus ; par la version, si la tête est encore au détroit supérieur ; par le forceps, si elle est engagée et que la version ne soit plus possible

ART. IV. — RHUMATISME UTÉRIN.

Le rhumatisme utérin est encore un obstacle à l'accomplissement régulier de la parturition, quelquefois même, il rend cette expulsion impossible sans les secours de l'art.

Les symptômes de cette affection sont à-peu-près les mêmes que ceux des contractions pathologiques, chaque contraction n'est pas séparée par un calme franc ; la contraction, quand elle se manifeste, n'est que l'exacerbation d'une douleur qui n'a pas cessé ; de plus, chacune de ces exacerbations est perçu aussi douloureusement par la mère pendant toute sa durée. La douleur réside dans la contraction utérine même, tandis que dans la contraction normale, la douleur ne se fait pas sentir dès le début, elle n'est perçue qu'au moment où l'effort du corps de l'organe est communiqué au col.

Dans le rhumatisme utérin, la douleur ne débute pas par le fond, comme cela a lieu dans la contraction normale, mais elle se fait sentir d'abord dans le point où la femme souffre habituellement, et de là, elle se propage au col.

La violence des douleurs est quelquefois telle dans cette circonstance, que la contraction s'arrête brusquement, et qu'elle est remplacée par une douleur permanente qui n'exerce aucune influence sur la marche du travail ; bien plus, dans la crainte d'augmenter ses douleurs, la femme évite de contracter les muscles abdominaux, et le travail marche alors avec une lenteur excessive, ou cesse complètement, malgré l'intensité et la continuité des douleurs. La femme est dans un état d'anxiété extrême, accompagnée de ténesme vésical; la soif est excessive, le pouls fréquent, la peau chaude et sèche. La persistance de cet état tout-à-fait analogue aux contractions pathologiques, dont je me suis occupé plus haut, peut donner lieu à l'éclampsie, ou déterminer une métrite : il est donc bien important de faire tous ses efforts pour le modérer. Comme dans les contractions pathologiques, on fera sur le ventre des embrocations avec parties égales d'huile d'amandes douces et de laudanum; on administrera le laudanum de Sydenham dans un huitième de lavement, à la dose de dix, quinze, vingt gouttes, suivant l'importance des accidens; on pratiquera une petite saignée, s'il y a pléthore; enfin, dans le cas d'insuffisance de ces moyens, et si le travail ne faisait aucun progrès, il faudrait extraire le produit, à l'aide de la version ou du forceps; rarement dans ce cas, pourra-t-on agir par la version; en effet, les premières contractions suffiront souvent pour rendre cette opération impossible, par suite du retrait de l'utérus, et pour abaisser assez la tête pour qu'elle soit accessible au forceps.

ART. V. — OBLIQUITÉS DE L'UTÉRUS.

Dans l'article *Maladies et incommodités de la grossesse*, je me suis occupé des obliquités de l'utérus, il me reste maintenant à parler de leur influence sur le travail.

§ 1. — *Obliquité antérieure.*

L'obliquité antérieure, quand elle n'est que peu prononcée, ne constitue, comme je l'ai dit, que l'état normal de l'utérus parvenu à terme, et ne nécessite aucun soin particulier; mais quand elle est très prononcée, elle peut ralentir sensiblement le travail; il est donc nécessaire de la corriger; en effet, par suite de l'antéversion forcée du fond de l'utérus, le col est fortement dirigé en arrière et appliqué contre la face antérieure du sacrum (fig. 102); la dilatation du col ne s'effectue qu'avec une extrême lenteur, ou ne s'accomplit pas du tout, et si le bassin est large, la tête ne pouvant franchir l'orifice utérin, pousse au devant d'elle jusqu'à la vulve le segment antérieur et inférieur de l'utérus. La ligne courbe ponctuée de la fig. 102 représente cette propulsion; si le bassin est étroit, la difficulté est beaucoup plus grande, et les accidens peuvent être plus graves. Ainsi la partie antérieure et inférieure de l'utérus distendue par la tête, qui fait effort pour s'engager au détroit supérieur, peut se déchirer, ou tomber en gangrène.

Diagnostic.

Il est facile dans le premier cas, quand la tête est engagée dans l'excavation, de s'assurer qu'elle n'y est pas arrivée nue; le doigt, fortement porté en arrière, sentira l'orifice utérin; de plus, l'antéversion du corps de l'organe témoignera suffisamment de la cause qui ralentit le travail; cependant il peut arri-

(Fig. 102.)

ANTÉVERSION UTÉRINE.

(Fig. 103.)

INSERTION POSTÉRIEURE DU COL.

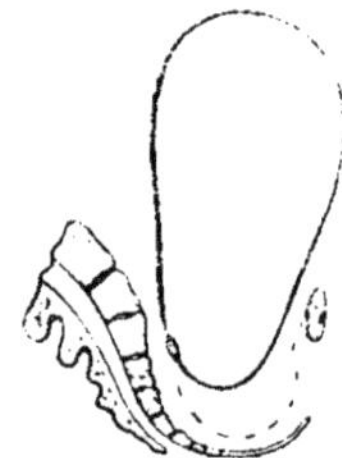

ver que le col soit dirigé fortement en arrière, sans inclinaison antérieure du corps, par suite de l'insertion anormale du col sur l'utérus (fig. 103), et que cette disposition donne lieu aux difficultés que je viens de signaler. Il sera facile de distinguer ces accidens l'un de l'autre.

Quand la tête est encore au détroit supérieur, l'exploration abdominale et le toucher feront reconnaître l'accident, mais l'orifice de l'utérus sera souvent dans ce cas, plus facile à atteindre que lorsque la partie inférieure de l'utérus a été poussée dans l'excavation.

§ 2. — *Obliquité postérieure.*

A l'exemple de Baudelocque, Gardien, Désormeaux et de M. P. Dubois, je n'admets pas l'obliquité postérieure comme possible à terme. Et d'ailleurs, quand bien même cette disposition existerait, jamais elle ne pourrait être assez prononcée pour mettre obstacle à l'expulsion. Le corps de l'utérus retenu par la colonne vertébrale, ne pourrait jamais se basculer assez en arrière, pour éloigner l'orifice utérin du détroit supérieur ; cet orifice pourrait tout au plus se placer derrière les pubis, mais il serait toujours exposé au vide du bassin, ce qui rendrait toujours le passage de la tête possible.

(Fig. 104.)

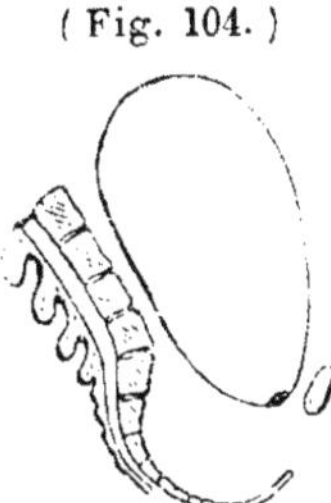

On trouve cependant dans les auteurs quelques faits rapportés comme des exemples d'inclinaisons postérieures de l'utérus à terme, mais ces faits ne sont, à mon avis, que des cas d'insertion anormale du col sur la partie antérieure de l'utérus (fig. 105). En lisant les observations rapportées par Mériman (1) et M. Velpeau, on acquerra la certitude de ce que je viens d'avancer : en effet, dans aucune, il n'est démontré qu'il y ait eu inclinaison postérieure de l'organe ; la situation du col, paraît avoir appelé spécialement l'attention des observateurs, et c'est cette direction du col qui probablement leur a fait admettre

(Fig. 105.)

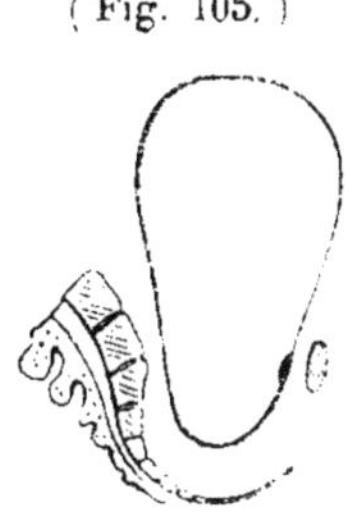

(1) That an alteration in the state was at hand.

une inclinaison dans le sens opposé pour le corps de l'utérus; au reste, quelle que soit la cause de cet accident, les conséquences en sont toujours les mêmes, ainsi que les moyens d'y remédier.

Diagnostic.

La situation de l'orifice suffit pour caractériser cet accident.

§ 3. — *Obliquités latérales.*

Comme je l'ai dit en parlant de cet accident pendant la grossesse, l'obliquité latérale droite est beaucoup plus fréquente que la gauche, aussi est-elle bien plus disposée que cette dernière à s'exagérer.

Il est rare que cette inclinaison puisse apporter obstacle à la terminaison de l'accouchement; cependant elle peut ralentir un peu le travail. J'ai aussi la conviction intime, qu'elle peut influer sur la nature de la présentation du produit. J'ai cité page 272, et fig. 95, le cas d'une dame chez laquelle cette inclinaison forcée, déterminait une variété frontale du sommet, que la réduction de l'utérus corrigea immédiatement; je ne serais pas non plus éloigné de considérer avec Dugès cet accident, comme pouvant déterminer dans certains cas, les présentations du tronc.

Traitement.

Il est bien rare que les obliquités utérines mettent un obstacle sérieux à l'expulsion du produit; si elles sont peu prononcées, elles peuvent ralentir le travail, mais la nature triomphe tôt ou tard des difficultés. Cependant, l'accoucheur ne doit pas rester paisible spectateur de l'expulsion; la patience est sans doute sa première vertu, mais dans ce cas, il y a quelque chose de mieux à faire que d'attendre; il faut soutenir l'utérus pendant chaque contraction, le ramener à sa situation normale, et l'y maintenir, si cela est possible, par la situation qu'on donnera à la femme. En effet, on mettra par ce moyen, l'axe de l'utérus en rapport avec celui du détroit supérieur, et la somme des forces expultrices s'exerçant directement sur le produit, la dilatation du col, et l'engagement de la tête se feront plus rapidement.

La nature pourrait encore se suffire dans les cas rares d'inclinaison forcée; mais ici l'art doit intervenir de toute nécessité. Il faut réduire l'utérus, et le maintenir réduit.

Le décubitus sur le dos dans l'obliquité antérieure, sur le côté opposé à l'obliquité dans les inclinaisons latérales, telle est la situation à donner à la femme. Puis, à l'aide des mains appliquées à l'extérieur, on ramène l'utérus dans sa rectitude, en ayant soin de le maintenir réduit, surtout pendant la contraction utérine : un bandage remplira souvent cet effet, mais il est bon de l'aider du secours des mains, au moment de la contraction. Dans la plupart des cas, ces moyens suffiront; cependant, il est quelquefois nécessaire d'attirer le col utérin en avant, à l'aide des deux doigts d'une main, pendant qu'on soulève l'utérus de l'autre main. Cette réduction du col doit être faite pendant le calme, mais les doigts doivent le maintenir réduit pendant la contraction.

Enfin, pour tout prévoir, si ces moyens étaient insuffisans, ce qui pourrait avoir lieu tout au plus dans le cas d'insertion anormale du col sur l'utérus, et si l'accouchement devenait impossible, il faudrait, dans le cas où la tête serait au-dessus du détroit supérieur, introduire la main dans le vagin, chercher l'orifice et tâcher de pénétrer dans la cavité utérine, pour faire la version pelvienne.

Si la tête était dans l'excavation, ce procédé ne serait plus applicable; il faudrait alors frayer une voie artificielle au produit, en pratiquant une incision sur la paroi antérieure et inférieure de l'utérus (voyez *opération césarienne vaginale*). On n'aurait encore à sa disposition que cette ressource extrême, si la tête, étant au-dessus du détroit supérieur, la version était impossible.

ART. VI. — HERNIE DE L'UTÉRUS.

On entend par *hernie de l'utérus*, le passage de l'organe à travers l'écartement de la ligne blanche : cet accident n'est autre chose que l'éventration, avec obliquité antérieure très prononcée. On ne peut pas, cependant, révoquer en doute la possibilité d'une véritable hernie utérine qui se serait effectuée par l'anneau, soit inguinal, soit crural, dans les premiers jours de la grossesse, et qui se serait ainsi développée jusqu'à terme, en dehors de l'abdomen. Les *Mémoires de l'Académie de chirurgie* contiennent plusieurs observations de hernies utérines des plus curieuses, qui, arrivées à terme, nécessitèrent l'ouverture de la tumeur.

Si l'on n'a affaire qu'à une simple éventration, réduire l'utérus est la seule indication à remplir. Si c'est une hernie véritable, l'opération césarienne peut seule délivrer la mère ; mais il ne faudra pas se hâter, afin de constater, avant d'agir, par une expectation suffisamment prolongée, l'insuffisance des contractions. En effet, quelques femmes ont pu, dans ce cas, se débarrasser seules. Cependant, il ne faudrait pas non plus attendre assez, pour compromettre la viabilité du produit et sacrifier à-la-fois la mère par l'opération, et l'enfant par l'expectation.

ART. VII. — PROLAPSUS UTÉRIN.

L'abaissement de l'utérus, au terme de la gestation, est un accident très fréquent, mais je ne l'ai jamais vu mettre aucun obstacle à l'expulsion du produit ; j'ai toujours constaté, au contraire, que, dans ce cas, l'accouchement était plus facile, plus rapide. En effet, avant tout travail, la tête est déjà engagée ; quelquefois même, elle repose sur le plancher du bassin. Pour être expulsée hors de la vulve, elle n'attend plus que la dilatation de l'orifice. Le rôle de l'accoucheur se borne donc à soutenir l'orifice, en plaçant le doigt sur la lèvre antérieure, et à tâcher de le ramener en avant, à chaque contraction. Je n'ai jamais vu qu'à moins d'agglutination du col, ou de dégénérescence de son tissu, on fût obligé de recourir à d'autres moyens.

Il est bon, cependant, que les jeunes accoucheurs soient prévenus de la possibilité de cette propulsion de l'utérus, même jusqu'à la vulve, par la tête de l'enfant, afin de les prémunir contre une erreur qui, plus d'une fois, a été commise.

Supposons qu'un médecin peu habitué soit appelé auprès d'une femme qui souffre depuis plusieurs jours, mais qui n'a éprouvé jusqu'à présent que des douleurs sourdes, appelées *mouches*, et qui précèdent souvent le travail.

Le toucher pratiqué lui fait reconnaître dans l'excavation, à quelques lignes de la vulve, une tumeur solide présentant la résistance de la tête, sur laquelle il sent des sutures et des fontanelles. C'est bien effectivement la tête qu'il sent, ce sont bien les fontanelles et les sutures, mais il les sent à travers le segment antérieur et inférieur de l'utérus aminci, qui coiffe la tête du fœtus. La tête n'est pas nue; elle n'a pas franchi l'orifice. D'après les renseignemens qui lui sont fournis, d'après la durée et l'intensité des douleurs qu'on lui exagère, et d'après l'abaissement profond de cette tête, il ne manque pas de croire à un accouchement très prochain, et se hâte de l'annoncer à l'avance. Il peut croire à la rupture des membranes et ne pas s'enquérir auprès de la femme si ce phénomène s'est accompli. Quand même il aurait pris cette précaution, il n'en serait pas toujours, dans ce cas, mieux éclairé. En effet, la rupture des membranes peut s'effectuer sans que la femme en ait la conscience, et si elle se sent mouillée par les urines ou les mucosités vaginales, elle peut croire à l'écoulement du liquide.

Jugez alors de l'étonnement de l'accoucheur, qui croit à un accouchement prochain, quand quelques heures, quelques jours même ne suffisent pas pour sa terminaison. Sa réputation se trouve compromise; mais cette méprise peut avoir des conséquences bien plus graves. Ainsi, je suppose que, croyant à l'expulsion prochaine du produit, l'accoucheur, après quelques heures d'attente, voie que la tête ne fait pas le plus petit progrès, malgré des douleurs assez vives qui ont pu se développer, mais qui ne signalent qu'un commencement de travail, non sa terminaison (comme je l'ai dit, chaque époque du travail est signalée par le caractère différent de la douleur). Dans la persuasion où il est toujours que la tête a franchi le col utérin, il doute alors de la rupture des membranes et s'explique le retard dans l'expulsion, par la trop grande résistance de la poche amniotique non rompue qui coiffe la tête. Il comprend aussi pourquoi les sensations que son doigt percevait étaient confuses; pourquoi il ne sentait pas nettement les fontanelles et les sutures: il prend encore le segment inférieur de l'utérus aminci pour les membranes.

Dans cette persuasion, il s'enquiert de nouveau auprès de la femme si elle a rendu des eaux; il dirige si bien ses interrogations, qu'il obtient d'elle des détails qui l'affermissent dans son erreur, et il se met alors en devoir de gratter ces prétendues membranes avec l'ongle; il cherche à les perforer avec la plume. Bienheureux quand il s'en tient à ces moyens qui, du reste, ne sont pas sans inconvéniens.

L'insuccès de ces tentatives et la douleur qu'elles font éprouver à la femme peuvent alors éclairer l'accoucheur sur la nature de l'obstacle, ou lui faire croire que la rupture des membranes avait eu lieu, et que la tête est nue dans l'excavation. Dans cette dernière supposition, il attribue la difficulté qu'il éprouve à constater exactement les caractères de la présentation du sommet, au gonflement du cuir chevelu, qui, par un séjour prolongé au vide du bassin, est devenu le siège d'une tumeur séro-sanguine. Alors, dans la persuasion où il est que le travail dure depuis long-temps, parce qu'il sent depuis long-temps la tête au détroit inférieur, et dans la crainte que cette prolongation du travail ne puisse nuire à l'enfant, tourmenté d'ailleurs par les assistans, auxquels il promet depuis long-temps un accouchement prochain, inquiété par les cris de la mère qui est en proie aux douleurs préparantes et non aux douleurs expultrices, mais qui n'en manifeste pas moins de vives souffrances, il se croit dans l'obligation d'extraire le produit par le forceps, attribuant le retard de la tête à la résistance du périnée, ou à un excès de volume de cette tête, ou enfin, à un rétrécissement du détroit inférieur, tandis que la véritable cause, l'arrêt de la tête encore comprise dans l'utérus, est celle qui se présente la dernière à son esprit. Jugez alors des désordres que l'application du forceps pourra produire, l'utérus se trouvant compris entre les branches de l'instrument et la tête.

Il ne faut pas croire qu'il y ait ici exagération de ma part. Tous les véritables praticiens m'approuveront d'avoir autant insisté sur ces considérations pratiques, et les élèves me sauront gré de les avoir éclairés sur un danger contre lequel aucun auteur ne s'est attaché à les prémunir.

J'ai été souvent appelé dans des cas semblables, parce qu'on croyait à la nécessité de l'application du forceps, tandis qu'il ne fallait que s'armer de patience, soutenir le moral de la femme et des assistans.

ART. VIII. — VOMISSEMENS.

Il n'est pas rare, pendant le travail, de voir des femmes prises de vomissemens, soit qu'elles rejettent les alimens ou les boissons qu'elles ont prises, soit qu'elles soient tourmentées par des efforts violens de l'estomac, et ne rendent que quelques mucosités. Dans le premier cas, une fois que l'estomac s'est débarrassé, l'accident cesse; dans le second, ces efforts de vomissement, dépendant de la gène de l'estomac ou de la réaction sympathique de l'utérus, se reproduisent plus ou moins souvent. C'est un accident qui n'a pas la moindre gravité, il est facile de le modérer, il suffit d'un peu d'eau fraîche sucrée, aromatisée avec quelques gouttes d'eau de fleurs d'oranger, mais prise par cuillerées. Seulement, il faut avoir soin de ne permettre à la femme aucun aliment, car la digestion ne peut se faire pendant le travail, parce que toutes les forces de l'organisme se concentrent sur l'utérus. Cependant, quelques bouillons légers et froids pourront lui être donnés, s'il était nécessaire de soutenir ses forces.

ART. IX. — SYNCOPE.

Les femmes faibles, nerveuses qui, en état de santé, tombent en syncope facilement, y sont très exposées pendant le travail. Si ces accidens dépendent de la faiblesse de la malade, il faut soutenir les forces par des toniques; mais s'ils se renouvellent souvent, et se prolongent assez pour menacer les jours de la mère, il faudrait terminer l'accouchement.

Quoique Désormeaux ait vu l'accouchement se terminer seul chez une femme qui tombait en syncope à chaque douleur, pendant toute la durée du travail, je crois qu'il ne serait pas prudent d'abandonner une femme aux conséquences de ces syncopes répétées.

ART. X. — CRAMPES.

J'ai parlé, en décrivant les phénomènes du travail, des crampes qui se manifestent dans les cuisses, les jambes ou certaines parties de l'abdomen, les frictions sont le seul remède qu'on ait à leur opposer.

CHAPITRE II.

DES MALADIES ÉTRANGÈRES AU TRAVAIL, ET QUI NÉCESSITENT LES SOINS PARTICULIERS DE L'ACCOUCHEUR, QUELQUEFOIS SON INTERVENTION.

Quelques affections étrangères à la grossesse et à l'accouchement, mais qui existent au moment du travail, obligent aussi l'accoucheur à intervenir dans l'intérêt de la mère : telles sont la phthisie pulmonaire, les affections du cœur, l'asthme, l'hémoptysie, l'hématémèse, les hernies, la paraplégie.

Dans la phthisie pulmonaire, il est rare que les ressources de l'organisme ne suffisent pas à déterminer l'expulsion ; cependant, quand la maladie est avancée, la femme est souvent dans l'impossibilité de faire des efforts pour seconder l'action de l'utérus ; ces efforts peuvent aussi lui être nuisibles et précipiter sa mort, et surtout la rendre plus pénible. Aussi, est-il du devoir de l'accoucheur d'intervenir dans cette circonstance ; mais comme les premières douleurs qui déterminent l'engagement de la tête ne sont pas pénibles, que du reste, on ne peut pas intervenir avant que ces douleurs n'aient dilaté le col utérin, ce ne sera presque jamais la version que l'on devra pratiquer, à moins que la femme ne soit extrêmement affaiblie, et que les premières douleurs n'aient pas suffi à engager la tête, mais ce sera au forceps qu'il faudra avoir recours. En effet, c'est seulement lorsque la tête sera arrivée dans l'excavation que se déclareront ces douleurs expultrices si fatigantes, qui nécessitent tant d'efforts de la femme, et qu'il est si important de lui épargner.

La conduite à tenir serait exactement la même pour un cas d'affection du cœur avancée, ou de tumeur anévrysmale qui menacerait de se rompre ; on devrait, de même, confier l'engagement de la tête aux premières douleurs, si elles ne sont pas de nature à compromettre la vie de la mère, mais agir quand la tête est dans l'excavation.

L'asthme, et toutes les affections de nature à gêner la respiration, présentent les mêmes indications.

Dans le cas d'hémoptysie ou d'hématémèse peu abondante, on se contentera d'employer les moyens propres à arrêter l'hémorrhagie, tels qu'une petite saignée, les révulsifs sur les extrémités inférieures, les boissons fraîches, les maniluves sinapisés ; mais si l'hémorrhagie est abondante et accrue par les contractions, il faut extraire le produit, soit par la version, soit par le forceps, suivant le degré d'élévation de la tête. Il est rare que l'accident ne cesse pas immédiatement après l'extraction de l'enfant : en effet, l'écoulement de sang abondant, qui s'opère par la vulve, produit une dérivation des plus utiles.

Si la femme, à laquelle on donne des soins, porte une hernie non réduite, il faut immédiatement en tenter ou en opérer la réduction, pendant l'intervalle de calme, en ayant bien soin de la maintenir fortement réduite pendant la douleur. Si la réduction est impossible, l'accoucheur doit encore s'opposer, à l'aide des doigts pendant la douleur, à l'issue de nouvelles parties; si, enfin, il y a imminence d'étranglement, il devra immédiatement terminer l'accouchement.

J'ai assisté, à la Clinique, à l'accouchement de deux femmes paraplégiques, et qui n'ont réclamé aucun soin particulier. Cependant, cette affection peut mettre obstacle aux contractions régulières de l'organe et nécessiter l'intervention. Il en serait de même de l'hémiplégie.

CHAPITRE III.

DES ACCIDENS QUI SONT DE NATURE A COMPROMETTRE LA VIE DE LA MÈRE OU CELLE DE L'ENFANT.

Quelques accidens, tels que la procidence du cordon ombilical, l'issue du méconium, la brièveté du cordon, l'hémorrhagie, l'éclampsie, la rupture de l'utérus, celle du vagin, quoique permettant, pour la plupart, l'expulsion spontanée, n'en requièrent pas moins l'intervention de l'art, parce qu'ils sont de nature à compromettre, plus ou moins rapidement, la vie de lam ère ou celle de l'enfant.

ART. Ier. — DE LA PROCIDENCE DU CORDON OMBILICAL.

On donne le nom de procidence du cordon ombilical à la

chute de cette partie des dépendances fœtales, au-dessous de la partie de l'enfant qui se présente. Cet accident se manifeste, le plus ordinairement, dans les présentations qui ne bouchent pas hermétiquement le détroit supérieur, telles que la présentation de la face, celle de l'épaule, surtout. Il peut se manifester à toutes les époques du travail, mais il est bien plus fréquent à son début, et au moment où la rupture des membranes s'opère. Cependant, cet accident peut se déclarer quand la partie fœtale qui se présente, occupe déjà l'excavation ou qu'elle a franchi le détroit inférieur. M. Nægèle observa une fois la descente du cordon à côté de l'épaule, la tête étant déjà sortie de la vulve; l'enfant put être ranimé.

Enfin, cette procidence peut précéder la rupture des membranes; le cordon, en un mot, peut s'engager dans la poche amniotique en glissant entre la partie qui se présente et le détroit supérieur.

Cette variété, que quelques auteurs ont cru devoir désigner par un nom particulier, n'étant pour moi qu'un premier degré du même accident, je lui conserverai le nom de procidence; seulement, dans le diagnostic et le traitement, j'établirai une distinction importante entre ces deux variétés.

La chute, le prolapsus ou la procidence du cordon, n'est pas très rare. D'après le relevé de toutes les statistiques, M. Schuré, de Strasbourg, a établi qu'un cas de procidence se présentait sur deux cent soixante-cinq accouchemens. Les relevés de la Clinique m'ont donné un résultat à-peu-près semblable; et, d'après cela, je suis conduit à penser qu'il y a inexactitude dans les relevés de madame Lachapelle, comme elle le croit elle-même, puisqu'elle n'a rencontré cet accident que quarante-et-une fois sur quinze mille six cent cinquante-deux accouchemens.

§ 1. — *Causes.*

Causes prédisposantes. Les causes prédisposantes sont : l'abondance du liquide amniotique, la longueur du cordon ombilical, le petit volume du produit, l'absence de contraction du segment inférieur de l'utérus, ou le défaut d'application exacte de ce dernier sur lapartie fœtale qui s'engage, les présentations vicieuses du produit, celles du tronc principalement, parce qu'elles laissent des espaces vides entre elles et les parois du canal pelvien, les difformités du détroit supérieur, quand elles ne permettent pas que la partie qui se présente puisse boucher exactement le détroit supérieur, l'implantation du placenta sur l'orifice ou dans son voisinage, l'insertion du cordon sur les membranes, prédisposent aussi à la procidence du cordon, en maintenant cet organe au voisinage de l'orifice utérin. Enfin, il en est de même de la procidence d'un pied ou d'une main qui, maintenant la partie qui se présente éloignée du cercle pelvien, laisse un espace libre par lequel le cordon s'échappe.

Causes déterminantes. Cet accident reconnait pour causes déterminantes la rupture subite ou prématurée des membranes, et la sortie brusque d'une grande quantité de liquide amniotique; il est bien souvent, aussi, le résultat de manœuvres, soit nécessaires, soit intempestives.

§ 2. — *Diagnostic.*

Le diagnostic de cet accident varie, selon que les membranes sont encore intactes ou qu'elles sont rompues. Dans le premier cas, cet accident est le plus souvent facile à reconnaître : le doigt sent, à travers les membranes, un corps mou, peu volumineux, facile à déplacer, et doué de pulsations vives et fréquentes, que l'accoucheur ne peut confondre, à cause de leur rhythme, avec les battemens d'une de ses propres artères, ou d'une de celles de la mère. Il faut bien dire, toutefois, que même avant la rupture des membranes, le cordon pourrait être assez comprimé, quelquefois, entre les parties fœtales et le détroit supérieur, pour que ses battemens se ralentissent au point d'induire en erreur; l'insertion anormale du cordon sur les membranes pourrait aussi en imposer pour une procidence du cordon. En effet, dans ce cas, le doigt sentirait, immédiatement, les pulsations d'une des ramifications du cordon, lesquelles rampent sur les membranes, avant de se rendre au placenta.

(Fig. 106.)

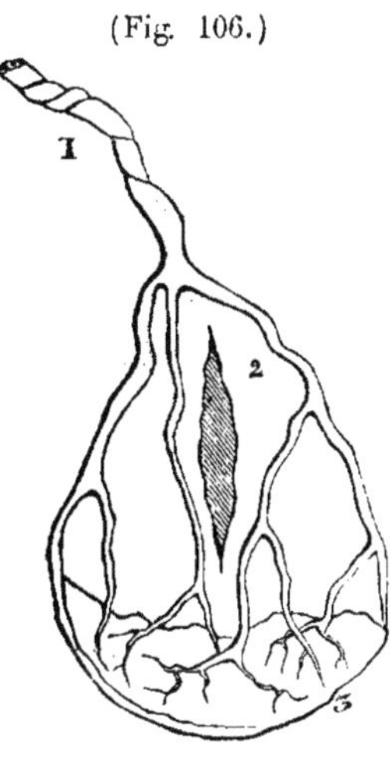

Les inégalités fongueuses, que présentent quelquefois les membranes et les plis du cuir chevelu, ne pourraient faire croire à la procidence du cordon, que dans le cas de mort de l'enfant, et, alors, il est tout-à-fait superflu d'établir le diagnostic.

Après la rupture des membranes, il devient très facile de constater cet accident. On peut sentir et saisir le cordon descendu dans le vagin; quelquefois même, il apparaît à la vulve.

§ 3. — *Pronostic.*

La procidence du cordon est un accident des plus graves pour le produit. En effet, si l'on ne peut intervenir en temps utile, la mort en est le plus souvent la suite, et si l'on intervient, les secours les mieux dirigés n'arrachent pas toujours l'enfant aux dangers qui le menacent. Certaines circonstances que j'ai relatées en parlant des causes, et sur lesquelles je m'appuierai pour établir le traitement, font aussi varier le pronostic; telles sont l'intégrité ou la rupture des membranes, l'état du cordon prolabé, le temps qui s'est écoulé depuis le premier moment où l'accident s'est manifesté, le degré de constriction que cet organe éprouve, l'époque du travail, les conditions de l'utérus, celles des parties génitales externes, etc., etc.

Quant à la mère, cet accident ne peut exercer aucune influence sur elle, car le travail ne peut en éprouver aucun retard; un seul cas cependant, pourrait retarder l'accouchement et présenter quelques inconvéniens pour la mère, l'arrachement prématuré du placenta et l'hémorrhagie, c'est lorsque le cordon à peu de longueur, et que son anse prolabée se trouve tendue sur la tête du fœtus. Enfin, dans les cas ordinaires, ce n'est qu'indirectement que la procidence du cordon peut devenir funeste à la mère, soit par suite des opérations qu'on est obligé de tenter pour sauver l'enfant, soit à cause des efforts que la femme est invitée à faire, pour accélérer le travail, soit enfin par suite de l'impression morale que cause à la mère le danger qui menace l'enfant, danger qu'on aurait eu l'imprudence de lui laisser soupçonner.

§ 4. — *Effets de la procidence du cordon.*

La compression du cordon, et par suite, l'interruption de la circulation dans cet organe, est la cause unique de la mort du produit; le refroidissement du cordon, quand il pend à l'extérieur, refroidissement que Guillemot et M. Velpeau regardent aussi comme pouvant causer souvent la mort de l'enfant, sans compression de l'organe, ne me paraît agir tout au plus, dans ce cas, que comme une circonstance aggravante. Madame Lachapelle qui n'admet pas l'influence du froid sur la circulation ombilicale, a vu le cordon pendre à la vulve pendant plusieurs heures, sans que les battemens aient cessé de se faire sentir. On trouve dans Delamotte et Baudelocque des faits semblables. J'ai été témoin à la Clinique, d'un fait de cette nature: une femme (1) chez laquelle la procidence s'était manifestée en même temps que la rupture des membranes, à huit heures du matin, n'arriva qu'à dix heures à la Clinique: le cordon refroidi faisait saillie de dix-neuf à vingt centimètres (sept à huit pouces) hors de la vulve, et cependant les battemens avaient conservé toute

(1) Delsom, 19 août 18[illegible]

leur intégrité ; la réduction put être faite par la sage-femme en chef, et l'enfant naquit spontanément et très bien portant ; le cordon avait soixante-quatre centimètres (deux pieds) de long.

Mais les auteurs qui regardent la compression du cordon comme la cause principale, si ce n'est unique, de la mort du produit, expliquent diversement l'influence de cette compression ; les uns pensent que l'interruption dans la circulation, privant le produit des alimens nécessaires à sa nutrition, il périt d'inanition ; cette opinion ne serait fondée qu'autant qu'on admettrait qu'un jeûne de dix à quinze minutes peut tuer le produit. Suivant les autres, le fœtus succomberait à l'apoplexie, parce que le sang continuant d'arriver avec abondance par la veine ombilicale, ne pourrait plus retourner au placenta par les artères ombilicales; cette opinion ne mérite pas de commentaires, car si les artères sont comprimées, la veine le sera aussi, et le sang ne pourra pas plus arriver au fœtus qu'il ne pourra retourner au placenta. C'est pour la même raison que le fœtus ne peut périr d'anémie, de syncope : en effet, pour que le sang pût retourner librement au placenta, et ne pût revenir au produit, il faudrait aussi admettre que la veine peut seule être comprimée.

Enfin, presque tous les accoucheurs s'accordent aujourd'hui à regarder l'asphyxie, comme la cause principale de la mort du produit, admettant toutefois, que cet état se complique souvent d'une espèce de pléthore du cerveau, du cœur, des poumons et du foie, circonstances qui ne prouvent que la stase du sang dans les organes, et qui ne constituent cependant pas un véritable état apoplectique.

Suivant l'opinion la plus généralement admise, le placenta, est comme je l'ai dit, pendant la vie intra-utérine, le seul organe d'hématose du produit. Si donc la circulation fœto-placentaire vient à être interrompue par la compression du cordon, le sang du fœtus ne peut plus aller au placenta, se revivifier par le contact médiat du sang maternel, et le produit se trouve dans les conditions de l'adulte privé d'air, il meurt asphyxié.

Le corps d'un enfant mort, par l'effet de la compression du

cordon est livide, rarement pâle et décoloré; la face et surtout les lèvres portent principalement les traces de la stase veineuse dans les capillaires.

A l'autopsie, j'ai trouvé quelquefois les vaisseaux du cerveau, et les meninges injectés, mais il s'en faut que ce soit un phénomène constant. Quant à l'accumulation du sang dans les poumons, elle se rencontre si régulièrement, qu'on pourrait dire qu'elle est le résultat nécessaire de l'asphyxie; tout le système veineux est gorgé de sang, tandis que les artères en sont presque dépourvues. Enfin, le foie se rencontre bien plus souvent gorgé de sang que le cerveau, ce qui s'explique très bien par le rôle que joue le foie dans l'hématose.

§ 5. — *Traitement.*

La procidence du cordon abandonnée à elle-même est presque toujours mortelle pour l'enfant; aussi doit-on toujours s'efforcer d'intervenir. L'expectation n'est permise que dans de très rares exceptions, que je préciserai aussi exactement que possible.

a. Avant la rupture des membranes.

Si la présence du cordon au-dessous de la tête, était constatée avant la rupture des membranes, l'accoucheur devrait attendre la dilatation complète de l'orifice avant de rien entreprendre, non pas qu'il doive compter sur la réduction spontanée, elle est extrêmement rare, mais parce que des tentatives pourraient avoir pour résultat de rompre les membranes prématurément, circonstance fâcheuse pour le produit, qui resterait exposé aux dangers de la compression, jusqu'à ce que la dilatation de l'orifice permette à l'accoucheur d'intervenir utilement; mais lorsque l'orifice sera complètement dilaté, quand les contractions se seront exercées long-temps, qu'elles auront acquis un certain degré d'intensité, l'accoucheur devra introduire quelques doigts, toute la main, si l'état des parties externes le permet, pour maintenir le cordon à travers les membranes; puis, profitant d'une contraction énergique, il rompra la poche amniotique, soit à l'aide de la main introduite, soit au moyen d'une plume à écrire taillée, conduite sur la main qui soutient le cordon, et poussée par l'autre main : au moment où le liquide s'échappe, la tête vient s'appliquer exactement sur l'orifice utérin, pendant que le cordon soutenu par l'extrémité des doigts, se trouve remonté au-dessus du détroit supérieur, et soustrait à la compression. (1)

Si le bassin était très large, la tête petite, et que la poche très extensible permît facilement, sans se rompre, l'engagement de la tête jusque dans l'excavation, il faudrait bien se garder de rompre les membranes; mais il faudrait attendre pour pratiquer cette opération, que les parties externes se soient suffisamment assouplies, pour permettre l'application du forceps sans inconvénient pour la mère, dans le cas où cette application deviendrait nécessaire; alors les parties convenablement préparées, on opère la rupture de la poche; souvent alors, la tête voisine de l'orifice vulvaire, le franchit spontanément, et la compression du cordon n'ayant pas lieu, surtout, si cet organe a fait procidence à la partie postérieure du bassin, l'intervention est inutile, ou bien si l'enfant court quelques dangers, il sera facile de l'extraire à l'aide du forceps.

On voit par là que les circonstances où l'expectation est permise avant la rupture des membranes, sont extrêmement bornées, et qu'elles se réduisent aux suivantes : *intégrité des membranes, quand l'auscultation ne signale aucune souffrance du produit, bassin large, tête petite, contractions énergiques, procidence du cordon postérieure*, en ayant toujours soin d'exercer

(1) Le 7 juillet 1835, à trois heures après midi, la nommée Delaporte entra à la salle d'accouchemens de la Clinique. La présence du cordon fut constatée à travers les membranes. Aussitôt la dilatation complète, M. P. Dubois opéra la réduction du cordon, en rompant les membranes et avec un plein succès; l'enfant naquit vivant : une circonstance étrangère à la compression du cordon, et sur laquelle je reviendrai plus tard, la rotation incomplète de la tête, par suite de l'engagement du bras, nécessita l'application du forceps dans l'excavation.

une surveillance active, et de se tenir tout prêt à agir, dans le cas où le toucher médiat ou à son défaut, l'auscultation, annoncerait un état de gêne dans la circulation fœtale.

b. Après la rupture des membranes.

On ne doit jamais rester inactif après que les membranes sont rompues, à moins cependant, que la tête ne soit profondément engagée, et que toutes les conditions qui font espérer un accouchement rapide ne se réunissent, telles que : bassin large, fœtus petit, parties externes extensibles, contractions énergiques; encore faudra-t-il surveiller attentivement l'état du cordon, et se disposer à appliquer immédiatement le forceps, dans le cas où la vie de l'enfant courrait le moindre danger. Si, par suite de l'engagement profond de la tête, le cordon ne pouvait plus être senti immédiatement, l'accoucheur devrait apprécier avec soin par l'auscultation, l'état sanitaire du produit; si enfin l'agitation de la malade rendait cette exploration impossible, si surtout les eaux amniotiques s'écoulaient teintes de méconium, il faudrait opérer immédiatement l'extraction de l'enfant; mais quand aucune des circonstances qui permettent l'expectation ne se présentent, l'accoucheur doit tout tenter pour opérer la réduction du cordon, et dans le cas d'insuccès, il doit terminer l'accouchement par la version ou le forceps, suivant l'époque du travail.

La réduction du cordon n'est pas une opération très difficile, mais elle n'est pas toujours couronnée de succès, et de plus, elle n'est soumise à aucune règle bien fixe; on a conseillé pour l'opérer, une foule d'instrumens, dont l'usage est plus ou moins incommode, plus ou moins inefficace. La main devra et pourra toujours leur être préférée; elle agit avec bien plus de sûreté et d'intelligence, et présente, pendant qu'elle opère, le grand avantage de faire apprécier par le toucher, l'état sanitaire du produit.

Quoi qu'on ne puisse pas tracer une règle de conduite bien certaine, on peut dire cependant, que cette réduction devra être tentée de la main gauche si le cordon est à droite, et *vice versâ*, et autant que possible, vers l'une des deux symphyses sacro-iliaques, où l'on trouve en général plus de place pour agir; mais il est important d'insister, pour produire une réduction complète. En effet, il ne suffit pas de repousser le cordon dans l'utérus, il faut encore s'assurer qu'il est remonté assez haut, pour être soustrait à toute compression; et de plus, il faut le maintenir réduit à l'aide de la main, jusqu'à ce que la tête poussée par les contractions utérines, vienne boucher le détroit supérieur. On a conseillé à ce sujet, pour remplacer la main, de pousser une éponge fine par dessus le cordon réduit, afin de combler le vide, par lequel la procidence s'est effectué : c'est un moyen qui a été souvent mis en pratique; j'avoue que pour moi, je lui préférerais la main, toujours à cause de l'intelligence et du tact dont elle est douée.

Quelques auteurs, dans la vue d'éviter la récidive de la procidence du cordon, ont aussi recommandé d'aller l'accrocher à l'un des membres du fœtus, à l'aide de la main qui aurait été introduite en entier dans l'utérus, mais cette manœuvre ne serait excusable que dans le cas où il existerait un vice de conformation du bassin, qui rendrait la version pelvienne impossible et qui permettrait cependant à la tête de s'engager spontanément.

Si l'état de l'orifice utérin et l'étroitesse des parties externes, rendaient impossible l'introduction de la main entière, et par suite la réduction, on pourrait se servir avec avantage d'une sonde de gomme élastique armée de son mandrin et d'un ruban de fil étroit. Ce procédé a souvent été mis en pratique avec succès par M. Champion (de Bar-le-Duc).

Voici la manière dont il faut procéder. On forme d'abord autour du cordon, une ligature très lâche avec le ruban, puis on engage la partie (o) du ruban dans l'œil (1) de la sonde, où l'on aperçoit l'extrémité du mandrin, et l'on pousse ensuite jusqu'au bout de la sonde, le mandrin qui s'engage alors dans la partie (o) du ruban et maintient ainsi le cordon ombilical à l'extrémité de la sonde.

(Fig. 107.) (Fig. 108.)

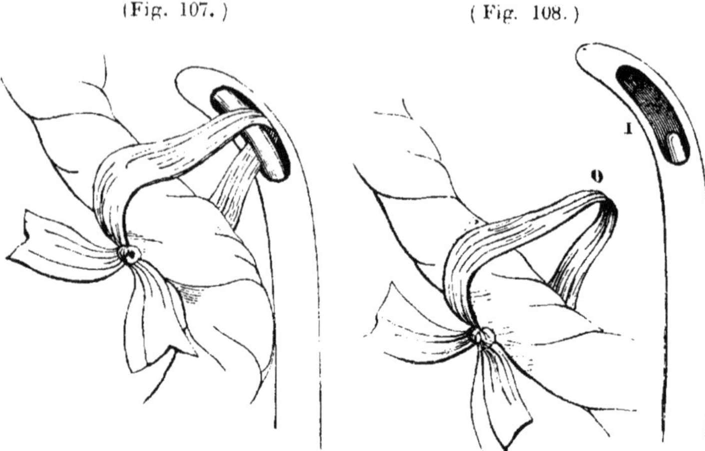

Cette sonde, guidée par deux doigts est introduite jusque dans le col de l'utérus, et poussée aussi haut que possible dans l'organe même. Une fois que la réduction est bien complète, que la tête s'est engagée dans le détroit supérieur, on retire d'abord le mandrin, de cette manière le cordon et l'anse du ruban se trouvent abandonnés dans l'utérus, puis on retire la sonde.

Cette réduction, comme je l'ai dit, est souvent infructueuse, soit qu'on ne puisse rentrer aucune partie du cordon, soit qu'on ait opéré cette réduction incomplètement, soit enfin, que le cordon ne puisse être maintenu réduit. La conduite de l'accoucheur varie dans chacune de ces circonstances.

1° *La réduction n'a pas pu être opérée, ou le cordon n'a pu être maintenu réduit.* Cette circonstance ne pouvant guère se présenter que lorsque la dilatation est complète, il sera possible alors d'intervenir utilement. Si la tête est au-dessus du détroit supérieur et si la vie de l'enfant court quelques dangers, l'accoucheur devra l'extraire par la version pelvienne, et dans ce cas, il aurait soin de remonter le cordon jusque dans l'utérus, pour qu'il ne soit pas comprimé par les parties fœtales, à mesure qu'elles seront engagées dans le bassin. Si la vie de l'enfant ne paraît pas menacée, si les pulsations du cordon conservent leur intégrité, si toutes les circonstances qui peuvent faire espérer un engagement rapide se trouvent réunies, on pourra attendre que l'engagement se soit effectué pour agir, en se tenant tout prêt à appliquer le forceps en cas de besoin. Enfin, si la tête était arrivée dans l'excavation, il ne serait pas sage de confier la dernière expulsion aux efforts spontanés. Surtout chez une primipare, le forceps devrait toujours être appliqué. En effet, à cette époque du travail, il n'est plus possible d'apprécier directement sur le cordon l'état sanitaire de l'enfant, par suite de l'impossibilité où l'on est d'atteindre l'anse ombilicale, et de plus, l'auscultation ne pourra être d'aucun secours, à cause des cris et de l'agitation de la femme.

2° *La réduction a été opérée, le cordon est hors de la portée du doigt.* L'auscultation et l'issue des eaux teintes de méconium peuvent seules faire reconnaître, dans ce cas, si la réduction est complète ou incomplète; s'il y a ou non compression du cordon; s'il faut par conséquent rester inactif ou agir.

Telles sont les seules règles générales qu'il soit permis de tracer dans une circonstance aussi grave, aussi difficile. Il n'est pas possible de préciser davantage les indications : leur appréciation doit être laissée à la sagacité de l'accoucheur.

Ainsi, par exemple, l'auscultation est dans ces cas une ressource précieuse. Si les pulsations du cœur sont faibles, ralenties, après être devenues excessivement fréquentes; si surtout leur rhythme est irrégulier, intermittent, nul doute que l'existence du produit ne soit en danger, et que l'accoucheur ne doive intervenir; mais cette intervention s'effectuera-t-elle toujours à temps? et l'expérience n'oblige-t-elle pas à admettre avec M. P. Dubois, qu'un fœtus, dont les battemens ont conservé quelque force et quelque régularité, qui vit de la vie intra-utérine, peut très bien, par suite de lésions inappréciables, n'être pas apte à vivre de la vie extérieure, et expirer en venant au monde? Comment préciser alors le moment exact où l'on devra intervenir? C'est ce que personne ne peut décider par avance. Je le répète, c'est dans l'auscultation et dans toutes les circonstances réunies de l'accouchement, que l'accoucheur doit puiser ses inspirations.

ART. II. — DE L'ÉCOULEMENT DES EAUX TEINTES DE MÉCONIUM.

L'écoulement des eaux teintes de méconium dans les présentations de la tête, est un signe certain que le produit souffre ou a souffert; il doit donc éveiller la sollicitude de l'accoucheur. En effet, toutes les fois que, par la compression du cordon, les rapports circulatoires qui unissent le fœtus à la mère sont interrompus, le produit tend à accomplir les actes de la vie extra-utérine. Ainsi, il expulse son urine et ce fait passe inaperçu, par suite de l'impossibilité où l'on est de distinguer l'urine de l'eau de l'amnios; il rend son méconium, qui vient donner à l'eau cette teinte verdâtre caractéristique. Il ne faut pas confondre ce fait avec l'issue du méconium dans la présentation pelvienne : ici, c'est en vertu de la compression mécanique des parties, que cette matière excrémentitielle est expulsée, sans que, pour cela, la vie du produit soit en danger. Ce phénomène est même un signe caractéristique de la présentation. Quelle sera donc la conduite de l'accoucheur, quand dans une présentation de la tête les eaux teintes de méconium, s'écouleront? D'abord, il devra rechercher si une anse du cordon ne se serait pas échappée en dessous de la tête; si cet accident ne s'est pas manifesté, il devra rechercher, par l'auscultation, si la compression du cordon, dans un point éloigné, ne serait pas la cause de ce phénomène; si les battemens ont conservé leur intégrité, il n'y a rien à faire; car si l'issue du méconium a été déterminée par la gêne de la circulation, cette gêne n'a été que momentanée et n'existe plus.

Si le rhythme des pulsations est altéré, si elles s'affaiblissent après un temps d'accélération bien marquée, c'est qu'une compression s'exerce sur le cordon, dans un point qu'il est impossible d'atteindre, alors il faut intervenir, soit à l'aide du forceps soit à l'aide de la version.

ART. III. — DE LA BRIÈVETÉ DU CORDON.

La brièveté du cordon est une circonstance, qui exerce à-la-fois des influences fâcheuses sur la marche de l'accouchement, sur la vie du produit et sur celle de la mère ; cette brièveté peut être naturelle, c'est-à-dire que la tige ombilicale peut être très courte ; elle peut être accidentelle, et dépendre alors de ce que le cordon, bien qu'il puisse être très long, se raccourcit, parce qu'il forme des circulaires plus ou moins nombreuses autour des membres, du col ou du tronc de l'enfant. Au reste, quelle qu'en soit la cause, cette brièveté peut déterminer une foule d'accidens, qui sont : le ralentissement dans la marche du travail, la mort du produit, l'arrachement prématuré du placenta, le renversement de l'utérus, etc., etc.

§ 1. — *Influence de la brièveté du cordon sur la marche du travail.*

Quelques auteurs admettent, que la brièveté du cordon, en retenant le produit fixé à la paroi utérine, peut retarder l'engagement de la tête au détroit supérieur, et dans l'excavation ; enfin, que cette brièveté peut empêcher son dégagement au détroit inférieur.

Il est facile de s'expliquer les accidens déterminés par ce phénomène, une fois que les membranes sont rompues ; mais comment admettre que cette brièveté puisse produire le moindre accident, manifeste à l'extérieur, quand la poche amniotique est intacte? J'avoue que je ne puis comprendre les effets de cette brièveté, avant la rupture des membranes. En effet, il n'est pas possible que le cordon soit assez court, pour que la tête ne puisse s'engager de quelques lignes ; bien plus, n'y eût-il pas de cordon, le fœtus à terme fût-il fixé au placenta par l'ombilic qu'il entraînerait encore l'utérus avec lui et viendrait reposer sur le détroit supérieur ; mais au surplus, quelle influence pourrait avoir sur le travail, le défaut d'engagement de la partie fœtale, quand les membranes sont intactes? Pourrait-on admettre aussi que ce défaut d'engagement puisse retarder le travail en empêchant la poche de se rompre, quand chacun sait d'ailleurs que c'est justement dans les cas où la partie fœtale ne peut s'engager, que la poche se rompt prématurément ? Ne doit-on pas dans ce cas, quand il y a des contractions, attribuer la lenteur bien plutôt à la résistance des membranes qu'à une autre cause, d'ailleurs fort rare? Les effets de cette brièveté peuvent être si facilement attribués à tant d'autres causes, qu'il est extrêmement difficile d'établir le diagnostic de cet accident. Les auteurs ont cependant cherché à établir des signes à l'aide desquels on peut constater cette circonstance à toutes les époques du travail : mais quel praticien ne verra pas, dans la plupart de ces caractères, le résultat de l'étude théorique des effets que peut produire cet accident ?

Ainsi ils disent : avant la rupture des membranes, il sera facile de reconnaître dans le cas de brièveté, que l'élévation de la tête, après la contraction, ne ressemble pas à son élévation habituelle pendant la douleur, quand le cordon n'est pas tiraillé, etc., etc.

Puis après cette rupture, l'abaissement du fond de l'utérus pendant la contraction, son élévation après la douleur, qui peuvent être constatés par l'application de la main sur l'abdomen, peuvent servir à caractériser cet accident, etc., etc. ; certes, dans quelques cas, très rares cependant, il sera possible à l'aide d'une grande habitude de reconnaître que le retard dans l'accouchement, dépend de la brièveté du cordon; mais il faut bien le dire, dans la plupart des cas, la cause de ce retard restera complètement méconnue, surtout dans la première période du travail, en admettant toutefois que cette brièveté puisse à cette époque déterminer quelque accident apparent; ainsi, avant la rupture de la poche, à qui viendra-t-il à l'esprit d'attribuer la lenteur du travail, plutôt à la brièveté du cordon, qu'à la résistance de ces membranes, surtout quand chacun sait que cette résistance des membranes est un accident bien plus fréquent, que la brièveté du cordon ? Ce serait tout au plus après la rupture de la poche, soit spontanée, soit artificielle, que la tête pourrait être retenue au détroit supérieur par la brièveté du cordon, et encore cette circonstance ne se présentera-t-elle que bien rarement, et ne serait-on pas même dans ce cas, encore bien plus disposé à attribuer le retard de la tête, à l'excès de volume de celle-ci (circonstance qu'il n'est guère possible d'apprécier non plus), ou à toute autre cause, qu'à la brièveté du cordon.

Enfin, lorsque la tête est dans l'excavation, lorsqu'elle est au détroit inférieur, alors que les signes qui caractérisent cet accident seront aussi évidens qu'ils peuvent l'être, alors même dis-je, les anomalies dans la rotation de la tête, la résistance du périnée, l'insuffisance des contractions utérines se présenteront bien plutôt à l'esprit de l'accoucheur, pour expliquer le retard dans l'accouchement, que la véritable cause elle-même.

En résumé, ce n'est qu'après la rupture des membranes, que la brièveté du cordon peut exercer quelque influence sur la marche du travail, et cette cause ne pourra être appréciée, que lorsque la tête sera arrivée dans l'excavation; encore le diagnostic sera-t-il très incertain. Cependant, si l'accoucheur ayant apprécié à l'aide du doigt, la petitesse et la mobilité de la tête, ou jugeant qu'elle a exécuté son mouvement de rotation, que le périnée est très extensible, que la tête ne repose pas sur lui pendant la douleur, et si ce doigt sent qu'à chaque contraction utérine, cette tête s'abaisse, puis, que la contraction une fois terminée, elle remonte aussi haut qu'auparavant; si enfin, à chaque douleur, ce phénomène se reproduit sans que la tête fasse de progrès, il sera en droit d'attribuer ce retard à la brièveté du cordon. Ajoutons que la douleur que la femme ressent dans un point fixe correspondant au lieu d'insertion du placenta, peut aussi servir d'indice; enfin, l'hémorrhagie qui se déclare après un engagement brusque de la tête, laquelle jusque-là, était restée stationnaire, les progrès rapides que fait alors cette tête, sous l'influence de chaque contraction, quand auparavant ces contractions étaient inefficaces, rendent manifeste mieux que tout autre signe, la cause du retard qu'éprouvait la tête. L'accoucheur ne doit pas douter dans ce cas, que la nature n'ait usé d'une de ses ressources (rupture du cordon, ou décollement prématuré du placenta) pour surmonter l'obstacle.

Comme on le voit, c'est le plus souvent alors au moment où un autre accident, l'hémorrhagie, requiert l'intervention, que l'on reconnaît la véritable cause de la lenteur du travail. Remarquons toutefois, que dans l'impossibilité où on se trouve de bien préciser le diagnostic, les moyens que l'on devrait employer pour remédier à la brièveté du cordon, ne différeront pas dans la plupart des cas, de ceux que l'on devra mettre en usage pour combattre l'accident que l'on croit par erreur, être la cause du retard. En un mot, quelle que soit la cause du retard, le mode d'action sera à-peu-près le même.

§ 2. — *Influence de la brièveté du cordon, sur la santé du produit et sur celle de la mère.*

La brièveté du cordon peut compromettre la santé du produit et celle de la mère, par suite de la prolongation du travail qu'elle occasionne, par suite également des opérations qu'elle nécessite, par l'arrachement de l'ombilic, par le décollement prématuré du placenta et ses conséquences, par le renversement de l'utérus, dans le cas où les adhérences du placenta avec l'utérus résistent. Quand le cordon ombilical ne se rompt pas, l'asphyxie de l'enfant peut même être déterminée au moment du travail, par la constriction des circulaires du cordon, sur les membres ou sur le col de l'enfant. La mort est ici le résultat de la compression du cordon ; le produit peut aussi périr étranglé par les circulaires qui étreignent le cou, ce fait qui est rare pendant le travail, s'est quelquefois rencontré pendant la vie intra-utérine. M. Taxil a vu un enfant, dont le col était si serré par trois circulaires, qu'il n'avait plus que cinq à six millimètres (deux à trois lignes) d'épaisseur. M. Montgomery a cité, dans son excellent *Traité des signes de la grossesse*, plusieurs faits d'étranglement des membres ; je reproduis ici deux des figures que l'illustre accoucheur irlandais a fait dessiner d'après nature.

Il attribue ces amputations spontanées, comme il les appelle, à la constriction du cordon; dans la figure 110, on voit en effet,

(Fig. 109.) (Fig. 110.)

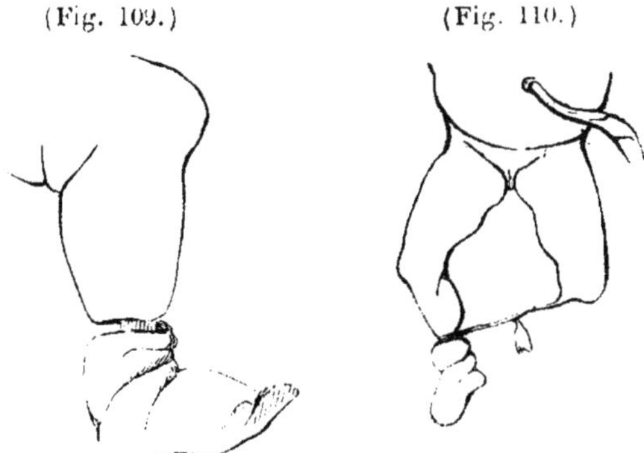

des débris de cette corde, partant d'un membre entièrement coupé, pour aller à l'autre dont la solution de continuité n'est pas encore complète.

On croyait généralement autrefois que ces amputations spontanées étaient déterminées seulement par une gangrène partielle.

§ 3. — *Traitement.*

Les indications à remplir dans ce cas, varient suivant l'époque du travail. Mais le plus souvent, on les remplira, en croyant combattre des accidens tout autres que la brièveté du cordon, et fort heureusement, le résultat sera le même.

Ainsi, avant la rupture des membranes, la dilatation étant complète, si par une rare exception, la brièveté du cordon retardait le travail, l'accoucheur attribuant certainement ce retard à la résistance de la poche, la rompait; alors les eaux s'écouleraient, l'utérus reviendrait sur lui-même, et permettrait au fœtus de s'engager davantage; mais si la brièveté a pu retarder l'engagement au détroit supérieur, à plus forte raison le retardera-t-elle dans l'excavation, l'utérus ne pouvant plus s'abaisser pour permettre au produit de descendre; de nouvelles difficultés se manifesteront; alors, soit qu'on reconnaisse la cause véritable du retard aux mouvemens de progression et de retrait du produit, soit qu'on l'ignore, quand il sera évident que l'expulsion ne peut s'effectuer, quoi qu'il y ait des contractions très énergiques, on appliquera le forceps. Si la tête est arrêtée au détroit inférieur, soit qu'on croie à une résistance du périnée, ou soit qu'on ait pu diagnostiquer la brièveté, ce sera encore au forceps qu'on aura recours.

Mais dans tous les cas, aussitôt qu'il sera possible d'atteindre le cordon, s'il est enroulé autour du cou de l'enfant, il faudra relâcher les circulaires et en dégager la tête, sinon, il faudra les couper et maintenir l'extrémité fœtale du cordon coupé entre les doigts, pendant qu'on extraira le produit avec rapidité. Si le cordon est naturellement court, on ne pourra l'atteindre qu'après l'issu des épaules, on en opérera aussi la section avec les mêmes précautions.

Quant aux soins à donner à la mère et à l'enfant, ils varieront suivant l'espèce d'accident qui sera venu compliquer l'arrêt du travail (Voyez *Hémorrhagie*, *renversement de l'utérus*, etc.)

ART. IV. — DE L'HÉMORRHAGIE UTÉRINE PENDANT LA TRAVAIL.

Je comprends, sous le nom d'hémorrhagie utérine, toute perte de sang ayant lieu par les organes génitaux, qu'elle provienne des vaisseaux de la mère ou du cordon ombilical: cette espèce d'hémorrhagie, dont je dois seulement m'occuper ici, est un des accidens les plus formidables, qui puissent se déclarer chez la femme en travail.

§ 1. — *Des causes de l'hémorrhagie utérine.*

Les causes de l'hémorrhagie utérine sont, ou prédisposantes, ou déterminantes, ou spéciales.

Causes prédisposantes.

La grossesse, par suite des modifications qu'elle détermine dans la circulation, est la cause prédisposante principale de l'hémorrhagie. Ainsi, pendant la gestation, la circulation et la nutrition sont devenues plus actives, le pouls est plus plein, plus développé, plus fréquent, la peau plus colorée, un véritable état de pléthore générale se manifeste, mais c'est surtout dans l'utérus et dans son voisinage, que la circulation prend une activité bien plus grande; la matrice devient un véritable centre fluxionnaire, et cet état, auquel participent les organes voisins, se trouve singulièrement accru par toutes les circonstances qui peuvent rendre la circulation plus active : tels sont le tempérament sanguin, les menstruations abondantes, le tempérament lymphatique lui-même, parce qu'il s'accompagne souvent de congestion utérine, et parce qu'il prédispose certaines femmes à une espèce de molimen hémorrhagique à chaque période menstruelle. Telles sont aussi les excitations physiques et morales, toutes les causes, enfin, qui peuvent entretenir une grande activité dans la circulation générale, et surtout qui peuvent déterminer un afflux considérable de sang vers l'utérus. Ainsi, une nourriture trop succulente, l'usage trop répété des boissons spiritueuses, les veilles dans les réunions nombreuses, les bains trop chauds, les révulsions sur les membres inférieurs, les excitations physiques, et les maladies de l'utérus et des organes voisins.

Les dispositions anatomiques de l'appareil circulatoire de l'utérus et des annexes du produit, à une période avancée de la gestation, si bien décrites par M. P. Dubois et M. Jacquemier, expliquent très bien le mode de production et la fréquence des hémorrhagies.

Si l'on examine les organes, quand leur développement est complet, alors que le placenta est le siége de la double circulation, on est frappé du développement de l'appareil vasculaire sanguin de l'utérus et des organes qui l'avoisinent.

Les quatre artères, qui fournissent le sang à l'utérus (les hypogastriques et les ovariques), augmentent considérablement de volume à mesure qu'elles s'approchent de l'utérus. Avant de fournir leurs premières divisions, elles se renflent, se dilatent en s'avançant entre le péritoine et la face externe de l'utérus.

puis se ramifient à l'infini, dans le tissu utérin, en doublant leur volume. D'autres, imperceptibles pendant l'état de vacuité, se sont successivement développées, et offrent aussi un calibre considérable.

Si on examine les veines, depuis leur sortie de l'utérus, jusqu'à leur embouchure dans l'hypogastrique et la veine cave inférieure, on voit que leur capacité a beaucoup augmenté. Aussi, considérées dans les parois utérines, les veines s'offrent sous l'aspect de canaux, situés au centre du tissu musculaire, elles s'anastomosent entre elles pour former de vastes confluens ou sinus, dont quelques-uns peuvent permettre l'introduction du petit doigt. Ces veines, beaucoup plus larges au point d'insertion du placenta, s'ouvrent à la surface interne de l'utérus, et s'abouchent avec les sinus du placenta.

On comprend très bien par une semblable disposition, comment toutes les influences qui pourront congestionner l'organe, et par suite déterminer la rupture des vaisseaux, produiront une hémorrhagie. Mais quel ordre de vaisseaux se rompra le plus facilement et fournira le plus ordinairement le sang épanché : suivant M. Jacquemier, ce serait toujours le système veineux qui céderait le premier (1). Les artères, au contraire, à moins qu'elles ne soient le siège de lésions morbides, celles mêmes qui ne sont protégées que par la caduque, sont bien plus rarement le siège primitif des ruptures que les veines utéro-placentaires, dont le tissu mou ne peut opposer qu'une résistance médiocre. De plus, quoiqu'on puisse se croire en droit d'attribuer l'hémorrhagie à la circulation artérielle, puisque c'est par le système artériel que commence la pléthore, il n'en demeure pas moins constant, que la grande partie du sang dans les hémorrhagies utérines est fournie par le système veineux, et ce fait vient, de tout point, confirmer l'opinion de M. Jacquemier.

Que se passe-t-il, en effet ? la pléthore se manifeste d'abord dans le système artériel, mais les artères utéro-placentaires lui

(1) *Archives générales de médecine*, juin, juillet, août 1839.

résistent. Du système artériel, la pléthore passe alors dans le système veineux, où elle trouve moins de résistance.

Causes déterminantes.

Toutes les causes précédentes, quand elles agissent pendant une certaine durée, peuvent devenir des causes déterminantes; de plus, toutes les commotions physiques et morales, dont j'ai donné une longue énumération à l'article *avortement*, peuvent aussi déterminer cet accident.

Causes spéciales.

Les causes déterminantes spéciales sont, le décollement prématuré du placenta, par suite de la rétraction trop brusque de l'utérus; les déchirures du col utérin, l'insertion du placenta sur l'orifice ou dans son voisinage, la déchirure spontanée de la tunique interne de la matrice, la rupture complète de ses parois, celle des thrombus du vagin et de la vulve, l'insertion anormale du cordon sur les membranes et la rupture d'un des vaisseaux; enfin, celle du cordon ombilical.

A. Décollement prématuré du placenta. Les contractions irrégulières pathologiques, les contractions normales trop brusques et trop rapides de l'utérus, et sa rétraction trop subite, peuvent séparer prématurément le placenta de la surface interne de l'organe, et produire une perte d'autant plus dangereuse que le travail est moins avancé; et, comme on le sait, ces phénomènes se manifestent surtout dans les cas où l'utérus a été distendu par une hydropisie de l'amnios, au moment où la rupture des membranes permet à une grande quantité de l'eau de s'écouler, ou dans les cas de jumeaux.

Dans cette dernière circonstance, l'hémorrhagie peut avoir lieu après la sortie du premier produit, et alors la vie de la mère et celle du second enfant qui reste contenu dans l'utérus peuvent être compromises, ou elle peut se manifester après l'expulsion des deux enfans: la mère, seule, court alors des dangers.

Le décollement du placenta peut aussi être déterminé par la

brièveté du cordon ombilical ; souvent, aussi, par l'engagement de l'œuf entier, ou d'une partie des membranes, coiffant la tête de l'enfant.

B. Déchirures du col utérin. Il est rare que le produit de la conception puisse traverser les org nes maternels sans déchirer, plus ou moins, le col utérin, et si dans cette circonstance, il ne s'écoule qu'une très petite quantité de sang, c'est que le produit, en même temps qu'il déchire l'orifice en le traversant, oblitère les orifices béans des vaisseaux qui ont été mis à nu. Il est donc rare, quoique cette cause soit très fréquente, qu'elle détermine une hémorrhagie grave.

C. Insertion du placenta sur le col de l'utérus. L'insertion du placenta sur le col de l'utérus, est une cause presque constante d'hémorrhagie utérine. Cependant, on trouve dans les auteurs des cas d'insertion du placenta sans hémorrhagie. M. Moreau donne de ce fait une explication des plus satisfaisantes. Ces cas d'implantation du placenta sans hémorrhagie, dit ce professeur, se rapportent tous à des cas où le produit avait cessé de vivre, souvent assez long-temps avant son expulsion. Dans ce cas, en effet, la circulation utérine se trouve modifiée de la manière suivante. De toute cette quantité de sang qui se rendait à l'utérus, pour fournir les élémens de la nutrition du produit, il n'en arrive plus que ce qui est nécessaire à la circulation utérine proprement dite; les vaisseaux diminuent, quelques-uns s'oblitèrent même ; en un mot, le stimulus qui appelait le sang dans l'utérus ayant cessé, la circulation se modifie à tel point que l'hémorrhagie peut ne point se manifester au moment de la séparation du placenta, ou, dans tous les cas, quand elle se manifeste, n'être que légère. (1)

Comment peut-on s'expliquer la production de l'hémorrhagie dans les cas d'implantation du placenta sur l'orifice ou dans son voisinage? Dans les dernières semaines de la gestation, et pen-

(1) J'ai cité à l'article *Avortement* (page 211, paragraphe 3), un cas où le placenta après la mort du produit ayant continué de se développer pendant plusieurs mois, en puisant dans l'utérus les alimens nécessaires à sa nutrition, une hémorrhagie a cependant été la conséquence de son expulsion.

dant le travail, l'explication de ce phénomène est facile. A cette époque, en effet, comme je l'ai dit en traitant du diagnostic de la grossesse (huitième et neuvième mois), l'orifice interne commence à s'entr'ouvrir chez les primipares, et chez les femmes qui ont eu des enfans, il se dilate souvent quelques semaines plus tôt. Alors, par suite de cette dilatation que le placenta ne peut suivre, les rapports de connexion vasculaire qui unissent le placenta à l'utérus, sont détruits en partie, et le sang s'écoule à l'extérieur.

L'époque de la grossesse à laquelle se manifestent ces hémorrhagies justifie très bien cette manière de voir ; comme on le sait, elles ne se déclarent guère que du huitième mois à la fin du neuvième.

Cependant, l'implantation anormale du placenta sur le col peut déterminer des pertes, à une époque moins rapprochée du terme de la grossesse, ce qui pourtant est rare et ne peut avoir lieu avant la fin du sixième mois ; et, alors, il faut trouver une autre explication de ce phénomène. La suivante me paraît la plus rationnelle. Avant la fin du sixième mois, l'utérus se développe spécialement dans son fond ; la partie inférieure, au contraire, ne se développe pas dans une proportion égale, mais ce développement coïncide avec celui du placenta : jusque-là ces deux parties, le placenta et le col utérin conservent leurs rapports de connexion ; mais, après la fin du sixième mois, la partie inférieure de l'organe s'accroît dans une proportion égale à celle de l'accroissement du fond, tandis que le placenta, qui a acquis presque tout son développement, ne peut plus participer à cet accroissement rapide; alors le tissu inter-utéro-placentaire tiraillé se déchire, met à jour les orifices béans des vaisseaux utéro-placentaires, et l'hémorrhagie se manifeste.

D. La rupture de l'utérus et des thrombus de la vulve et du vagin, sont des accidens rares, dont je traiterai dans un chapitre particulier.

E. Enfin, la rupture d'un des vaisseaux du cordon ou du cordon lui-même peut déterminer une perte grave, surtout pour le produit. Dans ce cas, la perte peut être intra-ovulaire, intra-utérine ou externe.

Cet accident peut dépendre d'une maladie des tuniques du cordon, de la disposition particulière des vaisseaux du cordon; enfin, de la brièveté de la tige ombilicale.

Je possède, comme je l'ai dit, un cordon dont la veine, variqueuse en plusieurs endroits, présente, surtout, dans un de ses points un renflement qui me paraît n'être autre chose qu'une collection sanguine, dont le caillot organisé autour de la veine la comprime de toutes parts. C'est à cette compression que j'ai attribué la mort du produit. Plusieurs faits semblables, quoique rares, sont cités par les auteurs.

On conçoit donc que si la veine peut se rompre et laisser épancher du sang dans la gaîne du cordon, cette gaîne peut aussi se déchirer, et permettre à l'hémorrhagie de devenir grave pour l'enfant et la mère.

M. Velpeau rapporte plusieurs faits semblables; M. Deneux a pu en observer un, où la veine très variqueuse, dans presque toute sa longueur, avait fourni une très grande quantité de sang.

(Fig. 111.)

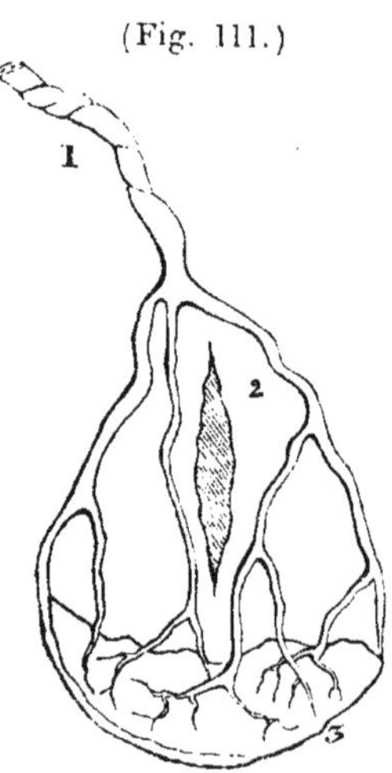

Cet accident peut déterminer, soit une perte dans l'intérieur de l'œuf, soit une perte externe, soit une perte intra-utérine, suivant que les membranes sont ou ne sont pas intactes, suivant que le col utérin est ou n'est pas bouché par des caillots.

Les vaisseaux du cordon peuvent quelquefois se désunir, et ramper à la surface de l'œuf avant de se rendre au placenta. J'ai observé deux fois cette disposition : c'est un de ces placentas qui a été préparé par M. Voillemier.

On comprend facilement,

alors, que si les membranes viennent à se rompre dans le point où le vaisseau s'insère ; ce vaisseau peut être rompu et donner lieu à une hémorrhagie grave, qui, le plus généralement, sera extra-ovulaire; mais qui, cependant, pourra être interne, si quelque obstacle s'oppose à l'issue du sang par le col utérin.

Dans un fait semblable, observé par M. Nægèle, la rupture d'un des vaisseaux eut lieu, et le fœtus succomba à l'hémorrhagie. Ce fait, jusqu'à ce jour, est unique dans la science.

L'hémorrhagie peut aussi être déterminée par la rupture de la totalité du cordon dans le cas de brièveté de cet organe.

§ 2. — *Diagnostic de l'hémorrhagie utérine.*

Les symptômes de l'hémorrhagie utérine se distinguent en *symptômes précurseurs* et en *symptômes d'une hémorrhagie actuelle.*

Symptômes précurseurs.

L'hémorrhagie se manifeste quelquefois soudainement, même sans qu'elle ait été causée par une violence extérieure; mais le plus ordinairement, la femme ressent de la pesanteur, un sentiment de chaleur, de frémissement dans le bassin, une douleur gravative dans les lombes, les aines et les cuisses, des inquiétudes dans tous les membres; quelquefois, aussi, les symptômes locaux de pléthore s'accompagnent de symptômes généraux. Ainsi, la malade a la face colorée, elle éprouve des vertiges, des douleurs de tête; son pouls est plein, développé, lent, etc., etc. Les mouvemens actifs du produit sont lents, lourds, ou ont cessé tout-à-fait.

Symptômes d'une hémorrhagie actuelle.

Les symptômes précurseurs se manifestent plus ou moins long-temps, avant que l'hémorrhagie ne soit déclarée; les signes qui annoncent alors l'existence actuelle de cet accident, se distinguent en *signes généraux* et *signes locaux.*

A. Signes généraux. Faiblesse du pouls, pâleur de la face, refroidissement des extrémités, tintement d'oreilles, *mal de cœur;* enfin, tous les symptômes des pertes en général.

B. Signes locaux. Les signes locaux se distinguent encore en deux classes, suivant que l'hémorrhagie est apparente à l'extérieur, *perte externe*, ou quand l'écoulement du sang n'a pas lieu en dehors, *perte interne.*

De la perte externe.

Le symptôme de la perte externe, c'est la perte elle-même. On s'attache, en général, à constater exactement la cause de l'hémorrhagie, on conseille d'insister pour établir le diagnostic. J'avoue que cela me semble complètement inutile; car, que l'hémorrhagie soit causée par l'implantation du placenta sur l'orifice ou son décollement prématuré, etc., etc., les indications (point essentiel) ne varieront qu'en raison de la légèreté ou de la gravité de l'accident; de plus, cette insistance à établir le diagnostic peut avoir de grands inconvéniens : les recherches, à l'aide du doigt, peuvent décoller les caillots et augmenter l'hémorrhagie, ou la renouveler, si elle s'était suspendue.

Néanmoins, si en mettant beaucoup de réserve dans ses investigations, l'accoucheur rencontre au col utérin un corps spongieux, molasse; si, les membranes étant intactes, la perte augmente pendant la contraction utérine, il devra attribuer l'hémorrhagie à l'implantation anormale du placenta sur le col utérin.

Si au contraire, elle est due au décollement de cet organe, la perte n'augmente que dans l'intervalle des douleurs, elle est moins abondante pendant la contraction, et le placenta n'est pas senti à l'orifice.

Après la rupture des membranes, ces différences dans l'aggravation ou la diminution de la perte, cessent d'être sensibles. Dans l'un et l'autre cas, la pression produite par la tête de l'enfant empêche le sang de s'écouler pendant la contraction. On comprend, du reste, combien ces signes sont équivoques, et combien celui qui paraît le plus certain, la présence du placenta, peut encore induire en erreur, par suite de la difficulté où se trouve l'accoucheur de distinguer le placenta des caillots qui obstruent l'orifice utérin. Mais, heureusement, un diagnostic précis, en pareil cas, n'est satisfaisant que pour l'esprit.

On s'expliquera aussi facilement la difficulté du diagnostic, dans les cas où l'hémorrhagie externe est fournie par les vaisseaux ombilicaux.

On peut confondre aussi la perte résultant d'un décollement du placenta, même celle qui serait fournie par le placenta inséré sur l'orifice, avec celle qui provient d'une tumeur du cuir chevelu ou de toute autre partie fœtale qui serait rompue. A l'hospice de la Maternité de Paris, M. P. Dubois a observé ce phénomène sur un enfant anencéphale; de prime abord cette tumeur avait été prise pour le placenta décollé.

De la perte interne.

A une époque avancée de la grossesse, même pendant le travail, une petite quantité de sang peut s'accumuler dans l'utérus, et passer inaperçue; mais le plus ordinairement, surtout si la perte est un peu abondante, elle se manifeste à l'extérieur par les signes généraux que j'ai fait connaître et par des signes locaux, qui sont: la résistance plus grande du globe utérin, la forme irrégulière, anfractueuse de l'utérus, qui coïncide avec son développement insolite et rapide, la cessation des mouvemens actifs.

Il est rare, pendant le travail, que la perte interne ne soit pas précédée, accompagnée ou suivie d'un léger écoulement de sang à l'extérieur; dans ce cas, il y a perte interne et externe à-la-fois.

En un mot, plus la grossesse sera avancée, plus l'hémorrhagie sera grave, plus elle sera facilement reconnue. Cependant, il peut s'épancher entre l'utérus et l'œuf décollé une assez grande quantité de sang pour compromettre la vie de l'enfant, sans que les effets de cette perte, sur l'état de la mère, la rende manifeste pour l'accoucheur.

On pourrait confondre cet accident avec l'hydropisie de l'amnios ou la tympanite, mais l'absence des autres signes de l'hémorrhagie interne viendrait bientôt faire cesser tous les doutes.

Siége de l'épanchement.

Le siége de l'épanchement, dans les pertes internes, varie suivant la cause de l'hémorrhagie. Ainsi, dans les cas de décollement du placenta, 1° il se peut que le sang s'accumule entre le placenta et l'utérus, et que le placenta, décollé dans son centre, soit adhérent à l'utérus par sa circonférence; mais, le plus souvent, le sang fourni par le placenta, dont les adhérences sont détruites dans un seul point, décolle les membranes et s'épanche tout autour de l'œuf: c'est, dans ce cas, que l'hémorrhagie interne peut être mortelle pour la mère et l'enfant. En effet, quoiqu'on ait cherché à le nier, il est certain que l'utérus, dans l'état ordinaire de la gestation, n'est pas tellement distendu, qu'il ne puisse se laisser encore distendre davantage, par une quantité de sang assez considérable pour faire périr la mère et son produit.

2° Le sang peut s'épancher aussi entre les feuillets des diverses membranes : M. C. Baudelocque en a cité plusieurs exemples, et quelquefois la quantité de sang peut être assez considérable, pour donner des inquiétudes. Le plus souvent, cependant, ces pertes sont peu abondantes et passent inaperçues.

3° Par suite de la rupture du cordon, l'épanchement peut se faire dans l'intérieur des membranes (hémorrhagie intra-ovulaire), des faits nombreux, cités par Baudelocque, Delamotte, Peu, MM. Nægèle, Deneux, Guillemot, établissent la possibilité de ces pertes d'une manière incontestable.

4° Enfin, le sang peut s'épancher dans l'intérieur du placenta seulement, mais cette hémorrhagie interne, ou *apoplexie placentaire*, ne doit pas être considérée sous le même point de vue que les précédentes; en effet, elle ne compromet jamais les jours de la mère, et si elle fait périr le produit, ce n'est pas par le fait même de la perte de sang, mais parce que les foyers apoplectiques, quand ils sont nombreux, amènent la dégénérescence du placenta, et troublent ou rendent nulles les fonctions de cet organe.

§ 3. — *Pronostic.*

La gravité du pronostic varie, en raison de la quantité de sang perdu, suivant l'époque du travail où la perte se déclare, suivant les causes qui la produisent, et suivant sa nature.

Ainsi, pour la mère et pour l'enfant, l'hémorrhagie sera d'autant plus grave, que l'accident se manifestera à une époque du travail plus éloignée du moment où la dilatation de l'orifice utérin, ou celle des parties externes, pourra permettre l'expulsion spontanée du produit ou son extraction. En effet, pendant tout le temps que ces parties mettront à se préparer convenablement, la quantité de sang qui s'écoulera pourra compromettre la vie de la mère et celle de l'enfant.

Pour l'enfant, elle est bien plus grave, pendant le travail, qu'elle ne l'est pour la mère : elle est plus grave aussi, pour l'un et pour l'autre, dans les cas d'insertion du placenta sur l'orifice, lorsque cette implantation a lieu centre pour centre ; le décollement presque complet du placenta, détermine, au moment du travail, une perte considérable, d'autant plus grave pour la mère, qu'elle a déjà été affaiblie par les hémorrhagies qui se sont manifestées, à plusieurs reprises, dans les derniers mois de la grossesse ; d'autant plus grave pour le produit, que les rapports de connexion qui unissent le placenta à l'utérus, sont plus complètement détruits.

On comprend aussi que cet accident est d'autant plus grave, dans les cas de décollement prématuré du placenta, que ce décollement est plus complet.

L'hémorrhagie interne est plus grave que l'externe, parce qu'elle peut donner lieu à une perte de sang considérable avant que quelques symptômes extérieurs soient venus en signaler l'existence, et qu'alors, quand on reconnaît l'accident, il est souvent trop tard pour y remédier efficacement.

L'hémorrhagie interne est moins grave avant qu'après la

rupture des membranes : ainsi, avant cette rupture l'utérus dilaté ne peut contenir qu'une quantité de sang moins considérable que lorsque l'œuf est rompu. De plus, après la rupture, l'art est privé d'une ressource salutaire, la perforation artificielle des membranes. Cette opération, permettant en effet le retrait de l'utérus, suffit quelquefois seule à arrêter l'hémorrhagie, surtout dans les cas où elle est due à un décollement prématuré du placenta, inséré au fond de l'utérus, cette partie étant douée d'une énergie de retrait bien plus considérable que le col.

Pour la mère, l'hémorrhagie est plus grave à l'hôpital qu'en ville, surtout en temps d'épidémie de métropéritonite, les pertes de sang prédisposant singulièrement à cette terrible maladie.

Si l'abondance de l'hémorrhagie est une circonstance également fâcheuse pour la mère et l'enfant, il ne faut pas croire, cependant, que ce soit parce que la perte de sang agit de la même manière sur l'un et l'autre.

La mère meurt anémique ; mais pour le produit, la quantité de sang qu'il perd compromet bien rarement sa vie, à moins que le sang ne soit fourni par le cordon ombilical. L'enfant succombe à une véritable asphyxie, tout-à-fait, comme s'il y avait compression du cordon. Au lieu d'être anémique et pâle, il est, au contraire, rouge et violet ; et, à l'autopsie, on trouve toutes les veines gorgées de sang, comme cela a lieu dans l'asphyxie.

Quand la perte a été considérable, sans cependant compromettre la vie de la mère, elle porte à toute l'économie de graves atteintes. Les femmes languissent affaiblies, elles éprouvent tous les symptômes de la chlorose, les digestions sont pénibles, la vue et l'ouïe sont affaiblies; mais, surtout, elles échappent rarement à ces maux de tête nerveux, si persistans, si douloureux. J'ai eu si souvent occasion de constater ce phénomène, qu'il me semble être une conséquence nécessaire de l'hémorrhagie abondante. Au reste, toute médication est impuissante à combattre cet accident, il ne disparaît qu'à mesure qu'un régime convenable répare les forces de la malade.

§ 4. — *Traitement.*

Le traitement des hémorrhagies utérines est préventif ou curatif : tout le traitement préventif se trouve en entier à l'article *hémorrhagie et avortement pendant la grossesse.* Quant au traitement curatif, il se divise en traitement spécial et en traitement général.

Traitement général.

L'accoucheur appelé auprès d'une femme atteinte d'hémorrhagie doit, avant tout, faire coucher la malade horizontalement ; supprimer les oreillers, élever le siège sur un coussin résistant, afin que la poitrine soit plus basse que le siège. La chambre devra être aérée, ventilée, et, cependant, on aura soin de n'y laisser pénétrer qu'un demi-jour. Le calme le plus complet de l'esprit et du corps, est indispensable.

Aussi, il faudra éloigner de la malade toute idée de crainte, recommander autour d'elle le silence le plus absolu et le repos le plus complet.

La malade sera couverte légèrement à la partie supérieure du corps, les pieds et les jambes seront découverts, ou revêtus seulement d'un simple drap ; le rectum aura été, au préalable, vidé par un lavement frais, ou un laxatif doux, si le lavement n'a pas suffi, et pour boisson elle sera mise à l'usage de la limonade froide, de la solution de sirop de groseille, etc.

Traitement spécial.

Le traitement spécial varie suivant la légèreté ou la gravité de l'accident, et suivant aussi l'époque du travail. Quant aux causes qui le produisent, elles n'ont aucune influence sur la nature des moyens à employer.

Le tableau suivant, qui appartient entièrement à M. P. Dubois, résume toutes les indications que peut présenter cet accident.

TABLEAU SYNOPTIQUE DU T[...]

AVANT LE TRAV.	Hemorrhagie légere A.			Situation horizontale. Repos absolu. Air frais. Boissons acidules, fraiches. Diete. Saignée, s'il y a des symptômes de pléthore. Vider la vessie et le rectum.	
	Hemorrhagie grave B.			Mêmes moyens qu'en A. excepté la saignée. D'abord, applications froides. Puis, seigle ergoté, 36 grains en trois doses, à 10 minutes d'intervalle.	1.
				Et si ces moyens sont insuffisans, appliquer le tampon, ou dans quelques cas particuliers, faire la perforation des membranes.	2.
PENDANT LE TRAVAIL.	Hemorrhagie légere.	Orifice non dilaté et non dilatable.	Membranes entières.	Mêmes moyens qu'en A, sauf la saignée qui ne convient que si l'état pléthorique est extrêmement prononcé.	
			Membranes rompues.	*Idem.*	
		Orifice dilaté.	Membranes entières.	Mêmes moyens qu'en A, puis attendre, ou rompre les membranes.	3.
			Membranes rompues.	Mêmes moyens qu'en A et attendre. Si les douleurs sont faibles et lentes, donner le seigle ergoté.	[illegible]
	Hemorrhagie grave.	Orifice non dilaté et non dilatable.	Membranes entières.	Mêmes moyens qu'en A, sauf la saignée; puis les réfrigérans. En cas d'insuffisance et si les douleurs sont faibles, seigle ergoté; puis rompre les membranes: enfin, si l'orifice ne permettait pas la version, appliquer le tampon.	
			Membranes rompues.	Mêmes moyens qu'en A; puis les réfrigérans. Puis le seigle ergoté, si douleurs faibles et lentes. Puis, en cas d'insuffisance, compression de l'utérus, tampon, accouchement forcé.	[illegible]
		Orifice dilaté ou dilatable.	Membranes entières.	Rompre les membranes; si cette rupture ne suffit pas, faire la version ou appliquer le forceps.	[illegible]
			Membranes rompues.	Version, si la tête est au-dessus de l'orifice. Forceps, si la tête est déjà descendue dans l'excavation. Extraction simple, si l'extrémité pelvienne se présente.	7.

MENT DE L'HÉMORRHAGIE.

 seigle ergoté est employé ici comme hémostatique; dans le cas que nous supposons, il n'y a encore de douleurs utérines; il est possible aussi que l'emploi du seigle ergoté les produise; ce médicament a la propriété d'accroître les contractions, quand elles se sont spontanét déclarées, et paraît avoir aussi celle de les provoquer quand elles n'existent pas encore.

 tampon arrêtera d'abord l'hémorrhagie; puis, par la rétention du sang et par sa présence e, il irritera le col et l'orifice de l'utérus, et il sollicitera les contractions expulsives. Celles-ci eront l'orifice et cette dilatation permettra plus tard, soit la rupture simple des memes, soit la terminaison de l'accouchement.

ette rupture ne saurait avoir aucun inconvénient : c'est un moyen de prévenir l'accroissement 'hémorrhagie. On peut, toutefois, s'en dispenser et se contenter d'attendre que les progrès es du travail aient arrêté l'accident : ce dernier parti est, après tout peut-être, le plus sage. peu plus ou un peu moins de tendance à l'accroissement de l'hémorrhagie devront déterminer oix de l'un ou de l'autre procédé : 1° attendre si l'hémorrhagie n'augmente en aucune mae, et à plus forte raison si elle diminue, ou 2° rompre les membranes, si on remarque quelque ance à l'augmentation. Cette rupture pourra être utilement précédée ou suivie de l'adminison de quelques doses de seigle ergoté, si les douleurs utérines étaient faibles ou éloignées.

n peut se demander s'il ne conviendrait pas de terminer l'accouchement dans ce cas, puisque parties semblent disposées à cette terminaison. Nous pensons que si le fœtus se présente bien, ut mieux s'abstenir de toute manœuvre, application de forceps ou version, parce que l'emploi es moyens serait plus grave que l'hémorrhagie légère pour laquelle on y aurait recours.

e cas est fort délicat; l'application du tampon exige ici une grande réserve. En effet, quand le n sera fermé, le sang pourra, si l'on n'y prend garde, s'accumuler dans la cavité utérine, au t que la malade périsse, sans qu'une goutte de sang paraisse à l'extérieur, et le danger sera tant plus grand, que la matrice aura été plus développée avant la rupture des membranes, et les contractions seront plus faibles. L'application du tampon ne devra donc être préférée à couchement forcé, que quand les contractions utérines seront assez énergiques, et qu'au ment de la rupture des membranes, il ne se sera écoulé de l'utérus qu'une très petite quantité u; encore l'application du tampon doit-elle être suivie d'une surveillance très attentive et de plication d'un bandage de ventre assez serré pour résister à l'ampliation de l'utérus. Au conre, quand les contractions seront faibles, quand il se sera écoulé une grande quantité d'eau au ment de la rupture des membranes, il faudra forcer la résistance de l'orifice et faire la version.

ci encore, on peut s'étonner du précepte de rompre les membranes et d'attendre, avant de ndre un autre parti, que la rétraction de l'utérus ait ou n'ait pas arrêté l'hémorrhagie; c'est l nous semble si important et pour la mère et pour l'enfant que la naissance de celui-ci soit le ltat des contractions utérines seules, plutôt que de manœuvres souvent difficiles, qu'il est désirable de courir la chance d'un accouchement spontané, toutes les fois qu'on peut l'espérer. st bien entendu que cette expectation n'est admissible que dans le cas où les contractions rines ne sont ni faibles ni éloignées. Si le col est mince, tranchant, des incisions préalables ront être faites de chaque côté de cet orifice.

On pourrait sans doute recourir ici à l'application du forceps; mais l'emploi de cet instrunt, quand la tête est au-dessus de l'orifice et non plongée dans l'excavation, offre souvent ssez grandes difficultés pour que la version me paraisse préférable.

Observations sur les indications contenues dans le tableau précédent.

On voit que j'ai fondé les indications sur la légèreté ou la gravité de l'hémorrhagie, et non sur la circonstance de l'insertion ou de la non-insertion du placenta sur col. Ce n'est pas que cette circonstance soit indifférente; presque toujours, l'hémorrhagie produite par le décollement du placenta inséré sur l'orifice est une hémorrhagie grave, et réclame alors les moyens indiqués pour les hémorrhagies graves. Quelquefois cependant, l'insertion du placenta sur le col de l'utérus ne donne lieu qu'à une hémorrhagie légère. Je ne pense donc pas, comme la plupart des accoucheurs, que l'insertion du placenta sur le col exige, dans tous les cas, la terminaison prompte et forcée de l'accouchement. Seulement, elle peut modifier l'emploi des moyens que j'ai indiqués. Par exemple, si dans un cas d'hémorrhagie grave, le placenta recouvre tout-à-fait l'orifice, on ne pourra pas recourir à la simple rupture des membranes, comme on le pourrait, si cela n'avait pas lieu. Si l'orifice n'est ni assez dilaté ni assez dilatable pour permettre l'introduction de la main, il faudra employer le tampon; s'il est, au contraire, assez dilaté ou assez dilatable, il faudra décoller un des côtés du placenta pour se faire un passage dans la cavité utérine et terminer l'accouchement par la version. Mais, si une portion seulement du placenta est insérée sur l'orifice et laisse à nu une partie des membranes, on pourra se comporter comme si le placenta n'était pas inséré à l'orifice.

En aucun cas, il ne me paraît convenable de percer le placenta, comme quelques accoucheurs en ont donné le conseil.

Enfin, si le placenta, poussé par la tête ou par l'extrémité pelvienne du fœtus, est entièrement ou presque entièrement décollé et a franchi l'orifice de l'utérus, il faut l'extraire avant le fœtus, car cet organe n'est pas utile dans ces circonstances, et sa présence dans le vagin est un obstacle au libre exercice de la main et des instrumens.

J'ai dit, à l'article *avortement*, quels étaient les procédés à l'aide desquels on applique le tampon (1). C'est un moyen précieux, il agit d'abord en mettant obstacle à l'issue du sang, puis sa présence sur le col utérin irrite cette partie infé-

(1) Je fus appelé rue de Seine-Saint-Germain, dans le courant de 1841, par M. le docteur Cazalis pour donner des soins à une jeune femme primipare qui était affectée d'hémorrhagie; elle était à terme, le col épais résistant et non dilaté, ne permettait de rien entreprendre, pour terminer l'accouchement afin de soustraire l'enfant et la mère aux dangers de l'hémorrhagie, quoiqu'elle fût abondante, et que la femme en parût affaiblie. Il était facile à l'aide du toucher de constater la présence du placenta à l'orifice, les membranes étaient intactes, les douleurs peu énergiques. A travers le placenta, on sentait un corps solide, lourd, que je crus être la tête de l'enfant. L'auscultation aurait peut-être pu éclairer la question, mais ce qu'il m'importait spécialement dans ce cas, c'était de constater l'existence du produit (il était encore vivant), et de m'opposer le plus promptement possible à l'hémorrhagie; je n'avais à choisir qu'entre la rupture des membranes ou le tampon, l'état du col qui, malgré le seigle ergoté, ne pouvait pas laisser espérer une dilatation rapide sous l'influence de la rupture des membranes, me décida en faveur du tampon; je l'appliquai à l'aide du spéculum plein. Des bourdonnets de charpie liés avec des fils, furent poussés dans le vagin, à mesure que je retirais le spéculum. Enfin, quand le vagin fut entièrement rempli, je plaçai pour maintenir le tampon un bandage en T bien serré. Après cela, nous administrâmes à la malade un gramme de seigle ergoté en deux fois; sous l'influence de ces moyens, l'hémorrhagie externe ne cessa pas entièrement, mais des contractions énergiques se déclarèrent, et au bout d'une heure ou deux, les efforts de la femme repoussèrent en partie le tampon, et les membranes se rompirent, nous retirâmes le bandage et la charpie, mais au lieu de la tête dont j'avais soupçonné la présence au détroit supérieur, c'était l'extrémité pelvienne qui occupait l'orifice. La dilatation était presque complète, j'introduisis la main immédiatement, et j'engageai les pieds de l'enfant, l'extraction fut rapide, mais l'abondance de l'hémorrhagie avait compromis sa viabilité, il fit quelques inspirations, et ne put être ranimé. Quant à la mère, l'accident cessa après l'extraction de l'enfant, elle se rétablit parfaitement.

Le 2 février, à neuf heures et demie, la nommée Mozanot, âgée de trente-cinq ans, ayant eu sept accouchemens à terme, une fausse couche à trois mois, qui avait nécessité le tamponnement pendant trois jours, fut prise de pertes répétées dans les trois derniers mois de cette huitième grossesse. A huit mois, elle fut prise d'une perte très considérable, c'est dans cet état qu'elle fut amenée à neuf heures et demie du matin à la salle d'accouchemens. Le col était mou, dilaté comme une pièce de cinq francs, le placenta était inséré sur l'orifice à gauche. M. P. Dubois tamponna immédiatement vers dix heures; à midi, il administra, à cause des fréquentes lypothémies, dans du vin de Malaga (soixante grammes), de seigle

rieure de l'organe et sollicite la réaction de la partie supérieure qui se contracte, et détermine la dilatation de l'orifice. Alors, quand on retire le tampon, on trouve les voies préparées; on peut opérer la rupture des membranes. Souvent, ce dernier moyen suffit à lui seul pour arrêter l'hémorrhagie; s'il est insuffisant, on a recours à l'extraction du produit. Si le tampon n'avait pas déterminé la dilatation du col, il aurait certainement favorisé son amincissement, et alors il serait encore possible de recourir à la rupture des membranes, parce que si cette rupture est inefficace, le col, quoique non dilaté, ni dilatable, permettra, en cas de danger pressant, de pratiquer l'accouchement forcé en incisant d'abord les côtés de cet orifice aminci.

Mais, pour obtenir ces résultats, il faut que le tampon reste appliqué au moins une heure ou deux, et qu'il ait sollicité d'assez vives contractions. Au reste, plus il restera appliqué long-temps, plus on sera certain de trouver le travail avancé. La durée de son application doit être basée sur l'état du col, au moment où on tamponne, et sur l'énergie des contractions pendant qu'il reste appliqué.

Malheureusement, c'est un moyen qui ne peut pas toujours être supporté par les femmes. Il détermine quelquefois sur la vessie et le rectum un sentiment de ténesme insupportable, et à peine est-il appliqué, que les femmes vous sollicitent avec instance de le retirer. Il faut, cependant, dans les cas où le tampon est indispensable, les encourager à l'endurer quelques instans, en leur faisant envisager la nécessité de son application, et ne le retirer que si, par sa présence devenue intolé-

ergoté (cinquante centigrammes); mais la femme continuant toujours à s'affaiblir, et d'ailleurs, espérant d'après la nature des contractions, et leur durée, que le col avait dû se dilater, il retira le tampon; en effet, le col dilatable permit de terminer l'accouchement. A midi vingt minutes, M. P. Dubois rompit les membranes et fit la version podalique; l'enfant avait cessé de vivre, mais la mère se rétablit.

Dans un autre cas, à-peu-près semblable, le 29 avril, la rupture des membranes suffit pour déterminer l'accouchement et la cessation de l'accident, mais l'enfant n'a pu être sauvé. Si les limites que je me suis imposé me permettaient de multiplier ces citations, je pourrais établir clairement, combien cet accident est plus grave pour l'enfant que pour la mère.

rable, il faisait craindre des accidens encore plus graves que celui auquel on veut remédier, ce qui est heureusement fort rare. Je me suis étendu aussi sur le mode d'administration du seigle ergoté. Quant à la dilatation de l'orifice, à l'aide des incisions latérales du col, M. P. Dubois les préfère de beaucoup à l'accouchement forcé; mais elles ne peuvent être employées que dans le cas où le col non dilaté est cependant mince. Dans le cas, au contraire, où le col conserverait encore beaucoup de hauteur, ces incisions n'auraient aucun résultat avantageux. Ce professeur recommande aussi de ne pratiquer ces incisions que sur les parties latérales de l'orifice, et ce précepte est des plus importans. En effet, la vessie et le rectum pourraient être compromis par le prolongement de ces incisions, au moment de l'extraction du produit, si ces incisions avaient été faites en avant et en arrière. De plus, ces incisions ne doivent pas être profondes : il suffit d'atteindre les tissus de quelques lignes seulement, le passage de la main et de l'enfant fera le reste.

Pour pratiquer ces incisions, M. P. Dubois se sert d'un bistouri dont la lame courte en forme de croissant, boutonnée à son extrémité est fixée à un manche assez long; l'instrument est glissé sur le doigt indicateur de la main gauche, qui lui sert de guide, pour l'incision de droite, comme pour celle de gauche. On peut également se servir d'un bistouri droit boutonné, mais dans ce cas, il faut avoir soin de garnir la lame d'une petite bandelette de linge, et de ne la laisser libre, que dans deux ou trois centimètres d'étendue, à son extrémité.

Cette précaution est aussi indispensable dans l'intérêt des parties maternelles que dans celui du doigt de l'accoucheur.

Pour les réfrigérans, je répéterai encore ce que j'ai dit à l'article *Avortement*, ils ne doivent pas être employés sur toute la surface du corps : les parties inférieures seulement doivent y être exposées, tandis qu'on réchauffe les parties supérieures pour maintenir le plus de sang possible dans les organes essentiels à la vie; ce qui produit en même temps une action révulsive des plus utiles.

Quant à la rupture des membranes, elle ne doit être pratiquée comme on le voit, que dans les cas où le col, quoique non encore dilaté ni dilatable, est cependant assez mince, pour laisser espérer une dilatation prochaine. Si au contraire, le col était épais, et qu'il fallût un long temps pour que sa dilatation s'effectuât, il vaudrait mieux avoir de suite recours au tamponnement. En effet, je suppose que le col utérin étant épais, on ait rompu les membranes, sans arrêter l'hémorrhagie; l'état du col ne permettant pas de pénétrer dans l'utérus, la femme restera exposée aux dangers de l'hémorrhagie jusqu'à ce que la dilatation soit effectuée, car on ne peut guère, dans ce cas, recourir au tamponnement, sous peine de substituer une perte interne à une perte externe. On ne pourrait, comme je l'ai dit, préférer le tampon à l'accouchement forcé, après la rupture des membranes, que dans le cas où l'utérus serait fortement rétracté, quand il existe des contractions énergiques, et qu'il s'est écoulé de l'utérus une très petite quantité d'eau; encore devra-t-on exercer une surveillance active pendant son application.

ART. V. — ÉCLAMPSIE PENDANT LE TRAVAIL.

J'ai dit en traitant de l'éclampsie pendant la grossesse, quelle était la nature, les causes, le diagnostic, le pronostic et le traitement de cet accident; je n'ai donc plus à m'occuper que des modifications particulières que le travail apporte dans le pronostic, et dans les indications à remplir.

Ainsi, comme pour l'hémorrhagie, le pronostic est d'autant plus fâcheux, que la dilatation de l'orifice et celles des parties externes, seront moins avancées; que l'expulsion spontanée ou l'extraction du produit, sera ou moins prochaine ou moins praticable, et ici la gravité du pronostic s'applique bien plutôt à la mère qu'au produit, dont la vie est presque toujours compromise, long-temps avant qu'il soit possible d'agir; cependant la terminaison de l'accouchement n'est pas toujours suivi, pour la mère, d'un résultat aussi immédiat que dans l'hémorrhagie; le plus souvent les convulsions durent encore après l'expulsion ou l'extraction de l'enfant.

§ 1. — *Traitement.*

Le traitement consiste d'abord, *pendant l'accès*, comme je l'ai dit à l'article *Eclampsie pendant la grossesse*, à contenir la malade, à rentrer la langue pour qu'elle ne soit pas coupée, puis *après l'accès*, à mettre en usage tous les moyens généraux que j'ai longuement énumérés aussi (tels que saignées locales, saignées générales, lavemens purgatifs, potions anti-spamodiques, révulsifs sur les extrémités, etc., etc.), et surtout pendant qu'il met en usage tous ces moyens, l'accoucheur doit s'attacher à extraire le produit de la conception, si cette extraction est possible : c'est dans ce cas le remède le plus sûr; mais cependant, comme je le dirai plus tard, cette opération ne doit pas être pratiquée à tout prix; souvent on échouerait complètement, et dans certains cas même où on réussirait, le remède serait pire que le mal. La violence que l'on serait obligé d'exercer aggraverait les accidens convulsifs dans la plupart des cas.

Le traitement spécial consiste dans l'extraction du produit; les procédés varient suivant la fréquence, la durée des accès, et leur intensité; suivant aussi l'époque du travail auquel ces accès se manifestent.

TABLEAU SYNOPTIQUE

DU TRAITEMENT DES CONVULSIONS PENDANT LE TRAVAIL.

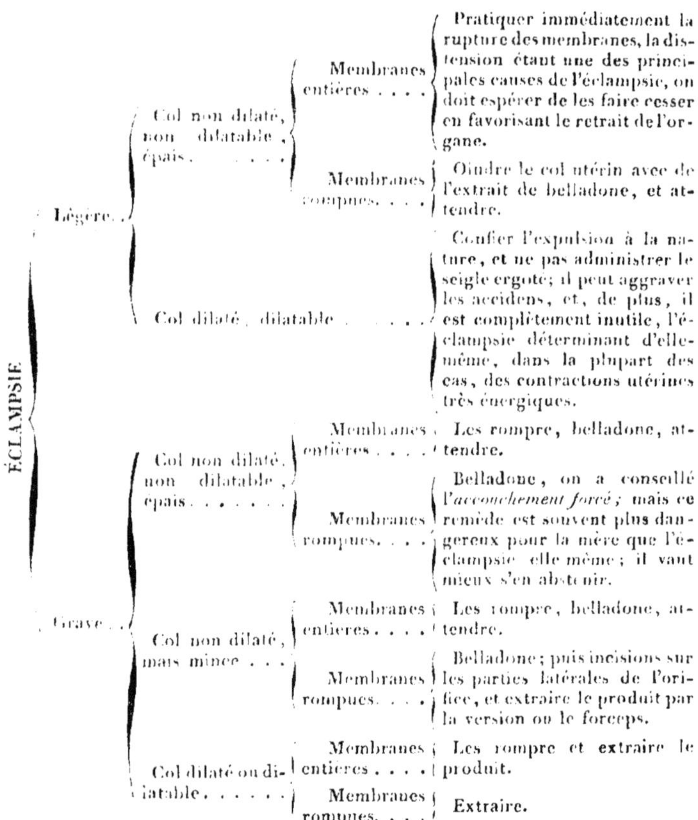

ÉCLAMPSIE			
Légère. .	Col non dilaté, non dilatable, épais.	Membranes entières	Pratiquer immédiatement la rupture des membranes, la distension étant une des principales causes de l'éclampsie, on doit espérer de les faire cesser en favorisant le retrait de l'organe.
		Membranes rompues. . . .	Oindre le col utérin avec de l'extrait de belladone, et attendre.
	Col dilaté, dilatable		Confier l'expulsion à la nature, et ne pas administrer le seigle ergoté; il peut aggraver les accidens, et, de plus, il est complètement inutile, l'éclampsie déterminant d'elle-même, dans la plupart des cas, des contractions utérines très énergiques.
Grave. .	Col non dilaté, non dilatable, épais.	Membranes entières	Les rompre, belladone, attendre.
		Membranes rompues. . . .	Belladone, on a conseillé l'*accouchement forcé;* mais ce remède est souvent plus dangereux pour la mère que l'éclampsie elle-même; il vaut mieux s'en abstenir.
	Col non dilaté, mais mince . . .	Membranes entières	Les rompre, belladone, attendre.
		Membranes rompues. . . .	Belladone; puis incisions sur les parties latérales de l'orifice, et extraire le produit par la version ou le forceps.
	Col dilaté ou dilatable.	Membranes entières	Les rompre et extraire le produit.
		Membranes rompues. . . .	Extraire.

Observations sur le traitement.

Dans la plupart des cas, on peut dire que les moyens curatifs généraux, et que le traitement spécial, exposé dans le tableau précédent, donnent le plus souvent un résultat heureux pour la mère, mais bien moins favorable pour le produit.

Les observations que j'ai pu faire, tant en ville, qu'à la Clinique sur treize cas d'éclampsie, m'ont mis à même de constater ce fait. J'ai pu en observer d'autres aussi, dont le détail ne manque pas d'intérêt.

Dans le courant de novembre 1841, je fus appelé par M. le docteur Clair, et une sage-femme de mon voisinage, auprès d'une femme primipare qui était atteinte de convulsions; elle n'avait encore eu que trois accès. Quand j'arrivai, la femme était dans un état comateux qui avait succédé au troisième accès; l'enfant était vivant; il était important d'agir promptement; la tête, fort heureusement engagée dans l'excavation, avait presque complété son mouvement de rotation; l'occiput était cependant encore un peu à gauche. L'application du forceps fut très facile (je commençai par la branche à pivot), l'enfant du sexe féminin fut extrait vivant; il s'est depuis très bien porté. Quant à la mère, elle fut reprise d'une série d'accès éclamptiques très rapprochés, pendant toute la journée du lendemain, malgré les soins de mon ami le docteur Devilliers, qui avait été appelé aussi auprès d'elle. La deuxième nuit se passa dans un état de délire furieux, auquel succéda un état comateux profond, dont la malade ne sortit que le lendemain matin. Depuis elle s'est complètement rétablie. Dans ce cas, la terminaison de l'accouchement a pu sauver l'enfant, mais elle n'a pas empêché l'éclampsie de persister, de s'aggraver même considérablement. Sur les onze autres cas observées à la Clinique (1), j'ai constaté sept fois le même effet. De plus, j'ai aussi pu observer que sur les treize femmes, neuf étaient primipares, sept infiltrées, deux enceintes de jumeaux; une fut atteinte pendant la grossesse, dix pendant le travail, deux après l'accouchement, une à cinq mois, une à sept mois, trois à huit mois, huit à terme. Chez trois seulement, des signes précurseurs purent être observés; sur huit, le forceps fut appliqué; sur une, on pratiqua l'extraction manuelle; quatre se

(1) Biron, f. Prunet; Cossard, f. Jaquin; Bourson, f. Judaine; Nachon, Geoffroi, f. Herbaux, Lessort, Raboutet (Bl., M. M., 14 septembre 1840.) (27 septembre 1840.)

délivrèrent spontanément; deux seulement succombèrent; il périt dix enfans; un vint au monde putréfié, deux vivans.

ART. VI. — RUPTURE DE L'UTÉRUS.

L'accident le plus formidable qui puisse atteindre la femme dans l'état puerpéral, est la rupture de l'utérus; il est quelquefois suivi de la mort presque immédiate.

L'utérus peut se rompre dans son fond ou dans sa partie sus-vaginale.

§ 1. — *Causes prédisposantes.*

Toutes les circonstances qui peuvent augmenter la distension ou diminuer la résistance des parois de l'utérus, doivent être regardées comme causes prédisposantes. Ainsi, la grossesse gemellaire, l'hydropisie de l'amnios, l'affaiblissement de certaines parties de l'organe, sans causes connues, ou déterminées par des altérations gangréneuses, par l'atrophie, l'apoplexie, l'inflammation aiguë ou chronique de l'organe, la dégénérescence squirheuse.

§ 2. — *Causes efficientes.*

Les causes efficientes sont : les contractions de l'utérus qui s'exercent avec énergie, pour vaincre un obstacle mécanique à l'accouchement, tels que le rétrécissement du bassin, la présentation vicieuse du produit, les lésions par causes externes, comme sont les chutes, les coups, les blessures; enfin, les lésions de causes internes, parmi lesquelles on doit placer au premier rang, les manœuvres obstétricales mal dirigées. Que de fois en effet, cette dernière circonstance a causé la mort de femmes, qui auraient survécu dans des mains habiles! M. Voillemier et M. Cazeaux, ont pu constater une fois à l'autopsie, l'arrachement des deux tiers inférieurs de l'utérus, après l'application du céphalotribe. Un ancien interne des hôpitaux a pu aussi constater deux fois le même résultat, à la suite de l'emploi du même instrument. Qu'on s'étonne après cela, que des opérateurs inhabiles proscrivent cet instrument pourtant si précieux quand il est bien dirigé.

§ 2. — *Symptômes.*

Tout-à-coup la femme pousse un cri perçant; elle accuse dans le lieu où s'est opéré la rupture, une douleur des plus intenses, semblable à une crampe; elle pâlit, le pouls est déprimé, presque insensible : à cet état d'angoisse inexprimable succède bientôt un engourdissement général, et la femme s'évanouit. Les contractions cessent tout-à-coup, l'abdomen est devenu souple, dépressible; souvent on ne sent plus à la même hauteur, le fond de l'utérus, on sent à sa place les parties fœtales, tandis que l'utérus rétracté s'est abaissé dans la région hypogastrique.

Par le toucher, si la poche des eaux était intacte et bombait avant l'accident, on constate qu'elle est flasque, sans cependant que des eaux se soient écoulées; on constate aussi que la partie fœtale qui occupait le détroit supérieur ne s'y présente plus; quant à sentir à travers le cul-de-sac du vagin les parties fœtales déplacées, cela me paraît impossible dans la plupart des cas. Mais si la dilatation de l'orifice permet l'introduction de la main dans la cavité de l'utérus, cette main y constate souvent l'absence totale du produit, qui a été remplacé par des anses intestinales, et le retrait plus ou moins énergique de l'utérus; mais le plus souvent, quelques parties fœtales sont encore contenues dans la cavité de l'organe, et on peut suivre à travers la crevasse, celles qui se sont échappées dans la cavité abdominale.

Cependant, si les liquides s'épanchent seuls dans la cavité péritonéale, que le fœtus ne soit pas déplacé, la fissure de l'organe se resserre par suite de sa rétraction, et le toucher ne peut plus éclairer la question; mais les phénomènes extérieurs et la mort rapide, suffisent dans ce cas pour établir un diagnostic, que l'autopsie vient confirmer.

§ 3. — *Pronostic.*

Le pronostic des ruptures de l'utérus est des plus graves; souvent cet accident est suivi de la mort instantanée, mais le plus ordinairement, la mort n'arrive qu'au bout de quelques heures, à la suite de l'hémorrhagie ou de la péritonite. Cet accident est plus grave avant qu'après la rupture des membranes : en effet, après l'écoulement des eaux, on ne craint plus leur épanchement dans la cavité du péritoine; le sang qui est fourni par la blessure ou le décollement du placenta peut seul s'y épancher.

Cependant quelques femmes ont pu se soustraire à ces dangers. M. P. Dubois fut un jour mandé à la Maternité pour un cas semblable; la malade, mère de sept enfans, était depuis une heure seulement à la salle d'accouchement, quand tout-à-coup, elle poussa un cri perçant et se plaignit d'une douleur violente dans le côté droit.

La face pâlit, se décomposa subitement, les yeux se ternirent, le pouls était déprimé, et la tête, qui se présentait avant à l'orifice utérin, n'était plus accessible. M. P. Dubois fit la version, mais il fut obligé d'aller chercher les pieds dans la cavité abdominale; l'évolution se fit sans difficulté : après l'extraction du produit, il introduisit la main de nouveau, il pénétra plus avant dans la cavité du péritoine, et repoussa même quelques anses intestinales qui tendaient à s'engager dans l'ouverture.

Le quinzième jour, la malade était sortie guérie.

§ 4. — *Traitement.*

La rupture de l'utérus n'est grave que par les accidens fâcheux qui en sont la conséquence, et qui résultent de l'épanchement du liquide amniotique et du sang dans la cavité de l'organe, et de là dans le péritoine. L'accoucheur, aussitôt qu'il a reconnu l'accident, doit extraire immédiatement le fœtus, afin de permettre le retrait de l'utérus, et, par suite, la réunion de la solution de continuité, en se conformant d'ailleurs aux règles suivantes :

1° Si les parties fœtales ne sont pas déplacées, on devra les extraire au moyen de la version ou du forceps ; dans le cas de rétrécissement du détroit supérieur, ou d'excès de volume du produit, la vie de la mère étant presque à coup sûr compromise, on devra pratiquer la gastrotomie pour extraire l'enfant s'il est vivant ; s'il avait cessé de vivre, ou si l'on redoutait pour lui qu'il ne soit pas viable, on réduirait le volume des parties fœtales pour les extraire.

2° Quand une partie de l'enfant est encore contenue dans l'utérus, si ce sont les pieds, c'est sur eux qu'il faut agir pour extraire le produit. Si ces parties étaient passées dans la cavité péritonéale, la main les y irait chercher, et jamais, dans ce cas, la rétraction de l'utérus ne sera assez énergique pour empêcher la main, quand elle a pénétré dans cet organe, de suivre les parties de l'enfant à travers la rupture que ces parties tiendront béante. Je ne comprends donc pas, à ce sujet, qu'on ait pu sérieusement donner le précepte d'introduire dans l'utérus la main armée d'un bistouri, pour aller agrandir l'ouverture et vaincre ainsi sa rétraction.

3° Quand le produit en entier est passé dans la cavité péritonéale, on doit encore l'y aller chercher au travers de la déchirure pour l'extraire par les voies naturelles.

Dans tous les cas, après l'extraction du produit, la main doit être introduite dans l'utérus, pour s'assurer que l'intestin ne fait pas hernie à travers la déchirure, et pour le réduire dans le cas où cela aurait lieu.

Le reste du traitement rentre dans celui de l'hémorrhagie utérine et de la péritonite.

ART. VII. — RUPTURE DU VAGIN.

La rupture du vagin est un accident bien moins redoutable que le précédent. Cependant, si elle s'effectue à la partie supérieure, au voisinage de l'insertion utérine, elle peut donner lieu à des accidens presque aussi fâcheux que ceux qui sont déterminés par la rupture de l'utérus : au contraire, les déchirures qui intéressent la partie moyenne et inférieure de ce canal, les fistules ou perforations vésico et recto-vaginales ne sont pas, en général, de nature à compromettre l'existence physique de la malade, mais elles détruisent toute sa vie morale. Je m'occuperai de ces accidens au chapitre des *suites de couches*.

Déchirures de la partie supérieure du vagin, ou désunion des rapports naturels qui l'unissent à l'utérus.

A. Causes. Le passage des parties fœtales, dans des cas de disproportion du produit avec le bassin, l'application du forceps, dont les branches ont été mal guidées et qui ont perforé le cul-de-sac du vagin, la répulsion (1) trop brusque, trop énergique des parties de l'enfant, au moment où on pénètre dans l'utérus pour pratiquer la version, quand, surtout, on n'a pas eu la précaution de maintenir le fond de l'organe avec l'autre main appliquée extérieurement.

B. La rupture de la partie supérieure du vagin est signalée par les mêmes phénomènes que ceux qui permettent de constater une rupture de l'utérus, seulement ces accidens sont moins intenses, quelquefois même la douleur produite par la déchirure est si peu vive, qu'elle se confond avec celle que détermine la contraction de l'organe.

Si la rupture a lieu à la partie postérieure et supérieure du vagin, le produit peut aussi passer, en partie, dans la cavité péritonéale; le péritoine recouvrant, dans cet endroit, une grande partie de ce canal, le col de l'organe remonte, alors, vers le corps et abandonne les parties fœtales. Ainsi, quand la tête est engagée dans l'excavation, et maintient la partie inférieure du vagin, si une rupture s'effectue à la partie supérieure,

(1) Cette répulsion ne doit jamais être faite qu'avec lenteur et ménagement, dans la plupart des cas même, surtout dans les présentations de l'épaule, la main pourra pénétrer dans l'utérus, entre le détroit supérieur et les parties qui s'y engagent, sans opérer cette répulsion.

les extrémités inférieures du produit peuvent s'échapper par la rupture et pénétrer dans le péritoine. Il pourrait en être de même de la tête quand c'est le siège qui est engagé dans l'excavation ; enfin, la tête ou les pieds pourraient s'y engager quand c'est l'épaule qui se présente, mais le toucher ne pourra guère faire reconnaître cet accident avant l'extraction du produit, si la rupture a lieu quand une des parties fœtales occupe la partie inférieure du vagin, il ne serait possible de le constater, que dans les cas où la rupture serait déterminée par des violences mécaniques avant l'engagement de l'enfant.

C. Le pronostic est beaucoup moins grave que dans le cas précédent.

D. Ce traitement consiste aussi à extraire le produit et à combattre les complications.

CHAPITRE IV.

DIFFICULTÉS RÉSULTANTES D'ANOMALIES DANS LE MÉCANISME DE L'ACCOUCHEMENT.

ART. Ier. — ANOMALIES DU PREMIER TEMPS DE FLEXION.

Les deux fontanelles sont toujours sur le même plan, la fontanelle antérieure n'est pas devenue très difficile à atteindre, inaccessible même, comme cela a lieu après la flexion.

J'ai dit, à l'article anomalie dans le mécanisme de l'accouchement spontané par le sommet, que le temps de flexion manquait bien rarement; que lorsqu'il ne s'accomplissait pas l'engagement de la tête n'en avait pas moins lieu dans l'immense majorité des cas; j'ajouterai que pour que l'engagement du sommet n'ait pas lieu, la flexion ayant manqué, il faudrait qu'il y ait excès de volume de la tête, ou diminution dans les diamètres du bassin. Encore même, dans cette circonstance, la flexion ne manquera-t-elle jamais, parce qu'elle sera d'autant plus disposée à se produire qu'elle est plus nécessaire à l'engagement. Enfin, si par une très rare exception elle venait à manquer, et que l'engagement, par suite d'une légère disproportion entre le bassin et la tête du fœtus, ne pût s'effectuer, il faudrait, après avoir attendu des contractions utérines tout ce qu'on est en droit d'en attendre, après les avoir activées, au besoin, avec du seigle ergoté si elles étaient languissantes, introduire quelques doigts de la main, dont la paume regarde la face de l'enfant, et tâcher de soulever le front pour fléchir la tête. Dans le cas d'insuccès de cette manœuvre, appliquer le forceps. Mais, je le répète, cette coïncidence du défaut de flexion avec un rétrécissement du détroit supérieur, ou un excès de volume de la tête, est très rare, la flexion s'effectuera d'autant plus, que la tête rencontrera plus d'obstacle à son engagement; et, si l'on est obligé d'agir, il faudra bien plutôt en accuser l'obstacle mécanique, qui se trouve au détroit supérieur, que l'anomalie dans le temps de flexion.

ART. II. — ANOMALIES DU SECOND TEMPS D'ENGAGEMENT.

Le temps d'engagement ne peut manquer par lui-même, des circonstances qui lui sont tout-à-fait étrangères, peuvent seules s'opposer à son accomplissement.

Tels sont, l'inertie de l'utérus, les vices de conformation du détroit supérieur, le volume trop considérable de la tête du fœtus, la résistance de l'orifice, la présentation vicieuse de la tête (rare), etc., etc. Tous ces accidens seront étudiés séparément au chapitre des obstacles mécaniques de l'accouchement.

ART. III. — ANOMALIES DU TROISIÈME TEMPS DE ROTATION.

Je me suis déjà occupé longuement des anomalies de ce temps de rotation. On a pu voir que, dans la présentation du sommet, la nature se suffit encore à elle-même dans la plupart des cas ; que la tête peut être expulsée, alors que son mouvement de rotation n'est pas tout-à-fait effectué ; que, lorsque l'occiput est allé se rendre en arrière, l'expulsion spontanée du produit est encore la règle. Mais si la tête se trouve arrêtée dans son mouvement de rotation, diagonalement, l'occiput sur une des deux symphyses sacro-iliaque, ou derrière une des deux cavités cotyloïdes, et que la tête ne soit pas petite et le bassin large, le dégagement de cette tête ne pourra avoir lieu. La difficulté serait encore bien plus grande si la tête s'était arrêtée transversalement. Quand il y a des contractions énergiques, et qu'on ne peut, par conséquent, attribuer à l'inertie le défaut de rotation, on est souvent fort embarrassé pour en reconnaître la cause. Cet accident peut être déterminé par un excès de volume de la tête ; par la résistance du périnée, par une situation particulière de la tête, etc. Au reste, quelle qu'en soit la cause, l'art, dans ce cas, est obligé d'intervenir à l'aide du forceps, qui seul peut compléter ce mouvement de rotation.

ART. IV. — ANOMALIES DU QUATRIÈME TEMPS DE DÉGAGEMENT.

Comme on le pense bien aussi, ce quatrième temps ne peut manquer de lui-même : le défaut de rotation, dont je viens de m'occuper, la résistance des parties externes, l'inertie des contractions utérines, le rétrécissement du détroit inférieur, telles sont les circonstances qui peuvent seules empêcher le dégagement de cette tête. Je me suis déjà occupé de l'inertie des contractions, il me restera à traiter de chacune des autres, en particulier, dans le chapitre suivant.

ART. V. — ANOMALIES DU CINQUIÈME TEMPS : ROTATION EXTÉRIEURE DE LA TÊTE INTÉRIEURE DES ÉPAULES.

Il est rare, comme je l'ai dit au même article, en traitant de l'accouchement spontané par le sommet, que l'art soit obligé d'intervenir pour un défaut de rotation des épaules. Quand elles se présentent diagonales, elles se dégagent facilement, souvent même elles sortent transversalement; mais s'il y avait disproportion entre le diamètre bis-acromial des épaules, et le diamètre transverse du détroit inférieur; si à cette circonstance venait se joindre une trop grande résistance du périnée, ou, ce qui a lieu souvent, un ralentissement dans les efforts d'expulsion, l'accoucheur devrait déterminer le mouvement de rotation des épaules et les dégager. Il doit d'abord attendre quelques minutes, à moins cependant que l'enfant ne lui paraisse en danger, puis il pourra exercer quelques légères tractions sur la tête de l'enfant en dirigeant l'occiput à gauche, si la position était avant le dégagement de la tête, une position occipito-iliaque gauche : à droite, dans la position inverse. Si ces légères tractions sont insuffisantes, dans le cas où l'occiput aurait été primitivement à gauche, l'accoucheur introduit l'index de la main droite aussi profondément que possible *sur l'épaule*, qui est à gauche du bassin, de manière à engager, si cela est possible, l'extrémité du doigt en forme de crochet jusque dans le creux de l'aisselle, et l'index de la main gauche *sous l'épaule* droite, qui répond à droite du bassin : alors abaissant l'index droit, élevant le gauche, il imprime à ces épaules un mouvement en sens inverse, qui conduit celle qui est à gauche dans la concavité du sacrum, celle qui est à droite sous les pubis, puis l'index de la main droite imprime à l'épaule, sur laquelle il reste fixé, un mouvement de traction et d'élévation à l'aide duquel le produit est extrait.

Si l'occiput avait été primitivement à droite, l'index gauche devrait être placé *en dessus de l'épaule* qui est à droite du bassin, l'index droit *en dessous* de celle qui est à gauche du bassin.

CHAPITRE V.

OBSTACLES MÉCANIQUES A L'ACCOUCHEMENT.

ART. Ier. — RÉSISTANCE DES MEMBRANES.

J'ai déjà montré que la résistance des membranes pouvait retarder l'accouchement indirectement, en déterminant l'inertie utérine. Cette résistance de la poche amniotique peut aussi, par elle-même, être un obstacle mécanique à l'accouchement. Ainsi, les membranes sont quelquefois si épaisses, si solides, qu'elles résistent à des contractions utérines, même très énergiques, et qu'alors l'accouchement se trouve singulièrement retardé; quelquefois même, ce qui est rare cependant, la nature est impuissante à surmonter cet obstacle : l'art est alors obligé d'intervenir.

Rupture des membranes.

Aussitôt que la dilatation est complète, profitant d'une contraction, l'accoucheur rompt ces membranes avec l'ongle de l'index, en les grattant; mais il est rare que cela suffise dans le cas qui nous occupe, c'est-à-dire quand les membranes sont très résistantes. Le plus souvent, on est obligé d'avoir recours au procédé de M P. Dubois : il est sûr, innocent et d'un usage facile. Une plume taillée comme pour écrire, est introduite sur l'index de la main droite, jusque sur les membranes, et, au moment où elles bombent fortement, on pousse la plume à l'aide de la main gauche, et la poche vient se déchirer d'elle-même sur cette pointe. Ce moyen suffit, et jamais les membranes ne seront ni assez solides, ni assez épaisses pour nécessiter l'usage d'un autre instrument, tels que bistouri, sonde à dard, etc. : aussi faudra-t-il avec soin éviter de s'en servir. Ces instrumens sont moins faciles à bien guider, et si, par l'effet de la pression long-temps prolongée de la tête du fœtus sur la paroi vésico ou recto-vaginale, une fistule venait à se déclarer, elle serait tout naturellement attribuée à l'introduction.

ART. II. — OBSTACLES DUS AU COL DE L'UTÉRUS.

§ 1. — *Agglutination de l'orifice externe.*

L'agglutination de l'orifice externe de l'utérus est un accident beaucoup plus fréquent qu'on ne le pense généralement. S'il passe souvent inaperçu, c'est que la nature en triomphe le plus souvent. Cette agglutination paraît être déterminée par l'inflammation des surfaces en contact, qui se trouvent bientôt unies par un tissu pseudo-membraneux ou fibreux plus ou moins résistant.

On reconnaît l'existence de cette agglutination aux signes suivans : 1° le doigt ne peut trouver un orifice dans lequel il puisse s'introduire, et à la place de cet orifice, il sent un petit creux ou repli déprimé à son centre, occupé par une trame celluleuse; 2° la propulsion du segment inférieur de l'utérus jusque dans l'excavation, dès le début du travail, doit aussi faire soupçonner cet accident.

En effet, si la nature triomphe le plus souvent de cet obstacle, si l'orifice finit par s'ouvrir, ce n'est qu'après des efforts prolongés et énergiques, sous l'influence desquels la partie inférieure de l'organe se trouve profondément engagée dans l'excavation. Souvent même, cette partie distendue devient si mince, qu'on croirait qu'il n'y a que les membranes de l'œuf qui soient interposées entre le doigt et la tête.

Cette distension est telle, que l'organe finirait par se rompre si la nature ou une intervention salutaire ne venait détruire l'agglutination du col utérin. Dans le cas où la nature est impuissante, l'extrémité du doigt suffit pour détruire ces adhérences. Aussi, on doit chercher à remédier à cet accident dès le début du travail et aussitôt qu'on le reconnaît, afin d'épargner à la femme les vives douleurs qui, seules, pourraient triompher de l'obstacle. Par cette sage conduite aussi, on évitera les conséquences fâcheuses de la propulsion du segment inférieur de l'utérus.

§ 2. — *Oblitération complète du col.*

Le col peut être complètement oblitéré au moment de l'accouchement, par suite de l'union intime des deux lèvres de l'orifice. Cette union peut dépendre d'une inflammation du col utérin survenue après la fécondation, et elle peut être si intime, que l'utérus se romprait plutôt dans un autre point que de céder dans celui où cette adhérence s'est effectuée. Après que l'insuffisance des contractions aura été bien constatée, et lorsqu'on se sera bien assuré que l'accident ne dépend pas d'une situation postérieure du col, mais bien qu'il est déterminé par l'absence accidentelle de cet orifice, on pratiquera l'incision de la partie antérieure du segment inférieur de l'utérus (voyez *Opération césarienne vaginale*).

§ 3. — *Rigidité de l'orifice.*

Dès le début du travail, l'orifice de l'utérus est quelquefois résistant, rigide, douloureux au toucher; chaud, quoique très aminci et en apparence facile à dilater; néanmoins, il ne s'ouvre pas, et la femme est tourmentée par des douleurs de reins très vives, phénomène qui accompagne presque toujours la rigidité du col utérin et qui semble en être la conséquence.

Quelquefois, cet état de resserrement ne se manifeste qu'à une époque plus avancée du travail. L'orifice, qui avait commencé à se dilater, se contracte petit à petit, revient sur lui-même et s'oppose à l'engagement de la tête; ou bien il se manifeste quand cette tête s'est engagée dans l'excavation, soit avant le resserrement du col, soit en surmontant sa résistance;

alors l'orifice se contracte sur le col de l'enfant et s'oppose au passage des épaules.

Ce phénomène, désigné sous les noms de *spasme du col*, de *contractions spasmodiques*, est souvent lié à un état de pléthore; il en est de même de la rigidité de l'orifice : aussi, ces accidens cèdent-ils souvent à la saignée générale et aux bains. Quant aux injections émollientes, aux fumigations, elles sont sans aucun avantage : je les ai toujours vues échouer. Il n'en est pas de même d'un autre moyen, que j'ai très souvent vu couronné de succès : la belladone. C'est, dans ce cas, à l'extrait de belladone, en consistance de cire molle, qu'il faut donner la préférence : on en place sur l'ongle de l'index une petite boulette, que l'on porte ainsi jusque dans le col utérin. La chaleur, les mucosités dissolvent le médicament, qu'on peut alors étendre facilement sur toute la surface interne de l'orifice. Ordinairement, quand ce moyen réussit, il est suivi d'un effet instantané : dix ou quinze minutes après son emploi, le col s'assouplit et se dilate. La première fois que je l'ai vu employer par M. P. Dubois, m'est restée très présente à la mémoire, à cause d'un autre fait non moins important qui s'y lie. A cette époque, M. P. Dubois pouvait se faire accompagner dans l'intérieur de la Maternité : il m'avait emmené avec lui. Deux femmes étaient à la salle d'accouchement : chez l'une, l'orifice utérin, dilaté comme une pièce de cinquante centimes, depuis le matin, avait résisté à des contractions très énergiques. M. P. Dubois fit sur elle usage de la belladone, puis vint observer chez la seconde le mécanisme de l'évolution spontanée, au terme de six à sept mois (1). L'enfant était putréfié, ramolli ; les contractions énergiques; les parties bien préparées : aussi cette expulsion spontanée par l'épaule ne mit-elle que quelques minutes à se terminer. Eh bien! pendant ce court espace de temps, la dilatation chez la première femme s'était presque complétée.

(1) C'est sous l'impression de ce phénomène d'expulsion par le tronc, que j'ai dessiné, pour M. P. Dubois, les figures de l'évolution spontanée que je reproduis dans cet ouvrage.

Le 22 octobre 1840, la nommée Guilleron était en travail depuis sept heures du matin : le même jour, à huit heures quarante minutes du soir, l'orifice ne s'était pas dilaté, malgré des douleurs énergiques. Il était rigide, épais, fortement porté en arrière; le doigt pouvait à peine y être introduit. La sage-femme employa la belladone, suivant le procédé de M. P. Dubois : à huit heures cinquante minutes, c'est-à-dire dix minutes après l'application de la belladone, la dilatation était complète, et la tête franchissait l'orifice.

Il ne faut pas croire, cependant, que ce moyen soit d'un effet infaillible : je l'ai très souvent employé sans succès; mais aussi, toutes les fois que je l'ai vu réussir, il a agi instantanément.

Cette rigidité peut dépendre d'un état de dégénérescence du col utérin, laquelle a détruit l'extensibilité des fibres de cette partie; alors la nature peut encore se suffire à elle-même. La dilatation s'opère aux dépens de la partie restée saine, l'autre se fendille, se déchire, pour contribuer aussi à livrer passage au produit. Si tout le col est passé à l'état fibreux ou squirrheux, le même effet peut encore se produire; mais, dans ce cas, les déchirures peuvent se prolonger et venir intéresser le corps de l'organe, accident très grave, comme on le sait. Aussi, si cet état a résisté aux bains, à la saignée, à la belladone, ce qui arrivera le plus ordinairement, on devra pratiquer des incisions sur les parties latérales de l'orifice, à l'aide du bistouri en croissant ou du bistouri droit boutonné, et conduit sur le doigt jusque dans le col utérin. Il est utile, dans ce cas, de multiplier les incisions, pour qu'elles puissent fournir une assez grande dilatation, sans qu'on ait à craindre qu'elles ne se prolongent trop haut. C'est aussi pour éviter les conséquences de cet accident, qu'il ne faut pas les faire à la partie antérieure et postérieure de l'orifice. En effet, prolongées dans cette direction, ces incisions pourraient intéresser la vessie ou le rectum.

J'ai vu ce débridement de l'orifice suivi du meilleur effet, soit sur des femmes, où la rigidité pure et simple du col était le seul obstacle, soit sur d'autres chez lesquelles les parties étaient plus ou moins altérées.

Chez une jeune fille âgée de dix-sept ans, qui vint accoucher à la Clinique, le col à l'état sain, d'ailleurs, était tellement rigide, qu'il ne céda qu'aux incisions. L'enfant fut expulsé en position occipito-postérieure non réduite.

Les incisions furent encore le seul moyen de rendre l'accouchement possible, chez une femme âgée, mère de dix enfans; le col était tellement dégénéré que, de prime abord, il fut pris pour le placenta implanté sur l'orifice.

On ne sentait, en effet, qu'une substance spongieuse, tendre, friable, saignante.

§ 4. — *Direction vicieuse de l'orifice.*

Souvent, l'orifice de l'utérus n'occupe pas le centre du bassin, soit que cela dépende de l'inclinaison forcée du corps de l'organe, soit que cela provienne d'une insertion anormale de l'orifice sur le segment inférieur de l'utérus. J'ai dit à l'article, *Obliquités utérines*, page 331, quelle conduite on devait tenir dans l'un et l'autre cas.

Ramener le corps de l'organe dans sa direction naturelle, en même temps qu'on réduit le col au centre du bassin. Souvent, dans le cas d'insertion anormale du col, on est obligé de soutenir à chaque douleur, la lèvre antérieure, qui coiffe la tête, et forme une bride qui s'oppose à son passage.

ART. III. — ENGAGEMENT D'UNE AUTRE PARTIE FOETALE, EN MÊME TEMPS QUE LA TÊTE.

§ 1. — *Engagement de la main et de l'avant-bras.*

Il arrive quelquefois qu'un bras, perdant ses rapports naturels, quitte la partie antérieure de la poitrine, et vient s'engager dans le détroit supérieur en même temps que la tête. Cet accident n'est pas extrêmement rare, et dans la plupart des cas, il n'empêche pas la terminaison spontanée. Même l'expulsion du produit s'effectuant aussi rapidement que si l'accident n'existait pas, il peut être inaperçu jusqu'au moment où la tête et le bras sont expulsés simultanément.

M. P. Dubois, forcé de partir à Bellevue où il était mandé, me confia à la salle des accouchemens, une femme chez laquelle le bras se présentait en même temps que la tête, et chez laquelle les efforts de réduction avaient été infructueux. Cette femme était primipare, et en travail seulement depuis trois heures; il était alors une heure de l'après-midi; à quatre heures, M. P. Dubois, quand il revint, trouva l'accouchement terminé sans que je me sois vu en aucune manière obligé d'intervenir, tant l'engagement de la tête et du bras avaient été faciles.

Dans une autre circonstance, je pus observer le même résultat, mais après un travail plus prolongé, et plus difficile.

Je pourrais citer aussi nombre d'exemples de procidence du bras qui n'ont pu être reconnus qu'au moment où la tête franchissait la vulve.

Quelquefois cependant, cette procidence du bras retarde plus ou moins l'engagement de la tête, mais tôt ou tard la nature finit par triompher des difficultés, et la tête s'engage. Toutefois il n'est pas rare qu'arrivée sur le plancher du bassin, elle soit gênée dans son mouvement de rotation, par la présence du bras, et que par suite, elle ne puisse pas être expulsée. L'art est alors obligé d'intervenir.

Le 7 mai 1835, j'assistai à la Clinique à un accouchement où les choses se passèrent ainsi; la situation particulière du bras et la facilité de l'engagement, n'avaient pas permis de reconnaître, ni même de soupçonner cet accident. La tête reposait depuis long-temps sur le plancher du bassin, mais elle n'exécutait pas son mouvement de rotation. Comme on ignorait la véritable cause de ce retard, on l'attribuait tout naturellement à l'insuffisance des contractions utérines (elles étaient faibles), ou à la résistance du périnée. M. Dubois appliqua le forceps.

L'introduction des branches fut facile, l'extraction ne présenta non plus, aucune difficulté, et l'on fut tout surpris de voir, au moment où la tête franchit la vulve, qu'elle avait été prise avec le bras dans les mors de l'instrument; on reconnut alors que l'engagement du bras avait seul gêné le mouvement de rotation.

Enfin, d'après ces exemples et ceux que l'espace m'empêche de citer, il est permis d'avancer que l'engagement d'un bras est un accident par lui-même peu grave, que s'il met un obstacle sérieux à l'engagement de la tête, ce ne peut être que dans un cas de rétrécissement du détroit supérieur ou d'excès de volume du produit. En effet, c'est ordinairement le diamètre bi-pariétal, dont l'étendue est de neuf centimètres et demi (trois pouces et demi) au plus, qui se trouve augmenté d'un centimètre et demi (sept lignes) par la présence du bras, et ce diamètre, dans un bassin bien conformé, peut franchir le détroit supérieur malgré cette augmentation, qui ne lui donne en tout, qu'une étendue de onze centimètres au plus (quatre pouces).

Il faut avouer aussi que si dans la plupart des cas, l'engagement et le dégagement de la tête peuvent s'effectuer spontanément, ils sont aussi quelquefois retardés; le dégagement peut même être tout-à-fait empêché, par suite de la gêne que le bras oppose à la rotation de la tête.

§ 2. — *Diagnostic.*

Quand la procidence du bras est complète, il est facile de la reconnaître; mais quand la tête et le bras accolés, occupent ensemble le rebord du détroit supérieur, il est souvent impossible de constater la présence du bras; de plus, comme je l'ai dit, la facilité de l'engagement de la tête ne permet pas le plus souvent de soupçonner cet accident.

Mais c'est surtout le diagnostic différentiel, qu'il faut bien établir; en effet, il est bien important de ne pas confondre cet accident avec la procidence du bras dans les présentations du tronc; car, dans le premier cas, la nature se suffit presque toujours à elle-même, quand l'art a été impuissant à produire la réduction.

Dans le second cas, au contraire, on ne doit jamais compter sur la nature, qui, presque toujours serait impuissante, et l'on doit regarder l'intervention comme une règle, dont il ne faut jamais s'écarter, à de très rares exceptions près.

Heureusement, il est facile de différencier ces deux accidens l'un de l'autre.

Dans le premier cas, la tête occupe le détroit supérieur; on la reconnaît à sa résistance élastique, osseuse, à la présence des sutures et des fontanelles, à son volume.

Dans le second cas, l'épaule suit le bras immédiatement; on le reconnaît à ses caractères; elle est anfractueuse, acuminée; on sent à son pourtour le creux de l'aisselle, les espaces intercostaux, ou l'omoplate, etc. (Voyez *Diagnostic des présentations du tronc*).

§ 3. — *Manuel opératoire.*

Le premier soin de l'accoucheur, quand il constate la procidence du bras, doit être de tenter la réduction du bras au-dessus de la tête; elle est souvent possible. D'autres fois au contraire, elle est complètement impraticable: alors il devra soutenir le bras à chaque contraction, afin que la tête puisse s'engager seule; il verra le plus ordinairement l'engagement s'effectuer, même dans le cas où il n'aurait pu soutenir la main ou l'avant-bras. Si enfin par suite d'un rétrécissement, l'engagement n'était pas possible, ou si, après l'engagement, la rotation de la tête était gênée, quoique le bassin fût bien conformé, le forceps seul devrait être appliqué. Quant aux préceptes particuliers, à l'aide desquels on peut opérer la réduction du bras, il n'est pas possible de leur assigner de règles bien précises; tout ce que l'on peut dire, c'est que l'on doit se servir de la main droite pour réduire le bras qui est à gauche, et *vice versâ*.

§ 4. — *Engagement des deux mains et des deux avant-bras.*

Quelquefois la nature peut aussi triompher de cet obstacle; il faut avouer cependant, que cet accident est plus grave que le précédent, et qu'il nécessite l'intervention de l'art, toutes les fois que le produit a atteint ses dimensions normales et que le bassin ne pèche pas par excès d'amplitude.

En un mot, pour que le fœtus puisse être expulsé ainsi, il faut qu'il soit petit, ou que le bassin soit très large.

Dans le cas contraire, les contractions seront le plus souvent impuissantes pour déterminer l'engagement, et surtout pour produire la rotation de la tête, en supposant qu'elle ait pu pénétrer dans l'excavation.

Aussi, l'accoucheur qui constate la présence des deux bras au détroit supérieur en même temps que la tête, doit tâcher d'abord de les réduire tous les deux; s'il n'en peut réduire qu'un, il retombe dans le cas précédent; si ni l'un ni l'autre n'ont pu être réduits, il ne faut pas attendre l'engagement spontané, à moins qu'il ne paraisse facile, il faut pratiquer la version le plus tôt possible, dans la crainte que l'utérus, en se rétractant, ne rende cette opération impossible et n'oblige à appliquer le forceps sur la tête au détroit supérieur (cette application, comme je le dirai plus tard, est bien plus difficile, bien plus dangereuse que la version, quand la tête est aussi élevée).

Les procédés de réduction sont les mêmes que dans le cas précédent.

§ 5. — *Engagement d'un pied ou des deux pieds.*

Un pied ou les deux pieds peuvent s'engager en même temps que la tête: dans la plupart des cas, la tête franchit seule le détroit supérieur, et les pieds restent en arrière; mais il peut arriver que cet engagement d'un ou de deux pieds, empêche celui de la tête. Dans ce cas, quelle conduite l'accoucheur devra-t-il tenir? Si la tête est élevée, il devra tenter la réduction de ces extrémités; si elle n'est pas possible, ce qui est rare, après avoir attendu des efforts spontanés tout ce qu'il est en droit d'en espérer, il introduira la main droite, si le pied ou les pieds sont à gauche et *vice versâ*, et il exercera sur eux des tractions, tandis qu'avec l'autre main, il soulèvera la tête du fœtus; à l'aide de ce mouvement en sens inverse, il engagera l'extrémité pelvienne au lieu de la tête, et il livrera le reste de l'expulsion aux efforts spontanés, si le produit ne court aucun danger; dans le cas contraire, il se hâtera de terminer l'accouchement.

Si la tête est basse, c'est à l'aide du forceps qu'il faudra l'extraire, en ayant soin de ne pas comprendre les membres déplacés dans les cuillers, afin que ceux-ci puissent rester en arrière, à mesure que les tractions exercées sur la tête l'engageront dans le détroit inférieur.

La conduite de l'accoucheur serait exactement la même que dans ce cas, si un bras et un pied s'étaient présentés ensemble. Ainsi, tenter d'abord la réduction, puis dans le cas d'insuccès et d'impuissance de la nature, tirer sur le pied ou les pieds, en repoussant la tête quand elle est élevée, et l'extraire avec le forceps quand elle est basse.

Dans le courant de décembre 1835, on amena à la Clinique, une femme, chez laquelle la tête, le bras gauche, et un pied se présentaient au détroit supérieur. Le bassin était sensiblement rétréci, et ces parties n'avaient été amenées ainsi au détroit supérieur avec la tête, que par suite de tentatives de version mal dirigées; l'utérus était tellement rétracté, que quand même le bassin aurait été bien conformé, on n'aurait pas dû songer à faire la version, l'enfant avait cessé de vivre; on pratiqua la céphalotripsie; l'opération fut faite avec beaucoup de promptitude, et sans que les organes maternels aient eu le moins du monde à en souffrir; mais la femme épuisée par un travail prolongée et par des souffrances de tout genre, expira quelques jours après sa délivrance.

ART. IV. — VARIÉTÉS DE PRÉSENTATION. (1)

En décrivant le mécanisme de l'accouchement spontané, dans les variétés de la présentation du sommet, j'ai posé en principe que, lorsque le sommet occupe le détroit supérieur, la nature suffit presque toujours à en déterminer l'engagement, quel que soit le mode de présentation qu'il affecte (quelle que soit sa variété de présentation). J'ai supposé, bien entendu, le bassin et la tête bien conformés. On comprend, dès-lors, combien on doit se trouver rarement dans l'obligation d'agir dans ces variétés de présentation du sommet. En effet, pour que l'intervention fût nécessaire, il faudrait admettre une inclinaison forcée de la tête, et encore la nature triompherait-elle le plus souvent de cet obstacle, si le bassin était bien conformé (*voyez* les observations des pages 274 et 275) ou un vice de conformation du bassin. Cette circonstance même ne s'oppose pas toujours à l'engagement : j'ai cité, page 277, l'observation de la nommée Vanesse, qui parvint à se délivrer seule, malgré un rétrécissement assez sensible du détroit supérieur.

Cependant, soit que la nature soit impuissante à déterminer cet engagement, soit que l'art soit obligé d'intervenir pour éviter à la femme les conséquences fâcheuses d'un accouchement trop long-temps prolongé, quel procédé l'accoucheur doit-il mettre en usage, pour aider ou déterminer l'issue du produit? Les procédés varient suivant la variété.

§ 1. — *Variétés pariétales.*

Jamais, dans ces variétés de présentation, ce n'est l'oreille en plein qui occupe le centre de l'orifice ; mais on peut souvent atteindre cette oreille, soit en arrière, soit en avant, suivant la position de ces variétés de présentation.

(1) Très improprement appelées positions inclinées

α. Variétés pariétales antérieures.

Je supposerai d'abord que c'est le pariétal qui est en avant qui occupe le détroit supérieur, que l'occiput soit à gauche ou qu'il soit à droite

Dans un cas semblable, l'accoucheur doit d'abord s'assurer que la variété n'est pas déterminée par une obliquité antérieure très prononcée, ce qui peut certainement avoir lieu. S'il constate l'existence de cette obliquité, il doit maintenir l'utérus réduit à sa direction normale, pendant toute la durée du travail. Cette réduction seule suffira souvent pour corriger la variété, ou tout au moins elle en facilitera l'engagement. Si, après qu'il aura pris cette précaution, la variété persistait, c'est qu'elle serait indépendante de l'inclinaison. Quelle devrait être alors la conduite de l'accoucheur?

1° Il devra attendre l'engagement spontané, qui s'effectuera dans l'immense majorité des cas; 2° si cependant la dilatation étant complète depuis sept à huit heures, l'engagement n'avait pas lieu malgré l'énergie des contractions, il devra intervenir.

Plusieurs procédés se présentent : ainsi, on peut ou redresser la tête, ou faire la version, ou appliquer le forceps.

A. Redressement manuel de la tête. Tous les auteurs ont conseillé, dans ce cas, le redressement manuel. Madame Lachapelle elle seule, tout en conseillant de tenter ce procédé, fait remarquer que l'exécution en est très difficile ou même tout-à-fait impossible dans la plupart des circonstances. Elle ajoute que Baudelocque lui-même, qui était grand partisan de ces redressemens, avait fini par y renoncer, tant il avait rencontré de difficultés. J'ai pu souvent me convaincre par moi-même de la vérité des opinions de madame Lachapelle à ce sujet; et suivant M. P. Dubois, non-seulement ce redressement manuel est presque impossible, mais même il a de grands inconvéniens.

En effet, pour qu'il puisse être pratiqué avec succès, il faudrait agir, dès le début du travail, au moment où les membranes se rompent; et, dans ce cas même, on pourrait souvent échouer, car la main n'a pas sur le sommet une prise assez solide pour qu'elle puisse le redresser facilement. Mais je suppose que l'opération soit couronnée de succès, sera-t-elle sans inconvéniens, sans dangers? Non, sans doute.

1° L'introduction de la main dans les organes maternels, dès le début du travail, alors que ces parties externes ne sont pas encore préparées, sera extrêmement douloureuse. Si l'on joint à cela les efforts, les tâtonnemens indispensables, on aura une idée des souffrances que l'on fera endurer à la patiente.

2° La main une fois introduite, en déplaçant la tête au détroit supérieur, favorisera l'entier écoulement du liquide amniotique; et, dans le cas où la tête serait redressée, le fœtus, pendant tout le reste de l'accouchement, restera exposé à la compression immédiate de l'utérus. Il sera privé, en effet, de cette couche protectrice de liquide qui s'interpose entre lui et l'organe expulseur, dans les cas où l'accouchement est spontané. Ce n'est pas tout, le cordon ombilical, un bras, les deux bras même, peuvent s'engager sous la tête, au moment où on la soulève, et cette procidence est encore favorisée par l'écoulement rapide du liquide amniotique. On conçoit que ces accidens deviennent des complications qui peuvent nécessiter immédiatement l'intervention, et devenir graves pour le produit, et plus ou moins fâcheux pour la mère.

J'ai posé en principe que l'art ne devait intervenir que lorsque l'insuffisance des efforts spontanés était bien constatée. Dans ce cas, si la rétraction utérine n'a pu produire l'engagement, ce qui ne me paraît pas supposable quand le bassin est bien conformé, elle aura tellement fixé la tête au détroit supérieur, qu'il sera tout-à-fait impossible de l'en déplacer, à moins cependant qu'il n'y ait inertie utérine.

B. Version pelvienne. Tenter la version pelvienne, dès le début du travail, ne serait pas rationnel, dans un cas où l'on a tant à espérer des contractions utérines. Il faudrait donc attendre, pour pratiquer cette opération, que l'impuissance de la nature soit manifeste, et alors la version ne serait pas plus praticable que le redressement, par suite de la rétraction trop énergique de l'utérus. Ce serait au forceps seul qu'on pourrait avoir recours, à moins, cependant, qu'il n'y ait inertie utérine, ce qui pourrait permettre de pratiquer la version.

C. Forceps. Le forceps ici peut agir de deux manières, soit en redressant la tête, soit en en déterminant l'engagement.

a. Redressement. Comme on le verra par la suite, quand je donnerai les règles de l'application du forceps au détroit supérieur, les branches de l'instrument ne peuvent être placées que sur les côtés du bassin : la tête sera donc prise d'une bosse frontale à une bosse occipitale opposée, dans les positions diagonales. Alors, aux premières tractions, elle peut se redresser en tournant sur un axe dont les deux extrémités aboutiraient à chacune des deux cuillers.

b. Dégagement. Ou bien la tête, saisie de la même manière, ne se redressant pas, sera engagée immédiatement dans l'excavation. (1)

b. Variétés pariétales postérieures.

Si c'est le pariétal qui est en arrière qui se présente au détroit supérieur, quelle que soit la position du sommet (que l'occiput soit à gauche ou qu'il soit à droite), il n'est pas possible de supposer que, dans ce cas, la variété pariétale soit déterminée par une inclinaison postérieure, cette espèce d'inclinaison n'étant pas admissible. L'accoucheur devra donc regarder cette variété comme le résultat d'une inclinaison de la tête sur le tronc, et alors les procédés à employer seront les mêmes que dans le cas précédent.

(Fig. 112.)

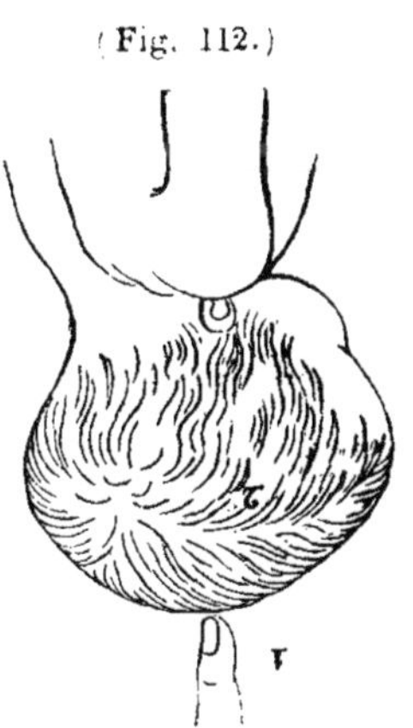

(1) On a avancé que l'application d'une des deux branches doit être plus dif-

Attendre d'abord, puis tenter le redressement avec mesure; et, pour peu qu'il ne soit pas exécutable, ne pas insister et recourir à la version et au forceps, suivant les circonstances.

§ 2. — *Variété frontale.*

La variété frontale se réduit tout aussi bien d'elle-même que la précédente; il est encore même plus rare qu'elle nécessite l'intervention; car, si la tête continue à se présenter sans se fléchir, ou reste légèrement défléchie, elle doit s'engager; l'étendue des diamètres par lesquels elle se présente, justifie très bien la possibilité de cet engagement (occipito-frontal, onze centimètres (quatre pouces)), et s'il n'a pas lieu, on devra en accuser une cause étrangère à la présentation elle-même, telles que *l'obliquité utérine*, *l'insuffisance des contractions*, *ou une disproportion entre la tête et le détroit supérieur*.

(Fig. 113.)

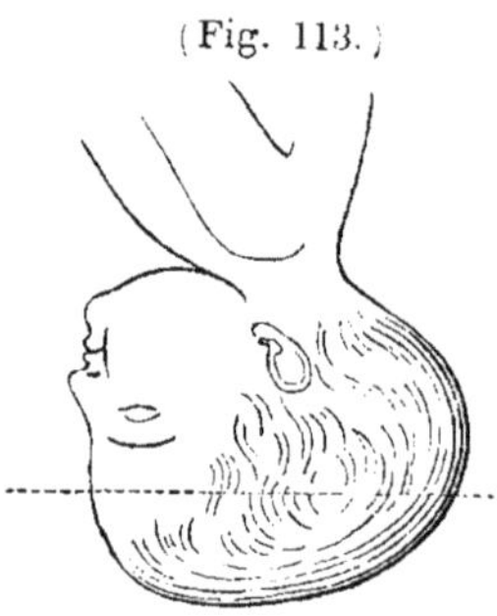

Obliquité utérine.

Dans la plupart des cas, la variété frontale résulte de ce que la tête se présente non fléchie au détroit supérieur, et sa per-

ficile que l'autre, parce qu'elle est gênée par l'épaule abaissée. Cela serait exact, si le forceps pouvait être appliqué régulièrement au détroit supérieur; mais comme il ne pourra être placé que sur les côtés, l'inclinaison de la tête ne pourra, en aucune manière, gêner l'application de l'instrument. C'est évidemment là une vue théorique, enfantée sur le mannequin, comme tant d'autres préceptes.

sistance dépend aussi de ce que le premier temps de l'accouchement, *la flexion,* ne s'accomplit pas; cependant, il est bien certain qu'une obliquité latérale très prononcée peut déterminer cette variété et en retarder l'engagement. C'est un fait que j'ai pu constater tout dernièrement encore (*voyez* page 272).

(Fig. 114.)

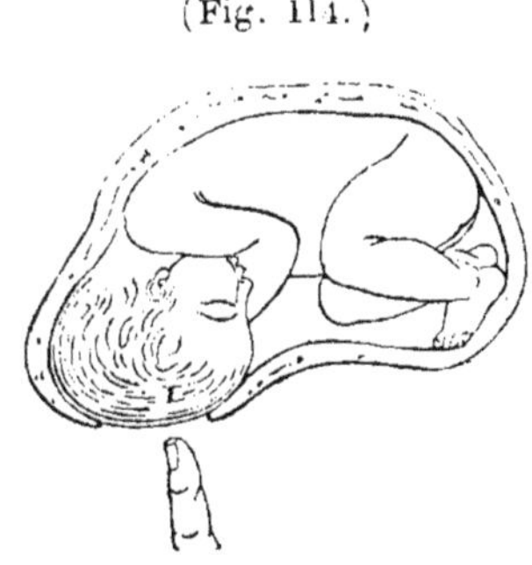

On conçoit que, dans ce cas, le premier moyen à employer consisterait à ramener l'utérus à sa situation normale : cette réduction suffira seule à réduire aussi la variété, et l'engagement ne se fera pas long-temps attendre.

Insuffisance des contractions utérines.

Si c'était l'insuffisance des contractions qui retardait l'engagement, il faudra s'attacher à leur donner plus d'activité.

Disproportion entre la tête et le bassin.

En l'absence des autres causes, on est très légitimement en droit d'attribuer le retard dans l'engagement d'une variété frontale, à une disproportion entre la tête et le détroit supérieur, quand bien même cette disproportion ne pourrait pas être appréciée par le toucher. L'art pourra, dans ce cas, intervenir d'une manière utile par la réduction manuelle ou l'application du forceps : je ne parle pas de la version, car toutes les fois qu'on peut soupçonner un rétrécissement du détroit supérieur ou un excès de volume de la tête, cette opération ne doit pas être pratiquée.

A. Redressement manuel. Si le bassin était bien conformé, la tête pourrait s'engager sans se fléchir, mais par suite de la disproportion qui existe entre elle et le bassin, le mouvement de flexion, qui substitue un diamètre plus favorable à un qui l'est moins (voyez *accouchement spontané*), devient nécessaire; il faut alors tenter de déterminer cette flexion. Deux procédés ont été conseillés dans ce cas : l'un, qui consiste à soutenir le front à l'aide de deux doigts, pendant la contraction, pour forcer la tête à se fléchir, celui-ci est le plus facile à mettre en pratique; il est, du reste, sans aucun inconvénient; mais malheureusement, il n'est pas toujours couronné de succès. La cause qui empêche la tête de se fléchir est souvent plus forte que l'accoucheur, qui voit toutes ses tentatives impuissantes. Je l'ai éprouvé, moi-même, dans une présentation de la face, dont j'aurai occasion de parler plus tard.

Le second procédé, plus difficile à exécuter que le précédent, n'est guère plus souvent suivi de succès; de plus, il est très douloureux et n'est pas sans danger.

Ce procédé consiste à abaisser l'occiput et à forcer ainsi la tête à se fléchir. Pour cela, l'accoucheur introduit dans l'utérus la main gauche, si l'occiput est à droite, et *vice versa*; puis, à l'aide des doigts recourbés, il va accrocher l'occiput qu'il engage dans le détroit supérieur.

On comprend facilement combien cette manœuvre doit présenter de difficultés; en effet, la rétraction de l'utérus s'opposera, dans la plupart des cas, à l'engagement de la main. En outre, les doigts auront difficilement sur l'occiput une prise solide, et la cause, qui a déterminé la présentation, agira sans cesse pour la reproduire malgré les efforts de l'accoucheur.

Quant aux dangers, ils sont les mêmes que ceux que j'ai énumérés à l'occasion du redressement manuel des variétés pariétales (écoulement du liquide amniotique, procidence du cordon, d'un bras, de deux bras). Aussi, cette manœuvre est en général bannie de la pratique. Il faut alors, après que l'insuffisance des contractions est bien démontrée, recourir au forceps.

B. Forceps. La tête sera prise d'une bosse occipitale, à la bosse frontale opposée. Comme on le pense bien, on ne pourra pas fléchir la tête à l'aide de cet instrument ; il peut servir seulement à l'engager ; mais, dans ce cas, l'engagement sera moins facile que dans la variété pariétale, à cause de la disproportion qui existe entre la tête et le bassin (voyez *vices de conformation du bassin* et *application de forceps.*)

Variété occipitale.

On ne pourrait expliquer le défaut d'engagement de la tête, qui se présente en variété occipitale, que par une flexion outrée de la tête, laquelle placerait la partie postérieure du cou de l'enfant en rapport avec le détroit supérieur, et alors ce ne serait plus une variété occipitale. Bien plus, cette présentation ; si elle était possible chez un fœtus à terme, finirait, tôt ou tard, par s'engager par l'abaissement spontané de l'occiput, dans le détroit supérieur. Cependant, que devrait-on faire dans le cas où cette variété exagérée serait reconnue au détroit supérieur ? D'abord redresser l'utérus, s'il y a inclinaison, puis examiner attentivement si le défaut d'engagement ne tient pas à une autre cause qu'à la présentation ; et lorsqu'on se sera bien assuré que tout concourt à favoriser l'engagement, et que, cependant, il ne peut s'effectuer, on tâchera de corriger la présentation. On a conseillé, pour y réussir, une manœuvre qui est l'inverse de celle que j'ai décrite pour ramener l'occiput dans la variété frontale ; elle consiste à agir sur le front à l'aide de la main droite, si le front est à gauche et réciproquement, et à abaisser le front pour ramener le sommet au centre du détroit supérieur : cette opération est peut-être plus difficile encore que les précédentes ; à son accomplissement sont attachés les mêmes douleurs, les mêmes dangers : on devrait donc lui préférer la version pelvienne.

(Fig. 115.)

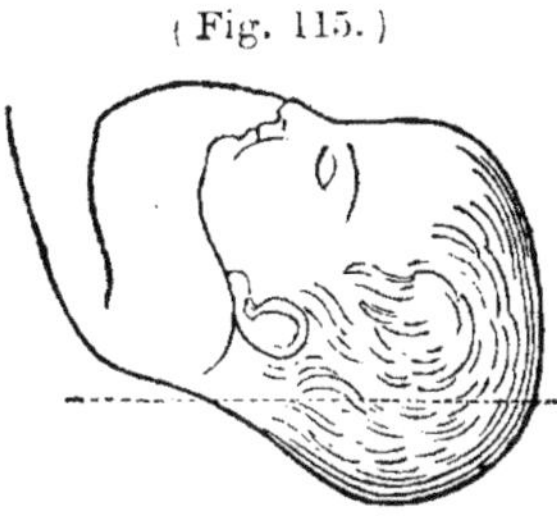

Observations sur toutes les variétés de présentation du sommet.

En résumé, toutes les variétés de présentation du sommet doivent permettre, tôt ou tard, l'engagement de la tête, soit en se redressant, soit en s'engageant inclinées ; quand cela n'aura pas lieu, on devra presque toujours en accuser une cause étrangère, telle que l'inclinaison de l'utérus, l'insuffisance des contractions, et, surtout, une disproportion notable entre le volume de la tête et les dimensions du détroit supérieur.

Une autre circonstance, qui, lorsqu'elle coïncide avec ces variétés, en retardant l'engagement de la tête, pourra faire croire que le défaut d'engagement dépend de la présentation : c'est l'irrégularité des contractions. En effet, une personne peu habituée aurait lieu de s'étonner de voir la tête rester au détroit supérieur, malgré l'énergie soutenue et la continuité des contractions ; elle se croirait tout naturellement en droit d'attribuer le retard à la présentation qui ne lui paraîtrait pas régulière, quand, d'ailleurs, il n'y aurait ni inclinaison de l'utérus ni rétrécissement du bassin.

Tandis que ce sont ces contractions pathologiques qui, ballottant le produit de droite et de gauche, ne déterminent pas son engagement, tout en produisant de vives et de continuelles douleurs. Je suis même convaincu que si l'on a cru si longtemps aux inconvéniens de la variété occipitale en particulier, c'est qu'on a attribué à la présentation des difficultés qui dépendaient de cette circonstance que je viens de signaler, et qui, comme on l'a vu, lui est tout-à-fait étrangère. Aussi, l'accoucheur devra-t-il, dans ce cas, constater le type des contractions pour les régulariser au besoin (Voyez *contractions pathologiques*).

ART. V. — FOETUS MULTIPLES ISOLÉS.

Le plus ordinairement le travail de l'accouchement dans les cas de fœtus multiples, est plus rapide que dans les cas de fœtus unique. En effet, les jumeaux naissent ordinairement avant terme, et sont alors expulsés plus rapidement en raison de leur petit volume. De plus, les enfans sont, en général, expulsés immédiatement les uns après les autres.

Quelquefois l'utérus après avoir chassé le premier produit, revient sur lui-même, et cesse de se contracter. Il se fait un temps d'arrêt, plus ou moins prolongé, mais qui dépasse rarement une demi-heure, les douleurs renaissent, et le second enfant est expulsé; il en serait de même d'un troisième et d'un quatrième produit, s'ils se trouvaient contenus dans l'utérus.

Mais les choses ne se passent pas toujours ainsi, et il peut arriver que l'expulsion des autres enfans se fasse attendre plusieurs heures, plusieurs jours même. L'accoucheur doit-il attendre que ces expulsions se fassent spontanément, ou doit-il les solliciter?

Je suis d'avis que l'accoucheur, dans cette circonstance, ne doit jamais rester inactif. Ainsi, quand la mère n'a pas été fatiguée par le premier travail, si les produits se présentent bien au détroit supérieur, il doit se contenter de rompre la poche amniotique, de frictionner l'utérus pour réveiller sa contractilité, afin d'activer l'expulsion des autres produits, qui seront chassés d'autant plus facilement hors des organes maternels, qu'ils trouveront ces organes plus récemment dilatés par le premier accouchement.

Quand l'accouchement du premier enfant a été long, difficile, ou a nécessité l'intervention de l'art, et que la mère est affaiblie, épuisée, il faut terminer l'accouchement, mais en ayant la précaution de ne pas vider l'utérus trop rapidement, afin que cet organe, qui a subi une distension considérable pendant la grossesse, ne tombe pas dans l'inertie.

Je n'ai pas besoin d'ajouter, que toutes les circonstances qui peuvent compromettre la vie de la mère ou celle des produits, requièrent l'intervention de l'art dans ce cas tout aussi bien que dans les autres. Mais il est indispensable de préciser les indications que requièrent certains accidens propres aux grossesses multiples.

Ainsi, deux fœtus peuvent se présenter simultanément au détroit supérieur par la tête, et gêner réciproquement leur expulsion ; ce cas est très rare, il suffira, pour remédier à cet inconvénient, de soulever la tête la plus mobile pour permettre l'engagement de l'autre. Une tête peut se présenter au détroit supérieur, accompagnée des pieds, si la nature ne triomphait pas de cet obstacle, ce qui n'est guère permis de supposer, et qu'on fût obligé de faire des tractions, sur les extrémités inférieures du produit, il faudrait avoir soin de ne tirer que sur un seul pied dans la crainte que les deux pieds n'appartinssent pas au même individu. C'est même ce que l'on doit toujours faire quand on pratique la version dans les cas de jumeaux.

Sans cette sage précaution, on s'exposerait à engager, simultanément des parties qui ne peuvent pas être extraites ensemble.

Il peut arriver aussi, dans ce cas, que la tête du second enfant s'engage en même temps que le tronc du premier, qui est venu par l'extrémité pelvienne, et dont la tête est encore située au détroit supérieur. De sorte que cette tête du premier enfant entraîne la tête du second, comme une corde à nœud entraîne un bouchon qui est resté dans une bouteille (qu'on me passe cette comparaison, qui exprime très bien ce fait). Si les fœtus sont très petits, ils peuvent être extraits ou expulsés ainsi, mais pour peu qu'ils soient d'un volume raisonnable le passage simultané, des deux produits, n'étant pas possible il faut intervenir. Dans ce cas, il faudra bien se garder de tirer sur les pieds du premier, mais tous les efforts devront tendre à exercer des tractions sur la tête du second, si cette tête ne peut être repoussée. En effet, le premier produit engagé par les pieds, représente un cône, dont le sommet s'est engagé avant la base ; les parties, devenant de plus en plus volumineuses, à mesure qu'on les engage, seront de plus en plus difficiles à extraire. Le second enfant, au contraire, représente un cône dont la base s'est engagée avant le sommet, alors les parties à extraire, devenant de moins en moins volumineuses, céderont plus facilement aux tractions. C'est donc sur la tête du second enfant qu'il faudra agir à l'aide du forceps : dans le cas où ce moyen serait impuissant, le crâne du second enfant devrait être perforé pour rendre l'extraction du second plus facile.

ART. VI. — FOETUS MONSTRUEUX.

Je n'ai pas à m'occuper ici des acéphales, des anencéphales, etc., leur expulsion est aussi facile que le serait celle d'un enfant bien conformé.

§ 1. — *Fœtus multiples adhérens.*

S'il est possible de constater la grossesse double, il est tout-à-fait impossible de s'assurer, par avance, de l'adhérence des deux produits quand les membranes sont intactes. Mais après la rupture de la première poche, s'il s'en rompt immédiatement une seconde, sans que le premier produit soit engagé, on doit croire à l'isolement des enfans, surtout si la tête et les pieds sont sentis, en même temps, à l'orifice. En effet, les produits isolés ont ordinairement chacun leur œuf distinct, et alors il s'opère deux ruptures; et, de plus, les pieds et la tête d'un seul produit, ou bien les pieds d'un produit et la tête d'un autre, peuvent très bien s'engager simultanément quand les fœtus sont isolés, mais lorsque les fœtus sont unis, ils sont contenus dans un seul œuf, il n'y a alors qu'une seule rupture de la poche, et comme ils ne sont jamais adhérens tête bêche, si plusieurs parties s'engagent au détroit supérieur, ce ne pourra être que plusieurs têtes ou plusieurs membres inférieurs.

Si maintenant deux têtes et deux extrémités pelviennes se présentaient simultanément, ce qui pourrait aussi avoir lieu dans le cas de fœtus séparés; l'introduction de la main dans l'utérus pourrait seule éclaircir tous les doutes.

Mais il ne faudrait pas, dans le cas où on soupçonnerait l'union des produits, commencer par introduire la main dans l'utérus, il faudrait constater, par avance, l'impuissance de la nature qui, bien souvent dans ces circonstances, suffit seule à déterminer l'expulsion des produits. Du reste, le mode d'expulsion et les procédés opératoires varient suivant l'espèce de monstruosité.

A. Fœtus accolés par la tête ou le siège. Quand le point de réunion est flexible, les deux enfans peuvent chevaucher l'un sur l'autre et être expulsés ainsi assez facilement. Dans le cas contraire, et si surtout les fœtus sont à terme, l'art est obligé d'intervenir. Pour cela l'accoucheur exercera des tractions sur une des deux parties et repoussera l'autre, de manière à produire le chevauchement; si cette manœuvre était inutile, il tentera d'extraire toutes les parties simultanément, soit à l'aide des mains, soit à l'aide du forceps. Enfin, dans le cas d'insuccès, il aura recours, sans scrupule, à la mutilation du produit. Il est inutile d'ajouter que, dans un cas semblable, on ne devrait pratiquer sur la mère aucune opération pour favoriser l'extraction d'un produit monstrueux, cette pratique ne devant pas même être suivie pour un produit bien conformé.

B. Deux têtes pour un seul tronc. Si les deux têtes sont assez mobiles pour s'engager successivement, l'expulsion spontanée pourra très bien avoir lieu, mais si les deux têtes s'engageaient simultanément, on agirait comme dans le cas précédent.

C. Une seule tête pour deux troncs. Le volume de la tête peut seul mettre obstacle à l'accouchement.

D. Chaque tête a un tronc séparé, mais les troncs sont unis. Le chevauchement, d'une partie sur l'autre, peut seul permettre l'expulsion.

Dans le cas où il n'aurait pas lieu, on agirait comme précédemment, en (*A*).

ART. VII. — OBSTACLES DÉTERMINÉS PAR LES PARTIES MOLLES.

§ 1. — *Union des grandes et des petites lèvres.*

Si cette union est congéniale, elle ne peut être qu'incomplète, sans quoi la conception n'aurait pu s'opérer, et si elle est complète, elle ne peut s'être effectuée qu'après la fécondation et accidentellement.

Dans presque tous les cas, la nature triomphe des obstacles. Si cependant cette adhérence des lèvres s'opposait à la terminaison de l'accouchement, il faudrait pratiquer leur séparation à l'aide du bistouri.

§ 2. — *Persistance de l'hymen.*

Il est bien rare que la membrane hymen mette obstacle à l'expulsion du produit, et qu'on se trouve dans l'obligation de l'inciser.

§ 3. — *Étroitesse et rigidité de la vulve; résistance du périnée.*

Les contractions triomphent aussi le plus ordinairement de la résistance des parties externes; mais cependant l'art doit quelquefois favoriser l'expulsion du produit, dans la crainte que la nature, en surmontant les obstacles, ne cause des désordres plus ou moins graves. En effet, si le périnée est moins résistant que l'anneau vulvaire, il peut céder et livrer passage à l'enfant. M. Moreau a cité plusieurs exemples de ces perforations centrales du périnée; ou bien la vulve, le périnée, l'anus même, peuvent être plus ou moins compromis.

Enfin, la résistance des parties peut être telle, que l'expulsion du produit soit impossible, l'art doit alors intervenir.

On comprend facilement qu'on ne doit employer le forceps, dans ces cas, que lorsque les parties ne sont pas trop résistantes, trop rigides. En effet, son usage déterminerait, dans la plupart des cas, malgré les plus grandes précautions, les accidens que l'on veut éviter : déchirure du périnée et de l'anus. Il faut, à l'exemple de M. P. Dubois, pratiquer obliquement, sur un des côtés inférieurs de la vulve distendue, une incision de un centimètre ou deux d'étendue : elle suffira pour permettre l'expulsion spontanée du produit; et jamais, en supposant qu'elle s'agrandisse et se prolonge beaucoup, elle n'intéressera des parties qu'il est si important de ménager, l'anus et le rectum; car ce prolongement s'effectuera en effet obliquement(1), tandis qu'une déchirure, ayant toujours lieu sur la ligne médiane, peut intéresser le sphincter de l'anus en se continuant.

A l'aide de ce moyen, on donnera donc issue au produit et on évitera les conséquences fâcheuses de son expulsion forcée.

Un très grand avantage que cette incision a aussi sur les déchirures, c'est qu'elle se guérit très rapidement, que la réunion complète s'en opère; tandis que chacun sait qu'il n'en est pas de même des déchirures du périnée. Cela tient à ce que l'incision latérale n'est pas baignée continuellement, comme la déchirure, par les liquides qui s'écoulent des organes maternels.

Si la résistance était minime et que l'arrêt du travail dépendît aussi de ce que les contractions n'ont pas assez d'énergie pour vaincre la résistance des parties, il faudrait appliquer le forceps sans inciser; mais en redoublant de lenteur et de précautions.

Enfin, si dans un cas d'étroitesse très prononcée des parties ou de résistance trop grande du périnée, il y avait inertie, il faudrait bien, après avoir employé les moyens propres à ranimer les contractions, se décider à appliquer le forceps; mais alors, toujours on devra pratiquer une incision latérale de la vulve.

Il est bien difficile de déterminer exactement le moment précis où l'on devra agir, dans un cas de résistance trop grande du périnée et des parties molles. En effet, les indications sont subordonnées à la force du sujet, à l'état sanitaire du produit, à la durée du travail, au temps qui s'est écoulé depuis l'engagement de la tête, à l'intensité des contractions utérines, etc.

Mais cependant, l'on peut dire, en général, que lorsqu'après un travail qui a duré trente à trente-six heures, la tête, après être arrivée dans l'excavation, est restée quatre ou cinq heures

(1) Les choses se passèrent ainsi chez la nommée Leroi, primipare, sur laquelle M. P. Dubois fut obligé de pratiquer cette opération. Cette femme, qui présentait en outre d'une étroitesse très grande des parties externes un rétrécissement du détroit supérieur, accoucha, le 7 décembre, d'un enfant vivant, qui pesait sept livres. Elle guérit parfaitement, et quitta la Clinique le 21.

sur le périnée, sans vaincre sa résistance, il faut agir. C'est le seul moyen de prévenir tous les accidens qui dépendent du séjour prolongé de la tête dans l'excavation, tels sont la compression des parties maternelles, la gangrène de ces parties, les fistules vésico ou recto-vaginales; la mort du produit, par suite du trouble apporté dans la circulation utéro-fœtale, par la compression, l'épuisement des forces de la mère; l'inertie utérine, après l'extraction du produit et l'hémorrhagie qui en résulte, etc.

Mais, s'il est indispensable d'intervenir en temps utile, il faut bien se garder de suivre le conseil de quelques médecins, qui font, dans ces cas, une règle habituelle de l'intervention, et qui usent trop légèrement et trop vite de moyens qui ne sont pas toujours sans inconvéniens.

C'est, au reste, à la sagacité de l'accoucheur à apprécier toutes les circonstances qui peuvent diriger sa conduite.

J'insiste à dessein sur ce point, parce que bien souvent j'ai été appelé, par de jeunes praticiens et par des sages-femmes encore peu expérimentées, pour appliquer le forceps, dans des cas où l'on croyait à la nécessité de terminer l'accouchement, et cela seulement après quelques heures d'un véritable travail; tandis qu'il n'y avait qu'à attendre tranquillement l'expulsion, qui s'effectuait toujours spontanément peu de temps après mon arrivée, sans que je me sois vu le moins du monde obligé d'agir.

Une circonstance qui se présente assez souvent, et qui a bien souvent fait croire, à de jeunes accoucheurs, à un travail prolongé et par suite à la nécessité d'intervenir, tandis que ce travail était à peine commencé, c'est l'engagement prématuré de la tête, avant la dilatation du col utérin et par conséquent avant le travail; l'accoucheur qui, à sonarrivée, trouve la tête sur le périnée, fait remonter le commencement du travail à cette époque, il ne s'attache qu'à ce fait; toutes les autres circonstances, caractère des douleurs, dilatation du col, passant inaperçues pour lui, il pense devoir terminer un travail qu'il croit commencé depuis plus de temps qu'il ne l'est en effet.

Étroitesse du vagin.

La nature se suffit presque toujours à elle-même dans ce cas ; la tête est le meilleur corps dilatant qu'on puisse imaginer : elle agit graduellement, avec lenteur, en procédant par le haut du vagin, qui est la partie la plus large de ce canal. Dans le cas où les contracions ne seraient pas assez énergiques pour déterminer cet engagement forcé de la tête, il faudrait les activer ; enfin, appliquer le forceps, etc.

Adherences des parois vaginales et brides transversales.

Comme je l'ai dit à l'article *grossesse*, ces vices de conforma-

(Fig. 116.) (Fig. 117.)

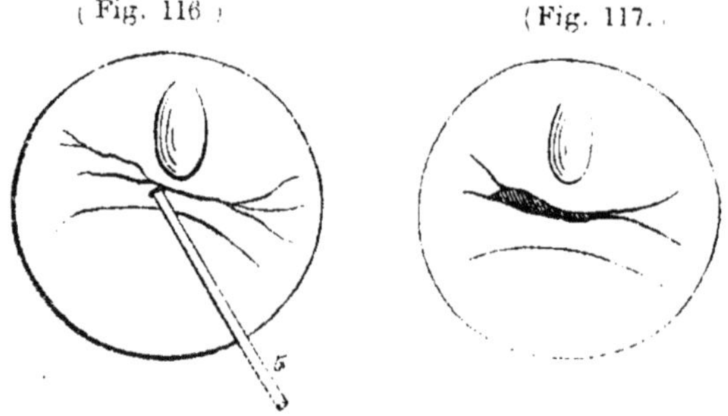

tion ne présentent, dans la majorité des cas, aucune indication, ni pendant la grossesse, ni au moment du travail, j'ai cité l'exemple de cette jeune fille accouchée spontanément à la Clinique, quoique le vagin fût chez elle coupé transversalement par un diaphragme assez résistant, percé d'un petit orifice, et qui, avant l'accouchement, vu au spéculum, présentait cette forme (fig. 116), et celle-ci, après l'accouchement (fig. 117). Mais les choses ne se passent pas toujours aussi heureusement. Les adhérences des parois vaginales entre elles, les brides, les diaphragmes congéniaux, qui ont pu permettre la conception, peuvent s'opposer aussi à l'accouchement. Dans ce cas, après que l'insuffisance des contractions utérines aura été bien manifeste, l'accoucheur devra détruire l'obstacle.

4. *Traitement*. Les brides, les diaphragmes seront incisés crucialement. S'ils sont rapprochés de la vulve, après avoir vidé la vessie et le rectum, il suffira d'écarter les lèvres de la vulve pour en pratiquer la section. S'ils sont situés profondément, le spéculum sera indispensable. Dans tous les cas, on devra s'attacher à n'agir qu'avec une extrême lenteur, et n'inciser les tissus que couche par couche. On devrait redoubler encore de précautions, si l'obstacle était déterminé par une adhérence des parois du vagin. En effet, le bistouri agit souvent dans ces cas en aveugle; il est bien difficile de déterminer exactement si l'on agit bien entre les deux feuillets, ou si l'on n'en attaque pas un plus que l'autre. Aussi, une fois les tissus incisés, on devra s'attacher spécialement à détruire les adhérences, à l'aide d'un instrument mousse, le doigt, par exemple, pour éviter autant que possible d'intéresser la vessie ou le rectum. Ces opérations sont, comme on le pense bien, extrêmement difficiles et dangereuses : fort heureusement la nature dispense presque toujours l'accoucheur de les pratiquer.

ART. VIII. — INDICATIONS QUE LES VICES DE CONFORMATION DU BASSIN ET L'EXCÈS DE VOLUME DU PRODUIT, PRÉSENTENT A REMPLIR.

Que le bassin soit rétréci par le rapprochement de ses parois, ou par suite du développement de tumeurs solides, inhérentes au tissu osseux, les indications qui se présentent à remplir n'en seront pas moins les mêmes, elles varieront en raison du degré de rétrécissement, de l'intensité des contractions, de l'excès de volume du produit, de la réductibilité de sa tête, mais malheureusement il n'est pas possible de tracer très exactement la conduite que l'accoucheur doit tenir, le volume de l'enfant ne pouvant être apprécié avant sa naissance, que très approximativement; en effet, ce n'est que dans les cas d'hydrocéphalie, seulement qu'on pourra juger du volume de la tête par l'écartement des sutures, et encore dans ce cas, serait-il difficile de décider à *priori* à quelle opération on devra s'arrêter

Cependant, je vais d'abord admettre que le vice de conformation a pu être bien apprécié à l'avance, en supposant à la tête son volume normal, et je tracerai les indications qu'il faut remplir à chacun des degrés de rétrécissement sur lesquels j'ai déjà établi les indications à remplir pendant la grossesse.

§ 1. — *Quelle doit être la conduite de l'accoucheur, quand le bassin offre au moins neuf centimètres et demi (trois pouces et demi) dans son plus petit diamètre.*

Quand le sommet se présente à un bassin qui offre au moins neuf centimètres et demi (trois pouces et demi) dans son plus petit diamètre, il faut attendre, et confier l'expulsion aux efforts naturels; car l'accouchement spontané est très possible dans de pareilles conditions; ainsi après la rupture des membranes et la dilatation complète, on peut rester inactif, six, sept et même huit heures, suivant la force du sujet; la tête poussée par les contractions utérines, s'engage d'abord par son extrémité, les os chevauchent fortement les uns sur les autres, l'occiput s'allonge, devient le siège d'une tumeur séro-sanguine considérable; enfin, la base du crâne qui n'a que huit centimè-

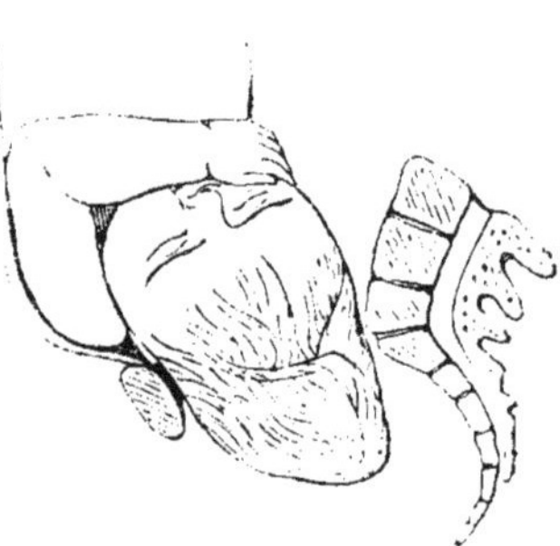

tres (trois pouces), franchit le détroit supérieur. Mais si malgré des contractions soutenues et énergiques, qui se sont exercées pendant tout ce temps, l'obstacle n'a pu être vaincu, si la tête n'a fait aucun progrès, il faut intervenir par l'application du forceps. De même, si la tête depuis long-temps engagée dans l'excavation, était retenue au détroit inférieur, vicié, ou bien si ce détroit étant bien conformé, les épaules éprouvent de la difficulté à vaincre l'obstacle qui existe au détroit supérieur, et qui a été vaincu par la tête, il faudrait agir un peu plus promptement.

§ 2.— *Quelle doit être la conduite de l'accoucheur, quand le bassin offre au plus neuf centimètres et demi (trois pouces et demi) et sept centimètres (deux pouces et demi) au moins.*

J'envisagerai d'abord les indications que ce degré de rétrécissement exige, l'enfant étant vivant, et pour mieux préciser ces indications, j'admettrai avec M. P. Dubois deux subdivisions.

Neuf centimètres et demi à huit centimètres (de trois pouces et demi à trois pouces.)

Il faut attendre, comme dans le cas précédent, six, sept, huit heures pendant lesquelles des contractions énergiques se seront exercées, car on possède de nombreux exemples d'expulsion spontanée à ce degré de rétrécissement; mais après ce temps écoulé, l'insuffisance des contractions étant bien constatée, on appliquera le forceps (1). Si des tractions faites convenablement sont insuffisantes, on retirera l'instrument, et on laissera les contractions utérines s'exercer encore pendant une heure ou

(1) La naine Leprati, âgée de vingt-et-un an, que chacun a pu voir figurer sur un de nos petits théâtres, parvenue à terme, n'avait pu être délivrée, malgré les tentatives de quatre médecins qui l'assistaient. Le bassin présentait chez elle à-peu-près huit centimètres (trois pouces.) M. P. Dubois l'accoucha à l'aide du forceps seulement, au milieu du coma qui avait succédé à plusieurs accès d'éclampsie. L'enfant avait cessé de vivre.

Cette petite femme, à laquelle je fus chargé de donner les soins ultérieurs que réclamait son état, se rétablit parfaitement. Je pus, quelque temps après cet accouchement, la faire voir à M. Montgomery, à Paris, à cette époque.

Devenue enceinte de nouveau, elle réclama les soins de M. P. Dubois en temps utile, et il fut possible de la faire accoucher prématurément d'une petite fille bien portante, que la mère avait même commencé à nourrir, mais qu'elle ne put continuer a allaiter. M. P. Dubois a publié la relation de ce fait remarquable (*Bulletin de l'Académie royale de médecine*. Paris, 1840, tom. v, p. 25 et suiv.).

deux, puis on réintroduira l'instrument; si cette seconde application est sans résultat, alors l'impossibilité de l'expulsion spontanée étant bien constatée, il faudra diminuer le volume de la tête du produit, quand bien même il serait encore vivant. En effet, on a tenté pour sauver l'enfant, tout ce qu'il était possible de tenter: c'est à la mère qu'il faut songer maintenant. L'accouchement ne peut s'effectuer, à moins qu'on agrandisse la voie que doit parcourir le fœtus, ou qu'on réduise le volume de ce dernier; le choix ne peut être douteux. Malgré ce qu'il y a de pénible à sacrifier un enfant vivant, on ne doit pas cependant hésiter, car si à l'exemple de quelques accoucheurs français, on attend pour agir sur l'enfant qu'il ait cessé de vivre, on ne le tue pas, il est vrai, mais on le laisse mourir, ce qui pour moi, revient exactement au même. Mais la mort de l'enfant peut se faire beaucoup attendre, et pendant tout ce temps, la femme est exposée à toutes les douleurs et à toutes les angoisses d'un travail infructueux, sa vie peut être compromise, sinon immédiatement, du moins par les conséquences fâcheuses d'un travail trop long-temps prolongé, et on éterniserait inutilement ses douleurs, on l'exposerait à tant de dangers, pour ne pas porter atteinte à la vie d'un enfant, dont la viabilité est déjà compromise, et dont on attend la mort à chaque instant.

En vérité, la conduite de nos voisins d'outre-mer me semble bien plus raisonnable : quand l'accouchement est réputé impossible, quand tous les moyens d'extraction compatibles avec le salut de l'enfant et celui de la mère ont été employés sans succès, ils n'hésitent pas à agir sur l'enfant en temps utile, et par une *sensiblerie* qu'on ne peut comprendre, ils ne sacrifient pas la mère par une expectation coupable. On comprend cependant, que réduit à une semblable nécessité, l'accoucheur ne devra agir qu'après avoir pris l'avis de plusieurs confrères.

Le bassin n'a d'étendue que huit centimètres au plus, et sept centimètres au moins (trois pouces à deux pouces et demi).

L'enfant étant vivant, l'expectation dans une juste mesure est encore ici la règle. Car si le bassin n'a que quelques millimètres de moins que huit centimètres, même à un degré de rétrécissement aussi prononcé, on a vu des enfans être expulsés vivans, en vertu des circonstances suivantes : énergie des contractions utérines, réductibilité extrême de la tête, petitesse du produit, qui n'est pas à terme; aussi doit-on tenter l'application du forceps comme dans le cas précédent, avant de se décider à suivre la pratique anglaise. Mais le forceps même dans ce cas, quand il peut être appliqué, ce qui n'est pas toujours possible, cesse d'être un instrument innocent pour le produit, et il compromet plus ou moins les parties molles, qui tapissent le rebord du détroit supérieur. Aussi ne doit-on pas trop insister dans ce cas sur l'usage de ce moyen, et, lorsque des tractions assez énergiques et quelque temps continuées n'auront amené aucun résultat, il faudra retirer l'instrument, et perforer le crâne.

Maintenant dans ces deux cas, depuis neuf centimètres et demi jusqu'à sept centimètres, si l'enfant était mort, il faudrait agir immédiatement sur lui, pour épargner à la mère tous les dangers d'un travail douloureux et prolongé. C'est aussi à ce degré de rétrécissement qu'on a conseillé la symphyésotomie, mais grâce à l'accouchement prématuré artificiel et à l'invention du céphalotribe, cette opération est tombée en désuétude. Presque aussi grave pour la mère que l'opération césarienne, la symphyséotomie est loin d'en présenter les avantages pour l'enfant, il succombe presque toujours; de plus, au-dessous de sept centimètres (deux pouces et demi), cette opération ne pourrait même plus être pratiquée : en effet, les cinq centimètres et demi (deux pouces) d'écartement donné à la symphyse, et c'est le *maximum*, ne donnent qu'un centimètre (quatre lignes) d'augmentation dans le diamètre antéro-postérieur, et sept millimètres (trois lignes) par suite de l'engagement de la bosse pariétale dans cet écartement, ce qui fait un centimètre et demi (sept lignes) d'augmentation totale.

En supposant maintenant le bassin présentant seulement six centimètres (deux pouces un quart), cela ne donnerait encore de passage que sept centimètres et demi (trois pouces moins un quart) au *maximum*. Cette étendue ne permettrait jamais l'expulsion spontanée, elle nécessiterait toujours l'application du forceps, quelquefois même la perforation du crâne.

§ 3. — *Quelle conduite l'accoucheur doit-il tenir quand le bassin est au-dessous de sept centimètres (deux pouces et demi).*

Dans ce cas, il est physiquement impossible que l'expulsion spontanée ou artificielle du produit puisse avoir lieu; on n'a donc à choisir qu'entre la mutilation du produit, et l'opération césarienne. Pour moi le choix ne peut être douteux; que le produit soit vivant ou mort, il me semble rationnel d'agir sur lui, toutes les fois qu'à l'aide de ce moyen, il est possible de laisser à la mère quelques chances de salut.

Aussi je mets tout-à-fait de côté la question de vie ou de mort de l'enfant.

Dans ce cas encore, les indications varient suivant le degré de rétrécissement.

Le bassin présente de sept centimètres (deux pouces et demi) à cinq centimètres et demi (deux pouces) dans son plus petit diamètre.

Il est possible, à ce degré de rétrécissement, en réduisant le volume du produit, de l'extraire, sans faire courir à la mère de trop graves dangers, et c'est au forceps céphalotribe de M. Baudelocque neveu qu'il faudra avoir recours; mais l'on doit proscrire avec énergie les crochets aigus, dont sont armés la plupart des forceps : ce sont des instrumens meurtriers que l'accoucheur ne peut guider sûrement, qui ne trouvent pas sur les parties fœtales où on cherche à les fixer, une prise assez solide. Ils glissent aux premières tractions et vont déchirer plus ou moins profondément les parties de la malheureuse mère, qui succombe souvent à la durée des supplices que lui fait endurer cette affreuse manœuvre, avant même qu'elle soit terminée.

Le céphalotribe, au contraire, instrument éminemment utile, compte cependant comme détracteurs la majeure partie de ceux qui ne l'ont pas inventé, et tous ceux qui s'en sont servi sans succès. Mais, il n'en demeure pas moins constant pour tous les esprits éclairés et de bonne foi que le céphalotribe est un instrument précieux, qui a déjà rendu et est appelé à rendre d'immenses services à l'art obstétrical. Bien souvent, je l'ai vu employer par M. P. Dubois, dans des cas où certainement autrefois, on aurait mutilé la mère pour extraire le produit en lambeaux, et même où l'on se serait cru obligé de pratiquer l'opération césarienne. Et je crois extrêmement sage de se ranger à l'opinion de M. Velpeau : « Quand il serait prouvé que, « jusqu'ici, le céphalotribe a été plus funeste à la société qu'il « ne lui a été utile, je ne le regarderais pas moins comme la « plus importante découverte dont l'art des accouchemens se « soit enrichi. »

Nul doute, cependant, que cet instrument n'ait de graves inconvéniens : ainsi, il est difficile à bien diriger. Les esquilles qui perforent le cuir chevelu peuvent déchirer les organes maternels; mais, qui osera avancer que, même dans des mains habiles, le céphalotribe est un instrument meurtrier, et que, *loin de décerner des récompenses à son auteur, on aurait dû le stigmatiser; qu'il est tout aussi dangereux, si ce n'est plus, que l'opération césarienne!...* Oui, dans des mains inhabiles, le céphalotribe est tout aussi grave que l'opération césarienne; oui, dans deux cas où il fut mis en usage par le même accoucheur, depuis son invention, l'autopsie a révélé qu'une partie de l'utérus avait été arrachée en même temps que la tête de l'enfant; mais, Dieu merci, ce n'est pas là la règle : ce n'est, heureusement, que la minime exception. On comprend qu'après de pareils insuccès, certains accoucheurs, dont les opinions peuvent faire loi parmi les élèves inhabiles à les juger, s'élèvent si hautement contre le céphalotribe, proscrivent avec tant d'acharnement un instrument auquel ils veulent attribuer les désordres que leur impéritie seule leur a fait commettre.

En résumé, si des cas nombreux d'insuccès ont contribué à jeter de la défaveur sur cet instrument, c'est que, d'abord, il a souvent été dirigé par des mains inhabiles; que toujours on ne se décide à l'employer, que lorsque des manœuvres réitérés et de toute nature, ou la longueur du travail ont compromis déjà la vie de la mère, ou enfin, parce qu'on a réclamé des secours trop tard, où parce que l'accoucheur a manqué d'habileté.

Que de fois ne nous a-t-on pas amené, à la Clinique, des femmes sur le point d'expirer! Comment penser, alors, que l'usage de cet instrument, conduit même par des mains aussi habiles que celles de M. P. Dubois, pourra être suivi de résultats aussi heureux, que si l'opération était pratiquée en temps opportun. (1)

En résumé, malgré les dangers que cet instrument peut faire courir à la mère, il lui laissera toujours quelques chances de salut, qu'elle ne trouvera pas dans l'opération césarienne.

Aussi, toutes les fois que le céphalotribe pourra être introduit dans le détroit supérieur, il devra toujours être préféré à la section césarienne, qui ne compte de mémoire d'homme au-

(1) Une femme en travail depuis cinq jours, chez laquelle le bassin n'avait que sept centimètres (deux pouces et demi), fut amenée à la Clinique, dans un état voisin de la mort. M. P. Dubois pratiqua la céphalotripsie, et il éprouva d'assez grandes difficultés à extraire le tronc.

Une autre femme, en travail depuis trois jours, fut apportée à la Clinique dans le même état que la précédente.

La face, le bras gauche et un pied occupaient le détroit supérieur sensiblement rétréci. Ces parties avaient été ainsi amenées au détroit supérieur par des tentatives infructueuses de version, M. P. Dubois perfora le front, et appliqua le céphalotribe. Le fœtus, mort depuis long-temps, était extrêmement volumineux.

Dans une autre circonstance, on appelle M. P. Dubois à l'Hôtel-Dieu, pour une femme en travail depuis vingt-sept heures, et chez laquelle on n'avait pu extraire ni la tête ni l'instrument qui était resté dans les organes maternels. C'est dans cet état que M. P. Dubois trouva la patiente. Il commença par extraire le forceps, puis il réduisit le volume de la tête à l'aide du céphalotribe, mais l'enfant ramolli, putréfié se décapita, il fallut appliquer de nouveau le céphalotribe sur la poitrine.

Les trois femmes, qui font le sujet de ces observations, que je choisis au milieu de plusieurs autres, succombèrent presque immédiatement après leur délivrance; mais cette mort ne peut en aucune manière être attribuée au céphalotribe, dirigé par un opérateur aussi habile que M. P. Dubois. La longueur du travail, les tentatives réitérées faites avant de recourir à des secours plus éclairés, doivent être accusées seules de ces désastres.

eun succès à Paris, et dont les exemples de réussite, dans les autres contrées, sont si rares.

Deux fois M. P. Dubois la pratiqua, pendant mon séjour à la Clinique, avec succès pour l'enfant, mais les mères succombèrent. La dernière, cependant, survécu dix-sept jours, et fut enlevée par une affection tétanique, alors que l'état de la plaie, et la santé générale de la malade, pouvaient laisser espérer un succès complet. Une troisième fois, en l'absence de M. P. Dubois. M. Moreau pratiqua cette opération, l'enfant succomba en recevant le jour; la mère expira quelques heures après l'opération.

Le bassin a moins de cinq centimètres et demi (deux pouces).

Alors il n'est guère permis de songer à l'extraction du produit par les voies naturelles; car en supposant même que l'instrument puisse être introduit dans ce cas, il ne serait pas toujours possible d'extraire l'enfant, et de plus cette extraction exige des efforts inouïs qui contondent, déchirent les organes maternels, et laissent à la mère presque aussi peu de chances que l'opération césarienne elle-même.

Dans ce cas, des deux individus, l'un se trouve sacrifié, à coup sûr, et il ne reste plus à l'autre que des chances de vie bien incertaine, tandis que l'opération césarienne permet de sauver la vie de l'enfant, et laisse presque autant de chances de salut à la mère que la céphalotripsie.

§ 4. — *Le degré de rétrécissement ni le volume de la tête n'ont pu être appréciés.*

Il est des cas, où ni le doigt, ni le pelvimètre n'ont pu apprécier le degré de viciation du bassin, et qui, cependant, ont nécessité la mutilation du produit. Il est bien difficile, pour ne pas dire impossible, que cette circonstance puisse se rencontrer quand le bassin a moins de huit centimètres (trois pouces), la facilité avec laquelle le doigt peut atteindre, l'angle sacro-vertébral, permettra d'apprécier assez exactement l'étendue du détroit supérieur, et il sera possible, alors, de tracer la marche qu'on devra suivre. Au contraire, au-dessus de huit centimètres (trois pouces), le degré exact du rétrécissement ne peut être apprécié facilement ; mais, de plus, par suite de l'impossibilité où l'on est d'apprécier aussi le volume de la tête, à moins qu'il n'y ait hydrocéphalie, on sera, souvent exposé à se tromper sur le choix des moyens que l'on devra employer de prime abord.

L'accoucheur devra, dans une circonstance semblable, commencer, bien entendu, par les moyens les plus innocens et ne devra recourir successivement à de plus énergiques, que lorsque l'insuffisance des premiers sera bien constatée. Je suppose, par exemple, qu'un accoucheur est appelé auprès d'une femme dont le bassin a neuf centimètres et demi (trois pouces et demi), et que rien chez cette femme ne peut faire soupçonner le rétrécissement ; elle est même déjà accouchée une ou deux fois facilement (ce qui, à ce degré de rétrécissement, peut très bien avoir lieu), parce que la tête des premiers enfans était réductible et petite, et parce que les contractions étaient énergiques. (1)

(1) Une dame, de la rue Vieille-du-Temple, qui réclama mes soins cette année, m'offrit un exemple de ce fait.

Cette dame, d'une petite stature, a le bassin sensiblement rétréci, mais régulier dans sa déformation. Le diametre antéro-postérieure n'a pas plus de neuf centimetres et demi (trois pouces et demi) d'étendue. A sa première couche, elle ne put être délivrée, qu'après une succession d'introduction de forceps et de glissement, qui durèrent depuis cinq heures du soir jusqu'à minuit. L'enfant était mort, la mère dangereusement malade, parvint enfin à se rétablir.

Cependant, malgré ces antécédens fâcheux, dans deux grossesses successives, à la suite d'un travail long et prolongé, elle accoucha spontanément d'enfans vivans, peu développés, et qui avaient la tête très réductible. Après chacune de ces couches, elle fut encore extrêmement malade.

Enfin, cette année, dix-huit ans après le troisième accouchement, elle devint enceinte, mais les choses ne se passèrent pas aussi favorablement dans cette grossesse que dans les deux dernières. Parvenue à terme, l'ayant même certainement dépassé de quelques jours, cette dame me fit appeler ; et après un travail qui avait duré vingt-quatre heures, après douze heures de contractions soutenues et énergiques, la tête n'ayant pas avancé d'un millimètre, je me vis contraint d'appliquer le forceps au dessus du détroit supérieur. Je fis mander M. Brazier, mon prosecteur, pour m'aider dans cette opération. La tête était en position occipito-iliaque gauche antérieure. J'appliquai les branches sur les

Mais à la troisième grossesse, l'enfant est volumineux, la tête est ossifiée; après sept, huit, dix heures d'efforts infructueux, l'accoucheur se décide à agir : d'abord il emploiera le forceps, puis après plusieurs tentatives inutiles, il sera obligé de recourir à la perforation du crâne; enfin, si cette dernière était inefficace, à la céphalotripsie.

Ces cas ne sont pas rares en pratique, il faut bien en convenir : même, à moins que le rétrécissement ne soit assez prononcé, c'est le plus souvent ainsi que les choses se passeront. La conduite de l'accoucheur sera réglée par les difficultés qu'il rencontrera après l'usage successif de chaque moyen.

ART. IX. — TUMEURS DE L'EXCAVATION.

Des tumeurs de forme et de nature extrêmement variables, peuvent diminuer l'étendue de l'excavation, et mettre un obstacle sérieux à l'accouchement, et compromettre bien souvent les jours de la mère.

« Il y a, en effet, dans ces accidens, » dit M. P. Dubois, « une foule de complications qu'il n'est pas possible de prévoir, « qui déjouent tous les calculs, et laissent l'homme de l'art « livré aux inspirations de sa conscience, et aux ressources

côtés du bassin avec facilité, l'articulation seule fut assez difficile à effectuer. La tête solidement prise, j'exerçai des tractions énergiques, qui eurent pour résultat de l'engager dans le détroit; mais sentant que l'instrument lâchait prise, je le retirai et le réappliquai de nouveau : cette seconde application suffit pour dégager la tête; le périnée, soutenu par M. Brazier, n'eut pas la plus légère atteinte, mais l'enfant fit quelques inspirations et expira. Cependant, l'opération n'avait en tout duré que vingt minutes. Une circonstance fâcheuse a pu aussi bien que le forceps, contribuer à hâter la mort de l'enfant, le cordon s'était échappé au-dessous de la tête lors de la première application.

La mère s'est rétablie parfaitement et plus rapidement qu'après les deux accouchemens spontanés. Elle jouit aujourd'hui d'une santé parfaite.

Les difficultés, qui se sont présentées dans le quatrième accouchement, dépendaient, et du rétrécissement du détroit supérieur et surtout du volume énorme de la tête de l'enfant et de sa solidité, elle était tellement ossifiée, que les sutures et les fontanelles étaient à peine sensibles.

« souvent insuffisantes de son art. » Ces tumeurs peuvent être développées sur le tissu osseux lui-même, et être fixées aux parois de l'excavation. Telles sont les exostoses, les périostoses, les tumeurs carcinomateuses, fibreuses : d'autres sont contenues dans l'épaisseur des parois du vagin, et surtout dans la cloison recto-vaginale, et elles sont plus ou moins mobiles; leur nature est cancéreuse ou fibreuse, ou bien ce sont des kystes de composition différente, contenant, soit des liquides, soit des masses encéphaloïdes ou charnues, enfin, des fœtus extra-utérins. (1)

§ 1. — *Tumeurs adhérentes.*

Les périostoses, les exostoses et les autres tumeurs solides et adhérentes, produisent, en déformant le bassin, des complications tout aussi fâcheuses que les rétrécissemens eux-mêmes; et, sous ce point de vue, elles peuvent leur être en tout assimilées.

Indications. La conduite de l'accoucheur sera donc exactement la même. Cependant, dans le cas où le volume de la tumeur obligerait à recourir à une opération plus ou moins grave pour la mère et pour l'enfant, il faudrait, après avoir bien exploré la nature de la tumeur par le vagin et par le rectum, donner, par la ponction, issue au liquide qu'elle pourrait contenir, afin d'en diminuer le volume.

Les tumeurs sont, en effet, quelquefois en partie solides et en partie liquides. Cette ponction suffira souvent pour permettre l'accouchement.

(1) M. Larrey fils, nous a communiqué, dans la séance de décembre, à la Société médicale d'émulation, un cas de cette nature. Sur une femme couchée dans les salles de chirurgie de la Clinique, il extirpa en même temps qu'un calcul vésical de la grosseur d'un œuf de pigeon, une tumeur semblable placée sur la vessie. L'extirpation fut pratiquée à travers un trajet fistuleux, qui, depuis plusieurs mois, s'était manifesté dans la région hypogastrique, et au travers duquel sortait une mèche de poils comparables à des cheveux. Cette opération réussit complètement.

On conçoit, cependant, qu'on doit mettre une très grande réserve dans l'usage d'un semblable moyen, et qu'il ne faut y recourir que lorsque la nature et le siége de la tumeur étant bien connus, on est certain de ne léser aucun organe important : on ne devrait donc l'employer que dans un cas extrême.

§ 2. — *Tumeurs mobiles.*

Les tumeurs mobiles que l'on rencontre dans l'excavation, ne s'y sont pas développées; ce sont, dans la plupart des cas, des kystes de l'ovaire, des tumeurs pédiculées de nature variable, et développées dans l'abdomen, des calculs vésicaux, la vessie elle-même distendue par l'urine, qui sont poussées jusque dans l'excavation au-dessous des parties fœtales, et s'opposent au passage de l'enfant. Quand elles sont peu volumineuses, l'accouchement peut s'effectuer, mais le froissement de la tumeur, sa contusion, donnent lieu souvent à des accidens consécutifs graves : aussi faut-il, dans tous les cas, tenter de remonter les tumeurs abdominales au-dessus du détroit supérieur.

Indications. Lorsque l'accoucheur constate, dès le début du travail, la présence d'une semblable tumeur, au détroit supérieur, il doit la soutenir continuellement avec l'extrémité des doigts, surtout pendant la contraction, afin de favoriser l'engagement de la tête et de s'opposer à celui de la tumeur. Si à l'aide de ce soin, l'engagement de la tête n'a pas lieu, il introduira toute la main dans le vagin, et soulevera la tumeur au-dessus du détroit supérieur; puis, si les membranes sont intactes, il les rompra immédiatement pour favoriser l'engagement de la tête; si, au moment où l'accoucheur arrive, la tumeur est déjà engagée dans l'excavation, il doit encore en tenter la réduction en profitant de l'intervalle d'une douleur; mais si la tête est déjà engagée dans le détroit supérieur, si les contractions utérines ont solidement fixé cette tête, si l'utérus est rétracté avec énergie, la réduction sera impossible. Dans ce cas, l'accoucheur après avoir constaté l'insuffisance de la nature, par une expectation raisonnable, n'aurait plus à choisir qu'entre extirper la tumeur, ou réduire le volume du produit. C'est la nature même de la tumeur, qui le décidera dans le choix du procédé qu'il devra employer.

A. Tumeurs abdominales. Si la tumeur s'est engagée dans le cul-de-sac postérieur du péritoine, il y a tout lieu de croire qu'elle est constituée par un kyste de l'ovaire, ou par l'engagement de tout autre organe, dont l'extirpation déterminerait la mort immédiate de la mère; dans ce cas, c'est sur le produit qu'il faut agir. C'est ici que la perforation du crâne et la céphalotripsie surtout, pourront rendre d'utiles services.

L'observation suivante en est une preuve.

La femme Bernet fut apportée en travail le 27 février 1830, à cinq heures du soir, à la salle des accouchemens de la Clinique, les membranes étaient rompues depuis le 20, et le travail déclaré depuis le 21, je touchai cette femme à son arrivée, mais la tête

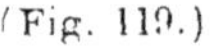
(Fig. 119.)

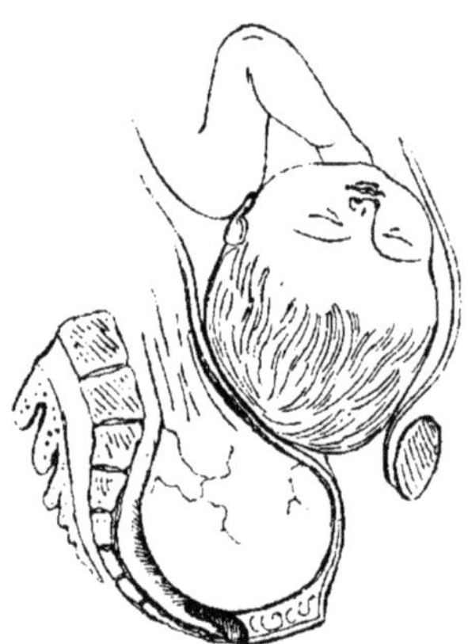

restait si élevée au-dessus du détroit supérieur, qu'il m'était presque impossible de l'atteindre; au contraire, on sentait en arrière et profondément engagée dans l'excavation une tumeur résistante, lisse et volumineuse, immobile, qu'au premier abord, on aurait pu prendre pour la tête; le doigt introduit dans l'étroit passage qui existait entre la tumeur et derrière la symphyse des pubis, sentait par son extrémité une bosse sanguine considérable et aplatie, qui, à chaque contraction, faisait effort pour s'engager. Je fis quelques tentatives de réduction que M. le professeur P. Dubois renouvela aussi à son arrivée, mais inutilement. La femme était considérablement affaiblie, le pouls fréquent, la face altérée, et il se décida à écraser la tête de l'enfant, qui du reste avait déjà depuis long-temps cessé de vivre : la céphalotribe fut introduit sans trop de difficultés, et le volume de l'extrémité céphalique une fois réduit, il fallut des efforts de tractions énergiques pour l'extraire. Immédiatement après, M. Dubois examinant l'état des parties, fut fort surpris de ne plus rien trouver dans le vagin, la tumeur était remontée dans la fosse iliaque gauche où on la sentait très manifestement. Le ventre déjà météorisé, devint très douloureux, le pouls très fréquent, petit, dépressible ; enfin, la prostration des forces était telle, que la malade pouvait à peine articuler une parole. Cependant, cet appareil alarmant céda à l'influence d'un traitement antiphlogistique ; mais à peine rétablie, la malade ayant désiré sortir de l'hôpital, fut forcée de rentrer de nouveau, et succomba en peu de jours, à la suite d'une péritonite. Malheureusement l'autopsie ne put être faite, cette femme était juive et fut réclamée par ses parens.

On comprend très bien que dans ce cas une investigation attentive aurait pu faire reconnaître dès le début du travail, la présence de la tumeur que l'accoucheur aurait alors pu maintenir élevée en la soutenant à chaque contraction, ce qui aurait permis à la tête de s'engager seule. La facilité avec laquelle la tumeur s'est réduite d'elle-même après l'opération, est une preuve que cette réduction n'aurait présenté aucune difficulté.

B. Calculs vésicaux. Si la tumeur était constituée par un calcul renfermé dans la vessie, et que la réduction en ait été impossible, il faudrait pratiquer la lithotomie vaginale. La lithotomie *sus-pubienne* a été conseillée dans ce cas ; j'avoue que j'ai peine à m'en expliquer les raisons ; car je ne pense pas d'abord qu'on puisse enlever une pierre par la taille sus-pubienne quand cette pierre est engagée dans l'excavation, et y est solidement fixée par la tête. En outre, les raisons qui obligent à pratiquer la taille sus-pubienne, ne peuvent pas exister ici; la pierre, quel que soit son volume, a pu s'engager dans le bassin. Elle peut donc aussi franchir le détroit inférieur, le seul et unique moyen de l'extraire, doit être alors de pratiquer la taille vaginale.

C. Distension de la vessie. Si c'est la vessie elle-même distendue qui fait obstacle à la tête, on reconnaît cette circonstance aux signes suivans : la tumeur est en général, située sur l'un des côtés du bassin, elle est fluctuante pendant le calme, et devient rénitente, élastique, pendant la contraction. Mais de plus, le cathétérisme que l'on doit pratiquer avant tout, quand une tumeur quelconque est constatée dans le bassin, fera disparaître immédiatement cette tumeur.

D. Réplétion du rectum. Des matières fécales endurcies peuvent s'accumuler dans le rectum, et le développer au point de rendre l'accouchement impossible; mon père eut occasion d'observer un cas semblable, dans lequel les lavemens, les purgatifs échouèrent complètement; il fut obligé de vider le rectum avec une curette.

ART. X. — TUMEURS DE LA VULVE ET DU VAGIN.

L'œdème des grandes lèvres, le développement variqueux de leurs veines, le thrombus de la vulve, du vagin, les tumeurs cancéreuses et fibreuses, les kystes, les végétations qui peuvent se développer dans l'épaisseur des parois du vagin, sont autant de complications qui peuvent avoir de la gravité pour la mère; ces tumeurs, quand elles sont très développées, peuvent aussi mettre obstacle à l'accouchement.

§ 1. — *Œdème des grandes lèvres.*

Lorsque les lèvres de la vulve sont le siége d'un œdème considérable, la dernière expulsion de la tête peut être ralentie, et la pression de cette tête, au moment du travail, peut déterminer la gangrène ou la rupture des lèvres : ces accidens sont très rares. J'ai vu toujours les femmes, même celles dont la vulve était extrêmement infiltrée, se délivrer d'elles-mêmes, sans que cet œdème créât des difficultés, et fit courir aucun danger à la mère. Cependant, quand l'œdème est considérable, il est bon de donner issue à la sérosité, en pratiquant quelques mouchetures avec la lancette.

§ 2. — *Varices et thrombus des lèvres et du vagin.*

A. Varices. L'état variqueux des grandes lèvres et du vagin, déterminé par la gêne que le développement de l'utérus apporte dans la circulation veineuse des membres inférieurs, ne nécessite par lui-même aucun moyen particulier ; mais les accidens auxquels ces varices donnent lieu sont de nature, par leur gravité, à mériter toute l'attention de l'homme de l'art. Pendant la grossesse en effet, mais surtout pendant le travail, les veines extrêmement tuméfiées se rompent et laissent épancher dans le tissu cellulaire une plus ou moins grande quantité de sang ; quelquefois même à la suite de la gangrène des parties, cet épanchement se fait jour à l'extérieur, et la femme peut périr d'hémorrhagie.

B. Thrombus. Il est rare que les veines variqueuses se rompent dans les premiers mois de la grossesse, elles ne sont pas en général assez développées pour se déchirer spontanément ou même sous l'influence d'une cause extérieure (1). C'est à une époque voisine du terme, et surtout pendant le travail, que le

(1) Une femme de trente ans, qui s'était présentée à la Clinique pour accoucher, le 12 février 1835, affectée de tumeurs variqueuses des grandes lèvres et du vagin pendant toute sa grossesse, en avait été beaucoup moins incommodée dans la dernière quinzaine qui précéda l'accouchement.

Mais au moment du travail, le 27 avril, elles reprirent l'apparence qu'elles avaient eue pendant la grossesse ; mais il suffit, pour en empêcher la rupture, de les soutenir légèrement avec les doigts jusqu'à ce que la tête s'engageant dans les parties génitales les comprimât elle-même, et l'accouchement se termina sans accident.

thrombus peut se manifester; quelquefois aussi les varices n'apparaissent qu'après la délivrance, et dans ce cas, elles sont d'autant plus graves, qu'elles peuvent prendre un développement plus considérable dans des tissus relâchés, et que souvent elles ne sont pas constatées immédiatement.

La formation du thrombus est annoncée par une douleur vive, ressentie dans la partie qui en est le siège; cette partie se tuméfie, et acquiert son volume instantanément, ou elle s'accroît insensiblement.

On a vu des thrombus occuper toute l'étendue d'une des grandes lèvres, s'étendre ensuite dans l'excavation, et contenir une quantité de sang assez considérable pour que la femme en soit notablement affaiblie.

Les tissus sont violacés, tendus, on y sent une fluctuation très sensible, souvent même ils se rompent sous l'effort de l'épanchement, et une hémorrhagie plus ou moins grave se manifeste; quelquefois ces épanchemens sanguins se terminent par résolution, ils peuvent aussi se terminer par résorption.

Indications. Au moment du travail, si la tumeur met obstacle à l'accouchement, il faudra donner issue au sang par une incision, et jamais cette incision ne devra être pratiquée avant que la tête ne soit engagée sur la tumeur même, et toute prête à la comprimer en s'engageant de plus en plus; sans cette précaution en effet, une hémorrhagie grave pourrait être la conséquence de l'incision.

Si la tumeur se manifeste pendant la grossesse ou après l'accouchement, et si elle est peu considérable, on devra tenter la résolution du sang épanché; mais si elle est volumineuse, si surtout les tissus amincis, mortifiés, faisaient craindre la gangrène, il faudrait inciser largement, et évacuer ainsi les caillots et le sang contenu dans la tumeur; les caillots seront extraits avec le doigt, en ayant soin de laisser ceux qui seraient trop adhérens, dans la crainte de renouveler l'hémorrhagie. On a conseillé, dans ce cas, de ne pas ouvrir la tumeur aussitôt qu'elle est formée, et ce conseil est extrêmement sage. En effet, si l'on donne issue au sang épanché, avant qu'il se soit formé un caillot, on s'expose à déterminer une hémorrhagie grave : aussi, doit-on attendre quelques jours avant d'inciser. Cependant, si la tumeur prenait un accroissement rapide et qu'on craignit une hémorrhagie interne grave, il faudrait ouvrir immédiatement et tamponner.

ART. XI. — EXCÈS DE VOLUME DU FOETUS.

Il est rare que le produit puisse acquérir un volume assez considérable pour que l'accouchement soit impossible, quand le bassin est bien conformé; le plus souvent, cet excès de volume ne fait que retarder la parturition. Cependant, cette circonstance seule a pu constituer un obstacle insurmontable, lors même que le bassin était bien conformé; à plus forte raison, cela pourrait-il arriver, pour peu que le bassin soit rétréci. Dans l'un et l'autre cas, on remédiera à cette disproportion entre le produit et le canal qu'il doit parcourir, par des tractions faites à l'aide du forceps : cet instrument suffira toujours seul, si le bassin et la tête sont bien conformé. Dans le cas contraire, on se conduirait comme il a été dit à l'article précédent : *vices de conformation du bassin.*

ART. XII. — DÉVELOPPEMENT ANORMAL DE CERTAINES PARTIES DU FOETUS.

§ 1. — *Hydrocéphalie.*

On a distingué une hydrocéphalie externe et une hydrocéphalie interne. La première, ou l'accumulation de liquide sous le cuir chevelu et le péricrâne, ne constitue jamais une difficulté de la parturition, et a reçu plus spécialement le nom de *tumeur séro-sanguine.* La seconde, ou l'accumulation de sérosité dans la boite crânienne, à laquelle seule doit être conservé le nom d'*hydrocéphalie*, mérite de fixer l'attention, tant à cause des obstacles qu'elle peut apporter dans l'accouchement, qu'à cause des dangers qu'elle fait courir au produit après sa naissance. Je n'ai à l'envisager, dans ce moment, que sous le point de vue des difficultés qu'elle peut créer pendant le travail.

Diagnostic.

Pendant le travail, on reconnaît l'hydrocéphale aux caractères suivans : la tête forme une tumeur large, dont la convexité est peu prononcée et qui occupe tout le contour du détroit supérieur, sans s'y engager. Cette tumeur est résistante pendant la douleur; elle est molle, fluctuante pendant les intervalles des contractions, et surtout aux points qui correspondent aux sutures et aux fontanelles, lesquelles sont plus ou moins largement ouvertes; les os sont plus ou moins écartés les uns des autres. Enfin, dans les cas d'hydrocéphalie très prononcée, ils sont comme noyés au milieu des parties molles.

Indications. Lorsque l'hydrocéphalie est peu prononcée, même dans des cas où le crâne contient une assez grande quantité de liquide, l'accouchement spontané peut encore avoir lieu. La tête, extrêmement molle, s'allonge, se moule sur la filière du bassin et finit par le traverser. Mais, le plus souvent, l'accoucheur est obligé d'aider à l'expulsion, par l'application du forceps. Quelquefois même, ce moyen est impuissant et il faut avoir recours à la ponction de la tumeur. Dans ce cas, il faut avoir soin de ne pas atteindre la masse cérébrale et se contenter seulement d'évacuer la sérosité; car, quoique la vie de l'enfant soit presque à coup sûr compromise par cette ponction, on a vu cependant des enfans survivre à cette opération. Pour donner issue au liquide à l'aide de cette ponction, on se servira d'un trois-quart ou d'un bistouri poiatu, enveloppé d'une petite bande de linge, excepté à l'extrémité de la lame.

§ 2. — *Hydropisie, ascite et hydrothorax.*

Après la sortie de la tête, la poitrine et l'abdomen, s'ils sont le siège d'un épanchement, peuvent mettre obstacle à l'accouchement. On reconnaîtra l'hydrothorax à l'écartement des espaces intercostaux, et à la fluctuation que le doigt y perçoit. Cette fluctuation, jointe au développement de l'abdomen, caractérise l'ascite.

La nature peut triompher de ces difficultés; cependant, l'art est le plus souvent obligé d'intervenir. L'accoucheur exercera quelques tractions sur la tête, et, dans le cas où elles seraient insuffisantes, il pratiquera la ponction du thorax ou de l'abdomen.

Une femme vint accoucher, à la Clinique, d'un enfant chez lequel ces deux complications existaient : après la ponction de la poitrine, il fallut les efforts réunis de M. P. Dubois et de moi pour extraire le reste du tronc.

§ 3. — *Tumeurs développées sur le produit.*

Des tumeurs de diverse nature et de volume extrêmement variable peuvent se développer sur la surface du fœtus et retarder la parturition, ou y mettre un obstacle sérieux. Il est bien difficile d'en reconnaître l'existence à l'avance : ce ne sont, le plus souvent, que les difficultés qui se rencontrent dans l'accouchement, qui les font soupçonner. Si elles sont accessibles à l'instrument, c'est sur elles qu'il faudra agir spécialement; sinon, on se conduirait comme dans un cas de rétrécissement du bassin.

CHAPITRE VI.

OPÉRATIONS OBSTÉTRICALES.

Après avoir donné l'étude complète des divers accidens qui peuvent compliquer le travail de l'accouchement dans la présentation du sommet, après avoir exposé les procédés opératoires particuliers, applicables à chaque cas en particulier, il me reste à énumérer les opérations qui sont applicables à plusieurs cas, et à donner la description des instrumens nécessaires à la pratique de ces opérations.

ART. Ier. — DU FORCEPS.

Le forceps est un instrument composé de deux branches, qui s'articulent à l'aide d'un pivot et d'une mortaise, pour constituer une pince à l'aide de laquelle on extrait la tête du fœtus hors des organes maternels.

Quelques auteurs ont conseillé aussi de l'appliquer sur l'extrémité pelvienne; mais il présente dans ce cas, de grands inconvéniens. Si le fœtus est vivant, la compression exercée par l'extrémité des cuillers sur les organes contenus dans l'abdomen, compromet sûrement sa vie; et enfin, qu'il soit vivant ou mort, cet instrument n'a pas sur l'extrémité pelvienne une prise assez solide pour permettre d'extraire l'enfant, et, aux premières tractions, le forceps glisse hors des organes maternels, sans avoir rien saisi : le forceps ne doit donc s'appliquer que sur la tête.

(Fig. 120.)

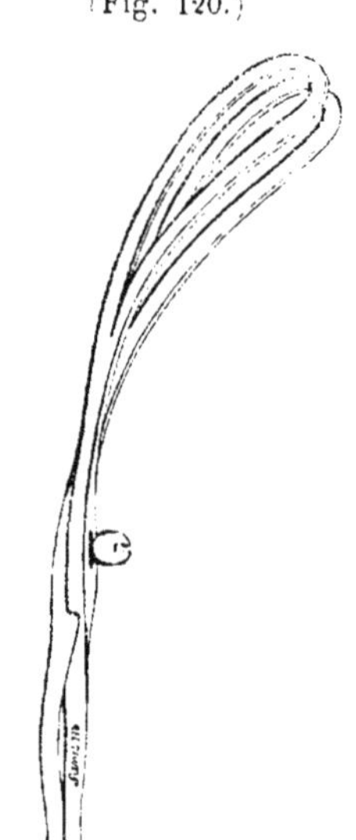

Cet instrument, que l'on doit à Chamberlen, accoucheur qui pratiquait à Londres, vers le milieu du dix-septième siècle, était d'abord droit et ne pouvait s'appliquer que sur la tête descendue dans l'excavation. Depuis, Levret et Smellie lui ont fait subir des modifications importantes : la plus précieuse de toutes est celle qui permet de se servir de cet instrument quand la tête est située au détroit supérieur. (1)

Pour atteindre ce but, ils ont imprimé aux bords de cet instrument une courbure qui le rend concave sur son bord supérieur, convexe sur son bord inférieur : cette courbure, ou concavité, doit commencer à partir du pivot. Ainsi disposé, il peut très bien s'accommoder aux deux axes combinés du canal pelvien, et aller saisir la tête jusque dans l'utérus. Chacune des branches est composée d'une cuiller concave intérieurement; sur le plat, fenêtrée et destinée à embrasser la tête; d'un manche à l'aide duquel l'accoucheur introduit cette branche. Ces deux branches sont en tout semblables, excepté à leur partie moyenne, où elles s'articulent entre elles : l'une porte un pivot, l'autre porte une mortaise. Ce sont ces parties qui servent de moyen d'union, après que les branches ont été introduites.

L'extrémité du manche de chaque branche est recourbée en forme de crochet, pour donner une prise solide aux mains de l'accoucheur. Cette disposition permet aussi de se servir de l'une des branches, en manière de crochet mousse, pour aller saisir les hanches dans la présentation de l'extrémité pelvienne, quand elles sont inaccessibles au doigt de l'accoucheur.

(1) On lui a fait subir une foule d'autres modifications, je les passe sous silence, car elles sont pour la plupart complètement inutiles, et n'ont été enfantées que par le vain désir, que presque tous les accoucheurs ont eu d'attacher leur nom à de prétendus perfectionnemens.

Cette manie s'est à tel point répandue, qu'il n'est presque pas d'accoucheur de notre époque, qui n'ait son forceps; l'un a fait donner un coup de lime aux manches, un autre a fait courber un des crochets plus que l'autre, celui-ci y a fait renfermer un crochet aigu, etc., etc., et en somme, quant aux cuillers qui sont les parties essentielles de l'instrument, depuis Antoine Dubois, qui a un peu augmenté la concavité des bords du forceps de Baudelocque, elles sont toujours restées les mêmes.

Le forceps que j'ai représenté (fig. 120), est celui de Baudelocque modifié par Antoine Dubois. C'est le seul mis en usage à la Maternité et a la Clinique.

Quelques forceps contiennent, dans une olive (1) vissée à l'extrémité de chaque manche, un perce-crâne (2) d'un côté, un crochet aigu de l'autre (3). Ces deux crochets, ainsi disposés, peuvent encore, à la rigueur, servir de crochets mousses; mais cependant l'olive vissée est sujette à tourner en partie, quand elle est fixée sur les hanches; ce ne serait là que le moindre inconvénient. Un bien plus grave est celui-ci : après l'application de chaque cuiller, dans les cas difficiles, pour articuler les branches, il est quelquefois nécessaire d'imprimer à chaque manche et avec assez d'énergie un effort en sens inverse, et la mobilité de l'extrémité de l'instrument peut gêner la sûreté de ces mouvemens.

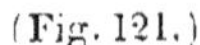
(Fig. 121.)

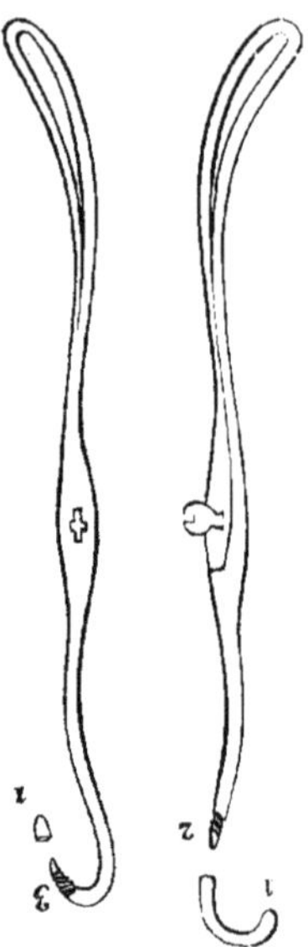

D'ailleurs, depuis l'invention du céphalotribe, le crochet aigu ne doit-il pas être relégué dans les musées, et banni complètement de la pratique? C'est un instrument meurtrier pour la mère, qui ne peut avoir sur les parties fœtales une prise solide, qui glisse aux premières tractions et laboure les organes maternels. Dans l'extraction du produit à l'aide du crochet aigu, l'opérateur n'est guidé par aucune règle : la durée de l'opération ne peut être limitée; tandis que le céphalotribe, qui remplace tout à-fait le crochet aigu dans tous les cas, est d'une application plus prompte, plus sûre, et bien moins dangereuse.

Quant au perce-crâne, il peut seul être conservé pour économiser les ciseaux de Smellie. Je dois dire pourtant qu'il s'en faut de beaucoup qu'il soit d'un aussi bon usage.

La branche qui porte le pivot a reçu le nom de *branche à*

pivot, branche mâle, branche gauche; celle qui porte la mortaise, celui de *branche à mortaise, branche femelle, branche droite.*

On s'est élevé contre ces désignations de *branches gauche* et *droite,* alléguant qu'elles pouvaient permettre de confondre une branche avec l'autre. J'avoue qu'il ne me paraît pas possible de commettre cette erreur, quand on a bien établi par avance que la branche à pivot porte le nom de *branche gauche,* parce qu'elle est toujours introduite de la main gauche et à gauche du bassin, et que la branche à mortaise porte le nom de *droite,* parce qu'elle est tenue de la main droite et placée à droite du bassin. On peut leur donner indifféremment un de ces trois noms; cependant, je me servirais plus volontiers des mots *branche à pivot, branche à mortaise,* afin d'éviter toute équivoque.

§ 1. — *Règles générales.*

(1) Le forceps ne doit s'appliquer que sur la tête du fœtus, que la tête soit fléchie (sommet), qu'elle soit étendue (face), ou bien qu'elle soit restée dans les parties maternelles, après l'extraction du tronc. J'ai dit plus haut pourquoi on ne devait jamais l'appliquer sur l'extrémité pelvienne.

(2) La tête ne doit pas être trop volumineuse, le bassin trop rétréci, et surtout il ne doit pas être, dans ce cas, régulier dans sa déformation; car le forceps réduit peu le volume de la tête. Ce n'est pas, à proprement parler, un instrument de compression, mais bien destiné à exercer des tractions. Si donc, les résistances qu'il a à vaincre étaient trop énergiques, on contondrait d'une manière violente les parties molles qui tapissent les os; on pourrait déterminer la rupture des ligamens et le relâchement des symphyses, compromettre ainsi la vie de la mère, et tout cela sans résultat utile.

(3) Avant tout, il faut constater la position de la tête et par le toucher et par l'auscultation.

(4) Il faut, autant que possible, que les cuillers soient ap-

pliquées sur les côtés de la tête, de manière à ce qu'elle soit prise par son diamètre bi-pariétal. La suite de cet article montrera que ce précepte souffre des exceptions. Par conséquent, la concavité des bords devra regarder la partie de la tête qu'on veut dégager sous les pubis.

(5) Cette concavité des bords doit aussi, au moment de l'introduction des branches, regarder la moitié antérieure du bassin, soit directement, soit à gauche, soit à droite, mais jamais la moitié postérieure (règle invariable). Au moment du dégagement, elle doit regarder le dessous de la symphyse des pubis directement. Je signalerai, par suite, quelques exceptions à cette règle. Jamais, cependant, elle ne doit regarder la moitié postérieure du bassin (règle invariable).

(6) Comme règle qui est encore invariable, la branche à pivot devra toujours être tenue de la main gauche et placée à gauche du bassin, ce qui permet très bien de lui donner le nom de *branche gauche*. La branche à mortaise devra toujours être introduite de la main droite et placée à droite du bassin, ce qui permet aussi de lui donner le nom de *branche droite*.

(7) La main opposée à celle qui tient le manche de l'instrument doit toujours être introduite, excepté le pouce, dans les parties maternelles, pour diriger convenablement la cuiller et protéger la paroi vaginale contre le contact de l'instrument.

Quelle que soit la situation de la tête et son élévation, cette précaution doit être prise; elle est de la dernière importance. Deux ou trois doigts peuvent suffire, à la rigueur, pour diriger les cuillers sur les côtés d'une tête qui est arrivée dans l'excavation, après avoir franchi le col utérin. Mais, quand cette tête est encore comprise en partie dans le col, quoiqu'elle soit arrivée dans l'excavation, et surtout si elle est encore au détroit supérieur, il est bien important de bien guider les branches dans l'orifice utérin, à l'aide de la main, dont on a au préalable engagé l'extrémité des doigts entre l'orifice et la tête. A l'aide de cette précaution, la cuiller glissant sur la face palmaire de la main, pénétrera dans la cavité utérine et n'ira pas, en dehors du col, se fourvoyer dans le cul-de-sac du vagin qu'elle pourrait perforer, si l'instrument était poussé avec force, ce que, du reste, on ne doit jamais faire. Les règles particulières feront ressortir l'importance de ces préceptes.

(8) La seconde branche est toujours introduite au-dessus de la première appliquée, la présence du périnée, sa résistance empêche qu'il en soit autrement dans la plupart des cas.

(9) Quelle branche faut-il introduire la première? On peut indifféremment commencer par l'une ou par l'autre; mais si la branche à mortaise est introduite la première, comme on est presque toujours obligé d'introduire la branche à pivot sur elle, parce qu'on place la branche à pivot la seconde, le pivot se trouve sur la mortaise, et pour articuler et faire passer le pivot sous la mortaise, on est obligé de décroiser les branches, en écartant les manches l'un de l'autre. Ce décroisement n'a aucun inconvénient quand la tête a complètement franchi l'orifice, mais il contond, dilacère plus ou moins cet orifice, quand la tête n'a pas franchi le col. Aussi doit-on en général l'éviter. Pour arriver à ce résultat, il faut toujours commencer par la branche à pivot, et on n'aura jamais de décroisement. C'est sauf les exceptions, la méthode mise en usage par M. P. Dubois, et que j'ai aussi adoptée.

Toutes les fois que les branches seront placées sur les côtés du bassin, aux deux extrémités du diamètre transverse, rien ne s'opposera à ce qu'on suive ce précepte de commencer par la branche à pivot. Mais dans les situations diagonales, lorsque la tête est dans l'excavation pour prendre la tête régulièrement par son diamètre bi-pariétal, il faut qu'une branche soit en avant, l'autre en arrière (fig. 122). Si donc on commence par la branche à pivot, et que cette branche doive se trouver en arrière, elle sera facile à appliquer, mais elle occupera de la place dans le bassin, fera remonter la tête sous les pubis, et rendra l'introduction de la seconde branche bien plus difficile, quelquefois même impossible. Et alors, après quelques tentatives pour placer cette branche à mortaise, on pourra se voir forcé de retirer la branche à pivot pour se réserver plus de place pour le placement de celle à mortaise. Le décroisement sera la conséquence néces-

(Fig. 122.) (1)

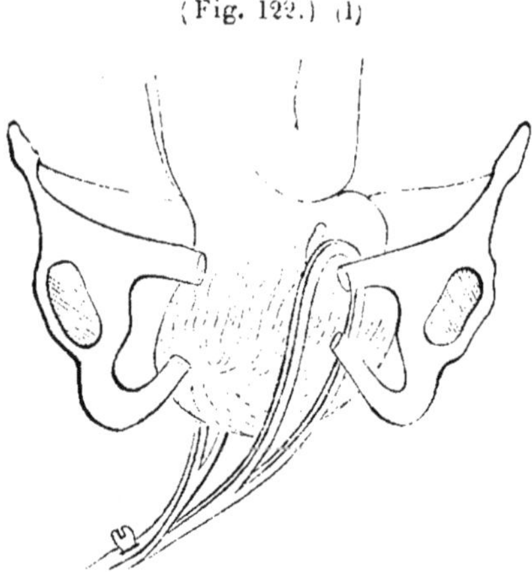

saire de cette application, puisque la branche à pivot appliquée, la seconde se trouvera sur la branche à mortaise. Cependant, si le périnée était très extensible, ou rompu par des accouchemens précédens, on pourrait essayer de placer la branche à pivot sous celle à mortaise, et l'on aurait pas de décroisement.

C'est dans la vue de rendre plus facile l'application de la branche qui doit être en avant, que madame Lachapelle a donné le conseil de la placer toujours la première, parce qu'elle est la plus difficile (2), comme on le verra quand je décrirai les pro-

(1) Dans cette figure, et dans toutes celles, qui, vues de face, représentent l'application du forceps, la tête étant engagée dans l'excavation, le forceps est placé trop perpendiculairement, mais il est impossible de le représenter dans une direction plus horizontale, sans produire un raccourci aussi difficile à exprimer qu'à comprendre, et qui souvent ne donnerait qu'une représentation très inexacte du fait que j'ai voulu exprimer. Les figures, vues de profil, seules peuvent donner une idée exacte de la direction du forceps. J'en excepte cependant celles vues de face, où le forceps est représenté renversé sur l'abdomen de la femme, au moment où la tête se dégage, elles sont aussi exactes que possible, j'en excepte aussi celles qui reproduisent l'application du forceps au détroit supérieur.

(2) Je ne puis comprendre comment on a pu donner pour précepte de placer la première, la branche qui doit être en arrière du bassin, évidemment ce

cédés propres à chaque application, on est rarement obligé de se conformer au précepte excellent de madame Lachapelle, on peut presque toujours commencer par la branche à pivot, et éviter par cela le décroisement. Au reste, on verra aussi qu'il n'existe qu'un seul cas (la position occipito-iliaque gauche antérieure), où les procédés que je conseille varient avec ceux mis en usage par la célèbre sage-femme; bien plus, en consultant la *Pratique des accouchemens* de madame Lachapelle, on verra qu'elle s'écartait très souvent du précepte qu'elle trace.

En résumé, on peut commencer par l'une ou l'autre branche, mais il vaut mieux quand cela est possible, commencer par la branche à pivot, pour éviter le décroisement. Si l'application de la branche à pivot, introduite la première gênait l'introduction de la branche à mortaise, on la retirerait pour faire place à la branche à mortaise, et on serait obligé de décroiser, à moins que le périnée ne permît de placer la branche à pivot sous celle à mortaise.

Cette méthode est généralement adoptée par presque tous les accoucheurs, elle est tellement aussi dans les habitudes de M. P. Dubois, que lorsqu'à la Clinique, dans les applications de forceps, on lui présente les branches, c'est toujours par la branche à pivot qu'on commence, sans lui demander quelle est celle qu'il veut introduire la première, et c'est toujours celle-ci qu'il tâche de placer en premier lieu.

(10) Vers quel point du bassin faut-il diriger les branches? Faut-il les pousser directement dans le lieu qu'elles doivent occuper définitivement, ou bien les diriger d'abord en arrière du bassin, pour les ramener ensuite à la situation qu'elles doivent occuper en dernier lieu, à l'aide de la main introduite dans les organes, et d'un mouvement de bascule imprimé au manche de l'instrument? C'est ce

n'est pas parce qu'elle est la plus difficile, tout le monde sait que c'est la plus facile à appliquer, et cependant la difficulté devrait être la seule raison qui dût engager à commencer par elle, pourquoi donc alors? je l'ignore. Le précepte de madame Lachapelle, est bien plus rationnel, et se comprend parfaitement.

dernier procédé que j'ai adopté à l'exemple de M. P. Dubois.

Cependant, comme on le verra par la suite, il se pourrait qu'on fût obligé, dans les applications diagonales ou transversales, de glisser de prime abord, dans le lieu qu'elle doit occuper, la branche qui doit être placée en haut : cela dépend des dispositions particulières et respectives de la tête et du bassin qu'il n'est pas possible de prévoir d'avance.

La sagacité de l'accoucheur peut seule apprécier ces circonstances; mais, comme on le sait, les exceptions ne détruisent pas la règle.

(11) Jamais les branches ne doivent être poussées avec force, elles doivent, pour ainsi dire, se placer d'elles-mêmes.

(12) L'orifice de l'utérus doit être dilaté ou dilatable.

(13) Il faut articuler avec lenteur et ménagement pour ne pas contondre l'orifice; dans le cas de décroisement, avant d'articuler on écartera les branches l'une de l'autre aussi peu que possible, toujours pour ménager le col utérin.

(14) Une fois l'articulation faite, il faut s'assurer que la tête est bien saisie, et que quelques parties maternelles ne sont pas comprises entre la tête et le forceps. La tête est bien prise, quand, en exerçant sur elle une légère traction, on sent qu'elle fait, pour ainsi dire, corps avec le forceps, qu'elle est solidement saisie. Pour s'assurer que les parties de la mère n'ont pas été pincées par l'instrument, il suffit d'exercer, après avoir articulé, une certaine pression sur l'extrémité des branches, en rapprochant les manches l'un de l'autre; si cette pression ne détermine pas de douleur, l'opération peut être continuée: dans le cas contraire, il faut désarticuler le forceps, sans le retirer, et tâcher de dégager, avec le doigt, la partie qui a été saisie.

(15) On conseille, en général, pour s'assurer que chaque branche est bien appliquée, de faire pénétrer chaque branche avec douceur un peu plus avant dans les parties avant de les articuler. Si la branche rencontre un obstacle, c'est qu'elle est mal appliquée, il faut la retirer pour la placer plus convenablement; si elle ne rencontre pas d'obstacle, et qu'en la reti-

rant un peu directement, elle éprouve une résistance, c'est qu'elle a bien embrassé la tête.

Ce précepte, excellent en lui-même quand la tête n'a pas franchi l'orifice, n'est pas applicable sans restriction au cas où la tête a complètement franchi l'orifice, qui est remonté sur les épaules de l'enfant. Le donner d'une manière absolue, c'est faire tomber les jeunes accoucheurs dans une grave erreur, et leur faire croire à des difficultés qui n'existent pas.

En effet, quand la tête est arrivée dans l'excavation, quand elle a tout-à-fait franchi l'orifice utérin, dans les positions secondaires antéro-postérieures, l'occiput ou le front répondant au derrière des pubis, le forceps est appliqué directement suivant l'axe du détroit inférieur seulement (fig. 123, n° 1); et,

(Fig. 123.)

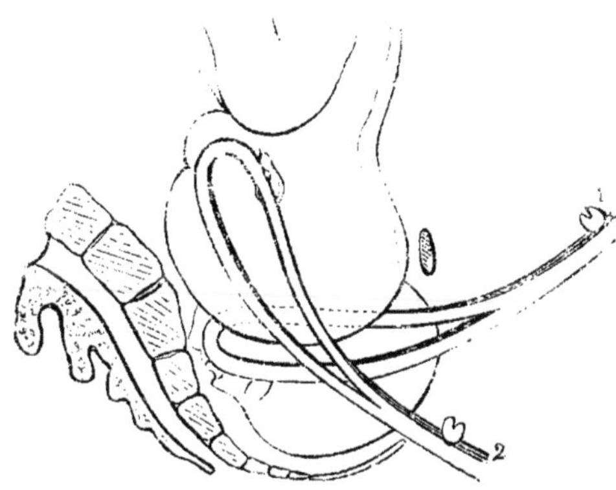

alors, l'extrémité des cuillers doit toujours aller butter contre la paroi postérieure de l'excavation; dans ce cas, même, on pourrait se servir d'un forceps droit; si donc on conclut de ce que la branche rencontre un obstacle, qu'elle est mal appliquée, on la retire pour la mieux placer, mais elle rencontrera toujours le même obstacle, quoi qu'on puisse faire, parce que la branche pour être bien appliquée, dans ce cas, ne peut pas être dirigée autrement.

Dans les positions diagonales l'extrémité de la branche, qui est située en avant, pénètre dans l'utérus, parce que la paroi antérieure du bassin est bien moins étendue que la postérieure ; la branche qui est située en arrière, par la raison inverse, pénétrera bien moins encore dans l'utérus, que dans les situations antéro-postérieures. Le précepte ne sera donc applicable dans ce cas qu'à la branche qui sera en avant, non à celle qui sera en arrière, puisque cette dernière rencontrera toujours la paroi postérieure de l'excavation.

Mais, dans le cas où la tête n'a pas franchi complètement l'orifice utérin, et quand elle est au dessus du détroit supérieur, le précepte reçoit une utile application. En effet, le forceps doit s'accommoder alors à la direction des deux axes combinés du bassin, en repoussant le périnée en arrière (fig. 123, n° 2), et de toute nécessité les branches devront pénétrer dans l'utérus.

(16) Les tractions doivent être faites pendant la douleur autant que possible, et toujours suivant la direction des axes du bassin (fig. 123, n°s 1 et 2).

Toutes ces règles générales seront plus facilement comprises et retenues, quand elles auront été développées dans les règles particulières à chaque position de la tête.

§ 2. — *Situation à donner à la femme et précautions préliminaires.*

Dès qu'on aura résolu l'opération, la femme sera placée convenablement. Cette position varie suivant les pays, celle qui est généralement adoptée en France, est la suivante : on place la femme en travers sur son lit, dont un des bords doit être appuyé contre la muraille. Plusieurs oreillers ou coussins sont entassés entre son dos et la muraille ; une planche, un registre, un coussin, aussi dur que possible, est introduit sous le matelas supérieur, au point où le siége devra reposer. De plus, il est bon de placer sous le siége, afin qu'il s'enfonce le moins possible dans le matelas, un drap plié en huit, puis on engage encore sous le siége l'extrémité d'un drap plié en long, qui pend jusqu'à terre, et qui servira à recevoir les liquides qui s'échapperont des organes. La commissure antérieure du périnée doit répondre exactement au bord du lit, et même si l'on prévoit quelques difficultés, le siège doit dépasser un peu le bord du matelas. Les membres inférieurs sont fléchis et recouverts chacun d'un petit drap, les talons sont appuyés et maintenus sur les genoux de deux aides assis de chaque côté de la femme, mais assez éloignés l'un de l'autre pour ne pas gêner l'opérateur. Un autre aide est placé auprès de la patiente pour l'encourager et lui prodiguer les soins nécessaires. Si on redoutait son indocilité, un autre aide maintiendrait le bassin pour empêcher la femme de se livrer à des mouvemens qui pourraient compromettre l'opération. Cette situation est indispensable dans la plupart des cas, elle est d'autant plus nécessaire que la tête est plus élevée. Dans le cas, cependant, où la tête ne serait retenue qu'au détroit inférieur, l'application étant en général très facile, on pourra éviter à la femme tout ce que ces préparatifs ont d'effrayant : il suffira de la tirer à l'extrémité du lit de sangle sur lequel elle est couchée, ayant bien soin de placer un support sous cette extrémité, ou bien en prenant la précaution de faire monter sur le lit, l'aide qui sera chargé de la patiente, afin d'empêcher le lit de basculer. De cette manière, les pieds de la femme reposent sur le lit même, et n'ont pas besoin d'être soutenus.

En Angleterre, la femme se couche sur le côté comme pour l'accouchement spontané.

Dans tous les cas, un aide sera chargé de présenter les branches à l'opérateur.

Enfin, on dispose tout ce qui peut être nécessaire à la mère pendant l'opération, et à l'enfant après l'extraction : du vinaigre, des sels, de l'eau froide, de l'eau chaude, une plume, etc. (Voyez *accouchement spontané*, page 295).

Quelques serviettes, un corps gras quelconque, des ciseaux devront aussi être placés à la portée de l'opérateur.

Toutes ces précautions prises, les rôles bien distribués, on procède à l'opération.

On trouve dans presque tous les ouvrages un précepte auquel il n'est pas toujours bon de se conformer. Il consiste à montrer à la femme l'instrument avant de l'appliquer, et à lui en expliquer l'ingénieux mécanisme. J'avoue que j'ai toujours vu M. P. Dubois suivre une marche inverse, et que je m'abstiens scrupuleusement de mettre ce précepte en pratique. Je le crois, en effet, beaucoup plus propre à effrayer la femme qu'à la tranquilliser, à moins qu'on ne lui connaisse une force morale peu commune. La vue de l'instrument seule glace de crainte la plupart des femmes, elles se révoltent contre son application, et ne paraissent pas du tout pénétrées des perfections d'un instrument destiné à s'appliquer sur elles. On en a vu même, qui, à son aspect, sont tombées dans des accès convulsifs.

La conduite que l'expérience m'a appris être la plus raisonnable est celle-ci : dissimuler à la femme ce que l'on doit faire, lui assurer que la main seule doit être employée, cacher l'intrument à ses regards, et éviter d'en trahir la présence par le bruit qui résulterait de l'entre-choquement des branches. A cet effet, on placera le forceps sur un drap plié en huit, ou un tapis que l'on a disposé à l'avance par terre au bas du lit.

Cependant, nul doute, comme le dit madame Lachapelle, que cette démonstration ne puisse tranquilliser une femme qui est douée d'une grande énergie morale. Ce sera à l'accoucheur à apprécier, d'après le caractère connu de la malade, la conduite qu'il devra tenir.

Les cuillers, avant d'être placées sur le drap, devront être convenablement chauffées en les plongeant dans l'eau chaude, mais il faudra, à l'aide du dos de la main, s'assurer que leur température n'est pas trop élevée, puis on les graissera avec un corps gras quelconque.

§ 3. — *Cas où le forceps doit être appliqué.*

Dans l'énumération que j'ai donnée des divers accidens qui peuvent compliquer le travail, on a pu voir, en résumé, que les circonstances qui nécessitent l'emploi du forceps, sont les suivantes

Disproportion (1) entre les dimensions de la tête et celles du bassin, que cette disproportion tienne au volume de la tête ou à un rétrécissement du bassin.

Accidens de nature à compromettre la vie de la mère ou celle de l'enfant, lorsque la version n'est plus possible.

Présentations inclinées et irrégulières du sommet, qui ne se sont pas corrigées spontanément ou que la main n'a pu réduire.

Enfin, anomalies dans le mouvement de rotation de la tête, inertie de l'utérus, résistance des parties génitales externes, soit que la tête se présente la première, ou après l'issue du tronc.

Cet instrument peut, de plus, être appliqué sur la tête placée au détroit supérieur, engagée dans l'excavation, ou arrêtée au détroit inférieur, et dans toutes les positions que la tête peut affecter. Cette application étant d'autant plus facile, que la tête est plus engagée, je commencerai par l'application au détroit inférieur, la tête ayant exécuté son mouvement de rotation, et ainsi de suite en remontant jusqu'au détroit supérieur; par ce moyen, je procéderai du simple au composé.

§ 4. — *Application du forceps dans la présentation du sommet, la tête étant arrivée au détroit inférieur.*

Lorsque la tête a pénétré dans l'excavation, elle peut se trouver en rapport avec tous les points du contour de cette excavation. Comme dans chacune de ces positions, les règles particulières de l'application du forceps varient, j'envisagerai successivement cette application dans les huit positions principales : *occipito-pubienne, occipito-sacrée, occipito-iliaque gauche antérieure, occipito-iliaque droite postérieure, occipito-iliaque droite antérieure, occipito-iliaque gauche postérieure*; enfin, *occipito-iliaque gauche et droite transversales.* Avant toute appli-

(1) Mais non pas volume *excessif* de la tête.

cation de forceps faite dans l'excavation, il faut s'assurer que la tête a bien franchi l'orifice de l'utérus, et qu'elle n'est pas arrivée dans l'excavation entièrement coiffée du segment inférieur de cet organe.

Ce précepte est de la dernière importance, et cependant il a été omis par certains auteurs, et ceux qui en ont parlé ne l'ont pas formulé aussi nettement qu'il doit l'être. Souvent, en effet, dès le début du travail, la tête pousse au-devant d'elle le segment inférieur de l'utérus aminci et dont l'orifice n'est pas dilaté : elle moule ce segment sur elle-même, et si l'on n'est pas prévenu de la possibilité de cet accident, on peut d'autant plus facilement croire que cette tête est nue, que le peu d'épaisseur de la paroi inférieure de l'utérus qui favorise sa propulsion, son abaissement, permet aussi de sentir très bien la résistance osseuse de la tête, souvent même les sutures et les fontanelles.

Si c'est dans cet instant que l'accoucheur arrive auprès de la femme qui réclame ses soins, par suite de l'abaissement de la tête qu'il croira nue, il pensera que le travail est beaucoup plus avancé qu'il ne l'est en réalité, et alors le séjour de cette tête dans l'excavation, jusqu'à ce que la dilatation soit complète, lui fera croire à une prolongation du travail déterminée par la résistance des parties, et, par suite, à la nécessité d'appliquer le forceps. Jugez alors des désordres qu'il pourra commettre, s'il saisit la tête et le segment inférieur de l'utérus tout ensemble. Il suffira d'être prévenu de la possibilité de cet accident, pour l'éviter facilement. En promenant les doigts sur cette tumeur, on reconnaitra bien aisément si la tête est nue ou coiffée : on trouvera l'orifice aminci, aplati sur cette tête; le doigt pourra s'y engager, et alors on attendra la dilatation complète pour agir. Mais alors, cette dilatation effectuée, l'intervention deviendra inutile, la tête franchira seule le détroit inférieur.

Enfin, la tête peut avoir franchi en partie l'orifice et en être couronnée. Dans ce cas, cet orifice est aussi très aminci : il faut avoir soin de s'assurer de ce fait, afin de bien guider les branches dans le col utérin, et de ne pas les fourvoyer dans le cul-de-sac du vagin.

En un mot, avant toute application de forceps dans l'excavation, il faut s'assurer de l'état de l'orifice et de sa situation. Si on l'atteint facilement avec l'extrémité des doigts, on devra diriger avec soin les branches dans cet orifice; puis, en même temps, raser le cuir chevelu avec l'extrémité de la cuiller pour la faire pénétrer dans cet orifice. Si cette extrémité de la cuiller s'engageait dans un repli du cuir chevelu, on surmonterait l'obstacle en écartant légèrement la branche, et on continuerait à l'introduire. Si on n'atteint pas l'orifice, il faudra s'assurer que la tête est bien nue et qu'elle n'a pas repoussé au-devant d'elle le segment inférieur de l'utérus aminci et non dilaté.

Manuel opératoire dans la position occipito-pubienne.

Il sera facile de constater avec le doigt la situation de la tête : la fontanelle postérieure occupe le centre de la vulve; la suture sagittale se dirige de haut en bas et d'avant en arrière, l'occiput est, par conséquent, sous les pubis, le front dans la concavité du sacrum, les deux côtés de la tête répondent aux côtés du bassin.

La tête est retenue aux parties génitales, soit par suite de l'inertie utérine, ou par un léger rétrécissement du détroit inférieur (rare), par la résistance des parties génitales. Cette circonstance est, de toutes, la plus fréquente.

Pour que la tête soit prise par son diamètre bi-pariétal, les deux branches devront être placées sur les côtés du bassin, aux deux extrémités du diamètre transverse. Comme elles occupent une situation analogue, l'une à gauche, l'autre à droite, il serait indifférent de commencer par l'une ou par l'autre, elles seront aussi faciles à appliquer l'une que l'autre, mais pour éviter le décroisement, il faut commencer par celle à pivot (gauche).

L'opérateur se place un genou en terre, puis il graisse la surface dorsale et palmaire de la main droite, et l'introduit toute entière, excepté le pouce dans les organes maternels, en arrière dans la concavité du sacrum et dans la direction du ligament sacro-sciatique gauche; à l'aide de cette main, il constate de nouveau la situation de la tête et celle de l'orifice utérin, et si cet orifice a accompagné la tête plus ou moins bas, ce qui est rare, quand elle est retenue aux parties génitales, il a soin d'y engager l'extrémité des doigts. Pour y conduire l'extrémité de la cuiller, il saisit la branche à pivot (gauche), de la main gauche, à

(Fig. 121.)

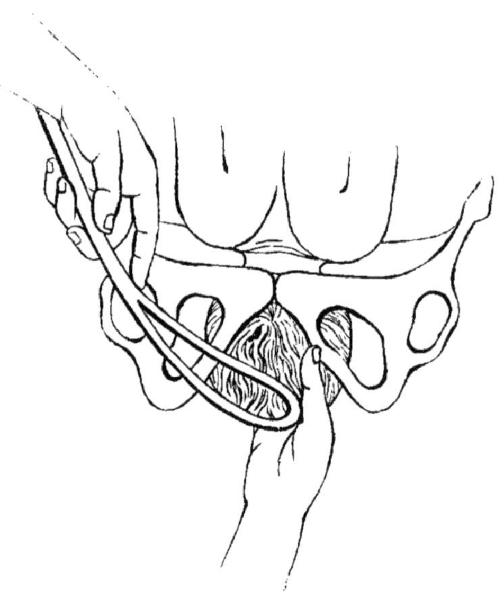

poigne-main, ou comme une plume à écrire, puis la couchant obliquement sur l'aine droite de la femme, il la fait pénétrer dans la vulve suivant l'axe de cet orifice, et en la faisant glisser sur la face palmaire de la main droite introduite, et en appuyant l'extrémité de la cuiller sur la tête du fœtus; à mesure que la branche s'introduit, il abaisse peu-à-peu le manche de l'instrument entre les cuisses de la femme, en le rapprochant de la ligne médiane, en même temps qu'à l'aide de la main introduite, il fait exécuter à l'extrémité de la cuiller, un petit mouvement d'arc de cercle qui la place sur le côté du bassin où elle doit rester définitivement.

Cette branche ainsi placée est confiée à un aide qui la maintient dans sa situation avec une main passée sous la cuisse de la femme, et disposée de telle sorte, qu'elle ne puisse pas gêner l'opérateur.

Il faut de plus, recommander à l'aide, de ne pas rapprocher le manche de la branche introduite, de la cuisse gauche, car alors cette branche ferait l'office d'un levier qui chassant fortement la tête à droite, empêcherait le placement de la seconde branche, qui doit être dirigée à droite.

Avant de procéder à l'application de la seconde branche à mortaise (droite), l'opérateur graisse convenablement la main gauche, et n'oublie pas d'essuyer avec soin la main droite qui doit tenir la branche, pour éviter le glissement du manche de l'instrument entre les doigts.

(Fig. 125.)

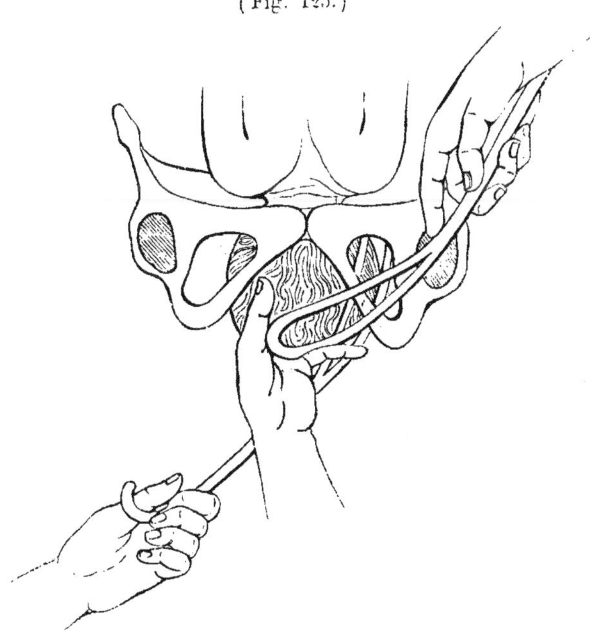

La main gauche introduite dans le vagin va servir de conducteur à la branche à mortaise (droite) qui est tenue de la main droite et introduite comme la précédente, en arrière et à droite d'abord, puis ramenée et sur le côté à l'aide de la main gauche introduite, qui élève la cuiller pendant que la main droite abaisse le manche.

Il arrive souvent que, pour conduire la deuxième branche, on ne peut introduire que quelques doigts de la main gauche, ce qui rend le placement de cette branche moins sûr. L'accoucheur doit alors redoubler d'attention et raser le plus exactement possible le cuir chevelu avec l'extrémité de la cuiller. Cette branche à mortaise (droite) bien placée, l'accoucheur se relève et se tient debout, puis il saisit les branches avec les mains qui leur correspondent (main gauche pour la branche à pivot) (main droite pour celle à mortaise), les place bien parallèles, rapproche le pivot de la mortaise, et l'engage dans cette mortaise.

Lorsque les deux branches sont placées à la même hauteur exactement parallèles, et que la branche à mortaise est placée sur la branche à pivot, l'articulation est alors très facile, une fois que le pivot est entré dans la mortaise, un aide le tourne et la jonction des deux branches est solide.

L'accoucheur saisit alors le forceps, la main gauche en dessus et près de l'articulation, la main droite en dessous à l'extrémité des crochets, le pouce à droite de la femme; puis à l'aide de petits mouvemens de latéralité combinés d'un mouvement de traction directe, en suivant l'axe du détroit inférieur, il exerce sur la tête de légères tractions de bas en haut, en relevant le manche de l'instrument vers les pubis de o en *i*, à mesure que la tête s'engage dans le détroit inférieur, ces tractions doivent être faites pendant les contractions, s'il en existe; il faut aussi engager la femme à pousser un peu pour aider l'extraction de la tête. Mais quand le périnée commence à se distendre, à bomber, non-seulement il faut faire soutenir le périnée, mais recommander à la femme de ne plus pousser, et cesser soi-même toute traction; bien plus, si les contractions

(Fig. 126.)

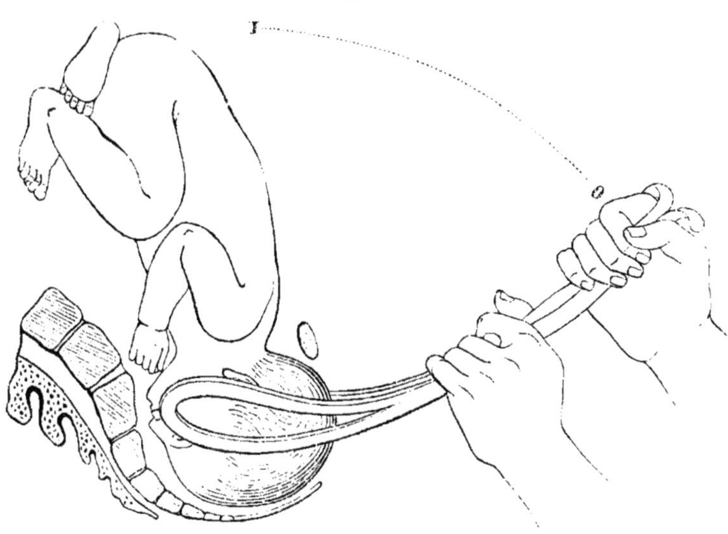

sont énergiques, et si la femme éprouve un besoin impérieux de pousser, il faut alors que le forceps change de rôle, il doit retenir la tête et non plus l'extraire.

Sans ces précautions indispensables, la tête pourrait être expulsée trop rapidement et les parties génitales en être plus ou moins compromises.

Il faut, au contraire, simuler dans cette opération, ce qui se passe dans l'accouchement spontané, où la tête ne franchit l'orifice vulvaire qu'après s'y être présentée un grand nombre de fois, qu'après l'avoir dilaté graduellement. Cette sage prévoyance de la nature doit servir de guide à l'opérateur, dans tous les cas, mais surtout quand la femme est primipare.

Aussi après ce premier temps de repos, l'accoucheur exercera de nouveau quelques tractions, ou permettra aux contractions de faire progresser un peu la tête; puis il la retiendra encore, en recommandant à la femme de ne pas faire valoir ses douleurs, et en faisant soutenir le périnée. Enfin, après quatre ou cinq temps de repos semblables à celui-ci, pendant lesquels les parties s'habituent petit à petit à la présence de la tête, qui les dilate peu-à-peu, l'opérateur termine l'extraction avec une extrême lenteur. Pour cela, il relève le manche du forceps sur l'abdomen de la femme, sans appuyer sur ses parties, c'est dans ce moment que le périnée doit surtout être exactement soutenu par un aide.

Si on n'en avait pas à sa disposition d'assez intelligent, le forceps serait tenu de la main gauche passée sur la cuisse droite de la femme, l'accoucheur se placerait à droite, et de la main droite passée sous la cuisse droite, il soutiendrait le périnée.

(Fig. 127.)

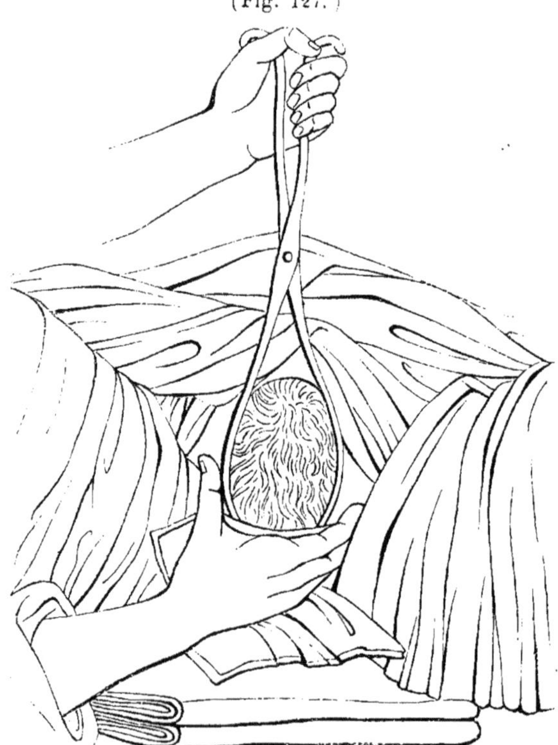

C'est seulement à l'aide de cette sage précaution, de cette lenteur excessive, et de cette réserve extrême, que les parties pourront être ménagées. Si l'on extrait trop brusquement, eût-on d'ailleurs le soin de soutenir le périnée, il n'en serait pas moins compromis plus ou moins gravement; les fibres les plus externes du sphincter de l'anus, l'intestin même pourrait participer à cette déchirure, et l'on connaît parce que j'en ai déjà dit, toutes les conséquences fâcheuses d'un pareil accident, infirmité qui rend la malheureuse qui en est affectée, un objet de dégoût pour elle et pour les autres, qui peut mettre son existence physique en jeu, et compromet à coup sûr son existence morale. Aussi on ne saurait trop insister sur ces sages précautions pour éviter aux femmes les accidens, et aux jeunes praticiens le regret de les avoir produits. Malheureusement, ces accidens ne sont pas rares, et cependant, dans aucun ouvrage, on ne formule pas ces conseils assez nettement, souvent même ces recommandations si importantes sont négligées.

Tous les praticiens savent pourtant par eux-mêmes combien il leur était difficile, dans leurs premières applications de forceps, de résister à l'impatience qu'ils avaient de terminer rapidement; impatience augmentée par les cris, les prières de la malade, les instances, les persécutions des assistans. Ils doivent savoir alors, combien il est indispensable de prémunir les jeunes accoucheurs contre une semblable disposition.

Il faut bien dire aussi, que malgré toutes les précautions imaginables, des déchirures du périnée pourront avoir lieu. Certains périnées, sont en effet si faibles, si peu extensibles, si friables, si je puis m'exprimer ainsi, qu'ils ne peuvent résister au passage de la tête seule, et on peut dans ce cas, d'autant moins prévoir l'accident que le périnée ne paraît pas résistant. Chez une femme que M. P. Dubois fut obligé d'accoucher à l'aide du forceps pour inertie utérine, le périnée présentait tous ces caractères, aussi fut-il compromis, dans quelques lignes de son étendue, malgré les précautions, les soins les plus exacts. (1)

(1) Pareil accident m'est aussi arrivé, à la Clinique, sur la femme Destouches, dans une application de forceps pour inertie utérine.

Quelquefois aussi, il est tellement résistant, que l'extraction nécessitée pour un cas d'inertie (1) ne peut s'effectuer, sans le compromettre. Dans ce cas, il est extrêmement sage, puisqu'il faut que le passage soit agrandi, de pratiquer une petite incision sur le côté droit ou gauche du périnée, plutôt que de le laisser se déchirer. En effet, la rupture spontanée du périnée s'opère toujours sur la ligne médiane, et si elle s'étend très loin dans cette direction, elle peut compromettre l'anus, tandis qu'une incision latérale peut se prolonger, s'agrandir sous l'influence du passage de la tête sans compromettre aucune partie essentielle. J'ai vu M. P. Dubois agir ainsi dans une circonstance semblable, l'incision s'est parfaitement cicatrisée sans laisser de traces, et c'est ce qui a lieu le plus ordinairement.

Après que la tête est extraite, on la débarrasse de l'instrument en écartant les cuillers. S'il y a des contractions, l'expulsion des épaules ne se fait pas long-temps attendre, mais s'il y a inertie, il est indispensable d'exercer quelques tractions sur la tête en favorisant son mouvement de rotation extérieur, l'occiput vers la cuisse gauche si la position primitive était une occipito-iliaque gauche, vers la cuisse droite dans le cas contraire.

Si cette rotation était trop difficile à déterminer, ou si malgré son accomplissement, les épaules résistaient aux légères tractions, il faudrait engager l'index de la main droite *sur* le creux de l'aisselle qui est situé à gauche de la femme, l'index de la main gauche *sous* le creux de l'aisselle qui est situé à droite, puis abaisser l'index de la main droite pendant qu'on élève celui de la gauche; par un mouvement en sens inverse, on abaissera dans la concavité du sacrum, à l'aide de l'index droit, l'épaule qui est située à gauche du bassin, pendant qu'on remontera sous les pubis, à l'aide de l'index gauche, l'épaule qui était située à droite du bassin. On se hâtera d'autant plus, dans

(1) Évidemment, s'il y avait des contractions utérines, il vaudrait mieux, dans ce cas, leur livrer l'expulsion.

ce cas, d'extraire l'enfant, que le travail aura été plus long, et que l'on aura quelques craintes pour la vie de l'enfant.

Manuel opératoire dans la position occipito-sacrée.

L'occiput, dans cette position, est en arrière dans la concavité du sacrum; le front est placé sous les pubis; les deux côtés de la tête répondent aux deux côtés du bassin.

Dans ce cas, l'occiput doit être laissé et dégagé en arrière. L'application est exactement la même que dans le cas précédent; le dégagement seul varie.

Dans cette position, au moment de l'expulsion spontanée, la tête est fortement fléchie : c'est l'occiput et le front qui se dégagent simultanément, le front sous les pubis, l'occiput à la commissure antérieure du périnée. Pour arriver à ce résultat en dégageant la tête, l'accoucheur commence par élever le

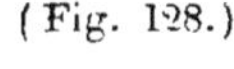
(Fig. 128.)

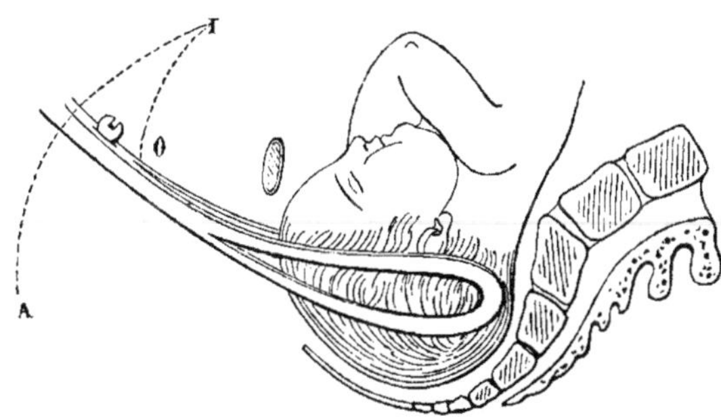

manche de l'instrument de O en I, en même temps qu'il exerce des tractions directes, et lorsque l'occiput est sur le point de franchir la commissure du périnée, il cesse toute traction et abaisse l'instrument de I en A, pour dégager le front et la face de dessous la symphyse des pubis.

Bien entendu qu'il faudra redoubler de soins pour le périnée, qui risque encore plus d'être compromis dans ce cas, que dans le précédent.

Manuel opératoire dans la position occipito-iliaque gauche antérieure (diagonale) cotyloïdienne gauche.

Dans cette position, l'occiput est à gauche et en avant, derrière la cavité cotyloïde; le front est placé sur la symphyse sacro-iliaque droite; le côté droit de la tête répond à la cavité cotyloïde droite; le côté gauche à la symphyse sacro-iliaque gauche.

Pour prendre la tête par son diamètre bi-pariétal, il faut qu'une branche soit placée en avant et à droite, l'autre en arrière et à gauche. Pour éviter toute erreur, l'accoucheur doit se demander quelle partie de la tête il doit ramener sous les pubis. Dans la présentation du sommet, c'est toujours la partie de la tête du fœtus qui répond en avant du bassin, que l'on doit conduire sous les pubis : or, l'occiput occupe le derrière de la cavité cotyloïde gauche, il est à gauche et en avant; ce sera donc lui qu'il faudra ramener. Pour cela, il faudra que la concavité des bords de l'instrument, une fois qu'il sera appliqué, regarde l'occiput et la cavité cotyloïde gauche.

Mais avant d'introduire les branches, pour savoir bien exactement comment elles doivent être placées (quelle est celle qui doit être en avant, quelle est celle qui doit être en arrière), il faut présenter l'instrument tout articulé dans la situation qu'il devra affecter, quand l'application sera faite. Dans ce cas, la concavité des bords devra regarder à gauche et en avant. Puis, sans changer le forceps de direction, on désarticule l'instrument et on constate que la branche à pivot doit être placée en arrière du bassin et à gauche (1), et la branche à mortaise en avant et à droite.

Après l'introduction préliminaire de la main droite dans la concavité du périnée, l'accoucheur saisit la branche à pivot de

(1) Je pourrais m'abstenir de répéter que la branche à pivot doit toujours être à gauche, la branche à mortaise toujours à droite, car c'est une règle invariable; mais je préfère me répéter afin d'être plus clair.

la main gauche, l'introduit en la glissant sur la main droite et la laisse sur la symphyse sacro-iliaque gauche. Cette branche ne doit pas être ramenée sur le côté du bassin, comme dans les cas précédens. A mesure que la branche pénètre, il en abaisse le manche avec lenteur et le confie à un aide, auquel il recommande de la maintenir dans cette situation exacte.

La branche à mortaise doit être placée en avant et à droite du bassin, derrière la cavité cotyloïde droite, où correspond le côté droit de la tête. Cette branche sera saisie de la main droite et dirigée sur la main gauche, préalablement introduite dans les parties, dans la direction de la symphyse sacro-iliaque droite. A mesure qu'elle pénétrera, la main gauche sur laquelle la cuiller est appliquée la ramènera par un mouvement de spirale de bas en haut, à la situation dans laquelle elle doit rester définitivement; c'est-à-dire derrière la cavité cotyloïde droite. Pendant ce temps, la main droite, changeant peu-à-peu de situation et prenant la branche en dessus, abaisse le manche de l'instrument vers la cuisse gauche de la femme. La branche à

(Fig. 129.)

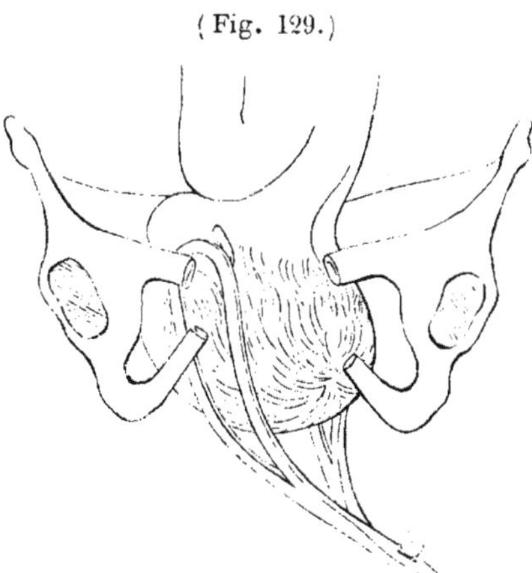

mortaise ayant été appliquée, la seconde sur la branche à pivot, l'articulation est facile, il n'y a pas de décroisement. Il faut toujours faire cette articulation avec lenteur; une fois qu'elle est effectuée, on imprime lentement à l'instrument un mouvement de rotation de gauche à droite, afin de ramener en même temps sous les pubis l'occiput et la concavité des bords de l'instrument, et l'on dégage en occipito-pubienne.

Exceptions. Deux exceptions doivent être notées dans ce cas. Il peut arriver qu'en introduisant la première la branche à pivot, qui est la plus facile à appliquer, parce qu'elle est en arrière, on rende plus difficile le mouvement de spirale que la seconde branche doit exécuter pour se placer définitivement en avant et à droite (on sait que la branche qui doit être en avant est bien plus difficile à placer que celle qui est en arrière).

Il peut arriver aussi qu'on éprouve cette difficulté même en commençant par la branche qui doit être en haut. Dans ce cas, on trouvera quelquefois plus de facilité à glisser cette branche directement dans le lieu qu'elle doit occuper définitivement. Si cette tentative est inutile, on se voit dans la nécessité de retirer la branche à pivot que l'on a placée la première en arrière et à gauche, afin de se réserver plus de place dans l'excavation pour placer la branche à mortaise la première en avant et à droite.

Mais alors la branche à pivot ayant été appliquée, la seconde se trouve sur la branche à mortaise, et il faut décroiser les branches pour les articuler, afin de faire passer en dessous de la mortaise, le pivot, qui était en dessus d'elle; à moins, cependant, qu'on puisse passer la branche à pivot sous la branche à mortaise, ce qui est rarement possible, à cause de la résistance du périnée.

Aussi, madame Lachapelle donne-t-elle comme règle générale de placer toujours la première la branche qui doit être en avant du bassin, parce qu'elle est la plus difficile à appliquer. Ce précepte, excellent en lui-même, a cependant l'inconvénient de nécessiter le décroisement des branches, dans tous les cas où la partie que l'on veut ramener sous les pubis, répond au quart antérieur gauche du bassin : de plus ce procédé, auquel il est rare que l'on soit obligé de recourir, ne diffère de la règle générale que je donne (placer la branche à pivot la première) que dans le seul cas où l'occiput ou le front répondent à gauche et en avant ; il y a d'ailleurs identité parfaite entre les règles générales données par la célèbre sage-femme et entre celles que je donne, dans tous les cas où la partie qu'on veut ramener sous les pubis, répond au quart antérieur droit du bassin. Dans ce cas aussi, lorsque l'introduction du forceps a ranimé les contractions utérines, ou lorsque l'art a été obligé d'intervenir pour une anomalie dans le mouvement de rotation ou par tout autre accident, sans inertie utérine, madame Lachapelle a donné le conseil, pour ménager le périnée, de retirer l'instrument après que le mouvement de rotation de la tête a été complété, et de livrer l'expulsion de la tête aux efforts spontanés.

Ce précepte est excellent dans les cas où la tête, mal saisie, se présente à la vulve par des diamètres peu favorables, mais il est inutile dans le cas où cette tête est bien saisie par son diamètre bi-pariétal. En effet, un périnée assez peu solide, pour se rompre sous l'effort d'une tête régulièrement prise, et malgré les précautions que j'ai indiquées au moment du dégagement, devra se rompre presque aussi facilement quand la tête est expulsée seule. Le conseil de madame Lachapelle a aussi des inconvéniens pour l'accoucheur. Ainsi, supposons que le forceps retiré, après que la rotation de la tête aura été complétée, les contractions sur lesquelles l'accoucheur a compté pour expulser la tête viennent à cesser tout-à-coup ou deviennent insuffisantes (ce qui arrivera très souvent dans ce cas), il faudra réappliquer l'instrument pour extraire le produit.

Cette seconde opération fera croire aux assistans, inhabiles à juger sainement des choses, que la première opération a été manquée, elle pourra servir aussi de prétexte à la malveillance.

Il me paraît plus convenable, à tous égards, dans ce cas, de redoubler de lenteur et de précautions, mais de ne pas extraire le forceps.

Cependant, s'il existait des contractions utérines énergiques, et sur lesquelles on puisse sûrement compter, on pourrait même, quoique la tête fût bien saisie, retirer l'instrument et confier l'expulsion à la nature. Dans ce cas les branches, pour être retirées, devraient suivre le même chemin que celui qu'elles ont suivi pour pénétrer dans les organes.

Application du forceps dans la position occipito-iliaque droite postérieure (diagonale), symphysienne droite.

L'application est exactement la même que dans le cas précédent, quoique la position soit exactement inverse. En effet, l'occiput étant en arrière et à droite ne peut être ramené en avant, comme cela a cependant lieu dans l'expulsion spontanée; c'est le front qui est à gauche et en avant qu'il faut conduire sous les pubis.

La courbure des bords de l'instrument devra donc être dirigée à gauche et en avant, etc. On ramènera le front sous les pubis par le même mouvement de rotation, qui a servi à conduire l'occiput dans le cas précédent. Enfin, on dégagera, comme en occipito-postérieure, c'est-à-dire en tirant d'abord en élevant, puis en abaissant légèrement pour dégager le front et la face de dessous les pubis. Jusqu'à présent, dans les applications de forceps précédentes, on a pu voir que j'ai imité artificiellement, pour extraire le produit, les procédés que la nature emploie pour l'expulser. Ici commence la première exception, parce que les moyens que j'ai à ma disposition, dans le cas présent, sont insuffisans pour reproduire exactement le mécanisme naturel.

En effet, dans l'expulsion spontanée, l'occiput quitte la symphyse sacro-iliaque droite pour revenir en avant à l'aide d'un mouvement de rotation très étendu, auquel le tronc participe presque exactement. Si maintenant je cherchais, au moyen du forceps, à accomplir le même fait, je torderais le cou de l'enfant dans la plupart des cas, parce que le tronc retenu par la rétraction utérine ne suivrait pas la rotation imprimée à la tête, et cette torsion dépassant un quart de cercle, sa vie serait compromise. Bien plus, pour arriver à ce résultat, ramener l'occiput en avant en lui faisant parcourir toute la paroi latérale droite du bassin, il faudrait, au moment de l'application pour prendre la tête par son diamètre bi-pariétal, diriger la courbure du forceps en arrière, ce qui est impossible; ou prendre la tête très irrégulièrement en plaçant une branche sous les pubis, l'autre dans la cavité du sacrum, ce qui n'est presque jamais possible, même dans l'excavation (voyez *positions transversales*), et ce qui peut aussi avoir des inconvéniens pour la mère.

(Fig 130.)

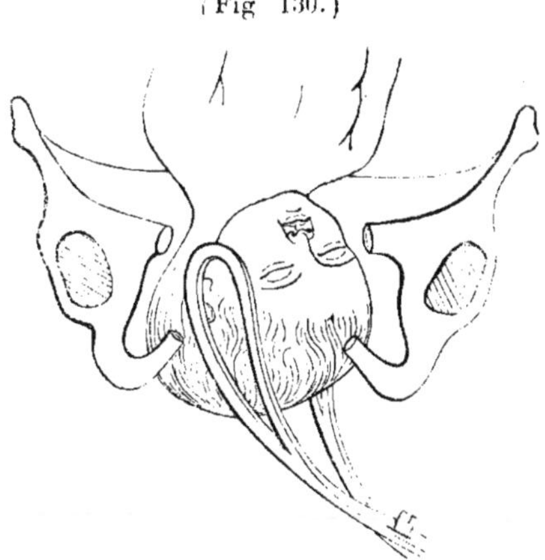

Le dégagement en occipito-postérieur étant bien plus naturel, bien plus facile, bien plus innocent pour l'enfant, il faut s'écarter des règles tracées par la nature, et conduire et dégager l'occiput en arrière; c'est ce qu'on fait en ramenant sous les pubis le front qui est à gauche et en avant.

Manuel opératoire dans la position occipito-iliaque droite antérieure (diagonale) cotyloïdienne droite.

L'occiput est à droite et en avant derrière la cavité cotyloïde droite, le front en arrière et à gauche sur la symphyse sacro-iliaque gauche, c'est l'occiput qu'il faut ramener en avant. Il faut alors diriger la courbure des bords de l'instrument vers l'occiput, c'est-à-dire à droite et en avant, désarticuler et saisir la branche à pivot (gauche) de la main gauche, et l'introduire sur la symphyse sacro-iliaque gauche, puis la ramener par le mouvement de spirale en haut et à gauche derrière la cavité cotyloïde gauche : la branche à mortaise (droite), saisie de la

(Fig. 131.)

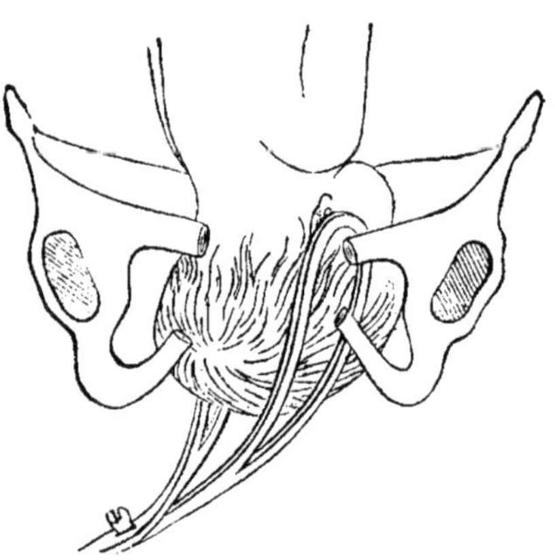

main droite, est introduite à droite et en arrière sur l'articulation sacro-iliaque et y reste située. La mortaise se trouvant sur le pivot il n'y a pas de décroisement; le mouvement de rotation s'exécutera de droite à gauche, etc., etc.

On retrouve ici le procédé de madame Lachapelle : appliquer la première, la branche qui doit être placée en haut.

Manuel opératoire dans la position occipito-iliaque gauche postérieure (diagonale), symphysienne gauche.

Dans cette situation qui est l'inverse de la précédente, le front répond à la cavité cotyloïde droite, l'occiput est en rapport avec la symphyse sacro-iliaque gauche. L'application du forceps sera la même que dans le cas précédent, le mouvement de rotation s'accomplira aussi dans la même sens de droite à

(Fig. 132.)

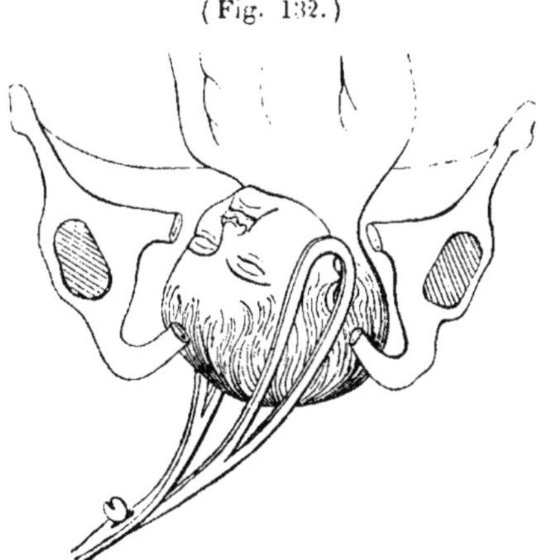

gauche, seulement c'est le front qui reviendra sous les pubis au lieu de l'occiput, qui, lui, se rendra dans la concavité du sacrum.

Mais le dégagement de la tête varie, comme dans tous les cas où l'occiput est en arrière : élever d'abord pour dégager l'occiput, abaisser ensuite pour dégager le front et la face sous les pubis.

Manuel opératoire dans la position occipito-iliaque gauche transversale.

Dans cette position, un des côtés de la tête est en rapport exactement avec le derrière de la symphyse des pubis, l'autre côté regarde le sacrum; l'occiput répond à gauche du bassin, le front à droite.

Quelle est la partie de la tête, que l'on doit ramener sous les pubis? est-ce l'occiput ou le front? ces deux parties sont à égale distance de la symphyse des pubis, et alors que l'on ramène le front ou l'occiput, le mouvement de rotation sera aussi étendu dans un cas que dans l'autre; mais le dégagement occipito-antérieur étant plus facile et plus favorable à la mère et à l'enfant, comme on a le choix, il faut évidemment préférer de ramener l'occiput.

(Fig. 133.)

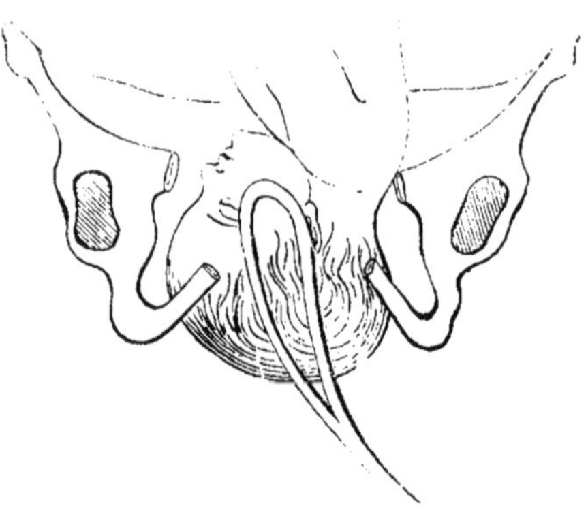

L'occiput répond à gauche du bassin : la concavité des bords sera dirigée à gauche de la femme. Puis, en désarticulant l'instrument, l'accoucheur verra que c'est la branche à mortaise qui est *en dessus*, et la branche à pivot qui est *en dessous*. Maintenant pour prendre la tête par son diamètre bi-pariétal, il faudrait qu'une des cuillers, celle à mortaise fût placée sous les pubis, et que l'autre fût introduite dans la concavité du sacrum.

La branche à pivot sera donc saisie de la main gauche, et poussée directement dans la concavité du sacrum; jusque-là l'opération est extrêmement facile. Puis la branche à mortaise, saisie de la main droite, est d'abord introduite à droite, dans la direction de la symphyse sacro-iliaque de ce côté et ramenée ensuite avec lenteur, par un mouvement de spirale très étendu, sous les pubis directement. Cette seconde partie de l'opération est extrêmement difficile à exécuter, souvent même il y a impossibilité absolue à placer cette branche à mortaise sous la symphyse des pubis, quel que soit le procédé qu'on mette en usage : soit qu'on cherche à la placer en lui faisant exécuter le mouvement de spirale, soit qu'on le tente en la coulant immédiatement sous les pubis.

Si, cependant, on avait pu réussir à prendre la tête par son diamètre bi-pariétal, une fois le forceps articulé, on fait exécuter à la tête un mouvement de rotation de gauche à droite, à l'aide duquel on ramène l'occiput sous les pubis, puis l'on dégage.

Manuel opératoire dans la position occipito-iliaque droite transversale.

Dans cette position, l'inverse de la précédente, l'occiput répond à droite du bassin; la concavité des bords sera dirigée à droite, la branche à pivot introduite sur le ligament sacro-sciatique gauche, sera ramenée sous les pubis, la branche à

(Fig. 134.)

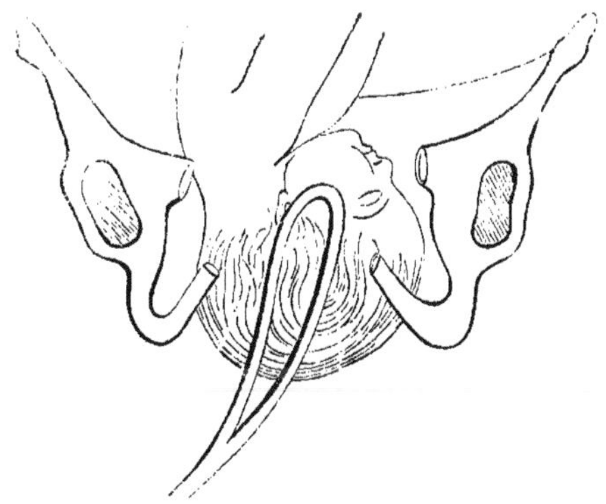

mortaise sera placée immédiatement dans la concavité du sacrum, le mouvement de rotation s'exécutera de droite à gauche.

Exceptions. L'application du forceps dans ces positions ne peut presque jamais être faite régulièrement, même dans le cas où la tête est profondément engagée dans l'excavation.

Et comme je viens de le dire, cette difficulté dépend du placement de la branche qui doit occuper le derrière des pubis. Elle est si difficile à bien placer, qu'on peut dire, que dans la majorité des cas, on ne pourra pas y réussir. Deux cas peuvent alors se présenter :

1° Si l'on n'a pu ramener cette branche antérieure que derrière l'une des cavités cotyloïdes, comme dans les situations diagonales, elle ne correspondra plus à l'autre branche, qu'on a pu placer directement dans la concavité du sacrum ; alors pour les rendre parallèles, il faudra aussi ramener cette branche postérieure, à la situation diagonale. Supposons que dans ce cas, la tête soit placée en position occipito-iliaque gauche transversale, la branche à mortaise n'ayant pu être amenée que derrière la cavité cotyloïde droite, il faudra ramener sur la symphyse sacro-iliaque gauche, la branche à pivot qui est tout-à-fait en arrière, sans quoi l'articulation de l'instrument ne pourrait s'effectuer. La tête, quoique transversale, sera prise alors comme si elle était diagonale, la branche à mortaise répondra à un des côtés de l'os frontal, et l'autre sera placée sur la suture lambdoïde opposée ; la tête est prise dans l'instrument, d'une bosse frontale à la bosse occipitale opposée (fig. 135) et par un diamètre moins favorable au dégagement que le diamètre bi-pariétal. Cependant, le dégagement ne s'en effectuera pas moins bien dans la plupart des cas. En effet, deux circonstances peuvent se présenter : où la tête peut

(Fig. 135.)

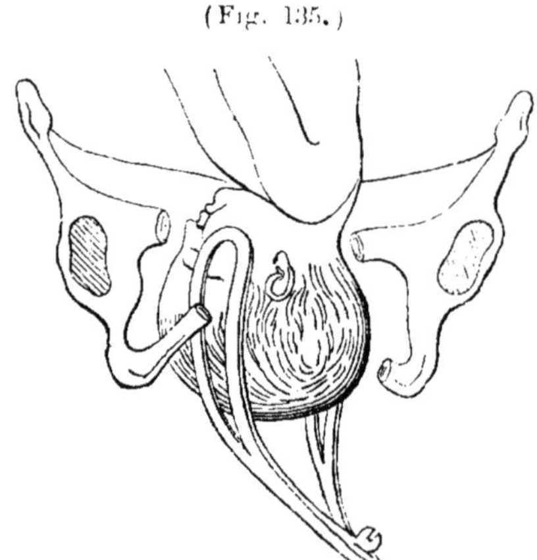

tourner dans le forceps au moment où on l'articule, et la tête de transversale qu'elle était, devient diagonale, alors le dégagement est aussi facile qu'en position diagonale; où elle reste transversale (fig. 135), tandis que le forceps n'a pu être appliqué que diagonalement. Alors, après avoir articulé les branches, on imprime au forceps un mouvement de rotation, qui conduit la concavité des bords de l'instrument sous les pubis, mais qui ne ramène l'occiput que derrière la cavité cotyloïde gauche. Mais il est rare que le dégagement de la tête puisse se faire en situation diagonale, il faut pour qu'il puisse s'effectuer, que la rotation de l'occiput soit complète; il faut donc la déterminer. Pour cela, l'accoucheur exagère la rotation du forceps, afin de compléter celle de la tête, c'est-à-dire qu'il dirige la concavité des bords de l'instrument à droite. Quand le périnée est résistant, quand il y a des contractions utérines sur lesquelles on peut compter, il est prudent de retirer l'instrument, dès que la tête n'aura plus à vaincre que la résistance des parties externes. Si dans le même cas, il n'existait pas de contractions utérines, après avoir ramené l'occiput tout-à-fait sous les pubis, en exagérant le mouvement de rotation, on désarticulerait les branches, pour les retirer et les réappliquer sur les côtés de la tête, ou bien on pourrait, sans les extraire, mais après les avoir désarticulées, les ramener à cette situation en abaissant l'une, en élevant l'autre.

2° Enfin, il peut arriver dans les situations transversales ce qui arrive souvent, même par les positions diagonales, c'est-à-dire qu'il ne soit pas possible de placer le forceps diagonalement, et qu'on ne puisse l'appliquer que comme si la situation de la tête était antéro-postérieure, c'est-à-dire une branche à gauche, l'autre à droite. On conçoit que dans ce cas, la situation étant transversale, la tête sera saisie du front à l'occiput (fig. 136).

Alors pour ramener l'occiput sous les pubis, il faudra diriger la concavité des bords de l'instrument tout-à-fait à droite dans la position occipito-iliaque gauche transversale, et tout-à-fait à gauche dans la position inverse, puis s'il y a des contractions utérines, retirer l'instrument, et confier la dernière

(Fig. 136.)

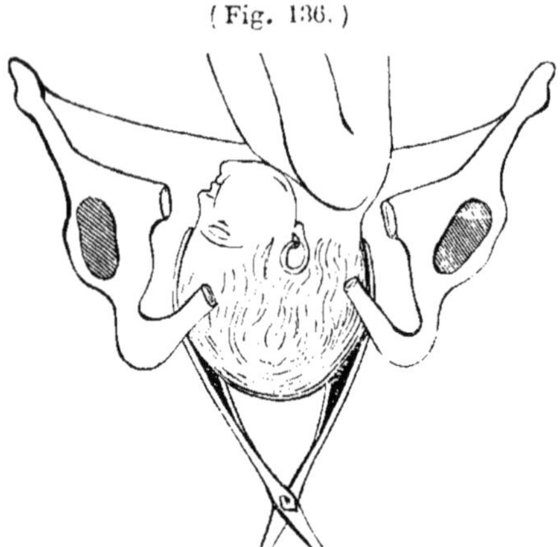

pulsion à la nature, car dans ce cas il serait dangereux de dégager la tête telle qu'elle est saisie, une branche sous les pubis, l'autre dans la concavité du sacrum. S'il n'y a pas de contractions, on peut réappliquer le forceps régulièrement sur les côtés du bassin, soit en le retirant au préalable, soit en ramenant les branches à cette situation sans les retirer : ce dernier procédé présentera souvent des difficultés; de plus, il ne permet pas de guider les branches aussi sûrement que le précédent. Enfin, on ne devrait se permettre d'extraire la tête, le forceps étant aussi irrégulièrement placé, que dans le cas, où les parties génitales seraient très extensibles, et la tête réductible et petite.

Règles particulières à l'application du forceps, la tête étant dans l'excavation, et la position étant inconnue.

L'accoucheur peut être appelé pour appliquer le forceps, lorsque la tête, engagée depuis long-temps dans l'excavation, est devenue le siège d'une tumeur séro-sanguine considérable qui masque les caractères de la position. C'est dans ce cas que l'auscultation est appelée à rendre de grands services. En effet, si le summum d'intensité des battemens du cœur du fœtus, s'entend en avant directement, ou ce sera une position occipito-pubienne, ou une position occipito-sacrée, et dans ce cas, l'application du forceps sera la même. Si le summum d'intensité des battemens du cœur s'entend à gauche, on a tout lieu de croire que c'est une position occipito-iliaque gauche antérieure, qui est bien plus fréquente que la postérieure gauche. Si le summum d'intensité s'entend à droite, il est plus que probable que l'on a affaire à une position occipito-iliaque droite antérieure, car cette position, après l'engagement de la tête, est bien plus fréquente que la position postérieure (on sait que le contraire à lieu au détroit supérieur). Enfin, il sera aussi possible dans quelques cas de préciser plus exactement la position, et de savoir si l'occiput est en avant et à gauche, s'il est en arrière et à gauche, s'il est en avant et à droite, s'il est en arrière et à droite ; j'avoue pourtant que cela m'a paru toujours fort difficile ; de même, je crois impossible de distinguer, dans la plupart des cas, les positions diagonales des positions transversales.

Si donc on entend les battemens du cœur tout-à-fait en avant, on appliquera le forceps directement. Si l'on entend les battemens du cœur à gauche, sans pouvoir préciser si c'est en avant ou en arrière qu'ils ont plus d'intensité, on appliquera le forceps dans le sens de la position la plus fréquente, occipito-iliaque gauche antérieure. Si le summum d'intensité des battemens du cœur s'entend à droite, on appliquera le forceps dans le sens de la position occipito-iliaque droite antérieure, qui est la plus fréquente après l'engagement de la tête. Mais voyons ce qui se passerait si l'accoucheur avait été induit en erreur, non pas entre la position droite ou gauche, c'est à-peu-près impossible ; mais si, entendant les battemens d'un côté, il avait cru à la réalité d'une antérieure, tandis que c'était une postérieure du même côté.

Je suppose que la position est une occipito-iliaque droite postérieure, et qu'on ait cru à une antérieure droite ; le forceps sera appliqué comme dans une position antérieure droite : la courbure des bords de l'instrument regardant le derrière de la cavité cotyloïde droite, la branche à pivot en avant et à gauche, la branche à mortaise en arrière et à droite. La tête sera prise alors par son diamètre occipito-frontal (fig. 137). Si cette tête

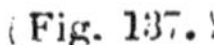
(Fig. 137.)

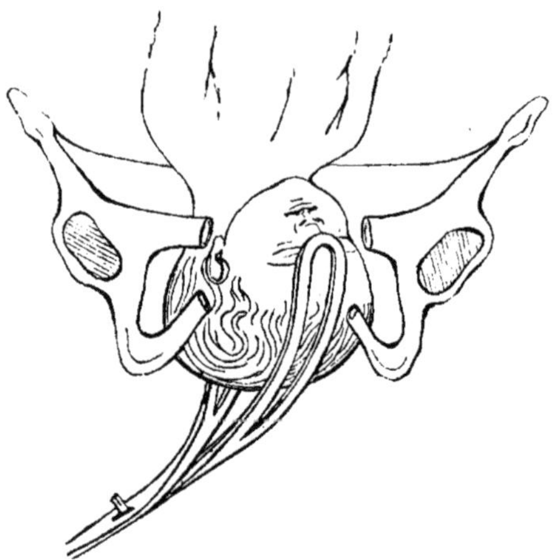

est forte et non réductible, le grand écartement des branches de l'instrument indiquera à l'opérateur que la tête est saisi par des diamètres très défavorables, et lui fera apercevoir son erreur ; alors il se conduira comme dans les cas où la position est tout-à-fait inconnue : il appliquera une branche à gauche, l'autre à droite, et cherchera, en inclinant le forceps soit à droite, soit à gauche, le sens le plus favorable au dégagement (voyez plus bas, *position inconnue*). Mais, si la tête est réductible et petite, cet écartement n'existera pas, et l'accoucheur persévérera dans cette opinion, que la tête est en position occipito-iliaque droite antérieure, tandis que c'est une position occipito-iliaque droite postérieure; alors, il se croira obligé de ramener l'occiput sous les pubis, par un mouvement de rotation de droite à gauche, qui ramènera la concavité des bords du forceps sous l'arcade pubienne, mais qui ne ramènera l'occiput qu'à l'extrémité droite du diamètre transverse. La tête ne cédant pas encore aux tractions directes exercées sur elle, l'accoucheur continuera le mouvement de rotation, en dirigeant la concavité des bords de l'instrument vers la cavité cotyloïde gauche. Ce mouvement ne suffira pas encore pour compléter la rotation de la tête : il ne ramènera l'occiput que derrière la cavité cotyloïde droite ; enfin, la tête résistant encore aux tractions l'opérateur inclinera la concavité des bords tout-à-fait à gauche et ramènera ainsi l'occiput sous les pubis. Il sentira alors que la tête céderait facilement aux tractions ; mais comme il ne serait pas prudent d'opérer ce dégagement dans une pareille situation du forceps, dans l'intérêt des parties génitales externes, il retirera l'instrument pour le placer sur les côtés du bassin, et terminera l'extraction ; s'il y avait des contractions utérines, il livrerait l'expulsion aux efforts spontanés.

Il pourra arriver aussi bien souvent dans cette circonstance, que les branches ne pourront pas se placer, une en avant et à gauche, l'autre en arrière et à droite (fig. 137), et qu'elles tourneront sur les côtés du bassin (fig. 138), l'occiput se trouvera dans ce cas, encore plus éloigné de la concavité des bords du forceps, et la rotation de la tête ne pourra pas se terminer avec

(Fig. 138.)

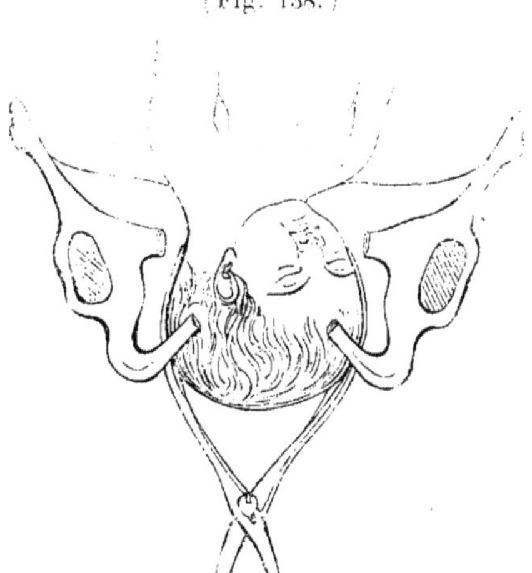

une seule application du forceps, comme cela aurait à la rigueur pu s'effectuer dans le cas précédent. La tête sera prise par une bosse occipitale et la bosse frontale opposée. Alors l'opérateur croyant toujours à l'existence d'une position occipito-iliaque droite antérieure, pour ramener l'occiput sous les pubis, imprimera au forceps, un mouvement de rotation de droite à gauche, qui dirigera la concavité des bords de l'instrument vers la cavité cotyloïde gauche, et ramènera l'occiput transversal; la tête résistant encore, il exagérera encore la rotation de l'instrument, mais malgré cela, il ne pourra ramener l'occiput que derrière la cavité cotyloïde droite, et il sentira que la tête ne cède pas encore. Alors dans l'impossibilité où il se trouve, d'extraire la tête, ne pouvant plus exagérer la rotation, puisque pour cela, il faudrait qu'il mît la concavité des bords en rapport avec la symphyse sacro-iliaque gauche, ce qu'il ne peut faire, il retire l'instrument, et le réapplique sur les côtés du bassin. Mais la tête, dont le mouvement de rotation n'est pas complet, résiste encore aux tractions, et pour l'extraire, l'accoucheur en dirigeant la concavité des bords de l'instrument, soit à droite (et dans ce cas, le résultat est nul), soit à gauche (seul sens favorable au dégagement), finit en tâtonnant, par dégager la tête.

On voit par ces exemples, qu'il serait possible de multiplier, qu'un moyen précieux, l'auscultation peut cependant induire quelquefois en erreur, et être préjudiciable à la vie du produit, par suite de la torsion du cou de l'enfant, qui est le résultat du grand mouvement de rotation imprimé à la tête, contrairement aux règles de l'application du forceps, dans la présentation du sommet. Cependant, c'est une erreur dans laquelle les praticiens les plus habiles peuvent tomber, et qui heureusement n'est pas toujours préjudiciable au produit. Madame Lachapelle rapporte que des enfans sont nés très bien portans à la suite d'une semblable torsion du cou (1).

(1) Une application exactement semblable à celles-ci fut faite, par M. P. Dubois, à la Clinique, dans le courant de l'été de 1841, sans que la vie de l'enfant ait été compromise. M. Guiton, alors interne de Clinique, et présent à l'opération, m'en a rapporté les circonstances. La femme en travail, depuis long-temps, fut amenée à la Clinique, alors qu'une tumeur sanguine masquait

L'auscultation dans les cas de diagnostic douteux peut donc être d'un grand secours, mais elle peut dans quelques cas rares induire en erreur. Aussi, pour peu qu'après une exploration faite à l'aide du stéthoscope, on ait encore des doutes sur la position, il vaudra mieux suivre la marche que je vais tracer.

Si les battemens du cœur ne peuvent être entendus, soit parce que l'enfant a cessé de vivre, soit parce que l'agitation de la femme rend l'auscultation impossible, et que la position soit tout-à-fait inconnue ou douteuse, l'accoucheur devra appliquer le forceps sur les côtés du bassin.

Alors exerçant de légères tractions sur l'instrument, il s'assurera que la tête résiste, ou cède à ses efforts. Si elle cède à des tractions directes, c'est qu'elle avait exécuté son mouvement de rotation; si elle résiste, et dirige la concavité de

(Fig. 139.)

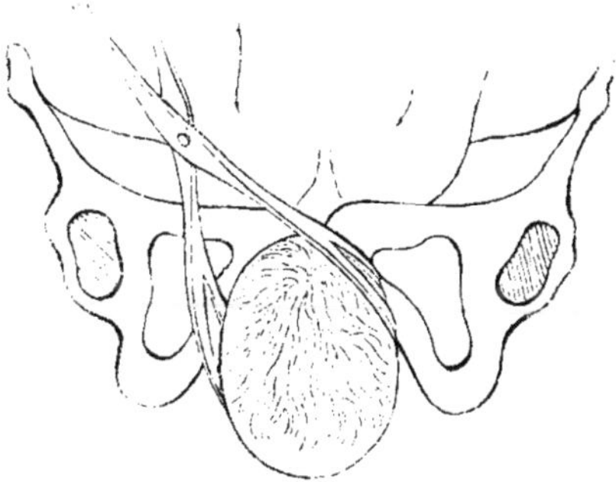

l'instrument d'abord à droite, la position occipito-iliaque gauche étant la plus fréquente; puis il renouvelle ses tractions.

tout-à-fait les caractères de la position. L'auscultation fit croire à l'existence d'une occipito-iliaque droite antérieure, et cette opinion était d'autant plus fondée que le temps qui s'était écoulé, depuis le commencement du travail, devait laisser espérer que si la position avait été primitivement une occipito-iliaque droite postérieure, elle avait pu se convertir en position antérieure. (Je citerai aussi ce fait à l'occasion de la rotation du *menton*, en avant, dans les présentations de *la face*).

Si effectivement, c'est une position occipito-iliaque gauche antérieure ou un occipito-iliaque droite postérieure, l'application étant la même, dans ces deux cas, la tête, cédera aux efforts de l'opérateur, de plus il ne tardera pas à sentir que ses tractions sont plus fructueuses quand il les exerce, soit en haut, soit en bas, suivant que la position est un occipito-antérieure ou un occipito-postérieure, et il verra bientôt la tête se dégager dans l'une ou l'autre de ces deux positions.

Si les tractions pratiquées ainsi, la concavité des branches regardant le côté droit de la femme, n'amènent aucun résultat, l'accoucheur doit conclure qu'il s'est trompé et que c'est une position occipito-iliaque droite antérieure ou une gauche postérieure; il ramène alors la concavité des bords à gauche, et immédiatement, en exagérant plus ou moins ce mouvement de rotation, il constate que la tête cède aux tractions qu'il exerce sur elle, et de même il élève ou abaisse l'instrument, suivant que la facilité qu'il éprouve à opérer l'un ou l'au-

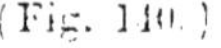
(Fig. 110.)

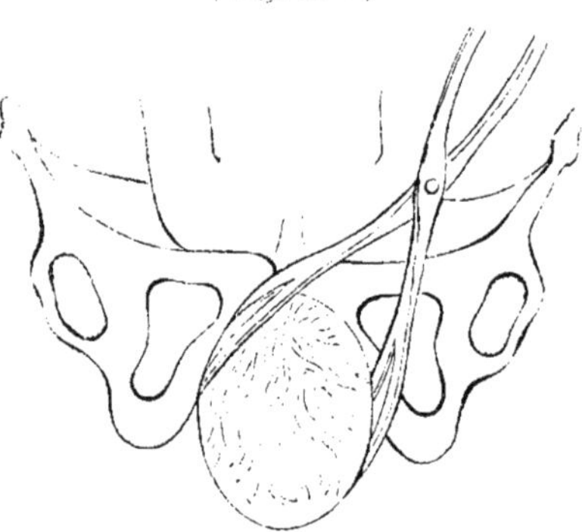

tre de ces deux mouvemens, lui indique qu'il a affaire à une position occipito-antérieure, ou à une position occipito-postérieure.

En un mot, quand la position est inconnue, comme l'occiput ou le front, que l'on doit toujours ramener sous les pubis, dans la présentation du sommet. correspondant toujours en avant, soit à gauche soit à droite, il suffira, pour dégager la tête, d'exercer d'abord des tractions directes, et si l'on éprouve de la résistance, il faudra diriger la concavité de l'instrument soit à droite, soit à gauche, en exagérant plus ou moins la rotation, suivant le sens, enfin, où cette rotation, plus facile, semblera mieux favoriser l'extraction. Mais dans ce cas, il faut avoir bien soin de n'exercer que des tractions mesurées ; il faut aussi faire bien soutenir le périnée, et être tout prêt à retenir la tête, au lieu de l'extraire ; car si, après avoir résisté aux tractions directes, le sens qu'on lui imprime, en exécutant le mouvement de rotation, est plus favorable à son dégagement, elle peut s'échapper brusquement hors des parties maternelles, et les compromettre plus ou moins gravement. Enfin, si les parties étaient très friables, et s'il existe des contractions, après avoir amené sous les pubis la partie que l'on devait ramener en avant, on retire le forceps et on livre l'accouchement aux efforts spontanés. S'il n'y a pas de contractions, on réapplique par le diamètre bipariétal.

§ 5. — *Application du forceps dans la présentation du sommet, lorsque la tête est engagée dans le détroit supérieur.*

Lorsque la tête est à demi engagée au détroit supérieur, les règles de l'application du forceps sont exactement les mêmes que dans le cas où la tête a pénétré dans l'excavation. Seulement l'opération est plus difficile, plus dangereuse pour la mère et le produit. Aussi ne devra-t-on y avoir recours que dans les cas où la version est impossible par suite du retrait considérable de l'utérus (rare dans le sommet, sans quoi l'engagement devrait s'effectuer), et quand le bassin est mal conformé ou qu'on suppose la tête trop volumineuse. Encore si l'on avait affaire à cette espèce de bassin vicié oblique (page 167, fig. 70), on pourrait pratiquer la version. L'application régulière des branches au détroit supérieur, est beaucoup plus difficile, on peut dire même qu'elle est impossible dans la plupart des cas. A quoi tient cette différence? le voici : dans l'application du forceps, lorsque la tête est engagée dans l'excavation, le forceps ne doit s'accommoder qu'à la direction d'un seul axe. L'application se ferait aussi bien avec un forceps droit qu'avec un forceps courbe (1). Au détroit supérieur, au contraire, il faut que l'instrument pénètre

(Fig. 141.)

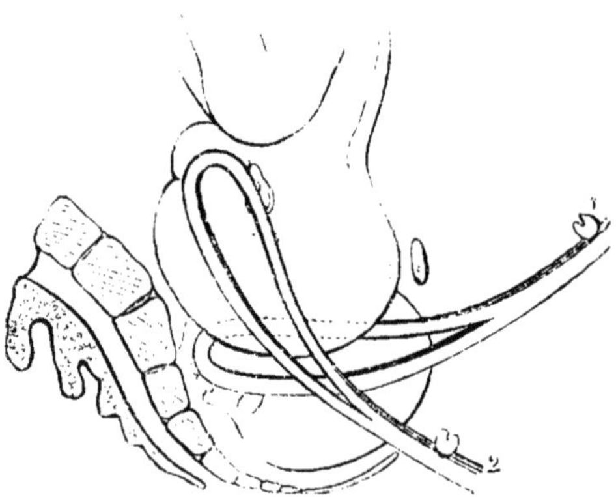

dans l'utérus, et qu'il s'accommode aux axes combinés du détroit inférieur et du détroit supérieur ; par conséquent, il faut qu'il soit courbe sur ses bords, et que la concavité des bords des cuillers corresponde au derrière de la symphyse des pubis, pour que le forceps puisse s'accommoder à la courbure du canal pelvien. Toutes les fois qu'on voudra l'éloigner de cette direction ; il ne sera plus possible de l'appliquer. La branche qui doit être en arrière pourra tout au plus être introduite régulièrement. Quant à celle qui doit être en avant, il sera impossible de la placer convenablement, et de plus on éprouvera des difficultés alors tout-à-fait insurmontables, quand il s'agira d'articuler les branches qui ne peuvent se correspondre. Le pe-

(1) Bien plus, avec un forceps sans concavité des bords, on serait bien plus certain de ne pas comprendre le col de l'utérus entre la tête et l'extrémité des cuillers, quand cette tête a franchi le col utérin complètement.

rnée, qui augmente encore la courbure du bassin, s'oppose à ce que les manches des cuillers soient repoussés en arrière, et par conséquent que l'instrument dont la concavité des bords regarde un des côtés du bassin, puisse s'accommoder à l'axe du détroit supérieur. En un mot, vouloir articuler un forceps dont la concavité des bords ne regarde pas le derrière des pubis quand la tête est au détroit supérieur, c'est vouloir engager une ligne droite inflexible dans un canal courbe, ce qui est impossible. Le forceps ainsi appliqué, laisse si peu d'écartement entre ses cuillers, qu'il n'est pas possible que la plus petite tête puisse y être contenue.

Deux positions seules pourraient donc permettre d'appliquer le forceps régulièrement au détroit supérieur, en prenant la tête par son diamètre bi-pariétal ; ce sont celles où l'occiput ou le front répondent au derrière de la symphyse des pubis, parce que les côtés de la tête répondant aux côtés du bassin, les branches seront placées sur les côtés du bassin et de la tête, et leur concavité répondra en avant. Malheureusement ces positions sont très rares, si même elles existent ; tandis que les situations diagonales, dans lesquelles il n'est plus possible de prendre la tête régulièrement par son diamètre bi-pariétal, puisqu'il faudrait pour cela que la concavité des bords de l'instrument regardât un des côtés du bassin, sont les plus fréquentes. Aussi ne pourra-t-on presque jamais appliquer le forceps régulièrement, quand la tête sera au détroit supérieur. Alors, quelle que soit la position de la tête quand elle est au détroit supérieur, il faut placer la branche à pivot à gauche, la branche à mortaise à droite, sans s'inquiéter de la position. Ce procédé a reçu le nom de méthode allemande. On voit alors que dans les positions diagonales, la tête sera prise par une bosse frontale et par la bosse occipitale opposée ; que, dans les positions transversales, elle sera prise du front à l'occiput ; on peut dire même que telle est la règle, et que les cas où l'on peut appliquer régulièrement sont les exceptions.

On comprend, de plus, que l'application sera d'autant moins régulière, que la tête est plus élevée.

Enfin, plus la tête est élevée, plus les précautions que j'ai recommandées au sujet de l'orifice devraient être observées. Ainsi il faudra que les branches soient sûrement guidées dans l'orifice à l'aide de l'extrémité des doigts de l'autre main.

Les branches devront être introduites dans la direction des deux axes, afin de pénétrer dans l'utérus. Elles devront être conduites avec douceur, et jamais on ne devra surmonter avec violence les obstacles qui s'opposeraient à leur placement.

C'est ici surtout que le précepte dont j'ai parlé plus haut trouve une utile application.

Après avoir introduit une branche, pour s'assurer qu'elle est bien placée, il faut pouvoir l'introduire davantage sans rencontrer d'obstacle, ce qui indique qu'elle a pénétré dans l'utérus. Il faut aussi, en la retirant, qu'elle rencontre une résistance qui est déterminée par la tête. Si l'on rencontrait un obstacle qui empêchât d'introduire profondément chaque branche, c'est que, n'ayant pas pénétré dans l'utérus, elles se sont fourvoyées dans le cul-de-sac du vagin. Il faut alors les retirer, pour les mieux conduire dans le col utérin. Cependant, malgré qu'une branche ait bien pénétré dans l'utérus, il se pourrait qu'elle rencontrât un obstacle qui ne pourrait tenir qu'à la présence des parties fœtales. Dans ce cas, après avoir bien constaté, avec l'extrémité des doigts, que l'extrémité de la cuiller s'engage bien dans l'utérus, on tâche de surmonter cet obstacle en variant la direction de l'extrémité de la cuiller qui rencontre une résistance, et en forçant lentement cette résistance à l'aide d'un léger effort. Mais il ne faudrait jamais pousser avec violence, surtout si l'on conservait quelque doute sur la bonne situation de la cuiller. En effet, si l'obstacle était dû au cul-de-sac du vagin, il ne pourrait résister à cet effort, et l'extrémité de la cuiller pénétrerait dans le péritoine.

Les cuillers devront pénétrer d'autant plus haut, que la tête est moins basse, de manière à ce qu'elle soit bien embrassée par les cuillers. Enfin, la tête une fois prise, les deux manches saisis avec la main qui leur correspond seront rapprochés de manière à ce que la mortaise soit sur le pivot. Si ces deux moyens d'articulation ne se correspondent pas exactement, on imprime aux manches un effort en sens inverse, puis on les lie fortement avec une serviette. Les tractions devront être faites

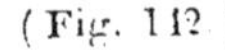
(Fig. 112)

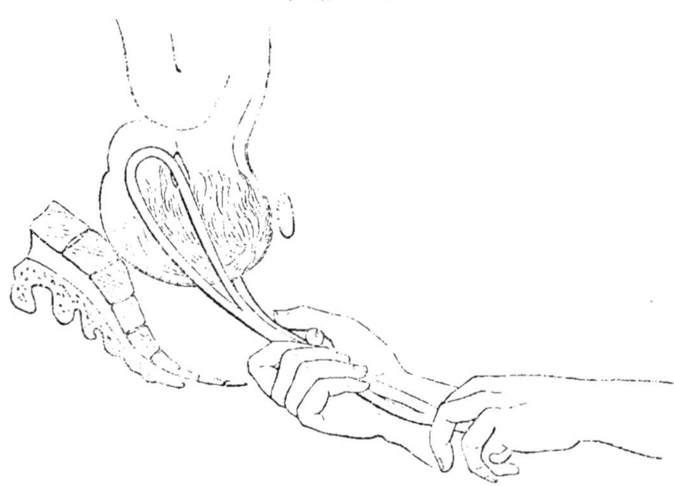

suivant l'axe du détroit supérieur, c'est-à-dire en bas, autant que pourra le permettre le périnée; c'est pour cela qu'il est important de placer, pour cette application, la femme sur le bord d'un lit solide, résistant et assez élevé. On comprend, en effet, combien l'on aurait peu de force et à quelle fatigue on serait exposé si le lit était très bas. De temps en temps, il faudra s'arrêter et s'assurer avec le doigt introduit entre les deux cuillers de l'instrument que la tête vient avec le forceps, que le forceps ne vient pas seul. Si on s'apercevait que l'instrument lâche prise, il faudrait le retirer pour le placer plus profondément, et il faudrait serrer les manches encore plus exactement. (1)

L'accoucheur doit avoir bien soin de ne jamais s'abandonner

(1) Cet accident arrive rarement avec un forceps en acier bien trempé. Aussi, faut-il se méfier des forceps à bon marché, ils sont sujets à se fausser, et à laisser l'accoucheur et la femme dans l'embarras.

sur le forceps, et dans les cas même qui nécessitent des tractions énergiques, quelle que soit la force qu'il emploie, il doit être tout prêt à retenir la tête, si elle venait à céder trop brusquement : c'est ce qui rend ces tractions, auxquelles l'action seule des bras doit prendre part, si fatigante dans les accouchemens laborieux. C'est pour avoir omis cette précaution, que des accoucheurs se sont couverts de ridicule; ils s'étaient abandonnés sur l'instrument, et le forceps venant à lâcher subitement, ils sont allés tomber à quelques pas de la femme avec le forceps seul dans les mains.

A mesure que la tête descend dans l'excavation, on relève les manches de l'instrument et l'on fait des tractions, suivant le sens de l'axe du détroit inférieur. Mais la tête, qui a été saisie d'une bosse frontale à la bosse occipitale opposée dans les positions diagonales, du front à l'occiput dans les positions transversales, ne peut franchir le détroit inférieur en présentant des diamètres aussi défavorables que si elle eût été régulièrement saisie. Il faut alors diriger la concavité des bords de l'instrument vers le côté droit, si la partie de la tête que l'on veut ramener en avant est à gauche, et *vice versâ*. On détermine ainsi le mouvement de rotation de la tête. Si les parties sont très extensibles, on peut dégager, quoique la tête soit saisie par des diamètres peu favorables et que la concavité des bords de l'instrument regarde un des côtés du bassin, au lieu de regarder le dessous de la symphyse des pubis. Mais il faut bien se garder d'extraire la tête, le forceps étant ainsi placé : si les parties génitales sont étroites, friables et peu extensibles, il faut, s'il n'y a pas de contractions utérines, placer les branches sur les côtés de la tête, soit en les retirant pour les mieux introduire, soit en les faisant couler sur les côtés du bassin, sans les retirer; mais, bien entendu, après les avoir désarticulées. Si, dans ce cas, il y avait des contractions sur lesquelles on puisse compter, on retirerait l'instrument, et on livrerait la dernière expulsion de la tête aux efforts de la nature.

Même application de forceps, mais la position étant inconnue.

Il arrive quelquefois que le séjour prolongé de la tête au vide du détroit supérieur, détermine sur le cuir chevelu une tumeur séro-sanguine qui masque les caractères de la position. Cette circonstance ne change rien à l'application du forceps, puisqu'une branche doit être à gauche, l'autre à droite, quelle que soit la position; mais elle laisse l'accoucheur dans l'incertitude, au moment où la tête, étant arrivée dans l'excavation, il s'agit de la dégager. Pour rendre ce dégagement plus facile, de quel côté devra-t-on déterminer le mouvement de rotation que la tête doit exécuter? de quel côté, en un mot, devra-t-on diriger la concavité des bords de l'instrument? Il n'est pas possible de le savoir.

Il faut donc, comme je l'ai dit plus haut, le front et l'occiput répondant toujours à l'un des deux quarts antérieurs du bassin, diriger la concavité des bords, d'abord à droite, et si la tête ne paraît pas céder, la reporter à gauche. En tâtonnant ainsi, on ne manquera pas de trouver le sens le plus favorable au dégagement.

§ 6. — *Manuel opératoire quand la tête est mobile au-dessus du détroit supérieur.*

Le manuel opératoire est exactement le même, dans ce cas que dans le précédent; seulement, les difficultés sont encore bien plus grandes. De plus, le fœtus et la mère courent aussi de plus grands dangers : aussi, ne doit-on pas recourir au forceps dans ce cas, à moins qu'il n'y ait impossibilité absolue à pratiquer la version (1). Cette impossibilité ne peut résulter que de la disproportion de la tête avec le canal qu'elle doit parcourir; encore ne faut-il pas, comme je l'ai déjà dit aussi, que

(1) L'impossibilité qui résulterait de la rétraction de l'utérus, ne peut pas exister quand la tête est mobile. En effet, si cette rétraction existait, la tête ne serait pas mobile.

la tête ait un volume *excessif*, ou que le bassin soit trop rétréci. Ce serait, dans ce cas, à la perforation, etc., etc., qu'il faudrait avoir recours (voyez l'article *vices de conformation*).

La hauteur de la tête rend, comme dans le cas précédent, l'application régulière impossible, par suite de cette hauteur qui est encore plus considérable, les branches sont encore moins faciles à bien guider avec l'extrémité des doigts, qui ont beaucoup de peine à atteindre à cette élévation. De plus, la mobilité de cette tête expose à trois sortes d'inconvéniens qu'on n'avait pas rencontré dans l'application précédente : 1° la première branche appliquée chasse la tête du côté opposé, en agissant sur elle comme le ferait une branche de levier, et alors l'autre branche ne trouve plus à se placer entre le rebord du détroit supérieur et la tête; son extrémité vient se heurter contre cette tête. Ajoutez que souvent l'aide qui tient le manche de la première cuiller appliquée (la branche à pivot), augmente les difficultés, en rapprochant ce manche de la cuisse gauche, ce qui augmente l'effort que la cuiller fait sur la tête. On remédie à cet inconvénient, en faisant bien fixer la tête au détroit supérieur par les mains d'un aide appliquées fortement sur l'hypogastre, et en veillant à ce que le manche de la branche à pivot soit rapproché de la cuisse droite, par l'aide à qui elle est confiée; 2° à cause de cette mobilité, la tête fuit devant l'instrument et ne peut être saisie que par l'extrémité du forceps, ou seulement par l'un de ses bords. De sorte qu'aux premières tractions elle glisse entre les cuillers. Ce glissement peut avoir lieu dans deux sens différens : quand la tête n'est saisie que par les extrémités des cuillers, elle s'échappe de bas en haut (fig. 143); quand elle est saisie par un des bords de l'instrument, ce qui est commun dans tous les cas, ou le bassin est vicié, à cause de l'antéversion très prononcée de l'utérus, elle fuit horizontalement hors des cuillers et vient se placer sur les pubis (fig. 144).

On remédie à ces difficultés en faisant maintenir la tête au détroit supérieur par un aide qui réduit en même temps l'antéversion autant que possible.

(Fig. 113.) (Fig. 114.)

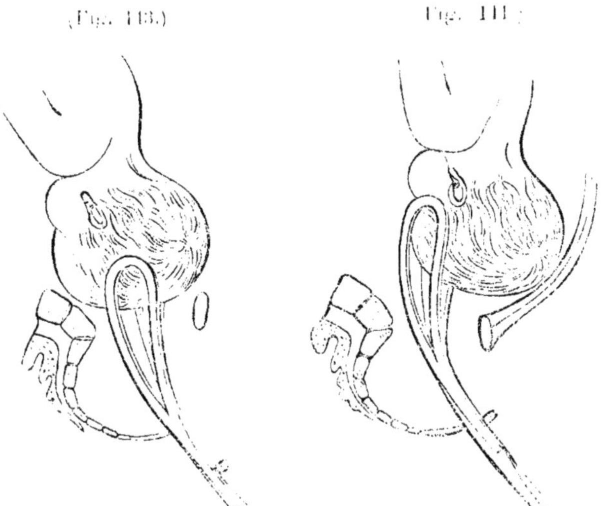

On évite les dangers de cette application, la tête étant mobile, en introduisant les doigts aussi haut que possible, pour bien guider l'extrémité de la cuiller jusque dans l'orifice. On redouble de soins et de précautions; on ne fait que des tractions mesurées, lentes, graduelles, et on se tient toujours prêt à cesser ces tractions, dans le cas où l'instrument viendrait à lâcher prise, afin de prévenir les fâcheuses conséquences d'une extraction violente du forceps.

Des circonstances qui excluent l'usage du forceps quand la tête est arrêtée au détroit supérieur.

On a pu voir, par tout ce que j'ai dit jusqu'ici de la présentation du sommet, qu'un vice de conformation du bassin, ou une augmentation dans les diamètres de la tête (mais non un volume *excessif*), l'engagement d'une autre partie, soit fœtale soit maternelle, avec la tête, quand l'utérus est rétracté sur le produit, sont les seuls cas qui puissent nécessiter l'application du forceps dans cette présentation, quand la tête est au-dessus du détroit supérieur. Pour remédier à tous les autres accidens, la version devra et pourra être préférée. En effet, presque jamais, quand le sommet se présente à un bassin bien conformé, et que la tête n'a que ses dimensions normales, la rétraction utérine ne sera assez énergique pour s'opposer à l'introduction de la main; car si cette violente rétraction existait, elle n'aurait pu se manifester qu'à la suite de contractions énergiques, qui certainement auraient engagé la tête dans l'excavation, quelle que soit sa position, et alors ce ne serait plus à la version qu'on devrait songer, mais bien au forceps.

On pourrait cependant m'opposer qu'une variété de présentation très inclinée pourrait empêcher l'engagement de la tête, malgré des contractions très énergiques, et que, dans ce cas, la rétraction utérine pourrait être très vive et empêcher la main de l'accoucheur de pénétrer. Mais ces inclinaisons forcées sont extrêmement rares, et même dans la plupart des cas, je suis convaincu, et l'expérience le prouve, la nature en triompherait. Ce n'est donc que la disproportion qui existe entre la tête et le canal qu'elle doit parcourir, qui nécessite l'application du forceps au-dessus du détroit supérieur.

Cependant, dans ce cas même, l'application du forceps a des bornes au-delà desquelles il devient inutile et même dangereux pour l'enfant (1) et la mère. Il ne faut pas que le bassin soit trop rétréci, qu'il ne soit pas trop régulier dans sa déformation, enfin que la tête n'ait pas un volume *excessif*, comme dans un cas d'hydrocéphalie par exemple, seule circonstance où l'on puisse apprécier la grosseur de la tête avant la naissance.

Baudelocque, tome II, page 22, a posé la limite extrême, au-delà de laquelle il n'est plus permis d'en faire usage dans l'intérêt de la mère; cette limite est huit centimètres (trois pouces). Il a

(1) Je pourrais ne pas considerer ce pronostic par rapport à l'enfant, car toutes les opérations qu'on pourrait substituer au forceps dans l'intérêt de la mère, compromettront bien plus encore, que le forceps, la vie de l'enfant. Telles sont la perforation du crâne, la céphalotripsie; je ne parle pas de l'opération césarienne, je me suis prononcé à son égard, jamais je ne l'emploierai tant que je pourrai pratiquer sur l'enfant une opération moins meurtrière pour la mère.

fait aussi des expériences sur le degré de réduction que la tête peut éprouver, et sur les effets de cette réduction, sur la vie de l'enfant et les parties de la mère ; je vais en tirer quelques inductions pratiques, me permettant toutefois d'y joindre quelques considérations qui ne m'ont pas paru manquer d'importance, et qui ont été omises par ce célèbre accoucheur.

Le forceps n'est qu'un instrument de tractions; il réduit trop peu le volume de la tête pour lui faire franchir sans danger un bassin qui a moins de huit centimètres (trois pouces); bien plus, il est pour moi démontré que la compression exercée par cet instrument, en supposant même qu'elle n'augmente pas un peu le diamètre perpendiculaire à celui sur lequel elle agit, ne s'exerce jamais sur le diamètre qui met obstacle à l'engagement, mais bien sur celui qui le croise. En effet, dans le cas qui nous occupe, il sera facile d'apprécier combien cette circonstance est défavorable. Ainsi, dans un rétrécissement antéro-postérieur du détroit supérieur, qui est le plus commun, la tête se place transversalement, son diamètre bi-pariétal étant en rapport avec le diamètre antero-postérieur, le diamètre occipito-frontal étant

(Fig. 115.)

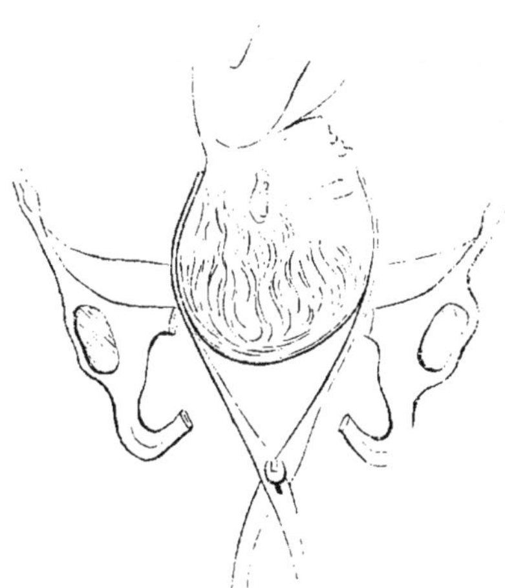

en rapport avec le diamètre bis-iliaque ou transverse. Et comme le forceps ne peut être appliqué que sur les côtés du bassin, il prend la tête, du front à l'occiput (fig. 145), diminue le diamètre occipito-frontal, qui n'a pas besoin de l'être, et augmente le bi-pariétal, qui aurait le plus besoin d'être diminué (1); et il n'agit plus, dans ce cas, bien évidemment, que comme un instrument de traction, et non en déterminant une réduction favorable à l'engagement, puisqu'il serait plutôt capable d'augmenter le diamètre bi-pariétal que de le diminuer.

D'ailleurs, en supposant que dans une position antéro-postérieure peu ordinaire de la tête (que cette position fût spon-

(Fig. 146.)

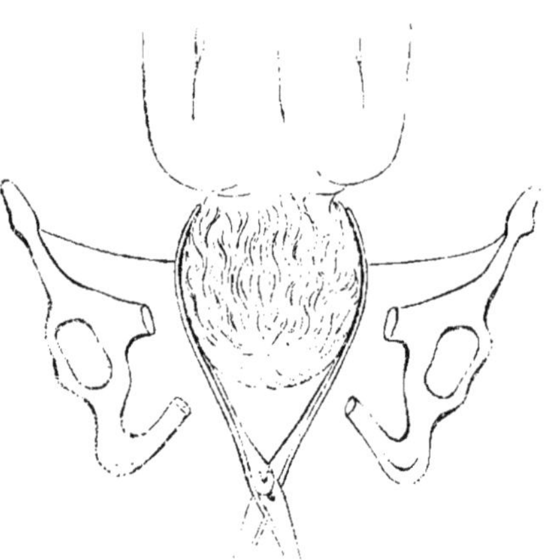

(1) Baudelocque suppose que dans une application de forceps au-dessus du détroit supérieur, la tête peut être prise par son diamètre bi-pariétal, et chacun s'est empressé de le répéter après lui, sans réfléchir qu'à cause de la situation transversale, qu'affecte la tête, au détroit supérieur rétréci; pour la prendre par son diamètre bi-pariétal, il faudrait appliquer une branche sous les pubis et l'autre sur l'angle sacro-vertébral, ce qui n'est pas possible dans un bassin bien conformé au détroit supérieur, et ce qui se peut encore moins quand le bassin est vicié. Pour que la tête puisse être prise, dans ce cas régulièrement, il faudrait qu'elle se mît antéro postérieurement, et tout les praticiens savent combien cette position est rare, surtout dans un bassin rétréci.

tanée, ou qu'elle ait été déterminée par l'application du forceps), le forceps puisse agir sur le diamètre bi-pariétal, ce diamètre n'a plus besoin d'être réduit; en effet, il ne peut plus mettre obstacle à l'engagement, car il n'est plus en rapport avec le diamètre antéro-postérieur rétréci, mais bien avec le diamètre bis-iliaque. C'est le diamètre occipito-frontal qui, maintenant, aurait besoin d'être réduit, puisqu'il se trouve en rapport avec le plus petit diamètre du bassin. Je résonne toujours dans le cas d'un rétrécissement antéro-postérieur ou oblique, rétrécissement qui est les plus fréquent.

Je viens de démontrer que presque jamais la compression de la tête ne détermine sa réduction dans le sens favorable à l'engagement, l'expérience prouve maintenant qu'il est difficile que cette compression puisse dépasser un centimètre (quatre ou cinq lignes) sans tuer l'enfant, et souvent sans compromettre plus ou moins la vie de la mère. En effet, les tractions énergiques, que l'on est obligé d'exercer sur la tête pour l'engager dans un bassin qui a moins de huit centimètres (trois pouces), contondent, dilacèrent gravement les parties molles qui tapissent le cercle pelvien, et la mère succombe souvent aux suites de ces tentatives sans que l'enfant, qui a péri victime de ces tractions, ait pu être extrait. Si donc, il est nécessaire d'obtenir cette réduction pour extraire le produit, comme cette réduction doit le tuer et compromettre l'existence de la mère, il me semble bien plus rationnel après qu'on a constaté l'étendue du bassin, qu'on a attendu le temps nécessaire, suivant la force de la femme, douze, dix-huit heures, pendant lesquelles les contractions énergiques ont été impuissantes à déterminer l'engagement, de diminuer le volume de la tête par la perforation ou le céphalotribe, et de sauver la mère par ce moyen, puisque l'enfant doit périr. On doit se faire d'autant moins de scrupule d'user de ces moyens que, dans la plupart des cas, l'enfant sera mort quand on agira.

On rapporte, il est vrai, des cas d'accouchemens spontanés au-dessous de huit centimètres (trois pouces); mais ces observations, qui ne sont pas extrêmement rares, ne prouvent qu'en faveur des ressources infinies de la nature, mais ne doivent pas du tout servir d'appui à ceux qui conseilleraient de s'efforcer d'extraire quand même, la tête d'un enfant à terme à l'aide du forceps et dans un bassin qui n'aurait pas trois pouces.

En effet, de ce que des contractions énergiques, soutenues, ont pu en s'exerçant pendant un, deux, trois jours, engager une tête arrêtée à un détroit supérieur qui avait moins de trois pouces, est-ce une raison pour que l'art puisse et doive tenter le même engagement? non, sans doute; dans le premier cas si des enfans ont pu quelquefois être expulsés vivans, c'est que la compression qui résulte des contractions utérines est douce, lente, continue, et n'exerce pas sur le cerveau une aussi fâcheuse influence que cette compression rapide, instantanée, qui est la conséquence des tractions énergiques, qu'on exerce à l'aide du forceps, et qui tue toujours l'enfant.

Et alors, dans quel but tenter une application de forceps qui doit tuer l'enfant, et compromettre gravement la vie de la mère, et qui, dans la plupart des cas, sera inutile.

On ne serait excusable d'agir ainsi, que dans le cas où le vice de conformation ne pourrait être constaté facilement, ce qui n'est guère admissible quand le rétrécissement est aussi prononcé; et dans le cas où un rétrécissement moins considérable coïnciderait avec un excès de volume de la tête, circonstance, qu'excepté le cas d'hydrocéphalie, il n'est pas possible d'apprécier; mais, alors, on ne tarderait pas à se convaincre par les efforts (1) que l'on serait obligé de faire, et par l'insuffisance des contractions utérines que l'obstacle est dû à un vo-

(1) Dans aucun cas, on ne pourra apprécier, par le rapprochement des manches de l'instrument, quel est le degré de constriction qu'on exerce sur la tête, car si le forceps est mal trempé, les manches peuvent se toucher en se faussant, sans que pour cela les cuillers se soient rapprochées l'une de l'autre dans la même proportion. Cette réduction est en outre très limitée et très variable; elle est, en effet, subordonnée à la solidité des os et des sutures et à la manière dont la tête est saisie.

lume considérable de tête qu'il ne sera pas possible de réduire, à moins qu'on ne la perfore ou qu'on ne l'aplatisse.

§ 7. — *Accidens qui peuvent résulter de l'application du forceps.*

Les accidens qui peuvent dépendre de l'application du forceps, peuvent être une conséquence de l'application, quoique l'instrument soit dirigé par une main habile, ou bien ils peuvent être le résultat de l'inexpérience de l'opérateur.

Dans la première classe, il faut ranger les contusions des parties molles qui tapissent la marge du détroit supérieur, la déchirure du périnée, la mort du produit, qu'elle soit le résultat de la compression du cerveau ou de celle du cordon. (On sait que sur cinq applications de forceps au-dessus du détroit supérieur, deux fois au moins la procidence du cordon se manifeste.) (1)

La deuxième classe comprend les contusions, les déchirures du col utérin, qui n'ont pas en général une très grande gravité, la perforation du cul-de-sac du vagin, à l'aide de l'extrémité d'une cuiller mal conduite et poussée avec trop de violence, accidens des plus formidables, car l'instrument pénètre dans la cavité péritonéale ; les contusions de la marge du détroit supérieur dans les cas où l'application du forceps n'aurait pas dû être tentée.

La déchirure du périnée, celle du sphincter de l'anus, d'une partie du rectum ; tous accidens plus ou moins fâcheux, et dont j'aurai à m'occuper dans les suites de couches.

Quant aux fistules vésico, uréthro et recto-vaginales, que l'on a si souvent attribué au forceps, je ne puis les regarder comme étant des conséquences ordinaires de l'application de cet instrument, même quand cette application n'a pas eté irréprochable. En effet, on observe bien plus souvent ces accidens à la suite des accouchemens qui se sont terminés spontanément qu'à la suite de ceux qui ont nécessité l'intervention de l'art.

(1) Je l'ai rencontré deux fois sur trois.

Ils sont déterminés par le séjour, long-temps prolongé, de la tête au détroit supérieur, par la pression que cette tête exerce sur les parties, qui sont d'abord contuses, puis tombent en gangrène. Aussi, quand ils se manifestent après une application de forceps, on serait encore plus en droit de les attribuer à la pression que la tête a long-temps exercé sur les parties avant l'opération, qu'à celle qui a été le résultat des tractions faites avec l'instrument, ou de la direction vicieuse donnée aux cuillers au moment de leur introduction.

ART. II — DE LA VERSION.

La version est une opération dans laquelle l'accoucheur se propose de ramener, au détroit supérieur, une des deux extrémités du fœtus, la tête ou l'extrémité pelvienne. De là deux espèces de version : *version céphalique*, *version pelvienne*.

Les anciens, pénétrés de cette fausse idée que l'accouchement ne pouvait se terminer favorablement pour la mère et pour l'enfant que dans les cas où le fœtus se présente par la tête, avaient posé en principe qu'il fallait faire tous ses efforts pour ramener le sommet au détroit supérieur.

Depuis Hippocrate jusqu'à Celse, la version céphalique fut exclusivement *conseillée*.

Celse, frappé des difficultés souvent insurmontables qu'on éprouvait dans la pratique de cette opération, et des dangers qu'elle faisait courir à la mère, osa recommander l'extraction du fœtus par l'extrémité pelvienne, mais seulement quand celui-ci avait cessé de vivre. Ces préceptes prévalurent jusqu'à Ambroise Paré, et surtout jusqu'à Guillemeau son élève. Ce furent eux qui, les premiers, conseillèrent la version pelvienne, même sur l'enfant vivant. L'expérience a depuis consacré l'excellence de ce précepte, et cette pratique a été ensuite universellement adoptée.

La version céphalique était complètement tombée dans l'oubli, lorsqu'à la fin du dernier siècle, Flamant, en France, Osiander, en Allemagne, cherchèrent à la remettre en honneur ; ils se fondaient sur ce que l'accouchement par le sommet est plus favorable que l'accouchement par l'extrémité pelvienne, et pour faire prévaloir leur opinion, ils exageraient les difficultés et les dangers de l'extraction du produit par les pieds, et les avantages de la version céphalique.

Si l'on peut reprocher aux Allemands, et chez nous à M. Velpeau, d'avoir accueilli trop favorablement cette pratique, on est aussi forcé de convenir qu'elle a été trop sévèrement jugée par Baudelocque, madame Lachapelle et la plupart des accoucheurs modernes. Si le principe sur lequel se fondent les fauteurs de cette pratique n'est pas entièrement vrai (comme je le démontrerai), si cette opération n'est pas applicable à tous les cas, si elle est environnée de difficultés et de dangers, qu'on ne rencontre pas dans la version pelvienne ; si cette dernière doit lui être préférée dans les cas où il est possible de choisir l'une ou l'autre, il n'en demeure pas moins certain qu'elle est appelée à rendre d'utiles services dans certains cas.

Mais ce n'est pas ici le lieu de s'occuper de ce parallèle : cette discussion doit trouver bien mieux sa place à l'occasion des présentations du tronc, où la version céphalique doit être spécialement pratiquée.

Dans la présentation du sommet, qui nous occupe dans ce moment, il ne s'agit pas de ramener la tête au détroit supérieur, puisqu'elle occupe ce détroit ; c'est à la version pelvienne qu'on doit uniquement avoir recours pour extraire le produit.

§ 1. — *Version pelvienne.*

On se propose, dans la version pelvienne, de ramener au détroit abdominal les pieds ou les genoux de l'enfant, et d'extraire le produit à l'aide de tractions exercées sur ces parties.

Conditions nécessaires.

Pour que la version pelvienne puisse être pratiquée, il faut, 1° qu'il n'y ait pas de disproportion entre la tête du produit et le détroit supérieur, que le bassin, en un mot, ne soit pas rétréci, ou s'il est mal conformé, qu'il ne le soit pas trop, et surtout qu'il ne soit pas régulièrement petit dans sa déformation. Aussi parmi les bassins viciés, un seul genre peut permettre la pratique de cette opération, c'est le bassin oblique de Nægèle. En effet, dans ce cas, un côté du bassin s'est généralement accru de ce qu'a perdu l'autre, et, alors, en engageant le produit dans la portion la plus étendue, il est possible de l'extraire avec assez de facilité et sans trop de dangers.

On comprend de même qu'un cas d'hydrocéphalie serait une contre-indication formelle.

Si, au mépris de ces sages préceptes, on avait pratiqué la version pelvienne dans un bassin qui présenterait moins de neuf centimètres et demi (trois pouces et demi), il serait facile d'y engager l'extrémité pelvienne, dont les diamètres présentent peu d'étendue, mais on rencontrerait souvent des difficultés insurmontables pour extraire la tête. En effet, celle-ci arrive souvent au détroit supérieur dans un état d'extension plus ou moins prononcé, et présente alors des diamètres qui s'opposent à son engagement. Cette circonstance fait courir au produit les plus grands dangers, non pas par suite de l'*application du forceps*, à laquelle on conseille à tort d'avoir recours dans ce cas, car elle est impossible quand la tête étant au détroit supérieur, le tronc bouche l'excavation ; mais ce danger résulte des tractions qu'on est obligé d'exercer sur le produit, et des opérations meurtrières auxquelles il faut avoir recours, quand on ne peut fléchir la tête, ou l'extraire telle qu'elle se présente ;

2° L'orifice doit être assez dilaté et assez dilatable, non-seulement pour permettre l'introduction facile de la main, mais même l'extraction facile des parties fœtales. En effet, dans la version pelvienne, le produit représente un cône dont le sommet s'engage avant la base, et les parties qui se présentent successivement à l'orifice deviennent de plus en plus volumineuses. Si donc l'orifice est incomplètement dilaté, les premières parties, les pieds s'engageront facilement, mais les épaules et la tête opposeront une résistance plus ou moins grande à l'orifice, et alors pendant le temps qui s'écoulera jusqu'à ce que la résistance de l'orifice soit vaincue, l'enfant pourra périr victime de la compression du cordon ;

3° Enfin, la tête ne devra pas être trop engagée dans l'excavation et surtout elle ne doit pas avoir franchi le col utérin : si la tête, en effet, était aussi profondément engagée, quand bien même elle n'aurait pas franchi l'orifice, on éprouverait de grandes difficultés à la repousser au-dessus du détroit supérieur, et si elle a franchi l'orifice, jamais il ne sera possible de restituer à l'utérus une partie aussi volumineuse que la tête, une fois qu'elle en aurait été chassée, sans s'exposer à détruire les rapports naturels qui unissent le vagin à l'utérus et à rompre l'utérus.

Précautions préliminaires.

Une fois l'opération résolue, on dissimule avec soin à la femme, l'importance de l'opération qu'on va pratiquer ; on lui affirme qu'on n'a qu'une légère modification à apporter dans la situation du produit ; et on la rassure sur les conséquences qu'elle peut avoir pour elle et son enfant ; mais jamais l'accoucheur ne devra attendre pour pratiquer la version, que la patiente y ait *consenti*. En effet, quand il se décide à pratiquer une opération d'où dépend souvent immédiatement le salut de la mère et celui de l'enfant, l'accoucheur ne doit pas demander l'assentiment de la malade, car toujours cette autorisation sollicitée d'elle, lui inspirerait les plus grandes craintes, et souvent alors elle se refuserait formellement à l'opération. Il doit être le seul juge en pareille circonstance. Mais s'il est utile, indispensable même de laisser ignorer à la femme, ce qu'on se propose de faire, il est tout aussi important de l'exposer à part aux assistans, et de leur faire connaître par avance les dangers auxquels la mère et l'enfant peuvent être exposés ; cela ne change rien au résultat, mais cette conduite a le grand avantage de mettre la responsabilité de l'accoucheur à l'abri. L'on est beaucoup moins porté à lui attribuer un accident dont il a annoncé la possibilité par avance; mais il faut mettre une grande réserve dans cette communication pour ne pas porter dans l'esprit des assistans, un trouble qu'ils dissimuleraient mal, et qui pourrait inspirer des craintes à la patiente.

Cela fait, on s'assure que tout ce qui sera nécessaire pour ranimer l'enfant en cas de besoin, est bien disposé à l'avance et à proximité d'une fenêtre facile à ouvrir (eau froide, eau chaude, vinaigre, serviettes, plume garni de ses barbes, etc., etc.). Puis on prépare tout ce qui pourrait être nécessaire pendant l'opération; un corps gras quelconque, le cérat de préférence, si l'on peut s'en procurer, sinon du beurre frais, du sain-doux. Ces substances sont plus propres à faciliter l'introduction de la main que l'huile, enfin des serviettes, un lacq et de petites compresses; il faut veiller à tous ces apprêts indispensables, avec l'apparence du plus grand calme pour ne pas inspirer de crainte à la femme; il est utile même de s'occuper de tous ces petits soins avant de lui faire pressentir qu'on va être obligé d'intervenir.

Enfin, toujours avec le moins d'apprêt possible, on place la femme convenablement, et on assigne à chaque aide la situation qu'il doit occuper et les fonctions qu'il doit remplir.

La situation à donner à la femme, est la même que pour l'application du forceps; elle est assise en travers de son lit, le siége placé sur le bord du matelas, sous lequel on aura engagé une planche ou un registre; ses pieds seront soutenus sur les genoux de deux aides assis de chaque côté du lit. Elle sera appuyée sur des oreillers qu'on aura eu soin d'entasser entre son dos et la muraille; un aide sera placé à ses côtés, autant pour l'encourager et lui donner les soins qu'elle peut réclamer pendant l'opération, que pour la maintenir en cas de besoin. Tout cela doit être fait avec promptitude, avec calme et sans confusion; on ne saurait trop insister sur cette précaution. Simplifier et faire passer pour ainsi dire inaperçus ces préparatifs, tel est le point où tous les efforts de l'accoucheur doivent tendre.

Il doit ensuite ôter son habit, à moins qu'il n'ait des manches assez larges pour qu'elles puissent être retroussées jusqu'au-dessus du coude; c'est ainsi que le vêtement de l'accoucheur devrait toujours être disposé, cela éviterait à la femme l'appréhension que lui inspire cette mise bas de l'habit. On a beau lui en demander l'autorisation en prétextant la chaleur qu'il fait chez elle, elle est rarement dupe de ce subterfuge.

D'une autre part, on ne doit jamais se contenter de retrousser sa manche incomplètement, car il est nécessaire que l'avant-bras soit entièrement nu, non pas parce qu'on sera toujours forcé de l'introduire en entier dans les parties, mais parce que, si cela devenait indispensable, la manche de l'habit, gênant l'introduction du bras, il faudrait retirer ce bras des organes maternels pour le découvrir en entier.

Cette circonstance aurait le triple inconvénient de faire souffrir la femme, de ralentir l'opération, et d'inspirer quelques doutes sur l'habileté de l'opérateur.

La position de l'enfant doit ensuite être reconnue, et par le toucher et à l'aide de l'auscultation, si le toucher ne pouvait suffire à éclairer le diagnostic. En effet, c'est sur la connaissance de la position que sera basé le choix de la main; il est donc indispensable de l'apprécier à l'avance.

Il ne faut pas croire cependant qu'il soit nécessaire de distinguer une position antérieure d'une postérieure; cela est complètement inutile. Il suffit de savoir que l'occiput et le dos sont à gauche, ou qu'ils sont à droite. En effet, ces deux circonstances seules feront varier le choix de la main. Quand l'occiput sera à gauche, qu'il soit en arrière ou en avant, la main gauche devra être employée. Quand il sera à droite, soit en avant soit en arrière, ce sera la main droite qui devra être choisie.

Ce choix de la main est utile, en ce qu'il permet à la main, dont la paume regarde la partie antérieure du produit, de pénétrer plus facilement jusqu'aux parties qu'elle veut saisir; en ce qu'il facilite le mouvement de flexion de l'enfant sur son sens antérieur, condition indispensable pour que la version puisse être pratiquée sans s'exposer à compromettre la vie de l'enfant, et sans léser l'utérus.

Mais cependant, il ne faut pas croire que ce choix soit d'une rigoureuse nécessité, et que de l'inobservance de ce précepte doive toujours résulter des inconvéniens graves. Chacun sait, au contraire, que lorsque le fœtus est mobile, c'est-à-dire, quand les membranes sont intactes au moment où on pratique la version, cette opération peut tout aussi bien être exécutée avec une main qu'avec l'autre. Cette main, qui jouit alors d'une grande liberté, peut en effet aller très facilement à la recherche des parties qu'elle veut saisir.

Aussi, dans les cas où il aura été impossible de reconnaître la position, par suite de l'intégrité des membranes et de l'impossibilité absolue où l'on aurait été, de constater la position par l'auscultation, on ne devra pas désespérer du succès de l'opération. On introduira la main droite, dont l'usage est plus familier, et dans la plupart des cas, même dans ceux où elle n'aurait pas dû être introduite, on réussira presque aussi bien que si l'on eût pu faire le choix rigoureux de la main.

Après la rupture des membranes, une bosse sanguine peut masquer la position; il se peut aussi que l'agitation de la femme s'oppose à ce que l'auscultation puisse éclairer l'accoucheur. Dans ce cas encore, il introduira la main droite. Mais si cette main, gênée par la rétraction utérine, et ne se trouvant pas en rapport avec le plan antérieur du produit, ne pouvait pas facilement saisir les pieds ou les genoux, on en serait quitte pour la retirer et réintroduire l'autre. Néanmoins, il faut autant que possible insister sur le choix de la main. Occiput à gauche, main gauche; occiput à droite, main droite.

On graisse ensuite tout l'avant-bras et la surface dorsale de la main seulement. En effet, les parties fœtales ne sont déjà que trop glissantes, et il ne faut pas augmenter cette chance d'insuccès en lubréfiant la partie interne de la main qui est destinée à les saisir.

Manuel opératoire.

Toutes ces précautions prises, après s'être assuré que les urines ont été expulsées, que la vessie est vide, et après avoir pratiqué le cathétérisme s'il est nécessaire, on procède à l'opération. Je vais faire la description de cette opération dans la position occipito-iliaque gauche; il sera facile, après cela, de se représenter le manuel dans l'autre position occipito-iliaque droite.

La version pelvienne se compose de trois temps : introduction de la main, évolution du fœtus et son extraction.

Premier temps. L'accoucheur, placé en face de la femme, se tient debout ou à genoux, suivant l'élévation du lit, et avant tout, il place la main qui ne doit pas être introduite, sur le fond de l'utérus, afin de le comprimer, quand cela sera nécessaire. J'ai coutume de recommander cette précaution en premier lieu, non pas qu'elle soit nécessaire dès le début de l'opération, mais parce que j'ai l'expérience que c'est le seul moyen d'être bien certain de ne pas l'oublier au moment où elle devient indispensable, c'est-à-dire quand on pénètre dans le col utérin. On sait combien ce précepte est important, et combien son omission peut entraîner de dangers pour la mère, la déchirure des points d'attaches du col utérin avec le vagin, et la rupture de l'utérus dans d'autres points de son étendue.

Si l'on avait à sa disposition un aide intelligent, on pourrait lui confier ce soin, quoique l'accoucheur puisse très bien se charger lui-même de maintenir ainsi le fond de l'organe; car l'usage de ses deux mains ne devient indispensable à l'extraction que lorsqu'il n'est plus utile de maintenir le fond de l'utérus.

La main qui devra pénétrer dans les organes maternels est placée de champ, et introduite avec lenteur et ménagement dans la vulve, excepté le pouce, que l'on réunit ensuite aux autres doigts, au moment où l'on introduit la main jusqu'au poignet, en lui faisant exécuter quelques mouvemens de rotation, et en diminuant autant que possible son volume. On ne saurait trop insister sur ces précautions, surtout chez les primipares. Cette introduction de la main est en général le moment le plus douloureux de l'opération.

Quel moment faut-il choisir pour pénétrer dans les organes extérieurs? Les auteurs ne sont pas d'accord. On a recommandé de choisir le moment de la douleur, afin que la femme puisse attribuer à la contraction utérine la douleur que lui cause l'introduction de la main. Mais chacun sait que le contraire arrive toujours, et que les femmes sont bien plus disposées à rapporter la douleur utérine à leur accoucheur, même quand il exerce sur elles l'investigation la plus innocente. Aussi, à l'exemple de M. P. Dubois, je conseille de n'introduire la main que pendant le calme; la femme pourra alors discerner la douleur que lui fait éprouver l'introduction de la main, de celle qui résulte de la contraction utérine.

De plus, cette main doit être introduite suivant l'axe de la

(Fig. 117.)

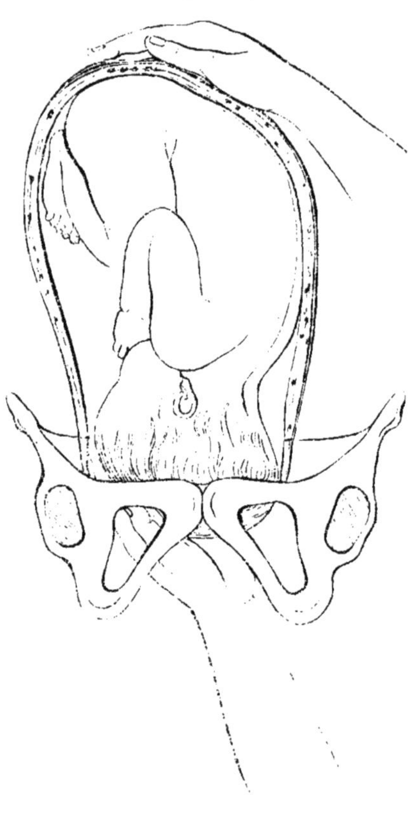

vulve, et suivant celui du détroit inférieur; puis, lorsqu'elle a pénétré dans l'excavation, elle doit changer de direction pour franchir le col utérin. On lui fait suivre alors la direction de l'axe du détroit supérieur. Il est de rigueur d'attendre toujours que le calme soit survenu, que l'utérus ne se contracte plus, pour pénétrer dans sa cavité. Sans quoi, en forçant la résistance de l'organe contracté, on s'exposerait à le déchirer, à le rompre. Enfin, c'est ici le lieu d'insister pour que le fond de l'utérus soit exactement comprimé par la main de l'accoucheur ou par celle d'un aide.

Toutes ces précautions observées, si les membranes sont rompues, la main peut franchir le col utérin. S'il est largement dilaté, la main pénètre sans difficulté entre la tête et les parties maternelles, sans être obligé de repousser celles-ci. Si l'orifice, sans être dilaté, est cependant dilatable, les doigts pénétreront petit à petit, avec lenteur, dans l'orifice, et en repoussant légèrement la tête de l'enfant, qui repose sur cet orifice, mais non pas en la prenant à *poigne-main, le pouce placé ici, les quatre doigts dans cette autre situation*, etc., etc., pour la refouler dans la fosse iliaque qui regarde l'occiput; car on peut pénétrer dans l'utérus sans se croire obligé de *ramener le pouce à côté de l'index*, et de suivre minutieusement une foule de préceptes plus étranges, plus inutiles les uns que les autres, et qui ne sont certainement pas mis en pratique, du moins j'aime à le croire, par ceux même qui les donnent. Il arrive souvent que l'irritation produite sur le col par l'introduction de la main, ranime les contractions utérines. Dans ce cas, l'accoucheur doit cesser toutes tentatives d'introduction, mais aussi il ne doit pas retirer la main, et il doit la laisser, afin d'être tout prêt à l'introduire aussitôt que la douleur aura cessé.

La main une fois introduite, il s'assure qu'il ne s'est pas trompé sur la position du fœtus, et que, par conséquent, le choix de la main a été bien fait. S'il reconnaissait qu'il s'est trompé, il n'en continuera pas moins l'opération, si l'utérus n'est pas fortement rétracté, et cette rétraction a bien rarement lieu quand on pratique la version dans une présentation du sommet. Si par hasard l'utérus était revenu sur lui-même, que la main ait de la peine à cheminer entre les parties fœtales et les parties maternelles, il devra retirer la main, pour introduire celle dont la paume regarde le plan antérieur du produit. Occiput à gauche, main gauche; occiput à droite, main droite.

Si les membranes sont intactes au moment où la main arrive à l'orifice, quelle conduite l'accoucheur doit-il tenir? Doit-il rompre les membranes au centre de l'orifice, pour pénétrer dans l'utérus, ou bien doit-il pénétrer dans le col utérin, décoller petit à petit les membranes de la surface interne de l'utérus, et cheminer ainsi jusqu'au sommet de l'œuf, puis saisir les pieds de l'enfant en déchirant les membranes?

Les accoucheurs qui ont conseillé ce dernier procédé, ont allégué en faveur de leur opinion, que la main cheminant ainsi entre les membranes et l'utérus, pouvait aller gagner le sommet de l'œuf sans qu'une goutte de liquide se soit écoulée, et qu'alors la main, agissant dans un utérus non rétracté, pouvait, au moment où elle rompt les membranes, faire exécuter très facilement au produit le second temps d'évolution.

Tandis qu'en rompant les membranes au centre, on permet au liquide de s'écouler, à l'utérus de se rétracter, et on trouve par suite l'opération plus difficile.

Les avantages du décollement préalable des membranes avant leur rupture, m'ont toujours paru plus spéculatifs que réels, et les inconvéniens de la rupture au centre très exagérés.

Quand la main rompt les membranes, au moment où elle pénètre dans le col utérin, un flot de liquide s'écoule; mais le poignet, puis le bras, qui suivent immédiatement la main, bouchent exactement l'orifice, et il reste assez de liquide dans l'utérus pour permettre l'évolution facile du produit. De plus, cette petite quantité de liquide écoulée n'est pas suivie du retrait immédiat de l'utérus, et la main jouit encore d'une très grande liberté.

Dans le second procédé, au contraire, l'opération est plus longue, plus difficile, souvent impraticable et souvent dangereuse. Ainsi, le décollement n'est pas toujours possible, et pour l'effectuer, il faut un temps plus ou moins long, pendant lequel on prolonge les douleurs de la patiente et les dangers qu'elle court, ainsi que l'enfant. En outre, dans les cas même où le décollement est facile, il peut avoir des inconvéniens : le placenta peut se rencontrer sur le passage de la main, et on peut en opérer le décollement partiel ou total et faire périr le produit, et compromettre les jours de la mère en causant une hémorrhagie. On alléguera en vain qu'il est facile de distinguer le placenta des membranes, il n'en est pas moins certain que cette distinction n'est pas toujours aussi facile à faire qu'on veut bien le dire, et que le plus sûr est de ne pas s'exposer à compromettre le salut de la mère et celui de l'enfant pour obtenir un bien mince avantage.

En résumé, il faut rompre les membranes au centre au moment où on pénètre dans l'utérus, et il ne faut réserver le décollement des membranes que pour les cas où ce décollement, qu'on trouverait en partie opéré, paraîtrait on ne peut plus facile à achever, en ayant du reste la précaution de ne pas insister pour arriver jusqu'aux pieds par cette voie, si l'on rencontrait le moindre obstacle, et de rompre alors les membranes dans le point où on se trouve.

Que les membranes aient été rompues à l'avance ou qu'on les perfore au moment où on pénètre dans l'utérus, le procédé à l'aide duquel on doit aller chercher les pieds est toujours le même : l'accoucheur engage doucement la main entre les parties maternelles, et la tête, en suivant le plan antérieur du produit, il passe sur la face, la poitrine, et glisse la main jusqu'aux genoux, qu'il trouve d'autant plus voisins de la tête que la rétraction utérine a plus exagéré l'état de flexion du fœtus. C'est le procédé le plus facile, le plus prompt et le moins douloureux, parce qu'il nécessite une moins grande introduction de la main dans les organes.

Quelques auteurs conseillent de suivre le dos du fœtus ou le côté de l'enfant qui regarde le derrière du bassin, de reconnaître, chemin faisant, les bras, les hanches, de remonter sur

(Fig. 118.)

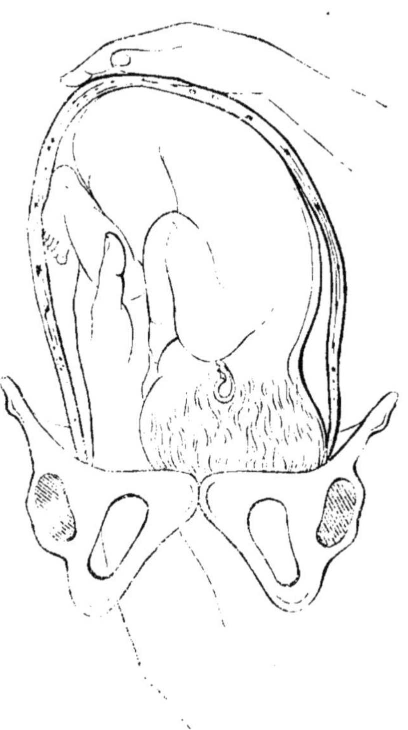

les fesses et de défléchir les extrémités inférieures en les prenant à leur racine. Par ce moyen, disent-ils, on évite la confusion qu'on pourrait faire des bras avec les jambes : le chemin est plus long, mais il est plus sûr.

En vérité, on serait tenté de croire que ceux qui donnent ce conseil n'ont jamais porté leur main dans l'utérus, ou qu'ils répètent, sur la foi d'autrui, un précepte qu'ils ne mettent jamais eux-mêmes en pratique, comme cela se voit si souvent.

Qui ne sait, en effet, pour peu qu'il ait pratiqué, que d'abord ce procédé ne pourrait être exécuté que dans les cas où la main jouirait dans l'utérus d'une grande liberté de mouvemens. Alors seulement elle peut faire des mouvemens de latéralité et peut pénétrer profondément; tout lui est possible. Mais quel accoucheur ignore qu'il sera extrêmement difficile, dans la plupart des cas, de parcourir ce long chemin, quand l'utérus sera rétracté sur le produit, et qu'à l'aide de ce moyen, qui nécessite une introduction profonde du bras, des tâtonnemens, des mouvemens douloureux pour la mère, on ne sera pas moins exposé à prendre une main pour un pied, que par le procédé que je conseille. L'accoucheur doit, avant tout, s'être exercé sur l'enfant mort à reconnaître la main du pied, c'est une connaissance préliminaire qu'on doit supposer à tout praticien. Si, du reste, cette méprise était commise, qu'en résulterait-il? Rien de fâcheux. Il suffirait de lâcher la main, dès qu'on aurait reconnu son erreur, et d'aller chercher un pied ou un genou.

Cette circonstance n'a qu'une importance trop secondaire pour autoriser le précepte généralement donné. Je le regarde comme inutile, douloureux et long dans les circonstances les plus favorables; comme impraticable dans les circonstances difficiles; tandis qu'en passant à la partie antérieure du produit, on rencontre les pieds, les genoux, à très peu de distance de la tête de l'enfant. Le chemin que la main parcourt est moins long, tout aussi sûr, et l'opération est moins douloureuse.

Bien plus, c'est ainsi seulement qu'on peut agir quand l'utérus rétracté ne permet à la main qu'un mouvement de glissement direct vers les parties qu'elle veut saisir, et s'oppose à ses mouvemens de latéralité.

Je me souviens, à ce sujet, qu'à la première version que je vis faire à M. P. Dubois, le pied de l'enfant était déjà saisi et amené dans le vagin, que je croyais l'opération à peine commencée. Sa main seule et son poignet avaient été introduits dans les organes maternels et dirigés à la partie antérieure de l'enfant. C'est toujours ainsi que, depuis, j'ai vu pratiquer cet excellent maître, et j'ai complètement adopté sa méthode, bien préférable aux mauvais préceptes dont j'avais été imbu avant de devenir son élève; préceptes que je m'étais toujours efforcé de suivre jusqu'alors, sans pouvoir y réussir, et qui, souvent, m'ont quelquefois engagé dans une voie dont j'ai eu peine à sortir à ma satisfaction. Que de fois j'ai attribué les difficultés que je rencontrais à mon impéritie, tandis qu'elles ne dépendaient que de l'insistance que je mettais à suivre des règles souvent impossibles à mettre en pratique.

Quand la main chemine entre l'utérus et les parties fœtales, si l'utérus vient à se contracter, la main doit rester immobile et s'appliquer à plat sur les parties fœtales, pendant tout le temps de la contraction; le calme survenu, elle continue sa route.

(Fig. 149.)

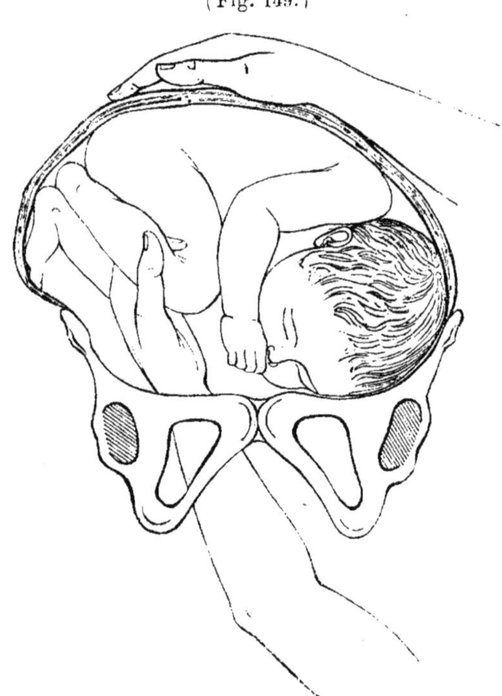

Évolution du fœtus. Quand la main a pénétré jusqu'aux extrémités inférieures, elle saisit ce qu'elle rencontre, un genou, un pied, et elle entraîne cette partie, de manière à pelotonner le fœtus dans le sens de sa flexion naturelle. Ce mouvement d'évolution doit toujours être pratiqué pendant le calme : telles sont les seules règles auxquelles on puisse s'astreindre pour ce temps de l'opération. Je les ai bien souvent vu mettre en pratique par M. P. Dubois, et j'ai pu, depuis longues années, me convaincre de leur excellence par mon expérience propre. La plupart des auteurs en donnent cependant de bien plus précises, mais qui sont plus ou moins inutiles, plus ou moins impraticables.

Ainsi, la plupart veulent qu'on saisisse les deux pieds à-la-fois, et quand on n'a pu en saisir qu'un, qu'on l'entraîne et qu'on aille ensuite à la recherche de l'autre.

D'autres concèdent qu'on puisse à la rigueur se contenter d'un membre, quand c'est le membre sous-pubien qu'on a saisi; mais, si c'est celui qui est en arrière, il faudra, de toute nécessité, aller à sa recherche, et ces préceptes sont ainsi posés, sans qu'il soit dit nulle part sur quelles raisons on se fonde pour agir ainsi, et sur quelle raison est fondée aussi cette préférence plutôt en faveur d'un membre que de l'autre.

Enfin, ces auteurs poussent même la précision jusqu'à indiquer la manière exacte de saisir les membres, et la situation respective de chacun des doigts de la main, les points des parties de l'enfant sur lesquels ils doivent être fixés.

Certes, voilà bien de la précision, mais il n'y a qu'une réponse à faire à tout ceci, c'est qu'on saisit les membres comme on peut, qu'on les prend tous les deux, ce qui est rarement possible, et que lorsqu'on n'a pu en saisir qu'un, ce qui est la règle, on ne sait pas dans la plupart des cas, si c'est le membre antérieur ou le postérieur, et quand on le saurait, cela ne changerait rien au résultat, il n'en faudrait pas moins tirer sur celui qu'on a saisi et terminer l'extraction sans se croire obligé d'aller à la recherche de l'autre. En effet, la version se fait tout aussi bien avec un membre qu'avec les deux, dans l'immense majorité des cas. Le membre qui n'a pas été saisi, se relève sur la partie antérieure du produit (Voyez fig. 150), et l'extrémité pelvienne descend avec facilité. On comprend très bien, que puisque l'extrémité pelvienne complète peut s'engager spontanément, elle s'engagera d'autant mieux, qu'elle sera en partie décomplétée, et qu'on exercera des tractions sur elle. Si l'on est quelquefois obligé d'aller à la recherche de l'autre membre, cela dépend de circonstances particulières et exceptionnelles, que je n'ai entendu exprimer qu'à M. P. Dubois seul, et que j'exposerai dans un instant.

Extraction. Une fois que les genoux, les pieds, ou bien plutôt un pied ou un genou auront été menés dans le vagin, on exerce sur cette partie des tractions modérées sans brusquerie, et toujours en agissant de concert avec la contraction utérine. La contraction, aide d'abord l'extraction, puis elle maintient la tête fléchie sur le devant de la poitrine, et les bras dans leurs rapports naturels, dans aucun cas on ne devra faire des

Fig. 150.

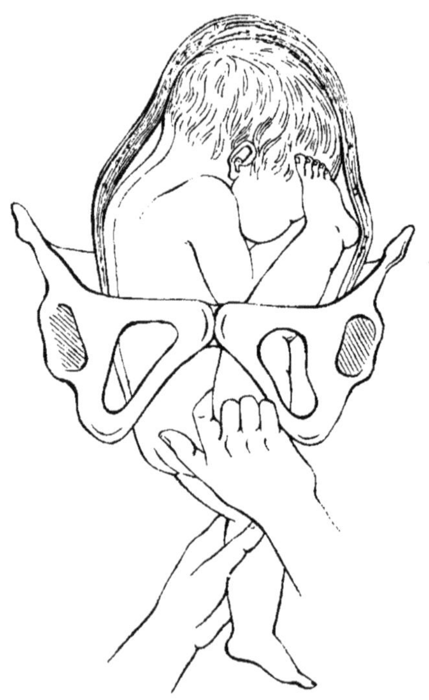

tractions continues et brusques. Quelle que soit la gravité de l'accident pour lequel la version soit pratiquée, on aura toujours le temps d'extraire le produit avec les ménagemens que réclament les parties maternelles et fœtales. Il faut aussi imprimer à cette partie sur laquelle on exerce des tractions, un mouvement de torsion, afin de ramener autant que possible le dos du fœtus, derrière la cavité cotyloïde droite. Dans la position qui nous occupe, cette précaution doit être prise au moment des premières tractions, afin que toutes les parties fœtales puissent participer à ce mouvement avant leur engagement. Dans le cas où au contraire, on attendrait qu'elles soient trop profondément engagées, on s'exposerait à tordre le produit sur un point déterminé de son axe, et à léser ainsi ses organes.

Mais aussitôt qu'il est possible d'accrocher le pli de l'aine de l'autre membre, il faut y engager l'index de l'autre main, non pas pour dégager ce membre, comme tous les élèves cherchent à le faire, quand ils s'exercent sur le mannequin pour la première fois, mais pour tirer sur cette partie sans la dégager, et seconder ainsi les tractions exercées sur le membre qui a été saisi le premier.

Si par hasard on a pu amener à l'extérieur les deux extrémités à-la-fois, on exerce plus spécialement les tractions sur le membre antérieur, afin de concourir encore davantage à ramener le dos diagonal en avant, et pour cela, on embrasse les membres à poigne-main, en ayant la précaution de ne pas contondre les parties avec l'extrémité des doigts. On conseille aussi dans ce cas, de placer avec soin, *le pouce sur le plan postérieur du membre, l'index et le médius sur le plan externe, l'annulaire et le petit doigt sur la face antérieure.* Que de précision? Cela n'a pas besoin de commentaires, mes lecteurs en apprécieront facilement d'eux-mêmes toute l'inutilité. Le seul soin, je le répète, que doive prendre l'accoucheur, quand il détermine l'extraction du produit, c'est de ne pas contondre les parties, de les embrasser par de larges surfaces, et de ne pas presser toujours sur les mêmes points. Ainsi, à mesure que le produit s'engagera, l'accoucheur rapprochera ses mains le plus près possi-

(Fig. 151.)

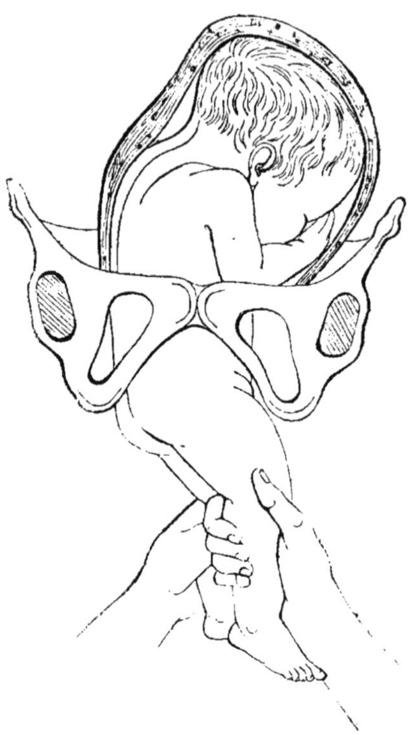

ble de la vulve, et ne prendra de point d'appui que sur les os, autant que possible.

Dans tous les cas, aussitôt que le doigt peut atteindre l'ombilic, il devra exercer une légère traction sur l'extrémité placentaire du cordon ombilical afin de le relâcher; il évitera par ce moyen sa rupture dans le cas où il serait tendu. Si le produit était à cheval sur le cordon, on dégagerait le membre postérieur de l'anse que forme la tige ombilicale, et on la placerait ainsi dans la concavité du sacrum, où elle risquera moins d'être comprimée que partout ailleurs.

Si on a eu soin de ne faire de tractions que pendant le moment de la contraction, les bras arrivent souvent croisés sur la

(Fig. 152.)

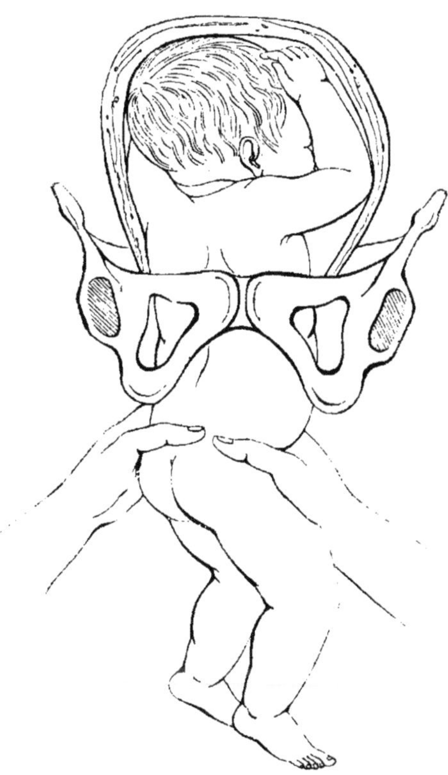

poitrine avant la tête, et leur dégagement s'effectue de lui-même à mesure que le tronc est extrait. Mais si l'on a exercé des tractions continues, souvent même, quoi qu'on ne se soit pas écarté des règles, les bras se défléchissent à mesure que le tronc est extrait, ils restent accolés aux deux côtés de la tête, et s'opposent à l'extraction de celle-ci; il faut alors procéder à leur dégagement.

On commence par le bras qui est situé en arrière parce que on trouve plus de place dans la concavité du sacrum, pour opérer ce dégagement. Le dos étant à droite, l'index et le médius réunis de la main gauche, sont glissés sur l'humérus, le pouce servant d'atelle en dessous, alors on abaisse le bras dans

(Fig. 153.)

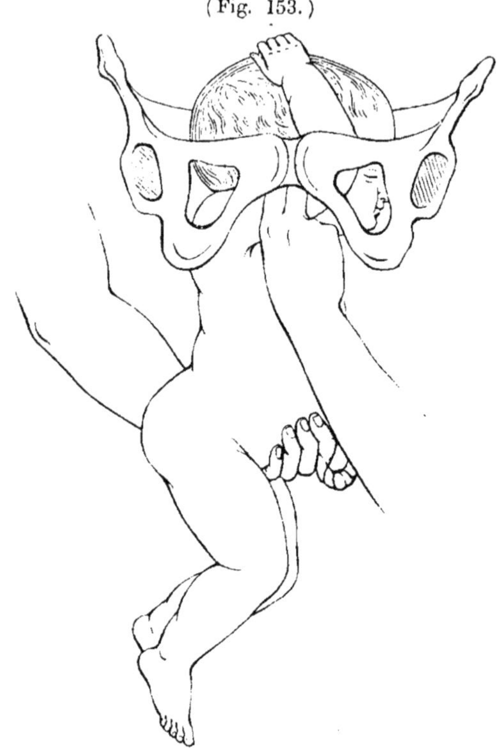

le sens de sa flexion en lui faisant parcourir le devant de la face, et de la poitrine, on procède ensuite au dégagement du bras qui est en avant, le procédé est le même, seulement on se sert de la main droite de préférence quand le dos est à droite.

Il arrive quelquefois que le dégagement du bras qui est en avant est très difficile; dans ce cas on aurait recours au procédé de M. P. Dubois, je le lui ai vu employer souvent avec succès, et il m'a déjà rendu d'utiles services; il consiste à imprimer au tronc, un mouvement de rotation d'arrière en avant et de droite à gauche à l'aide de la main gauche, pendant qu'on abaisse l'épaule qui est en avant dans la concavité du sacrum, au moyen de la main droite. Cette légère torsion imprimée au col de l'enfant est sans aucun inconvénient pour lui, et elle rend le dégagement on ne peut plus facile.

La tête pénètre ordinairement fléchie dans l'excavation, l'occiput étant en rapport avec un des points de la partie antérieure du bassin, et alors il suffit d'imprimer au tronc un léger mouvement de rotation qui conduit le dos du produit tout à-fait en avant, pour compléter le mouvement de rotation intérieur de la tête. Cela fait, on élève le tronc de l'enfant, et le dégagement de la tête s'effectue en général de lui-même, ou sous l'influence d'un léger effort.

Mais si le dégagement de la tête n'avait pas lieu, il est important de se hâter de l'extraire. Pour cela, la main entière est engagée dans la concavité du sacrum; sous le fœtus, deux doigts de cette main sont introduits dans la bouche, et fléchissent la tête en abaissant la mâchoire inférieure, tandis que l'autre main placée en fourche sur les épaules de l'enfant, exerce sur ces épaules des tractions; de plus à ces mouvemens partiels des

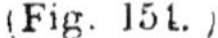
(Fig. 151.)

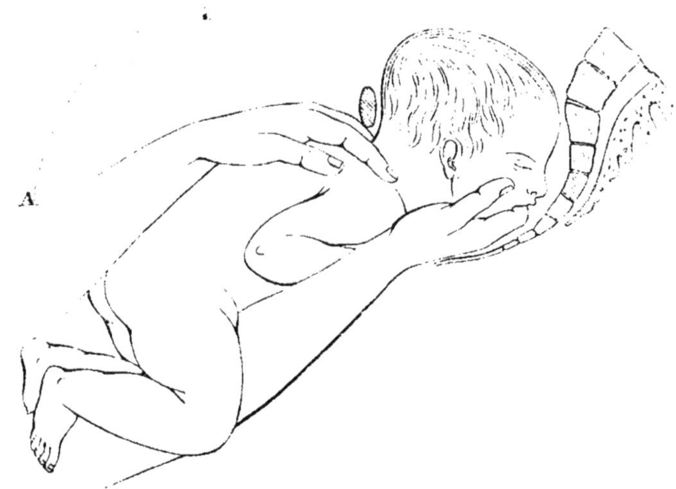

deux mains, doit se joindre un mouvement d'élévation de A en I, mouvement exécuté simultanément par les deux bras. C'est à l'aide de ce procédé seul qu'on pourra parvenir à dégager une tête, pour peu qu'elle résiste, et non pas en plaçant deux doigts sur les côtés du nez et deux doigts sur l'occiput comme le conseillent quelques auteurs.

Je sais pour mon compte, que dans les cas où je me suis vu contraint de dégager la tête après l'issue du tronc, je n'ai jamais trouvé une prise assez solide sur les côtés du nez qui sont lisses et tubréfiés, et que j'ai toujours été obligé de recourir au procédé de madame Lachapelle, qui est adopté exclusivement par tous les accoucheurs qui sont familiarisés avec la pratique obstétricale.

Que de fois n'a-t-on pas compromis la vie de l'enfant, en perdant un temps précieux dans de semblables tentatives.

Deux fois entre autres j'ai pu constater la vérité de ce fait, ainsi que l'excellence du procédé que je conseille, et l'inutilité de celui que je blâme.

Je fus appelé, par M. le docteur A. Robert, auprès d'une femme demeurant sur la place des Italiens. Un médecin, dont je n'ai jamais su le nom, s'évertuait depuis une heure à dégager la tête d'un enfant dont le tronc pendait à l'extérieur; l'enfant était privé de vie. En vain il avait tenté de fléchir la tête en repoussant l'occiput et en cherchant à attirer les côtés du nez : toutes ses tentatives avaient été infructueuses. Deux secondes me suffirent pour terminer cette extraction.

J'arrive un jour à la salle des accouchemens, en l'absence de M. P. Dubois : une femme était sur le lit de travail, et venait d'accoucher d'un enfant qui s'était présenté par le pelvis; le tronc était sorti en totalité; mais, depuis un quart d'heure, deux personnes se relayant, n'avaient pu déterminer le dégagement de la tête, qui était, il est vrai, solidement fixée dans l'excavation. L'une d'elles, pour laquelle je professe une véritable estime, se disposait même à appliquer le forceps, lorsque, me voyant arriver, elle me pria d'essayer à mon tour. Il y avait un assez grand nombre d'élèves présens; j'avais donc à cœur de terminer ce dégagement. J'introduisis alors deux doigts fixés solidement sur la mâchoire inférieure, deux doigts sur les épaules, et, à l'aide d'un mouvement d'élévation et de traction directe, je dégageai la tête en moins de temps que j'en mets à le dire. Malheureusement, l'enfant avait cessé de vivre. Cependant, la tête était si solidement fixée, et je fus obligé d'employer un effort si considérable, que je conservai pendant plusieurs jours les traces de la contusion que la mâchoire inférieure avait imprimée au médius de ma main droite.

Loin de moi la pensée d'accuser les personnes qui assistaient cette femme; elles n'ont péché que par trop de confiance dans un procédé qui manque presque toujours son effet.

Si on n'avait pas pu imprimer au produit le mouvement de torsion sur son axe, à l'aide duquel on ramène le dos en avant, et que le produit ait été engagé la face en dessus, et l'occiput dans la concavité du sacrum, le dégagement n'en aurait pas moins lieu dans la plupart des cas; cependant, il est un peu moins facile.

(Fig. 155.)

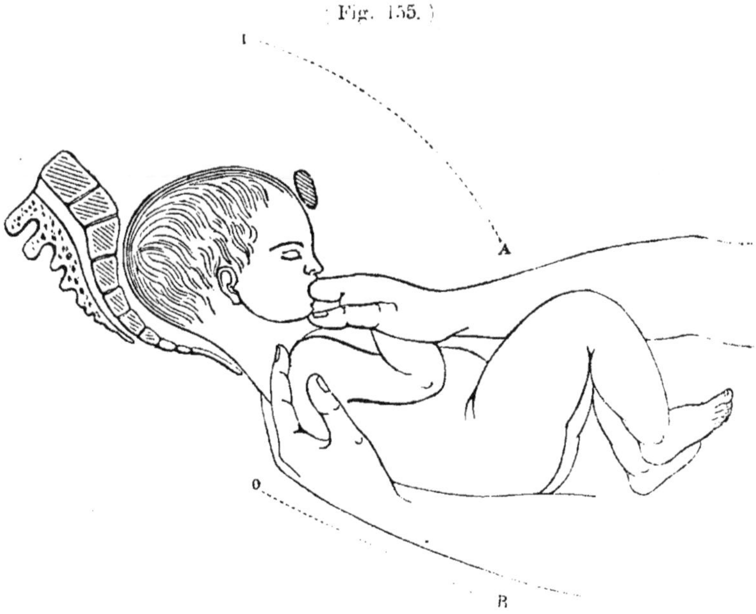

Deux cas peuvent se présenter alors où la tête s'est engagée fléchie, parce qu'on a eu soin de ménager les tractions. Alors, le front et l'occiput se présentent ensemble au détroit inférieur; c'est le diamètre sous-occipito-frontal plein qui mesure le dégagement de la tête; s'il ne s'effectue pas, on le favorisera en tâchant d'abaisser la mâchoire inférieure à l'aide de deux doigts, pendant qu'avec l'autre main on tire directement sur le tronc (de O en B), en l'abaissant (fig. 155); si on éprouvait trop de difficulté, il faudrait, sans perdre de temps, élever fortement le tronc de A en I (fig. 155), faire rentrer ainsi le front sous les pubis, et dégager l'occiput à la commissure antérieure du périnée. Ou bien la tête peut être arrivée défléchie dans l'excavation; et, dans ce cas, on ne pourra la dégager qu'en élevant fortement le

(Fig. 156.)

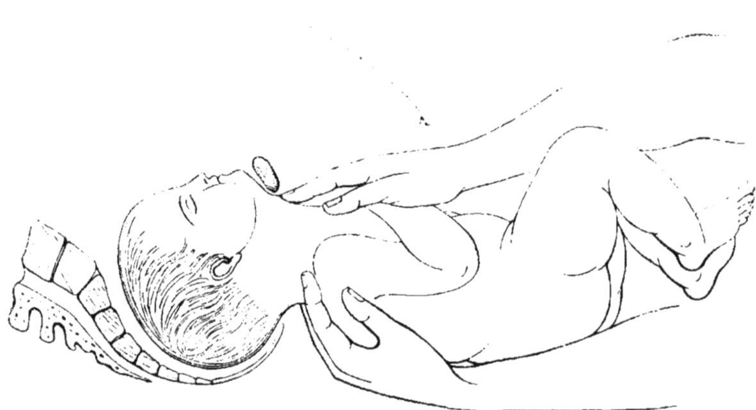

tronc (de A en I), et en faisant sortir l'occiput le premier en arrière. Il est bien rare qu'à l'aide de ces moyens seuls on ne puisse pas dégager la tête, et qu'on soit obligé de recourir au forceps.

De la version dans le cas de jumeaux.

Si deux produits étaient contenus dans la cavité utérine, il faudrait bien se garder de saisir deux pieds, s'ils venaient se présenter à la main de l'accoucheur, car on s'exposerait à entraîner le membre d'un produit avec celui d'un autre. De là les difficultés que j'ai signalées à l'occasion des accidens déterminés par les grossesses multiples (page 415).

§ 2. — *Difficultés qu'on peut rencontrer dans la pratique de la version pelvienne.*

La version ne s'exécute pas toujours aussi facilement que je viens de le dire ; souvent des difficultés plus ou moins sérieuses se rencontrent dans la pratique de cette opération ; je vais les énumérer dans l'ordre suivant lequel elles peuvent se rencontrer.

Étroitesse de la vulve.

La vulve, à moins d'une conformation anormale, n'est jamais assez étroite pour mettre un obstacle sérieux à l'introduction de la main, surtout si l'on attend, pour pratiquer, que l'orifice soit entièrement dilaté. En effet, la vulve subit, en même temps que le col utérin, une espèce d'assouplissement de préparation qui permet très bien à la main de la traverser, quand le col est lui-même perméable. Seulement, chez les primipares surtout, cette introduction de la main doit être faite avec d'autant plus de douceur et de ménagement.

Rigidité de l'orifice utérin.

Quand le col est rigide, non dilaté et non dilatable, on usera, pour vaincre sa résistance, de tous les moyens que j'ai déjà proposés : la saignée, si la femme est pléthorique, les bains, les onctions sur le col avec l'extrait de belladone ; mais si ces moyens échouent, et que l'accident, qui nécessite la version, soit de nature à compromettre rapidement la vie de la mère ou celle de l'enfant, l'accoucheur devra pratiquer plusieurs incisions sur l'orifice avant d'y pénétrer.

Mais ces incisions ne permettront facilement le passage de la main que dans le cas où l'orifice, quoique rigide et non dilaté, serait cependant aminci. Dans le cas contraire, s'il était épais, après ces incisions faites, il n'en faudrait pas moins employer, pour vaincre la résistance de l'orifice, presque autant d'énergie que dans l'accouchement forcé.

Resserrement exclusif de l'orifice interne.

Dans les cas même où l'orifice externe est dilaté, souple, la main éprouve quelquefois de grandes difficultés à surmonter la résistance de l'orifice interne, qui se contracte spasmodiquement sur elle, et l'empêche de pénétrer jusqu'aux pieds. Souvent cette contraction ne se manifeste que lorsque la main a été introduite dans l'utérus, et elle ne s'exerce alors que sur le bras de l'accoucheur. Mais cette constriction est quelquefois tellement forte, que le membre est paralysé, que les doigts perdent toute action; ils touchent les parties fœtales, n'ont plus qu'à les saisir, et ils ne le peuvent. Pour se faire une idée de cette incapacité de mouvement, de cet engourdissement douloureux qu'éprouvent le bras et la main, il faut l'avoir éprouvé. Cette circonstance est souvent un obstacle sérieux qui, retardant l'accouchement, laisse la mère et l'enfant exposés à toutes les conséquences des accidens qui nécessitent la version. Que faire dans une circonstance semblable? Retirer la main et réintroduire l'autre; si celle-ci éprouve le même accident, tâcher de lui rendre le mouvement en la trempant dans l'eau froide, pendant qu'on fait prendre à la malade 15, 20, 30 gouttes de laudanum en lavement, et qu'on fait sur l'abdomen des embrocations avec parties égales de laudanum et d'huile d'amandes douces.

Une saignée devrait, de même, être pratiquée s'il y a des symptômes de pléthore. Si malgré ces moyens, on ne peut parvenir à vaincre cette résistance, ce qui est rare, l'accoucheur devra réclamer le secours d'un confrère, dont le bras, non endolori, non fatigué, finira enfin par pénétrer. C'est une extrémité fâcheuse, parce que les gens du monde inhabiles à juger l'accoucheur, interprètent toujours contre lui cette demande d'assistance. Cependant, c'est une extrémité à laquelle les gens les plus habiles se sont quelquefois vus réduits.

Rétraction utérine.

Quant à la rétraction de l'utérus, il est bien rare, dans la présentation du sommet, qu'on la rencontre assez énergique pour s'opposer à la version. En effet, à moins qu'on ne suppose une présentation de la tête très inclinée, ou un obstacle mécanique quelconque à l'engagement, si les contractions ont été assez énergiques pour être suivies d'une rétraction violente, la tête se sera assez engagée sous l'influence de ces contractions pour qu'on ne doive et qu'on ne puisse plus faire la version, et que l'on soit obligé de recourir au forceps.

Mobilité du corps de l'utérus.

M. P. Dubois, seul, a signalé une autre espèce de difficulté qui se rencontre, cependant, assez fréquemment, et qui empêche la main de cheminer dans l'utérus: je veux parler de la mobilité de cet organe. Dans ce cas, la main, l'utérus et le produit ne forment plus qu'un seul tout, cette main ne peut plus glisser entre l'utérus et les parties fœtales, et elle entraîne dans ses mouvemens et l'organe et le produit.

On comprend que, dans ce cas, la seule indication à remplir est de faire maintenir l'utérus par un aide.

Engagement de la tête en même temps que les pieds.

Quand on n'a pu saisir qu'un pied ou qu'un genou, l'extrémité pelvienne non engagée, fait, à l'égard de la tête, l'office de la corde à nœud, à l'aide de laquelle on retire un bouchon d'une bouteille, elle entraîne la tête en même temps qu'elle dans le détroit supérieur. Cette circonstance peut également se présenter quand les deux pieds ont été amenés à l'extérieur, mais cela est plus rare. On remédie à cet accident en repoussant la tête avec une main, pendant qu'on tire les pieds avec l'autre, ces deux mouvemens doivent être simultanés et être faits avec beaucoup d'ensemble.

(Fig. 157.)

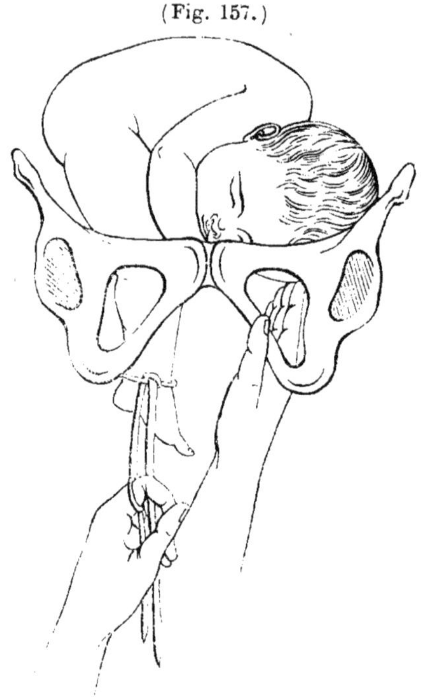

On n'a pu saisir qu'un seul pied.

Les cas où l'on n'a pu saisir qu'un seul pied sont la règle, ceux où l'on peut saisir les deux constituent l'exception. Comme je l'ai dit, la version se fait, dans la plupart des cas, aussi bien avec un seul pied qu'avec les deux; et on ne doit pas le moins du monde, poser comme règle générale d'aller à la recherche de l'autre extrémité quand on n'a pu en saisir qu'une. Il est rare, au contraire, qu'on soit obligé de recourir à ce moyen.

Quelles circonstances peuvent cependant mettre dans cette nécessité? il n'en existe qu'une seule, la voici : il arrive quelquefois que l'orifice interne, qui a laissé passer librement la main, se contracte sur les parties fœtales à mesure qu'on cherche à les extraire, et cette contraction est quelquefois si énergique, que la somme de force qu'on serait obligé d'employer, pour vaincre cette résistance, serait telle que le membre sur lequel cette force s'exercerait pourrait être distendu et lésé dans sa continuité. Alors, pour obvier à cet inconvénient, on va chercher l'autre extrémité de l'enfant, et en exerçant des tractions sur deux membres à-la-fois, on a moins de chances de les léser, que si on ne les exerçait que sur un seul.

Mais il ne faut pas croire que les difficultés qui s'opposent à l'extraction du produit dans ce cas, dépendent, comme l'ont avancé quelques auteurs, de ce que le produit se place à cheval sur la symphyse des pubis, de ce que l'autre pied s'arcboute sur le rebord du détroit supérieur. En effet, comment admettre que de semblables causes puissent s'opposer à l'extraction quand on sait que le segment inférieur de l'utérus présente un infundibulum lisse, sur lequel le fœtus glisse facilement jusqu'à l'orifice utérin, que le détroit supérieur, sur lequel repose le segment, est lui-même garni de parties molles qui font disparaître ses aspérités.

Pour aller à la recherche de l'extrémité qui n'a pu être amenée à l'extérieur, l'accoucheur place un lacs sur l'extrémité qui a été extraite la première, afin de la retenir à l'extérieur, puis il introduit la main droite quand la partie qu'il veut saisir est à gauche, la main gauche dans le cas contraire, et saisissant le membre comme il le peut, il l'amène à l'extérieur (fig. 158).

(Fig. 158.)

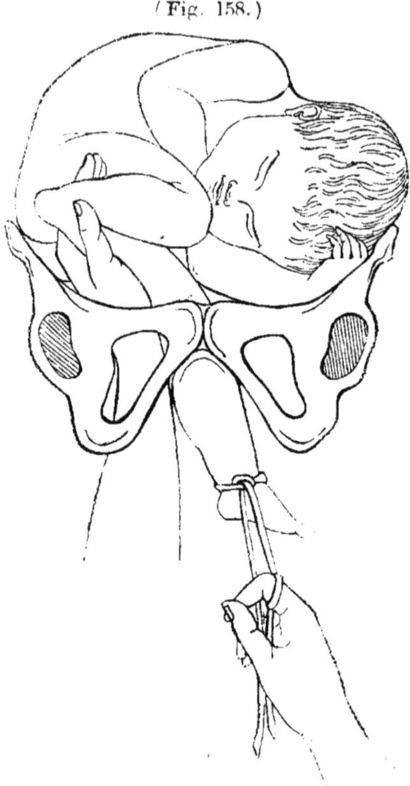

Difficultés inhérentes au redressement des bras.

Pendant l'extraction du tronc, les bras peuvent se relever sur les côtés de la tête, et alors le dégagement de ces bras n'est pas très difficile, tous les auteurs sont d'accord à ce sujet. Le bras qui est placé en avant peut offrir quelques difficultés ; j'ai indiqué pour y remédier le procédé de M. P. Dubois, qui consiste à conduire l'épaule antérieure dans la concavité du sacrum. Mais le redressement de ce bras ne s'opère pas toujours sur un des deux côtés de la tête ; s'il n'a pas suivi la rotation imprimée au tronc, il a pu passer derrière l'occiput : cet accident ne peut avoir lieu que dans la position occipito-pubienne; dans l'occipito-sacrée, au contraire, il est sans importance, le dégagement étant toujours facile dans la concavité du sacrum.

De plus, ce bras peut se redresser dans deux sens différens, soit en passant sur la poitrine le côté de la tête, soit en suivant le dos de l'enfant et la partie postérieure du cou. Si l'on veut alors dégager le bras, pour ne pas léser son articulation avec l'épaule, il faudra opérer le dégagement dans le sens où le redressement a eu lieu. Aussi, la difficulté ne consiste pas seulement dans le dégagement, elle consiste aussi à distinguer ces deux modes de redressement l'un de l'autre.

On a posé des préceptes à l'aide desquels, suivant quelques auteurs, il est très facile de reconnaître ces deux espèces de redressemens l'un de l'autre ; si le redressement a eu lieu dans le sens antérieur et supérieur, l'angle inférieur de l'omoplate est très éloigné du rachis, il en est, au contraire, très rapproché quand le croisement s'est opéré de bas en haut et en arrière.

Il s'en faut de beaucoup qu'il soit facile de différencier ces deux accidens l'un de l'autre, quand on sent une poitrine palpiter entre ses deux mains, une existence près de s'éteindre, si l'on ne se hâte d'agir. Dans une semblable circonstance, on n'est pas assez maître de soi pour apprécier des distinctions si minutieuses ; quelques secondes de retard et l'enfant a cessé de vivre, c'est un parti prompt et décisif qu'il faut prendre ; et, dans tous les cas, ce dégagement serait très long et très difficile à effectuer quand bien même on serait fixé sur la nature du redressement : souvent même ce dégagement serait impraticable.

En effet, comment faire passer facilement et rapidement le bras entre l'occiput et la symphyse des pubis quand ces deux parties sont en contact immédiat.

Mais il faut admettre aussi que les moyens de diagnostic ne sont pas tellement certains qu'ils ne puissent induire en erreur, et si l'on s'était trompé sur le sens du redressement, ce qui arriverait bien souvent, on s'exposerait à dégager dans un sens un bras qui s'est redressé dans un autre, et on tordrait alors l'articulation.

En présence des difficultés du dégagement et de ses lenteurs, par suite de l'impossibilité où l'on est, dans la plupart des cas, de préciser le diagnostic et à cause du danger d'un dégagement en sens inverse, il vaut bien mieux recourir de suite au procédé de madame Lachapelle. « Si l'on éprouve trop de difficultés à dégager le bras placé entre l'occiput et la symphyse, dit-elle, il ne faut pas perdre un temps précieux à tenter un dégagement impossible, mais il faut dégager le bras avec la tête. Le pis est de fracturer le bras (1) : cette dernière circonstance ne doit pas arrêter l'accoucheur, car en forçant le dégagement, dans la plupart des cas, on produira bien plus souvent la fracture du bras qu'en le dégageant avec la tête.

On pourrait aussi, dans le cas qui nous occupe, user du procédé de M. P. Dubois, et conduire l'épaule, qui est en haut, dans la concavité du sacrum, alors le dégagement du bras se fera avec assez de facilité, quel que soit le sens de son redressement.

Application du forceps quand le dégagement de la tête, arrêtée au détroit inférieur, ne peut s'effectuer à l'aide de la main.

Il est extrêmement rare que le dégagement de la tête, arrêtée au détroit supérieur, ne puisse s'effectuer à l'aide de la main seule, et qu'on soit obligé d'appliquer le forceps; bien plus, je suis convaincu que, dans la plupart des cas, où l'on s'est cru obligé d'avoir recours à cet instrument, si on s'était servi d'un bon procédé d'extraction, et si on avait employé une force suffisante, on aurait pu extraire la tête rien qu'avec la main.

(1) La fracture du bras est un accident léger chez un nouveau-né, l'important pour l'accoucheur est de ne pas avouer qu'il y a fracture, dans la crainte d'inquiéter les parens; une compresse dans laquelle on a glissé une carte imbibée d'eau, et dont on enveloppe le bras, une bande; tel est l'appareil, dont il suffit d'user en pareil cas Au bout de huit à dix jours, on peut le retirer, la consolidation est complète

Cependant, le détroit inférieur peut être assez rétréci, la résistance des parties externes assez énergique pour que le forceps seul puisse triompher de ces obstacles.

Dans ce cas, la tête peut affecter quatre positions principales, et se présenter fléchie et défléchie.

A. Position occipito-pubienne. Que la tête soit fléchie ou défléchie, l'application du forceps sera exactement la même ; de plus, les règles générales de l'application du forceps seront aussi les mêmes que dans le cas où la tête se présente la première en semblable position. Seulement une règle invariable vient s'ajouter à celles-ci, et régit toutes les applications de forceps après l'issue du tronc.

Le forceps doit toujours être appliqué à la partie antérieure du produit, quelle que soit sa position?

La promptitude est une des premières règles à observer dans cette application. Aussi, après avoir enveloppé le produit de linges chauds, on le fait relever aussi haut que possible par un aide, et on applique le forceps en dessous du tronc de l'enfant. La branche à pivot (ou gauche), tenue de la main gauche et guidée de la main droite, préalablement introduite dans les

(Fig. 150.)

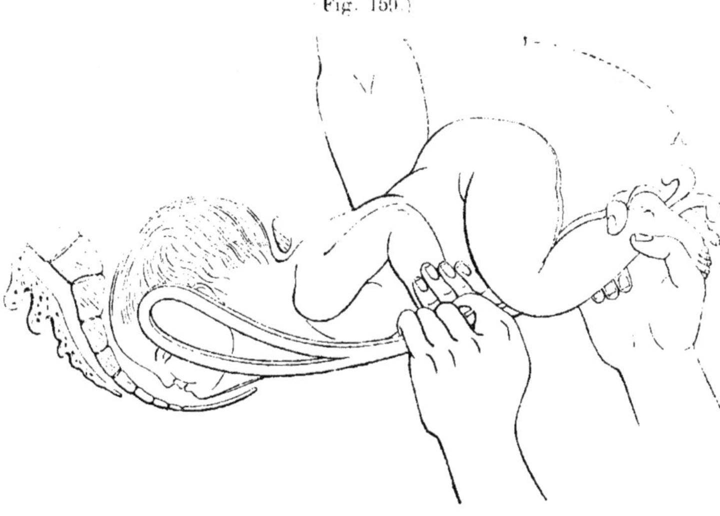

parties, est placée à gauche du bassin, la branche à mortaise (ou droite), tenue de la main droite et dirigée par la main gauche, est placée à droite. La tête se trouve alors prise par son diamètre bi-pariétal, et l'articulation effectuée, l'accoucheur saisit les deux extrémités inférieures de l'enfant, en même temps que l'extrémité du forceps, pendant que l'aide soutient toujours le tronc. Puis, enfin, il dégage la tête en élevant l'instrument de A en I (fig. 159).

B. Position occipito-sacrée. Dans la position occipito-sacrée, le forceps s'applique exactement de la même manière que dans le cas précédent, que la tête soit fléchie ou défléchie, mais le mode de dégagement varie suivant l'une ou l'autre de ces circonstances. Enfin, le tronc du produit dans l'un et l'autre cas, doit être aussi abaissé que possible, pour permettre au forceps de s'engager.

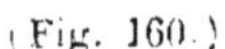

(Fig. 160.)

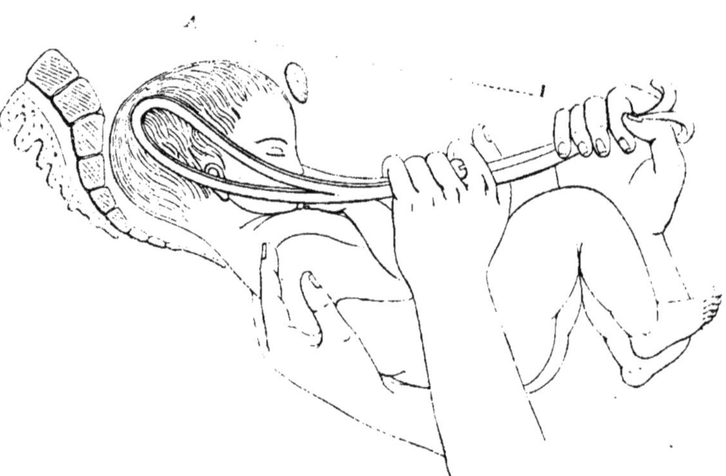

Ces précautions prises et le forceps appliqué, si la tête est fléchie, on exercera des tractions de A en I presque directes et en abaissant un peu l'instrument pour dégager le front de dessous les pubis (fig. 160).

Si la tête est défléchie, le dégagement s'effectuera en élevant

(Fig. 161.)

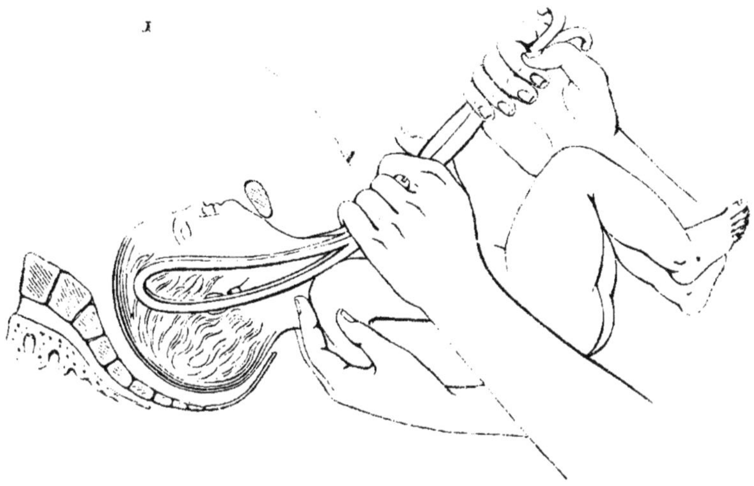

l'instrument de A en I (fig. 161), un aide ayant toujours soin dans ces deux cas de soulever le tronc, en suivant les mouvemens de l'accoucheur.

L'application du forceps est un peu plus difficile dans ces deux cas, où l'occiput est en arrière, que dans le premier où il était en avant. Mais dans les positions occipito-iliaque gauche ou occipito-iliaque droite, toujours après l'issue du tronc, on éprouve dans le placement des branches des difficultés fort grandes: aussi madame Lachapelle a-t-elle donné le conseil fort sage de ramener la face dans la concavité du sacrum à l'aide de la main, afin d'appliquer le forceps après cela en situation occipito-pubienne. Pour cela, la main droite de l'accoucheur, si le dos est à gauche, la main gauche, si le dos est à droite, sera introduite dans la concavité du sacrum et les doigts réunis, en forme de crochet, iront se fixer sur la face et la ramèneront dans la concavité du sacrum, pendant que l'autre main imprimera au tronc un mouvement analogue.

(Fig. 162.)

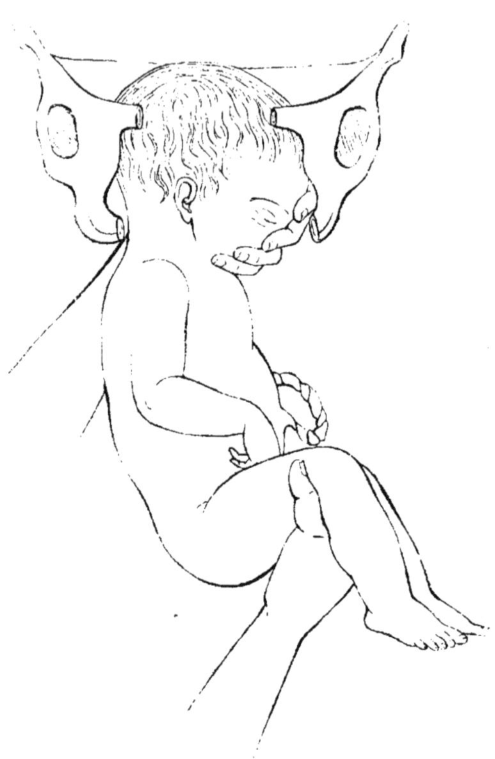

Cela fait, on extrait la tête avec la main (fig. 151, page 521), ce ne serait que dans le cas d'insuccès de cette manœuvre, qu'il faudrait recourir avec promptitude au forceps. Pour cela le tronc du produit sera maintenu vers la cuisse gauche; si l'occiput est à gauche, le forceps sera appliqué à la partie antérieure du produit, la concavité des bords regardant l'occiput, c'est-à-dire à gauche, toujours en commençant par la branche à pivot.

L'articulation effectuée, l'accoucheur imprimera au forceps, un mouvement de rotation de gauche à droite qui ramènera en même temps la concavité des bords de l'instrument, et l'occi-

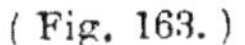

(Fig. 163.)

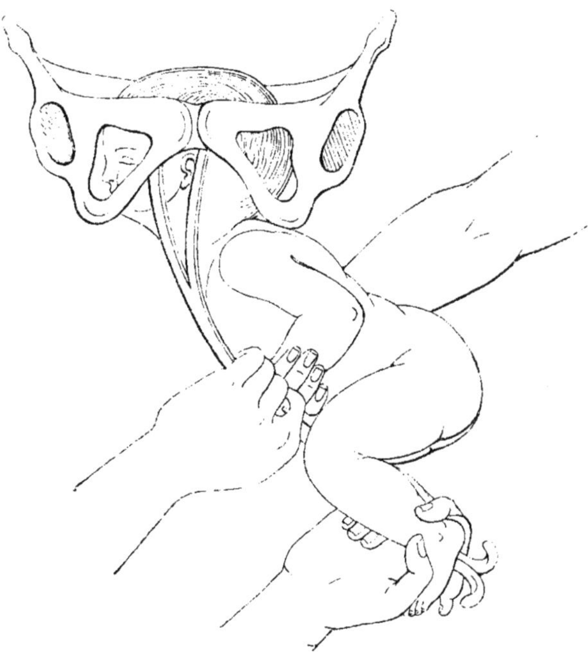

put sous les pubis. Le dégagement se fera comme en position occipito-pubienne.

Dans la position inverse occipito-iliaque droite, le tronc serait maintenu vers la cuisse droite, la concavité des bords de l'instrument dirigée à droite, la rotation s'exécuterait de droite à gauche, etc., etc. (fig. 164).

Ces applications, soit que la tête soit diagonale, soit qu'elle soit transversale, sont extrêmement difficiles, mais heureusement dans la plupart des cas, il sera possible de ramener la face dans la concavité du sacrum à l'aide de la main (fig. 162), quand elle répondra à l'un des deux côtés du bassin.

Cette manœuvre a aussi été conseillée pour ramener la face en arrière, quand elle répond en haut, mais elle est complètement impraticable : la main et le poignet ne peuvent pas s'en-

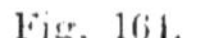

Fig. 161.

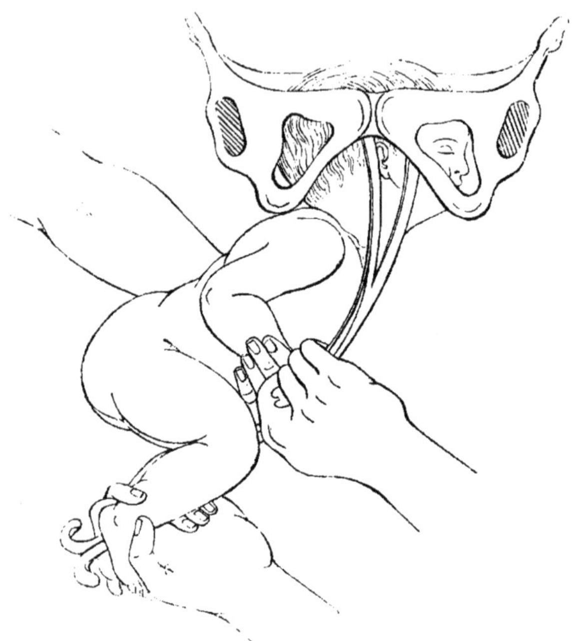

gager assez profondément pour contourner la tête, et alors les doigts ne peuvent pas atteindre la face. Il faudrait pour que cette opération fût facile, que le bassin fût très grand, que la tête fût très petite; dans ce cas cette opération deviendrait inutile, la tête suivrait facilement la torsion imprimée au tronc, et la face pourrait être ainsi ramenée dans la concavité du sacrum sans introduction de la main, et sans forceps.

La tête peut être retenue au détroit supérieur.

A. Bassin bien conformé. Il faut d'abord supposer qu'il n'existe pas de disproportion entre le bassin et la tête de l'enfant. Dans ce cas, la tête ne peut être arrêtée au détroit supérieur, si l'on a ménagé les tractions et surtout si l'on a eu soin de ne les exercer qu'en même temps que l'utérus se contracte.

La tête doit franchir facilement ce détroit en présentant son diamètre occipito-frontal; mais si les tractions ont été faites de continue, la tête n'étant plus retenue dans sa flexion naturelle par la contraction utérine, se défléchit, et vient présenter alors au détroit supérieur, son diamètre occipito-mentonnier.

Il faut aussi envisager cet accident dans deux positions principales, occipito-pubienne, occipito-sacrée.

a. Occipito-pubienne. L'occiput est arrêté sur les pubis, le menton sur l'angle sacro-vertébral. L'accoucheur introduit toute sa main au-dessous du tronc du produit, pénètre assez profondément dans les organes, pour aller accrocher la bou-

(Fig. 165.)

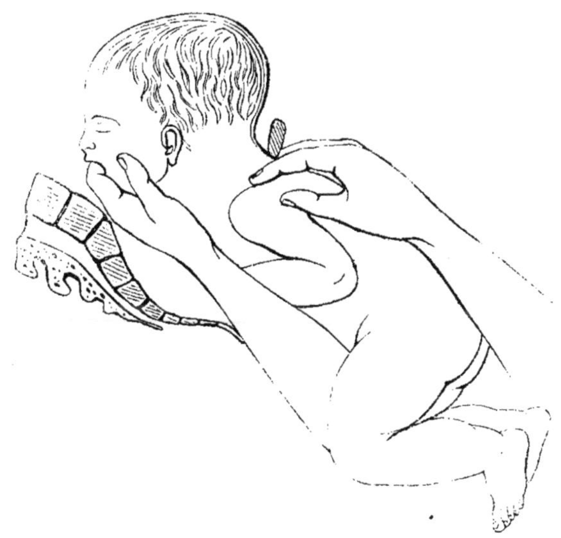

che de l'enfant avec l'index et le médius et engageant ainsi le menton le premier, il substitue au diamètre occipito-mentonnier qui a treize centimètres et demi (cinq pouces), le diamètre occipito-frontal qui n'en a que onze centimètres (quatre pouces). Cette opération n'est pas extrêmement difficile, le tronc ne bouche pas assez hermétiquement l'excavation pour qu'une *petite* main ne puisse s'y engager entre la poitrine et la concavité du sacrum, et ne puisse atteindre ainsi jusqu'à la bouche.

b. Occipito-sacrée. L'occiput est arrêté sur l'angle sacro-vertébral, le menton sur la symphyse des pubis. Ici, il n'est pas possible d'introduire la main entre la symphyse des pubis et la poitrine de l'enfant pour aller abaisser la bouche et par suite le menton en avant. Il n'y a pas assez d'espace entre ces parties

(Fig. 166.)

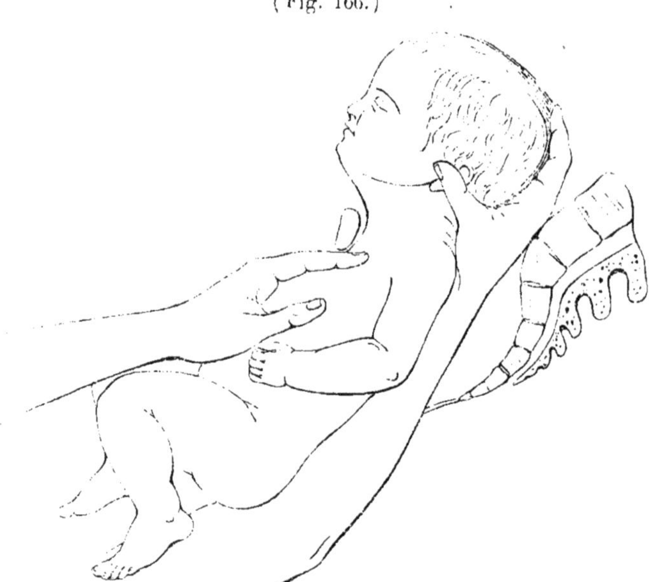

pour que la plus petite main puisse passer. Il faut donc renoncer à ce procédé. L'accoucheur devra encore introduire la main droite en arrière, afin d'embrasser l'occiput, et de le diriger à gauche, et de diriger par suite la face à droite; ce mouvement doit se combiner d'un mouvement d'élévation du poignet, pour fléchir la tête, en soulevant l'occiput. Cela fait, c'est-à-dire la face regardant un des points du côté droit, la main contournant la tête tâche d'atteindre la face comme dans la fig. 162, et la dirige alors tout-à-fait en arrière. Puis deux doigts sont introduits dans la bouche et ils achèvent de fléchir la tête en l'engageant, si elle ne l'est pas suffisamment, et ils la dégagent.

Cette manœuvre comme on le pense bien, est fort difficile à exécuter, c'est cependant le seul procédé innocent qu'on puisse mettre en usage en pareil cas. Si on ne peut parvenir à dégager ainsi la tête, on n'a d'autre recours que dans les procédés que j'indique plus bas.

B. Bassin mal conformé. J'ai signalé parmi les contre-indications de la version, deux circonstances qui ont la même valeur, *l'excès de volume de la tête et le rétrécissement du bassin.* Il est souvent facile d'apprécier avant de pratiquer la version, quel est l'état du bassin; mais cela n'est pas toujours possible, et il arrive bien souvent qu'en pratiquant la version dans un bassin qu'on croit bien conformé, on est tout surpris de rencontrer de grandes difficultés pour engager la tête. Ces difficultés révèlent alors un rétrécissement qui, par sa régularité, était resté inaperçu.

Bien plus, par suite de la difficulté qu'on éprouve à apprécier le volume de la tête de l'enfant avant sa naissance, à moins qu'elle n'appartienne à un enfant hydrocéphale, on est souvent exposé à amener, après l'extraction du tronc, une tête trop volumineuse au détroit supérieur.

Cet accident est pour le produit le plus fâcheux de tous ceux qui peuvent compliquer la version. Les difficultés presque insurmontables qu'on rencontre dans l'extraction de la tête défléchie, à un détroit supérieur vicié, compromettent souvent la vie de l'enfant par les lenteurs qu'elles amènent dans son extraction, et aussi par les manœuvres plus ou moins meurtrières auxquelles on est obligé d'avoir recours pour débarrasser la mère.

La tête défléchie peut s'arrêter dans les deux positions occipito-pubienne, occipito-sacrée, que j'ai admises pour le bassin bien conformé. L'art tâchera d'intervenir de la même manière (*voyez* fig. 165 et 166), il réussira quelquefois dans la position occipito-pubienne, et bien plus rarement dans la position occipito-sacrée. Dans le cas où ces tentatives auraient échoué, que faire alors? Appliquera-t-on le forceps, comme le conseil en a été donné, sur une tête placée au-dessus du détroit supérieur, le tronc bouchant l'excavation? est-elle possible? L'expérience prouve que cet instrument ne peut être, dans ce cas, d'aucune utilité, qu'il n'y a jamais assez de place dans l'excavation pour que le forceps puisse être guidé jusqu'à la tête; que, quand bien même chaque branche isolée pourrait être introduite, il serait impossible de les réunir, de les articuler. Certes, c'est peut-être le cas, en obstétrique, où la position de l'accoucheur est le plus pénible, le plus difficile. Il sent la vie de l'enfant près de s'éteindre, et il ne peut lui porter secours sans risquer d'attenter à ses jours par les procédés qu'il est forcé d'employer. Cette position est affreuse; il faut cependant l'accepter.

Le premier des procédés qui se présentent consiste, dans la position occipito-sacrée, à tordre avec force le tronc du produit avec la main gauche, de manière à ramener la face en arrière, pendant qu'avec la main droite, dont deux doigts sont introduits dans la bouche, on cherche à fléchir et à engager la tête.

On est souvent, dans ce cas, obligé de s'adjoindre un aide qui tord le tronc de l'enfant et exerce en même temps sur lui des tractions proportionnées à la résistance. On doit, dans ce cas, se bien garder de s'abandonner sur le produit en exerçant ces tractions, non pas dans la crainte de le faire périr, sa mort a déjà été déterminée, dans la plupart des cas, par la torsion imprimée au tronc, mais afin de ne pas offrir aux assistans le triste spectacle d'une détroncation violente, qui souvent couvre de ridicule l'opérateur, qui va tomber à quelques pas avec le tronc de l'enfant entre les mains. Jamais une opération, quelle qu'elle soit, ne doit, en obstétrique, revêtir le caractère de la violence. Si la section du col est nécessaire, il vaut bien mieux l'opérer par l'instrument tranchant que par arrachement. D'ailleurs, les parties de la mère auraient bien souvent beaucoup à souffrir de ces tractions énergiques, avant que la tête ne cédât.

Malheureusement, c'est à la détroncation, et par suite à l'application du forceps, que l'accoucheur doit recourir en dernier lieu pour débarrasser la mère. M. P. Dubois pratique cette section du col à l'aide de grands ciseaux courbes sur le plat. Cette section ne peut être faite en deux ou trois coups, comme on pourrait se l'imaginer. Les ciseaux ne doivent agir que par leur extrémité et à petits coups, sans quoi on s'exposerait à comprendre dans les mors de l'instrument quelques-unes des parties maternelles.

Pour pratiquer cette opération, il faut d'abord abaisser fortement le tronc de l'enfant en tirant dessus, afin d'opérer cette section, en commençant d'avant en arrière. On peut se servir également d'un bistouri, mais les ciseaux me paraissent remplir mieux le but qu'on se propose. L'excavation débarrassée du tronc, il est possible alors de changer la direction de la tête et de l'entraîner dans tous les cas à l'aide du forceps ou du céphalotribe, si cet instrument devenait indispensable.

C'est une dure extrémité à laquelle ne sera pas souvent réduit l'accoucheur prudent qui cherche bien à apprécier l'état du bassin a ant d'agir, et qui a soin de n'exercer des tractions modérées que pendant la contraction utérine. Si l'homme de l'art est quelquefois réduit à agir ainsi dans des cas de cette nature, c'est toujours après que des tentatives de version mal dirigées et dans un bassin rétréci, ont compromis la vie de l'enfant : il n'a plus alors qu'à s'occuper du salut de la mère.

Je ne me suis pas occupé, dans cet article, de la brièveté du cordon comme complication de la version. En effet, j'ai traité longuement de ce sujet, plus haut. Les indications sont du reste exactement les mêmes, que cet accident vienne compliquer la version ou l'accouchement spontané.

ART. III. — DE LA CÉPHALOTOMIE.

La céphalotomie comprend plusieurs opérations, 1° la perforation du crâne, 2° l'écrasement de la base du crâne.

§ 1. — *De la perforation du crâne.*

C'est à l'aide des ciseaux de Smellie qu'on pratique la perforation du crâne; c'est l'instrument qui doit être préféré. Cependant, on pourrait également se servir d'un bistouri ou du perforateur adapté à l'extrémité d'une des branches de certains forceps; mais ce dernier instrument surtout est bien loin de présenter les avantages des ciseaux de Smellie.

(Fig. 167.)

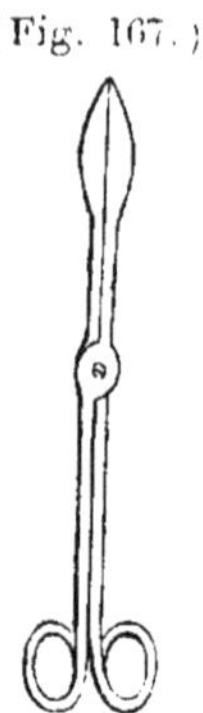

La femme, placée comme pour l'application du forceps, ou pour la version, l'accoucheur graisse convenablement sa main gauche, et l'introduit tout entière, excepté le pouce, dans les organes maternels; puis il saisit de la main droite les ciseaux, dont la pointe est garnie d'une petite boule de cire, et les glisse sur la face palmaire de la main gauche, et les dirige ainsi jusque sur la tête; arrivé là, il choisit autant que possible une suture ou une fontanelle, pour opérer la perforation plus facilement; mais avant tout, l'instrument devra agir perpendiculairement à la tête, pour éviter le glissement et la lésion des parties maternelles. Si donc il doit s'écarter de cette ligne perpendiculaire pour agir sur une fontanelle ou une suture, l'accoucheur devra renoncer à opérer la perforation sur un de ces espaces membraneux, et il agira sur le point de la tête qui se présente plus directement à la pointe de l'instrument. Quelques mouvemens de rotation, imprimés en sens inverse, suffiront, à l'aide d'un léger effort, pour vaincre la résistance des os du crâne, et l'accoucheur aura la conscience qu'il a pénétré dans la masse cérébrale, lorsque cette résistance n'existera plus. Alors il écarte les manches de l'instrument, les tourne en différens sens, et délaie ainsi la masse cérébrale; puis il rapproche les branches de l'instrument, et, en les maintenant entre le pouce et l'index de la main droite, il leur donne le degré d'écartement qu'il juge convenable pour agrandir suffisamment la perforation, en retirant les ciseaux. Ces ciseaux, en effet, représentent une espèce de lance, dont les bords externes sont tranchans. Alors, au moment où on les retire du crâne, en les conduisant avec précaution sur la main gauche, qui est restée dans le vagin pendant toute l'opération, on incise les tégumens plus largement, pour donner une plus facile issue à la masse cérébrale délayée.

On a conseillé, dans ce cas, de faire des injections dans la boîte osseuse même, afin de favoriser l'évacuation de la masse cérébrale; mais j'ai pu me convaincre que ces injections étaient complètement inutiles; elles compliquent et rendent plus repoussante, plus pénible une opération dont il faut autant que possible dissimuler les conséquences.

Ainsi, après que les ciseaux sont retirés, si on ne fait pas d'injections, les contractions utérines ou le céphalotribe, si le degré de rétrécissement en réclame l'usage, suffisent pour déterminer l'évacuation de la masse cérébrale, que l'accoucheur reçoit dans des linges, et qu'il cache aux yeux des assistans; tandis que l'eau des injections, teinte de sang, mêlée de détritus de la masse cérébrale, s'écoule avec abondance des organes, et donne à cette opération toute chirurgicale, l'apparence d'un acte de barbarie.

Si le degré de rétrécissement permet l'expulsion spontanée de la tête réduite, on recouvre la femme, on la replace dans son lit, et on livre l'expulsion du produit aux efforts spontanés; toutes les fois qu'on peut agir ainsi, cette conduite est certainement la plus sage; car l'application du forceps, à plus forte raison celle du céphalotribe, présente des dangers auxquels il faut autant que possible soustraire la malade. Mais si la femme est épuisée, s'il y a inertie utérine, il faut avoir recours au forceps (*voyez* les règles de cette application, quand la tête est au-dessus du détroit supérieur). L'instrument, dans ce cas, est plus sujet au glissement que lorsque la tête n'a pas été perforée. Il faudra donc avoir soin d'en lier bien exactement les manches avec une serviette, afin de prévenir cet accident. Si le bassin avait moins de huit centimètres (trois pouces), ce serait au céphalotribe qu'il faudrait avoir recours.

§ 2. — *De la céphalotripsie.*

Le céphalotribe, ou forceps compresseur de la tête, inventé par M. Baudelocque, neveu du célèbre accoucheur (1), est un instrument précieux, qu'on ne saurait trop défendre contre ses détracteurs. Il remplace avec avantage les crochets aigus et tout cet arsenal de pinces tranchantes ou armées de dents, instrumens presque aussi meurtriers pour la mère que pour l'enfant, et qui, grâce au ciel, sont complètement bannis de la pratique

(Fig. 168.)

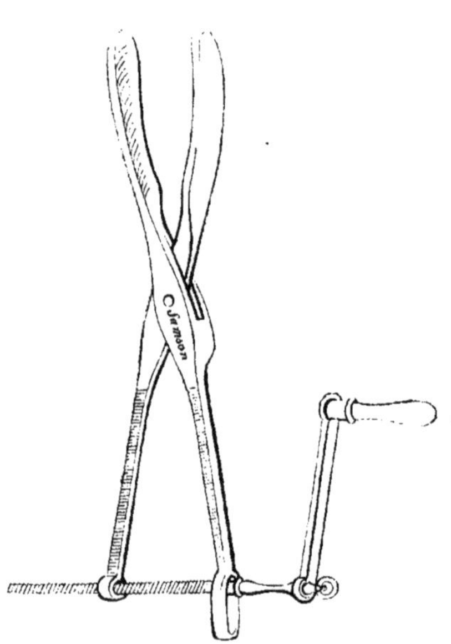

Cet instrument, composé de deux branches comme le forceps,

(1) Mon ami et mon ancien maître, le docteur Colombe, avait, avant cette époque, fait construire un forceps compresseur qui, dans beaucoup de cas, aurait pu remplir le même but que le céphalotribe

s'applique comme cet instrument, au détroit supérieur, c'est-à-dire sur les côtés du bassin. En effet, quand bien même une application régulière, par rapport à la tête, serait possible, elle devient tout-à-fait inutile dans un cas où on doit réduire le volume de la tête.

L'important dans cette opération, c'est de bien guider l'instrument jusque dans l'utérus, et de bien s'assurer que les parties maternelles n'ont pas été comprises dans les mors du céphalotribe. Son poids, quoi qu'il ait été beaucoup réduit depuis son invention, le rend bien moins maniable que le forceps ordinaire.

La tête saisie, on articule les branches, puis on les rapproche en tournant la manivelle. Les têtes les plus fortes, les plus ossifiées, cèdent facilement sous l'effort de cet instrument. Une fois la réduction opérée, l'accoucheur doit procéder à l'extraction avec le plus de soin possible; car des esquilles sortent souvent au travers des tégumens, et peuvent dilacérer les parties maternelles pendant qu'on extrait la tête. Pour éviter ces accidens, l'accoucheur donne au céphalotribe une direction convenable; il tâche d'accommoder le plus grand diamètre de la tête écrasée avec le plus grand diamètre du bassin. Pour cela, il dirige la concavité des bords de l'instrument, soit à droite soit à gauche, suivant qu'il éprouve plus de facilité à engager la tête dans un sens ou dans l'autre; puis il introduit quelques doigts de la main gauche dans les parties, pour protéger autant que possible les organes contre les pointes osseuses qui ont pu perforer le cuir chevelu.

On a donné le conseil de perforer toujours le crâne avant d'appliquer le céphalotribe; mais ce précepte ne me semble pas devoir être donné d'une manière absolue. Il faut, à mon avis, commencer par la perforation, quand on espère qu'elle pourra suffire seule; mais quand on sait par avance, qu'on devra se servir du céphalotribe, malgré la perforation, à quoi bon pratiquer deux opérations au lieu d'une qui est suffisante. En effet, les têtes les plus solides ne peuvent résister au céphalotribe, le cuir chevelu se perfore spontanément, et la masse cérébrale s'échappe d'elle-même, c'est toujours ce que j'ai observé sur la femme vivante, sur le mannequin et sur l'enfant mort. L'opération est plus rapide, moins dangereuse pour la mère et moins repoussante pour les assistans. Et je crois que si l'on a émis l'opinion que la perforation du crâne devait de toute nécessité, précéder l'application du céphalotribe, ce n'a été que dans le but de faire regarder cet instrument comme incomplet, comme insuffisant.

ART. IV. — OPÉRATIONS QUI SE PRATIQUENT SUR LA MÈRE.

Grâce à l'accouchement prématuré artificiel, et au céphalotribe, les opérations qu'on se voyait dans la nécessité de pratiquer sur la mère pour extraire l'enfant, ne sont plus mises en usage que dans des cas très exceptionnels. Ces opérations sont la symphyséotomie, et l'opération césarienne.

§ I. — *De la symphyséotomie.*

La section de la symphyse pubienne a été conseillée dans les cas où le bassin ne présente que depuis neuf centimètres (trois pouces un quart) jusqu'à sept centimètres (deux pouces et demi), mais l'accouchement prématuré artificiel pendant la grossesse, et la céphalotripsie, si par malheur les secours de l'art ne sont pas réclamés assez à temps pour qu'on puisse provoquer l'accouchement prématuré, ont fait tomber cette opération en désuétude.

Presque aussi grave pour la mère que l'opération césarienne, elle est loin d'en présenter les mêmes avantages pour l'enfant; les efforts qu'on est obligé d'exercer presque toujours sur lui, pour l'extraire, compromettent sa vie.

En effet, la section de la symphyse pubienne ne donne pas au bassin une ampliation telle, qu'un produit d'un volume normal puisse traverser le bassin sans efforts préjudiciables à la mère et à l'enfant.

Je ne prendrai pas pour exemple neuf centimètres (trois

pouces un quart de rétrécissement); à ce degré l'accouchement à l'aide du forceps peut encore avoir lieu, sans la section pubienne. Mais au-dessous de ce terme, jusqu'à sept centimètres (deux pouces et demi), quels avantages donnerait la symphyséotomie.

Il n'est pas possible de porter l'écartement des symphyses plus loin que cinq centimètres et demi (deux pouces), ce qui n'augmentera le diamètre antéro-postérieur que de un centimètre (quatre lignes environ); si on ajoute à cela les sept millimètres donnés par l'engagement de la bosse pariétale dans l'écartement des pubis, on aura un centimètre et demi (sept lignes) d'augmentation pour le diamètre antéro-postérieur. S'il a sept centimètres et demi (trois pouces moins un quart), cette augmentation ne lui donnera en tout que neuf centimètres (trois pouces un quart).

On comprend que ce résultat ne dispensera pas d'exercer sur la tête de l'enfant des efforts assez considérables, à l'aide du forceps.

Si maintenant le bassin n'avait que sept centimètres (deux pouces et demi), il ne pourra atteindre au maximum que huit centimètres et demi (trois pouces une ou deux lignes), et alors le forceps sera souvent insuffisant, et la perforation du crâne et la céphalotripsie deviendraient nécessaires, malgré la symphyséotomie; autrement dit, on aurait sacrifié la mère sans profit pour l'enfant.

En résumé, dans les cas où la symphyséotomie pourrait permettre l'extraction de l'enfant sans violence, l'accouchement prématuré rendra de bien plus utiles services. Si, prévenu trop tard, on n'a pu provoquer l'accouchement avant terme (l'enfant étant viable), on n'aura plus qu'à choisir entre la symphyséotomie et la perforation ou la céphalotripsie. L'accoucheur réduit à une aussi dure extrémité, ou de porter atteinte à la vie de la mère, sans savoir si on aura un enfant vivant, ou de sacrifier l'enfant à l'intérêt de la mère, prendra conseil de sa conscience. J'ai dit que pour moi le choix ne serait pas douteux.

Néanmoins, je vais résumer en peu de mots l'historique de la symphyséotomie et les procédés à l'aide desquels on la pratique.

En 1773, Sigault, alors étudiant en médecine, frappé de cette idée que le ramollissement anormal des articulations du bassin devait rendre l'accouchement plus facile, proposa d'opérer l'écartement de la symphyse pubienne, pour arriver au même résultat. L'académie de chirurgie jugea sévèrement cette proposition qu'elle rejeta ; mais l'auteur ne se rebuta pas, et, assisté d'Alphonse Leroy, il pratiqua sa première opération, en 1777. La mère et l'enfant furent sauvés. Ce succès lui assura de nombreux partisans. La faculté de médecine fit frapper une médaille en son honneur ; mais il s'éleva contre lui des adversaires nombreux et acharnés. Les médecins se partagèrent en deux camps, les symphysiens et les césariens. On écrivit beaucoup pour et contre ; on s'injuria, et, en définitive, on en vint à penser qu'on avait raison de part et d'autre, que la symphyséotomie avait ses avantages, et l'opération césarienne les siens.

Manuel opératoire.

La symphyséotomie ne doit être pratiquée que l'enfant vivant, et surtout lorsque rien ne fera craindre que sa viabilité ne soit compromise. Alors donc que l'auscultation aura éclairé ce point, l'accoucheur pourra procéder à l'opération, qui est assez simple. Après qu'on a eu soin de vider le rectum, la femme est placée comme pour l'application du forceps, et solidement maintenue par des aides. Une sonde est engagée dans la vessie ; elle sert en même temps à évacuer l'urine et à ranger, pendant l'opération, le méat urinaire du côté droit et en bas, afin de le mettre à l'abri de l'instrument tranchant. Un aide la maintient dans cette situation, pendant qu'un autre tend la peau du pubis en haut. L'opérateur, après avoir reconnu exactement le lieu où se trouve la symphyse, fait une incision qui comprend toutes les parties molles, commence à un centimètre au-dessus du pubis, et s'étend un peu à gauche au-dessus du clitoris. Cette incision a mis à jour le cartilage interpubien, qu'on incise avec ménagement, afin d'éviter de léser la vessie. Cela fait, les os s'écartent, et si les contractions sont énergiques, l'accouchement peut s'effectuer spontanément. Dans le cas contraire, on est obligé de recourir au forceps. Après l'accouchement, on rapproche les os, on réunit les tégumens à l'aide de bandelettes agglutinatives, et on maintient le tout au moyen d'un bandage de corps assez serré. Bien entendu qu'on aura eu soin d'opérer la ligature des vaisseaux dont la section pourrait faire craindre une hémorrhagie.

Mais une foule d'accidens se manifestent après cette opération, et la femme y succombe le plus souvent. Dans les cas rares où elle survit, la consolidation des os n'a le plus ordinairement lieu qu'après trois ou quatre mois; chez quelques femmes même, elle ne s'est jamais effectuée, et la marche a été impossible pendant le reste de leur vie.

§ 2. — *De l'opération césarienne.*

L'opération césarienne ou l'extraction du produit au moyen d'une incision pratiquée aux parois abdominales et utérines, ne doit se pratiquer sur la femme vivante, que dans les cas seulement où le rétrécissement du bassin est si prononcé, que l'usage du céphalotribe devrait être proscrit.

Cette opération peut aussi se pratiquer sur la femme qui vient d'expirer après le terme de la viabilité, et lorsque l'auscultation témoigne que le produit est encore vivant, et qu'il est possible de l'extraire vivant.

Mais si la femme venait de succomber pendant le travail, il vaudrait mieux, si l'état des organes le permet, l'extraire par le forceps ou la version.

Combien de temps après la mort de la mère doit-on pratiquer cette opération, et doit-on la pratiquer alors même que l'auscultation ne fait pas percevoir les bruits du cœur de l'enfant?

Quelques accoucheurs donnent le conseil de pratiquer toujours cette opération, qu'on entende ou non les battemens du cœur du produit, et quand bien même la femme aurait expiré depuis dix, quinze ou même vingt-quatre heures, des enfans ayant pu survivre autant de temps à la mort de leur mère. Il ne peut y avoir aucun inconvénient à adopter ce précepte comme règle de conduite, en ayant soin toutefois de bien constater la mort de la femme, et de pratiquer l'opération avec autant de soins que si elle était vivante, dans la crainte qu'elle le soit en effet. Cependant si on se reporte au temps où le précepte a été donné, on se convaincra de son utilité à cette époque, alors qu'aucuns signes bien certains n'établissaient la mort ou la vie du produit. Mais sera-t-on aussi convaincu de la nécessité de s'y conformer maintenant que l'auscultation nous fournit un moyen sûr de constater les battemens du cœur de l'enfant; moyen d'autant plus infaillible que tous les autres organes chez lesquels la vie est éteinte, sont dans le silence le plus complet, que rien en un mot ne peut gêner l'auscultation.

J'avoue que pour mon compte personnel, à moins que les parens ne me manifestent le désir que cette opération soit pratiquée quand même, je ne l'entreprendrais que lorsque l'auscultation m'aurait mis à même de constater l'existence du produit. Et je me fonde pour penser ainsi, sur ce que la mort de la mère peut n'être qu'apparente, et qu'alors si l'on pratique l'opération dix minutes, un quart d'heure après le moment où l'on a cru que la malade a expiré, on détermine à coup sûr sa mort, tandis qu'elle aurait peut être pu être rappelée à la vie, et fournir encore une longue carrière.

L'opération césarienne est une des plus graves qu'on puisse pratiquer sur la femme vivante. Les cinq sixièmes au moins des femmes sur lesquelles elle a été pratiquée, ont succombé. En présence de pareils résultats, on a peine à comprendre comment on peut se décider à la tenter encore sur la femme vivante, toutes les fois qu'en sacrifiant le produit, il est possible de sauver la mère. Ainsi au-dessus de cinq centimètres et demi (deux pouces) de rétrécissement, ce serait à la céphalotripsie qu'il faudrait recourir. On objectera en vain que l'usage du céphalotribe est meurtrier, quand le bassin n'a qu'un peu plus de cinq centimètres et demi (deux pouces).

A cela, il sera facile de répondre que cet instrument même

dans ces conditions, laisse encore bien plus de chances de vie à la mère que l'opération césarienne, et que si jusqu'à présent cet instrument n'a pas encore rendu tous les services qu'il est appelé à rendre un jour, cela dépend de ce que les accoucheurs ne sont pas encore très familiarisés avec son usage, de ce que dans la plupart des cas, on ne se décide à l'employer que lorsque la femme, déjà exténuée par un travail prolongé, et par des tentatives de tout genre, est expirante.

Tandis que l'opération césarienne, au contraire, est, et doit être toujours pratiquée dans des conditions favorables, conditions qui rarement ont cessé d'exister, tant que l'enfant existe.

Le temps seul est appelé à trancher cette question; l'invention du céphalotribe est beaucoup trop récente pour qu'on puisse comparer les résultats qu'il fournit avec ceux que donne depuis longues années l'opération césarienne.

Mais je suis certain qu'un jour viendra où la génération qui nous succède, jugeant sans passion, rendra une éclatante justice au céphalotribe, et proscrira l'opération césarienne, dans les cas où en agissant sur le produit, il sera possible de sauver la mère.

Dès à présent, je ne me déciderais à pratiquer la section abdominale et utérine, pour extraire le produit, que lorsque le bassin serait tellement rétréci qu'il rendrait la mutilation du produit impossible. Mais au-dessous de deux pouces, il faut bien se résoudre à pratiquer l'opération césarienne; cette seule ressource laissée à la mère, permet toujours de sauver l'enfant quand l'opération est pratiquée en temps utile.

La nécessité de cette ressource extrême bien constatée, il est bien important d'y recourir avant que la prolongation du travail ait compromis la viabilité du produit, sans quoi l'on est exposé à sacrifier du même coup et la mère et l'enfant, résultat des plus déplorables. Tous les efforts de l'accoucheur doivent tout au moins tendre à extraire le produit vivant, puisque la mère doit presque certainement périr.

Malheureusement, on est souvent appelé trop tard pour pratiquer cette opération à une époque convenable du travail.

Mais lorsqu'on a été appelé auprès de la femme dès le début du travail, surtout si on a pu la suivre pendant les derniers jours de sa grossesse, on peut la préparer à l'opération par le bain, la saignée, etc., et choisir le moment favorable à l'opération. Ce temps d'élection est celui où le col est assez dilaté pour donner une facile issue aux liquides qui s'écouleront pendant et après l'opération, l'œuf étant encore intact. Ce dernier précepte, de ne pas rompre les membranes avant d'opérer, est d'une grande importance. La distension de l'organe facilite l'opération, et surtout le retrait de l'utérus, après l'écoulement du liquide. On conseillait autrefois cette rupture, dans le but d'empêcher l'épanchement du liquide amniotique dans le péritoine; mais, en faisant comprimer exactement les deux côtés du ventre par les mains d'un aide, on s'oppose facilement à cette effusion.

L'appareil se compose de deux bistouris, l'un convexe, l'autre à lame étroite et boutonné; de pinces, de fils à ligature, d'aiguilles courbes, garnies de fils cirés; de bandelettes, de diachylon, d'aiguilles d'argent droites et garnies d'une petite lance d'acier qui se retire après l'introduction de l'aiguille, enfin d'un grand morceau d'agaric, de plumasseaux de charpie, enduits de cérat, de charpie mollette, d'une bande de linge effilé, de compresses, d'un bandage de corps, enfin d'eau chaude, d'eau froide, de vinaigre et d'éponges fines; et à tout hasard, d'un forceps. Tout cela ainsi disposé, un aide étant chargé de présenter les instrumens et les objets de pansement à l'opérateur, un autre les éponges, la femme est placée sur un lit un peu élevé, comme pour une application de forceps difficile; elle est maintenue par des aides. Un aide est chargé de fixer l'utérus sur la ligne médiane, avec les deux mains; cette précaution s'oppose aussi à l'épanchement des liquides dans le péritoine. Enfin un autre aide appuie une main sur le fond de l'utérus, afin de retenir le paquet intestinal en haut, et de s'opposer à son interposition entre les parois utérines et abdominales.

L'opérateur pratique alors sur la ligne médiane, avec un

bistouri convexe, une première incision qui comprend la peau et le tissu graisseux sous-cutané, part un peu au-dessous de l'ombilic et s'étend jusqu'à trois ou quatre centimètres au-dessus du pubis. Ainsi pratiquée, cette incision doit avoir au moins de treize à seize centimètres d'étendue. Dans le cas où la petite stature de la femme ne permettrait pas de lui donner cette longueur, en la limitant aux points que j'ai désignés, on la prolongerait un peu à gauche de l'ombilic, et en haut. Le chirurgien divise ensuite, couche par couche, les plans aponévrotiques de la ligne blanche, et arrive ainsi, petit à petit, sur le péritoine.

Alors il pratique à cette membrane une petite ouverture, à travers laquelle il passe sur l'index de la main gauche un bistouri boutonné, à l'aide duquel il prolonge l'incision.

L'opérateur doit, après cela, inciser l'utérus, couche par couche, en redoublant de précaution, jusqu'à ce qu'il arrive à la surface de l'œuf, qu'il incise ; puis, à l'aide de l'index gauche et du bistouri boutonné, glissés à travers cette ouverture, il achève d'inciser l'utérus, spécialement vers l'angle supérieur de la plaie.

On opère immédiatement l'extraction du fœtus par la partie qui se présente ; l'utérus revient sur lui-même ; le placenta se décolle, et on l'extrait par la plaie, ainsi que les membranes, qu'on a soin de tordre, pour leur donner plus de solidité.

Le doigt, introduit dans le col utérin, constate qu'aucun corps étranger ne le bouche. Une bandelette est passée par la plaie, et attirée à l'extérieur par les organes génitaux ; elle est ensuite nouée sur les pubis. Son usage est de faciliter l'écoulement des liquides par les voies naturelles, et de maintenir ouvert l'angle inférieur de la plaie, dans le même but.

L'utérus en revenant sur lui-même, ferme la plaie faite à ses parois, et cette plaie ne demande aucun pansement particulier. Celle des parois abdominales est réunie à l'aide d'une suture enchevillée, pratiquée au moyen de plusieurs aiguilles d'argent passées dans les deux lèvres de la plaie, et autour desquelles on a enlacé un fil. Ces aiguilles doivent être placées à quatre centimètres les unes des autres, et avoir chacune un fil indépendant. Entre chaque suture, on place une bandelette de diachylon, puis l'agaric des gâteaux de charpie et de la charpie molette, et l'on maintient le tout avec des compresses et un bandage de corps.

(Fig. 169.)

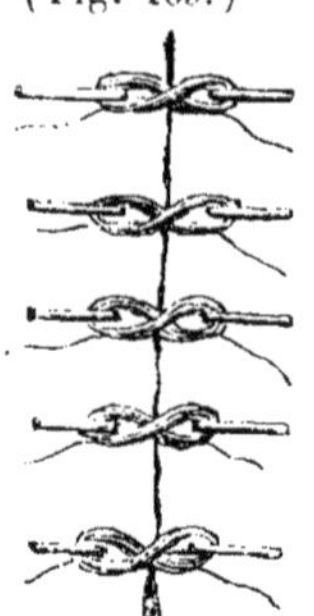

Le traitement consiste à combattre les accidens qui peuvent se manifester. Au bout de quatre ou cinq jours, on renouvelle la charpie, sans toucher aux aiguilles ni aux bandelettes; ce n'est guère qu'après le quinzième jour que la cicatrisation étant complète, on peut retirer, petit à petit, les aiguilles. Malheureusement, c'est presque toujours sur le cadavre que se fait la première levée de l'appareil.

TITRE III.

DE LA PRÉSENTATION DE LA FACE OU DE LA TÊTE DÉFLÉCHIE.

Pour suivre l'ordre de fréquence, j'aurais dû placer immédiatement après la présentation du sommet celle de l'extrémité pelvienne; mais j'ai pensé qu'il serait plus utile de ne pas séparer la présentation de la face de celle du sommet, pour rendre plus frappantes les analogies qui existent entre ces deux présentations, lesquelles ne sont d'ailleurs que deux subdivisions de la présentation de la tête.

Avant P. Portal, c'était une opinion reçue que la présentation de la face n'était pas susceptible de terminaison spontanée; ce

(Fig. 170.)

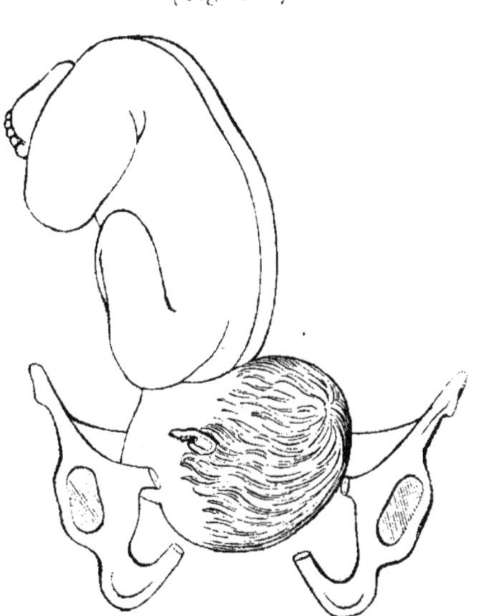

fut donc lui qui, le premier, posa en principe que, non-seulement l'expulsion peut se terminer, dans ce cas, par les seules forces de la nature, mais même que cette présentation est favorable à la mère et à l'enfant, et qu'ainsi elle doit rentrer dans la catégorie des accouchemens naturels. Deleurye, plus tard, adopta aussi cette doctrine; mais Deventer, Rœderer, et presque tous les auteurs qui ont précédé madame Lachapelle, la rejetèrent. Baudelocque lui-même, Gardien, Maygrier, tout en regardant l'accouchement par la face comme possible par les seules forces de la nature, n'en ont pas moins donné le précepte de chercher à prévenir cette présentation ou celui de la changer, se fondant sur ce qu'il est des cas où elle présente des dangers.

Frappée de la facilité avec laquelle l'accouchement par la face se termine le plus souvent, sans qu'on ait même d'accidens fâcheux à déplorer, madame Lachapelle posa en principe que l'accouchement par la face doit être livré aux efforts spontanés. Elle se fondait sur ce fait, que dans soixante-douze cas d'accouchement par la face, elle en avait vu quarante-deux se terminer favorablement. (*Pratique des accouchemens*, t. I, pag. 369.)

M. Velpeau eut l'occasion d'en observer six qui donnèrent naissance à des enfans vivans. MM. Nægèle, Stoltz, Moreau, se sont rangés à l'opinion de madame Lachapelle; enfin, M. P. Dubois, sur quatre-vingt-cinq cas observés par lui à la Maternité, fut huit fois seulement obligé d'intervenir; deux fois parce que le bras tendait à s'engager en même temps que la face, cinq fois pour résistance des parties génitales externes, une fois parce que le fœtus avait cessé de vivre. J'ai observé moi-même à la Clinique plusieurs accouchemens par la face, qui se sont terminés favorablement pour la mère et pour l'enfant. Une fois seulement M. P. Dubois fut obligé d'appliquer le forceps dans une mento-postérieure droite incomplètement réduite.

En effet, si même on laisse de côté l'expérience de chaque jour et qu'on ne considère que l'étendue des diamètres qui mesurent l'engagement et le dégagement de la face et du sommet, lesquels ont à-peu-près les mêmes dimensions, on sera conduit tout naturellement à admettre la terminaison spontanée comme possible, pourvu toutefois que le menton se rende sous l'arcade pubienne; car il en serait tout autrement, s'il allait se rendre dans la concavité du sacrum. Aussi, bien que d'accord au fond avec madame Lachapelle sur la manière dont les choses se passent dans la grande majorité des cas, je n'irai pas jusqu'à ranger cet accouchement dans la classe des accouchemens naturels; je craindrais, en agissant ainsi, d'inspirer une sécurité trop absolue aux jeunes praticiens, et comme cette expulsion, bien qu'elle soit le plus ordinairement spontanée, compromet souvent la vie du produit et nécessite aussi quelquefois l'intervention de l'art, il me paraît plus rationnel de le comprendre parmi les accouchemens spontanés et souvent naturels.

§ 1. — *Causes de la présentation de la face.*

L'obliquité utérine a été regardée par la plupart des accoucheurs, comme la cause principale de la présentation de la face. Selon Deventer et Gardien, cette présentation serait secondaire à une présentation du sommet, et cette substitution s'effectuerait ainsi : par suite de l'inclinaison de l'utérus, l'axe de cet organe et celui du détroit supérieur n'étant plus en rapport, les contractions utérines, en agissant sur le produit, tendraient à l'engager suivant l'axe de l'utérus, c'est-à-dire obliquement et non directement, suivant l'axe du détroit supérieur. Alors la tête du fœtus viendrait s'arcbouter contre le rebord du détroit supérieur, l'occiput se renverserait en arrière et la face viendrait remplace le sommet.

M. P. Dubois pense que les choses ne se passent pas ordinairement ainsi. Suivant lui, ces présentations seraient presque toujours primitives et non déterminées par l'obliquité de l'organe. En effet, sur quatre-vingt-cinq cas, il n'en a rencontré qu'un seul d'obliquité bien caractérisée. Et comment peut-on supposer, d'ailleurs, que les parties puissent s'accrocher au détroit supérieur, quand on sait que ce détroit est tapissé par des organes souples et que les parois utérines présentent au produit un plan lisse, lubréfié et contractile sur lequel il glisse jusque dans ce détroit. M. P. Dubois admet donc que ces présentations sont primitives au travail, et que cependant elles sont le résultat de la déflexion des présentations du sommet ; déflexion déterminée très probablement par les mouvemens actifs du fœtus, et voici l'explication qu'il en donne : « A une époque indéterminée de la grossesse, le menton peut s'écarter de la poitrine ; si le fœtus reste dans cette attitude jusqu'à terme, il s'y trouve fixé définitivement au début du travail parla rupture des membranes et les contractions de l'utérus. » Cependant, on ne peut pas nier d'une manière absolue que les obliquités utérines ne puissent quelquefois produire cette présentation.

Au reste, quelle que soit la cause de cette présentation, il est évident qu'elle est le résultat de la présentation du sommet défléchi. L'ordre suivant lequel sont rangées les positions de cette présentation en est bien une preuve; en effet, la position mento-iliaque droite postérieure (fig. 171), la première de la face, correspond à l'occipito-iliaque gauche antérieure (fig. 172), la première du sommet. La mento-iliaque gauche antérieure (fig. 174), deuxième de la face, correspond à l'occipito-iliaque droite postérieure (fig. 173), la deuxième du sommet, etc., etc.

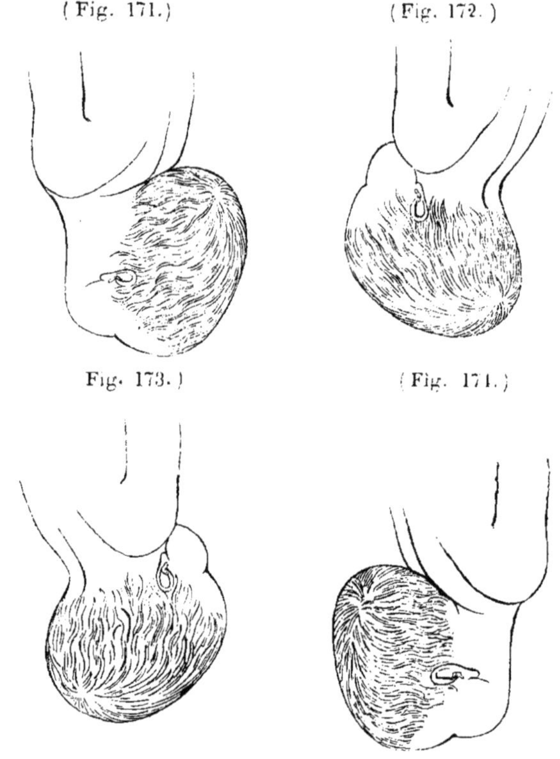

(Fig. 171.) (Fig. 172.)

(Fig. 173.) (Fig. 174.)

Diagnostic.

J'ai établi dans la classification des présentations, et des positions que la présentation de la face au détroit supérieur, peut être franche ou inclinée en quatre sens différens. Ainsi dans la présentation franche, on sent à l'orifice la face en plein, dans les variétés de présentations malaires, on sent l'une ou l'autre joue, une grande partie du front dans la variété frontale, enfin le menton et une très petite partie du col dans la variété mento-cervicale, la variété frontale est la plus fréquente, les malaires le sont moins, la mento-cervicale est rare.

Quant aux positions, j'ai établi aussi que malgré que le menton puisse être en rapport avec tous les points du détroit supérieur, cependant, la face n'affecte généralement que deux positions principales: mento-iliaque droite postérieure, première, mento-iliaque gauche antérieure, deuxième. Ces deux positions ont été assez souvent constatées pour qu'on puisse établir leur ordre de fréquence, il n'en est pas de même des deux positions diagonales opposées. Elles sont si rares, que ce n'est que par analogie qu'on peut leur assigner un rang. Voilà ce que donne la pratique, et théoriquement, on trouve le même résultat. En effet, si le sommet se présente en position diagonale, pour trouver un engagement plus facile au détroit supérieur, à plus forte raison la face, dont les diamètres excèdent un peu ceux du sommet, sera-t-elle sollicitée à affecter cette situation. Aussi je ne puis admettre que les transversales soient les plus fréquentes, et je crois que l'on a pu être conduit à penser que l'étendue du diamètre transverse rendait les positions transversales plus fréquentes, que parce que l'on a mesuré ce diamètre sur le bassin sec où il est plus étendu, au lieu de le considérer sur le bassin garni des parties molles où ce diamètre transverse est moins favorable que les obliques.

§ 2. — *Diagnostic de la présentation franche.*

Le diagnostic de la présentation de la face n'est pas en général difficile, cependant il l'est plus avant la rupture des membranes, surtout si celles-ci sont tendues. Le doigt de l'accoucheur arrive, dans ce cas, le plus ordinairement sur le front, la face n'étant pas encore complètement défléchie, et alors on peut croire à l'existence d'une présentation du sommet, quelquefois même la partie est si élevée qu'on ne peut l'atteindre.

Après la rupture des membranes, au début du travail, l'orifice n'étant encore que peu dilaté, on ne sent qu'une petite partie du front; les orbites et le nez; mais à mesure que la dilatation augmente, et que le mouvement d'extension se complète, la bouche et le menton viennent s'engager aussi dans l'orifice. Le diagnostic devient alors de la dernière évidence, mais fort souvent, lorsque la face est depuis quelque temps engagée au détroit supérieur, ses caractères sont un peu masqués par la tuméfaction dont elle devient le siège, et il serait possible de croire au premier abord à la présence de l'extrémité pelvienne; car on ne sent plus qu'une tumeur large, en partie solide, en partie molle, sur laquelle on distingue des saillies et des anfractuosités. Il faut, dans ce cas, s'attacher à bien constater la présence du nez, partie que les narines empêchent de confondre avec aucune autre. Le nez, dans ce cas, est logé dans un sillon formé par la tuméfaction des joues, et c'est cette disposition qui peut imposer pour les fesses; il faut de plus, reconnaître la bouche, qu'à moins qu'on ait bien peu d'habitude ou beaucoup d'irréflexion on ne pourra confondre avec l'anus. La cavité buccale, plus largement ouverte que l'anus, est garnie d'alvéoles, et contient la langue; l'anus au contraire, se resserre sur le doigt de l'accoucheur, et le coccyx peut être facilement senti à son pourtour : ajoutez que dans ce cas, le doigt est toujours retiré teint de méconium. Enfin, le contour osseux des orbites, la présence du menton ne laissent plus aucun doute.

§ 3. — *Diagnostic de la position.*

La direction des narines dans le début du travail, celle du menton quand la dilatation permet de sentir cette partie, sert à déterminer la position. Ainsi les narines ou le menton, sont-ils sentis à droite et en arrière, c'est une position mento-iliaque droite postérieure; à gauche et en avant, c'est une position mento iliaque gauche antérieure, etc., etc.

ART. Ier. — MÉCANISME DE L'ACCOUCHEMENT SPONTANÉ.

§ 1. — *Mécanisme de l'accouchement spontané dans la présentation franche de la face, position mento-iliaque droite postérieure.*

Le mécanisme de l'accouchement spontané par la face peut être divisé comme celui du sommet en cinq temps pour la présentation franche.

Avant la rupture des membranes, la face est modérément étendue, et peut s'étendre ou se défléchir davantage; dans cette situation, elle se présente au détroit supérieur par un diamètre intermédiaire entre le mento-occipital et le mento-bregmatique, dont l'étendue est de douze centimètres et demi (quatre pouces sept à huit lignes) (fig. 170, à la page 557). Ce diamètre est parallèle au diamètre oblique gauche du détroit supérieur, le menton répondant à la symphyse sacro-iliaque droite. Le diamètre bi-temporal est parallèle au diamètre oblique droit, la

(Fig. 175.)

DÉFLEXION : PREMIER TEMPS.

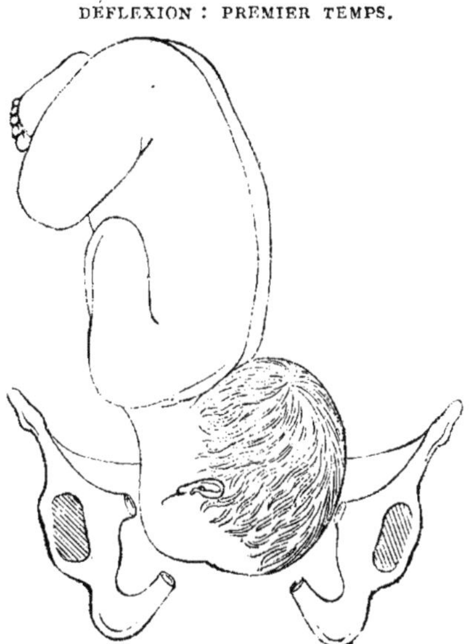

joue qui est en avant est plus facilement accessible, soit comme je l'ai dit à l'occasion du sommet, que cela tienne à l'inclinaison antérieure de la face ou à celle du plan du détroit supérieur.

Mais après la rupture de la poche, la face achève de se défléchir (premier temps)(fig. 175), et présente alors un diamètre plus favorable, le mento-bregmatique (1) qui a dix à onze centimètres (trois pouces trois quarts à quatre pouces) par lequel elle s'engage. **Deuxième temps.** Puis lorsque la face a pénétré dans l'excavation, quelquefois seulement, à mesure qu'elle s'y engage (2), elle effectue un mouvement de rotation par lequel le menton ramené à droite et en avant, est conduit bientôt sous la branche ischio-pubienne; puis enfin, sous la symphyse des pubis direc-

(Fig. 176.)

ENGAGEMENT ET ROTATION COMMENÇANTE : DEUXIÈME TEMPS.

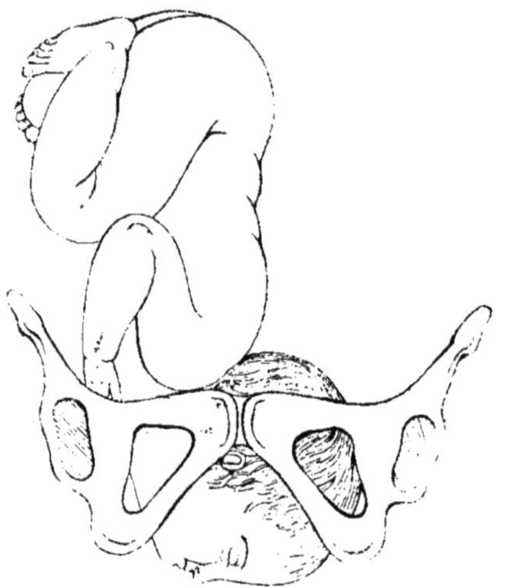

(1) Ce diamètre mento-bregmatique n'est pas exactement parallèle avec le diamètre oblique gauche, car il est difficile que le col de l'enfant permette une extension assez complète pour que le diamètre soit tout-à-fait horizontal. Au reste, cette obliquité est si peu de chose qu'elle n'augmente que très peu ce diamètre.

(2) Si la poitrine de l'enfant reste au-dessus du détroit supérieur sans suivre

lement (troisième temps). Cette rotation du menton en avant

(Fig. 177.)

ROTATION COMPLÈTE : TROISIÈME TEMPS
ET DÉGAGEMENT : QUATRIÈME TEMPS

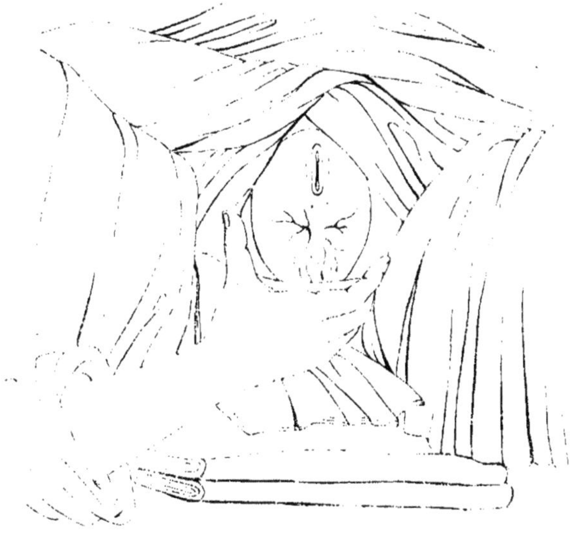

a presque toujours lieu quelque éloigné que le menton soit des pubis, et ce n'est que par exception qu'il va se rendre dans la concavité du sacrum. Enfin, le menton ne tarde pas à dépasser cette symphyse des pubis, et à remonter vers le mont de Vénus, la tête se fléchit alors, et le devant de la trachée s'ap-

la face qui s'engage, si le col de l'enfant ne peut s'allonger assez pour mesurer la paroi postérieure droite ou gauche du bassin, sur laquelle le menton glisse, l'engagement ne pourra s'effectuer que petit à petit, à mesure que la rotation du menton en avant s'effectuera. En effet cette rotation met le col de l'enfant en rapport successivement avec des points de la paroi de l'excavation qu'il pourra mesurer plus facilement, cette paroi latérale devenant de moins en moins haute, plus on la considère vers sa partie antérieure. Cependant, cet engagement successif du menton, à mesure que s'opère sa rotation en avant, n'est pas la règle, je l'ai vu tout aussi souvent pénétrer jusque sur le plancher du bassin sans rotation préalable.

puyant fortement sous l'arcade, on voit successivement se dégager à la commissure antérieure du périnée, le front, le bregma, l'occiput. Quatrième temps, le devant de la trachée et le dessous de la symphyse des pubis servent de point de centre à tous les rayons qui mesurent successivement le dégagement de la face : ces diamètres sont le trachélo-frontal, neuf centimètres et demi (trois pouces et demi), le trachélo-bregmatique, dix centimètres (trois pouces trois quarts), le trachélo-occipital, onze centimètres (quatre pouces une ou deux lignes).

Si on compare maintenant ces diamètres avec celui du détroit

(Fig. 178.)

SUITE DU DÉGAGEMENT : VU DE PROFIL.

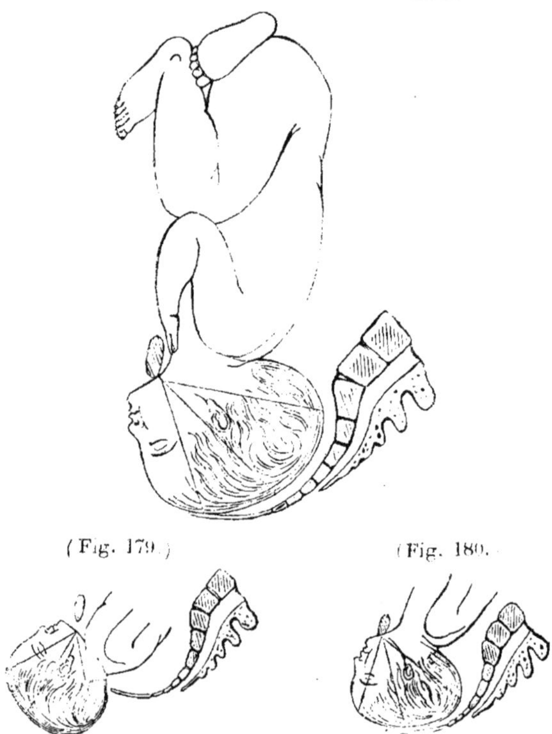

(Fig. 179.) (Fig. 180.)

inférieur, l'antéro-postérieur, qui a douze centimètres (quatre pouces quatre à cinq lignes), on se rend bien compte de la facilité du dégagement de la face dans cette situation mento-antérieure.

(Fig. 181.)

ROTATION EXTÉRIEURE : CINQUIÈME TEMPS.

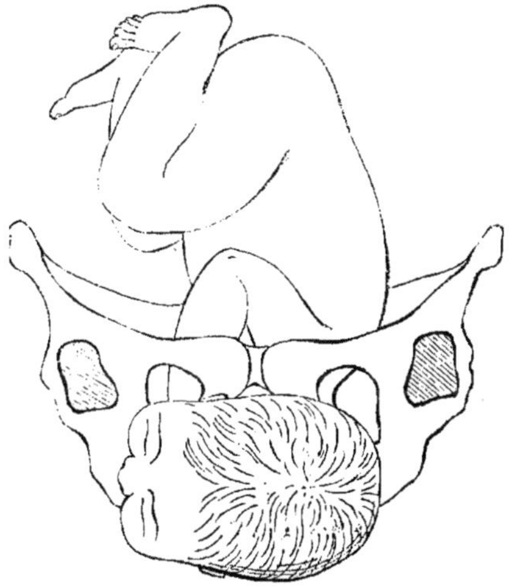

Le cinquième temps, celui de rotation extérieure, est le même que dans la présentation du sommet.

§ 2. — *Mécanisme de l'accouchement spontané dans les autres positions de la face.*

Le mécanisme de l'accouchement spontané dans les autres positions de la face, est exactement le même que dans la précédente; seulement le mouvement de rotation qui conduit le menton sous la symphyse des pubis, est d'autant plus étendu, que le menton est plus en arrière, et l'on peut établir comme règle générale, que, dans les positions de la face, quel que soit le point du contour du détroit supérieur auquel corresponde le menton, cette partie reviendra presque toujours en avant, et l'accouchement sera spontané; mais il s'en faut de beaucoup que l'accouchement se termine aussi favorablement, quand le menton reste en arrière, ce qui est heureusement très rare.

§ 3. — *Mécanisme de l'accouchement spontané dans les présentations inclinées de la face, ou variétés de présentation.*

Variétés malaires. Diagnostic et mécanisme.

Lorsque la face est inclinée au détroit supérieur, une ou l'autre joue occupe plus particulièrement le centre de l'orifice, si c'est la joue qui est en avant du bassin, on sent souvent une oreille derrière les pubis et on est obligé d'aller reconnaître vers le sacrum les autres parties de la face, le nez, la bouche. Si c'est la joue qui est en arrière, qui occupe l'orifice, le nez, la bouche sont plus rapprochés de la partie antérieure du bassin.

Ce que j'ai dit des variétés de présentation du sommet est également applicable à celles de la face. Aux premières contractions utérines, ces variétés se corrigent, la tête se redresse, et la face en plein vient occuper le détroit supérieur; en un mot, la variété fait place à la présentation franche, et l'accouchement se termine aussi favorablement que si cette variété n'avait pas existé. Les variétés malaires sont exactement dans ce cas; elles peuvent même s'engager comme les variétés pariétales du sommet, sans le redressement préalable.

Variété frontale. Diagnostic, mécanisme.

Dans cette variété, c'est le front en plein qui occupe le détroit supérieur; le doigt peut arriver aux orbites d'un côté, et de l'autre à la fontanelle antérieure. Cette variété de présentation est très fréquente, et elle se corrige comme les autres, immédiatement après la rupture des membranes. Le premier temps de l'accouchement, la déflexion totale, s'exécute; la face, qui se présentait incomplètement défléchie, s'étend et vient occupe-

Fig. 182

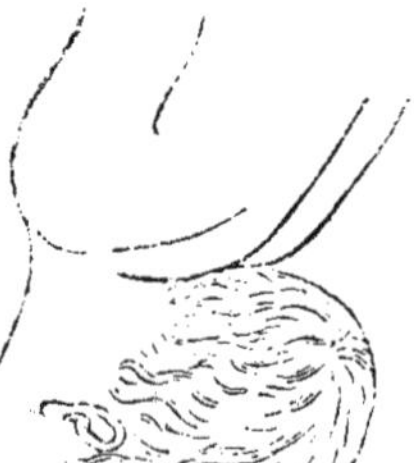

en plein le détroit supérieur. Il est rare, quoique cela puisse arriver, que la face, au lieu de se défléchir complètement, se fléchisse, et qu'ainsi une présentation du sommet vienne se substituer spontanément à une présentation de la face (*voyez* page 570).

Variété mento-cervicale. Diagnostic, mécanisme.

Le menton est placé presque au centre, et une petite portion du col du fœtus occupe avec lui l'orifice. On peut aussi atteindre la bouche, mais peu-à-peu la face s'abaisse, et la bouche, le nez, les orbites, une portion du front, viennent se joindre au menton et s'engagent dans le détroit supérieur, le col de l'enfant étant remonté du côté opposé.

(Fig. 183.)

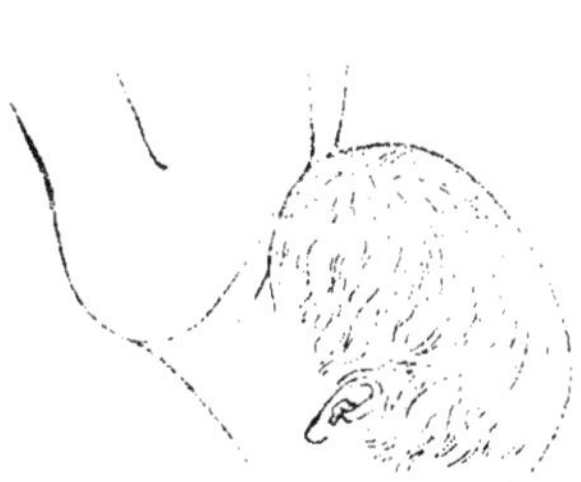

Il est fort rare que ces substitutions de présentation ne s'accomplissent pas, et que l'art soit obligé d'intervenir.

Quant à la position, elle reste la même; car, que la présentation soit franche, soit inclinée, le menton n'en sera pas moins ou à droite ou à gauche.

Pour l'accouchement dans le cas de grossesse gemellaire, voyez *Sommet*, page 288.

ART. II. — ANOMALIES DANS LE MÉCANISME DE L'ACCOUCHEMENT SPONTANÉ.

Toutes les anomalies que j'ai signalées comme pouvant se manifester pendant l'expulsion du produit, dans la présentation du sommet, se rencontrent également dans l'accouchement par la face; mais il s'en faut que les choses se passent aussi heureusement dans la seconde présentation que dans la première.

§ 1. — *Premier temps. Déflexion ou extension.*

Ainsi, le mouvement de flexion peut manquer dans la présentation du sommet (c'est un fait qui n'est pas rare), sans que ce défaut de flexion empêche l'engagement de la tête, parce que, comme je l'ai dit, cette flexion n'est qu'utile à l'engagement, et ne lui est pas indispensable. Dans la présentation de la face, au contraire, si le temps de déflexion analogue de la flexion du sommet ne s'accomplit pas, l'engagement est singulièrement retardé, et peut même quelquefois ne pas s'effectuer, et l'art est obligé d'intervenir, mais il est très rare que cette déflexion ou extension ne s'accomplisse pas, car elle a pour but de substituer un diamètre favorable à un diamètre qui l'est beaucoup moins (Voyez aux *Manœuvres dans le cas d'anomalie*).

§ 2. — *Deuxième temps. Engagement.*

L'engagement, dans cette présentation comme dans toute autre, ne peut manquer de lui-même ; il faut, pour qu'il ne s'exécute pas, qu'une circonstance quelconque vienne nuire à son exécution ; tel est le défaut d'extension, un vice de conformation, etc., etc. (Voyez *manœuvres*.)

§ 3. — *Troisième temps. Rotation.*

Comme on a pu le voir dans le mécanisme de l'expulsion spontanée, la rotation du menton s'exécute presque toujours en avant ; mais cette rotation, dans ce cas, peut très bien n'être pas complète, et la face se dégage encore diagonalement sans trop de difficultés. Madame Lachapelle a vu ce dégagement s'effectuer transversalement.

Mais si cette rotation du menton en avant manque complétement, si donc il reste en rapport avec la symphyse sacro-iliaque, ce cas est heureusement des plus rares, l'art est presque toujours obligé d'intervenir. Cependant, l'expulsion spontanée peut encore avoir lieu, mais en vertu de certaines conditions, et à l'aide d'un mécanisme très compliqué.

Dégagement spontané dans la situation mento-postérieure restée telle.

Dans cette situation, l'occiput est arcbouté derrière la symphyse des pubis, et le menton se trouve arrêté par le sacrum : la face se présente donc au diamètre antéro-postérieur du détroit inférieur (qui n'a que quatre pouces, quatre à cinq lignes), par son diamètre occipito-mentonnier, qui a treize centimètres et demi (cinq pouces).

Ce qui rend l'accouchement impossible, à moins que la tête

Fig. 181.

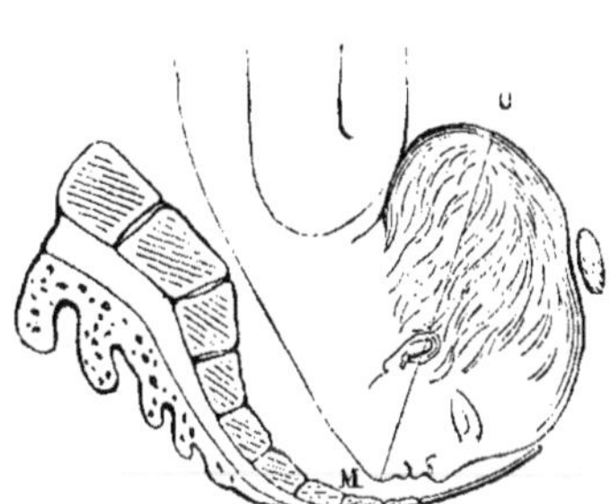

ne vienne changer de situation, ce qui peut avoir lieu de deux manières : alors l'accouchement peut se terminer, la face continuant à se présenter, ou bien le sommet venant par un mouvement de flexion, remplacer la face.

Dans le premier cas, le col de l'enfant s'allonge sous l'influence de contractions très énergiques; une petite portion de la poitrine s'engage aussi dans le détroit supérieur, et l'occiput se renverse fortement en arrière. Ces divers mouvemens combinés permettent au menton de s'avancer diagonalement en glissant dans la concavité du sacrum jusqu'au ligament sacro-sciatique, qu'il dépasse en le repoussant fortement en arrière. Le menton ainsi logé dans la concavité du périnée, la trachée vient reposer sur la pointe du sacrum. Ce ne sera pas alors l'occipito-mentonnier, comme cela a été écrit tout récemment, qui se présentera au moment du dégagement, car le dégagement ne pourrait pas avoir lieu dans ce cas, mais bien le trachélo-occipital, qui permet au sommet de s'abaisser sous la symphyse des pubis en présentant successivement au diamètre cocci-pubien le diamètre trachélo-frontal, neuf centimètres et demi (trois pouces et demi), le trachélo-bregmatique, dix centimètres (trois pouces trois quarts), le trachélo-occipital, onze centimètres (quatre pouces et quelques lignes)

(Fig. 185.)

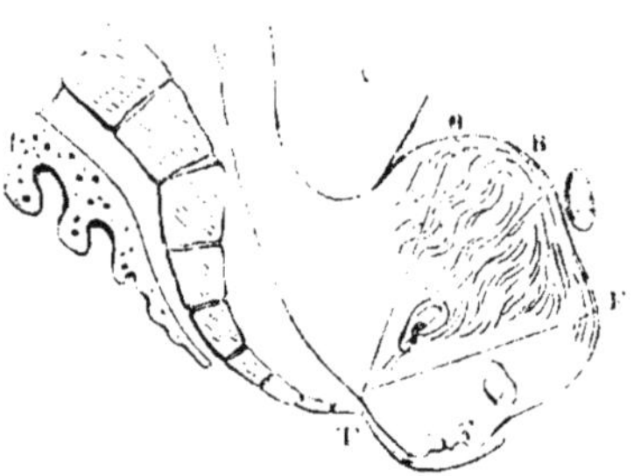

Après que le sommet s'est ainsi dégagé de dessous la symphyse des pubis, la face qui est restée contenue dans la concavité du périnée qu'elle a repoussé en arrière, se dégage bientôt par un mouvement de progression en avant.

Comme on le voit, les diamètres qui mesurent la sortie de la face hors des parties osseuses dans ce cas, sont les mêmes que dans le cas précédent : aussi, n'est-ce pas à l'étendue de ces diamètres que l'on doit attribuer les difficultés de cet accouchement, mais bien aux circonstances qui rendent possibles le dégagement préalable du menton, afin que le diamètre occipito-mentonnier puisse être évité. En effet, pour que le menton puisse parcourir toute la concavité du sacrum, pour dépasser le ligament sacro-sciatique, il faut que le cou de l'enfant s'allonge considérablement, qu'une partie de la poitrine puisse s'engager au détroit supérieur, que les contractions de l'utérus soient très énergiques, et que le périnée ne soit pas trop résistant. Ce sont ces conditions, difficiles à rencontrer, qui constituent toute la difficulté de l'expulsion : elles ne peuvent exister que lorsque le bassin est très large ou le fœtus très petit : aussi, toutes les fois que le produit aura des dimensions ordinaires, ainsi que le bassin, l'accouchement sera dans la plupart des cas impossible sans l'intervention de l'art.

Dans le deuxième cas, la face étant arrivée dans l'excavation, présente aussi au détroit inférieur son diamètre occipito-mentonnier, qui ne peut franchir ce détroit; alors le menton, au lieu de se rapprocher du périnée, comme dans le cas précédent, s'en éloigne, remonte vers l'angle sacro-vertébral et se fléchit sur la poitrine, ce qui permet à l'occiput de s'abaisser et de s'engager sous les pubis. En un mot, la présentation du sommet occipito-antérieure (ou pubienne) vient dans l'excavation remplacer celle de la face.

Mais ce fait ne peut aussi s'expliquer qu'en admettant que le fœtus est très petit et le bassin très large; car, pour que la tête arrivée étendue dans l'excavation, c'est-à-dire ayant son diamètre occipito-mentonnier perpendiculaire, puisse se fléchir, il faut que le diamètre occipito-mentonnier puisse se mouvoir dans l'excavation. Or, ce diamètre ayant treize centimètres et demi (cinq pouces), et l'excavation douze centimètres (quatre pouces et demi), cette flexion ne pourra pas s'accomplir, à moins qu'il n'y ait diminution dans les diamètres de la tête, et augmentation dans ceux du bassin.

§ 4. — *Quatrième temps : dégagement.*

Le quatrième temps de dégagement, comme celui d'engagement, ne peut manquer par lui-même : il est empêché par des circonstances étrangères, telles que la résistance des parties, l'inertie, etc. (voyez *manœuvres*).

Quelquefois, dans la position mento-antérieure secondaire

c'est-à-dire quand le menton répond au derrière de la symphyse des pubis; la tête peut se fléchir dans l'excavation, et le menton, au lieu de s'engager sous les pubis, remonte derrière la symphyse pubienne; le front se place sous l'arcade, et l'expulsion se termine comme en position occipito-postérieure du sommet (*voyez* fig. 99, p. 28?). J'ai eu occasion, dans le courant de janvier 1841, de suivre ce mécanisme chez une femme, à la Clinique. La position primitive avait été une position *mento-iliaque droite postérieure, qui se réduisit complètement en antérieure.* La tête de l'enfant était petite et le bassin large, ce qui explique cette anomalie dans le temps de dégagement.

§ 5. — *Cinquième temps : rotation extérieure.*

Enfin, le cinquième temps, ou celui de rotation extérieure de la tête et intérieure des épaules, est soumis aux mêmes irrégularités que celui du sommet.

ART. III. — PRONOSTIC POUR LA MÈRE.

J'ai établi, dans le premier chapitre de cet article, que l'accouchement par la face devait être regardé comme spontané dans la plupart des cas; mais, comme n'étant pas toujours naturel, car le travail est quelquefois plus long, plus pénible pour la mère, plus dangereux pour le fœtus, que dans l'accouchement par le sommet, il nécessite aussi plus souvent les secours de l'art. En effet, comme je l'ai déjà dit, les anomalies, dans les différens mouvemens que doit exécuter la face dans son trajet, ont une influence bien plus fâcheuse que dans l'accouchement où la tête s'est présentée fléchie; et la situation mento-postérieure droite ou gauche, qui reste telle après son engagement, ou qui devient tout-à-fait postérieure, constitue un accident des plus fâcheux, mais il est absolument faux, comme quelques auteurs le pensent encore, que la situation primitive, mento-postérieure droite ou gauche, soit plus fâcheuse que la position antérieure; car les mento-postérieures se réduisent presque toujours en antérieures secondaires (c'est-à-dire après l'engagement); et comme d'ailleurs elles sont les plus fréquentes, ce que démontre la pratique de chaque jour, ce sont elles qui donnent lieu à la grande partie des accouchemens spontanés.

Si le travail est quelquefois plus long que dans la présentation du sommet, ce n'est pas parce que la face offre au détroit supérieur des diamètres qui sont défavorables à l'engagement, j'ai déjà démontré le contraire, le trachélo-bregmatique qui mesure l'engagement n'ayant que dix à onze centimètres (trois pouces trois quarts à quatre pouces au plus), le diamètre oblique du bassin qui lui correspond ayant toujours plus de onze centimètres (quatre pouces); mais, c'est que la face qui s'offre au détroit supérieur s'accommode mal par ses anfractuosités au contour régulier de ce détroit, et qu'elle reste séparée de l'orifice utérin par une assez grande quantité de liquide, au lieu de s'appuyer, comme le sommet, sur cet orifice, et d'en favoriser la dilatation.

Quant au mouvement de rotation, il s'exécute avec autant de régularité que dans l'accouchement par le sommet, quelque éloigné que le menton soit de la symphyse des pubis. Nul doute cependant que l'accouchement ne soit bien plus fâcheux, lorsque, au lieu de se rendre en avant, le menton se rend en arrière; car la femme s'épuisera en vains efforts; et, que l'art soit obligé d'intervenir, ou que l'expulsion soit spontanée, ce qui est très rare, le séjour prolongé de la tête derrière la symphyse et sur le rectum pourra déterminer des fistules vésico et recto-vaginales. De plus, au moment où la tête franchira les parties externes, le périnée, malgré les plus grands soins, pourra être compromis.

Pour le dégagement au détroit inférieur, quand le menton est allé se rendre sous les pubis, il s'effectue aussi rapidement que celui de l'occiput; l'expérience le prouve, et quoi qu'on en ait dit tout récemment, le contraire n'est pas le moins du monde *évident* ; car la ligne courbe que décrit dans ce cas la contraction afin de dégager le front, le bregma et l'occiput, est exactement la même que dans le dégagement occipito-antérieur, où le bregma, le front et la face doivent aussi parcourir la concavité du sacrum et du périnée ; tel est, du reste, l'avis de madame Lachapelle (1).

ART. IV. — PRONOSTIC POUR L'ENFANT.

La prolongation du travail, quand la face occupe le détroit supérieur, peut déterminer la pléthore cérébrale et toutes les conséquences fâcheuses qui en résultent pour le produit. Il en est de même dans la rotation mento-antérieure, circonstance cependant la plus favorable, par suite du séjour trop prolongé de la partie antérieure du col de l'enfant sous les pubis. La compression des jugulaires qui en résulte, compromet la vie de l'enfant une fois sur dix à douze accouchemens. Malheureusement il est difficile d'assigner un terme précis, au-delà duquel il n'est plus permis d'attendre. On voit en effet des fœtus rester longtemps dans cette attitude, sans que leur vie soit compromise ; d'autres, au contraire, naître morts, après un travail facile et peu prolongé. Suivant madame Lachapelle, si l'enfant exécute des mouvemens de la langue et des lèvres, il faut rester dans l'inaction ; mais si les mouvemens viennent à cesser, il faut agir. A ces indications, il est bon de joindre les signes fournis par l'auscultation, afin de s'assurer de l'état de la circulation fœtale.

Le cas est bien plus grave, si le menton, restant en arrière, à droite ou à gauche, ou étant allé se rendre dans la concavité du sacrum, on se voit dans l'obligation d'agir, l'allongement

(1) *Pratique des accouchemens*, Paris, 1821, tome I, page 393.
« Or, il y a bien plus d'espace libre entre le menton et le rachis qu'entre « l'occiput et la même partie ; donc la face peut s'enfoncer plus avant *sous les* « *pubis* que l'occiput, donc elle offre plus d'avantage, etc., etc.

considérable du col. La compression des branches, souvent irrégulièrement appliquées, compromettront sa vie.

La procidence du cordon est une complication fâcheuse qui accompagne aussi, souvent, cette présentation, le détroit supérieur ne se trouvant pas exactement bouché par la partie qui s'engage.

La tuméfaction, dont la face est toujours le siège, ne doit être comptée pour rien dans le pronostic; c'est un phénomène qui se rencontre aussi, quoique moins prononcé, dans les autres présentations, et qui n'est dû qu'à un afflux séro-sanguin, que quelques jours suffisent pour dissiper. Il en est de même de la tendance que la tête a de se renverser sur le dos, par suite de la situation forcée dans laquelle elle s'est trouvée en parcourant le bassin.

CHAPITRE PREMIER.

DE LA CONDUITE QUE L'ACCOUCHEUR DOIT TENIR DANS L'ACCOUCHEMENT PAR LA FACE.

Les accoucheurs du siècle dernier, madame Lachapelle elle-même, dans le début de sa pratique, conseillaient de convertir la présentation de la face au détroit supérieur en présentation du sommet. Pour cela, avant l'engagement de la face, la main dont la paume regarde l'occiput devait être introduite entre le rebord du détroit supérieur et la tête, en soulevant cette tête, puis les quatre doigts fixés en forme de crochet sur l'occiput, devaient entraîner cette partie au détroit supérieur.

Ces auteurs se fondaient, pour donner un semblable conseil, sur ce que l'accouchement par le sommet est aussi favorable que possible au produit, tandis que l'accouchement par la face ne se termine spontanément que dans les cas où le menton répond en avant du bassin, et sur ce que souvent même, dans ce cas, la vie de l'enfant est compromise.

Ils alléguaient aussi en faveur de leur opinion, que les mento-iliaques droite et gauche postérieures donnant toujours lieu aux mento-postérieures directes, il fallait se hâter de prévenir cette rotation du menton en arrière, en ramenant le sommet, la situation mento-postérieure nécessitant toujours une intervention plus ou moins fatale au produit et à la mère.

Il me sera facile de démontrer que ces craintes sont chimériques pour la plupart, et que si l'art était si souvent obligé d'intervenir autrefois, si la vie des enfans et des femmes a été si souvent compromise dans cette présentation, cela tenait bien plutôt à ce qu'on se hâtait de troubler la marche de la nature, au lieu de la laisser agir, ce qui aurait éclairé sur le véritable pronostic de cet accouchement.

Je démontrerai aussi que, si l'on a si long-temps persévéré dans de semblables erreurs, cela tient à ce qu'on attribuait à la présentation de la face les accidens qui résultaient des manœuvres qui étaient tentées pour convertir cette présentation.

Nul doute, cependant, que l'accouchement par le sommet ne soit plus favorable à la mère, surtout à l'enfant, que l'accouchement par la face. Je l'ai établi dans le pronostic : *pour la mère*, dans la présentation de la face, travail plus prolongé et plus dangereux, si quelques anomalies se manifestent dans les phases du travail. *Pour l'enfant*, outre les dangers que lui font courir ces anomalies, dans les circonstances les plus favorables, la mort a lieu une fois sur dix ou douze accouchemens; et si la rotation du menton a lieu en arrière, la mort est presque certaine.

Aussi, si en ramenant le sommet au lieu de la face, on remédiait à tous ces inconvéniens, sans leur en substituer d'autres souvent plus graves, ou tout au moins qui le sont autant; si, du reste, cette opération était praticable dans la plupart des cas, il faudrait y avoir recours. Mais d'abord, en supposant qu'on ait pu réussir à ramener le sommet au lieu de la face, il n'y aura pas du tout parité entre l'accouchement, qui se fera quand le sommet aura été ramené de force au détroit supérieur et l'accouchement qui aurait lieu dans une présentation primitive du sommet. En effet, quand le sommet s'est présenté de lui-même au moment de la rupture des membranes, l'orifice est exactement bouché par la partie qui se présente et le liquide amniotique ne s'écoule que graduellement pendant toute la durée du travail, et par conséquent le fœtus n'est pas exposé à la compression immédiate de l'utérus : cette condition favorable n'existe pas dans l'accouchement où le sommet a été ramené. L'introduction de la main et les tentatives faites pour aller accrocher l'occiput, permettent à la totalité du liquide amniotique de s'écouler. Mais, de plus, ce flot de liquide peut entraîner une anse de cordon ombilical au-dessous de la tête de l'enfant. Cet accident est rare dans la présentation du sommet primitive, parce que, comme je l'ai dit, le sommet bouche exactement l'orifice; mais il se produit souvent dans ces tentatives de version céphalique, au moment où la main introduite cherche à repousser la face pour ramener le sommet. Si cet accident a eu lieu, il faut alors tenter la réduction du cordon ombilical pour en prévenir la compression, et si l'on ne peut parvenir à le remonter au-dessus du détroit supérieur, on est obligé, pour soustraire le fœtus aux conséquences de cet accident, de faire la version pelvienne ou l'application du forceps, suivant que la tête est plus ou moins basse, opérations qui ne sont pas sans inconvénient pour lui. Un bras ou les deux bras pourront également être entraînés au détroit supérieur en même temps que le sommet, qu'on se sera efforcé de ramener. De là, la nécessité de tenter leur réduction, ou, dans le cas d'insuccès dans cette opération, l'obligation de pratiquer la version ou l'application du forceps, suivant le cas. Ajoutez, de plus, que ces tentatives de réductions, extrêmement douloureuses, sont de nature par elles-mêmes à augmenter la position fâcheuse dans laquelle se trouvent déjà la mère et l'enfant.

Mais les dangers que cette opération fait courir à la mère et à l'enfant ne sont pas les seules raisons qui doivent en faire proscrire l'usage; il s'en faut qu'elle soit d'une exécution facile, et les accoucheurs qui ont été à même de tenter cette opération, savent combien de difficultés sont attachées à son exécution (1). Les plus grands partisans de cette méthode, Baudelocque lui-même, ont avoué un assez grand nombre d'insuccès. Madame Lachapelle, dans le temps où elle était imbue de ces fausses idées sur la présentation de la face, éprouva aussi très souvent des difficultés insurmontables (2). La pratique de M. P. Dubois lui a donné les mêmes résultats, dans les cas où un vice de conformation du bassin, l'engageait à tenter d'opérer cette substitution de présentation. Aussi l'on peut dire que, dans les présentations de la tête, il est quelquefois possible de diriger la nature dans les voies qu'elle devrait suivre; maisque très rarement, je ne crains pas de l'affirmer, on pourra s'opposer efficacement à ses [illegible], à moins de changer la présentation par la version pelvi[illegible].

Une seule circonstance rend possible, à la rigueur, la réduction de présentation, c'est le cas où, rompant les membranes au moment de l'introduction de la main, on trouve la face mobile au détroit supérieur, et encore rencontrera-t-on, dans ce cas, quelquefois de grandes difficultés. De plus, ce serait seulement dans un cas de vice de conformation du détroit supérieur qu'il serait permis de la pratiquer, pour éviter au produit les dangers d'une application de forceps irrégulière sur la tête étendue. Mais si l'on tente cette opération après la rupture des membranes, la rétraction de l'utérus s'opposera presque toujours à son exécution.

Le plus ordinairement, les tentatives de réduction seront donc infructueuses de deux manières : 1° ou l'on aura complètement échoué, après des tentatives réitérées et long-temps soutenues,

(1) Madame Lachapelle regarde cette répulsion de la face comme extrêmement difficile. *Pratique des accouchemens*, Paris, 1821, tome 1, page 407.

(2) Madame Lachapelle, premier volume, troisième mémoire, p. 408, lig. 17. « Que de fois n'ai-je pas perdu ma peine à de semblables tentatives, etc. « etc... Et même dans les circonstances les plus souhaitables, je n'ai pas toujours réussi, je ne suis pas la seule, au reste, Delamotte n'en put venir à bout, « dans deux accouchemens qui se terminèrent seuls. »

et après avoir fait beaucoup souffrir la femme, l'on se trouvera dans la nécessité d'abandonner la face au détroit supérieur; alors l'accouchement se fera avec des chances bien moins favorables pour le produit surtout et pour sa mère, qu[illegible] l'on n'eût rien fait;

2° Ou ces tentatives de réduction pou[illegible]ncore être infructueuses en ce sens, que le sommet, un[illegible]mené, peut être chassé de nouveau du détroit supérieur[illegible] face peut venir le remplacer, malgré tous les efforts que l'o[illegible]a pour le maintenir. Cet effet se produit par suite de la tendance naturelle qu'a cette présentation, à occuper de nouveau le détroit supérieur, quand cela a déjà eu lieu.

Si maintenant, au lieu de tenter cette opération, on respecte la présentation de la face au début du travail, la rotation du menton s'exécutera en avant dans l'immense majorité des cas, quel que soit le point du détroit supérieur auquel corresponde le menton, et l'accouchement sera, pour la mère, presque aussi favorable que l'expulsion par le sommet; moins favorable, il est vrai, pour l'enfant, sa vie étant compromise une fois sur dix ou douze; mais, cependant, cette expulsion spontanée le mettra dans une situation plus favorable que si l'on agissait, un enfant succombant sur sept ou huit, dans le cas où l'intervention est nécessaire. De plus, l'on aura évité à la mère les douleurs de l'opération; à soi-même, les difficultés et le désappointement qui suit l'insuccès. (1)

Mais les partisans de cette méthode, qui pensent pour la plupart que les positions mento-antérieures ou transversales sont les seules qui se réduisent en mento-antérieures directes, et que les mento-postérieures droites ou gauches, au contraire, moins

(1) Madame Lachapelle, *Pratique des accouchemens*, tome I, p. 409, fig. 2.
« Ce procédé je l'ai mis en usage pour la dernière fois il y a quatre ans ;
« depuis ce temps la nature a tout fait dans les circonstances où je m'évertuais
« à la combattre; je le regarde donc comme effacé de mes règles, ou bien j'at-
« tendrai avant d'agir que la face soit descendue, et alors il sera trop tard pour
« redresser la tête, le forceps sera seul proposable, ou bien si quelque consi-
« dération particulière me force à agir quand la face sera encore au détroit su-
« périeur, je préférerai la version pelvienne au redressement. »

fréquentes que les premières, se réduisent nécessairement en postérieures directes, insisteront pour que dans la situation mento-iliaque droite ou gauche postérieure, on ait recours à la version céphalique, afin de prévenir la rotation mento-postérieure, bien plus fâcheuse que tous les dangers attachés à l'opération qu'ils conseillent. Je leur répondrai que l'expérience prouve que les mento-postérieures primitives sont les plus fréquentes, que la rotation antérieure du menton se fait tout aussi bien dans ces positions que dans les antérieures, et que très rarement le menton va se rendre dans la concavité du sacrum, madame Lachapelle ne l'a jamais vu ; et qu'alors, pour prévenir cette rotation postérieure, qui n'aura très probablement pas lieu, on ne serait pas excusable de tenter, au détroit supérieur, une opération qui compromettra souvent la vie du fœtus, opération qui, de plus, est très douloureuse pour la mère, et très souvent devra être suivie d'opérations plus graves encore pour elle et pour le produit.

J'ajouterai même qu'en supposant que, comme le pensaient les auteurs, la mento-postérieure directe soit une conséquence nécessaire de la mento-iliaque droite ou gauche postérieure primitive, ce ne serait pas encore par une version céphalique qu'il faudrait chercher à prévenir cette rotation postérieure, mais par une version pelvienne, bien plus facile, moins longue à pratiquer, moins douloureuse (1), et qui fait courir à la mère et au produit moins de dangers. Il est vrai que, pendant l'exécution de cette version pelvienne, les mêmes accidens qui compliquent la version céphalique pourront se produire ; mais la différence est très grande, les pieds de l'enfant étant saisis dans la version pelvienne, on le soustraira immédiatement aux conséquences de ces accidens à mesure qu'ils se produiront, avantage qu'on ne rencontre pas dans la version céphalique, où l'on est obligé d'abandonner la tête une fois qu'elle est ramenée au détroit supérieur.

(1) Madame Lachapelle, *Pratique des accouchemens*, tome I, p. 404, fig. 14. *Id.*, pag. 409, fig. 15.

En résumé, il faut respecter la présentation de la face au détroit supérieur, quand bien même on trouverait une position mento-postérieure (c'est celle que l'on rencontrera le plus souvent), parce que l'expérience prouve, de nos jours, que l'accouchement est spontané dans la majorité des cas, et naturel dans un grand nombre de circonstances, et qu'on ne ferait qu'aggraver la position de la mère et celle de l'enfant, en agissant au détroit supérieur, quand aucun accident ne vient compliquer le travail ; et il faut bien se pénétrer de cette idée, que, si pendant long-temps on a cru à la nécessité de changer cette présentation, c'est parce qu'on attribuait à cette présentation les difficultés et les accidens qui ne résultaient que des manœuvres intempestives qu'on tentait, dans le but de soustraire la mère et l'enfant aux dangers de ces mêmes accidens, et qu'il est bien plus rationnel de confier cette expulsion aux efforts de la nature.

Dans la plupart des cas, les fonctions de l'accoucheur se borneront donc à soutenir le périnée ; mais, dans ce cas, il faudra se rappeler que le devant du col, au moment du dégagement, appuie sur le bord de l'arcade pubienne, et qu'il ne faut pas soutenir avec trop de force, dans la crainte d'augmenter la compression des jugulaires.

Si, maintenant, par suite d'anomalies dans la marche du travail, après que la face a franchi le détroit supérieur, le menton restait en arrière et à droite, ou allait se rendre tout-à-fait en arrière, on se trouverait dans la nécessité d'y pourvoir le mieux possible : c'est ce dont je vais m'occuper dans les chapitres suivans.

DES ACCIDENS QUI PEUVENT SE MANIFESTER PENDANT TOUT LE COURS DE L'ACCOUCHEMENT, LORSQUE LA FACE SE PRÉSENTE.

Les accidens qui peuvent requérir l'intervention de l'art dans la présentation de la face, depuis son engagement au détroit supérieur jusqu'à son dégagement au détroit inférieur, sont les mêmes que dans la présentation du sommet, et les moyens d'y remédier aussi. Je me dispenserai donc de les énumérer tous; je ne rappellerai que ceux qui présentent quelques indications spéciales à la présentation de la face.

De plus, ces accidens étant des complications bien plus fâcheuses dans la présentation de la face, l'accoucheur devra intervenir plus promptement. La présence de la face au détroit supérieur présente aussi dans les procédés à employer, certaines modifications.

Premièrement, l'accoucheur doit préférer toujours la version au forceps, tant que cette opération sera possible, car l'application du forceps peut avoir pour le produit des conséquences bien plus funestes, quand la tête est étendue (face), que lorsqu'elle est fléchie (sommet), une des cuillers venant presque toujours s'appliquer sur la face en plein quand l'application est irrégulière. Secondement, quand un accident se manifestera, la face occupant le détroit supérieur, il devra agir plus tôt que dans la présentation du sommet, pour prévenir l'engagement de la tête et la rétraction trop énergique de l'utérus, circonstances qui, rendant la version impossible, forceraient d'avoir recours au forceps.

Pour les accidens qui sont de nature à retarder ou à empêcher l'accouchement, voyez *sommet*, page 320.

Pour les maladies étrangères au travail et qui nécessitent les soins particuliers de l'accoucheur, quelquefois son intervention, voyez *sommet*, page 340.

Pour les accidens qui sont de nature à compromettre la vie de la mère ou celle de l'enfant, voyez *sommet*, page 342.

CHAPITRE PREMIER.

DIFFICULTÉS RÉSULTANTES D'ANOMALIES DANS LE MÉCANISME DE L'ACCOUCHEMENT.

Les anomalies, dans les différens temps du travail, ont une influence bien plus fâcheuse dans la présentation de la face que dans celle du sommet, où la nature se suffit le plus souvent à elle-même.

ART. 1er. — ANOMALIES DU PREMIER TEMPS, LA DÉFLEXION.

Comme je l'ai dit pour la présentation du sommet, l'engagement de la tête fléchie peut très bien avoir lieu sans flexion préalable, et si cette flexion s'exécute, ce n'est que pour favoriser l'engagement, et non parce qu'elle est indispensable à cet engagement. Il n'en est pas de même de la déflexion ou de l'extension dans la présentation de la face. Sans l'accomplissement de ce premier temps, l'engagement ne peut s'effectuer : aussi, quand cette déflexion ne s'accomplit pas, l'art est obligé d'intervenir.

Pour cela, on tâchera d'attirer le menton au centre du détroit supérieur, et si cela était impossible, il faudrait pratiquer la version pelvienne.

ART. II. — ANOMALIES DANS LE SECOND TEMPS D'ENGAGEMENT.

Ce temps ne peut manquer de lui-même; des circonstances qui lui sont étrangères peuvent seules s'opposer à son accomplissement.

Tels sont l'anomalie dans le premier temps : l'inertie utérine, l'excès de volume de la tête, les rétrécissemens du bassin, etc.

ART. III. — ANOMALIES DU TROISIÈME TEMPS DE ROTATION.

C'est un des accidens les plus fâcheux qui puissent compliquer le travail dans la présentation de la face. En effet, la rotation du menton en avant est un phénomène nécessaire, sans lequel l'expulsion spontanée ne peut avoir lieu; il faudra donc ramener le menton en avant : le forceps seul peut opérer cette rotation.

ART. IV. — ANOMALIES DU QUATRIÈME TEMPS DE DÉGAGEMENT.

Ce quatrième temps ne peut manquer de lui-même : l'inertie, la résistance des parties, etc., etc., peuvent seules l'empêcher de s'accomplir.

ART. V. — ANOMALIES DU CINQUIÈME TEMPS, ROTATION EXTÉRIEURE (voyez *sommet*, page 391).

CHAPITRE II.

OBSTACLES MÉCANIQUES A L'ACCOUCHEMENT.

(*Voir* SOMMET, PAGE 393.)

Pour tous les accidens de ce chapitre, les indications sont exactement les mêmes que dans la présentation du sommet. Les variétés de présentations présentent seules quelques particularités à noter.

ART. 1er — VARIÉTÉS DE PRÉSENTATION.

Variétés de présentations malaires.

Il est bien rare que l'on soit obligé d'agir pour des variétés de présentation en général. Ce que j'ai dit au sujet des variétés de la présentation du sommet, est également applicable à celle de la face.

Ainsi, premièrement, dans les cas où l'une ou l'autre joue occupe le détroit supérieur (variétés malaires), comme on a pu le voir dans l'article *Accouchement spontané par la face*, les variétés malaires se redressent presque toujours aux premières contractions, et cèdent la place à la présentation franche. Maintenant, si le redressement n'a pas lieu, la face peut encore s'engager inclinée jusque dans l'excavation (1), et le redressement ne s'opérer qu'au détroit inférieur, en même temps que le dégagement; si cependant, ce qui est très rare, l'une ou l'autre variété malaire persiste à se présenter, sans s'engager, il faudra intervenir. Malheureusement le redressement manuel, pour ramener la face au centre du détroit, ne sera pas plus praticable dans ce cas que dans les variétés pariétales du sommet. De plus, il sera impossible dans la majorité des cas, de ramener le sommet au lieu de la face, en allant accrocher l'occiput (voyez *Conduite à tenir dans l'accouchement par la face*, *et version céphalique*), car on aura dû attendre assez long-temps pour constater l'insuffisance des contractions utérines, qui suffisent ordinairement à opérer ce redressement, et la rétraction de l'utérus sera alors devenue tellement énergique, qu'elle s'opposera dans la plupart des cas aux tentatives de réduction.

La version pelvienne, même dans ces cas, ne sera pas toujours possible, l'application du forceps sera malheureusement dans bien des circonstances, la seule ressource. Néanmoins il faudra insister autant que possible, pour pratiquer la version céphalique ou pelvienne, afin d'éviter tous les dangers d'une application de forceps sur la face; au reste, je le répète, ces présentations sont rares, et il est encore plus rare qu'on soit appelé à intervenir pour déterminer leur engagement.

(1) Madame Lachapelle, *Pratique des accouchemens*, tome I, page 400, deuxième paragraphe.

Variété de présentation frontale.

La variété de présentation frontale, comme on a pu le voir dans l'article *accouchement spontané par la face*, est la plus fréquente, et se convertit aussi presque toujours en présentation franche; la tête se présente, dans ce cas, à demi défléchie par un diamètre défavorable, voisin de l'occipito-mentonnier, douze centimètres et demi (quatre pouces sept à huit lignes); mais le premier temps de l'accouchement spontané, la déflexion complète qui manque rarement, s'accomplit, et la face s'étendant tout-à-fait vient occuper en plein le détroit supérieur. Si la variété frontale persiste sans se réduire, l'engagement n'est possible que si la tête est petite ou le bassin très large. Deux procédés ont été conseillés dans ce cas pour déterminer l'engagement : le premier consiste à fléchir la tête pour ramener le sommet, en cherchant à remonter le menton pour le rapprocher de la poitrine, ce qui est presque inexécutable (1), soit à aller accrocher l'occiput, et je me suis déjà prononcé à cet égard. Le second pourra être quelquefois suivi de succès : il consiste à soutenir le front pendant la contraction pour permettre à la face de descendre, ou à attirer le menton en bas avec deux doigts en forme de crochet. Madame Lachapelle a souvent pu réussir ainsi; souvent elle a échoué (2); cela m'est arrivé aussi à la Clinique d'accouchement de Paris, en janvier 1841 (3). Dans le cas d'insuccès de ces manœuvres partielles,

(Fig. 186.)

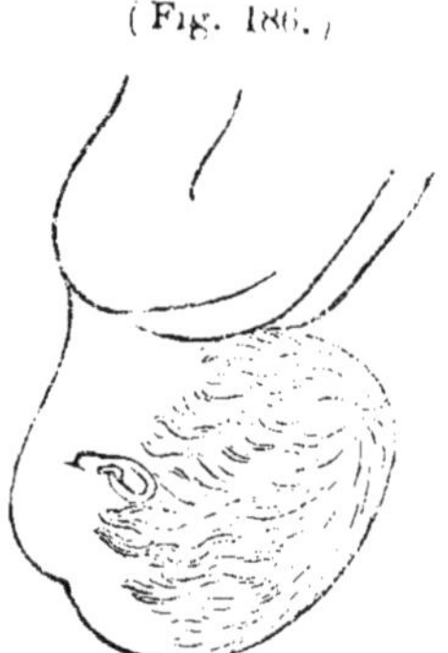

(1) Madame Lachapelle, *Pratique des accouchemens*, tome 1, page 405, fig. 3.

(2) Madame Lachapelle, *Pratique des accouchemens* t. 1, page 407, deuxième paragraphe.

(3) La face tendait à s'engager en variété frontale, je cherchai alors, en sou-

si la rétraction de l'utérus s'oppose à la version, on appliquera le forceps.

Variété de présentation mento-cervicale.

Enfin, la variété mento-cervicale, celle dans laquelle le menton et une petite partie du col sont sentis à l'orifice, se réduit comme les précédentes en présentation franche; elle est d'ail-

(Fig. 187.)

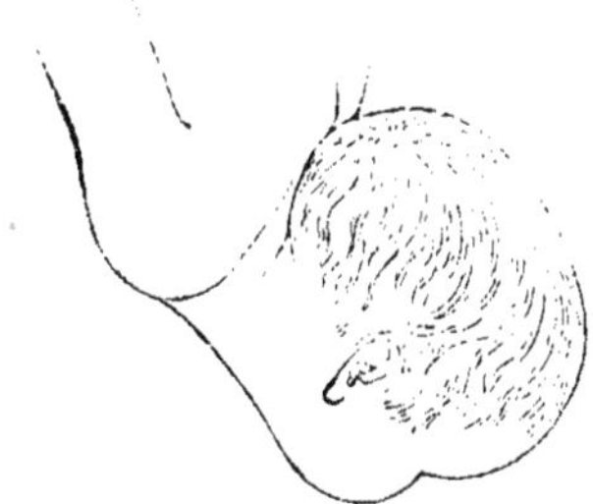

leurs très rare. Si cette réduction n'a pas lieu (ce qui est encore plus rare), on tente d'abaisser la face, à l'aide de deux doigts introduits dans la bouche, tandis que de l'autre main placée sur la fosse iliaque, à laquelle correspond l'occiput, on tâche d'engager la tête. Cette opération est difficile : aussi, si la face ne s'abaissait pas, ou ne pouvait être abaissée, on se conduirait comme dans les variétés précédentes.

tenant le front énergiquement à l'aide de deux doigts, à empêcher cette partie de descendre la première, mais toute la force que je pus employer fut inutile, le front pénétra jusque dans l'excavation, le mouvement de rotation mento-antérieur ne s'en exécuta pas moins, et la petitesse de la tête, qui avait permis l'engagement en variété frontale, permit à cette tête de se fléchir un peu, et le menton, au lieu de se placer sous les pubis, resta derrière l'arcade; de nouveau, je fis des tentatives pour abaisser le menton sous l'arcade, comme cela aurait dû avoir lieu dans une expulsion régulière; mais mes efforts furent encore infructueux, et la tête achevant de se fléchir, se dégagea en occipito-postérieure.

ART. II. — VICES DE CONFORMATION DU BASSIN.

Quoiqu'un vice de conformation du bassin au détroit supérieur n'exclue pas la terminaison spontanée dans une présentation de la face, on ne peut pas se dissimuler que cette terminaison doit être rare et qu'elle ne fasse courir, quand elle a lieu, de grands risques au produit : aussi la version pelvienne devant être proscrite dans ce cas, M. P. Dubois conseille-t-il de ramener le sommet au lieu de la face, quand cela est possible, avant d'appliquer le forceps, pour éviter au produit tous les dangers d'une application qui ne peut être qu'irrégulière (Pour le reste des indications, voyez *sommet,* page 421).

Si le rétrécissement existe au détroit inférieur, le forceps sera seul applicable. Il en sera de même, quand la face sera retenue par la résistance des parties génitales externes.

CHAPITRE III.

RÈGLES GÉNÉRALES DE L'APPLICATION DU FORCEPS DANS LA PRÉSENTATION DE LA FACE.

Les règles générales de l'application du forceps dans la présentation de la face, sont les mêmes que pour le sommet; quant aux règles particulières, elles sont aussi les mêmes à quelques exceptions près, et je vais les énumérer, en commençant comme je l'ai fait pour le sommet, par les applications les plus simples pour aller ensuite aux plus composées.

ART. Ier. — RÈGLES PARTICULIÈRES DE L'APPLICATION DU FORCEPS QUAND LA FACE EST DANS L'EXCAVATION.

Quelle que soit la cause qui nécessite l'application du forceps, cette application variera suivant la position dans laquelle se trouvera la tête. Les règles de l'application du forceps, quand la face est arrivée dans l'excavation, le menton répondant à la moitié antérieure du bassin, sont les mêmes que dans la présentation du sommet, l'occiput répondant aussi en avant; elles varient suivant les positions.

§ 1. — *Position secondaire mento-pubienne.*

Ainsi dans la position mento-pubienne directe, la concavité des bords du forceps devra regarder le dessous de la symphyse des pubis, une branche à gauche, l'autre à droite, comme dans la situation correspondante du sommet occipito-pubienne; de même, on fera des tractions directes, combinées de mouvemens de latéralités, puis relevant l'instrument au devant de la symphyse des pubis, on imprimera à la tête un mouvement de flexion qui permettra au front, au bregma, et à l'occiput de se dégager à la commissure antérieure du périnée.

§ 2. — *Position secondaire, mento-iliaque gauche antérieure.*

Si je suivais l'ordre de fréquence des positions de la face, je devrais immédiatement après la mento-pubienne, m'occuper de la mento-iliaque droite; mais l'application étant exactement la même dans les cas où l'occiput et le menton regardent les mêmes points de la moitié antérieure du bassin, je décrirai d'abord les positions antérieures dans la position mento-iliaque gauche antérieure correspondante à l'occipito-iliaque gauche antérieure sous le point de vue de l'application du forceps. La concavité des bords de l'instrument étant dirigée à gauche et en avant, sera en rapport avec le menton que l'on doit ramener sous les pubis, la branche à pivot sera placée la première en arrière et à gauche, la branche à mortaise en avant et à droite, et par le mouvement de rotation, on ramènera sous les pubis, et la concavité des bords et le menton, puis l'on dégagera comme précédemment.

§ 3. — *Position secondaire, mento-iliaque droite antérieure.*

Dans la position mento-iliaque droite antérieure, l'application sera inverse de la précédente, la branche à pivot sera placée en haut et à gauche, la branche à mortaise en bas, et à droite, le menton sera ramené sous les pubis, et le dégagement sera le même.

§ 4. — *Positions secondaires transversales.*

Dans les positions transversales, diriger la concavité des bords à gauche, si le menton est de ce côté, et pour prendre la face autant que possible par ses côtés, placer la branche à pivot tout-à-fait dans la concavité du sacrum, l'autre sous les pubis si cela est possible, etc.; diriger la courbure à droite si le menton répond de ce côté; placer la branche en haut sous les pubis, la branche à mortaise, dans la concavité du sacrum, etc. Cette application, même dans l'excavation, n'est pas toujours possible aussi régulièrement; souvent on ne pourra appliquer le forceps que comme en position diagonale, et la courbure ne se trouvera pas tout-à-fait en rapport avec le menton. L'on sera alors obligé pour dégager le menton de dessous les pubis, d'exagérer un peu la rotation du forceps.

§ 5. — *Positions mento-iliaques, droites ou gauches, secondaires postérieures.*

Les règles de l'application du forceps seront-elles maintenant les mêmes pour la face, quand le menton regarde la moitié postérieure, que pour le sommet dans les positions correspondantes?

Je répéterai d'abord qu'il est excessivement rare que la face, ayant pénétré dans l'excavation, reste en situation diagonale, mento-iliaque droite ou gauche postérieure ; il est encore plus rare que le menton aille se rendre tout-à-fait en arrière ; madame Lachapelle n'a jamais rencontré cette position, et la regarde comme impossible (1) ; il faut alors qu'elle soit bien rare. Cependant, on en trouve quelques exemples dans les auteurs.

Je supposerai donc que le menton, glissant sur la symphyse sacro-iliaque droite ou gauche, reste dans cette situation, ou qu'un accident vienne à se manifester, l'application du forceps est alors indispensable. Le menton doit-il, dans ce cas, être ramené en avant ou conduit dans la concavité du sacrum ? Avant d'aller plus loin, il est nécessaire de revenir à la présentation du sommet, et d'examiner pourquoi, dans cette présentation, on doit ramener l'occiput sous les pubis, lorsqu'il répond en avant ; pourquoi, au contraire, il faut le conduire tout-à-fait en arrière, quand il répond en arrière, en agissant sur le front, que l'on conduit sous les pubis. C'est parce que, lorsqu'on applique le forceps dans l'excavation, le tronc du fœtus est fixé par la rétraction de l'utérus, et qu'en imprimant un mouvement de rotation à l'occiput, qui est en arrière, pour le ramener en avant, on ferait tourner la tête seule le plus souvent, tandis que le tronc resterait immobile et le col serait tordu. C'est ce qui n'a pas lieu dans l'accouchement spontané, où la tête et le tronc exécutent les mêmes mouvemens, en gardant à-peu-près leurs rapports naturels. Cette torsion du col dans l'application du forceps, lorsqu'elle excède un quart de cercle, pouvant compromettre la vie du fœtus, il faut s'abstenir de ramener l'occiput en avant. En effet, le dégagement en occipito-postérieure directe n'est pas, du reste, de nature, lorsqu'il est fait avec précaution, à compromettre la vie du produit, ni l'intégrité des parties de la mère. Et de plus, ce ne serait qu'à l'aide d'une application très irrégulière et très difficile qu'on pourrait ramener l'occiput en avant.

(1) Madame Lachapelle, *Pratique des accouchemens*, tome 1, page [illegible]

Les choses se passeront-elles aussi favorablement dans la présentation de la face, si, dans la crainte de la torsion du col, on conduit le menton en arrière? non certainement. Si le menton est retenu en arrière, à droite ou à gauche, et qu'on le conduise tout-à-fait en arrière, ou s'il se rend de lui-même dans cette situation, le cas est mortel pour le produit (1), et les parties de la mère, sa vie même, peuvent être plus ou moins compromises.

Ne serait-il pas sage, dans cette circonstance, de se conformer aux préceptes de Smellie, et de ramener le menton en avant, malgré les inconvéniens attachés à la torsion du col de l'enfant, C'est, du reste, tout-à-fait l'avis de madame Lachapelle, et elle s'exprime ainsi : « *Le menton ne doit jamais, sous quelque prétexte* « *que ce soit, être conduit et dégagé en arrière; ce serait vouloir se* « *créer des obstacles invincibles, et tuer l'enfant.* » Mais aussi, regardant l'application du forceps dans ce cas comme très difficile, elle conseille de préférer la version toutes les fois que cette opération sera possible. « Si par hasard, dit-elle, chose que mon expé- « rience me fait regarder comme impossible, je trouvais le men- « ton tout-à-fait tourné en arrière, c'est-à-dire vers le sacrum, « et que l'enfant fût présumé vivant, je crois que je ferais tout « pour aller aux pieds, *la tête fût-elle au bas de l'excavation, et* « *eût-elle en partie franchi l'orifice utérin.* Cette méthode me pa- « raît préférable à des tractions directes et au procédé de Smellie. « Cependant, si la tête avait franchi tout-à-fait l'orifice, il fau- « drait bien se résoudre à choisir entre les deux manières d'ap- « pliquer le forceps; la version ne serait plus proposable. »

On ne peut rien ajouter à ces sages préceptes; mais, plaçons-nous dans cette alternative, où la version étant impossible, il faut se prononcer pour l'une ou l'autre de ces méthodes d'application, et rappelons-nous la position. La face est dans l'excavation, le menton est en rapport avec la symphyse sacro-iliaque droite ou gauche. Si j'emploie ici les mêmes règles que dans le sommet, je ramènerai le front sous les pubis, et le menton dans

(1) Madame Lachapelle, *Pratique des accouchemens*, tome 1, page 403, troisième paragraphe.

la concavité du sacrum ; et pour dégager la face, je serai forcé ou de fléchir la tête dans l'excavation, en abaissant le forceps, pour engager l'occiput sous la symphyse des pubis, et j'ai suffisamment établi, plus haut, que ce dégagement est impossible avec un fœtus à terme, dans un bassin qui n'a que des dimen-

(Fig. 188.)

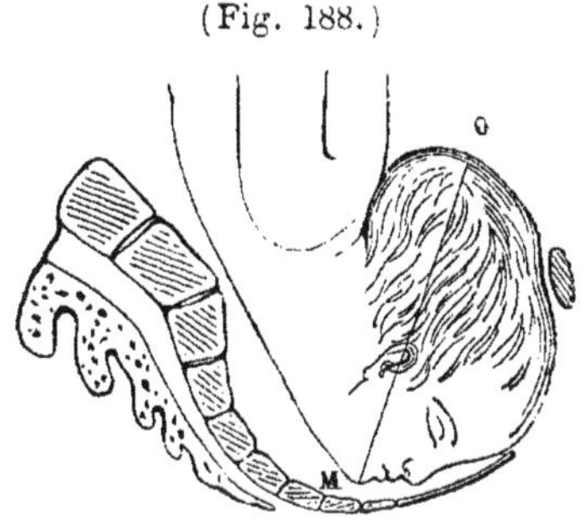

sions normales ; car il faut, pour que la tête se fléchisse quand elle est arrivée étendue dans l'excavation, que le diamètre occipito-mentonnier, qui a treize centimètres et demi (cinq pouces), puisse se mouvoir dans l'excavation, dont tous les diamètres ont au plus douze centimètres (quatre pouces et demi) ; ou bien la tête une fois saisie, pour la dégager, je procéderai, par un mouvement d'élévation et de traction directe, jusqu'à ce que le menton, que j'aurai dirigé vers un des ligamens sacro-sciatiques, en inclinant le forceps de ce côté, ait pu dépasser ce ligament.

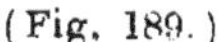
(Fig. 189.)

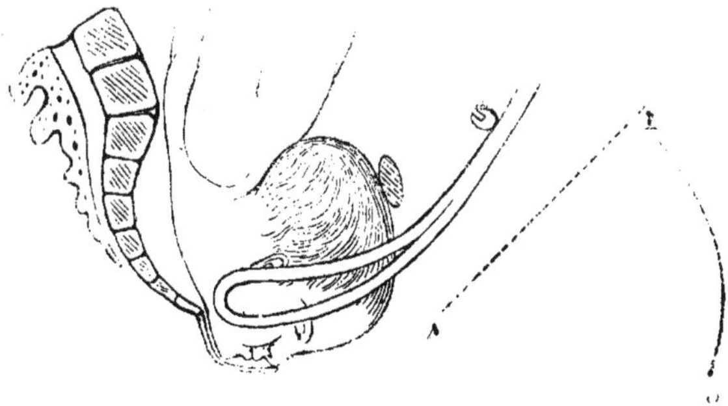

La trachée vient reposer sur la pointe du sacrum, et alors par un mouvement d'abaissement et de répulsion en arrière, je dégagerai, petit à petit, l'occiput de dessus la symphyse des pubis, le menton refoulant le périnée en bas et en arrière; puis, à l'aide d'une légère traction directe, je dégagerai la face, qui est restée contenue dans le périnée; cette dernière traction sera, dans la plupart des cas, inutile. Mais combien ce dégagement ne doit-il pas être pénible et dangereux pour la mère et pour l'enfant?

Examinons maintenant ce qui arriverait, si, dans la même position, on tentait de ramener le menton en avant, et quel procédé il faudrait suivre dans ce cas.

Premièrement, il est rare que le menton soit exactement en rapport avec la symphyse sacro-iliaque, le col ayant, dans ce cas, en effet, beaucoup de peine à mesurer la paroi postérieure de l'excavation; le menton sera sollicité à se rapprocher de la partie antérieure (voyez page 8), et on le trouvera assez voisin de l'extrémité du diamètre transverse. C'est dans un cas de cette nature que j'ai vu M. P. Dubois ramener le menton sous les pubis. Il lui suffit, pour opérer le dégagement du menton, d'incliner la concavité des bords du forceps du côté opposé à celui auquel le menton correspondait. Si même le menton était en rapport avec la symphyse sacro-iliaque, il faudrait encore, pour laisser quelques chances de salut à l'enfant, et surtout dans l'intérêt de la mère, ramener le menton en avant. Bien plus, je me conformerais encore à ce précepte, si le menton était allé se rendre tout-à-fait en arrière, dans la concavité du sacrum.

Mais, j'ai posé comme principe, dans les règles générales de l'application du forceps, qu'on devait toujours mettre la concavité des bords de l'instrument en rapport avec la partie qu'on veut ramener en avant, cette partie est le menton, le menton est en arrière, je devrais donc tourner cette concavité en arrière, ce qui est contraire aux règles de l'art (voyez *sommet*). Que faire alors, ou se servir, à l'exemple de Smellie, d'un forceps droit, ou bien supposer une mento-transversale au lieu d'une mento-postérieure, et appliquer comme en position transversale si le menton est à droite introduire la première la branche à pivot et la conduire le plus possible sous la symphyse des pubis, et l'autre dans la concavité du sacrum : faire le contraire si le menton est à gauche. Je suppose la position la plus ordinaire, *mento-iliaque droite postérieure*, la tête une fois saisie le menton ne se trouvera pas tout-à-fait en rapport avec la concavité des bords du forceps, il sera un peu plus en arrière (fig. 190), et alors quand le mouvement de rotation sera complet pour le forceps, c'est-à-dire quand la courbure sera tout-à-fait sous la symphyse des pubis, le menton ne sera que derrière la cavité cotyloïde, et pour le ramener sous les

(Fig. 190.)

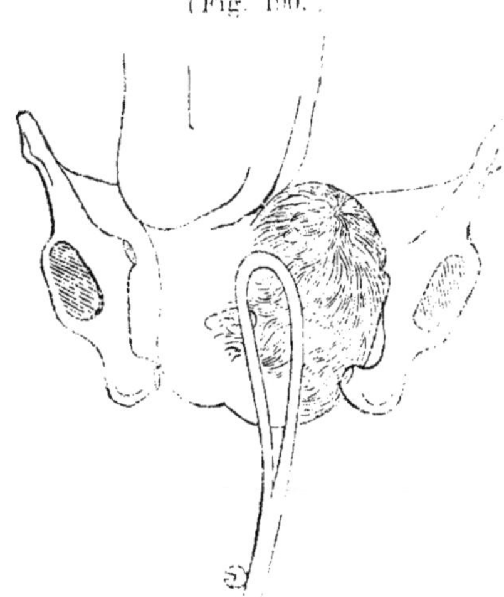

pubis, il faudra exagérer la rotation du forceps, à tel point que la concavité des bords, au moment du dégagement, devra regarder la cavité cotyloïde opposée. Bien entendu qu'ici, comme dans toutes les applications de forceps irrégulières, il faudra, si les parties sont trop résistantes, désarticuler pour réappliquer plus régulièrement ou livrer l'expulsion aux efforts naturels s'il y a des contractions. Enfin, il faudra se conformer aux règles tracées plus haut (*présentation du sommet*).

Mais il est rare, comme je l'ai dit pour le sommet, qu'on puisse appliquer une branche tout-à-fait sous la symphyse des

(Fig. 191.)

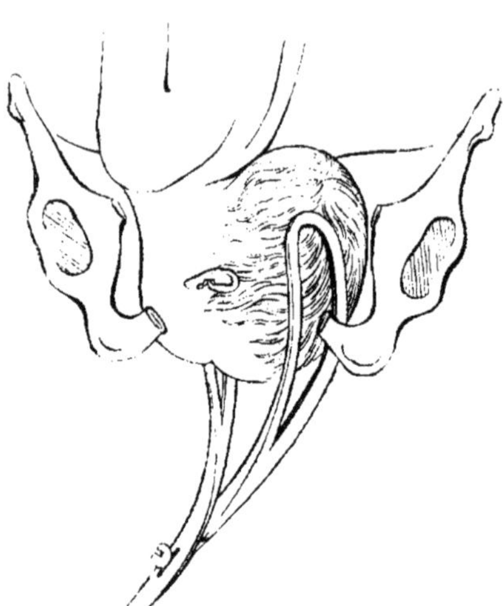

pubis, même dans l'excavation, et on ne pourra placer le forceps que diagonalement, et malheureusement sur la face en plein et sur l'occiput; alors après le mouvement de rotation qu'on exagérerait autant que possible pour ramener le menton très près de la symphyse des pubis, il faudrait désarticuler le forceps pour le réappliquer de nouveau en situation diagonale, et achever alors la rotation du menton et son dégagement. Il en serait de même si le forceps n'avait pu être placé que sur les côtés du bassin. Enfin, deux applications successives deviennent aussi indispensables si l'on veut ramener en avant le menton qui se trouve tout-à-fait en arrière. La première sera faite aussi diagonalement que possible pour ramener le menton transversal; la seconde, faite dans la même direction, le conduit sous les pubis, et, en exagérant toujours un peu le mouvement de rotation, on dégage. Ces procédés me semblent bien préférables à ceux à l'aide desquels on dégage la face en position mento-postérieure directe (1); car ces procédés ne com-

(1) Un de mes élèves qui avait suivi la pratique de M. Champion, m'a dit que tels étaient aussi les procédés mis en usage par cet habile chirurgien.

promettent que la vie de l'enfant par la torsion du col, encore est-il permis d'espérer, dans ce cas, que le tronc pourra suivre, sinon, en totalité, du moins en partie le mouvement de rotation imprimé à la tête, et que si la torsion du col a lieu, elle n'excédera pas, cependant, de beaucoup un quart de cercle; encore madame Lachapelle cite-t-elle, dans ce cas, des enfans, venus vivans, qui avaient le menton exactement sur le dos, et cette extraction, en position mento-antérieure, procure à la mère un dégagement presque aussi facile que celui du sommet occipito-antérieur. (1)

Tandis que les tractions énergiques qu'il faut exercer sur la tête, pour attirer le menton jusqu'à l'extrémité du sacrum, compromettent toujours la vie du fœtus par suite de la compression qu'éprouvent la tête; mais, surtout, par suite de l'extension forcée du relâchement des vertèbres et des lésions de la moelle de l'épine, qui en sont la conséquence.

Tandis que ces efforts soutenus et énergiques, et souvent long-temps prolongés, achèvent aussi de contondre, de dilacérer même les parties de la mère, sur lesquelles le sommet et le menton appuient déjà depuis long-temps, déchirent plus ou moins le périnée au moment du passage de la tête malgré tous les soins possibles. Cette déchirure peut quelquefois s'étendre jusqu'au rectum; et ces accidens peuvent, non-seulement, compromettre la vie de la mère, mais ils l'exposent à des infirmités (fistules vésico et recto-vaginales) qui mettent en question aussi son existence morale.

ART. II. — RÈGLES PARTICULIÈRES DE L'APPLICATION DU FORCEPS QUAND LA FACE EST AU DÉTROIT SUPÉRIEUR.

Quand la face est retenue au détroit supérieur, c'est le cas d'insister sur la version pelvienne. Ce ne serait que dans le cas

(1) M. P. Dubois, dans un cas où la position était tout-à-fait inconnue, ramena dernièrement l'occiput en avant dans une présentation du sommet, quoique cet occiput répondît au moment de l'application, à la symphyse sacro-iliaque droite, sans que la vie de l'enfant ait été pour cela compromise.

où cette opération serait impraticable, qu'on devrait se résoudre à appliquer le forceps, encore devra-t-on mettre tous ses soins à appliquer les branches régulièrement par rapport à la tête, c'est-à-dire la prendre par ses deux côtés, dans la crainte que la vie de l'enfant ne soit compromise par une des branches appliquée sur la face. Mais malheureusement ces préceptes, qui sont les mêmes que lorsque la face est dans l'excavation, tout bons qu'ils sont, ne peuvent pas être mis à exécution au détroit supérieur; et presque toujours, quelles qu'en puissent être les conséquences, l'application sera, comme dans la présentation du sommet, très irrégulière : une branche sera placée à gauche du bassin, et l'autre à droite, sans avoir égard à la position. On tirera directement, suivant l'axe du détroit supérieur, et l'engagement une fois déterminé, pour opérer le dégagement on se conduira comme dans le cas où la face est dans l'excavation.

ART. III. — RÈGLES PARTICULIÈRES DE L'APPLICATION DU FORCEPS, QUAND LA FACE EST MOBILE AU-DESSUS DU DÉTROIT SUPÉRIEUR.

Dans ce cas, la version étant possible, il faudra la préférer au forceps; mais si un vice de conformation s'opposait à l'emploi de ce moyen, on devrait tâcher, avant d'appliquer le forceps, de ramener, à l'aide de la main, le sommet au lieu de la face, ou tout au moins de ramener le menton en avant, s'il répondait à droite et en arrière, comme cela a lieu le plus souvent. Dans l'un ou l'autre cas, l'application sera bien plus favorable pour le produit; mais malheureusement, on sait par ce que j'en ai dit qu'elles sont les difficultés attachées à l'exécution de ces procédés, même dans les cas qui semblent le plus, en apparence, en favoriser l'exécution. Aussi sera-t-on souvent obligé de se résigner à saisir la face avec le forceps, comme elle se présente, et quelles que doivent être les conséquences de cette application.

Résumé.

En résumé, la nature se suffit presque toujours à elle-même dans la présentation de la face; aussi ne doit-on pas s'empresser d'agir au détroit supérieur, dans le but de substituer à cette présentation celle du sommet ou celle de l'extrémité pelvienne. Mais les anomalies, dans la marche du travail, requièrent bien plus souvent que dans la présentation du sommet, l'intervention de l'art, et les procédés à employer, dans ce cas, sont moins innocens, surtout pour le produit, que dans la présentation du sommet.

Aussi, tant que cela sera possible, il faudra insister, pour tenter la version, et si l'application du forceps est la seule ressource ; on ne devra pas hésiter à ramener le menton en avant, quel que soit le point du bassin avec lequel il soit en rapport.

De la version dans la présentation de la face.

Les procédés d'extraction par l'extrémité pelvienne sont exactement les mêmes, que ce soit le sommet ou la face qui occupe le détroit supérieur (Voyez *sommet*, page 500).

TITRE IV.

PRÉSENTATION DE L'EXTRÉMITÉ PELVIENNE.

M. P. Dubois, comme on a pu le voir dans le résumé synoptique de la classification des présentations et des positions, a réuni sous une même dénomination de présentation de l'extrémité pelvienne, les quatre présentations du siège des anciens auteurs, à savoir : celle de l'extrémité pelvienne complète, celle des fesses, celle des genoux et celle des pieds.

En effet, que cette extrémité pelvienne soit composée de tous ses élémens, ou qu'elle soit décomposée, c'est-à-dire que les fesses, les genoux, ou les pieds se présentent seuls, qu'un seul pied ou un seul genou se présente, l'autre membre étant relevé sur l'abdomen, l'accouchement spontané ne s'en effectue

(Fig. 192.)

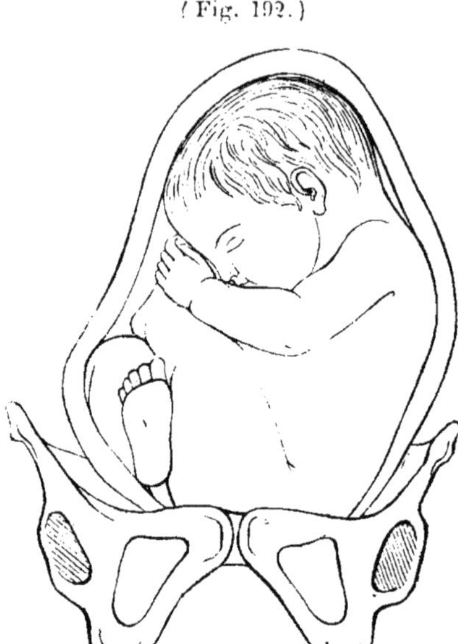

pas moins d'après le même mode. Aussi je les réunirai dans une même description, me réservant toutefois, sous le point de vue du diagnostic et du pronostic surtout, d'établir la différence qui existe entre ces modes différens de présentation.

Comme la présentation du sommet, comme celle de la face, l'extrémité pelvienne ne se présente pas toujours directement au détroit supérieur, elle peut être inclinée en quatre sens différens : ainsi, dès le début du travail, on peut sentir à l'orifice, une hanche (variété iliaque), une partie du sacrum (variété sacrée), la partie antérieure de l'extrémité pelvienne (variété antérieure).

Ces variétés disparaissent au moment où l'extrémité pelvienne se redresse en s'engageant, et ne changent rien ou presque rien au mécanisme de l'accouchement spontané : aussi ne méritent-elles d'être mentionnées, que sous le point de vue du diagnostic.

De plus, on comprend qu'à cause de la mobilité des pieds et des genoux, il est impossible de diagnostiquer les variétés de présentation du siège proprement dit, quand les pieds et les genoux se présentent, et que les variétés ne peuvent être appréciées que dans la présentation de l'extrémité complète ou dans celle des fesses.

Deux positions principales ont été aussi admises par M. P. Dubois : la première, sacro-iliaque gauche, la deuxième sacro-iliaque droite (le sacrum regardant à gauche ou à droite), antérieure transversale ou postérieure, ces nuances doivent aussi être admises, comme pour les présentations de la tête.

Enfin, dans la position sacro-iliaque gauche, c'est presque toujours en avant que le sacrum est dirigé; dans la position sacro-iliaque droite, c'est la symphyse sacro-iliaque qu'il regarde.

Les positions du diamètre oblique gauche sont les plus fréquentes, on retrouve encore là une analogie parfaite avec la présentation du sommet et celle de la face.

Cette présentation, beaucoup moins fréquente que celle du sommet, n'a été observée par M. P. Dubois, que quatre-vingt-cinq fois sur vingt mille vingt accouchemens, mais elle est bien plus commune que celle de la face. Quant aux nuances à observer pour la fréquence relative des différens modes de présentation, elles sont sur les quatre-vingt-cinq présentations de l'extrémité pelvienne, de cinquante-quatre pour les fesses, vingt-six pour les pieds, une pour les genoux.

§ 1. — *Causes.*

La cause la plus probable de cette présentation, serait celle-ci suivant madame Lachapelle : pendant une grande partie de la gestation, alors que le fœtus est encore mobile dans la cavité utérine, et que son grand diamètre peut se mettre facilement en rapport avec le diamètre transverse de l'organe, la position du produit n'étant pas fixe, il peut, en vertu de ses mouvemens actifs, présenter à l'orifice presque tous les points de sa surface, mais surtout la tête et l'extrémité pelvienne. Je suppose qu'à une époque indéterminé, cette dernière partie soit venue occuper le détroit supérieur par suite d'un mouvement du produit, et qu'elle y soit restée un temps plus ou moins long, il pourra arriver que le fœtus qui, pendant ce temps, a acquis un certain développement, ne puisse se retourner; en un mot, ne puisse faire passer de nouveau son diamètre le plus étendu, par le diamètre transverse de l'utérus, et qu'alors le pelvis reste définitivement fixé au détroit supérieur.

Cette explication, quoique la plus rationnelle, n'est cependant pas à l'abri de toute objection.

§ 2. — *Diagnostic.*

Diagnostic de la présentation.

A une époque avancée de la grossesse, il est possible de diagnostiquer une présentation de l'extrémité pelvienne par le palper abdominal, l'auscultation et le toucher. On sent au sommet de l'utérus une tumeur arrondie, dure, qui est la tête; le summum d'intensité des battemens du cœur s'entend au-dessus de l'ombilic, et le doigt ne rencontre pas au détroit supérieur cette surface sphérique solide, qui est constituée par le sommet; le plus souvent, il ne sent aucune partie; quelquefois, il peut atteindre une petite partie mobile, un pied ou un genou.

Pendant le travail, avant la rupture des membranes, on sent une tumeur molle, anfractueuse, composée de plusieurs parties dont les unes sont mobiles, les autres fixes. Petit à petit la poche s'allonge, mais elle ne prend jamais la forme d'un boudin; elle affecte celle-ci :

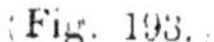
(Fig. 193.)

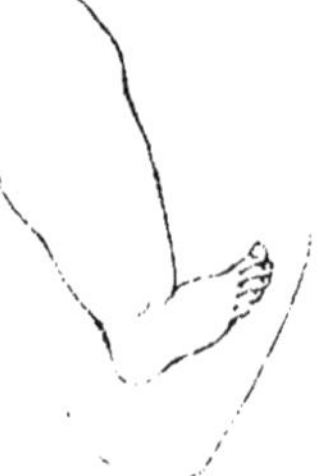

Enfin, elle se rompt et une assez grande quantité de liquide amniotique s'écoule, parce que le détroit supérieur n'est que très imparfaitement bouché par les parties qui se présentent.

C'est alors seulement que le diagnostic peut être établi avec précision.

Présentation complète. Lorsque l'extrémité pelvienne est composée de tous ses élémens, quand la dilatation de l'orifice est peu avancée, on sent d'abord une fesse; puis à mesure que l'orifice s'agrandit, les talons et l'autre fesse s'engagent, et on sent très bien le sillon qui sépare ces deux parties. Le doigt peut atteindre aussi la surface inégale du sacrum, et l'anus, petit orifice circulaire qui se contracte sur le doigt de l'accoucheur, au voisinage duquel on sent une petite saillie élastique pointue. Le coccyx, organe qui peut être senti chez les fœtus les plus gras, et qui est le caractère essentiel de la présentation. En suivant le sillon médian qui sépare les fesses, on rencontre aussi les organes génitaux, et l'on pourrait annoncer à l'avance de quel sexe est le produit. Il faut, dans ce cas, user du toucher avec une grande réserve, si l'enfant était du sexe féminin; car si, prenant la vulve pour l'anus, on y introduisait le doigt profondément, on pourrait détruire l'hymen. Enfin, le doigt de l'accoucheur est le plus ordinairement retiré teint de méconium.

Présentation des fesses. Les caractères de la présentation des fesses sont les mêmes, excepté les pieds qui ne peuvent être sentis.

Présentation des pieds. Quand les deux pieds se présentent, il est bien difficile de les confondre avec aucune autre partie. Si un seul s'était engagé, on le distinguera d'une main par la présence du calcanéum, par la différence de longueur qui existe entre les orteils et les doigts de la main. Dans le pied, le pouce est de la même longueur que les autres orteils; dans la main, il est plus court, plus séparé des autres doigts. Le pied forme un angle plus ou moins aigu avec la jambe; la main continue le bras directement.

Présentation des genoux. Cette présentation, très rare, est facile à reconnaître : le doigt rencontre deux tumeurs rondes, et cependant un peu acuminés; il peut dépasser ces tumeurs et s'engager dans le pli des jarrets.

Diagnostic différentiel de la présentation.

De prime abord, une fesse qui se présente seule peut être prise pour la bosse pariétale du sommet, et dans ce cas le sillon qui sépare les deux fesses serait pris aussi pour la suture sagittale. Si cette méprise peut être pardonnée dès le début du travail, il n'en est pas de même à une époque plus avancée. Quand les joues, dans la présentation de la face, par un séjour prolongé au détroit supérieur, sont devenues le siège d'un afflux séro-sanguin, elles peuvent très bien aussi, au premier aspect, en imposer pour la présentation des fesses. Mais, si on a soin d'engager le doigt dans le sillon qui sépare ces deux tumeurs, au lieu d'y sentir l'anus, qui se resserre sur le doigt de l'accoucheur, au lieu de rencontrer le coccyx et les organes génitaux, le doigt pénètre seulement dans une cavité largement ouverte, garnie d'une langue et d'alvéoles; il sent les orbites et surtout le nez, petit organe acuminé, flexible, percé de deux ouvertures très faciles à reconnaître, et qui caractérise la présentation de la face.

Enfin, dans la présentation pelvienne, les eaux s'écoulent ordinairement teintes de méconium, et le doigt de l'accoucheur est enduit de cette excrétion.

Diagnostic de la position.

Dans *la présentation complète*, la direction de la pointe du coccyx, celle des talons, des organes génitaux et des rugosités du sacrum, permettent d'établir avec quel point du contour du détroit supérieur le sacrum est en rapport. *Exemple :* les talons et les rugosités du sacrum dirigés à gauche et en avant, la pointe du coccyx et les organes génitaux dirigés à droite et en arrière, indiquent une position sacro-iliaque gauche antérieure.

Il est facile, d'après cela, de compléter le diagnostic des positions des autres présentations. Cependant pour les positions de la présentation des genoux, je dois dire qu'il n'est pas possible de les diagnostiquer, quand on ne peut atteindre que le sacrum, car la partie antérieure de ces organes ne peut pas être différenciée de la partie postérieure.

Au reste, le principal, c'est de bien établir le diagnostic de la présentation pour savoir s'il faut ou non, livrer l'accouchement aux efforts spontanés; celui de la position n'a d'utilité que dans les cas où l'on est obligé d'intervenir.

ART. Ier. — MÉCANISME DE L'ACCOUCHEMENT SPONTANÉ.

Je décrirai le mécanisme de l'accouchement spontané dans la présentation des fesses, qui est la plus fréquente, et dans les deux positions sacro-iliaque gauche antérieure et sacro-iliaque droite postérieure, qui sont aussi les plus fréquentes. Je m'abstiendrai d'en donner la description dans les autres positions où il est absolument le même : le lecteur comblera facilement cette lacune.

Mécanisme de l'accouchement spontané dans la présentation franche des fesses et dans la position sacro-iliaque gauche antérieure.

Le fœtus se présente les jambes relevées sur la partie antérieure du tronc, les fesses seules occupent le détroit supérieur.

Le dos est dirigé en avant et à gauche, le plan antérieur du produit regarde le côté droit postérieur du bassin; le diamètre sacro-pubien du fœtus est en rapport avec le diamètre oblique gauche; le diamètre bis-iliaque du fœtus est en rapport avec l'autre diamètre oblique droit. Avant la dilatation complète, la fesse qui est en avant se présente la première au doigt de l'accoucheur, soit que cela dépende de la position de cette partie, soit que cela tienne à l'inclinaison de l'extrémité pelvienne elle-même, ou à celle du plan du détroit supérieur. Mais, dès que l'orifice est complètement dilaté, les fesses se redressent, se compriment, se réduisent de volume. Ce premier temps, auquel M. P. Dubois a donné le nom d'*amoindrissement des parties*, correspond au premier temps de flexion pour le sommet, de déflexion pour la face; enfin, elles s'engagent simultanément. Si les contractions sont énergiques, à cause du petit volume que les fesses présentent, elles descendent rapidement dans l'excavation (engagement, deuxième temps). Dans le cas contraire, elles ne s'engagent que peu-à-peu sans perdre la situation qu'elles affectaient au détroit supérieur. Arrivées sur le plancher du bassin et seulement quand le périnée commence à bomber, elles exécutent un mouvement de rotation (rotation, troisième temps) qui porte la hanche gauche derrière la branche ischio-pubienne droite, et la hanche droite au-devant du ligament sacro-sciatique gauche. Cette hanche gauche s'engage ainsi petit à petit dans le détroit inférieur et se montre à la vulve la première et reste immobile au-dessous de la branche ischio-pubienne droite, pendant que la hanche droite parcourt la concavité du périnée, et vient se dégager la première à la commissure antérieure du périnée.

Enfin, la fesse gauche se dégage à son tour (dégagement, quatrième temps) et tout le siége exécute un mouvement de

(Fig. 191.)

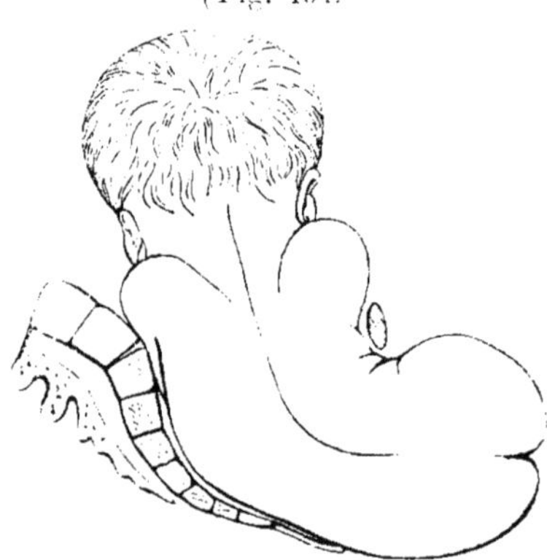

rotation qui place le diamètre bis-iliaque du fœtus exactement en rapport avec le diamètre antéro-postérieur de la vulve.

A mesure que les hanches se dégagent au détroit inférieur

les bras, appliqués sur les côtés, et le devant de la poitrine et les épaules pénètrent dans l'excavation, dans la situation diagonale qu'elles affectaient, ainsi que l'extrémité pelvienne, au détroit supérieur. Le tronc du produit est donc légèrement tordu sur sonaxe. Elles arrivent ainsi au détroit inférieur et le franchissent, comme les hanches; l'épaule gauche, sous la branche ischio-pubienne droite; l'épaule droite sur le ligament sacro-sciatique gauche; puis enfin, elles se placent dans une situation antéro-postérieure au moment où elles franchissent les parties molles.

C'est encore ici l'épaule qui est en arrière qui paraît la dernière et se dégage ordinairement la première.

Enfin, la tête franchit le détroit supérieur en position diagonale gauche, l'occiput derrière la cavité cotyloïde gauche, et arrive ainsi jusqu'au détroit supérieur. Quand elle est tout-à-fait fléchie, elle présente à ce détroit son diamètre sous-occipito-bregmatique, et le diamètre occipito-mentonnier est parallèle à l'axe du détroit inférieur.

Si elle n'est que modérément fléchie, ce qui est le cas le plus ordinaire, c'est le diamètre sous-occipito-frontal qui se pré-

(Fig. 195.)

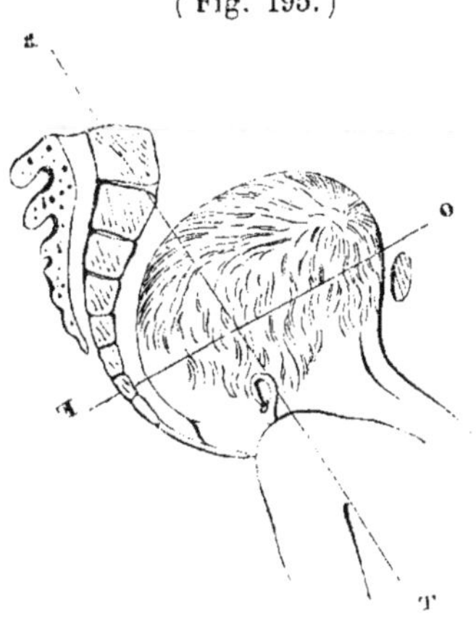

sente, et le diamètre trachélo-bregmatique, qui est parallèle à l'axe du détroit inférieur. La tête alors se fléchit et franchit souvent le détroit inférieur diagonal; souvent aussi elle exécute un mouvement de rotation qui place le front dans la concavité du sacrum, et l'occiput exactement derrière les pubis; les épaules se placent transversalement à la vulve (rotation intérieure de la tête, extérieure des épaules, cinquième temps); le front, le bregma se dégagent successivement à la commissure du périnée; et le diamètre sous-occipito-frontal, qui mesure le dégagement de la tête, est en rapport avec le diamètre antéro-postérieur du détroit inférieur.

Ce dégagement de la tête a souvent besoin d'être aidé par l'accoucheur, au moyen d'un mouvement d'élévation du tronc et de légères tractions directes. En effet, la tête a franchi l'utérus; elle est soustraite aux contractions de cet organe, et celles du vagin ne peuvent pas toujours l'expulser.

Mécanisme de l'accouchement spontané dans la présentation franche des fesses, et dans la position sacro-iliaque droite postérieure.

Le dos de l'enfant est en arrière et à droite, sa partie antérieure en avant et à gauche. Le mécanisme de l'accouchement spontané est exactement le même que dans le cas précédent; seulement le mouvement de rotation, qui doit ramener le dos en avant, est beaucoup plus complet; et ici, nous retrouvons une analogie parfaite avec ce qui se passe dans la présentation du sommet et dans celle de la face, où l'on a vu que l'occiput et le menton, quand ils répondent en arrière, reviennent encore se dégager en avant.

Cette rotation du dos en avant est le plus ordinairement suivie par la tête, de telle sorte que l'occiput, qui a été ramené en même temps que le dos à la partie antérieure du bassin, se dégage aussi sous les pubis. Quelquefois cependant, le dos tourne d'abord seul, et la tête pénètre dans l'excavation en position occipito-postérieure; puis, après la sortie du tronc, au moment où elle va se dégager, l'occiput va se rendre sous les pubis.

Telles sont les lois qui régissent le plus ordinairement l'expulsion spontanée dans la présentation du sommet; mais il y a quelques exceptions que je vais signaler à l'article *anomalies*.

§ 3. — *Accouchement spontané dans les variétés de la présentation de l'extrémité pelvienne.*

Les variétés de présentations iliaques, sacrée et antérieure, ne changent rien ou presque rien au mécanisme de l'expulsion spontanée. Ainsi, aux premières contractions, l'extrémité pelvienne se redresse et s'engage. Il y a un temps de plus, celui de redressement.

ART. II. — ANOMALIES DANS LE MÉCANISME DE L'ACCOUCHEMENT SPONTANÉ.

On retrouve, dans le mécanisme de l'expulsion spontanée par l'extrémité pelvienne, bien plutôt des analogies qu'une similitude parfaite avec l'accouchement spontané dans les deux présentations de la tête.

1. Ainsi, le *premier temps, d'amoindrissement des parties*, qui n'est que l'analogue du temps de flexion et de déflexion du sommet et de la face, n'est même guère appréciable que dans le cas où l'extrémité pelvienne se présente complète, et où, par conséquent, elle a besoin d'être réduite de volume. Le premier temps est donc moins constant que dans les deux précédentes présentations.

2. Le *deuxième temps, d'engagement*, ne peut non plus manquer par lui-même.

3. Le *troisième temps, de rotation*, est exactement le même que dans le sommet et la face, et il est soumis aux mêmes irrégularités. Ainsi, le dos ne commence à exécuter son mouvement de rotation que lorsque l'extrémité pelvienne repose sur le plancher du bassin. Cependant, cette rotation du dos, comme celle de l'occiput et du menton, peut s'exécuter en partie avant l'engagement complet; de même, elle peut ne s'accomplir qu'au moment où les fesses, ayant franchi diagonalement le détroit inférieur, se dégagent hors des parties molles.

§ 1. — *Dégagement de l'extrémité pelvienne, le dos et l'occiput étant en arrière.*

Enfin, le mouvement de rotation peut manquer tout-à-fait, le dos situé primitivement en arrière, reste dans cette situation, au lieu d'aller se rendre sous les pubis.

Dans ce cas, l'expulsion se termine le plus souvent spontanément, les épaules, quand leur diamètre bis-acromial n'est pas très étendu, quand la vulve est dilatable, surtout si le périnée a été rompu par des accouchemens précédens peuvent franchir la vulve dans une situation transversale, le dos coule alors sur la pointe du coccyx et sur le périnée, et l'occiput va se loger dans la concavité du sacrum. La tête peut se dégager alors par deux procédés: dans le premier, elle se fléchit fortement et toute la tête se dégage de front par un mouvement de progression en avant, le front placé sous les pubis, et tout le diamètre occipito-frontal mesurant la sortie de la tête; dans le deuxième cas, la tête se présente défléchie au détroit inférieur, le menton fixé derrière les pubis, et alors, c'est l'occiput qui se dégage le premier à la commissure antérieure du périnée, puis ensuite se

(Fig. 196.)

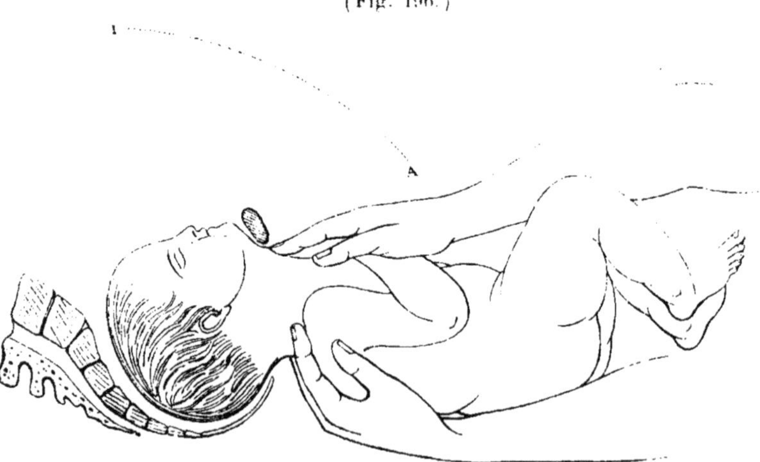

dégagent le bregma, le front et la face. Mais ce dégagement qui est rare, ne peut avoir lieu qu'autant qu'il est aidé par l'accoucheur qui soutient le tronc de l'enfant, et qui le relève de A en I.

Le dégagement, de la tête, le dos et l'occiput étant en arrière, présente en général si peu de difficulté, qu'un auteur s'autorisant d'une série de cas faciles de ce mode de dégagement, qu'il aurait rencontrés dans sa pratique, présenta à l'Académie, un mémoire dans lequel il regardait ce dégagement occipito-postérieur comme le plus favorable. Il concluait aussi de ces observations, que, dans les cas où on pratique la version pelvienne, il faut s'attacher à ramener le dos en arrière, pour rendre le dégagement plus facile.

Évidemment, cet auteur est tombé dans l'erreur, mais cependant, on peut tirer des faits qu'il rapporte, cette induction pratique, que le dégagement occipito-postérieur n'est pas aussi difficile qu'on le pense généralement, et que lorsque, dans la version, cette rotation du dos en avant est trop difficile à exécuter, lorsqu'elle ne pourrait l'être sans danger pour l'enfant, il ne faut pas s'obstiner à le produire.

4. *Dégagement : quatrième temps.* Ce temps ne peut manquer que par suite de circonstances particulières, inertie utérine, résistance du périnée, anomalie dans le mouvement de rotation des hanches, des épaules et de la tête, etc.

5. *Rotation extérieure des épaules, intérieure de la tête : cinquième temps.* Ce temps est l'analogue du mouvement de rotation extérieur de la tête dans les présentations de la face et du sommet, mouvement auquel quelques auteurs donnent le nom de mouvement de restitution.

Il offre aussi quelques variétés dans la présentation de l'extrémité pelvienne; ainsi après le dégagement des fesses et des épaules en situation antéro-postérieure, si la tête qui est encore contenue dans l'excavation est d'un petit volume, elle n'est pas sollicitée à exécuter le mouvement de rotation qui doit ramener l'occiput en avant, et cette tête reste diagonale, alors elle se dégage ainsi, et les épaules n'exécutent pas à l'extérieur.

ce mouvement qui porte le dos en avant directement. Le dos reste en rapport avec l'une ou l'autre cuisse.

Ce mouvement des épaules peut s'exécuter, mais en sens inverse, le dos se dirigeant en arrière, parce que l'occiput dans le bassin, va se rendre dans la concavité du sacrum.

La nature triomphe le plus ordinairement de ces anomalies. Je donnerai à l'article *accidens*, les procédés à l'aide desquels on y remédie.

ART. III. — PRONOSTIC DE L'ACCOUCHEMENT PAR L'EXTRÉMITÉ PELVIENNE.

§ 1. — *Relativement à la mère.*

L'accouchement par l'extrémité pelvienne est un peu moins favorable que l'accouchement par l'extrémité céphalique fléchie. Sous le point de vue du pronostic, la présentation pelvienne occupe à-peu-près le même rang que la présentation de la face. Le volume des parties qui constituent l'extrémité pelvienne, surtout quand elle est complète, retarde l'engagement de ces parties jusqu'à ce que, sous l'effort des contractions, elles se soient réduites de volume. La dilatation du col est aussi plus lente, surtout si la rupture des membranes s'est opérée prématurément. Mais M. P. Dubois n'a jamais dit, comme on le lui a prêté, que cet accouchement sera d'autant plus favorable à la *mère*, que le volume des parties sera plus considérable. C'est par rapport à l'enfant que M. P. Dubois a fait valoir cette circonstance. Cette manière d'envisager le pronostic mérite d'amples développemens, surtout à cause des indications pratiques qui en ressortent.

§ 2. — *Relativement à l'enfant.*

C'est surtout pour l'enfant que l'accouchement par l'extrémité pelvienne est fâcheux. M. P. Dubois mettant de côté tous les cas dans lesquels les enfans paraissaient avoir succombé sous l'influence de causes étrangères à la présentation, a établi qu'il périssait un enfant sur douze, tandis qu'il n'en périt qu'un sur cinquante dans la présentation du sommet.

Quelle est la cause de cette différence ? On avait long-temps pensé que la mort du fœtus était déterminée, dans ce cas, seulement par le refoulement des liquides vers les parties supérieures. Ce refoulement des liquides ne peut avoir qu'une bien petite part dans la mort de l'enfant. En effet, le col ne se contracte pas continuellement sur le produit ; il y a des alternatives de relâchement et de contractions pendant lesquelles la circulation peut reprendre son cours. Du reste, les gros vaisseaux contenus dans les grandes cavités, et l'épaisseur des membres, sont soustraits en partie à cette compression.

Cependant, quoique ce soient les parties exposées au vide du bassin qui deviennent le plus souvent le siège de l'afflux des liquides, et quoique les parties contenues dans l'utérus ne puissent pas se congestionner à leur surface, il ne serait pas exact de nier que le centre des parties exposées à la compression utérine ne puisse devenir le siège d'un léger afflux séro-sanguin.

L'autopsie, chez les enfans morts pendant cet accouchement, permet presque toujours de retrouver des traces de congestion cérébrale.

Néanmoins, quoiqu'on ne puisse nier tout-à-fait que ce refoulement n'ait une certaine part dans les accidens, il est bien constant qu'on doit regarder la *compression du cordon* comme la principale, peut-être comme l'unique cause de la mort de l'enfant. Pour bien comprendre l'influence de cette cause, comparons d'abord ce qui se passe dans la présentation du sommet, et pourquoi le cordon ne peut être comprimé à moins qu'il ne s'engage au-dessous de la tête ou qu'il ne soit compris entre une des parties fœtales et l'utérus, dans un point éloigné de l'orifice ; circonstances qui ne se présentent qu'exceptionnellement. Pendant toute la durée de l'accouchement dans la présentation du sommet, même après que la tête s'est dégagée hors des parties maternelles (fig. 197), le cordon flotte au milieu du liquide amniotique. De plus, après la sortie de la tête, les parties

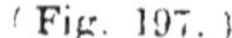

(Fig. 197.)

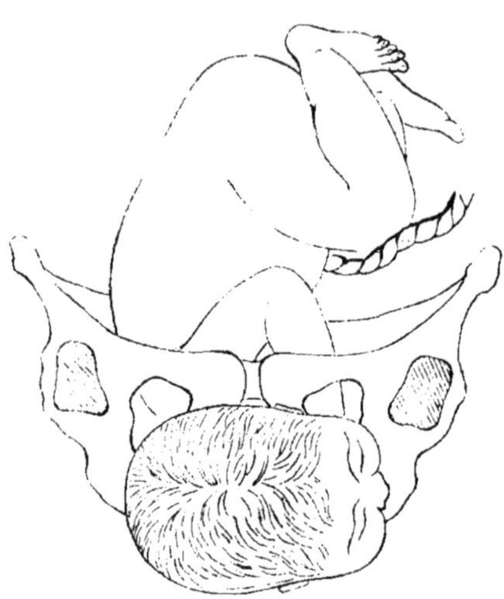

qui s'engagent après elle dans le canal pelvien, allant en diminuant de volume, franchissent rapidement les détroits, et le cordon, qui alors les accompagne, ne peut en aucune manière être comprimé.

Dans la présentation de l'extrémité pelvienne, avant que l'ombilic ait franchi le détroit supérieur et l'orifice, les conditions sont bien les mêmes, pour le produit, que dans la présentation du sommet ; le cordon est libre, et flottant au-dessus du détroit supérieur (fig. 198) ; mais dès que la racine du cordon a dépassé le détroit supérieur (fig. 199), les parties fœtales, qui s'engagent de plus en plus volumineuses, compriment de plus en plus le cordon entre elles et le bassin, et la vie de l'enfant est souvent compromise, surtout si le travail est languissant.

Une circonstance même ajoute à la gravité de cet accouchement, c'est celle où l'extrémité pelvienne se présente décomplétée, comme dans les deux figures 198 et 199.

En effet, si l'enfant se présente par les pieds ou les genoux, ces parties présentent peu de volume, et peuvent franchir l'orifice utérin, alors qu'il n'est encore qu'incomplètement dilaté.

(Fig. 198.)

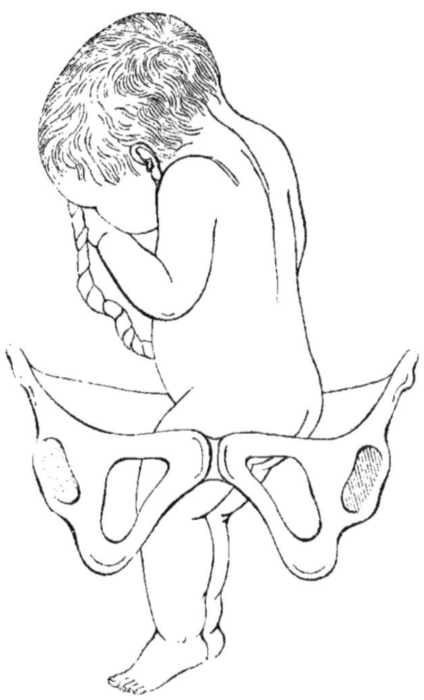

En un mot, le fœtus représente un cône dont le sommet s'engage avant la base. Des parties de plus en plus volumneuses se présentent successivement à l'orifice et sont obligées, avant de s'engager, de séjourner un temps plus ou moins long au détroit supérieur, jusqu'à ce que le col se soit assez dilaté pour les laisser passer. Ainsi, après les membres inférieurs viennent les hanches, puis les épaules, puis la tête. Tant que les hanches n'ont pas franchi l'orifice, il n'y a nul danger (fig. 198) pour l'enfant, le cordon étant tout-à-fait soustrait à la compression; mais dès que l'ombilic a dépassé l'orifice, il se trouve comprimé, et cette compression est d'autant plus exacte et d'autant plus prolongée, que les dernières parties fœtales, qui suivent les hanches, sont plus volumineuses, que l'orifice est plus résistant; en un mot, que ces parties, à mesure qu'elles se présentent à

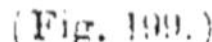

(Fig. 190.)

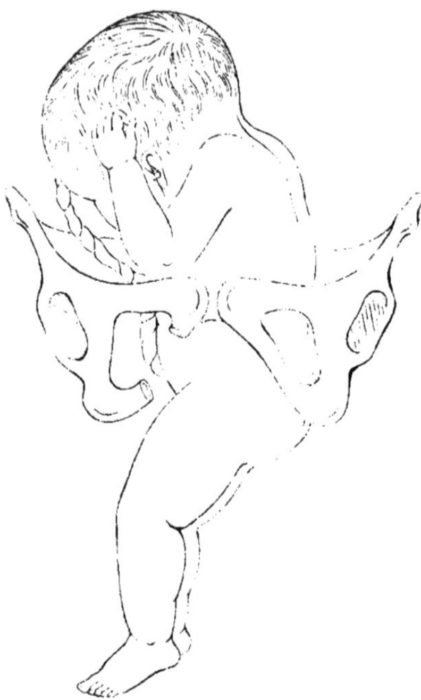

l'orifice utérin, éprouvent plus de retard dans leur engagement.

Le fœtus est privé alors des rapports circulatoires qui l'unissent à sa mère, et il périt asphyxié.

On comprend facilement, d'après cela, contrairement à l'opinion qui était généralement reçue autrefois, et que quelques accoucheurs professent encore aujourd'hui, que l'accouchement par l'extrémité pelvienne sera d'autant plus favorable, que cette extrémité s'engagera plus complète (fig. 192). Dans ce cas, en effet, ces parties réunies présentant à l'orifice un volume presque aussi considérable que celui de la tête, quoique plus réductible que l'extrémité céphalique, séjournent au-dessus du détroit supérieur, jusqu'à ce que la dilatation de l'orifice soit complète. Le premier temps de l'accouchement est plus long; mais, après l'engagement de cette extrémité complète, les épau-

(Fig. 200.)

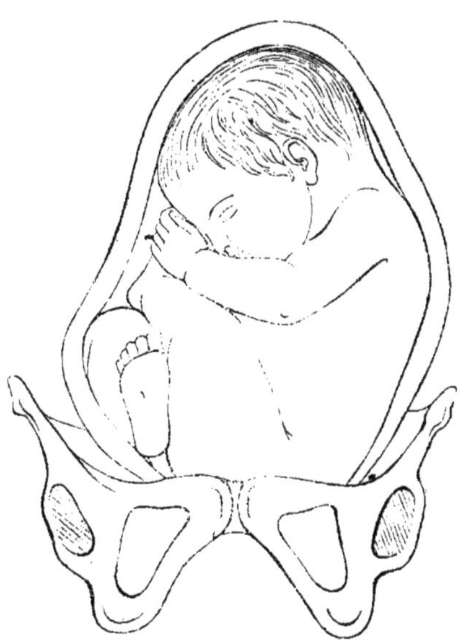

les, la tête, qui ont été précédés à l'orifice utérin par une partie presque aussi volumineuse qu'elles, trouvent cet orifice perméable, et le franchissent rapidement. Ce second temps de l'accouchement est beaucoup plus rapide que dans le cas où l'extrémité s'est présentée décomplétée; et c'est dans cette circonstance que gît toute la différence, dans le pronostic, entre les deux modes de présentation. En effet, comme c'est dans le deuxième temps de l'accouchement que le cordon peut être comprimé, plus ce deuxième temps sera rapide, moins il y aura de chance pour que la compression du cordon soit prolongée.

Les relevés statistiques prouvent surabondamment la vérité de cette assertion. Dans la présentation complète de l'extrémité pelvienne, la vie de l'enfant est moins compromise que dans celle des fesses; celle-ci est plus favorable que celle des genoux ou des pieds.

Enfin, l'accouchement est plus favorable quand il se termine spontanément, que dans les cas où l'art intervient. Dans la version pelvienne, en effet, il périt un enfant sur sept.

§ 3. — *Conduite de l'accoucheur pendant cet accouchement.*

D'après ce qui précède, la conduite que l'accoucheur doit tenir dans l'accouchement par l'extrémité pelvienne, est toute tracée, puisque l'accouchement est d'autant plus favorable que l'art intervient moins. Il faut livrer cet accouchement à la nature, quel que soit le mode de présentation de l'extrémité pelvienne, à moins de circonstances particulières qui nécessitent l'intervention.

En effet, des tractions faites sur les parties qui se présentent dans le but de hâter leur engagement, ne ferait que hâter le moment où l'ombilic pénétrera dans l'excavation, et où alors le cordon pourra être comprimé.

Si l'extrémité pelvienne se présente complète, puisque cette circonstance est favorable au produit, il faut de même se bien garder de la lui enlever en introduisant la main au détroit supérieur, dès qu'elle peut pénétrer, pour saisir les pieds et les genoux et les engager dans un orifice incomplètement dilaté.

Cette pratique, généralement adoptée il y a trente ans, n'est pas tellement tombée en désuétude, qu'on ne doive s'élever hautement contre un procédé si en opposition avec les lois naturelles.

Loin de décompléter la présentation de l'extrémité pelvienne, ai-je toujours entendu dire à M. P. Dubois : il faudrait augmenter son volume si cela était possible, afin que les parties ne puissent franchir l'orifice avant la dilatation complète.

Si les genoux ou les pieds se présentent, il faut encore se tenir en garde contre cette tentation qu'on éprouve tout naturellement à hâter l'accouchement, en tirant sur des parties qui vous offrent une prise si facile. Il faut savoir résister à sa propre impatience, à celle de la femme, aux persécutions des assistans ; c'est un écueil qu'on évite bien rarement dès le début de sa carrière obstétricale. En effet, si on respecte cette présentation décomplétée, l'ombilic s'engagera dans le détroit supérieur bien moins rapidement, spontanément, que si on exerce des tractions sur les pieds, et les chances de compression seront retardées autant que possible, jusqu'à ce que la dilatation soit complète; tandis qu'en tirant sur les extrémités défléchies, on hâte le moment où cette compression commence à s'exercer.

Cependant, quoiqu'on doive poser en principe que dans la plupart des cas l'accoucheur doive rester simple spectateur de l'accouchement, il faut aussi ajouter que si ce précepte ne doit jamais être enfreint pour le premier temps de l'accouchement, il n'en est pas toujours de même pour le deuxième temps. L'accoucheur doit, au contraire, se tenir tout prêt à agir, dans le cas où l'extrémité pelvienne, profondément engagée dans l'excavation, ne recevrait pas des contractions utérines, une impulsion capable de l'expulser assez rapidement, afin que la compression, qui s'exerce à ce moment du travail, ne puisse être fatale au produit.

CHAPITRE PREMIER.

DES ACCIDENS QUI PEUVENT SE MANIFESTER PENDANT TOUT LE COURS DE L'ACCOUCHEMENT LORSQUE L'EXTRÉMITÉ PELVIENNE SE PRÉSENTE.

La description de ces accidens, que ce soit le sommet, la face ou l'extrémité pelvienne qui se présente, est exactement la même; les procédés généraux ne varient pas non plus; il n'y a que les procédés spéciaux qui reçoivent quelques modifications. Aussi, pour la plupart de ces accidens, je renvoie à la présentation du sommet; je ne m'occuperai particulièrement que de ceux qui sont modifiés par la présentation pelvienne, et qui obligent à quelques soins, à quelques manœuvres particulières. Puis, après cette énumération, je donnerai les procédés généraux d'extraction du produit, applicables à tous les accidens qui nécessitent cette extraction.

ART. Ier. — ACCIDENS QUI SONT DE NATURE A RETARDER OU A EMPÊCHER L'ACCOUCHEMENT.

Les accidens contenus dans cet article ne réclament aucun soin autre que dans la présentation du sommet (page 320).

ART. II. — MALADIES ÉTRANGÈRES AU TRAVAIL, ET QUI NÉCESSITENT LES SOINS PARTICULIERS DE L'ACCOUCHEUR, ET QUELQUEFOIS SON INTERVENTION (Voyez *Sommet*, page 340).

ART. III. — ACCIDENS QUI SONT DE NATURE A COMPROMETTRE LA VIE DE LA MÈRE OU CELLE DE L'ENFANT (Voyez *Sommet*, page 342).

§ 1. — *Écoulement des eaux teintes de méconium* (*Sommet*, 334).

Dans la présentation de l'extrémité pelvienne, l'issue du méconium, qui vient teindre les eaux de l'amnios, est loin d'avoir la même importance que dans les deux présentations précédentes. Cette expulsion du méconium est déterminée par un phénomène mécanique, la compression des parties qui s'engagent. Aussi peut-elle avoir très bien lieu sans qu'on doive en conclure que la vie du produit est compromise. Cependant, comme ce phénomène pourrait, comme dans la présentation de la tête, dépendre de la compression du cordon, il est indispensable d'apprécier avec soin l'état de la circulation fœtale.

Si le rhythme des pulsations est altéré, si elles s'affaiblissent après un temps d'accélération bien marqué, c'est que la vie du produit est compromise. Il est alors nécessaire de l'extraire. Pour les procédés de cette extraction, voyez à la fin de ce chapitre, *opérations obstétricales*.

§ 2. — *Brièveté du cordon* (Voyez *Sommet*)

Les accidens déterminés par la brièveté du cordon sont moins graves que dans les présentations de la tête, parce qu'il est plus facile d'y remédier plus promptement. Ainsi, aussitôt que l'extrémité pelvienne sera assez engagée dans l'excavation pour que l'ombilic soit accessible, on pourra s'assurer, en exerçant quelques tractions sur le cordon, si c'est à sa brièveté qu'est dû le retard dans l'engagement; et alors, lorsqu'on présumera que le col, qui a permis le passage de l'extrémité pelvienne, est assez dilaté pour permettre l'extraction facile des épaules et de la tête, on exerce quelques tractions sur les parties qui se présentent, jusqu'à ce qu'il soit possible de couper le cordon; puis aussitôt on achève l'extraction avec promptitude (Voyez à la fin de ce chapitre, *opérations obstétricales*).

ART. IV. — DIFFICULTÉS RÉSULTANT D'ANOMALIES DANS LE MÉCANISME DE L'ACCOUCHEMENT.

§ 1. — *Anomalie du premier temps d'amoindrissement des parties.*

Dans le cas où les parties trop volumineuses ne se réduiraient pas de volume, l'engagement pourrait être retardé, mais jamais il ne sera empêché par cette anomalie, à moins que l'extrémité pelvienne complète ne pèche par excès de dimensions. Dans ce cas, la dilatation étant complète, il faudrait procéder à l'extraction de cette extrémité, soit en allant chercher les pieds ou en agissant sur les hanches, suivant les circonstances.

§ 2. *Anomalie du temps d'engagement.*

Le défaut d'amoindrissement des parties, l'inertie utérine, la résistance de l'orifice, etc., etc., déterminent cette anomalie. *Voyez* ces articles dans le chapitre *obstacles mécaniques à l'accouchement.*

§ 3. — *Anomalie du troisième temps de rotation.*

Lorsque la rotation du sacrum en avant est incomplète, le dégagement ne s'en effectue pas moins facilement dans la plupart des cas, même s'il va se rendre dans la concavité du sacrum. Ce temps est, du reste, soumis aux mêmes irrégularités que son analogue dans les présentations de la tête; seulement dans la présentation de l'extrémité pelvienne, il ne nécessite presque jamais l'intervention. Il n'en est pas de même dans la présentation du sommet : l'art est souvent obligé d'intervenir quand le mouvement de rotation de la tête est incomplet, quelquefois aussi quand l'occiput est en arrière, et on sait, par ce que j'ai dit de la gravité des positions mento-iliaques postérieures de la face, quelle différence il existe entre cette anomalie dans la présentation de la face et la position sacro-sacrée de l'extrémité pelvienne, où la nature se suffit encore presque toujours à elle-même.

Dans le cas où on serait obligé d'opérer, ce dégagement n'ayant pas lieu (Voyez *opérations obstétricales* à la fin de ce chapitre).

§ 4. — *Anomalies du quatrième temps de dégagement.*

Ce temps ne peut manquer de lui-même.

§ 5. — *Anomalies du cinquième temps; rotation intérieure de la tête, extérieure des épaules.*

Immédiatement après l'expulsion du tronc, la tête exécute à l'intérieur un mouvement de rotation qui place l'occiput derrière les pubis ou dans la concavité du sacrum. Extérieurement, ce mouvement est suivi par les épaules qui se placent alors transversales à la vulve. Il est nécessaire que ce mouvement de rotation ait lieu pour que le dégagement de la tête puisse s'effectuer. Dans le cas où il ne s'accomplirait pas, il faudrait le déterminer en introduisant la main droite, si l'occiput est à gauche, et *vice versâ*, en dessous de la tête, et en s'efforçant d'aller accrocher la face pour la ramener dans la concavité du sacrum (fig. 201).

(Fig. 201.)

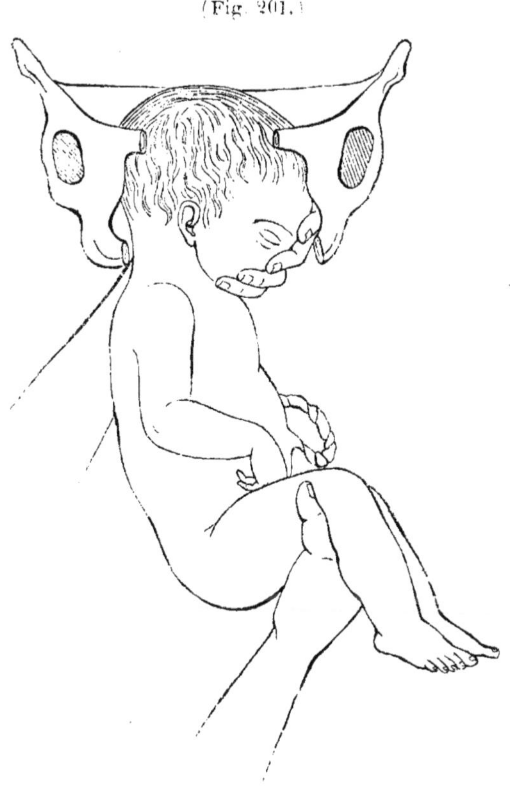

ART. V. — OBSTACLES MÉCANIQUES A L'ACCOUCHEMENT.

Je n'ai rien à dire de particulier de la *résistance des membranes*, *de l'agglutination de l'orifice externe*, *de la rigidité de l'orifice*, *de sa direction vicieuse*. Ces accidens sont les mêmes que dans la présentation du sommet; les moyens d'y remédier aussi.

On a conseillé, dans un ouvrage récemment publié, pour remédier au resserrement spasmodique du col sur le cou de l'enfant, après l'issue du tronc, de débrider le col avec l'instrument tranchant. Chacun s'étonnera sans doute qu'on ait pu proposer d'aller débrider le col utérin avec le bistouri, quand le tronc de l'enfant bouche exactement l'excavation. Mes lecteurs apprécieront d'eux-mêmes si ce procédé est exécutable.

Les opiacés, la saignée et les tractions peuvent seules vaincre cette résistance.

§ 1. — *Engagement d'une autre partie fœtale.*

Quant à l'engagement d'une autre partie fœtale en même temps que l'extrémité pelvienne, si ce sont les mains qui se sont engagées, l'accident ne mérite aucune attention. A mesure que l'extrémité pelvienne s'engage, les mains restent élevées, et quand même elles s'abaisseraient en même temps que le pelvis, elles ne pourraient guère en gêner l'engagement.

Si, cependant, il était nécessaire de réduire ces parties, on userait des procédés conseillés page 401, qui consistent à soutenir ces parties pendant la contraction utérine.

Mais, il n'en est pas de même de l'engagement de la tête en même temps que l'extrémité pelvienne; cet accident, très rare, et qui ne se manifeste guère que dans la version pelvienne, nécessite l'intervention de l'art. Avec l'extrémité d'une main on repoussera la tête pendant que l'autre exercera des tractions sur l'extrémité pelvienne (fig. 202).

§ 2. — *Variétés de présentation.*

J'ai déjà dit que les variétés de présentation n'étaient appréciables que lorsque l'extrémité pelvienne est complète, ou lorsque les fesses se présentent. En effet, la mobilité des pieds ou des genoux est telle, que leurs inclinaisons ne peuvent rien faire préjuger sur celles du siège.

Il est bien plus rare encore que l'on soit obligé d'agir pour

(Fig. 202.)

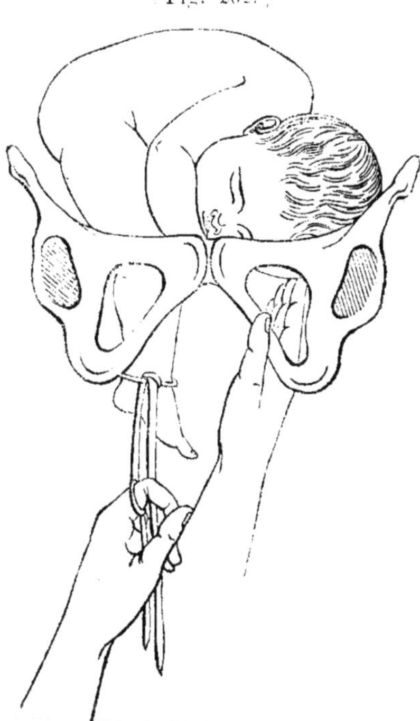

ces variétés que pour celles du sommet. Ainsi, si une hanche occupe le détroit supérieur, l'extrémité pelvienne se redresse, puis elle s'engage.

Si c'est le sacrum qui se présente, le même mouvement de redressement s'exécute. La variété antérieure est dans le même cas. Si, cependant, une de ces variétés persistait, il faudrait aider à l'engagement de l'extrémité pelvienne, soit en la redressant, et les procédés de redressement sont, dans ce cas, aussi difficiles que dans les présentations de la tête, et alors on procéderait à l'extraction du produit (Voyez le chapitre suivant : *opérations obstétricales*).

§ 3. — *Fœtus multiples isolés* (Voyez *sommet*, page 412).

Si deux fœtus se présentent simultanément au détroit supérieur par l'extrémité pelvienne défléchie, l'un passe le premier, l'autre en second; cependant les deux ensemble pourraient s'engager simultanément dans ce cas, les membres inférieurs peuvent bien pénétrer dans l'excavation, mais les hanches se présentant au détroit supérieur, l'engagement du reste du tronc devient impossible; dans ce cas rare que conviendrait-il de faire? repousser un produit, puis tirer sur l'autre; et, dans ce cas, ne saisir qu'un seul des pieds engagés, afin de ne pas s'exposer à exercer des tractions sur deux extrémités qui appartiendraient à des fœtus différens.

Pendant qu'on exerce ces tractions sur un pied ou sur un genou, on soutient avec la main, si cela est possible, les autres parties fœtales, qui ne cèdent pas aux tractions qui restent immobiles.

§ 4. — *Fœtus monstrueux* (Voyez *sommet*, page 415).

Si deux extrémités pelviennes se présentent, et que les produits soient accolés, ce qu'on ignore par avance, on exercera des tractions que sur un pied, comme dans le paragraphe précédent, mais on sentira que ces tractions tendent à engager les deux produits qui, alors, chevaucheront l'un sur l'autre, et pourront ainsi franchir le canal pelvien. Dans le cas où ce chevauchement n'aurait pas lieu, on se conduirait comme dans la présentation du sommet.

Je n'insiste pas sur les obstacles déterminés par les parties molles (page 416).

Pour remédier à l'union des *grandes lèvres*, *à la persistance de l'hymen*, *à l'étroitesse et la rigidité de la vulve*, *à la résistance du périnée*, les indications sont les mêmes que dans la présentation du sommet.

§ 5. — *Indications que les vices de conformation du bassin présentent à remplir.*

Les vices de conformation du bassin sont des complications extrêmement fâcheuses dans la présentation de l'extrémité pelvienne, dans les cas même où la nature se suffit à elle-même, et où de légères tractions suffisent, la vie de l'enfant est presque toujours compromise. En effet, la tête quand elle se présente la première, parvient à vaincre plus facilement la résistance qui s'oppose à son engagement, et pendant tout le temps qu'elle met à vaincre cette résistance, le cordon est libre dans la cavité utérine, et est soustrait à la compression. Mais dans la présentation pelvienne au contraire, lorsque le tronc a été expulsé sans difficultés, la tête surtout, si elle se défléchit, présente à ce détroit supérieur vicié, des diamètres extrêmement défavorables, et il lui faudra un temps assez long pour vaincre les résistances qui s'opposent à son engagement, et pendant ce temps, le produit périra victime de la compression du cordon. C'est dans ce cas qu'on a conseillé l'usage de la version céphalique, mais comme on le verra, pour les présentations du tronc, même quand la tête est voisine de l'orifice, cette opération est environnée de tant de difficultés, qu'on est souvent obligé d'y renoncer, à plus forte raison rencontrera-t-on des difficultés presque insurmontables, pour ramener la tête, qui dans la présentation pelvienne est située au sommet de l'organe ; doit-on même dans cette présentation tenter cette opération, et n'est-il pas plus raisonnable de recourir uniquement aux procédés d'extraction ordinaires.

Si cependant on avait pu constater d'une manière certaine, avant la rupture des membranes, que c'est l'extrémité pelvienne qui se présente au détroit supérieur vicié, on pourrait tenter de ramener le sommet au lieu du siége. M. Colombe m'a dit avoir souvent réussi dans des cas semblables.

Les procédés à l'aide desquels on peut opérer cette substitution consistent à repousser le siége avec le doigt à travers les membranes, en même temps qu'on tâche d'abaisser la tête à l'aide de l'autre main, qui agit à travers les parois abdominales, ou bien à l'aide de manipulations extérieures faites avec les deux mains.

Rarement on rencontrera les conditions favorables à l'exécution de ce procédé.

Car pour qu'il puisse être mis en pratique, il faut que l'utérus ne soit pas distendu par le liquide amniotique, que les parois abdominales et utérines soient souples, peu épaisses, indolores.

Dans le cas où on aurait pu effectuer cette manœuvre, on confiera l'accouchement à la nature, et on s'abstiendra autant que possible d'exercer des tractions sur les parties : ce ne serait que dans le cas où les contractions seraient insuffisantes, qu'on devrait se résoudre à exercer des tractions sur l'extrémité pelvienne.

Enfin, si le degré de rétrécissement était tel qu'on ait eu déjà beaucoup de peine à engager l'extrémité pelvienne décomplétée, la vie de l'enfant serait à coup sûr compromise, et on ne pourrait délivrer la mère, qu'en opérant la section du col, pour débarrasser l'excavation du tronc du fœtus, et pouvoir après cela, saisir la tête avec le forceps, la perforer, ou l'aplatir avec le céphalotribe.

§ 6. — *Tumeurs mobiles ou adhérentes, de l'excavation, du vagin et des grandes lèvres, etc.*

La conduite de l'accoucheur est la même que dans la présentation du sommet, sauf les procédés d'extraction qui varient.

§ 7. — *Excès du volume du fœtus.*

Après avoir constaté l'insuffisance des contractions utérines à déterminer l'engagement, il faut tâcher de le produire; pour cela la dilatation étant complète, la main introduite ira saisir les pieds ou une des hanches, et engagera l'extrémité pelvienne. Dans l'excavation, pour le reste de l'extraction du tronc et de la tête (voyez page 631 et suivantes).

Dans le cas où cet excès de volume tiendrait au développement anormal d'une tumeur sur le siége, à l'hydrocéphalie, à l'hydrothorax, à l'ascite, on se conduirait comme dans les mêmes circonstances (voyez *présentation du sommet*, page 439). Réduire le volume de la partie, par la ponction et l'écrasement, est le seul recours de l'opérateur.

CHAPITRE II.

OPÉRATIONS OBSTÉTRICALES PROPRES A LA PRÉSENTATION DE L'EXTRÉMITÉ PELVIENNE.

Quel que soit l'accident qui nécessite l'extraction du produit lorsqu'il se présente par l'extrémité pelvienne, les moyens à employer sont les mêmes, ils varieront seulement, suivant l'époque du travail, c'est-à-dire suivant le degré d'élévation ou d'engagement de la partie qu'il faut saisir, suivant le mode de présentation, et enfin, suivant le volume de cette partie, et les diamètres du bassin.

ART. Ier. — L'EXTRÉMITÉ PELVIENNE SE PRÉSENTE COMPLÈTE.

Que ce soit l'excès de volume des parties, ou un des autres accidens que j'ai énumérés, qui nécessite l'extraction du produit, dans son intérêt ou dans celui de la mère, cette extraction se fait suivant les circonstances, soit à l'aide de la main ou du crochet.

§ 1. — *Dégagement manuel*

L'extrémité pelvienne est au détroit supérieur.

Si l'extrémité pelvienne est située au-dessus du détroit supérieur, après avoir placé la femme comme pour la version, et avoir disposé tout ce qui peut être utile avant, pendant ou après cette opération (*voy.* page 500), la main dont la paume regarde la partie antérieure du produit est introduite avec toutes les précautions convenables; elle pénètre avec ménagement dans le col utérin, opère la rupture des membranes si celles-ci sont intactes, puis, pénétrant jusqu'aux pieds qu'elle rencontre très près de l'orifice, elle les saisit tous les deux si cela lui est possible; dans le cas contraire, elle n'en prend qu'un, et l'entraîne: le reste de l'extraction est en tout semblable au reste de la version pelvienne (*voy.* page 516 et suivantes).

Il en est de même des difficultés qu'on peut rencontrer dans cette extraction, et des moyens d'y remédier.

L'extrémité pelvienne est à demi engagée dans l'excavation.

Dans ce cas, si la main peut sans peine pénétrer jusqu'aux pieds, elle les attirera à l'extérieur; dans le cas contraire, on ira accrocher une hanche avec l'index, et on attirera ainsi le siège jusque dans l'excavation.

Sur quelle hanche doit-on agir? Il faut de préférence, attirer celle qui est en avant, pour cela il faut passer l'index entre les pubis et cette hanche, mais on ne trouve pas toujours assez d'espace entre ces deux parties pour pouvoir agir ainsi, et le plus ordinairement, on est forcé de procéder d'arrière en avant, et en allant accrocher le pli de l'aine antérieure à l'aide du doigt passé entre la racine des cuisses, cette hanche ainsi saisie est abaissée jusque dans l'excavation, puis le doigt, sans être retiré d'entre la racine des cuisses, est retourné, vers la partie postérieure du bassin, où il va alors accrocher la hanche postérieure, en se fixant sur le pli de l'aine. Cette hanche est plus facile à saisir, parce qu'elle s'est abaissée en même temps que la première; sans quitter le doigt on l'attire jusqu'au détroit inférieur, en l'élevant un peu. Enfin, on lui fait parcourir la concavité du sacrum pendant que la hanche antérieure reste fixée derrière les pubis.

Cela fait, le reste de l'extraction ne diffère pas du reste de la version (page 516).

§ 2. — *Du crochet mousse.*

Si cependant, dans ce cas, le doigt n'avait pu atteindre la hanche, soit qu'elle soit encore trop élevée ou bien qu'elle soit trop volumineuse; c'est-à-dire que le doigt ne puisse mesurer l'espace qui sépare la tubérosité ischiatique du pli de l'aine (1), il faudrait user du crochet mousse placé à l'extrémité de chacune des branches du forceps, pour abaisser une de ces hanches.

M. Champion (de Bar-le-Duc) a modifié, pour cet usage, le crochet de Smellie : c'est l'instrument de cette nature qui me paraît réunir le plus d'avantages; ses courbures sont douces et peuvent bien moins léser les parties sur lesquelles elles sont fixées, que la plupart des crochets dont les forceps sont armés. Ces crochets ressemblent exactement à ceux qui terminent le forceps dont je fais usage.

(Fig. 203.)

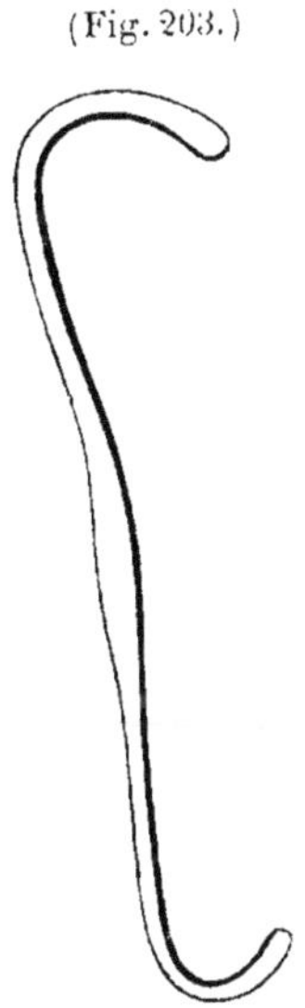

Le mode d'application du crochet devrait être exactement le même que celui du doigt. Ainsi, on devrait d'abord accrocher le pli de la hanche qui est en avant, en passant entre la symphyse des pubis ou entre la racine des cuisses, abaisser d'abord cette hanche antérieure, puis aller accrocher l'autre; mais il n'est pas possible de suivre exactement la même marche.

(1) Cette circonstance est rare, je ne l'ai rencontrée qu'une fois à la Clinique. Mais, dans ce cas, la hanche avait tant de hauteur, que malgré que l'extrémité pelvienne fût profondément engagée, et qu'il parût alors facile d'atteindre le pli de l'aine, je ne pus venir à bout d'y engager l'index. M. P. Dubois ne put non plus y parvenir, il fallut alors se servir du crochet.

En effet, pour que l'opérateur puisse avoir la conscience que le crochet est bien appliqué, qu'il ne peut léser les parties maternelles, et qu'il a bien dépassé les parties fœtales sur lesquelles il est fixé, et qu'alors il n'est pas dans le cas de les déchirer avec sa pointe, quoique cette pointe soit mousse, il faut que l'autre main qui ne tient pas le crochet guide d'abord cet instrument, puis qu'elle s'assure que la pointe du crochet a bien dépassé le pli de l'aine, que cette pointe n'est pas fixée sur des parties qu'elle pourrait compromettre. Si l'on pouvait passer l'instrument sous les pubis, il serait possible de s'assurer de ce fait avec la main introduite entre la racine des membres; mais, comme ce n'est ordinairement qu'entre la racine des cuisses qu'on peut introduire le crochet sur la hanche antérieure, la main ne pourrait s'assurer de sa bonne situation, car elle ne peut s'engager entre les pubis et la hanche.

Au contraire, comme cette main peut très bien s'engager dans la concavité du sacrum, il faudra fixer le crochet sur la hanche postérieure, en procédant d'avant en arrière entre la racine des cuisses. L'extrémité des doigts sentira alors très bien si le crochet dépasse les parties sur lesquelles il est appliqué, et s'il ne peut pas compromettre celles de la mère.

Il ne faut pas croire que ces précautions soient futiles, le meilleur crochet mousse, mal guidé, peut avoir de grands inconvéniens.

L'extrémité pelvienne complète est profondément engagée dans l'excavation.

Dans ce cas, il est toujours facile d'accrocher une hanche avec l'index, à moins, cependant, qu'on ne rencontre une circonstance semblable à celle que je viens de rapporter page 633.

ART. II. — L'EXTRÉMITÉ PELVIENNE SE PRÉSENTE DÉCOMPLÉTÉE PAR LES FESSES.

§ 1. — *Dégagement manuel.*

Au détroit supérieur.

La main, dont la face palmaire regarde le plan antérieur du fœtus, étant introduite, l'index de cette main sera glissé entre la racine des membres et fixé sur le pli de la hanche, et l'on n'ira pas chercher les pieds qui sont placés presque au sommet de l'organe, par suite du redressement des membres à la partie antérieure de l'enfant. Cette hanche sera engagée dans l'excavation et amenée ainsi au détroit inférieur, puis le doigt retourné en pronation et fixé sur la hanche postérieure, fera parcourir à cette hanche toute la concavité du sacrum, et l'amènera ainsi à la vulve. Le reste de l'extraction est le même que dans la *version pelvienne*, page 516.

Au détroit inférieur.

Quand le dos est à gauche, l'index de la main droite est engagé dans la concavité du sacrum, et fixé sur le pli de l'aine postérieure, l'index de la main gauche fixé sous les pubis, sur la hanche antérieure : alors les deux mains impriment un mouvement de traction et d'élévation à l'extrémité pelvienne. A mesure que les parties se dégagent on leur imprime aussi un mouvement de torsion qui devra avoir ramené l'occiput en avant, quand l'extraction du tronc sera complète.

Enfin, si les pieds ou les genoux se présentaient seuls les procédés seront exactement les mêmes que dans le dernier temps d'extraction de la version (page 516.)

§ 2. — *Du forceps.*

Quelques auteurs ont conseillé d'appliquer le forceps sur l'extrémité pelvienne, mais il présente, dans ce cas, de grands inconvéniens si le fœtus est vivant, la compression exercée par l'extrémité des cuillers sur les organes contenus dans l'abdomen, compromet sûrement sa vie, qu'il soit mort ou vivant, le forceps n'a pas sur l'extrémité pelvienne une prise assez solide pour qu'il puisse servir à l'extraire. Il doit donc être proscrit, dans ce cas, sur le siége, mais on est quelquefois obligé de l'appliquer sur la tête, arrêtée au détroit inférieur, après l'issue du tronc, et non pas au détroit supérieur. L'application, dans ce cas, est impossible, à moins qu'on opère la section du col de l'enfant (Voyez, pour les détails de cette application, les pages 532 et suivantes).

§ 3. — *Du céphalotribe.*

Il n'en est pas de même du céphalotribe, cet instrument peut être employé sur l'extrémité pelvienne, pour en diminuer le volume dans le cas où un vice de conformation du bassin réduirait à cette nécessité. Cet instrument n'est pas comme le forceps sujet à lâcher prise, car les parties se trouvent saisies avec force par les mors rapprochés.

Après l'extraction du pelvis à l'aide du céphalotribe, cet instrument peut être également placé sur la poitrine ; enfin, sur la tête, arrêtée au détroit supérieur ; mais, bien entendu, après qu'au moyen de la section du col du fœtus on aura extrait le tronc, dont la présence empêcherait de pénétrer jusqu'à la tête.

TITRE V.

DES PRÉSENTATIONS DU TRONC.

J'ai déjà dit, en m'occupant de la classification des présentations et des positions, que le fœtus à terme ne peut se présenter au détroit supérieur, que par les régions latérales du tronc, que jamais le dos de l'enfant, ni la partie antérieure de la poitrine, n'ont été sentis directement à ce détroit.

Ces présentations sont donc au nombre de deux, une pour le côté droit, une pour le côté gauche : elles sont appelées franches quand c'est la partie acromiale de l'épaule qui occupe le centre de l'orifice, mais dès le début du travail, ce n'est

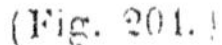

(Fig. 201.)

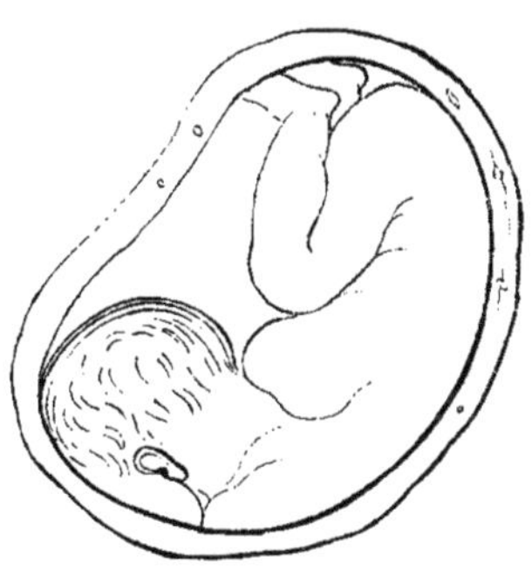

pas toujours cette partie qui est sentie au détroit supérieur, le doigt peut rencontrer l'épaule et une petite portion de la partie antérieure de la poitrine : c'est ce qu'on appelle la *variété sternale ;* ou l'épaule et une petite portion de la partie postérieure de la poitrine, et cette variété de présentation a reçu le nom de *variété dorsale.* L'épaule et le creux du cou peuvent être sentis aussi au détroit supérieur, *variété cervicale ;* enfin, le doigt peut arriver sur le côté proprement dit, sur la partie de la poitrine où repose le coude de l'enfant, *variété cubitale.*

Ces nuances dans la présentation n'ont pas une grande importance en pratique ; car, si elles peuvent se manifester dès le début du travail, elle ne persistent pas long-temps, et en définitive, sous l'influence des contractions utérines ces variétés disparaissent pour faire place à la présentation franche (*acromiale*), comme cela a lieu pour les variétés correspondantes du sommet, de la face et de l'extrémité pelvienne.

D'ailleurs, l'intervention étant la règle dans les présentations du tronc, peu importe qu'elles soient franches ou inclinées, le mode d'action sera toujours le même dans tous ces cas.

Voilà, au reste, comment s'opère cette conversion des variétés en présentation franche. Si le cou de l'enfant occupe l'orifice, en même temps que l'acromion, la tête remonte petit à petit et l'acromion s'engage seul. Dans la variété cubitale, au contraire, l'extrémité pelvienne remonte et l'acromion s'abaisse au centre du détroit supérieur. Enfin, dans les variétés dorsales et sternales, l'enfant se redresse et l'acromion vient encore occuper seul le centre du bassin.

Aussi, lorsqu'on reconnaît une présentation de l'épaule avant la rupture des membranes, ou au moment où elles viennent de se rompre, on peut constater souvent une de ces variétés de présentation, tandis que si l'on pratique le toucher, après que les contractions se sont exercées sur le produit, on trouve le plus généralement l'épaule fixée au détroit supérieur (présentation franche *acromiale*), la fusion s'est exécutée.

Il arrive quelquefois que, dès le début de la rupture des membranes, le bras qui suit l'épaule s'engage dans l'orifice et vient même se présenter à la vulve. Ce phénomène est même constant dans ces présentations quand les secours de l'art sont long-temps attendus. Les contractions engagent petit à petit l'épaule, puis enfin le bras. Quelques accoucheurs regardant cette procidence du bras, dans la présentation de l'épaule, comme un accident plus grave que la présentation acromiale (1) en ont fait une présentation distincte, sous le nom de présentation du bras et de la main, ce n'est pour moi qu'un épiphénomène qui favorise bien plus souvent l'intervention qu'il n'y met obstacle.

Quant aux positions que le fœtus peut affecter, dans chacune des deux présentations du tronc, elles sont au nombre de deux

(1) Ils attribuent à la présence du bras des difficultés qui me paraissent déterminées par la rétraction utérine, rétraction qui est toujours très énergique quand le bras s'est engagé, puisque cet engagement n'a ordinairement lieu qu'après que les contractions se sont exercées long-temps sur le produit.

pour chaque région latérale du tronc (que la présentation soit franche ou en variété.)

Présentation du côté droit ou de l'épaule droite (Deux positions).

La tête est à gauche (céphalo-iliaque gauche), dos en avant; ou elle est à droite (céphalo-iliaque droite), dos en arrière.

Présentation du côté gauche ou de l'épaule gauche (Deux positions).

La tête est à gauche (céphalo-iliaque gauche), le dos est en arrière; la tête est à droite (céphalo-iliaque droite), dos en avant.

§ 1. — *Causes.*

Les causes des présentations du tronc ne peuvent pas être très bien appréciées. Cependant, chacun s'accorde à penser que la petitesse, la mobilité du fœtus, les obliquités utérines peuvent les produire. Quant à croire qu'une frayeur subite peut les déterminer, j'avoue que je ne puis aller jusque-là.

Les présentations du tronc sont plus fréquentes que les présentations de la face; madame la Chapelle en a observé soixante-huit sur quinze mille six cent cinquante-deux accouchemens, et M. P. Dubois treize sur deux mille deux cents accouchemens. La présentation de la région latérale droite est aussi plus fréquente que celle de la région gauche.

Et pour les positions, les céphalo-iliaques gauches sont plus communes que les autres, probablement par suite de la plus grande fréquence de la position occipito-iliaque gauche.

Quant au diagnostic des présentations et des positions, je ne m'en occuperai qu'au moment où je tracerai les règles de l'intervention.

En effet, l'expulsion spontanée, dans ces présentations, étant un phénomène exceptionnel qui s'accomplit, dans la plupart des cas, à l'insu de l'accoucheur et sans que l'art vienne aider la nature, c'est seulement quand il s'agit de changer la présentation ou d'extraire le produit, qu'il est de quelque importance de savoir quelle est l'épaule qui se présente, et dans quelle position est cette épaule.

§ 2. — *Accouchement spontané dans la présentation du tronc.*

L'art doit toujours intervenir dans les présentations du tronc, c'est une règle dont l'accoucheur ne doit jamais s'écarter, à moins de circonstances rares, que j'exposerai aussi catégoriquement que possible en temps et lieu.

En effet, quoique la nature puisse se suffire quelquefois à elle-même, cette expulsion spontanée ne doit être considérée que comme un fait tout-à-fait exceptionel, dont l'accomplissement exige un concours de circonstances difficiles à rencontrer.

Cette expulsion peut être quelquefois très heureuse pour la mère et l'enfant, mais aussi elle compromet le plus souvent l'existence du produit, et elle est plus ou moins dangereuse pour la mère.

Cette expulsion spontanée peut s'effectuer de trois manières.

A. Avant le terme de la viabilité, et surtout quand le fœtus est mort et ramolli par la putréfaction, il peut être expulsé plié en double, et cette expulsion n'est régie par aucune loi, le produit est chassé hors des organes maternels comme un corps amorphe.

B. Depuis l'époque de la viabilité jusqu'à terme, l'accouchement peut s'effectuer en vertu de deux mécanismes bien différens :

1° L'épaule, sous l'influence des contractions utérines, ou des mouvemens actifs du produit, peut s'éloigner du détroit supérieur, pour faire place, soit à la tête, soit à l'extrémité pelvienne. Cette substitution de présentation a reçu le nom de *version spontanée ;*

2° L'épaule, poussée par les contractions utérines, peut s'engager dans l'excavation, se fixer sous les pubis, pendant que le tronc progresse, en rampant pour ainsi dire dans la concavité du sacrum, glisse entre cette épaule et la paroi postérieure du bassin, et vient se dégager à la commissure antérieure du périnée. C'est ce fait que l'on a nommé *évolution spontanée.*

Version spontanée.

La version spontanée n'est donc qu'une substitution de présentation, par laquelle la tête ou l'extrémité pelvienne viennent remplacer l'épaule qui s'éloigne petit à petit du détroit supérieur.

Ce n'est donc pas un accouchement par l'épaule, mais par la tête ou l'extrémité pelvienne. Différence notable avec l'*évolution spontanée.*

Cette version spontanée peut s'effectuer, quels que soient le terme et les dimensions du fœtus, mais elle ne peut avoir lieu qu'autant que les membranes sont intactes, et que le produit jouit alors d'une grande mobilité. On conçoit aussi qu'en vertu de ces circonstances, l'accouchement doit être pour le produit et pour la mère, tout aussi favorable qu'il l'aurait été dans la présentation qui est venue remplacer l'épaule.

Quoique M. Velpeau ait eu l'occasion d'observer un cas de version spontanée, après la rupture des membranes, il n'en demeure pas moins certain que cette substitution de présentation n'est guère possible, après l'écoulement des eaux, et que lorsque le fœtus est expulsé spontanément, dans ce cas, ce n'est qu'en vertu du mécanisme de l'*évolution spontanée.*

La version spontanée s'effectue presque toujours à l'insu de l'accoucheur; aussi on ne connait que très imparfaitement son mécanisme et ses causes.

Pronostic.

Le pronostic, dans cette expulsion, est extrêmement favorable au produit et à la mère. En effet, une fois la présentation changée, les membranes se rompent, et l'accouchement est aussi heureux pour la mère et pour l'enfant qu'il l'aurait été dans une présentation du sommet ou de l'extrémité pelvienne.

Évolution spontanée.

L'évolution spontanée ou l'expulsion du produit dans la présentation de l'épaule, beaucoup mieux connue que la version spontanée, s'accomplit presque exactement en vertu des mêmes lois que tous les autres mécanismes d'expulsion spontanée, et cette régularité dans l'expulsion est d'autant plus parfaite, que le fœtus approche plus des dimensions qu'il doit avoir à terme. Ainsi, on y retrouve l'analogue du premier temps de flexion, on y retrouve aussi l'engagement, la rotation, l'extension; enfin même la rotation extérieure. Mais aussi ce mécanisme est d'autant plus difficile, d'autant plus dangereux pour la mère et le produit, que ce dernier a un volume plus considérable.

Pour décrire cet accouchement, je supposerai une présentation de l'épaule droite, *position céphalo-iliaque gauche.*

Immédiatement après la rupture des membranes, les parties diminuent de volume par la compression qu'elles éprouvent. Ce premier temps est l'analogue de la flexion dans la présentation du sommet; de la déflexion dans celle de la face, et de l'amoindrissement des parties dans la présentation de l'extrémité pelvienne.

Puis, l'épaule s'engage petit à petit; et, à mesure qu'elle pénètre dans l'excavation, elle exécute un mouvement de rotation qui place la tête sur la branche horizontale du pubis gauche, et qui la place elle-même sous l'arcade pubienne. Après ce mouvement, le bras se dégage et vient sortir hors de la vulve; quelquefois l'issue du bras a déjà eu lieu avant cette époque. Quand la rotation s'est exécutée, le temps de descente du tronc se complète; le flanc du fœtus est poussé dans l'excavation en glissant sur la symphyse sacro-iliaque droite, tandis que l'épaule reste immobile. Après le flanc, s'engage l'extrémité pelvienne qui suit aussi la même direction. Enfin, le périnée bombe, et l'on voit successivement se dégager à la commissure antérieure du périnée la partie latérale et supérieure de la poitrine, le côté proprement dit, la hanche et l'extrémité pelvienne. A mesure que ces parties se dégagent, la

(Fig. 205.)

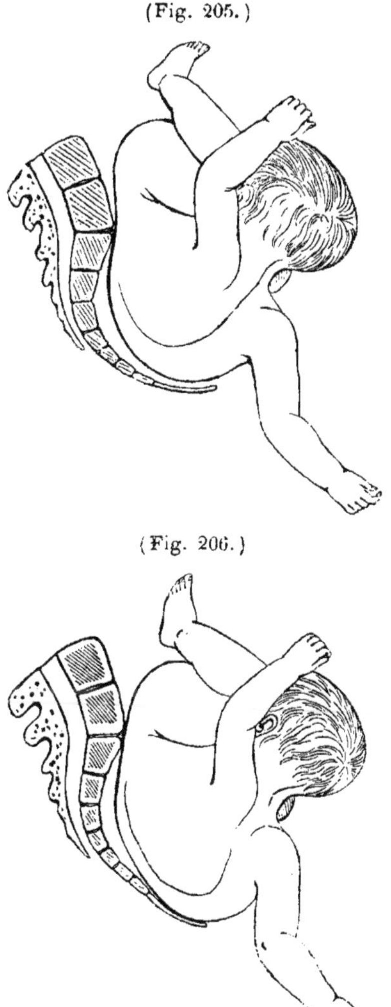

(Fig. 206.)

tête et le bras gauche pénètrent dans l'excavation, mais ils en sont bientôt expulsés, et dans la plupart des cas, sans que la tête exécute son mouvement de rotation intérieur. En effet,

(Fig. 207.)

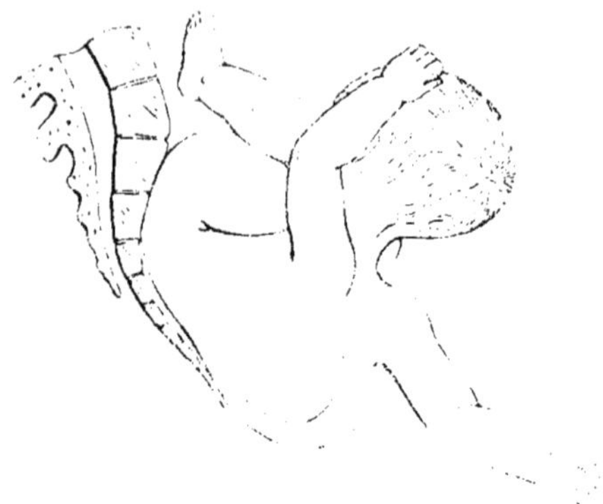

(Fig. 208.)

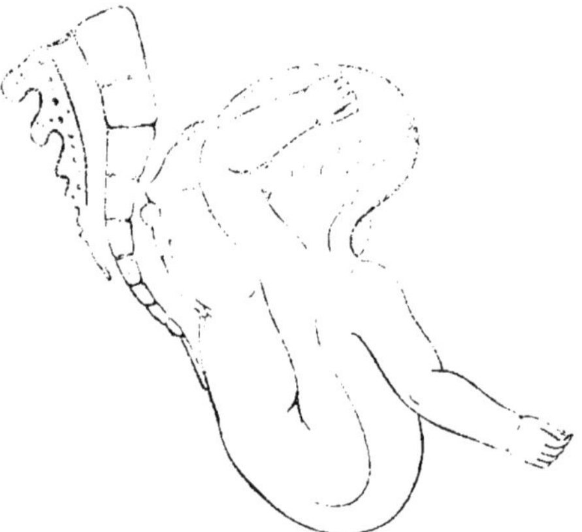

elle se présente à des parties qui viennent d'être dilatées outre mesure, et elle n'est pas sollicitée par ces parties à accomplir ce mouvement de rotation.

Voilà comme les choses se passent quand le plan dorsal du fœtus répond en avant du bassin. Quand c'est le plan antérieur du fœtus qui est en rapport avec la partie antérieure de la femme, l'expulsion est tout-à-fait la même; mais il est encore plus facile, dans ce cas, de constater la régularité de l'accom-

(Fig. 209.)

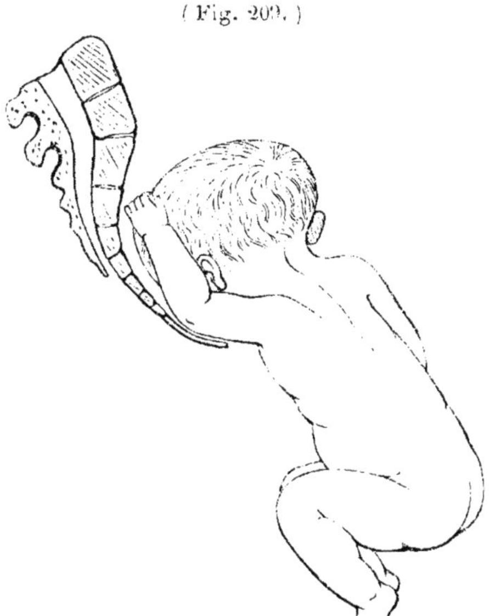

plissement du mouvement de rotation extérieur, qui dans toute présentation, doit ramener le plan postérieur du fœtus en avant. Ce mouvement s'accomplit ici avec une régularité parfaite; on voit tout le fœtus, à mesure qu'il franchit la vulve, éprouver sur lui-même un mouvement de torsion qui ramène en avant le dos de l'enfant. M. P. Dubois, le premier, a pu constater ce phénomène.

J'ai pu observer deux fois le mécanisme de l'évolution spontanée, une fois à la Maternité, et une fois à la Clinique chez la nommée Cornillot, dans une grossesse gemellaire. Dans le premier cas, l'enfant n'était pas viable; dans le second, celui des deux jumeaux qui fut ainsi expulsé, était d'un très petit volume et n'avait atteint que le terme de huit mois : il survécut à l'accouchement. M. Velpeau a rapporté un grand nombre de ces faits (1). Dans quelques-uns même, les fœtus avaient

(1) *Traité pratique de l'art des accouchemens*, Paris, 1835, t. II, p. 256 et suiv.

atteint le terme de la gestation. Denman en rapporte aussi un assez bon nombre; mais on comprend facilement que, dans l'immense majorité des cas, à terme, cette expulsion ne pourra s'effectuer, quand le bassin et le produit auront leurs dimensions normales, et que la mère, si l'art n'intervient pas, succombera le plus souvent sans accomplir son œuvre. On s'explique facilement aussi pour la mère et pour l'enfant, tous les dangers d'une pareille expulsion. La longueur du travail, la compression à laquelle le produit est soumis déterminent presque toujours sa mort; et le passage forcé du produit contond, dilacère plus ou moins les organes maternels; et de plus, les douleurs horribles et continues d'un pareil enfantement portent dans toute l'économie une perturbation à laquelle la femme ne peut survivre.

Le pronostic de cet accouchement est donc extrêmement fâcheux à terme : aussi, ne saurait-on trop s'élever contre la pratique de Denman, qui confiait la plupart de ces expulsions à la nature. Sur cent trente-sept évolutions spontanées, d'après les relevés faits par M. Velpeau, cent vingt-cinq enfans sont morts, et combien de femmes ont succombé avant la terminaison de l'accouchement, ou bien peu de temps après; combien aussi ont gardé, pendant toute leur vie, des infirmités plus déplorables que la mort même.

Avant terme, l'évolution spontanée peut s'effectuer sans autant de dangers pour la mère et pour l'enfant, surtout si le bassin est large, les contractions très énergiques, le fœtus petit, et les parties peu résistantes. La primiparité, comme on le pense bien, sera un grand obstacle.

En résumé, cet accouchement ne s'accomplissant qu'en vertu de circonstances tout-à-fait exceptionnelles, et compromettant presque toujours la vie de l'enfant et souvent celle de la mère, quand il s'accomplit, *l'accoucheur, toutes les fois qu'il peut intervenir, ne doit jamais rester simple spectateur dans un cas semblable*, à moins que le produit n'ait pas atteint le terme de la viabilité.

CHAPITRE PREMIER.

PROCÉDÉS OPÉRATOIRES.

L'art étant toujours obligé d'intervenir dans cette présentation, je n'aurai pas à m'occuper des accidens qui peuvent la compliquer comme je l'ai fait pour les trois précédentes présentations, l'intervention nécessitée pour la présentation de l'épaule elle-même, remédie en même temps à ses complications.

Mais j'aurai à envisager ces accidens sous le point de vue des difficultés qu'ils peuvent apporter dans la pratique des opérations que nécessite la présentation de l'épaule, et sous le rapport des modifications qu'ils font subir aux divers procédés.

Après le terme de la viabilité, et même avant, s'il est possible d'intervenir utilement, l'accoucheur doit suppléer la nature ou l'aider.

ART. Ier. — SUPPLÉER LA NATURE.

Les procédés que l'art met en usage pour suppléer la nature, varient suivant que les membranes sont intactes ou rompues, et suivant d'autres circonstances que j'apprécierai à mesure qu'elles se présenteront.

§ 1. — *Avant la rupture des membranes.*

A. Diagnostic de la présentation. Avant la rupture des membranes, à quels signes l'accoucheur reconnaît-il la présentation du tronc? et quelle conduite doit-il tenir? Lorsque la poche amniotique n'est pas rompue, la présence d'une épaule au détroit supérieur peut être reconnue aux signes suivans :

Par le palper abdominal, on constate que le grand diamètre

de l'utérus n'est pas perpendiculaire, mais qu'il est transversal, et que la tête du produit, tumeur arrondie, solide, est située dans une des deux fosses iliaques.

Par le toucher vaginal, on arrivera à constater la présentation : d'abord par *exclusion*, on ne sentira au détroit supérieur, ni le sommet, ni la face, ni l'extrémité pelvienne; et de plus, la partie que le doigt peut atteindre est très élevée, elle est acuminée, et présente à son sommet une saillie osseuse, formée par l'acromion. De plus, si la présentation n'est pas franche, on pourra sentir le coude, l'omoplate et les espaces inter-costaux.

Tous ces caractères peuvent être très bien appréciés au travers des membranes, et permettent de constater facilement la présence de l'épaule au détroit supérieur. Mais il sera bien rare que la poche amniotique étant intacte, on puisse reconnaître quelle est l'épaule qui se présente, et dans quelle position est cette épaule. Cette dernière partie du diagnostic n'est pas dans tous les cas fort heureusement d'une indispensable nécessité.

Il n'en est pas de même du diagnostic de la présentation, il faut que la présence du tronc soit reconnue au détroit supérieur, et autant que possible, avant la rupture des membranes, afin de tâcher d'agir avant de les rompre si cela se peut, et en tout cas pour être préparé à agir aussitôt qu'elles seront rompues, et que la dilatation sera complète.

Mais le peu de fréquence de ces présentations oblige à faire cette étude sur l'enfant mort placé dans un mannequin. Ce moyen tout insuffisant qu'il paraisse, est cependant le seul que les élèves aient à leur disposition, et il est important de ne pas le négliger.

Cet exercice a suffi à plusieurs de mes élèves, pour leur faire reconnaître très facilement plus tard des présentations du tronc qu'ils auraient certainement méconnues sans cela. On sait combien une erreur de diagnostic peut être, dans ce cas, préjudiciable à la mère et à l'enfant.

Cependant cette méprise est souvent commise par des médecins fort recommandables du reste, mais qui, n'ayant pas encore eu l'occasion de sentir une épaule au détroit supérieur, ne peuvent la reconnaître quand ils la rencontrent. En effet, un médecin peut exercer dix ans, vingt ans même en faisant par année un certain nombre d'accouchemens, sans jamais avoir rencontré cette présentation.

Dans la plupart des cas où j'ai été appelé, pour terminer l'accouchement dans des présentations du tronc, il y avait eu méprise sur la présentation, elle n'avait été constatée qu'après l'issue du bras, alors qu'il n'est plus possible de la méconnaître. Presque toujours même, croyant à une présentation du sommet dont l'engagement avait besoin d'être activé, on avait, avant mon arrivée, administré du seigle ergoté; ce qui ajoutait encore aux difficultés de l'opération et à ses dangers.

Ce sujet me paraît d'une telle importance, que je citerai à la fin de cet article quelques faits, à l'occasion des difficultés et des dangers que peut déterminer cette méprise.

B. Diagnostic différentiel. On pourrait confondre de prime abord la présentation franche de l'épaule, celle où l'acromion occupe le centre du détroit supérieur, avec une variété de présentation pariétale du sommet; mais la forme du ventre, la difficulté que l'on éprouvera à atteindre la partie qui se présente, la forme mieux appréciée de cette partie, permettront de distinguer la présentation de l'épaule de celle du pariétal qui est plus abaissée, et au voisinage de laquelle on sent des sutures, des fontanelles, et cette résistance osseuse qui caractérise la tête : lors donc qu'on est certain qu'une épaule occupe le détroit supérieur, il faut intervenir. Dans ce cas, les membranes étant intactes, deux procédés peuvent être mis en usage : la version céphalique, ou la version pelvienne.

De la version céphalique.

La version céphalique est une opération dans laquelle on se propose de ramener la tête du fœtus au détroit supérieur quand une autre partie occupe ce détroit. Elle a été conseillée avant et après la rupture des membranes. Elle est, dans l'une et l'autre de ces circonstances, difficile à exécuter, mais elle est très favorable au produit et à la mère dans le premier cas, il n'en est pas de même dans le second.

On comprend facilement que la version spontanée, dont j'ai donné la description au commencement de ce chapitre, a dû donner l'idée de tenter d'obtenir le même résultat, à l'aide de manipulations extérieures, quand les membranes sont intactes.

Tentée dans ces circonstances, cette opération, si on réussit à la produire, rendra au produit et à la mère un service important.

En effet, une fois que le sommet est ramené au détroit supérieur, on rompt les membranes, et l'accouchement sera aussi heureux pour le produit et pour la mère, qu'il l'aurait été si la tête se fût présentée d'elle-même. En un mot, on substitue à une présentation qui, abandonnée à elle-même, aurait fait périr le produit, et souvent aussi aurait compromis la vie de la mère, ou qui, changée par la version pelvienne, compromettrait la vie du produit une fois sur sept; une présentation céphalique, artificielle il est vrai, mais qui, opérée dans l'intégrité des membranes, permettra une expulsion tout-à-fait naturelle.

Par quels moyens peut-on obtenir ce résultat? M. Velpeau conseille d'exécuter cette substitution de présentation à l'aide de manipulations extérieures. C'est à l'aide de ce procédé que j'ai vu M. P. Dubois et M. Colombe opérer cette version céphalique. Je l'ai opérée aussi, avec mon ami le docteur Devilliers, sur une femme chez laquelle le fœtus jouissait d'une mobilité extrêmement remarquable. Mais il faut, pour que cette opération puisse être pratiquée, une réunion de circonstances difficiles à rencontrer, il faut que le fœtus jouisse d'une grande mobilité, que les parois abdominales et utérines soient souples, peu épaisses et indolores, qu'il y ait peu d'eau dans la cavité utérine pour que les mains puissent embrasser les parties, et changer leur rapport avec facilité.

Avant tout, l'accoucheur qui constate une présentation de l'épaule doit faire coucher immédiatement la femme, il doit l'engager à modérer ses efforts, afin de ne pas rompre les membranes avant la dilatation complète, ce qui s'opposerait à la version céphalique, et ce qui aussi, dans le cas d'insuccès de cette version céphalique, rendrait les conditions de la version pelvienne moins favorable par suite de l'écoulement du liquide et du retrait de l'utérus.

Cette précaution prise, on tâche de diagnostiquer la position; en effet, pour ramener la tête, il faut savoir où elle est située. Mais j'ai dit qu'avant la rupture des membranes, le toucher ne pouvait guère éclairer cette question; dans le doute que faire? Heureusement que les circonstances, qui favorisent l'opération, permettent aussi de constater la position, les mains appliquées sur l'abdomen pourront sentir, dans une fosse iliaque, une partie ronde solide, qui est la tête, et au point opposé de l'utérus, et en haut, des petites parties mobiles qui fuient sous les doigts, qui sont les pieds. L'auscultation pourra aussi éclairer un peu cette question : ainsi, on entendra le summum des battemens du cœur en avant et en bas directement, et ils continueront encore à s'entendre dans la fosse iliaque opposée à celle où la tête est sentie, tandis qu'ils cesseront brusquement du côté de la tête.

Quand l'accoucheur croira avoir reconnu la position, alors seulement que la dilatation du col sera complète, il pourra commencer à agir. Mais pourquoi attendre la dilatation complète, puisque la main ne doit pas être introduite dans les parties pour extraire le produit? le voici. Les manipulations extérieures, et surtout les efforts qu'on est souvent obligé de faire sur l'épaule, avec deux doigts appliqués sur les membranes, peuvent développer des contractions sous l'influence desquelles les membranes pourraient se rompre; et si la dilatation n'est pas complète, pendant tout le temps qu'elle mettra à s'achever, pour qu'on puisse agir par la version pelvienne, la version céphalique étant devenue impossible, les eaux s'écouleront, et l'intervention deviendra plus difficile. Ainsi donc, alors seulement que la dilatation sera complète et les membranes intactes, l'opérateur, à l'aide de manipulations extérieures, tâchera d'engager la tête dans le détroit supérieur, et de repousser en haut l'extrémité pelvienne; tel est le procédé donné par M. Velpeau. Il conseille aussi de tâcher d'engager la tête avec une main, tandis qu'avec quelques doigts de l'autre main on cherche à chasser l'épaule du détroit supérieur. Ce procédé est, en général, le plus facile, et le plus souvent couronné de succès.

Une fois que la substitution de présentation est effectuée, c'est-à-dire quand la tête est venue remplacer l'épaule, la main, placée à l'extérieur, maintient le fœtus dans cette position, tandis que l'autre, profitant d'une contraction utérine, déchire les membranes, le liquide s'écoule, la tête s'engage et l'accouchement est aussi favorable que si le sommet se fût présenté de lui-même. Mais il serait possible qu'on se soit trompé sur la position, et que, prenant l'extrémité pelvienne pour la tête, on ait ramené le pelvis au lieu de la tête. Certes, on n'aurait pas obtenu, dans ce cas, un résultat aussi avantageux que si on eût ramené la tête; l'accouchement par le pelvis, où il meurt un enfant sur onze ou douze accouchemens, étant bien moins favorable que l'accouchement par le sommet, où un seul enfant périt sur cinquante: cependant il n'y aurait que peu de regrets à avoir; car, si on n'eût pas ramené le pelvis, les membranes étant intactes, on aurait été obligé d'aller chercher les pieds en introduisant la main et en rompant les membranes, et alors la vie de l'enfant aurait pu être compromise une fois sur sept par cette extraction manuelle. Ainsi donc, quand bien même on ne pourrait pas reconnaître la position exactement, il n'en faudrait pas moins tenter la version céphalique à travers les parois abdominales et les membranes.

Cette opération n'est pas toujours possible, même dans les cas qui semblent favoriser son exécution, à plus forte raison doit-on rencontrer des obstacles insurmontables à la déterminer, quand ces conditions n'existent pas; alors c'est à la version pelvienne qu'il faut avoir recours.

Version pelvienne

La version pelvienne pratiquée au moment où on rompt les membranes est d'une exécution facile et aussi favorable que possible au produit. Quelle main emploiera-t-on pour pratiquer cette opération? le choix de la main est fait d'après la connaissance que l'on a de la position. Mais j'ai dit que bien rarement il sera possible de reconnaître quelle épaule se présente et la position de cette épaule, avant la rupture des membranes; alors, comment établir le choix de la main?

C'est alors la main droite, comme dans toute version où la position est inconnue, qu'il faut employer : elle est introduite avec les précautions convenables; arrivée aux membranes, elle les rompt et pénètre jusqu'aux pieds qu'elle entraîne au dehors. Si, ce qui est rare, quand le produit jouit d'une aussi grande mobilité, la main éprouvait quelques difficultés à aller saisir les extrémités inférieures, si elle s'adaptait mal aux parties fœtales, il faudrait, avant de la retirer, profiter de sa présence pour explorer la situation du fœtus, puis la retirer et réintroduire l'autre.

§ 2. — *Après la rupture des membranes.*

Après la rupture des membranes, il n'est plus possible de songer à la version céphalique: la version pelvienne doit seule être tentée.

Parallèle de la version céphalique et de la version pelvienne.

En effet, toutes les conditions qui peuvent favoriser la version céphalique n'existant plus, le fœtus a perdu de sa mobilité par suite de l'écoulement plus ou moins complet du liquide amniotique, et alors il sera extrêmement difficile, pour ne pas dire impossible, de repousser l'épaule du détroit supérieur pour y engager la tête. Bien plus, la force que l'opérateur serait obligé d'employer pour pratiquer cette opération déterminerait souvent les accidens les plus graves : rupture des attaches du vagin avec l'utérus, rupture de l'utérus lui-même.

Et de plus, peut-on admettre que le produit lui-même sera dans des conditions bien plus favorables, en supposant qu'on ait pu ramener la tête au détroit supérieur, que si on pratiquait de suite la version pelvienne ? Non, sans doute. L'écoulement des eaux et les complications qui peuvent se rencontrer dans la version céphalique, ne la rendent pas plus favorable que la version pelvienne. En effet, l'accouchement, après l'écoulement des eaux, après des efforts multipliés pour ramener la tête de force au détroit supérieur, ne sera pas aussi favorable au produit que l'accouchement spontané par le sommet. Malgré l'opinion de Flamant, il est impossible de croire qu'il y ait parité entre ces deux modes d'accouchement par le sommet.

Dans l'accouchement spontané par le sommet, le fœtus est protégé contre l'effort des contractions par une couche de liquide amniotique, jusqu'au moment où les dernières parties fœtales sont expulsées.

Dans l'accouchement qui suit la version céphalique, le produit reste pendant toute la durée de l'expulsion exposé à la compression immédiate de l'utérus; mais ce n'est pas tout. La procidence du cordon, qui complique si rarement la présentation spontanée du sommet, se produit souvent dans les tentatives faites pour ramener la tête, et alors si on a réussi à la ramener, il n'est plus possible de livrer l'expulsion aux efforts spontanés, car l'enfant périrait victime de la compression du cordon. Il faut faire la version pelvienne si la tête n'est pas engagée, ou l'application du forceps dans le cas contraire.

Un bras ou les deux bras peuvent aussi être entraînés en même temps que la tête, et certainement, dans ce cas, l'accoucheur ne pourra pas rester simple spectateur de l'accouchement. L'engagement d'un bras seul avec la tête peut, il est vrai, permettre l'accouchement spontané dans des conditions favorables; mais cet accident exige l'intervention dans le cas qui nous occupe, car assez de circonstances fâcheuses se sont déjà réunies pour rendre l'accouchement moins favorable à la mère et à l'enfant, sans qu'on laisse subsister celle-ci, et il faut recourir à la version pelvienne. Il est inutile de dire que la présence des deux bras nécessiterait, à plus forte raison, l'usage du même moyen.

Mais ce n'est pas tout encore. Après des tentatives multipliées, très douloureuses et dangereuses pour la mère, qui souvent, par leurs conséquences, peuvent être fatales à l'enfant, on peut se voir obligé de renoncer à la version céphalique et de lui substituer la version pelvienne : c'est ce qui arrivera le plus ordinairement. Croit-on alors que les conditions dans lesquelles on pratiquera cette version pelvienne seront aussi favorables que si l'on n'avait pas perdu un temps précieux, pendant lequel l'utérus, revenu sur lui-même, s'oppose à l'introduction de la main et à l'extraction du fœtus, et comprime le cordon ombilical.

Supposons encore que la tête ait pu être ramenée au détroit supérieur, aux premières contractions, elle peut quitter le détroit pour faire de nouveau place à l'épaule, par suite de la tendance qu'a une présentation à se reproduire quand elle s'est déjà manifestée. Mais les contractions utérines, quand bien même la tête resterait au détroit supérieur, peuvent aussi être insuffisantes à terminer l'accouchement, et l'art est alors obligé d'intervenir, ou par la version pelvienne, ou par le forceps, suivant le degré d'élévation ou d'abaissement de la tête.

En présence de toutes ces raisons, qui ne manqueront pas de frapper, par leur justesse, tout esprit pratique, je n'hésite pas à me prononcer dans ces circonstances pour la version pelvienne, me réservant, à l'exemple de MM. Velpeau, Dubois, Moreau, de tenter la version céphalique, dans les cas seulement où le bassin est mal conformé.

En effet, la version pelvienne applicable à tous les cas, bien plus facile à pratiquer que la version céphalique, même dans les cas où les conditions qui favorisent cette dernière opération, sont toutes réunies, plus innocente pour la mère et pour le produit lui-même, devra toujours être préférée. Elle peut être exécutée à toutes les époques du travail, elle suffit à elle seule à déterminer l'expulsion du produit, elle remédie à tous les accidens qui peuvent la compliquer elle-même; ainsi la procidence du cordon peut se manifester dans le cours de cette opération, comme pendant la version céphalique, mais quelle différence? Dans la version pelvienne, les pieds une fois saisis, l'accoucheur termine l'extraction du produit du même coup, et le soustrait ainsi aux dangers qui le menacent. En est-il de même, dans la version céphalique?

Version céphalique dans les vices de conformation du bassin.

En résumé, ce ne serait que dans un cas de vice de conformation du bassin, qu'on devrait tenter cette opération après la rupture des membranes. Entre deux maux, il faut choisir le moindre, et dans ce cas-là seulement, les tentatives nécessaires à l'accomplissement de cette opération pourront être légitimées. Quand le bassin rétréci peut permettre l'engagement spontané de la tête, la vie du fœtus sera moins souvent compromise que si on l'entraînait par l'extrémité pelvienne, les difficultés du dégagement seront aussi moins graves pour la mère. Mais pour cette dernière, dans les cas de rétrécissement très prononcé, où la perforation du crâne et la céphalotripsie seront indispensables, la version céphalique pourra rendre d'importans services. Elle permettra d'agir sur la tête, et de sauver plus promptement et plus sûrement la mère que par la mutilation du produit qui se présente par l'épaule.

A. Manuel opératoire de la version céphalique. Les procédés qui ont été donnés par Flamant et M. Velpeau, pour pratiquer la version quand l'épaule est encore au détroit supérieur, sont les suivans.

Quand la position de la tête a été bien constatée par le palper abdominal et le toucher, l'accoucheur introduit quelques doigts de la main droite dans les organes maternels, et va les fixer sur l'épaule: soulève cette épaule, tâche de l'éloigner du détroit supérieur en la poussant vers le côté où répond l'extrémité pelvienne, afin de permettre à la tête de s'abaisser, pendant que, dans le même temps, il tâche d'engager cette tête dans le détroit supérieur avec la main gauche appuyée sur la tête, à travers les parois abdominales. Ce procédé est le plus facile, le moins douloureux, et le plus innocent; c'est celui que M. P. Dubois conseille dans ces circonstances, et que j'ai déjà recommandé avant la rupture des membranes : malheureusement il est bien rarement couronné de succès après cette rupture. Le fœtus ne jouit plus d'une assez grande mobilité pour être facilement déplacé ainsi, et l'on est alors obligé de recourir à la version pelvienne. Quant au deuxième procédé, il justifie tout ce que j'ai dit de la version céphalique; à son exécution sont attachés toutes les difficultés et tous les dangers que j'ai énumérés plus haut.

La main dont la paume regarde le dos de l'enfant (le choix de la main n'est pas rigoureusement indiqué) pénètre tout entière dans les organes maternels; arrivée au col utérin, elle soulève l'épaule, la repousse vers la fosse iliaque où sont situées les extrémités inférieures, puis elle saisit la tête par l'occiput et l'engage dans le détroit supérieur, et la maintient ainsi jusqu'à ce que les contractions utérines l'y aient bien solidement fixée; puis on abandonne le reste de l'expulsion aux efforts spontanés, ou on applique le forceps s'il n'y a pas de contractions utérines. Enfin, on se conduit comme dans le cas où un vice de conformation vient compliquer la présentation du sommet.

Si on songe à toutes les difficultés qu'on devra rencontrer dans une pareille opération, on ne s'étonne plus qu'on y ait presque renoncé de nos jours, même dans les cas de vices de conformation, et que les tentatives de l'école allemande pour mettre cette version en honneur n'aient pas trouvé beaucoup d'imitateurs chez nous.

Cependant, il ne serait pas rationnel de la proscrire complètement, comme le font quelques accoucheurs; car il est certain que si elle peut être pratiquée dans un cas de rétrécissement du bassin, elle mettra le produit et la mère dans des circonstances bien plus favorables que la version pelvienne pratiquée dans les mêmes conditions (voyez *version pelvienne*, page 541), et qu'alors on doit la tenter dans ce cas.

Version pelvienne dans les présentations du tronc.

Le premier soin de l'accoucheur appelé auprès d'une femme chez laquelle l'épaule se présente, doit être de constater exactement, si c'est effectivement une des régions latérales du tronc qui se présente; que ce soit l'acromion qui occupe le centre du détroit (présentation franche), que ce soit une petite portion du côté du cou et l'acromion (variété cervicale), que ce soit la partie du côté sur laquelle repose le coude de l'enfant (variété cubitale), que ce soit une petite partie du dos et l'acromion (variété dorsale), enfin le côté antérieur de la poitrine et l'acromion (variété antérieure), peu importe, le mode d'intervention sera le même, seulement le diagnostic de la présentation est plus facile dans les variétés que dans la présentation acromiale; la présentation d'une des deux régions latérales du tronc étant bien reconnue, et cela est très facile après la rupture des membranes, il faut constater quels sont les rapports du fœtus avec l'utérus, pour savoir quelle épaule (1) se présente, car le choix de la main que l'accoucheur devra introduire pour faire la version pelvienne, et la direction que cette main devra suivre, sont basés sur la connaissance exacte de la position et de l'épaule qui se présente.

A. Constater quelle est l'épaule qui se présente, d'après les rapports du produit avec le bassin. Pour constater quelle est l'épaule qui se présente, il faut apprécier exactement la situation du produit; pour cela, l'accoucheur explore les parties qui occupent le détroit supérieur, tâche de les distinguer les unes des autres et de fixer leurs rapports.

Si le doigt rencontre à gauche de l'acromion un creux dans lequel il s'engage avec facilité, surtout s'il peut atteindre l'o-

(1) Je dis quelle épaule, car toutes les variétés de présentation du tronc, quand on n'intervient pas immédiatement, viennent sous l'influence des contractions se fondre dans la présentation acromiale ou de l'épaule. C'est cette partie qui, en définitive, vient occuper le détroit supérieur. Toutes les présentations du tronc peuvent donc se résumer aux présentations des deux épaules.

reille, ce qui est quelquefois possible, l'accoucheur doit conclure que le creux est l'espace qui sépare l'épaule de la tête et que la *tête est à gauche;* si revenant sur ses pas, il peut s'engager de l'autre côté de l'acromion dans un autre creux, l'espace axillaire, ce creux regardant toujours le côté où les pieds de l'enfant sont situés, il conclut encore de ce signe que la tête *est à gauche.*

Mais cela ne suffit pas pour connaître le nom de l'épaule qui se présente. En effet, dans les figures 210 et 212, la tête est à gauche, et cependant, dans l'une c'est l'épaule droite, dans l'autre c'est la gauche qui occupe le détroit supérieur. Aussi, pour que le diagnostic soit complet, il faut connaître également la situation du dos de l'enfant. Si les espaces intercostaux sont sentis en arrière, si l'omoplate est senti en avant, le dos sera en avant, et en combinant ces deux signes avec les premiers, on aura :

Tête à gauche Dos en avant	} épaule droite (fig. 210).

Si maintenant la tête étant toujours à gauche, on sentait l'omoplate en arrière et le sternum en avant, le dos serait en arrière, et on aurait :

Tête à gauche Dos en arrière	} épaule gauche (fig. 212).

Si enfin le creux du cou est senti à droite de l'épaule, si le creux de l'aisselle regarde à gauche, la tête *est à droite*, et suivant que l'omoplate sera sentie en arrière ou en avant, on aura :

Tête à droite Dos en avant	} épaule gauche (fig. 213).
Tête à droite Dos en arrière	} épaule droite (fig. 211).

Pour mieux reconnaître quelle est l'épaule qui se présente, une fois qu'on a pu apprécier les différens rapports que je viens d'énumérer, il faut, par la pensée, se placer soi-même dans la position qu'on croit être affectée par le produit.

Mais il n'est pas toujours facile d'apprécier les différens rapports du produit avec l'utérus, et par conséquent, de savoir quelle est l'épaule qui se présente. Heureusement, dans les cas où l'épaule sera peu engagée et où la version sera facile, un diagnostic aussi précis ne sera pas indispensable. En effet, tous les auteurs ne sont pas d'accord sur le choix de la main : les uns veulent qu'on emploie la main homonyme de l'épaule qui se présente, les autres veulent que ce soit l'autre. En présence de cette dissidence d'opinion, il est bien permis de croire que, dans les cas faciles, on agit aussi bien avec une main qu'avec l'autre, et que dans les cas difficiles, on fait comme on peut. Cependant si j'avais à me prononcer, je choisirais plutôt la main homonyme de l'épaule, elle m'a toujours semblé s'accommoder mieux avec les parties qu'on veut saisir.

Si donc, connaissant qu'une épaule occupe le détroit supérieur, on n'a pu reconnaître quelle est cette épaule, on pourra introduire la main dont l'usage est le plus familier ; si on rencontrait trop de difficulté à parvenir jusqu'aux pieds, on retirerait cette main, mais non pas sans avoir exploré largement les parties fœtales pour constater leur position, et pouvoir guider plus sûrement l'autre main. Madame Lachapelle a donné à ce sujet un conseil qui peut très bien être mis en pratique ; il consiste à dégager le bras pour mieux connaître quelle est l'épaule qui se présente. Alors le diagnostic est des plus faciles, comme je vais l'exposer dans un instant.

B. Manuel opératoire. Supposons qu'on sache quelle est l'épaule qui occupe le détroit supérieur, comment procédera-t-on à l'opération ?

Présentation de l'épaule droite. — Position céphalo-iliaque gauche.

La main gauche étant placée sur le fond de l'utérus afin de le maintenir, la main droite convenablement graissée est introduite avec lenteur et ménagement dans les organes, en suivant les axes des détroits qu'elle traverse. Arrivée au col utérin, elle s'engage entre l'épaule et l'angle sacro-vertébral, sans qu'il soit nécessaire de repousser l'épaule. Puis, chemi-

(Fig. 210.)

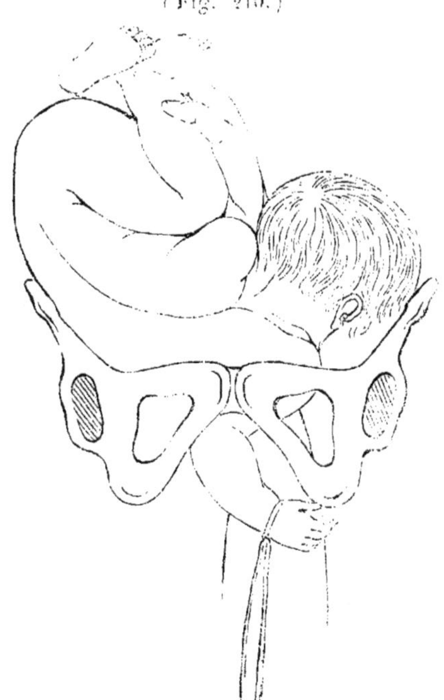

nant toujours entre le plan antérieur du produit et la paroi postérieure de l'utérus, elle pénètre jusqu'aux pieds, qui sont situés à droite; elle les saisit tous les deux, si cela est possible : mais, dans la plupart des cas, elle ne peut en amener qu'un à l'extérieur. Si un genou se présente à la main de l'opérateur, il devra s'en contenter. Le reste de l'extraction ne diffère en rien du deuxième et du troisième temps de la version pelvienne (page 514); seulement la version est beaucoup plus facile et la tête tend bien moins souvent à s'engager en même temps que l'extrémité pelvienne, que dans la présentation du sommet.

Présentation de l'épaule droite. — Position céphalo-iliaque droite.

Dans cette présentation, dont la position est l'inverse de la précédente, c'est encore la main droite qui doit être introduite;

(Fig. 211.)

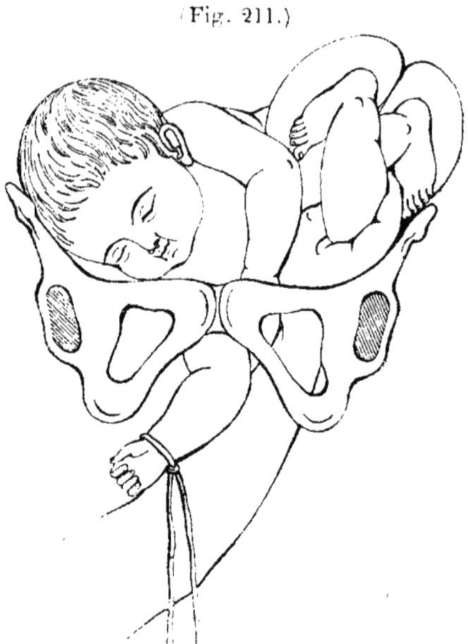

elle ne doit plus passer derrière l'épaule, mais bien entre les pubis et cette épaule : aussi la version est-elle un peu plus difficile, la main renversée sur l'avant-bras étant dans une position plus gênante que dans le cas précédent. C'est pour obvier à cette difficulté, que quelques auteurs ont donné le conseil de passer encore la main en arrière, et d'arriver aux pieds en contournant l'extrémité pelvienne. Pour que ce moyen puisse être mis à exécution, il faut que l'utérus ne soit pas trop rétracté sur le produit, sans cela, il serait impossible à la main de cheminer entre les parties fœtales et l'utérus; mais dans ce cas, en relevant l'utérus avec la main gauche pour réduire son obliquité antérieure, on réussira encore mieux en allant directement aux pieds avec la main droite introduite en avant, qu'en parcourant un aussi long chemin.

Bien plus, dans les cas où cette rétraction serait très énergique, ce ne serait que par un mouvement de progression directe qu'on pourrait aller aux pieds, et non en s'efforçant de contourner le siège du produit.

Cependant, on ne peut pas nier que, dans les cas faciles, on ne puisse réussir, quel que soit le procédé qu'on mette en usage.

Présentation de l'épaule gauche.—Position céphalo-iliaque gauche.

(Fig. 212.)

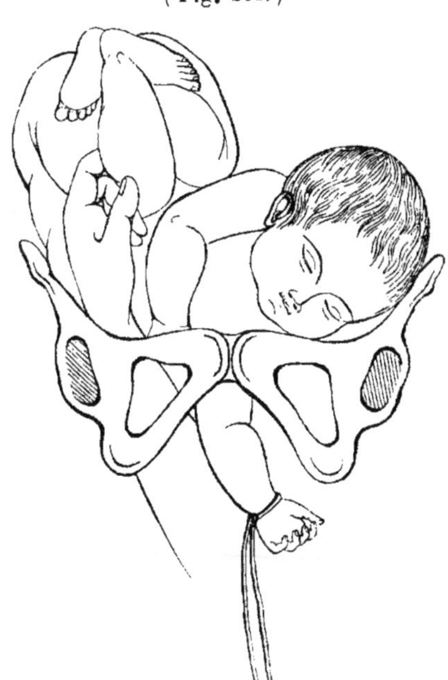

La main gauche est introduite entre les pubis et la partie antérieure de l'enfant, et dirigée à droite où elle saisit les extrémités inférieures du produit qu'elle engage en avant.

Présentation de l'épaule gauche. — Position céphalo-iliaque droite.

La main gauche est introduite en arrière, entre l'épaule et l'angle sacro-vertébral; les pieds sont saisis à gauche et entraînés en arrière (fig. 213).

(Fig. 213.)

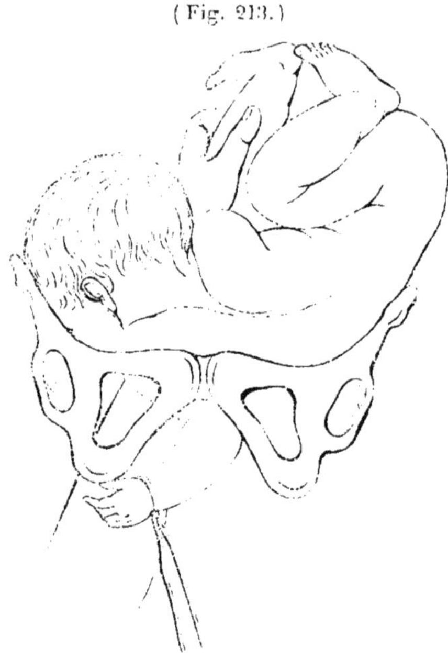

L'épaule est profondément engagée et le bras s'est dégagé à l'extérieur.

La version pelvienne peut s'effectuer depuis le moment où l'épaule ne s'est pas encore engagée, jusqu'au moment où elle repose sur le plancher du bassin. Bien entendu que l'opération sera d'autant plus difficile, que cet engagement sera plus complet.

Pour les procédés à employer, voyez l'article précédent.

Mais que fera-t-on du bras, quand il s'est dégagé à l'extérieur? devra-t-on le considérer comme un obstacle à l'exécution de la version, suivant l'opinion de certains auteurs, et alors tâcher d'en opérer la réduction ou en pratiquer l'amputation? Avant de débattre cette question fort délicate, et qui a soulevé de graves discussions dans tout le monde médical, en 1825, à l'occasion du procès qui fut intenté au docteur Hélie, de Domfront, en Normandie, il est indispensable d'établir le diagnostic différentiel de la présence du bras qui accompagne la tête, et de la procidence de celui qui accompagne l'épaule.

A. Diagnostic différentiel de la présence du bras dans la présentation de la tête et dans celle de l'épaule. Quand le bras accompagne la tête, comme je l'ai dit, il s'engage d'abord bien moins profondément; puis, en suivant ce bras, on reconnaît le sommet ou la face aux caractères qui leur sont propres; tandis que dans les présentations du tronc, le bras, profondément engagé, pend déjà en dehors de la vulve, que l'épaule est encore assez élevée. Enfin, les signes qui servent à caractériser l'épaule après la rupture des membranes étant très faciles à reconnaître, il ne sera guère possible de confondre ces deux accidens.

Maintenant, quand il est bien établi que le bras dégagé appartient à une épaule, il faut avant tout, au moyen de ce bras, reconnaître la position, et cela est on ne peut plus facile.

B. Reconnaître l'épaule qui se présente par la direction du pouce. Un moyen infaillible de reconnaître immédiatement quelle est l'épaule qui se présente, est celui-ci : la paume de la main qui pend à l'extérieur est tournée en haut vers les pubis, et le côté que regarde le pouce de l'enfant, est le côté homonyme de l'épaule qui se présente.

Ainsi, si le pouce regarde à droite, c'est l'épaule droite qui occupe le détroit supérieur, et *vice versâ.*

Il est impossible que ce moyen induise en erreur, quel que soit le degré de torsion qu'on fasse subir au bras; toutes les fois que la paume sera ramenée en avant, le côté que regardera le pouce sera l'homonyme de l'épaule.

C. Mais que devra-t-on faire de ce bras? Doit-on le considérer comme un obstacle, et tenter sa réduction ou son amputation?

Il est bien rare que la présence du bras gêne l'opérateur. Aussi, serait-il inutile de tenter sa réduction quand bien même elle serait praticable. Je n'insisterai pas sur ce procédé, je le regarde comme effacé de toutes les règles, et je ne m'occuperai pas non plus du précepte donné autrefois, et mis encore en pratique de nos jours, par quelques matrones ignorantes, de tirer sur le bras. On comprend que les tractions, à moins que le fœtus ne soit extrêmement petit et ramolli par la putréfaction, et à moins que le bassin ne soit très large, n'auraient d'autre résultat que de rendre la version plus difficile, impossible même en engageant profondément l'épaule.

Monteggia dit, à l'aide de ce procédé, avoir réussi à ramener la tête au détroit supérieur: quoique le fait ne soit pas impossible, cette pratique est tout-à-fait blâmable. Et comme le fait observer M. Champion, on peut croire que la plupart des auteurs, qui ont conseillé ce procédé, ont confondu la présence du bras qui accompagne la tête avec celle du bras précédant l'épaule.

Quant à l'amputation du bras, quoique dans l'immense majorité des cas, on puisse pratiquer la version sans être obligé d'amputer au préalable le bras de l'enfant, il peut arriver, cependant, que le col utérin contracté spasmodiquement se refuse à l'introduction de la main, et qu'on soit obligé de faire l'ablation du membre pour se réserver plus de place pour faire pénétrer la main.

Les auteurs rapportent quelques exemples où cette amputation semblait indispensable; j'ai aussi trouvé plusieurs observations de ce fait dignes du plus grand intérêt dans un travail fort remarquable que M. Champion (de Bar-le-Duc), a publié sur cette matière, et qu'il a eu la bonté de me communiquer.

Cependant, je le répète, on se trouve bien rarement dans l'obligation de faire cette amputation du bras; et bien plus, loin que la présence du bras soit un obstacle à l'exécution de la version, dans la plupart des cas, elle la favorise. En effet, le bras permet d'établir le diagnostic avec précision, il sert à diriger l'introduction de la main, puis en le maintenant par un lacq on empêche son redressement, et par suite on n'est pas obligé d'en pratiquer le dégagement, c'est un obstacle de moins à l'extraction de la tête; enfin, les tractions qu'on exerce sur cette partie en même temps que sur les pieds, alors, seulement, que les pieds ont été amenés à l'extérieur, facilitent l'engagement et la rotation des épaules.

Il faut donc placer sur le poignet de l'enfant un lacq de laine (il risque moins de contondre les parties fœtales que celui qui serait de toile), confier l'extrémité de ce lacq à un aide, puis pratiquer la version comme si le bras n'occupait pas le vagin et le col utérin.

Une fois que les extrémités inférieures sont saisies, l'aide maintient le lacq assez lâchement, pendant le temps d'évolution, pour que le bras puisse rentrer en partie dans les organes, et puisse suivre ainsi le mouvement imprimé au tronc. Une fois que les pieds ou un pied de l'enfant sont engagés dans le vagin, l'opérateur saisit alors le lacq d'une main, le pied de l'autre, et exerce des tractions sur ces deux parties. Le bras arrive ainsi au dehors accolé au tronc de l'enfant, et ne peut se redresser sur les côtés de la tête, etc., etc.

La version pelvienne est impraticable.

Mais la rétraction du corps de l'utérus et la contraction spasmodique du col utérin, peuvent être tellement énergiques, que la main ne puisse être introduite dans les organes, et que l'évolution du produit ne puisse être effectuée quand bien même on aurait pu pénétrer jusqu'aux pieds.

Que faire alors, pour sauver l'enfant et la mère et rendre la version praticable. C'est, dans ce cas, que les huitièmes de lavemens laudanisés, quinze, vingt, trente gouttes de laudanum de Sydenham de demi-heure en demi-heure, que les embrocations sur le ventre avec parties égales d'huile d'amandes douces et de laudanum, que la saignée générale, le bain tiède pourront être fort utiles. M. Champion a proposé aussi d'injecter, dans ce cas, une décoction mucilagineuse de graine de lin et de tête de pavots, jusque dans l'utérus, autant pour stupéfier que pour lubréfier les parois utérines, et de placer la femme sur le côté ou même sur les genoux et les mains, au moment où on pratique la version, pour soustraire l'utérus à l'action des muscles abdominaux, et surtout pour que l'accoucheur puisse franchir en droite ligne, le détroit supérieur, sans fléchir le poignet et l'avant-bras, comme cela est indispensable quand les pieds de l'enfant sont en avant, et que la femme est placée sur le dos : si à l'aide de ces moyens on ne peut pratiquer la version, l'accoucheur, quand l'enfant est vivant, doit profiter alors des exemples que la nature nous donne, et tâcher de produire artificiellement ce qu'elle détermine spontanément (*l'évolution spontanée*).

Pour cela l'épaule étant fortement engagée et fixée sous les pubis, le tronc de l'enfant replié sur une de ces faces latérales (fig. 205), il faut introduire la main dans la concavité du sacrum, et tâcher d'attirer les fesses en exerçant des tractions à l'aide des doigts fixés dans la duplicature du tronc, autrement dit, déterminer artificiellement l'évolution du produit dans la concavité du sacrum (*Voyez* fig. 206, 207, 208, 209). A défaut des doigts, on pourrait se servir d'un crochet qu'on irait fixer aussi dans le même lieu.

Ce procédé, que Peu a mis plusieurs fois en pratique, que Monteggia, de Milan, expérimenta aussi avec succès, sur lequel ont aussi insisté d'Helmstad, les docteurs Douglas et Robert Lée (1), est la seule chance de salut qui reste à l'enfant.

On comprend très bien, cependant, combien cette chance est incertaine, et de plus on comprend aussi qu'à moins que toutes les conditions qui doivent favoriser l'évolution ne se rencontrent, non-seulement on ne doit pas tenter cette évolution, mais même on ne doit pas lui permettre de s'exécuter spontanément dans l'intérêt de la mère.

En effet, si le fœtus est volumineux, si le bassin n'a que ses dimensions normales, le passage forcé du produit, se développant ainsi dans l'excavation, compromettra plus ou moins gravement les organes maternels et les jours de la mère.

Le désir de laisser quelques chances de salut à l'enfant doit disparaître devant l'intérêt de la mère ; mais, bien plus, cette évolution serait si souvent fatale au produit, qu'on s'exposerait dans la plupart des cas, en la produisant, à sacrifier la mère pour n'obtenir qu'un enfant mort.

(1) Lettre de M. Champion sur l'accouchement par le bras, 1828.

Fort heureusement aussi dans ce cas, il sera bien rare que le fœtus ait résisté aux longueurs du travail; dans la plupart des cas, il aura succombé, et alors la conduite de l'accoucheur sera toute tracée. Il devra pratiquer la section du col ou du tronc de l'enfant, ce qui permettra d'opérer successivement avec facilité l'extraction des deux parties divisées.

J'oserai même avancer que, dans un cas semblable, l'impossibilité de la version étant bien constatée, je n'hésiterais pas à pratiquer l'embryotomie quand même l'enfant aurait résisté, jusqu'à ce moment, à la constriction de l'utérus; car il peut vivre encore par suite des relations circulatoires qui l'unissent à sa mère, et n'être plus, cependant, apte à vivre de la vie extérieure par suite de l'altération profonde de ses organes.

En agissant ainsi, on pratique l'opération en temps utile, alors que la malade a conservé assez de force pour la supporter, et pour résister aux accidens qui peuvent compliquer les couches, et l'on n'éternise pas ses souffrances dans la crainte de porter atteinte à la vie d'un enfant *vivant*, qui déjà n'est plus *viable*.

Quelques auteurs ont encore conseillé, avant de se décider à l'embryotomie quand l'enfant est vivant, d'amputer le bras pour se frayer un passage plus facile dans le col utérin, afin de pratiquer la version et de tâcher d'obtenir ainsi l'enfant vivant. Dans plusieurs cas que cite M. Champion dans l'excellent travail qu'il m'a adressé, il a été possible, après cette amputation, d'extraire des enfans vivans et de sauver la mère; tandis qu'avant l'amputation, il avait été impossible de parvenir jusqu'aux pieds. Mais après la lecture de ces observations, on est en droit d'attribuer les difficultés qui s'opposaient à la version, plutôt à la rétraction utérine, qu'à la présence du bras, et l'on peut conclure aussi que, si après l'ablation du membre, il a été quelquefois possible d'aller aux pieds, cette possibilité de l'introduction de la main ne dépendit pas de l'amputation du membre, mais bien de ce que le spasme du col utérin avait cessé spontanément, ou sous l'influence des moyens employés. Aussi, M. Champion que cette observation a frappé aussi, est-il loin de conclure des faits qu'il rapporte, que l'amputation du bras, dans ces circonstances, doit être une pratique adoptée; mais il se demande si l'accoucheur ne pourrait pas voir dans ce procédé une ressource extrême, dont on peut user dans des cas rares et très exceptionnels.

Pour moi, m'étayant de l'autorité de madame Lachapelle et de celle de M. P. Dubois, je ne puis admettre que, dans aucun cas, la présence du bras puisse s'opposer à la version, et alors, après avoir épuisé tous les moyens propres à faciliter cette opération, si elle était encore impossible, j'attribuerais cette impossibilité non à la présence du bras, mais à la rétraction utérine, et alors je me garderais bien d'amputer le bras, mais je pratiquerais l'embryotomie.

En effet, qu'un accoucheur pratique l'embryotomie pour sauver la mère, on ne lui intentera pas d'action judiciaire; mais qu'il mette au monde, dans le même but, un enfant vivant privé d'un membre, sa réputation et toute son existence entière suffiront à peine à payer un semblable *méfait.* (1)

Et d'ailleurs, comme je l'ai dit déjà, dans ces circonstances la viabilité de l'enfant est presque toujours déjà compromise, quand on reconnaît l'impossibilité absolue de pratiquer la version. La conscience de l'accoucheur doit donc être en repos, il peut pratiquer l'embryotomie; mais, cependant dans ce dernier cas, il est quelquefois nécessaire d'amputer le bras pour arriver plus facilement au col de l'enfant. J'ai vu M. P. Dubois être une fois dans l'obligation d'agir ainsi.

Mais alors, à cette amputation qui doit être suivie de la détroncation, ne peuvent être attachés tous les inconvéniens que je viens de signaler. Cependant, il faudrait bien se garder aussi de pratiquer cette amputation, si elle n'était pas nécessaire; car on se priverait, en enlevant ce bras, d'un excellent moyen d'extraction, une fois que le col serait séparé.

(1) L'exemple du docteur Hélie, de Domfront, qui fut condamné par la Cour de Rouen, pour un fait semblable, est bien de nature à faire reculer l'opérateur devant une aussi grande responsabilité.

De l'embryotomie dans les présentations du tronc.

Deux procédés ont été conseillés dans cette circonstance : ils consistent à opérer la section du cou ou celle du tronc par son milieu.

A. Section du cou de l'enfant. Le procédé de détroncation attribué à Celse, et que j'ai vu plusieurs fois mis en pratique à la Clinique par M. le professeur P. Dubois, me paraît réunir le plus d'avantages. Je vais le décrire tel que je l'ai vu exécuter par cet habile opérateur.

Après avoir bien constaté la situation des parties fœtales, il introduit la main gauche dans les organes maternels, que la tête soit *à gauche*, ou qu'elle soit *à droite*. Puis, saisissant un crochet mousse de la main droite, il le glisse sur la main introduite et le fait pénétrer jusqu'au col de l'enfant, sur lequel il tâche de le fixer. Puis alors, retirant la main gauche, il saisit le crochet et le bras à deux mains, et exerce des tractions assez énergiques dans le but d'abaisser autant que possible le cou de l'enfant. Lorsque le cou lui paraît assez bas pour être accessible à l'instrument tranchant, il confie le manche du crochet à un aide qui est chargé de le maintenir solidement; puis, il réintroduit la main gauche dans les parties et va fixer l'extrémité des doigts sur le point où il veut opérer la section du cou. Cela fait, il saisit de la main droite les grands ciseaux courbes sur plat, dont j'ai déjà parlé, les glisse sur la main gauche jusqu'aux tégumens du fœtus, qu'il incise petit à petit en écartant très peu les lames de l'instrument, précaution indispensable pour ne pas risquer de comprendre les parties de la mère dans les mors des ciseaux. Quand la décollation est achevée, des tractions sur le bras suffisent pour extraire le tronc; il ne reste plus que la tête, qu'on extrait en introduisant un doigt dans la bouche et en l'engageant par les plus grands diamètres du bassin, ou à l'aide du forceps; mais cet instrument est bien rarement nécessaire. C'est ainsi que j'ai vu M. P. Dubois pratiquer cette section du cou, et non en fixant le cou de l'enfant *avec la main en forme de crochet;* car il est tout-à-fait impossible d'abaisser assez le cou avec la main seule pour pouvoir en opérer la section.

Je ne suis pas surpris qu'un opérateur n'ait pas pu réussir en employant ce procédé.

Cependant il peut arriver que, même à l'aide du crochet, on ne puisse pas abaisser assez le cou pour agir facilement et sûrement sur lui : dans ce cas, la méthode de Davis doit être employée. J'ai aidé une fois M. P. Dubois à pratiquer cette dernière opération. Après avoir fixé le crochet sur le milieu du corps, il incisa le tronc par sa partie médiane, toujours à l'aide des grands ciseaux. La section successive des parois de la poitrine fut d'abord faite petit à petit. Puis, arrivé sur la colonne vertébrale, il l'incisa d'un seul coup, et après cela recommença encore de nouveau à agir lentement et à petits coups, ayant soin de placer l'extrémité de la main gauche derrière les parties fœtales, afin de ne pas léser les parties maternelles avec l'extrémité des ciseaux, en terminant la section de la paroi de la poitrine située en arrière du bassin.

Cette opération faite avec une rare habileté, fut si prompte, si innocente pour la mère, qu'elle ne proféra pas une plainte, et qu'elle était déjà débarrassée, alors que les assistans les plus éloignés de l'opérateur se demandaient si l'opération était déjà commencée.

J'insisterai, en terminant cet important chapitre, sur la nécessité de s'exercer sur l'enfant mort, au diagnostic des présentations surtout. En effet, comment pratiquer en sûreté de conscience, quand à chaque moment on est exposé à commettre une méprise, qui peut coûter la vie d'une mère et de son enfant.

Que de fois ceux qui se livrent spécialement à la pratique des accouchemens n'ont-ils pas été appelés dans des cas de présentations du tronc qui avaient été méconnues, dès leur début, et presque toujours après qu'un temps précieux avait été perdu dans une expectation inutile, et dans l'usage de moyens intempestifs.

Et il ne faut pas croire que ce soient les jeunes sages-femmes et les jeunes praticiens qui soient les seuls exposés à ces méprises, je les ai vu commises par des médecins recommandables à tous égards, mais qui avaient méconnu cette présentation, parce qu'ils ne l'avaient jamais rencontrée dans plusieurs années d'une pratique assez étendue.

Je fus appelé l'année dernière auprès d'une dame, chez laquelle l'épaule s'était présentée; le médecin chargé de lui donner des soins, homme instruit et qui jouit même d'une certaine réputation comme accoucheur dans le quartier qu'il habite, avait cru de prime abord à la présence du sommet, et avait attendu trois jours l'engagement spontané, qui, bien entendu, ne put s'effectuer, malgré plusieurs doses de *seigle ergoté*, malgré l'*application du forceps* qui fut tentée aussi.

Évidemment, ce médecin croyait à la présence du sommet, car autrement il serait bien difficile de s'expliquer une semblable conduite? Donner le seigle ergoté, alors qu'il existe un obstacle mécanique au détroit supérieur, obstacle qui ne peut être vaincu que par un changement de présentation; ensuite tenter l'application du forceps sur une épaule! Comme on le pense bien une seule branche avait pu être introduite, la branche à pivot, en arrière; quant à la branche à mortaise qu'on voulait placer à droite et en avant, après plusieurs tentatives réitérées *trop énergiques*, il fallut renoncer à la placer. Pendant toutes ces manœuvres, l'enfant avait cessé de vivre, mais heureusement pour la mère, malgré le temps écoulé, malgré le seigle ergoté, la rétraction utérine ne fut pas assez énergique pour s'opposer à la version, la mère put être sauvée; mais après une année de souffrances, elle n'est pas encore rétablie, malgré les soins et les conseils des médecins les plus distingués.

A la suite d'un phlegmon qui se termina par résolution, elle conserva dans la fosse iliaque droite, pendant plusieurs mois un sentiment de douleur semblable à celui que les introductions réitérées de la branche droite lui avait fait éprouver. La véritable cause de ces douleurs qui résistèrent à tous les moyens, et d'où il résulta pendant long-temps incapacité de mouvement du membre inférieur droit, est restée tout-à-fait inconnue.

Je me contente de citer ce fait, parce que ceux que je

possède seraient la reproduction presque exacte de celui-ci, et que cette erreur est d'autant plus propre à frapper l'esprit des jeunes praticiens, que celui qui l'a commise avait exercé douze ans sans rencontrer une présentation du tronc.

On pourrait alléguer pour légitimer de semblables méprises, que le sommet peut être chassé du détroit supérieur, et faire place à l'épaule, se fondant sur ce que l'inverse peut avoir lieu dans la présentation de l'épaule (version céphalique spontanée). Mais il y a entre ces deux cas une très grande différence, la tête, quand elle occupe le détroit supérieur, s'accommode très bien à la forme de ce détroit et l'ovoïde fœtal à la forme de l'utérus, elle ne peut donc pas être sollicitée à changer de situation pour faire place à l'épaule. Il n'en est pas de même de la présentation du tronc. Dans ce cas, le fœtus placé presque transversalement, est obligé d'accommoder son grand diamètre avec le diamètre transversal de l'utérus, cet organe supporte cette extension, mais aussi quelquefois il peut réagir sur le produit, et le faire changer de présentation. De plus, l'épaule s'accommode mal avec le détroit supérieur; pendant long-temps elle n'y est pas solidement fixée, et alors surtout quand elle se présente en variété cervicale ou cubitale, c'est-à-dire quand la tête ou l'extrémité pelvienne sont voisines du détroit supérieur, la version spontanée ou céphalique, ou pelvienne peut avoir lieu.

Il me paraît donc impossible que le sommet, quand il occupe *seul* le détroit supérieur puisse céder sa place à l'épaule, quoique l'épaule puisse céder sa place à la tête. Je ne crois pas que la science en possède un seul exemple avéré.

Il n'en est pas absolument de même, lorsque la tête occupe le détroit supérieur conjointement avec le bras. Cette présentation simultanée du bras et de la tête peut se convertir petit à petit en une variété de présentation cervicale de l'épaule.

Un fait qui m'est personnel et que je cite, parce que je le crois propre à instruire les autres quoique je n'y sois pas exempt de reproche, m'a offert une preuve de la possibilité de cette substitution de présentation.

Il y a onze ans, chez une dame qui habitait rue de Rivoli,

à laquelle je donnais des soins comme accoucheur, je constatai à travers les membranes, la présence du sommet : la suite fera voir que je ne m'étais pas trompé. La dilatation étant complète, je rompis les membranes, et aussitôt le bras s'engagea avec la tête. A cette époque, je n'étais pas encore imbu des excellens préceptes que j'ai depuis puisés dans les exemples et les enseignemens de mon excellent maître, et je me crus obligé d'exécuter à tout prix la réduction du bras. Cette réduction n'étant pas toujours facile, surtout pour une personne encore peu versée dans la pratique obstétricale, je dus échouer. Je ne pus rentrer le bras. Alors fondant quelque espoir dans les contractions, j'administrai le seigle ergoté, dans le but de les activer. Mais, soit que mes tentatives, probablement mal dirigées aient éloigné un peu la tête du détroit supérieur, soit qu'elle s'en soit éloignée spontanément, le bras s'étendit tout-à-fait dans le vagin.

Alors justement effrayé d'un semblable accident, j'introduisis de nouveau la main, je tentai d'aller aux pieds, mais la rétraction trop énergique de l'utérus, trop de timidité de ma part et surtout l'indocilité de la malade m'empêchèrent de les atteindre.

Il fallut recourir à des secours plus habiles. M. Moreau, mon père, M. Taillefer, tentèrent successivement la version ; mais la rétraction utérine était devenu pendant le temps qu'on mit à prévenir les praticiens, si énergique que cette opération ne put être pratiquée. M. Moreau m'engagea à aller réclamer les secours de M. P. Dubois dont j'ignorais alors toute l'habileté. Sur ces entrefaites, M. Deneux qui avait aussi été mandé, sentant la tête en partie engagée au détroit supérieur, car elle ne l'avait jamais quitté entièrement, pensa avec raison que le seul moyen de terminer cet accouchement était d'agir sur la tête; il tenta donc de l'engager à l'aide du forceps, mais ses efforts furent infructueux. Enfin, M. P. Dubois parvint à la saisir solidement à l'aide de cet instrument et à l'extraire : l'enfant avait cessé de vivre ; la mère se rétablit parfaitement.

« Si nous étions au temps des aveux, dit avec raison M. Champion, quel est l'homme de l'art de bonne foi, et surtout l'accoucheur, qui n'aurait quelque confidence à faire en ce genre.»

C'est aussi parce que je suis bien convaincu que l'aveu d'une faute est plus utile à l'élève que le récit d'un succès, que je n'ai pas déguisé celles que j'ai pu commettre : 1° en voulant exécuter à tout prix la réduction du bras, au lieu de me confier à la nature, dès que je constatai l'insuccès de mes premiers tentatives ; 2° en méconnaissant de prime abord la substitution de présentation que j'avais produite et en me confiant à la nature, alors que j'aurais dû pratiquer la version pelvienne en temps utile.

Au reste, cette circonstance sera toujours pour moi à jamais digne de remarque, car c'est à partir de ce jour, où j'ai été à même d'apprécier la rare habileté obstétricale de M. P. Dubois, que je m'attachai à sa pratique que je suis encore, et que j'ai pu parfaire mon éducation obstétricale et rectifier toutes les erreurs dont jusqu'alors j'avais été imbu.

CHAPITRE II.

DE LA DÉLIVRANCE ARTIFICIELLE.

Je me suis occupé, page 305, de tout ce qui a rapport à la délivrance naturelle, je n'ai plus maintenant qu'à traiter des accidens qui s'opposent à son accomplissement, et de ceux qui viennent la compliquer.

ART. Ier. — INERTIE UTÉRINE.

Pour que les rapports de connexion, qui unissent le placenta et l'utérus cessent, il faut que l'utérus revienne sur lui-même, que ses parois se resserrent. Dans le cas où il y aurait inertie utérine, cette séparation n'ayant pas lieu que faudrait-il faire? Se bien garder d'opérer la délivrance avant d'avoir ranimé la contractilité de tissu de l'organe par des frictions sur l'abdomen, des titillations sur les lèvres du col utérin, et en soutenant les forces de la malade.

En effet, si on délivrait avant d'avoir réveillé la contractilité de l'utérus, on s'exposerait à produire une hémorrhagie foudroyante.

Il est rare que cette inertie se prolonge ; en tout cas, on devrait attendre qu'elle ait cessé pour opérer la délivrance, quand bien même plusieurs heures se seraient passées. Ce précepte pourra paraître en opposition avec celui que j'ai donné de délivrer artificiellement après qu'une heure s'est écoulée depuis l'accouchement ; mais cette règle souffre quelques exceptions, et le cas d'inertie utérine en est une. En effet, quand l'utérus reste inerte, on ne peut craindre que le col, en se rétractant, ne s'oppose à la délivrance si on la diffère. Et l'on sait que c'est surtout pour éviter cette difficulté, que M. P. Dubois recommande de délivrer artificiellement, si la délivrance naturelle n'a pu s'effectuer au bout d'une heure.

ART. II. — FAIBLESSE DU CORDON.

La faiblesse du cordon, soit qu'elle dépende du peu de résistance de cette tige, soit qu'elle tienne à l'insertion anormale des vaisseaux sur les membranes, et alors du décollement de celle-ci, est un accident qui s'oppose à ce que la délivrance puisse être effectuée au moyen de la tige ombilicale. On est averti de la production de cet accident, parce que la main sent que tout-à-coup le cordon cède. Cette sensation de déchirement est très manifeste.

Doit-on, dans ce cas, attendre et confier la délivrance à la nature ou délivrer artificiellement? On doit, d'abord, confier la délivrance à la nature, mais pour un temps qui ne dépasse pas une heure ; après ce temps, le précepte de confier l'expulsion du placenta à la nature peut avoir beaucoup d'inconvéniens ; car si les contractions ne peuvent suffire à l'expulsion du placenta, pendant le temps qu'on aura attendu la délivrance, le col utérin se resserrera sur lui-même, l'on éprouvera les plus grandes difficultés à opérer la délivrance, et l'on fera éprouver à la malade les plus vives douleurs. Aussi, il me paraîtrait même bien plus sage, dans ce cas, quand les petites douleurs ressenties par la mère, quand la rétraction utérine, quand l'engagement d'une partie du placenta ont pu faire espérer son décollement complet, de ne pas attendre plus d'une heure, et dès qu'on sent le cordon lâcher, d'introduire la main en suivant le cordon, de pincer le placenta qu'on trouve en partie engagé dans le col utérin, et de l'extraire. En agissant ainsi, on évite souvent de grandes difficultés, on prévient une perte de sang trop considérable, entretenue par la présence du placenta; enfin, on achève tout-à-fait l'accouchement, et la malade peut après cela être changée de lit et se reposer. Si la résistance était trop grande, dans la crainte que cette résistance ne dépendît d'un reste d'adhérence du placenta, on attendrait une heure; et, après ce temps, la main introduite irait à la recherche de l'obstacle.

Dans tous les cas, quand on sent que le cordon faiblit, il est bon de cesser toutes tractions, non que la rupture du cordon puisse avoir aucun inconvénient. En effet, que le cordon adhère ou non au placenta, il n'en est pas moins dans ce cas inutile à la délivrance, à cause de sa faiblesse; mais parce que cette séparation du cordon est toujours, dans le monde, interprétée défavorablement contre l'accoucheur, et aussi parce qu'elle effraie beaucoup les assistans.

ART. III. — CONTRACTION SPASMODIQUE OU IRRÉGULIÈRE DE L'UTÉRUS.

Après l'expulsion du produit, la contractilité organique de l'utérus s'exerce avec moins d'intensité; c'est surtout la contractilité de tissu, ou la rétraction de l'organe, qui opère le décollement du placenta et son expulsion. Cependant, pendant cette dernière partie de la délivrance, presque toujours quelques contractions utérines peu vives, il est vrai, se manifestent pour concourir aussi à l'expulsion du délivre.

Cette contraction organique, et cette contractilité de tissu, s'exercent dans tout l'organe dans l'état ordinaire; mais les choses ne se passent pas toujours ainsi; certaines portions de l'utérus peuvent rester inertes, tandis que d'autres peuvent être à-la-fois animées par les deux espèces de contractilités réunies ; et, alors, suivant la partie de l'organe qui est le siége de cette anomalie, le placenta peut être chassé hors de la cavité de l'organe, ou peut y être retenu.

Jamais l'orifice externe de l'utérus ne présente cet état spasmodique, on le trouve toujours mou, souple après l'accouchement.

Il n'en est pas de même de l'orifice interne qui, presque toujours, se rétracte après la sortie du produit, et souvent même est affecté de spasme. Le corps de l'utérus peut aussi participer à cet état de contraction spasmodique. On comprend que, dans ce dernier cas, la contraction spasmodique de la totalité du corps de l'organe, quand l'orifice interne n'est pas contracté, loin de s'opposer à la délivrance, la détermine au contraire. Pour que cet état spasmodique du corps puisse mettre obstacle à la délivrance, il faut que toutes les parties de l'organe n'en soient pas affectées à-la-fois, qu'une portion soit dans le relâchement, pendant que l'autre se contracte spasmodiquement.

Ainsi donc, *contractions spasmodiques* de l'orifice interne, *contractions partielles et spasmodiques* du corps de l'utérus : tels sont les deux accidens qui peuvent, le premier, retenir le placenta dans la cavité de l'utérus; le deuxième, produire son enchatonnement.

§ 1. — *Contractions spasmodiques de l'orifice interne.*

Quand tous les signes qui annoncent la séparation du placenta se sont manifestés, quand le temps écoulé a dû faire espérer aussi que cette séparation s'est effectuée, et que, cependant, des tractions aussi fortes que la résistance du cordon le comporte n'ont aucun résultat, il faut aller à la recherche de l'obstacle afin d'y remédier. S'il réside dans l'état spasmodique de l'orifice interne, le doigt de l'accoucheur, après avoir traversé l'orifice externe, mou, diffluent pour ainsi dire, rencontre la partie supérieure du col utérin fortement contractée et fermée. Quelquefois, cependant, quand cet état ne s'est manifesté qu'après l'engagement d'une partie du placenta, on arrive moins facilement à l'orifice interne, mais on sent très bien que cette partie du placenta est étranglée circulairement.

Cet état du col utérin n'est, en général, que passager; aussi, le temps suffit-il le plus ordinairement pour le faire cesser. Mais, cependant, après quatre ou cinq heures d'attente, si cet état persistait, et avant ce temps, si quelque accident s'était manifesté, il faudrait agir. Le laudanum, à la dose de dix, quinze, vingt gouttes, sera d'abord administré dans un huitième de lavement, les embrocations narcotiques sur le ventre, la saignée s'il y a pléthore; enfin, dans le cas où ces moyens ne réussiraient pas, on introduirait la main bien graissée avec la pommade de belladone (un cinquième d'extrait pour quatre cinquièmes d'axonge), en engageant petit à petit chacun des doigts, en forçant avec ménagement cette résistance du col, et en n'oubliant pas, surtout, de comprimer l'organe avec l'autre main, placée à l'extérieur; puis, ensuite, on entraînerait le placenta.

§ 2. — *Contractions irrégulières et spasmodiques du corps de l'utérus.*

Le décollement du placenta et son expulsion sont opérés par un resserrement de la totalité de l'utérus; mais, comme je l'ai dit, certaines parties de l'utérus peuvent rester dans le relâchement, tandis que d'autres se contractent; et, alors, si c'est la partie où le placenta est inséré qui reste inerte, tandis que toutes les autres parties de l'organe sont contractées spasmodiquement et revenues sur elles-mêmes, le placenta reste enfermé dans cette partie non contractée; il y a ce qu'on nomme enchatonnement. L'enchatonnement peut

(Fig. 214.)

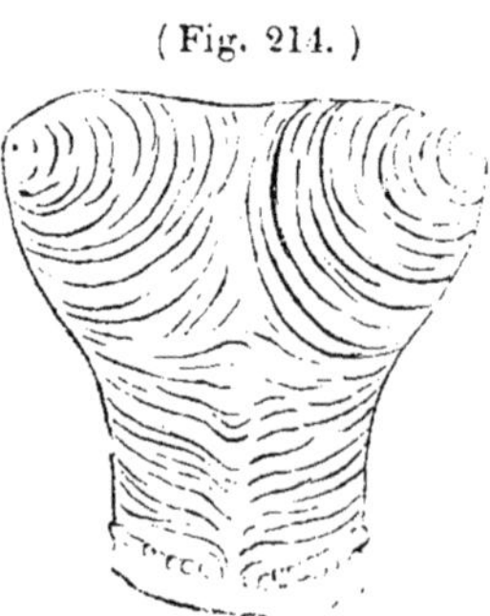

aussi se produire d'une autre manière, par la rétraction d'une seule partie de l'utérus qui étranglerait l'organe dans son milieu. La disposition des fibres utérines explique très bien ce fait. On voit sur cette figure 214, de chaque côté de l'organe, un faisceau de fibres circulaires concentriques à l'orifice de la trompe.

Supposons maintenant que le placenta étant inséré sur un de ces muscles, ce qui est assez ordinaire, et que les fibres circulaires les plus éloignées de l'orifice de la trompe viennent à se contracter spasmodiquement, le placenta sera enfermé dans cette espèce de loge, comme une pierre dans le chaton d'une bague.

(Fig. 215.)

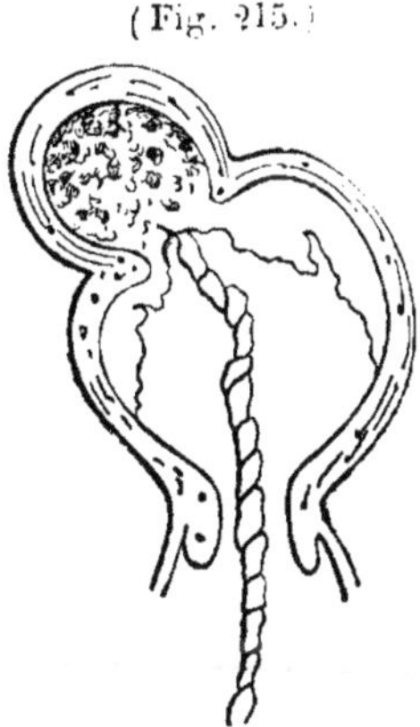

Il se peut très bien que, dans ce cas, cet anneau circulaire soit la seule partie de l'organe qui se contracte, tandis que toutes les autres sont dans le relâchement.

La conduite à tenir est encore la même que dans le cas précédent; seulement, si l'état spasmodique résiste aux opiacés, etc., et que l'usage de la main soit nécessaire, il ne faudra pas, autant que possible, forcer la résistance du chaton avec toute la main; un ou deux doigts doivent être seuls introduits dans ce resserrement anormal, dans le but de dégager le placenta.

Cet accident se complique souvent d'adhérence du placenta; et, dans ce cas, il est nécessaire d'introduire la main dans l'anneau, formé par la partie étranglée, pour opérer le décollement du placenta avec l'extrémité des doigts.

ART. IV. — ADHÉRENCES ANORMALES.

Les adhérences anormales, qui unissent le placenta à l'utérus, peuvent être plus ou moins étendues et plus ou moins solides. On reconnaît cet accident aux signes suivans. Malgré la réunion de toutes les autres circonstances qui favorisent la délivrance (rétraction de l'utérus manifeste par le palper abdominal, et les contrations de l'organe, malgré l'ouverture du col, etc., etc.), les tractions exercées sur le cordon n'amènent aucun résultat, et la main placée sur l'hypogastre, pendant ces tractions, sent que l'utérus est entraîné en bas. Si la rétraction utérine était moins vive, cette main au lieu de sentir que l'utérus en totalité s'abaisse, constaterait, au contraire, l'enfoncement d'une partie de l'organe.

Lorsqu'à ces signes on a reconnu l'adhérence du placenta, il faut, avant de vérifier le fait par l'introduction de la main, tâcher d'exciter la contraction utérine par des frictions sur l'abdomen, la titillation du col utérin, puis revenir aux tractions en les proportionnant à la solidité du cordon.

Ce n'est que lorsque ces tentatives réitérées ont échoué, qu'après une heure écoulée, on doit introduire la main dans l'utérus pour constater exactement l'obstacle, et y remédier immédiatement sans retirer la main.

La main est introduite dans les organes avec toutes les précautions indiquées, en suivant le cordon ombilical tendu par l'autre main; à l'aide de ce moyen on est certain d'arriver au placenta sans tâtonnemens. C'est encore une des raisons pour lesquelles on doit éviter de rompre le cordon par des tractions qui, n'étant pas en rapport avec sa force et la résistance à vaincre sont d'ailleurs inutiles.

Une fois que la main a pénétré jusqu'au placenta, elle cherche si une partie de cet organe est décollée, et c'est dans ce point qu'elle commence alors à achever le décollement.

Le procédé qui, dans ce cas, doit être employé, consiste à saisir la partie détachée à pleine main, et à tirer sur elle pour détacher le reste, ou bien si les adhérences ne cédaient pas à ces efforts, à les détruire avec les ongles en agissant toujours sur le placenta, et en s'éloignant autant que possible du tissu utérin. C'est à l'aide de ce procédé seul qu'on doit opérer ce décollement, et non avec le coupant de la main, comme si on détachait les feuillets d'un livre.

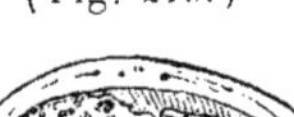

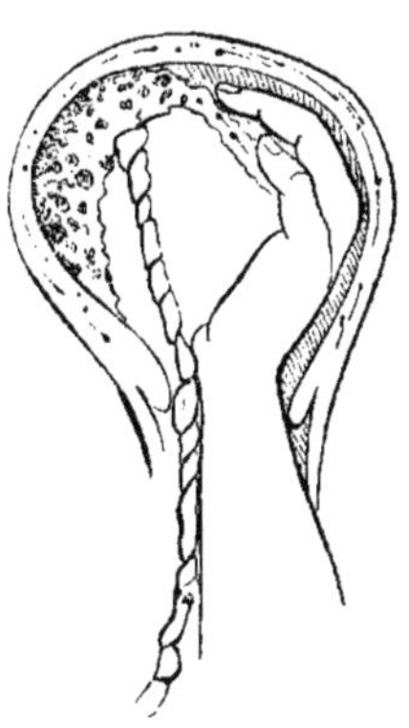

Une précaution fort importante, dans cette opération, c'est de ne pas détacher, à tout prix, les parties trop solidement fixées, et qui se seraient séparées du reste de la masse placentaire, dans la crainte qu'en voulant les extraire, on arrachât le tissu de l'organe. Ces cotylédons isolés, se détachent petit à petit d'eux-mêmes et sont entrainés en fragmens ou en détritus avec les lochies.

Dans le cas où les adhérences seraient encore intactes, il faudrait engager la main entre les membranes et la surface de l'utérus et n'opérer le décollement, en commençant par la circonférence, que si on était bien certain du point où commence le placenta, ce qui est très souvent difficile à reconnaitre; si on conservait quelques doutes, il vaudrait mieux agir du centre à la circonférence; pour cela on déchire le placenta au voisinage de l'insertion du cordon, on engage les doigts dans cette déchirure, et on opère ainsi petit à petit le décollement de tout le placenta.

Si par suite d'une adhérence trop intime, on avait été obligé de laisser quelques parties du placenta dans l'utérus, il faut pendant les premiers jours avoir soin de toucher la malade pour s'assurer si les parties se sont détachées, et si elles peuvent être saisies avec deux doigts. Puis, on s'attache aussi à prévenir les dangers auxquels la résorption de ces parties putréfiées peut exposer la femme; pour cela on fait faire des injections vaginales très souvent répétées, avec une solution légère de chlorure de chaux; quant aux injections utérines elles ne devraient être faites qu'avec une décoction de guimauve, et poussées par l'accoucheur lui-même avec une extrême lenteur, et en petite quantité. J'avoue même qu'à moins d'une nécessité absolue, je m'abstiendrais de ces injections utérines. M. Hourman a rapporté quelques cas où des accidens graves avaient été déterminés à la suite de ces injections par le passage du liquide dans la cavité abdominale, à travers la trompe utérine. J'ai aussi observé, à la Clinique, un fait exactement semblable pendant une injection poussée jusque dans l'utérus, la femme ressentit tout-à-coup une douleur très vive dans la fosse iliaque droite, tous les symptômes d'une péritonite locale se manifestèrent dans ce point; mais on parvint à se rendre maître de ces accidens et la malade se rétablit.

ART. V. — ACCIDENS DE LA DÉLIVRANCE.

L'hémorrhagie, le renversement utérin, et l'arrachement du tissu de l'utérus sont les principaux accidens qui peuvent compliquer la délivrance.

§ 1. — *Hémorrhagie.*

L'hémorrhagie, après l'expulsion du produit, peut précéder, accompagner ou suivre la délivrance: elle est toujours déterminée par l'inertie utérine. C'est un accident des plus redoutables qui, en quelques minutes, peut causer la mort de la femme qui en est atteinte. Aussi, l'accoucheur, comme je l'ai déjà dit, ne doit pas quitter l'accouchée immédiatement après la délivrance, pendant les *deux heures* qui suivent l'expulsion du placenta, il doit rester auprès d'elle pour être tout prêt à prévenir et à arrêter un accident aussi grave.

a Diagnostic.

L'hémorrhagie peut être externe ou interne.

1. *Perte externe.* Le diagnostic de la perte externe semble des

plus simples ; en effet, l'écoulement du sang, à l'extérieur, caractérise suffisamment la nature de l'accident. Cependant, il faut être assez habitué à apprécier la quantité de sang qu'une femme doit perdre immédiatement après la délivrance (cette quantité est considérable), pour ne pas prendre cet écoulement normal pour une perte, et pour ne pas rester en sécurité en regardant une véritable perte comme un phénomène physiologique. Si après le flot de sang qui suit la délivrance, il continue à s'en écouler encore avec abondance, si le pouls s'affaiblit, si la face pâlit, il n'est plus possible de méconnaître là une véritable perte à laquelle il est important de remédier.

B. Perte interne. Quand des caillots, obstruant le col utérin ou le vagin, mettent obstacle au cours extérieur du sang, il s'accumule dans la cavité utérine qui se distend, la femme pâlit, le pouls s'affaiblit, la femme est prise de syncopes.

Dans ce cas, il faut se tenir en garde contre quelques accidens qui pourraient déterminer les mêmes symptômes. Ainsi, le développement de l'abdomen pourrait être déterminé par celui de la vessie remplie d'urine, et la faiblesse du pouls, la pâleur et la syncope peuvent dépendre aussi de la rapidité avec laquelle le sang abandonne la tête pour se porter, immédiatement après l'accouchement, dans les vaisseaux du bas-ventre.

Le toucher et le palper abdominal éclaireront bientôt sur la véritable cause de ces accidens.

Au reste, que la perte soit interne ou externe, le seul moyen de reconnaître cet accident avant qu'il n'ait pris de la gravité, c'est de suivre la marche que j'ai déjà tracée, et que je rappelle encore.

Immédiatement après l'accouchement ou la délivrance, on doit sans cesse surveiller la femme des yeux, et s'enquérir auprès d'elle si elle ne sent pas que le sang coule avec abondance et constater à chaque instant l'état du pouls. Enfin, à la plus légère crainte, il faut vérifier, par soi-même, si les linges qu'on a fait placer à dessin sous la malade ne sont pas trop trempés de sang, surtout s'ils l'ont été dans un court espace de temps.

L'état de l'utérus devra aussi être l'objet de l'attention toute particulière de l'accoucheur ; à l'aide de la main appliquée sur l'hypogastre, il devra constater si l'organe est globuleux, résistant et peu développé ; si, au contraire, il est plus développé qu'il ne doit l'être.

b. Traitement.

Quand une hémorrhagie se manifeste à la suite de couches, avant tout, c'est la cause qu'il faut combattre. Pour cela, pendant qu'on envoie chercher deux ou trois grammes de seigle ergoté, qu'on fait préparer des serviettes, des compresses, de l'eau de puits, si l'hémorrhagie est interne, on introduit immédiatement la main dans l'utérus, et on extrait les caillots et le sang qu'il contient. Cette introduction de la main a aussi l'avantage de solliciter la rétraction des parois utérines. Pendant ce temps l'autre main, appliquée sur l'hypogastre, exerce dans le même but des frictions sur l'utérus.

Une fois que l'hémorrhagie est devenue externe, ou si elle l'était primitivement, telle est la conduite que l'accoucheur doit tenir et les moyens qu'il doit employer.

Les oreillers du lit et les couvertures doivent immédiatement être enlevés, le siége de la femme doit être un peu élevé sur un drap plié en plusieurs doubles, la partie supérieure du corps sera seule tenue chaudement, afin d'entretenir le plus de sang possible dans les organes essentiels à la vie; mais la partie inférieure du corps ne sera recouverte que d'un seul drap, les fenêtres seront ouvertes.

Pendant que l'accoucheur fera des frictions sur l'hypogastre, il fera administrer à la malade un gramme de seigle ergoté dans une petite quantité d'eau fraiche. En même temps, il fera placer par des aides des compresses froides sur les jambes et les cuisses ; et si les frictions sont insuffisantes pour ranimer la rétraction utérine, il n'attend pas l'action du seigle ergoté, mais immédiatement, il fait pénétrer l'extrémité des doigts réunis d'une main jusque sur l'artère aorte avant sa bifurcation, et il exerce ainsi, à l'aide de cette main, comprimée aussi par l'autre main superposée, une compression à laquelle il est bien rare qu'une hémorrhagie puisse résister quand cette compression est bien faite.

Ce moyen que nous devons à M. Baudelocque neveu, qu'il l'ait inventé ou non, peu importe, est encore une des plus précieuses découvertes dont l'art obstétrical se soit enrichi.

M. d'Ornelas a cité tout récemment, dans sa thèse plusieurs cas de succès obtenus par ce moyen.

Mon père l'a pratiqué une fois avec un plein succès, et dans deux circonstances, j'ai été assez heureux pour conserver la vie à des femmes qui, certainement, auraient succombé à des pertes foudroyantes sans ce précieux moyen.

Chez une de ces femmes, qui habitait le quartier Popincourt, j'exerçais cette compression depuis près de deux heures, quand M. P. Dubois, que j'avais fait appeler, arriva pour être témoin du fait.

L'effet produit par cette compression est si manifeste qu'on voit immédiatement l'écoulement du sang s'arrêter et si, par un mouvement de la malade, l'aorte échappe à la compression, ou si les mains fatiguées cessent de comprimer l'artère, le sang recommence instantanément à s'écouler.

Cette compression, comme on le pense bien, n'est pas un moyen curatif, elle permet de gagner du temps, circonstance bien précieuse dans un accident si grave par sa rapidité.

En effet, pendant qu'on exerce cette compression et qu'on arrête la perte, on presse avec activité l'administration des autres moyens qui peuvent l'arrêter définitivement, et on leur donne le temps d'agir. On fait administrer une ou deux injections fraîches dans le rectum, on fait prendre deux ou trois grammes de seigle ergoté en deux ou trois fractions, on fait renouveler incessamment les compresses froides des jambes et des cuisses et on emploie un autre aide à frictionner continuellement l'utérus.

Cette compression de l'aorte sera d'autant plus facile que le sujet aura moins d'embonpoint; mais, même, dans le cas où la femme est très grasse, elle peut encore être pratiquée avec facilité et succès. En effet, immédiatement après l'issue du produit, l'utérus s'est abaissé, et il existe un espace libre entre le fond de cet organe et les intestins qui, refoulés depuis neuf mois à la partie supérieure de l'abdomen ne viennent pas immédiatement après l'accouchement reprendre la place qu'ils occupaient avant la grossesse. C'est dans cet espace que la main plonge avec facilité.

Cette compression est, du reste, extrêmement fatigante à exercer, et l'on est quelquefois obligé de se faire suppléer.

C. Une hémorrhagie qui pourrait être grave, si on n'y remédiait, est celle qui, avant la délivrance, se manifesterait par l'extrémité placentaire du cordon.

Cet accident est très rare, et le moyen d'y remédier est des plus simples : il consiste à faire une ligature sur le cordon.

§ 2. — *Renversement de l'utérus.*

Le renversement de l'utérus peut être déterminé par la délivrance spontanée; mais, bien plus souvent, cet accident résulte de ce que des tractions ont été exercées sur le cordon, alors qu'il existait des adhérences entre le placenta et l'utérus.

Ce renversement peut être incomplet, et alors le toucher et le palper abdominal peuvent seuls éclairer le diagnostic de cet accident. S'il est complet au contraire, on sent et on voit entre les lèvres de la vulve une tumeur ronde, rugueuse, noirâtre, constituée par l'utérus dont la paroi interne est devenue externe.

Quand le renversement est incomplet, la main sera introduite avec précaution, et soulèvera immédiatement le fond de l'utérus *introversé.*

Si l'introversion est complète, l'extrémité des doigts, garnie d'un linge, serait appuyée sur le fond de l'organe et le ferait rentrer petit à petit en dedans de lui-même jusqu'à ce que la réduction soit complète.

Si, dans ce cas, le placenta était encore adhérent à l'utérus, il faudrait le détacher immédiatement et réduire l'utérus; mais il ne faudrait pas tenter de réduire l'utérus et le placenta tout ensemble; car la réduction serait impossible dans la plupart des cas, ou tout au moins nécessiterait des efforts considérables. Ensuite, à quoi bon réduire le tout ensemble pour être ensuite obligé d'introduire la main entière, afin de détruire ces adhérences artificiellement.

QUATRIÈME PARTIE.

CHAPITRE PREMIER.

ACCIDENS DES SUITES DE COUCHES.

Dans cette dernière partie, il me reste à traiter des accidens qui peuvent compliquer les couches et l'allaitement, et des maladies qui peuvent affecter l'enfant dans les premiers jours qui suivent sa naissance; mais, dans un ouvrage de la nature de celui-ci, on conçoit que je ne puis donner à la description de ces accidens tout le développement convenable, et que je dois me borner à donner au jeune praticien des notions à l'aide desquelles il puisse établir le diagnostic de ces maladies, et y opposer un traitement convenable.

ART. Ier. — ACCIDENS DE LA SÉCRÉTION LAITEUSE.

Les accidens dont la sécrétion laiteuse peut s'accompagner sont bien plus fréquens chez les femmes qui nourrissent, que chez celles qui ne nourrissent pas. Cependant, l'opinion contraire est généralement répandue; mais l'expérience prouve chaque jour combien peu elle est fondée.

Ces accidens sont la galactirrhée, l'agalaxie, les excoriations, les gerçures, l'engorgement des seins, l'inflammation, les abcès, les indurations, qui sont les conséquences de l'inflammation.

§ 1. — *De la galactirrhée.*

A. Chez la femme qui ne nourrit pas. La galactirrhée ou l'excès de sécrétion laiteuse chez une femme qui ne nourrit pas, est un accident qui mérite toute la sollicitude de l'accoucheur.

Cependant, cet accident de la sécrétion laiteuse n'est jamais assez prononcé le premier jour de la fièvre de lait, pour qu'on doive y remédier autrement que par les moyens conseillés généralement pendant cette fièvre : repos le plus absolu de corps et d'esprit, boissons chaudes, diète, et entretien de la chaleur sur les seins, au moyen de cardes de coton ou de linges de mousseline. Mais si le second jour la fièvre persévère, si les seins sont fortement tendus, tuméfiés, douloureux, il faut modérer cette sécrétion trop active.

La malade est d'abord tenue à une diète absolue, des cataplasmes de farine de graine de lin sont appliquées sur les seins ; puis, afin d'augmenter les autres sécrétions, on tiendra la malade assez chaudement pour déterminer, s'il se peut, de la moiteur; mais surtout on activera la sécrétion de la muqueuse intestinale par de légers laxatifs, tels que l'huile de ricin (quinze grammes), ou le calomélas (un gramme en dix paquets), administrés de deux heures en deux heures. L'eau de Sedlitz pourrait aussi être employée avec avantage. Il y aurait de même utilité à administrer un lavement purgatif; enfin, comme boisson, la malade ferait usage d'une boisson chaude aiguisée avec le nitrate de potasse (cinquante centigrammes pour une pinte d'eau).

Ce régime serait continué tant que l'état des seins pourrait inspirer quelques craintes.

B. Chez la nourrice. La galactirrhée chez une femme qui allaite ne constitue jamais une maladie, à moins de circonstances que je vais énumérer dans un instant.

En effet, il est bien rare que la sécrétion laiteuse devienne assez active pour dépasser les besoins du nouveau-né, si on a soin de le présenter au sein avant la fièvre de lait. Aussi ne saurait-on trop recommander de ne pas attendre la *montée* du lait, mais de mettre l'enfant au sein quelques heures après l'accouchement, qu'il y ait ou non une suffisante quantité de lait. S'il n'y trouve pas assez de nourriture, on pourra y suppléer; mais tout au moins la succion exercée par la bouche de l'enfant donnera prématurément à la glande mammaire l'activité qu'elle n'aurait acquise que quarante-huit à soixante heures plus tard, et qui alors eût été beaucoup trop intense.

Qu'advient-il en effet quand, suivant l'avis de quelques médecins, on attend la *montée* du lait? Premièrement, les seins se gonflent, puis le mamelon s'efface, et l'enfant ne peut le saisir pour diminuer la quantité du lait et se nourrir.

Cet accident, malgré toutes les précautions, peut arriver aux femmes qui nourrissent, et surtout à celles dont le mamelon ne présente pas assez de saillie pour pouvoir être saisi par l'enfant.

Aussi, pour obvier à tous ces inconvéniens, pour assurer, autant que possible, le succès de l'allaitement naturel, j'ai adopté une pratique qui, jusqu'à ce jour, m'a donné de très bons résultats : elle consiste à prendre, pendant les premiers jours, une nourrice dont l'enfant est plus fort que le nouveau-né. Quand on veut faire téter le nouveau-né, on place d'abord au sein l'enfant de la nourrice, qui, plus fort, forme les bouts, fait monter le lait ou dégorge les seins suivant le cas, et, quand tout semble bien disposé, on le retire pour présenter au sein le nouveau-né qui le prend alors facilement. Si la sécrétion laiteuse n'est pas encore assez établie pour que le nouveau-né puisse puiser dans les seins un élément réparateur, la nourrice lui donne immédiatement le sein, dès qu'il a quitté celui de sa mère.

Ce moyen bien simple et qui est à la portée de tout le monde, s'oppose aux engorgemens du sein, aux conséquences qui résultent, pour le nouveau-né, des efforts de succion (le muguet), et d'une alimentation artificielle. Il doit être continué jusqu'à l'établissement régulier de l'allaitement maternel : cinq ou six jours suffisent en général.

Cependant, si l'on n'a pris aucune des précautions qui peuvent s'opposer à ce que la sécrétion laiteuse ait trop d'activité, ou si on n'a pas usé des moyens propres à utiliser cette activité, cette galactirrhée peut devenir une maladie, lorsque par quelques circonstances, l'enfant cesse de prendre le sein ou ne peut téter une quantité de lait suffisante. Un régime trop succulent, la constipation, l'embarras gastrique, favorisent aussi singulièrement cet excès de sécrétion laiteuse qui, chez certaines femmes, peut encore être produit par une sorte d'irritation de la glande mammaire, souvent suivie d'un engorgement considérable, si le lait ne parvient pas à s'écouler au dehors, soit naturellement, soit par la succion de l'enfant. Mais il est un cas surtout où la galactirrhée peut se manifester : c'est lorsqu'une femme, ayant commencé à donner le sein pendant plusieurs jours, se trouve dans la nécessité de cesser l'allaitement; alors l'excitation déjà produite par la succion de l'enfant continue après que celui-ci a cessé de téter, et le lait sécrété n'étant plus extrait, produit un engorgement très douloureux.

Le traitement à employer contre la galactirrhée consiste d'abord, dans les cas où il y a seulement surabondance de lait, à en extraire le superflu au moyen de la pompe à sein, ou à faire exercer la succion par de jeunes chiens, comme cela se pratique souvent dans les campagnes; puis à diminuer la quantité d'alimens, même à prescrire la diète dans les cas graves, et à augmenter les autres sécrétions, etc., etc.

L'*agalaxie* est beaucoup plus fâcheuse, surtout lorsque la femme se trouve dans la nécessité d'allaiter son enfant. Le défaut de lait peut reconnaître pour cause une mauvaise conformation ou l'absence du mamelon, qui empêche l'enfant de le saisir, le squirrhe ou l'atrophie morbide des mamelles, une sécrétion beaucoup trop abondante, des lochies, le flux de ventre et d'urines immodérés, les sueurs trop copieuses, une mauvaise alimentation, les irritations des viscères importans, les excès en tous genres, les affections de nature vénérienne et autres, un allaitement trop prolongé, la trop grande jeunesse ou l'âge trop avancé, l'apparition des règles, ou enfin la grossesse.

Du côté de l'enfant, la mauvaise conformation des lèvres, de la langue ou du voile du palais, tout autre vice de conformation ou sa trop grande faiblesse, qui l'empêchent de prendre le sein, sont aussi autant de causes d'agalaxie. C'est donc à ces causes qu'il faut s'en prendre pour rappeler le lait dans les seins. Et d'abord le régime adoucissant, même quelques évacuations sanguines conviennent chez les femmes pléthoriques ou atteintes d'inflammation de quelques viscères. Chez celles, au contraire, qui sont affaiblies d'une manière notable, c'est un régime un peu tonique, et le repos, tant moral que physique, qui conviennent. Le mamelon est-il mal conformé? il faut s'assurer s'il est susceptible d'érection pour donner quelque prise à l'enfant, car assez souvent il peut se développer sous l'influence de quelques titillations et des efforts de succion. Quant à l'enfant, il faudrait remédier, si cela se peut, au vice de conformation dont il est atteint. Mais il est des cas où le mal est sans remède pour la mère comme pour l'enfant : c'est lorsque le vice de conformation de celui-ci est beaucoup trop prononcé pour lui permettre la succion; alors il ne reste d'autre ressource que l'allaitement artificiel, dont il sera question plus loin; lorsque celle-là est atteinte d'une affection organique des seins, se trouve trop âgée, que ses règles viennent à paraître ou qu'elle devient enceinte; et alors c'est une nourrice qu'il faut donner à l'enfant.

§ 2. — *Engorgement des seins.*

L'*engorgement* des seins, ou communément *le poil* (*morbus pilaris*) qui survient pendant la lactation, est caractérisé par le gonflement de l'un ou l'autre sein et plus rarement de tous les deux à-la-fois. Le sein devient douloureux, dur, tendu, inégal, présente une légère rougeur à sa surface, des inégalités et des nodosités rénitentes, qui gagnent quelquefois la région de l'aisselle. Quoique le poil puisse survenir à diverses époques de l'allaitement et à différentes reprises, il ne se manifeste ordinairement que peu de jours après l'accouchement, et n'est accompagné le plus souvent d'aucun danger. Les causes de cet engorgement sont l'impression du froid, les coups, les tiraillemens du mamelon, la sensibilité développée par la succion trop forte de l'enfant, une nourriture trop succulente, la cessation brusque de l'allaitement, les excoriations et les gerçures du sein, etc., etc.

L'engorgement des seins se termine habituellement par résolution au bout de quelques jours, et il ne laisse d'induration après lui que lorsqu'il a été très considérable, a duré longtemps, et n'a pas été traité convenablement. Ce qu'il faut faire d'abord lorsque cet accident arrive, c'est de dégorger la mamelle par la succion artificielle ou par celle de l'enfant, lorsque la femme doit nourrir; sinon il faut se contenter de la diète ou d'un régime très léger, des applications émollientes, que l'on accompagne de l'emploi, à l'intérieur, de purgatifs salins, des diurétiques et des diaphorétiques.

Inflammation.

L'inflammation des mamelles est un degré beaucoup plus fort de maladie, et qui peut déterminer des accidens d'une certaine gravité : elle occupe le tissu cellulaire sous-cutané ou les fascias, ou le tissu même de la glande. Comme la précédente, elle peut survenir pendant tout le cours de la lactation, mais arrive surtout pendant le premier mois. Elle reconnaît les mêmes causes que l'engorgement et principalement l'impression du froid, les gerçures du mamelon, les affections morales vives, etc., etc.

Si l'inflammation sous-cutanée est circonscrite, elle ne diffère en rien du flegmon ordinaire. En palpant le sein, on sent qu'il est dur, tendu, douloureux dans un certain point, que la surface de la peau est plus lisse, rosée, ou même déjà rouge, douloureuse, et que son épaisseur semble augmentée. Bientôt, si l'affection ne se termine pas par résolution, le point le plus sensible se ramollit, devient d'un rouge livide, est le siège d'une fluctuation évidente, superficielle, et enfin la peau s'amincit tellement, qu'elle s'excorie et laisse échapper le pus au dehors. Cet accident peut se reproduire sur d'autres points de la mamelle.

L'inflammation est-elle plus profonde et occupe-t-elle les aponévroses? la douleur est plus obscure et ne devient vive que lorsque le tissu cellulaire sous-cutané ou la glande elle-même sont atteints, ce qui a lieu ordinairement. Alors l'engorgement augmente considérablement, rend le sein raboteux, dur, inégal au toucher; la douleur très vive, profonde, pulsative, produit des élancemens très sensibles ; la fièvre est d'autant plus forte, que l'inflammation occupe une plus grande étendue de la glande ou sa totalité (il est à remarquer que cette inflammation commence habituellement vers la partie supérieure et externe de la mamelle); il y a de l'anorexie, de la soif, de la céphalalgie, tous les signes, enfin, d'une irritation intense. Si l'inflammation ne semble pas cesser ou se limiter, peu-à-peu la sécrétion du lait se supprime, et on remarque sur les points d'abord les plus indurés un commencement de fluctuation profonde, qui peut même envahir plusieurs parties ou la presque totalité de l'organe, c'est qu'alors des collections de pus se sont formées dans les vaisseaux galactophores et les aréoles de la glande. Du reste, à moins que la collection de pus ne soit considérable ou qu'elle ne se soit rapprochée de la surface de la peau, la fluctuation est très difficile à distinguer. Il arrive en effet parfois que des doigts peu exercés croient sentir une fluctuation profonde là où il n'existe que des portions de glande saines et molles qui, chez la plupart des femmes, donnent lieu à une sensation de liquide épanché : c'est une erreur que n'ont pu éviter même quelques praticiens exercés et qui ont pratiqué des incisions, qui, au lieu de pus, ne donnaient que du sang; et cependant cette difficulté ne doit pas faire reculer devant l'ouverture d'un abcès, aussitôt qu'on le croit formé; car, abandonnée à elle-même, l'inflammation de la glande mammaire peut donner lieu à de nombreux abcès qui s'ouvrent sur différens points de la surface du sein, après de grandes douleurs, ou fusent au-dessous des aponévroses et détruisent une partie de la glande, en gagnant le tissu cellulaire et les glandes voisines de l'aisselle. Dans tous les cas, il est très difficile d'empêcher la suppuration de se former, quelque soin qu'on y apporte, et ces soins consistent, dans le principe, en des applications émollientes continues, des évacuations sanguines générales et locales, suivant les cas, etc., etc. Les minoratifs, les diaphorétiques, les bains entiers, ne devront pas être mis en oubli. Quant à la compression exercée méthodiquement sur toute la glande et préconisée par M. Trousseau, qui prétend en retirer les meilleurs effets; je n'oserais la conseiller même dès le début. Lorsque, malgré ces moyens, l'inflammation continue, se propage, que la douleur devient pulsative, les cataplasmes laudanisés, les onctions avec le baume tranquille ou avec la teinture de safran, sont utiles. Enfin, si on remarque que l'abcès soit inévitable, comme cela a lieu le plus souvent et même que la fluctuation commence à se faire sentir, quelque profonde qu'elle soit, il ne faut pas hésiter à pratiquer de bonne heure une large incision : c'est le meilleur moyen de faire tomber l'inflammation, de détruire la tension des parties et de diminuer la douleur. Cette méthode a pour but encore de s'opposer à l'extension du foyer purulent et de ménager ainsi une grande partie de la glande.

L'inflammation des mamelles est, comme on le voit, un accident d'une nature grave pour la mère, et elle s'oppose à l'allaitement de l'enfant, soit pendant la durée de la maladie, si elle n'a pas intéressé une trop grande partie de la glande, soit pour toujours, dans le cas où celle-ci a été détruite ou indurée, et où la disposition à cette maladie est trop manifeste. En effet, elle se reproduit, chez certaines personnes, avec une extrême facilité et exige la cessation complète de l'allaitement. Comme on le voit, la maladie peut se terminer par résolution, par suppuration ou par induration.

La résolution de l'engorgement inflammatoire s'accompagne souvent de selles, de sueurs abondantes, et d'une augmentation notable dans la quantité des urines.

Lorsque les abcès ont été ouverts, il convient d'entretenir pendant quelque temps leur ouverture au moyen d'une mèche, afin de favoriser l'écoulement du pus et de continuer l'application des cataplasmes émolliens, pour obtenir un dégorgement complet; peu-à-peu on leur substitue les résolutifs.

L'induration de la glande peut également avoir lieu lorsque la suppuration ne se forme pas et après qu'elle a eu lieu; c'est une terminaison fâcheuse et qu'il faut prévenir avec grand soin en employant les lotions résolutives et alcalines, soit avec l'onguent mercuriel, soit avec la pommade d'hydriodate de potasse, et, dans les engorgemens considérables, avec l'iode pris à l'intérieur ou la compression méthodique.

§ 3. — *Des gerçures ou excoriations du sein.*

Chez les femmes qui nourrissent pour la première fois, quelquefois même à chaque nourriture, les efforts de succion déterminent des gerçures du mamelon plus ou moins profondes, qui sont toujours extrêmement douloureuses, et qui, malgré qu'elles n'aient ordinairement aucune gravité, compromettent bien souvent le succès de l'allaitement.

Quelquefois, cependant, quand elles sont superficielles, elles guérissent spontanément, l'enfant continuant de téter; mais pour cela il faut que la mère soit douée d'une énergie, d'un désir de nourrir bien rare, car la douleur que fait endurer la succion sur le mamelon dépouillé de son épithélium est presque intolérable.

Cette angoisse est souvent si vive, quand les excorations ont de la profondeur, que même en usant de tous les moyens propres à calmer la douleur, il faut encore un courage surhumain pour la supporter.

Bien plus, dans ces circonstances, on est souvent obligé de cesser l'allaitement pour éviter de graves accidens, la chute du mamelon, l'inflammation du sein, les abcès, etc., etc.

On a conseillé comme traitement préventif de préparer, avant l'accouchement, le mamelon par la succion peu énergique et souvent répétée, afin d'endurcir l'épithélium qui recouvre le mamelon. Ce moyen, d'ailleurs, aura aussi l'avantage de rendre celui-ci plus propre à remplir ses fonctions par suite de l'allongement qu'il subira.

Tel est le seul moyen préventif, tant soit peu efficace, qu'on puisse proposer.

Quant au traitement curatif, il est aussi peu certain que possible. J'ai vu successivement tous les moyens échouer et réussir alternativement; tel est le mucilage de coing (cinq à six graines de coing sur lesquelles on jette une cuillerée d'eau bouillante), appliqué sur le sein immédiatement après l'allaitement, au moyen d'une feuille de lierre en forme de cornet; le beurre de cacao, la cautérisation avec le nitrate d'argent, etc. Enfin, le seul moyen qui présente un véritable avantage, c'est l'allaitement médiat, au moyen du bout de sein artificiel en tétine de vache de madame Lebreton, ou en liège de Darbo. Ce bout de sein ne préserve pas tout-à-fait le mamelon de l'irritation produite par la succion, mais il la tempère beaucoup, et pendant que l'enfant continue à s'alimenter, sans que sa bouche soit en contact immédiat avec le sein, celui-ci se guérit petit à petit.

Comme moyen propre à faciliter cette succion, et pour faire prendre goût à l'enfant, on remplit le petit godet du mamelon avec du lait chaud sucré, et on l'applique ainsi sur le sein.

L'enfant tète d'abord avec facilité le lait qui remplit le godet, le vide s'opère, et le lait maternel vient successivement remplacer l'autre. Ce petit artifice m'a très souvent réussi.

Mais si l'enfant était trop faible, il serait impossible d'user de ce moyen, il faudrait nécessairement recourir à une nourrice, dont l'enfant plus fort téterait la nouvelle accouchée avec le bout de sein, tandis que la nourrice allaiterait le nouveau-né; car, il est bien important, en pareil cas, de ne pas laisser engorger les seins, ce serait une complication qui, à coup sûr, obligerait de renoncer tout-à-fait à la nourriture.

Il arrive souvent aussi que dans l'allaitement au moyen du bout de sein, les efforts de succion que l'enfant est obligé de faire, déterminent l'inflammation de la bouche et le muguet, et qu'alors on ne peut continuer à user pour lui de ce moyen quoiqu'il ne s'y refuse pas.

On use de ces précautions tant que les gerçures ne sont pas entièrement cicatrisées; cependant, il est bon d'essayer, de temps en temps, de l'allaitement immédiat pour voir s'il peut être repris.

Telle est la conduite que je suis en pareil cas, c'est celle dont je me suis le mieux trouvé.

Et presque toujours j'ai vu ces prétendus spécifiques si vantés échouer complètement.

ART. II. — LACÉRATIONS DES PARTIES MOLLES.

§ 1. — *Allongement et déchirures du col.*

Chez quelques femmes l'orifice utérin et le col lui-même poussés par l'enfant pendant le travail, s'allongent tellement que la partie qui se présente la première, les entraîne au devant d'elle de manière à s'en former une espèce de gaîne ; le plus ordinairement c'est la lèvre antérieure de l'orifice qui est allongée, et offre, derrière le pubis et près de la vulve, une tumeur résistante, un bourrelet qu'il faut se garder de confondre avec quelque partie du fœtus.

Le col ainsi tiraillé outre mesure et comprimé violemment, occasionne parfois une douleur assez vive, et finit souvent par se déchirer vers quelque point de son étendue. Ce point correspond presque toujours, suivant M. Stoltz, au passage de l'occiput quand le fœtus vient par le sommet, du front ou du ventre quand c'est par la face, de l'occiput et du front quand c'est par le pelvis. Ces déchirures sont souvent multiples, peuvent s'étendre plus loin que les bords de l'orifice et intéresser le col lui-même, et divisent ces parties en plusieurs lambeaux irréguliers qui, peu de temps après l'accouchement, se rétractent et se réduisent à des tubercules peu volumineux qui ne donnent lieu à aucun accident, et ne demandent même aucune espèce de traitement.

Il faut se contenter, au moment du travail, de prévenir l'allongement du col en le repoussant, s'il est possible, derrière la partie qui se présente ; mais cette manœuvre doit être faite avec ménagement et sans léser l'orifice avec la main.

§ 2. — *Lacération du vagin.*

Les parois du vagin sont exposées aussi, pendant le travail de l'accouchement, à diverses lésions plus graves et beaucoup moins faciles à guérir que les précédentes ; elles peuvent être produites par la pression trop violente et trop prolongée de la tête engagée dans l'excavation, par la distension excessive qu'elle fait éprouver, surtout, à la partie inférieure de la cloison recto-vaginale, par la contraction énergique des fibres longitudinales de l'utérus, qui tirent en haut les parois du vagin, et par les violens efforts de la femme pour les aider; enfin, par les manœuvres inconsidérées de l'accoucheur. Ces lacérations arriveront avec d'autant plus de facilité que l'étroitesse ou les difformités du bassin, les saillies osseuses et les tumeurs de l'excavation et le volume de l'enfant, seront plus considérables, ou que la position qu'il occupera lui fera distendre davantage le canal vulvo-utérin; les brides, les contractions du vagin ou de la vulve, la rigidité trop grande des parties sont encore des causes de ces lésions.

Il est à remarquer qu'elles ont leur siège le plus ordinaire vers le haut du vagin, lorsqu'elles proviennent de manœuvres mal dirigées, et de l'application des instrumens surtout; et que celles de la partie inférieure reconnaissent pour origine le passage et le tiraillement voilent opéré par la tête du fœtus.

Perforations vésico-vaginales.

Les fistules qui résultent de la communication de la vessie avec le vagin se reconnaissent assez facilement par le passage de l'urine dans le vagin, par le toucher, la vue, au moyen du spéculum, ou en introduisant dans la vessie une sonde qui pénètre à travers la perforation. Elles sont assez fréquentes, et surtout fort difficiles à traiter. Il paraît, heureusement, qu'un assez grand nombre d'entre elles se guérit spontanément. Il faut observer néanmoins qu'il est beaucoup plus difficile d'obtenir la cicatrisation des fistules vésico-vaginales ou du basfond de la vessie, que de celles qui existent entre l'urèthre et le vagin. Quoi qu'il en soit, il est vrai que les moyens chirurgicaux, employés jusqu'à ce jour, ont obtenus des succès incontestables : tels sont, la suture, au moyen d'aiguilles diversement conformées, la cautérisation par le cautère actuel ou potentiel, l'affrontement des bords de la plaie par le procédé de Dessault, et les appareils unissans imaginés par plusieurs chirurgiens.

Perforations recto-vaginales.

Outre les causes que nous avons dit plus haut devoir les produire, il en est une sur laquelle M. Danyau a insisté et qu'il est utile de faire connaître aux praticiens. Lorsque la tête est assez volumineuse et descendue sur le plancher du périnée, et que les parties externes de la génération offrent de la résistance, si l'accoucheur, dans le but de maintenir le périnée et de prévenir sa rupture, exerce avec la main une pression trop violente sur cette partie, la partie inférieure de la cloison recto-vaginale, distendue outre mesure, se rompt sans qu'on s'en aperçoive; il est donc important de chercher seulement à soutenir le périnée sans le refouler avec force. Les perforations recto-vaginales sont, en général, très difficile à guérir; on a vu quelques cas de cicatrisation spontanée, mais il ne faut guère compter sur de semblables exceptions. Les moyens employés pour obtenir leur oblitération sont : la suture avec l'avivement des bords comme dans le procédé de M. Dieffenbach pour la déchirure du périnée, la compression par le rectum, le refoulement du périnée, etc., etc.

§ 3. — *Déchirures du périnée.*

On comprend sous le nom de *déchirures du périnée,* des lésions qui intéressent ou la commissure de la vulve ou l'épaisseur du périnée lui-même, ou enfin ces deux parties ensemble, et le sphincter de l'anus. Il est plus rationnel de nommer, avec MM. Velpeau et Moreau, *déchirures* ou *fentes vulvaires,* celles qui atteignent les grandes lèvres ou la fourchette seulement; *déchirures* ou *rupture du périnée*, celles qui envahissent une partie de cette région en intéressant aussi la fourchette et quelquefois le sphincter anal; enfin, *perforation centrale du périnée,* une rupture de cette région seule, la commissure du périnée et le sphincter restant intacts, perforation à travers laquelle l'enfant peut être expulsé.

Fentes ou déchirures vulvaires.

Les lésions de cette nature qui ne comprennent que la fourchette, qui ne s'étendent qu'à trois ou quatre lignes sur le périnée, ou bien qui portent sur les grandes ou petites lèvres, et qui sont transversales ou longitudinales, n'offrent pas assez de gravité et exigent des soins trop simples, pour qu'elles méritent une attention bien spéciale. Des ablutions avec la guimauve et des tentes de charpie interposées entre les lèvres, suffisent seules.

Déchirures ou ruptures du périnée.

Mais celles qui intéressent une partie assez étendue de la région périnéale sont beaucoup plus importantes à étudier et réclament un traitement tout particulier. Ou bien la déchirure se fait sur la ligne médiane et plus fréquemment sur le côté, et ne comprend que le sphincter de la vulve et une partie plus ou moins considérable du périnée, ou bien elle envahit, outre ces parties, le sphincter de l'anus lui-même en totalité ou en partie; accident le plus ordinairement sans aucune gravité, mais qui compromet toujours l'existence morale de la malheureuse qui en est atteinte.

Ces accidens reconnaissent pour causes l'étroitesse, la rigidité, l'œdème des parties externes de la génération, qui opposent une trop grande résistance à la sortie de l'enfant : la présentation de certaines parties de celui-ci, qui sont ou trop volumineuses ou dans des positions défavorables, telles que surtout les occipito-sacrées ou postérieures, celles de la face, des fesses, la présentation des épaules, des manœuvres peu ménagées et mal dirigées; enfin, l'expulsion trop précipitée de l'enfant et le peu de soin qu'on prend de soutenir le périnée. On doit surtout, comme le fait observer M. Velpeau, se tenir en garde contre le passage du moignon de l'épaule postérieure dans les positions de la tête, lorsque l'expulsion est brusque. Les déchirures du périnée peu étendues, celles même qui, complètes, laissent cependant le sphincter de l'anus intact, n'ont pas de gravité; il n'en est pas de même de celles qui comprennent le sphincter de l'anus et l'extrémité inférieure du rectum; elles laissent après elles une infirmité dégoûtante, l'incontinence des matières stercorales, qui transforment le vagin en un véritable cloaque. En outre, elles peuvent devenir la cause d'un prolapsus de l'utérus, parce que le plancher inférieur du vagin manquant, l'organe n'est plus soutenu naturellement, et en outre il devient même impossible de le maintenir au moyen de pessaires. De plus, ces lacérations sont encore fâcheuses en ce que, n'opposant plus de résistance au produit au moment de l'accouchement, elles permettent une expulsion trop rapide; circonstance fâcheuse, comme je l'ai dit, et qui peut déterminer l'inertie utérine et l'hémorrhagie, le renversement de l'utérus, etc.

Les exemples de guérison spontanée des déchirures simples du périnée sont fort rares, et dans ce cas, la position seule suffit à les guérir. Dans ce cas, il faut que la malade soit couchée de préférence sur un des côtés du corps et que ses cuisses soient constamment rapprochées l'une de l'autre ou même qu'elles soient liées ensemble, afin d'éviter tout mouvement qui tendrait à écarter les deux lèvres de la plaie. Mais ce moyen n'est pas toujours couronné de succès : l'écoulement des lochies, dont la présence irrite sans cesse la solution de continuité, l'empêche de se réunir; malheureusement il est impossible d'obvier à cet inconvénient, et l'on est contraint d'attendre que la femme soit rétablie de ses couches pour entreprendre une opération plus certaine. Et alors, pour diriger la cicatrisation et s'opposer à des pertes de substances qui pourraient compromettre quelques portions du périnée, il faut, quand la réunion ne s'est pas opérée spontanément dans les trois ou quatre premiers jours, y renoncer et interposer entre les lèvres de la plaie des plumasseaux de charpie trempés dans une décoction de guimauve. Dans tous les cas aussi, il faudra sonder la malade, afin d'éviter l'écoulement des urines sur la plaie.

Le temps des couches une fois passé, on peut avoir recours à la suture, qui compte de nombreux partisans et des succès incontestables, mais qui n'est pas non plus toujours infaillible. Les deux espèces de sutures que l'on préfère sont la suture entrecoupée et la suture enchevillée, qui ne doivent être pratiquées qu'après avoir préalablement rafraîchi les bords de la plaie. Les déchirures trop vastes doivent être traitées par le procédé de M. Dieffenbach, qui consiste à placer quelques points de suture, afin de réunir les bords de la solution de continuité, et ensuite à pratiquer sur les tégumens du voisinage deux incisions presque parallèles à la direction des deux bords de la plaie : elles ont pour but d'empêcher le tiraillement des points de suture et la déchirure des parties qu'elles comprennent dans leurs anses.

Mais le procédé de suture mis en usage par M. Roux est, sans contredit, celui qui présente le plus d'avantage. Ce chirurgien habile compte à l'aide de ce moyen plusieurs succès très remarquables de restauration du périnée : ils sont tous consignés dans un mémoire que l'auteur a lu à l'Académie des sciences.

Pour rendre plus fidèlement les détails du procédé de réunion mis en usage par cet habile chirurgien, je vais reproduire textuellement la relation d'une des opérations où il eut un succès complet au moyen de la suture enchevillée.

« L'avivement des parties cicatrisées fait régulièrement, de « manière que les deux parties fussent bien semblables l'une « à l'autre, je plaçai quatre ligatures, et en faisant agir les ai- « guilles conductrices des fils, d'un côté de dehors en dedans, « et de l'autre de dedans en dehors, j'eus le soin d'anticiper « un peu sur les parois du vagin; mais assez seulement pour « opérer sur ces parois une légère traction et pour pouvoir « mettre en contact les deux plaies dans tous les points de « leur étendue. Les ligatures étant placées, j'employai pour « cylindres deux morceaux d'une bougie de gomme élastique « un peu forte : l'une des deux fut placée dans les anses que « les ligatures doublées formaient d'un côté, et l'autre du côté « opposé, entre les chefs isolés de toutes ces ligatures. Je ter- « minai en formant avec les deux bouts de chaque fil, sur le

« second cylindre, d'abord un nœud simple et très serré, puis « un nœud bouclé. Je ne craignis pas de serrer les bords de la « plaie l'un contre l'autre un peu fortement.

« Je ne dois pas oublier de dire que comme, par la manière « dont elle agit, la suture enchevillée fait un peu saillir en dehors « les bords de la plaie, et qu'ainsi par elle la coaptation n'est « jamais aussi parfaite à l'extérieur qu'on pourrait le désirer, « j'avais d'avance songé à prévenir cet effet et à mettre la peau « en contact avec elle-même. J'y parvins au moyen de ligatures « minces que j'avais engagées dans les différens points de su- « ture avec les ligatures principales, et qui me servirent à faire « comme autant de points de suture simple, fort peu serrés « toutefois. Ainsi, j'avais tout prévu, tout calculé, tout com- « biné si bien, et tout se passa si bien aussi, comme je l'avais « désiré, que j'ai fait peu de choses en chirurgie qui m'aient « autant satisfait sous le rapport de l'exécution. Après la suture « terminée, les parties voisines ne me paraissant pas tendues, « je me dispensai de faire des incisions latérales recommandées « par M. Dieffenbach.

« Au commencement du septième jour, j'avais retiré les liga- « tures, les parties étaient déjà assez solidement réunies, et en « peu de temps la consolidation du périnée fut parfaite.

« Le périnée ainsi reconstitué ne différait en rien de ce qu'est « cette partie dans l'état naturel : il avait deux pouces de lon- « gueur; un raphé linéaire le partageait en deux moitiés par- « faitement semblables. En l'explorant, soit du côté du vagin, « soit du côté de l'anus, on le sentait épais et solide; j'oserais « même dire vigoureusement constitué.

« Cette dame est depuis accouchée fort heureusement, sans « que le périnée ait été de nouveau compromis. »

Il est inutile d'ajouter que la malade doit être soumise à un traitement propre à combattre tous les accidens inflammatoires; qu'elle doit être sondée, et que, surtout, on doit entretenir la liberté du ventre par de légers laxatifs.

Destruction du périnée.

Il arrive quelquefois que, par suite d'une pression trop forte et trop long-temps continuée de la tête du produit sur le périnée, cette partie est mortifiée presque en totalité, et qu'à la suite de la chute de l'eschare il se fait une perte de substance considérable. Ce fâcheux résultat peut aussi dépendre du manque de propreté, dans le cas où le périnée aurait simplement été déchiré régulièrement. Une femme dont le périnée avait été déchiré par une application de forceps, se présenta à la Clinique dans l'état le plus déplorable, afin d'y être traitée; mais la perte de substance était si étendue, le désordre était si complet que l'anus et le vagin ne faisaient plus qu'un vaste cloaque irrégulier, et qu'il n'était plus possible de reconnaître les diverses parties qui constituent les organes génitaux; aussi M. P. Dubois ne put-il rien entreprendre pour cette malheureuse.

Il serait possible, cependant, dans certains cas où cette infirmité serait moins prononcée, d'y remédier par l'autoplastie.

Perforation du périnée.

J'ai dit que je réservais cette dénomination, avec M. Moreau, pour les cas rares, où la vulve offrant un obstacle quelconque à la sortie de l'enfant, celui-ci est expulsé à travers une déchirure du périnée, les contours de la vulve et de l'anus restant le plus souvent intacts. Ce passage de l'enfant à travers une cloison aussi épaisse que l'est celle du périnée, est encore aujourd'hui le sujet de vives contestations de la part de M. Capuron, qui nie absolument que le fait puisse avoir lieu. Cependant, les observations de cette nature sont actuellement assez nombreuses, et ont été constatées et citées par des auteurs assez recommandables pour qu'il ne soit plus permis de les mettre en doute. Lorsque l'on observe chez certaines femmes les dernières contractions expulsives de l'utérus, on voit la tête de l'enfant distendre et élargir considérablement la cloison du périnée avant de s'engager entre les lèvres de la vulve, et on peut comprendre alors que sous l'influence de certaines causes, cette tête soit capable de perforer cette cloison pour se faire un passage au dehors. Ces causes sont : la saillie trop prononcée de l'angle sacro-vertébral, la grande inclinaison du détroit abdominal, le défaut de courbure du sacrum, le peu de solidité de l'articulation sacro-coccygienne, l'amplitude du détroit inférieur en arrière surtout, le resserrement de l'arcade et l'excès de longueur de la symphyse des pubis, l'étroitesse naturelle de la rigidité de la vulve, la longueur du périnée, la rectitude absolue de tout le bassin, la violence des efforts de parturition, la descente précipitée de la tête, les positions occipito-postérieures; enfin, tout ce qui peut contribuer à empêcher les parties descendues dans la direction de l'axe du détroit supérieur de changer de direction dès qu'elles reposent sur le plancher du bassin.

Observons, ici, que lorsque l'enfant passe à travers le périnée, la déchirure a lieu ordinairement obliquement sur les côtés de cette région.

Le traitement de cette lésion, peu grave par elle-même, consiste à maintenir la malade couchée sur le côté, les cuisses rapprochées au moyen d'un lacq, à recouvrir la plaie de plumasseaux de charpie trempés dans une décoction de guimauve, à sonder la malade; enfin, à éviter la constipation. M. Moreau, qui rapporte un certain nombre de ces guérisons spontanées, pense qu'il faut trente à quarante jours pour que la réunion soit complète. Ces soins suffisent pour obtenir la cicatrisation de la plaie; si la bride antérieure de la perforation était trop mince pour pouvoir subsister long-temps ou se réunir en arrière, la plaie se réduirait souvent à l'état de déchirure vulvo-périnéale simple, et la réunion serait moins facile.

§ 4. — *Entorse du coccyx.*

Il arrive parfois que chez les femmes qui accouchent dans un âge avancé, le coccyx, dont l'articulation avec le sacrum s'est solidifiée, se fracture ou se luxe. Il peut en résulter des douleurs fort vives, une inflammation suivie de suppuration, de carie ou de nécrose. On reconnaît cet accident au déplacement, à la mobilité insolite de l'os, aux douleurs qui sont éveillées par les efforts de défécation ou par la moindre pression; et on y remédie par des émolliens, des narcotiques, des sangsues, des résolutifs, des incisions lorsqu'il y a abcès, etc., etc.

§ 5. — *Déplacement de l'utérus.*

Renversement. J'ai traité de ce sujet dans les accidens de la délivrance.

Descente de l'utérus.

Cet accident, que je n'ai pas l'intention de décrire ici avec détail, arrive encore assez souvent après l'accouchement, surtout pendant les premiers jours qui le suivent chez les femmes dont les tissus sont lâches, le bassin large, qui ont eu un travail laborieux, dont la délivrance a été difficile, dont le périnée ou la cloison recto-vaginale a été déchiré, qui, pendant le travail ou après la couche, ont fait des efforts inconsidérés ou prématurés.

Le toucher fait aisément reconnaître ce déplacement de l'utérus; le doigt, en effet, rencontre le col à peu de distance de la vulve, ou entre les lèvres de celle-ci, la femme éprouve de la pesanteur sur le fondement, et des tiraillemens dans les aines et le bas-ventre. Ces symptômes qui s'accompagnent aussi de constipation, de gêne, de douleur en allant à la selle sont plus ou moins intenses, suivant que la descente est incomplète ou qu'il y a chute de l'organe. Les moyens à employer pour combattre cet état sont les mêmes dans les deux cas: ainsi, faire placer la femme en position horizontale, de telle sorte qu'elle ait le bassin plus relevé que la poitrine, chercher à refouler l'utérus avec les doigts introduits dans le vagin, interdire tous les efforts possibles, recommander le repos, tenir le ventre libre au moyen de lavemens, afin d'éviter les efforts de défécation, faire garder le lit pendant quatre ou cinq semaines; ordinairement ces moyens suffisent, mais si malgré leur emploi la descente se renouvelle, il faut soutenir l'utérus par des moyens mécaniques, une éponge, un pessaire, auxquels on joint des injections fortifiantes et astringentes, et un régime tonique lorsque l'écoulement lochial a disparu.

L'*anté* et la *rétro-version*, l'*anté* et la *rétro-flexion* peuvent encore se présenter après l'accouchement; l'utérus volumineux, pesant et mal soutenu par ses replis ligamenteux, se renverse en totalité et dans un sens horizontal, soit en avant (antéversion), soit en arrière (rétroversion), ou bien ses parois, devenues plus molles par suite de la distension qu'elles ont éprouvée et par leur défaut de contractilité, permettent à l'organe de se fléchir, soit en avant (antéflexion), soit en arrière (rétro-flexion), son fond venant à se placer sur le pubis ou le sacrum, tandis que le col reste vertical ou change peu de direction.

On peut ranger parmi les causes de ces déviations, d'abord la laxité des ligamens suspenseurs, le volume de l'utérus, la largeur considérable du détroit supérieur, tous les efforts un peu considérables; les adhérences que l'utérus peut contracter avec les parties voisines, par suite d'inflammation; le trop peu de longueur des ligamens de Fallope semblerait prédisposer à l'antéversion.

Les symptômes qui indiquent que ces déviations ont lieu, sont des tiraillemens, des douleurs dans les aines ou les reins, une sensibilité particulière de l'hypogastre, quelquefois des signes de phlogose du péritoine et de l'utérus, de la fièvre, la constipation, la rétention d'urine; puis le toucher par le vagin montre que dans l'antéversion le col est très haut placé dans l'excavation du sacrum; tandis que dans la rétroversion, il est placé derrière le pubis : on sent le corps de l'utérus étendu presque horizontalement, soit en avant, soit en arrière. Dans la rétro et l'antéflexion, outre que le col est peu dévié en avant ou en arrière, le doigt perçoit dans le cul-de-sac postérieur ou antérieur du vagin le fond de l'utérus, mais beaucoup plus difficilement que dans le cas précédent, et il peut s'engager dans le sillon qui sépare le corps fléchi sur le col de l'organe.

Si dans un grand nombre de cas, ces déviations n'offrent pas de dangers immédiats, parfois cependant elles donnent lieu à des accidens inflammatoires fort graves. Les inconvéniens qui peuvent encore résulter du déplacement de l'utérus sont la rétention d'urine, la constipation et la stérilité. La rétroflexion utérine surtout qui semble assez commune, expose l'utérus à une inflammation chronique, à des adhérences qui, dans les grossesses subséquentes, rendent l'avortement presque inévitable. Quant au traitement, comme pour la descente, il consiste à faire placer la femme dans la position horizontale, à replacer l'organe autant qu'on le peut, soit avec les doigts qui pressent sur le col ou sur le corps, soit à l'aide du petit bâton garni de linge dont s'est servi avec avantage M. Evrat. Quand la réduction est opérée, il faut placer un tampon, un morceau d'éponge entre le vagin et le col, du côté opposé à la déviation, ou un pessaire d'une forme propre à maintenir l'organe en place. On peut aider ces moyens par des injections et lotions astringentes et froides, des douches ascendantes aromatisées ou sulfureuses; enfin, à l'intérieur les eaux ferrugineuses froides conviennent chez les personnes faibles et chlorotiques.

§ 6. — *Effets de l'accouchement sur les intestins, la vessie et les organes génitaux.*

Les changemens assez brusques qu'amène la déplétion de l'utérus dans les rapports de ces viscères entre eux; ceux qui ont lieu dans la circulation du bassin par la rétraction des vaisseaux utérins, et enfin les efforts violens, les pressions prolongées, exercés pendant l'accouchement, déterminent quelques accidens qui sont intéressans à étudier. Ainsi, les intestins grêles long-temps refoulés et comprimés par l'utérus développé, se trouvant tout d'un coup relâchés, tombent dans une espèce d'inertie que partage le rectum long-temps comprimé. Aussi les femmes accouchées sont-elles presque toutes sujettes à la *constipation*; d'autres, au contraire, peuvent être prises d'une *diarrhée* qui provient au contraire d'un certain degré d'irritation du gros intestin, et cette irritation qui s'étend parfois à tout le tube digestif chez les sujets prédisposés, doit être attribuée à-peu-près aux mêmes causes. Enfin, les *hémorrhoïdes* que l'on observe dans les mêmes circonstances, sont produites et par la gêne de la circulation et par les efforts réitérés qui tendent à expulser le fœtus, et par la violente pression qu'éprouve la partie inférieure du rectum.

Les lavemens émolliens ou légèrement laxatifs doivent d'abord être employés pour combattre la constipation, et s'ils ne suffisent pas, il faut administrer par le haut une potion laxative avec l'huile de ricin (quinze grammes), le sel de Glauber (trente grammes), ou l'ipécacuanha (un gramme), mais seulement cinq à six jours après l'accouchement. La diarrhée, l'irritation d'intestins et les hémorrhoïdes devraient être traitées, si elles persistaient au-delà de la première semaine, par les émolliens, soit à l'intérieur, soit à l'extérieur, et même par les évacuations sanguines locales, suivant leur degré d'intensité.

Il faut noter ici cependant que souvent la nature se charge seule de la guérison de ces incommodités comme de celles dont il va être question.

La vessie partage le sort des intestins pendant les derniers mois de la grossesse, la pesanteur de l'utérus la sollicite sans cesse à se vider; mais, lorsque l'accouchement a lieu, elle se trouve plus ou moins violemment comprimée par l'enfant, ce qui la fait tomber quelquefois dans une inertie passagère ou même dans une véritable *paralysie*, dont elle est beaucoup plus long-temps à se remettre. La rétention d'urine qui en résulte mérite donc toute l'attention du praticien, qui ne doit jamais oublier de s'informer si l'accouchée a uriné. Si dès le premier jour elle ne l'a pas fait, il doit introduire une sonde dans la vessie, afin de la vider, car sa réplétion pourrait, du côté de l'utérus lui-même, produire quelques accidens. Le régime antiphlogistique favorisera encore le retour de la contractilité vésicale. Cette incommodité ne dure au reste que quelques heures, quelques jours tout au plus; le plus longtemps que je l'ai vue se prolonger est quinze jours.

Je rappelle ici encore combien il est important de s'informer de l'état des urines, pour ne pas prendre des symptômes de rétention pour l'invasion d'une métro-péritonite, méprise que j'ai vu être cependant si souvent commise.

L'*incontinence* d'urine est au contraire, en général, de peu de durée, et réclame surtout l'emploi des laxatifs et l'application de vésicatoires volans sur l'hypogastre.

L'accouchement peut encore avoir une influence fâcheuse sur les organes génitaux. Outre les lacérations et les déplacemens divers dont nous avons parlé, il arrive parfois que le vagin, le col de l'utérus, les trompes, les ovaires, ou même le tissu cellulaire qui environne ces organes, conservent pendant quelque temps un certain degré d'irritation, s'enflamment même. De là d'abord un sentiment de chaleur, de tension, de douleur à la pression, un mouvement fébrile habituel, de l'inappétence, de la céphalalgie, des nausées, la suppression, la diminution ou le changement de couleur et d'odeur des lochies; symptômes peu apparens dans le principe, mais qui doivent attirer toute l'attention et qui peuvent devenir graves, car c'est à leur suite que l'on voit survenir les déviations, les adhérences contre nature, les indurations de l'utérus ou de son col, la métrite elle-même, et ces foyers purulens qui, si souvent dans nos hôpitaux, se développent dans les fosses iliaques et dans la profondeur du bassin.

La méthode antiphlogistique doit être, dans ces différens cas, employée dans toute sa rigueur; en effet, si après les injections émollientes dans le vagin, les grands bains, les boissons adoucissantes et la diète, on voit les symptômes persister au même degré ou augmenter, il ne faut pas hésiter à appliquer des sangsues en nombre suffisant, soit à la vulve, soit aux aines, et même pratiquer une saignée du bras, lorsque la réaction du pouls et la pléthore générale le commandent. Si par suite de l'inflammation du tissu, des abcès se sont formés dans la profondeur du vagin, dans les fosses iliaques ou vers tout autre point, il ne faut pas tarder à les ouvrir aussitôt que la fluctuation devient évidente, afin d'éviter qu'ils ne s'étendent, ne fusent et ne produisent de plus grands ravages. Mais le plus ordinairement il n'est pas possible de donner issue au pus, et alors ou il est résorbé, ou bien il se fait jour naturellement par le vagin ou le rectum. Chez deux femmes de la Clinique, que j'avais fait passer dans le service de M. Honoré, la maladie s'est terminée de cette manière. (1)

Tympanite. Un des effets assez habituels de l'accouchement est le météorisme de l'abdomen ; ce symptôme est important à étudier, surtout sous le rapport du diagnostic. Il est causé ou par l'impression du froid, ou par le relâchement des fibres de l'intestin et son inertie, ou par une mauvaise digestion, des saburres, ou bien encore par un degré peu prononcé d'irritation. Il faut donc interroger, avec soin, toutes les fonctions afin d'acquérir la certitude que la tympanite n'est pas liée à quelque état plus grave, soit des intestins, soit du péritoine, et de diriger le traitement d'une manière convenable. On pourrait, en effet, prendre cet état pour un symptôme de péritonite, de métro-péritonite ou de gastro-entérite, et employer les évacuations sanguines locales et les applications émollientes qui ne feraient qu'augmenter le météorisme, tandis qu'on parvient facilement à le dissiper au moyen de laxatifs légers, de carminatifs, d'embrocations avec l'huile de camomille camphrée, et de compression exercée sur l'abdomen avec un bandage de corps modérément serré.

OEdème de la vulve. Nous avons expliqué précédemment quelles pouvaient être les causes de cet œdème, et comment on pouvait se comporter pendant la grossesse et pendant le travail; l'accouchement ne le dissipe pas toujours, et après lui il peut même être porté au point que les deux lèvres soient rapprochées de manière à empêcher l'écoulement des lochies. Cet état provient alors, ou d'une simple infiltration séreuse et sans douleur,

(1) On peut consulter sur ce sujet la thèse fort intéressante de M. le docteur Chereste (1841).

ou d'une irritation assez forte, accompagnée d'une grande sensibilité des parties contuses pendant le passage de l'enfant. Dans le premier cas, quelques mouchetures suffisent pour diminuer la tension ; dans le second cas, il est nécessaire d'appliquer les sangsues, si l'inflammation est trop vive, et de recommander l'usage des cataplasmes émolliens et des bains tièdes.

Thrombus de la vulve. Si pendant la grossesse le thrombus de la vulve peut se présenter, et dépend de la stagnation des fluides et de l'état variqueux où se trouvent les veines du vagin, on doit comprendre comment cette maladie devra être produite par la contusion qu'éprouvent les grandes lèvres lors du passage naturel ou de l'extraction artificielle de l'enfant. En effet, il se forme alors dans l'une ou l'autre lèvre, quelquefois dans toutes les deux un épanchement sanguin qui, tantôt est fort limité, tantôt, au contraire, envahit même une partie de la fesse, et donne lieu à une tumeur volumineuse, qui s'accompagne souvent de vives douleurs, surtout si elle s'enflamme : la tuméfaction, la teinte violacée de la peau, la fluctuation que l'on perçoit, la font reconnaître promptement. Le pronostic de ces tumeurs n'est pas grave en général, car on les a vues parfois se résoudre d'elles-mêmes, et on en obtient assez facilement la guérison, même lorsqu'elles sont converties en abcès. Mais, dans quelques cas rares, le sang infiltré autour du rectum, de la vessie, etc., etc., a formé de vastes foyers dont l'ouverture et l'inflammation ont entraîné la mort des malades.

Pour le traitement du thrombus, je n'ai qu'à rappeler ce que j'ai dit aux accidens du travail : 1° l'application des résolutifs, mais ils sont sans effets lorsque la tumeur est fluctuante, quelque peu volumineuse et bien circonscrite; ce n'est que lorsqu'elle est très peu étendue et résistante qu'on peut y avoir recours. 2° L'évacuation des liquides contenus dans la tumeur, par le moyen des caustiques, de la ponction ou de l'incision. Les deux premiers étant ou nuisibles ou inefficaces, c'est l'incision qu'il faut employer. Elle doit être faite largement sur le point le plus ramolli, et dès que l'on remarque une fluctuation manifeste dans la tumeur, afin d'éviter que les liquides épanchés ne fusent plus loin et ne décollent trop de parties. Si le thrombus était récent, il serait, cependant, convenable d'attendre vingt-quatre heures avant de l'ouvrir, afin de laisser le temps aux vaisseaux déchirés dans la tumeur de se rétracter et éviter par là une hémorrhagie ultérieure. Il faut se rappeler aussi que l'ouverture des thrombus, abcédés aux environs de l'anus, donne issue à du sang coagulé ou mélangé de pus qui répand une odeur de matières stercorales, que l'on pourrait attribuer à une lésion de l'intestin. Après l'incision, la plaie se déterge peu-à-peu et se cicatrise assez aisément, si, à un pansement simple avec la charpie et les compresses fenêtrées, on joint des soins de propreté indispensables surtout alors.

§ 7. — *Bronchocèle.*

Le gonflement de la glande thyroïde survient plus souvent après la parturition que dans d'autres circonstances; il paraît deux ou plusieurs jours après la délivrance, et alors on l'attribue au froid, ou bien pendant les efforts du travail, et au milieu de ses cris la femme éprouve la sensation d'une rupture dans le gosier. Ce gonflement peut rester peu considérable, indolent et stationnaire, ou augmenter peu-à-peu de volume au point de gêner beaucoup la déglutition, la respiration et d'exercer même une pression dangereuse sur les parties voisines. On a vu la glande s'enflammer et donner lieu à un large abcès qui s'est ouvert au dehors. Le traitement à employer est le même que pour le goître, et doit consister d'abord en applications émollientes et de sangsues s'il y a inflammation, puis d'eau froide et de résolutifs lorsque celle-ci a diminué. Si la tumeur est dure et indolente, il faut recourir à l'iode administré à l'intérieur en potion, ou à l'extérieur sous forme de pommade, et en frictions sur la partie gonflée. Les abcès qui tendraient à se former seraient traités suivant la méthode générale.

J'ai pu observer, à la Clinique, une jeune fille chez laquelle le gonflement de la glande thyroïde s'était manifesté dès les premiers mois de sa grossesse, l'accouchement l'accrut singulièrement, et il disparut, petit à petit, à mesure que l'accouchée se rétablit.

Quinze jours après l'accouchement il avait presque complètement disparu.

§ 8. — *Rhumatisme utérin.*

Lorsque pendant la grossesse et l'accouchement l'utérus a été atteint de cette affection à laquelle on donne le nom de *rhumatisme utérin*, cet organe ne jouit pas d'une énergie de retrait aussi considérable que dans l'état de santé, l'utérus reste développé au-dessus des pubis, et la nouvelle accouchée est alors exposée à l'hémorrhagie.

Les tranchées utérines sont alors très vives et souvent répétées, et la sensibilité de l'organe, et les phénomènes généraux de réaction, peuvent en imposer pour une inflammation péritonéale.

Souvent aussi, une inflammation métro-péritonéale légère accompagne cette affection, et nécessite l'application des sangsues, des cataplasmes, l'usage du laudanum en lavement et en embrocations sur le ventre.

§ 9. — *De la métro-péritonite puerpérale.*

Je n'ai pas fait un article séparé de la métrite puerpérale, parce que cette affection est si communément accompagnée de la péritonite, qu'on ne peut guère l'isoler de cette dernière.

La métro-péritonite puerpérale peut revêtir deux formes bien tranchées.

1° Forme véritablement inflammatoire : dans celle-ci où la péritonite est l'affection principale, ou en raison de la constitution du sujet, la métrite présente le caractère franc des phlegmasies des organes parenchymateux.

2° Forme typhode : la métro-péritonite ne se manifeste jamais sous cette forme dès le début; elle correspond à une lésion anatomique, qui n'est peut-être elle-même qu'une conséquence de la phlébite utérine, et qui est caractérisée par le ramollissement putrescent de l'organe.

Je dois encore signaler ici une autre forme bien moins grave, mais en même temps très insidieuse de la métro-péritonite; je veux parler de celle dans laquelle, après la diminution notable, et quelquefois même la cessation des accidens inflammatoires proprement dits, il se développe une névralgie utérine des plus intenses.

3° La forme à laquelle on a donné le nom de *fièvre puerpérale*. Ici l'inflammation du péritoine et de l'utérus n'est qu'une des circonstances pathologiques de la maladie, et non la maladie elle-même tout entière.

Métro-péritonite inflammatoire.

A. Causes. L'inflammation de l'utérus et du péritoine reconnait pour causes, les douleurs de l'enfantement, la prolongation du travail, les manœuvres nécessaires à l'extraction du produit ou du placenta, le refroidissement, l'abus des alimens pendant l'état puerpéral, les impressions morales vives, etc. Quant à la suppression de l'écoulement des lochies, il faut la regarder bien plutôt comme un effet de la maladie que comme sa cause.

Il en est de même de la suppression de la sécrétion laiteuse.

B. Diagnostic. J'ai dit, à l'occasion des soins qu'on doit donner à la nouvelle accouchée, que l'accoucheur doit s'enquérir, avant tout, des fonctions de la vessie : ainsi, il ne doit pas se contenter de se faire montrer les urines et d'en apprécier la quantité, mais il doit encore palper l'hypogastre et s'assurer que la vessie n'est pas distendue; car, il se pourrait que les urines n'aient été rendues que par regorgement, et par conséquent, que la vessie soit restée distendue, bien qu'on ait recueilli une certaine quantité d'urine. En effet, si, dans ce cas, on s'en rapportait à la garde, on serait souvent exposé à commettre de graves erreurs.

L'attention de l'accoucheur doit se porter en second lieu sur le pouls ; s'il le trouve à l'état normal, il est plus que probable que l'état de l'accouchée est satisfaisant, quand bien même cette dernière se plaindrait de ressentir des douleurs assez aiguës dans l'abdomen. Quand il n'y a pas de fréquence, en effet, ces douleurs ressenties par l'accouchée ne sont le plus ordinairement que des tranchées utérines déterminées par le retrait de l'organe à son état primitif. D'ailleurs, le retour régulier, le type de ces douleurs, qui simulent celles de l'accouchement, pendant lesquelles l'utérus se durcit et se forme en *boule*, suivant l'expression des femmes, qui partent des reins et viennent mourir dans le bas-ventre, sert aussi à les faire distinguer de celles qui signalent l'invasion d'une métro-péritonite. Enfin, l'exploration abdominale enlèvera tous les doutes. Ainsi, on pourra déprimer fortement les fosses iliaques, sans déterminer une sensibilité vive, si les douleurs sont déterminées par le retrait physiologique de l'utérus ; dans le cas contraire, la plus légère pression dans les fosses iliaques produira une douleur très aiguë.

Cependant, il faut se tenir en garde contre une cause d'erreur de diagnostic bien commune. Si l'accouchée n'a pas uriné, ou si elle n'a accompli cette fonction qu'incomplètement, la douleur, qui résulte de cette réplétion de la vessie, peut faire croire à l'invasion d'une métro-péritonite ; en effet, ces douleurs se propagent jusque dans les aines ; elles s'exagèrent par la pression ; elles n'ont pas la régularité des tranchées utérines ; elles s'accompagnent de fréquence du pouls, d'une anxiété extrême, de céphalalgie, de frissons et du développement de l'abdomen, et peuvent simuler le météorisme qui accompagne les inflammations métro-péritonéales. On évitera cet écueil en portant toute son attention sur l'état de la vessie.

On reconnaîtra donc l'invasion d'une métro-péritonite aux symptômes suivans :

Pouls grand, assez dur, fréquent, peau chaude, sensibilité à la pression dans les fosses iliaques surtout, cette douleur s'irradie souvent dans les cuisses; ventre plus ou moins météorisé. L'invasion de la maladie est souvent signalée par un frisson plus ou moins prolongé, après lequel survient de la céphalalgie. A l'époque de la fièvre de lait, la sécrétion laiteuse s'établit incomplètement, les seins ne se tuméfient pas: souvent aussi dès le début des accidens, les lochies se suppriment, ce qui a fait regarder ce symptôme, qui précède ordinairement tous les autres, comme une des causes de la maladie.

C. Marche. Cette affection résiste rarement à un traitement antiphlogistique énergique, surtout quand la force du sujet permet d'en user largement, et alors le retour à la santé est assez rapide, les fonctions physiologiques, qui avaient cessé, reprennent leur activité; ainsi, les lochies recommencent à couler, les seins se tuméfient, la fièvre diminue; enfin, tous les autres symptômes s'amendent. Mais si la maladie a été méconnue à son début, si le traitement a été insuffisant, soit parce qu'il a été commencé trop tard, soit parce que la maladie était au-dessus des ressources de l'art, elle pourra être modifiée dans sa marche, mais le résultat n'en sera pas moins le même. Tantôt à la période inflammatoire, succédera une période de collapsus ou d'adynamie, qui coïncidera avec la formation de l'épanchement séro-purulent dans le péritoine, et amènera la mort en quelques jours; tantôt la maladie marchera avec une rapidité effrayante; quoique l'épanchement se soit effectué, la période de collapsus manquera, et la malade sera enlevée en quelques heures, au milieu d'un délire furieux, d'atroces douleurs, d'un ballonnement énorme du ventre, et enfin d'une suffocation continuelle accompagnée de vomissemens et de borborigmes. D'autres fois, les douleurs cesseront complètement, le ventre tendu ballonné sera insensible, ou on n'y déterminera par la pression qu'une sensibilité obtuse et profonde.

Mais, dans tous les cas, l'agonie est souvent prolongée sans symptômes d'ataxie; la connaissance reste complète, le pouls s'affaiblit graduellement, un froid universel s'empare de la malade en commençant par les extrémités des membres, et la malade expire.

Cette terminaison est heureusement rare dans la forme inflammatoire convenablement traitée. Il n'en est pas de même de la forme typhode et de la fièvre puerpérale.

D. Traitement. Dès le début de la maladie, on doit insister sur les émissions sanguines, proportionnées à l'intensité de la maladie, à la force et au tempérament du sujet.

Quand le pouls est plein, développé, qu'il y a des symptômes bien prononcés de fièvre inflammatoire, une saignée du bras de deux ou trois palettes doit être pratiquée; trente à quarante sangsues seront appliquées dans les fosses iliaques, un large cataplasme de farine de graine de lin, bien chaud, remplacera les sangsues, un autre sera placé sur la vulve; ces cataplasmes seront changés toutes les trois ou quatre heures, et jamais dans ce changement l'abdomen ne devra rester nu, le cataplasme nouveau devra remplacer l'ancien au fur et à mesure que celui-ci est enlevé. A l'aide de cette précaution, on évite l'action de l'air sur le ventre, que le cataplasme avait entretenu chaud et humide.

Ces cataplasmes doivent aussi être arrosés de laudanum, surtout si aux symptômes inflammatoires se joignent des tranchées vives et fréquentes.

Enfin, on fera prendre à la malade quinze grammes d'huile de ricin, ou du calomel par prises de quinze à vingt centigrammes jusqu'à effet purgatif; car, il est extrêmement important dans ce cas, comme dans tout le cours de la maladie, d'éviter la constipation.

La malade sera condamnée au repos le plus absolu, au silence et à l'isolement le plus complet, elle prendra toutes les demi-heures une tasse d'infusion quelconque chaude et sucrée.

Il est rare qu'une affection franchement inflammatoire résiste à ce traitement. Le plus ordinairement ces moyens suffisent pour enrayer les symptômes, et le repos, l'usage des boissons chaudes, des cataplasmes et des lavemens émolliens, continués avec soin, amènent rapidement la guérison.

Mais, si après une saignée générale et une application de sangsues, les symptômes ne sont pas amendés, il faut avoir recours de nouveau aux sangsues dans les fosses iliaques, et en proportionner le nombre à l'intensité des accidens et à la force du sujet.

Mais, si la période inflammatoire se passe sans qu'on ait pu enrayer les accidens, il faut renoncer aux émissions sanguines et prescrire les grands bains, le laudanum administré par huitièmes de lavement, deux lavemens par jour, avec addition de huit à dix gouttes dans chaque, le laudanum associé à l'huile de camomille camphrée en embrocations sur le ventre; enfin, les frictions mercurielles sur l'abdomen et les cuisses, à la dose de quinze à trente grammes par jour. J'ai vu souvent ce moyen réussir dans des cas désespérés, et chez des femmes affaiblies par des pertes utérines ou des grossesses pénibles.

Lorsque les malades survivent à cette affection, elles éprouvent souvent, pendant leur convalescence, des symptômes d'embarras gastrique; les forces, l'appétit ne reviennent pas, un petit mouvement fébrile persiste; on se trouve très bien, dans ce cas, d'une secousse de vomissement; un gramme d'ipécacuanha dans deux verres d'eau tièdes suffisent pour obtenir cet effet.

Forme névralgique succédant à l'état inflammatoire.

C'est principalement dans les cas où la métrite est l'affection prédominante, que l'on voit la névralgie utérine succéder à la métro-péritonite; on la reconnaîtra aux caractères suivans : il n'y a plus que peu où point de sensibilité ni dans l'hypogastre, ni dans aucun autre point de l'abdomen; la fièvre est tombée, il n'y a plus ni envie de vomir, ni vomissemens, ni constipation; en un mot, tout annonçait une solution favorable et très avancée, quand les douleurs se réveillent après douze ou vingt-quatre heures d'un calme parfait; bientôt elles acquièrent une intensité extrême; la malade les compare aux douleurs de l'enfantement, sous le rapport de leur point de départ, mais non relativement à leur violence qu'elle dit être bien plus grande. On serait tenté de croire à la recrudescence de la métro-péritonite, si l'insensibilité de l'abdomen, l'état du pouls et les autres signes négatifs, dont je viens de faire mention, ne suffisaient pas pour éclairer le diagnostic; si, cependant, il restait encore quelques doutes, il est un symptôme qui les fera cesser à coup sûr, et que, en conséquence, on pourrait considérer ici comme pathognomonique. On sait que dans la métro-péritonite très aiguë, les malades redoutent toute espèce de mouvement, parce que le mouvement augmente leurs souffrances; dans la névralgie utérine, qui succède à la métro-péritonite, il y a, au contraire, jactation continuelle, impossibilité de garder aucune attitude, et, dès-lors, changement de position à toute minute.

Dans cette espèce, le traitement est facile et sûr : le laudanum en lavement, qu'on répète toutes les deux ou trois heures, jusqu'à cessation complète des douleurs, suffit pour les faire disparaître dans les vingt-quatre heures, et ensuite on voit la solution de la métro-péritonite s'achever aussi rapidement que si cet accident n'était pas venu entraver la marche.

J'ai observé, l'année dernière, un cas de cette espèce dans le service de M. Honoré; une malade atteinte d'une métro-péritonite puerpérale était dans l'une de ses salles depuis six jours : son état s'était graduellement amélioré, et le septième jour, on pouvait la considérer comme guérie, quand le lendemain la religieuse de la salle dit à M. Honoré que cette malade avait été prise de douleurs affreuses dans l'après-midi de la veille, et que certainement, elle allait mourir très prochainement, parce que les douleurs ne faisaient que s'aggraver. Le diagnostic ne parut pas un instant douteux, le pronostic lui-même fut très favorable; et, en effet, au troisième lavement laudanisé, les douleurs avaient cessé complètement, la nuit fut parfaite et la convalescence fut très rapide.

Forme typhode.

La métro-péritonite typhode débute ordinairement par un frisson très intense, très prolongé, auquel succède une céphalalgie aiguë, de la somnolence; le pouls est petit, dur, concentré; la peau est chaude, sèche, elle se couvre de taches phlogosées, surtout aux doigts, aux poignets, aux genoux; la soif est excessive; le ventre se météorise, et la pression développe une sensibilité assez vive dans les fosses iliaques. Souvent à ces premiers symptômes viennent se joindre une diarrhée séreuse, des vomissemens répétés, et une dyspnée qui fait craindre la suffocation; les traits sont décomposés; les yeux se cernent et se cavent; la face est pâle ou colorée aux pommettes seulement; enfin il y a prostration complète des forces, soubresauts des tendons. Cet état se prolonge plus ou moins, mais en général, quand la maladie ne peut être amendée après trente-six ou quarante-huit heures, la face devient terreuse, les traits se décomposent de plus en plus, une sueur froide ruisselle de toute la surface du corps, l'abdomen a acquis un développement considérable, la fluctuation y est très manifeste; tantôt la sensibilité du ventre est portée à l'extrême, tantôt elle est obtuse, et la malade ne se plaint que de douleurs de reins; la dyspnée augmente considérablement; les urines et les matières fécales s'échappent involontairement; enfin, la malade expire après une agonie prolongée.

A. Pronostic. Cette forme est plus souvent mortelle que la précédente. Quoique généralement moins rapide dans sa marche, les accidens s'aggravent cependant plus rapidement que dans la forme inflammatoire. Ainsi, la première période inflammatoire est si courte, qu'elle est souvent inappréciable, et que l'épanchement séro-purulent suit de près l'invasion.

Cette circonstance explique aussi comment on obtient si peu de succès par le traitement antiphlogistique.

B. Traitement. Dans les premières heures de l'invasion de la maladie, surtout si la période inflammatoire est bien tranchée, le traitement diffère peu de celui que j'ai conseillé pour la forme inflammatoire; cependant, si quelques symptômes trahissaient déjà à l'avance la forme typhode, on devrait être très réservé dans l'usage des émissions sanguines, et dans ce cas se contenter d'une ou de deux applications de sangsues dans les fosses iliaques. Mais on administrera avec avantage les laxatifs doux (huile de ricin, quinze à vingt grammes), surtout s'il y a constipation; la diarrhée ne serait même pas une contre-indication de l'usage de ce moyen; puis on administrera des huitièmes de lavement avec dix ou quinze gouttes de laudanum, auxquels on associera avec avantage le camphre (un gramme trituré avec un jaune d'œuf); on fera des frictions mercurielles sur le ventre (quinze à trente grammes par jour); le ventre sera continuellement recouvert d'un large cataplasme léger. Pour boisson, dès le début, l'eau gommée, les infusions adoucissantes devront être préférées; mais, dès que les symptômes typhodes ont pris le dessus, on se trouve bien de l'usage de l'eau vineuse (vin blanc ou rouge, cent grammes; eau commune, cinq cents grammes; sirop de capillaire, soixante grammes); de la décoction de quinquina sucrée et coupée avec l'eau gazeuse de seltz, et administrée froide.

On a cru aussi, dans certains cas, à l'efficacité des vésicatoires aux cuisses et aux jambes.

Métro-péritonite épidémique, ou fièvre puerpérale.

Une affection qui participe à-la-fois de ces deux formes inflammatoires et typhodes, qui cependant affecte plutôt la seconde forme, est la fièvre puerpérale épidémique, maladie foudroyante qui tue souvent dès la première douleur, dans le frisson d'invasion.

Cette cruelle maladie est encore peu connue dans sa nature, dans ses formes même et dans son traitement; car, toutes les fois qu'elle a sévi dans les grands établissemens consacrés aux femmes en couches, elle a présenté un caractère particulier et des symptômes souvent très dissemblables, dont il faut chercher la raison dans ces singulières vicissitudes atmosphériques, si bien signalées par les grands maîtres. Cette influence mystérieuse, qui imprime à toutes les maladies un élément variable, qui se joue souvent de toutes les méthodes thérapeutiques, est surtout manifeste dans la fièvre puerpérale : aussi est-il impossible, dans l'état actuel de la science, de donner une histoire complète de cette affection. Ce n'est que par une série d'observations recueillies dans des conditions de temps, de lieux, de constitutions médicales différentes, en comparant entre elles un grand nombre d'épidémies sous le rapport de leurs principaux phénomènes, de leur marche, de leur durée, de leurs terminaisons et des moyens de traitement qui ont eu le plus de succès, que peut-être il deviendra possible de jeter quelque lumière sur la nature de cette maladie et sur les méthodes thérapeutiques qu'il conviendra de lui opposer.

Je me bornerai donc à donner l'histoire succincte des principales épidémies dont la relation nous a été transmise, et de celles dont j'ai été témoin à l'hôpital des cliniques en 1836 et en 1838.

A l'Hôtel-Dieu de Paris, en 1782, une épidémie des plus meurtrières se manifesta. Doulcet, frappé du caractère particulier que revêt la maladie, caractère qu'elle devait à l'état saburral du tube digestif, administre à toutes les malades l'ipécacuanha, et dès ce moment la mortalité cesse d'exercer ses ravages.

Dans l'épidémie qui sévit avec tant de rigueur en 1790 et 1791 dans le comté d'Aberdeen, le type particulier de cette maladie était un état inflammatoire manifesté par une céphalalgie intense, un pouls large, développé, etc. Les émissions sanguines générales et locales, souvent portées jusqu'à la syncope, permirent à Gordon de sauver presque toutes ses malades.

M. Tonnellé a tracé aussi, sous l'inspiration de Désormeaux, l'histoire des fièvres puerpérales qu'il a observées à la Maternité de Paris pendant l'année 1829. Dans presque toutes les observations qu'il a recueillies, on retrouve toutes les formes de cette terrible maladie : 1° la forme inflammatoire;

2° cette forme typhoïde souvent consécutive *à la suppuration des vaisseaux ou à la résorption purulente* (1), souvent concomitante de la phlébite utérine et de la putrescence utérine, si bien décrites par Dance; 3° la forme ataxique, qu'il observa plus rarement.

On conçoit que ces variétés n'ayant pas échappé à un esprit aussi judicieux que l'était celui de Désormeaux, ce savant praticien n'ait pas adopté une méthode de traitement exclusive. « Il avait, dit M. Tonnellé, conçu d'une manière plus sage et plus élevée le traitement de la maladie qui nous occupe, les diverses méthodes thérapeutiques n'ont point pour lui de valeur constante et absolue et n'ont qu'une utilité relative, et subordonnée, d'une part aux diverses formes de la maladie, et de l'autre aux diverses constitutions atmosphériques qui l'influencent sensiblement, sans en modifier souvent la physionomie. Aussi, est-il faux, selon Désormeaux, d'affirmer d'une manière absolue et indéterminée, que telle médication guérit cette maladie. On doit se borner à dire, dans l'état actuel de la science quels remèdes ont réussi à telle époque et dans tel cas bien défini; quels autres au contraire ont échoué, jusqu'à ce que des observations nombreuses, recueillies à diverses époques et dans des circonstances différentes, puissent offrir une base solide à une systématisation aujourd'hui impossible. Aussi ce médecin habile emploie-t-il, suivant les circonstances, les saignées générales et locales, les préparations mercurielles, les vomitifs en première ligne, et secondairement les laxatifs, les opiacés, les bains, les cataplasmes, les vésicatoires, les sinapismes, le quinquina.

A. Saignée générale. Dans la forme inflammatoire, Désormeaux retira de la saignée générale des avantages incontestables : employée dès le début et répétée plusieurs fois dans les vingt-quatre heures, elle faisait quelquefois avorter la maladie. Dans la seconde période, la saignée était rarement utile; cependant on pouvait en retirer quelque avantage, quand après

(1) Cette question est loin d'être jugée.

la formation de l'épanchement survenait une vive réaction générale, que le pouls était dur, fréquent, la chaleur élevée, la face rouge, l'œil animé. Cette saignée pouvait, dans ce cas, prévenir quelques phlegmasies secondaires, particulièrement la pleurésie, la pneumonie.

Désormeaux et M. Tonnellé virent souvent la forme inflammatoire se masquer sous la trompeuse apparence de la faiblesse et de la prostration : la face était pâle, le pouls petit, la chaleur médiocre. Dans cette forme insidieuse, l'exploration du cœur et des poumons fournissait quelquefois des signes précieux ; si les contractions étaient tumultueuses, le bruit sourd, l'impulsion forte ; si le murmure respiratoire était faible et comme étouffé, Désormeaux avait recours à une saignée explorative, et, suivant l'effet qui en résultait, suivant l'état du pouls et suivant l'état du sang tiré de la veine, il abandonnait ce moyen ou l'employait de nouveau.

B. La *saignée locale* trouvait une utile application dans l'inflammation vive, franche du péritoine et de l'utérus, avec vive réaction générale.

Les applications de sangsues se faisaient sur le ventre, au nombre de quarante à cinquante, et fréquemment elles étaient répétées le soir et le lendemain, si l'amélioration n'était pas évidente. Chez quelques malades on en appliqua jusqu'à deux cents dans l'espace de trente-six à quarante-huit heures.

Ces saignées locales avaient une influence constante sur les douleurs et étaient supportées très facilement par les femmes même faibles, et amenaient une sorte de détente pendant laquelle la chaleur et l'agitation se calmaient ; la peau se couvrait de sueur et les lochies reparaissaient souvent. Il n'en était pas de même de la saignée générale, qui produisait toujours une action débilitante très rapide, sans agir le plus souvent sur la maladie locale.

C. Frictions mercurielles. Lorsque l'épanchement ou la suppuration était formé, et surtout quand il se manifestait quelques signes qui pouvaient faire soupçonner l'absorption du pus, Désormeaux se gardait bien d'insister sur les émissions sanguines, mais il avait recours aux frictions mercurielles, et souvent cette médication a été couronnée de succès.

D. De l'ipécacuanha. Depuis Doulcet, médecin de l'Hôtel-Dieu, qui popularisa cette méthode et en obtint de si brillans succès, l'ipécacuanha fut tour-à-tour préconisé comme un remède infaillible et abandonné comme inutile ou nuisible, parce qu'on ne tenait pas compte des formes particulières que l'état atmosphérique imprime à la fièvre puerpérale, et qui permettaient ou s'opposaient à l'usage de ce moyen.

Cependant Hufeland, Osiander, M. Récamier, M. Cliet (de Lyon), en retiraient souvent de grands avantages. Désormeaux y eut recours pour la première fois en 1828 : cet essai fut suivi d'avantages incontestables; mais, dans le courant de l'année suivante, il réussit quelquefois et échoua souvent. Ce ne fut qu'au commencement de décembre 1829 que la constitution médicale parut favoriser son emploi.

« Pendant près de deux mois que cette médication fut mise en usage, dit M. Tonnellé, toutes les malades ne guérirent pas, mais un grand nombre furent sauvées comme par enchantement; mais à la fin d'octobre les vomitifs perdirent leur influence. Désormeaux dut en suspendre l'usage jusqu'à ce que les conditions favorables à son emploi vinssent se présenter de nouveau. »

Épidémie, de janvier 1836, observée à la Clinique d'accouchemens de Paris.

L'épidémie de la fièvre puerpérale, qui sévit à la Clinique d'accouchemens en 1836, avait pour type particulier l'état inflammatoire; et, cependant, le traitement antiphlogistique, qui semblait le plus rationnel, eut si peu de succès qu'on put acquérir encore, dans cette circonstance, une nouvelle preuve qu'il y a dans cette affection un principe insaisissable qui échappe à l'analyse, et qui, modifié suivant les circonstances, constitue, à vrai dire, toute la maladie.

Comment, en effet, comprendre autrement le développement

d'une affection qui revêt des caractères si différens, envahit tout-à-coup une contrée, un hôpital, sévit partout en même temps, avec la même intensité, et disparaît sans qu'aucun changement appréciable ait été opéré dans les conditions où se trouvent les malades.

Aussi, s'il n'était pas constant qu'il n'existe pas de fièvres essentielles, et que toutes celles auxquelles on a donné ce nom ne sont que le symptôme d'une lésion d'organes inappréciable à nos sens, je n'hésiterais pas à qualifier la fièvre puerpérale épidémique du nom de fièvre essentielle.

Étiologie. On a considéré comme causes de la fièvre puerpérale les affections de diverse nature, dont la femme peut être atteinte pendant sa grossesse. Les écarts de régime auxquels elle se livre, l'abus des liquides spiritueux, l'épuisement produit par la misère, les accouchemens laborieux ou ceux qui ont nécessité des manœuvres longues et douloureuses. Certes, on ne peut s'empêcher de voir dans ces circonstances de fâcheuses prédispositions, mais les observations faites en 1836, ne permettent pas de leur donner une bien grande part dans la production de la maladie, car on observa que l'épidémie attaquait presque aussi souvent les femmes qui s'étaient bien portées que celles qui avaient été malades, celles qui étaient accouchées spontanément, que celles chez lesquelles des opérations douloureuses et longues avaient dû être pratiquées.

Quelques auteurs ont regardé *la suppression des lochies* comme une cause de la fièvre puerpérale. Aucune observation ne vint confirmer cette manière de voir, les lochies toujours se supprimèrent après l'invasion de la maladie, et on ne peut voir dans ce fait qu'un effet et non une cause. Il en est de même de la *sécrétion laiteuse*. En effet, presque toutes les malades furent atteintes avant l'établissement de cette sécrétion : aussi, s'il est rationnel de ne pas admettre, avec quelques auteurs du siècle dernier, que l'épanchement péritonéal est dû à une métastase du lait en nature ; il ne serait pas exact aussi de rejeter complètement ce que peut avoir de vrai cette opinion. Sans admettre la présence du lait, dans les épanchemens du péritoine, il est bien certain que l'absence ou la suppression de la sécrétion laiteuse, tourne au profit de celle du péritoine, et aussi, il est constant que, si ce phénomène ne détermine pas la maladie, il l'aggrave.

Rien ne vint établir que la *constipation* ait pu être regardée comme une prédisposition, c'est une circonstance aggravante de la maladie; aussi a-t-on toujours obtenu de bons effets de l'usage des laxatifs, surtout par suite de l'accroissement de la sécrétion intestinale.

La diarrhée, n'ayant apparu qu'après l'invasion de la maladie, ne peut encore être regardée que comme un effet de la maladie; si, dans quelques cas rares, elle s'est manifestée avant tout autre symptôme, c'est par suite d'une interversion dans l'ordre habituel.

La fétidité des lochies. Dans cette épidémie, les lochies avaient pris un caractère de fétidité très prononcé, M. P. Dubois regarda encore ce phénomène comme un effet et non comme une cause.

Les affections morales, les imprudences, les écarts de régime, qui ont une influence si directe dans la production de la métro-péritonite sporadique, n'ont été, dans l'épidémie qui nous occupe, que des circonstances aggravantes.

L'abaissement de la température, le froid humide auraient pu être invoqués, dans ce cas, comme causes de la maladie, si on ne voyait pas l'épidémie sévir, avec autant d'intensité, dans les mois les plus chauds et les plus secs de l'année. En outre, d'après les relevés statistiques, on est forcé d'admettre que la mortalité est moindre sur les femmes en couches dans les climats du nord, que dans les climats méridionaux. Cependant, si le froid ne peut être regardé comme cause épidémique essentielle, il est, cependant, une circonstance déterminante et aggravante de la maladie, j'ai été souvent à même de le constater.

Altérations de l'air des hôpitaux et des salles. Ces altérations échappent à l'analyse, et il est impossible d'apprécier aucune différence entre l'air des hôpitaux et celui de la ville; et, cependant, les épidémies de fièvre puerpérale, sont bien plus fréquentes et plus meurtrières dans les hôpitaux qu'en ville, surtout quand il y a encombrement, mais les causes qui peuvent contribuer au développement et à la gravité de la maladie, ne peuvent, en aucune manière, être regardées comme causes premières; car l'épidémie exerce quelquefois ses ravages en ville, avant qu'aucun cas se soit manifesté à l'hôpital.

Néanmoins, il est facile de comprendre, d'après les observations qui ont pu être faites dans les divers établissemens destinés aux femmes en couches, que le seul moyen de modifier les effets désastreux de la fièvre puerpérale serait d'établir de petites maisons d'accouchemens isolées, dont les salles, petites et aérées, ne contiendraient qu'un petit nombre de lits.

La Clinique d'accouchemens de Paris remplit bien la plus grande partie de ces conditions. Ainsi, M. P. Dubois fit disposer de petites salles, bien chauffées, bien aérées et ne contenant que quatre lits. Mais toute cette sollicitude à l'aide de laquelle M. P. Dubois cherchait à éloigner les moindres causes de mortalité, devait être neutralisée par les conditions mêmes dans lesquelles l'imprévoyance de l'administration avait fait édifier à grands frais cet hôpital modèle. Les bâtimens sont dominés de toute part par des habitations voisines beaucoup plus élevées, dont quelques-unes existaient avant la construction de l'hôpital, mais dont la plus grande partie a été édifiée sur un terrain que la Faculté vendit à cet effet, au lieu d'y faire construire un mur peu élevé et qui aurait permis la libre circulation de l'air, et l'établissement de jardins plus spacieux.

Mais ce n'est pas tout, cet hôpital érigé aux frais de l'état, par les soins de M. Orfila, est mur mitoyen avec les amphithéâtres de dissection, dont l'influence, quoi qu'elle soit moins manifeste pendant l'hiver, n'en continue pas moins à s'exercer, mais qui en été exhalent quelquefois une odeur tellement infecte, que dans certaines heures on est obligé de fermer toutes les fenêtres qui donnent de ce côté.

Aussi, il est bien certain que si le régime alimentaire était meilleur à la Maternité, que si les salles étaient mieux chauffées, que si le nombre des malades était moins considérable, la mortalité serait moins grande qu'à la Clinique, par suite de a différence immense entre la situation hygiénique des bâtimens. De même, si les deux hôpitaux étaient dans les mêmes conditions topographiques, il est bien certain que la Clinique, à cause de ses distributions intérieures et du régime, et du nombre plus restreint de malades, donnerait des résultats plus avantageux.

En 1829, à la Maternité, lors de cette épidémie si désastreuse qui moissonnait la plus grande partie des femmes, M. P. Dubois fit créer en dehors de la maison un petit établissement où l'on transportait toutes les nouvelles accouchées : deux seulement moururent sur soixante, quoique l'épidémie continuât à exercer ses ravages dans le reste de l'établissement.

Cet heureux effet obtenu dépend-il seulement de ce que les nouvelles conditions dans lesquelles les malades étaient placées étaient plus favorables, et de ce qu'elles étaient soustraites au foyer d'infection dont l'hôpital était le centre. Cela ne paraît pas faire doute ; mais peut-on admettre que cet heureux résultat fut obtenu, parce qu'elles étaient ainsi soustraites à la contagion même, déterminée par le contact des malades entre elles, et par le voisinage de celles qui avaient succombé.

L'expérience que je rapporte viendrait infirmer l'opinion des médecins contagionistes. En effet, les mêmes gardes, les mêmes sages-femmes, les mêmes médecins firent le service du grand établissement et de celui qu'on y avait annexé.

Cependant, quelques auteurs persistent à croire que la maladie peut être transmise par les vêtemens, les objets de literie, les gardes et les médecins eux-mêmes. J'avoue que si l'action de la contagion n'est pas prouvée, elle est au moins douteuse : aussi je crois qu'il est, dans le doute, extrêmement sage de chercher à la prévenir. Telle est, au reste, la conduite suivie à l'hôpital des cliniques, d'après l'ordre de M. P. Dubois : dès qu'une femme est gravement malade, elle est isolée, autant que possible, des autres ; si elle vient à succomber, tous les objets de literie sont épurés convenablement, les rideaux changés, la salle aérée, ventillée pendant quelques jours, lavée avec soin avant d'y replacer d'autres femmes.

Ceux qui ont pu étudier des épidémies de fièvres puerpérales seront convaincus qu'il s'en faut que ces précautions soient inutiles. Que de fois n'ai-je pas vu, avant que ces soins minutieux ne soient pris, le même lit être fatal à plusieurs femmes de suite, pendant que les trois autres femmes couchées dans la même salle, n'éprouvaient aucun accident. Doit-on voir là simplement l'effet d'une coïncidence? Que doit-on penser aussi des faits suivans rapportés par M. P. Dubois et consignés dans l'excellent mémoire de M. Voillemier.

Une jeune sage-femme de la Maternité, qui n'était pas enceinte, mourut au milieu d'une épidémie désastreuse, présentant tous les symptômes et tous les caractères anatomiques de la fièvre puerpérale; et l'élève qui remplissait les fonctions d'interne à la même époque, appelé en ville auprès d'une femme en travail au moment où il venait de terminer l'autopsie d'une femme morte à la Maternité, vit la nouvelle accouchée prise des symptômes de la fièvre puerpérale à laquelle elle succomba rapidement.

M. Moreau lui-même, chargé des soins à donner aux femmes après qu'elles sont accouchées, d'après les opinions que je lui ai entendu professer, est aussi dans une espèce d'incertitude, et il ne serait pas éloigné de penser que les accidens qui se manifestent dans la ville en même temps qu'à l'hôpital, ne puissent reconnaître aussi bien pour cause la contagion transmise au dehors par les médecins, que l'influence épidémique.

J'ai pu par moi-même constater aussi le même fait. Il était rare, quand une épidémie sévissait à la Clinique, que je n'aie pas en ville quelques malades. Depuis que j'ai cessé mes fonctions, je n'ai rencontré qu'un seul cas de métro-péritonite sporadique, et dont la cause déterminante, étrangère à l'influence épidémique, a pu être facilement appréciée.

Ce qu'il y a de certain, c'est que des accoucheurs étrangers aux hôpitaux, qui, depuis longues années ont fait un très grand nombre d'accouchemens, n'ont jamais rencontré la fièvre puerpérale.

Certes, de tous ces faits, on ne peut tirer comme conclusion rigoureuse que la maladie est contagieuse, et cependant ils n'autorisent pas à rejeter tout-à-fait la contagion.

Marche de la maladie.

La maladie débuta le plus ordinairement entre la vingt-quatrième, la quarante-huitième ou la soixante-douzième heure.

Elle fut presque toujours signalée par un frisson d'invasion; la douleur commençait par les fosses iliaques ou dans l'hypogastre, et cette douleur s'étendait rapidement à tout le ventre; la toux, la pression, le vomissement, la respiration même, augmentaient excessivement cette douleur; quelquefois la douleur cessait un jour avant la mort, plutôt parce que la faculté de percevoir était perdue, que parce que le mal avait disparu : ce phénomène annonçait une mort prochaine. Toutes les malades n'étaient pas tourmentées par des douleurs de reins; mais celles chez lesquelles ce phénomène se manifesta moururent plus rapidement.

Le pouls était très fréquent, dépressible, s'éteignant presque complètement sous le doigt; rarement il était au-dessus de cent vingt, et il monta jusqu'à cent cinquante; une seule malade donna cent soixante.

La face était profondément altérée.

La sécrétion des lochies se supprima chez quelques femmes, continua chez d'autres, quelquefois ne fit que diminuer.

Souvent l'invasion de la fièvre de lait coïncida avec celle de la fièvre puerpérale, quelquefois elle se continua ou se supprima; le plus souvent elle manqua dès le principe.

La langue était dans le début blanche, humide, rouge sur les bords.

La diarrhée a été un phénomène constant, observé un des premiers qui, au début, a toujours été grave et favorable au déclin de la maladie.

Les urines se tarissaient chez quelques-unes; chez d'autres elles se coloraient fortement.

Les malades n'eurent pas, en général, de délire; les facultés intellectuelles se sont conservées jusqu'au dernier moment. Une seule a eu un délire furieux; deux ont présenté un délire fugace.

Avant le deuxième jour, le développement du ventre n'était dû qu'à du météorisme; dès cette époque l'épanchement commençait à se former; souvent il l'était déjà dès les premières vingt-quatre heures.

La dyspnée était extrême; ni la fréquence du pouls, ni la douleur produite par les inspirations, ni l'épanchement du liquide ne suffisaient pas pour expliquer la gêne excessive de la respiration; M. P. Dubois l'attribua à un état nerveux particulier. En effet, on voit chaque jour des épanchemens énormes ne pas déterminer une suffocation aussi prononcée.

Presque toutes les malades eurent des vomissemens d'abord jaunes, puis verdâtres, quelquefois noirs.

Presque toutes aussi succombèrent après un refroidissement complet : quinze périrent sur seize malades.

Traitement.

Le caractère inflammatoire que semblait affecter la maladie fit espérer que le traitement antiphlogistique énergique donnerait des résultats avantageux. Aussi M. P. Dubois prescrivait-il dès le début une saignée du bras, d'une livre, pratiquée par une large ouverture; puis immédiatement il faisait appliquer de trente à quarante sangsues dans les fosses iliaques et à l'hypogastre; des injections vaginales chaudes étaient prescrites; des cataplasmes renouvelés souvent, et la malade prenait quinze grammes d'huile de ricin, et le soir trente grammes de sirop diacode dans une potion.

Tous ces moyens étaient employés dans la première période, c'est-à-dire dans les premières vingt-quatre heures. On en obtenait trois résultats :

1° Où les moyens réussissaient, le pouls était ralenti et la douleur disparaissait.

Dans le premier cas, on s'en tenait à une médication expectante.

2° Ou la maladie n'était que suspendue. M. P. Dubois, si le pouls le permettait, si la douleur était vive, revenait alors aux sangsues, rarement à la saignée, qui encore devait être très petite; mais surtout il cherchait à s'opposer à l'effusion abdominale en augmentant la sécrétion intestinale, et il administrait dans ce but le calomel par prises de vingt-cinq centigrammes, continué jusqu'à salivation légère.

3° Dans cette période, le météorisme était considérable, la fluctuation manifeste, le pouls petit, fréquent, dépressible, la face profondément altérée; la malade était tourmentée par des vomissemens fréquens.

Le camphre était alors administré en lavemens, associé au sulfate de quinine (un gramme de chaque). On employait les rubéfians aux jambes, les vésicatoires aux cuisses; et à l'intérieur la décoction de quinquina, le bouillon, l'eau vineuse, l'eau de Seltz.

L'examen cadavérique fut loin de jeter quelque jour sur une question aussi obscure; on a cherché en vain à constater, sur le même organe, une lésion toujours la même, celles du péritoine étaient, cependant, les plus constantes. Ainsi, cette cavité était toujours distendue par une quantité considérable de liquide trouble, blanc-jaunâtre, dans lequel nageaient quelques flocons de matière concrète de même couleur. On n'eut pas une seule fois l'occasion de constater la présence du pus dans les vaisseaux, quoiqu'on en trouvât souvent une assez grande quantité épanchée dans le péritoine, dans les ligamens larges, et réuni en petits foyers dans le tissu même de l'utérus.

Cette absence de pus dans les lymphatiques et dans les veines, ne vient pas infirmer les beaux travaux de Dance et de Tonnellé sur la phlébite utérine, mais elle montre combien sont variables les altérations que l'on trouve dans les diverses épidémies de la fièvre puerpérale; car M. Tonnellé, au contraire, rencontra presque toujours ces altérations dans l'épidémie dont il nous a donné la relation. Et, en 1839, dans deux épidémies, qui se manifestèrent pendant mon séjour à la Clinique, j'ai pu observer, avec M. Landouzy, un cas qui se rattachait évidemment à ceux observés par Dance et M. Tonnellé : du pus fut trouvé dans le canal thoracique et dans les veines utérines. Quelquefois, aussi, nous avons rencontré ce ramollissement de l'utérus, appelé putrescence; mais le plus ordinairement l'utérus était consistant, ses parois étaient à l'état sain, et du sang coulait encore des vaisseaux incisés.

Enfin, chez une femme qui avait présenté, pendant la maladie, tous les symptômes de la fièvre puerpérale la plus intense et la plus rapide, à l'autopsie, faite avec le plus grand soin par M. Landouzy, on ne trouva aucune lésion qui pût expliquer la mort. Tous les organes avaient été examinés, les muscles incisés, les articulations ouvertes, et on n'avait rencontré ni épanchement ni abcès métastatiques; enfin, aucune des altérations que l'autopsie révèle en pareil cas. Cette femme s'appelait Boncelot, elle était accouchée le 27 juin 1839. A diverses phases de ces épidémies de 1839, la constitution saburrale parut prédominer; aussi M. P. Dubois se trouva-t-il bien de l'usage de l'ipécacuanha (un gramme en deux verres d'eau tiède); mais les frictions mercurielles, employées dans la troisième période, échouèrent complètement.

L'épidémie qui se manifesta, à la Clinique, en 1838, et qui fut si bien observée et décrite par M. Voillemier, alors interne du service d'accouchement, permet aussi de constater à-peu-près les mêmes altérations. Une analyse, malheureusement trop succincte, du mémoire remarquable publié par M. Voillemier, servira de complément au faible aperçu que je viens de donner sur cette maladie si digne d'intérêt, et dont la nature et le traitement sont malheureusement si obscurs.

L'épidémie que M. Voillemier put observer en 1838 affecta deux formes bien tranchées, la forme inflammatoire, la forme typhode.

Dans la première, frisson intense et de durée variable, mais moins prolongé que dans la seconde; quelques instans après douleur vive, mais limitée dans la région hypogastrique; tantôt elle existait dans une fosse iliaque, tantôt dans l'autre.

Réaction générale, le pouls petit pendant le frisson, battait à cent dix, cent vingt, cent trente pulsations par minute; la peau, d'abord pâle, se colorait et devenait brûlante; puis survenait une céphalalgie frontale, souvent très intense, accompagnée d'une accélération notable dans la respiration. Cette première période se terminait par un abattement extrême des forces : il n'y avait encore ni diarrhée, ni météorisme, ni vomissemens. Une saignée, trente sangsues sur l'abdomen, une potion purgative suffisaient, dans les cas les moins graves, à enrayer les accidens. Cette nature inflammatoire ne se révélait pas toujours d'une manière aussi tranchée; il fallait épier avec soin chaque symptôme, faire la part de la constitution du sujet, de l'influence épidémique, et la rechercher là où elle aurait semblé, au premier coup-d'œil, ne pouvoir exister. Ainsi, chez certaines femmes qui, après un frisson de plus d'une demi-heure, avaient l'air profondément abattues, avec le visage pâle, le pouls rapide et concentré, on voyait, sous l'influence d'une première saignée, le pouls se relever, la peau se couvrir d'une sueur abondante, une céphalalgie très forte survenir, et l'on était obligé de recourir aux émissions sanguines, que l'on avait employées une première fois qu'en tremblant. Cette forme cédait ordinairement assez vite au traitement antiphlogistique; elle eut, quelquefois, une terminaison funeste, mais elle était loin de présenter la même gravité que la forme suivante.

Forme typhoïde. Cette forme, rapide dans son développement comme dans son invasion, effrayante par le nombre et l'intensité de ses symptômes qui, résistant à tout moyen thérapeutique, et marchant le plus souvent vers une terminaison funeste, débutait par un frisson plus ou moins rapproché de l'accouchement; presque toujours ce frisson se prolongeait long-temps, malgré tous les moyens employés pour réchauffer les femmes. La douleur s'éveillait en même temps que le frisson, et s'étendait à tout l'abdomen et aux reins; elle était si vive que les malades ne pouvaient supporter les cataplasmes et le poids des couvertures. Le météorisme se manifestait en même temps; le pouls battait quelquefois cent quarante pulsations par minute, souvent il était impossible de les compter : la respiration était accélérée, l'anxiété extrême, les yeux sans expression; la face pâlie, profondément altérée, était couverte d'une sueur visqueuse abondante; puis survenait une diarrhée fétide abondante, qui épuisait rapidement la constitution; des vomissemens de matière verte que rien ne pouvait arrêter; et les malades succombaient dans l'espace de quelques jours, de quelques heures même, conservant l'intelligence.

Sur vingt-quatre autopsies, la présence du pus dans les vaisseaux lymphatiques et l'inflammation des veines ne se rencontrèrent que deux fois, encore la lymphite était-elle peu étendue. Dans tous les autres cas, on a trouvé du pus infiltré dans le tissu cellulaire sous-péritonéal et dans celui du bassin.

L'utérus a été trouvé le plus souvent exempt de toute lésion, seulement son volume était plus considérable que celui qu'il devait avoir; et sa surface interne recouverte d'un enduit sanieux rougeâtre, souvent extrêmement fétide; mais rarement son tissu était ramolli. Quelquefois il contenait du pus, réuni par petits foyers, de la grosseur d'un pois, et qui paraissaient contenus dans une espèce de petit kyste fermé de toute part.

L'inflammation des veines ne se montra que trois fois et ne s'étendait pas plus loin que l'hypogastrique. Six fois on a constaté que le péritoine était exempt de toute altération.

Quant à la quantité de liquide contenu dans le péritoine, tantôt elle égalait à peine un verre, tantôt elle égalait trois litres. Une fois M. Voillemier trouva le liquide coloré par du sang; dans le plus grand nombre des cas, l'épanchement était de nature purulente.

Enfin, une seule fois on trouva une perforation de l'estomac, accident qui avait déjà été observé par Chaussier, M. Tonnellé et M. P. Dubois.

Une fois le pus a été trouvé dans les articulations huméro-cubitale et radio-carpienne, six fois dans la plèvre, et jamais dans les poumons.

Le traitement employé lors de cette épidémie ne diffère pas de celui mis en usage dans les précédentes; seulement les bains ne parurent pas d'une grande efficacité: souvent ils parurent aggraver les symptômes. Il n'en fut pas de même des injections, qui furent constamment suivies du meilleur effet.

Quant aux préparations mercurielles, M. P. Dubois ne les employait que dans le courant de la seconde période; et, malgré le petit nombre de femmes chez lesquelles le mercure fut employé, il en est deux qui, cependant, ont dû manifestement la vie à ce moyen. Il était administré en friction sur l'abdomen et les cuisses, à la dose de soixante grammes par jour.

§ 10.—*Phlegmatia alba dolens* (œdème des nouvelles accouchées).

On a désigné sous ce nom le gonflement aigu et douloureux des membres abdominaux, dont les femmes sont atteintes quelquefois à la suite de couches. Le début de la *phlegmatia alba dolens* a lieu du cinquième au quinzième jour des couches. Tantôt les symptômes de la maladie sont précédés de symptômes généraux, tantôt les symptômes locaux apparaissent les premiers. Ainsi, les malades sont prises d'une fièvre, sans qu'on puisse s'en expliquer la cause ; puis, au bout de quelques jours, le gonflement des extrémités inférieures apparaît. D'autres fois, le gonflement est précédé de frissons violens, qui se reproduisent plusieurs fois. Quelquefois, à ces symptômes se joint une métro-péritonite sporadique plus ou moins grave ; mais le plus souvent la *phlegmatia* se manifeste seule et sans autres symptômes précurseurs bien apparens. La maladie apparaît tout-à-coup sur l'un des membres. La douleur suit, en général, une marche ascendante; d'abord circonscrite au bas de la jambe, elle se propage petit à petit jusqu'à l'aine, à la fesse même.

Quelquefois aussi l'affection ne se manifeste pas à la cuisse, tandis qu'elle se montre aux deux extrémités opposées du membre, le bas de la jambe et le pli de l'aine.

Tantôt la douleur se manifeste comme un simple engourdissement, une sorte de crampe; tantôt ce sont des élancemens excessivement douloureux, qui arrachent des cris à la malade. Cette douleur suit exactement le trajet des vaisseaux, qui se manifestent sous l'apparence d'un cordon noueux très douloureux à la pression. La température du membre est augmentée.

La terminaison de cette maladie est ordinairement favorable. Cependant, on l'a vue donner lieu à des accidens mortels.

La résolution de cet engorgement est quelquefois accompagnée d'un développement des veines superficielles du membre affecté.

Cette affection peut aussi se terminer favorablement après la formation de foyers purulens apparus sur plusieurs points du membre malade.

La terminaison funeste peut être déterminée par les abcès multiples, par la résorption purulente ou la gangrène.

Traitement. La saignée générale, proportionnée à l'intensité des symptômes et à la force du sujet; les applications de sangsues aux aines, répétées tant que la douleur existera; les cataplasmes.

Les boissons délayantes, les purgatifs doux; si la douleur est très vive, on pourra user des narcotiques. Si le gonflement persiste après la cessation des symptômes inflammatoires, il faut recourir à la compression à l'aide d'un bandage roulé, arrosé de liquides résolutifs; aux bains alcalins, aux frictions mercurielles, au calomélas à l'intérieur et associé à la digitale.

§ 11. — *Mouvement fébrile dépendant de l'état des organes génitaux*

Avant de terminer ce court aperçu des maladies qui peuvent atteindre la nouvelle accouchée, il est une circonstance sur laquelle il est utile d'appeler l'attention des jeunes praticiens.

Au moment de l'accouchement, les organes génitaux externes peuvent, malgré les soins les plus minutieux, être froissés, écorchés, déchirés. Ces lésions entretiennent souvent un état fébrile dont la cause peut d'autant mieux rester inconnue, que la malade n'éprouve pas une douleur vive vers ces parties et qu'elle n'appelle pas alors sur ce fait l'attention de l'accoucheur. Aussi, toutes les fois que, sans cause manifeste, on constatera un mouvement fébrile, il sera bon de s'informer auprès de la garde de l'état des organes, et de les visiter soi-même au besoin, afin de prescrire les moyens propres à remédier aux lésions qui pourraient exister.

Ces moyens consistent à isoler les lèvres l'une de l'autre au moyen d'un plumasseau de charpie imbibée d'eau de guimauve et changé plusieurs fois par jour, à faire de fréquentes ablutions et des injections souvent répétées; enfin, à couvrir les organes d'un cataplasme longuet recouvert d'une gaze.

Quelques heures après l'usage de ces moyens, on verra la fièvre disparaître et les organes se guérir rapidement.

CHAPITRE II.

MALADIES DES ENFANS NOUVEAU-NÉS.

Les taches de naissance.

Sont ces plaques colorées en brun, jaune, rouge, bleu ou noir, que l'on remarque sur la surface de la peau, et qui, se rapprochant de l'apparence de certains objets ou de certains fruits, ce qui les fait considérer encore tous les jours par le vulgaire comme l'effet des diverses impressions éprouvées par la mère pendant sa grossesse, ont une étendue et des formes variables. Elles sont le résultat d'une altération du segment cutané et d'une maladie qui a eu pour siège ou le corps muqueux de la peau, ou son réseau vasculaire. Elles restent stationnaires après la naissance, ne présentent en elles aucun travail morbide et ne demandent l'emploi d'aucun moyen propre à les faire disparaître, ce qui serait au contraire nuisible et dangereux.

Fongus hématode.

Il n'en est pas de même des taches vasculaires, rougeâtres, plus ou moins saillantes, aplaties, pédiculées, qui, causées et entretenues par une dilatation anévrysmatique des petits vaisseaux sous-cutanés, peuvent après la naissance devenir le siège d'une congestion, d'une nutrition plus forte, s'élargir, s'ulcérer et donner lieu à des hémorrhagies mortelles. On a conseillé dans le cas où ces accidens sembleraient se développer, les applications réfrigérantes et astringentes, la compression, l'extirpation par instrument tranchant de la tache vasculaire, sa ligature au moyen d'un fil double qui l'étreint entre ses deux anses, ou la ligature de l'artère principale qui fournit les vaisseaux variqueux.

Ecchymoses et meurtrissures.

La plupart des ecchymoses et des meurtrissures que l'on remarque sur le corps des enfans nouveau-nés sont sans importance et résultent, le plus ordinairement, des pressions éprouvées pendant un accouchement difficile ou des manœuvres obstétricales nécessaires. La position déclive et la compression de la partie ecchymosée peuvent les produire aussi. Du reste, la résolution de ces ecchymoses se fait presque toujours spontanément, et elle ne demande à être favorisée par quelques applications résolutives que lorsque la tuméfaction des tégumens est trop considérable. Il faut se rappeler seulement que les meurtrissures peuvent donner lieu à une inflammation érysipélateuse, et que sous ce rapport elles méritent toute l'attention du médecin.

Tumeurs sanguines.

Fort souvent, les parties de l'enfant qui sont restées le plus long-temps exposées au vide du bassin sont le siège d'une sorte d'épanchement séro-sanguin qui, par conséquent, occupe plus spécialement le crâne, la face, le siège, l'épaule, les genoux, et est formé, soit par du sang épanché, soit par de la sérosité rougeâtre. La tumeur peut être diffuse ou circonscrite, dure, élastique ou molle et fluctuante; ordinairement elle se résout toute seule au bout de quelques jours, mais d'autres fois aussi les fluides épanchés, au lieu d'être résorbés, se convertissent en pus, et il peut s'ensuivre un abcès avec dénudation des parties sous-jacentes, ce qui cependant n'a le plus souvent lieu qu'au crâne. Les tumeurs sanguines sont donc beaucoup plus importantes à étudier à cette région où leur fréquence s'explique par celle des présentations du vertex. Elles offrent plusieurs variétés :

1° La plus simple et la moins rare consiste en un épanchement plus ou moins abondant situé entre les tégumens crâniens et l'aponévrose sous-jacente (c'est le *caput succedaneum*, la tumeur sanguine externe du crâne); elle n'offre aucun danger; se dissipe le plus souvent d'elle-même ou sous l'influence de quelques résolutifs, et ne doit être ouverte avec le bistouri que si la collection est abondante ou ne semble pas devoir être résorbée.

Céphalæmatome.

2° Une autre variété importante, décrite sous le nom de *céphalæmatome*, consiste en un épanchement sanguin ayant son siège entre les os et le péricrâne. Ici la tumeur est moins saillante, plus étalée, plus résistante que dans le cas précédent, la fluctuation y est moins sensible, et si on appuie le doigt dessus, il produit un léger enfoncement qui subsiste plus ou moins long-temps. Pendant les premiers jours qui suivent la naissance, la tumeur augmente en élévation, se remplit et se tend davantage, puis reste stationnaire pendant quinze ou vingt jours, au bout desquels son volume diminue peu-à-peu; car ordinairement la guérison a lieu sans le secours de l'art, et chaque fois surtout que le tissu sous-péricrânien lui-même n'est pas soulevé, la résorption se fait avec facilité. On remarque alors que la tumeur commence à résister davantage à la pression; le doigt qui la déprime sent un craquement semblable à celui que produirait du parchemin séché. A mesure qu'elle se durcit, elle diminue aussi d'élévation, s'aplatit, se déprime vers le milieu, et l'on sent à son pourtour un bourrelet dur et osseux. On ne rencontre le céphalæmatome que sur l'os pariétal, et beaucoup plus souvent sur le droit que sur le gauche (à cause de la fréquence des premières positions de la tête), quelquefois aussi sur les deux en même temps, mais jamais sur un autre os du crâne. La base de la tumeur ne dépasse pas les sutures, et le sang qu'elle contient est extravasé entre le péricrâne et le pariétal lui-même. Cet épanchement, ordinairement sans danger, peut aussi, quoique rarement, donner lieu à une nécrose ou à une carie de l'os qui, par la suite, altère la dure-mère et cause la mort du sujet.

La principale cause du céphalæmatome diffère de celles des tumeurs précédentes, en ce que la compression latérale et violente exercée par les parois du bassin sur les tégumens et les os du crâne, après avoir produit un chevauchement extrême des pariétaux, détermine une fissure de leur substance, et, par suite, un épanchement plus ou moins considérable de liquides, favorisé encore par la position déclive des parties exposées au vide du bassin.

Nous avons dit qu'ordinairement la guérison avait lieu sans les secours de l'art. D'après les recherches de MM. Nægèle et Valleix (*Clinique des maladies des enfans nouveau-nés*, Paris, 1838, pag. 495), voici de quelle manière la nature procède à la guérison de la maladie :

1° Le péricrâne détaché s'ossifie à sa surface intérieure;

2° Au fur et à mesure que le sang extravasé est absorbé, le péricrâne ossifié se rapproche de l'os et s'unit à la fin parfaitement avec lui;

3° Après six mois, un an même, on remarque encore une éminence à l'endroit du crâne où la tumeur avait son siège;

4° Chez les enfans qui sont morts au bout de six mois ou un an, on trouve, par la section, que l'os pariétal est beaucoup plus épais à l'endroit de la tumeur qu'en aucun autre point de son étendue.

Ainsi, l'on voit que ces sortes de tumeurs abandonnées à elles-mêmes, ou aidées seulement par quelques résolutifs, diminuent et disparaissent presque complètement au bout de quelques semaines. Si cependant, au bout de vingt-cinq ou trente jours, la fluctuation était évidente, la tumeur très molle; si, outre cela, l'enfant présentait quelques symptômes d'une affection cérébrale, ce serait un signe que l'épanchement de liquide n'aurait pu être résorbé et que la maladie aurait atteint l'os et pénétré jusqu'aux enveloppes du cerveau. Alors il serait nécessaire de pratiquer une incision sur la tumeur, afin de donner issue au fluide épanché, et éviter les accidens consécutifs. On a observé, du reste, qu'à la suite de l'incision, le céphalæmatome guérissait très bien. Mais c'est surtout à cause de cette petite opération qu'il est nécessaire de bien savoir distinguer les tumeurs sanguines du crâne du céphalæmatome. Nous verrons plus loin quels sont les caractères qui distinguent cette dernière affection ;

5° Enfin, la troisième espèce de tumeur sanguine du crâne est plus profonde et a son siège ou dans le diploé des pariétaux, ou entre ces os et la dure-mère. Celle-ci est donc plus à craindre que les autres, puisqu'elle avoisine davantage la surface du cerveau. Sa résolution, cependant, peut s'opérer spontanément, sans donner lieu à de graves accidens. On ne peut, comme on le pense bien, lui appliquer aucun traitement particulier.

Enfoncement et fracture des os du crâne.

L'enfoncement du frontal ou du pariétal a quelquefois lieu chez les enfans naissans, par l'effet d'un travail difficile et prolongé, qui a nécessité l'application du forceps, ou par suite de la compression du crâne contre l'angle sacro-vertébral trop saillant. Cette dernière cause paraît même être plus fréquente que la première, et est plus propre à déterminer la fracture des os. La disposition réniforme du bassin, la résistance trop grande des parties osseuses, le volume considérable de la tête de l'enfant, doivent faire craindre cette lésion, dont les principales conséquences sont l'assoupissement, les convulsions, et souvent la mort, lorsqu'il y a épanchement.

L'enfoncement a ordinairement son siège sur les frontaux ou sur les pariétaux, et se reconnaît à une dépression fort sensible sous le doigt et généralement large et peu profonde.

Il peut avoir lieu avec ou sans fracture ; dans l'un et l'autre cas, les accidens sont les mêmes que ceux qui ont été décrits plus haut. Ceux-ci peuvent se présenter aussi lorsque la tête, ayant été obligée de traverser un bassin étroit et les os ayant chevauché fortement l'un sur l'autre, sans qu'il y ait eu ni enfoncement ni fracture, sont restés, après la naissance, dans la même situation.

La forte compression exercée sur le cerveau, en refoulant ses fibres dans un sens opposé à leur direction, suivant M. Radfort, et en gênant la circulation du sinus longitudinal, empêche la respiration et la circulation générale de s'établir d'une manière régulière, et produit quelquefois un ramollissement de l'organe et un épanchement de sang qui peuvent devenir mortels.

Il n'y a aucun remède particulier à appliquer à ces différentes lésions, que la nature se charge le plus ordinairement de guérir. Seulement, lorsqu'il paraît exister un épanchement au cerveau et de la gêne dans la circulation, il faut, en se hâtant de couper le cordon ombilical, déterminer une évacuation sanguine par ses vaisseaux béans.

Paralysie du nerf facial.

Il arrive quelquefois que les branches du forceps, par la forte compression qu'elles exercent sur les parties latérales de la tête et sur l'origine du nerf facial, déterminent une paralysie momentanée d'une partie des muscles de la face. On voit, en effet, lorsque l'enfant crie, les traits se contracter seulement d'un côté et rester immobiles de l'autre, et la paupière du côté comprimé rester immobile. Cet état n'a rien qui doive inquiéter : on voit, au bout de quelques jours, les muscles reprendre leur action et les traits leur mobilité; si cependant ce retour à l'état normal se faisait trop attendre, on pourrait frictionner légèrement le trajet du nerf facial avec une flanelle douce et de l'alcool camphré affaibli.

J'ai souvent observé cette affection passagère à la suite d'applications de forceps. M. Landouzy en a rapporté aussi, dans sa thèse, plusieurs cas observés à la Clinique.

Maladies de la peau chez les nouveau-nés.

Parmi les maladies de la peau qui affectent principalement les enfans nouveau-nés, nous mentionnerons les suivantes :

L'érythème, qui peut être produit par toute espèce d'irritans appliqués sur la peau, par le contact des matières fécales, etc. C'est, en général, une inflammation très superficielle, rarement accompagnée d'un trouble général de l'économie, et qui disparaît très facilement à l'aide de soins de propreté et de lotions émollientes.

L'érysipèle. C'est une des affections qui atteignent le plus souvent les nouveau-nés, ce qui s'explique par l'état habituel de congestion sanguine des tégumens qui a lieu chez eux. Cette éruption a plus ordinairement son siège à l'abdomen, au thorax et aux membres qu'à la face et à la tête, et peut se terminer, soit par résolution, soit par desquammation, soit aussi par suppuration du tissu cellulaire sous-cutané, et même par gangrène; elle est beaucoup moins souvent que chez les adultes accompagnée de symptômes gastriques, mais assez souvent d'entérite; enfin, elle détermine presque toujours l'accélération du pouls, la chaleur et la sécheresse de la peau, ainsi que la douleur et l'insomnie. Sa durée varie entre six à douze jours. Le traitement consiste en applications émollientes, surtout lorsque l'érysipèle tend à devenir phlegmoneux; en évacuations sanguines locales très modérées et ménagées si l'inflammation persiste à un degré trop intense; sinon la diète et les boissons adoucissantes seules doivent suffire. Il faut, enfin, combattre les symptômes de gastro-entérite, et éloigner les causes capables de produire ou d'entretenir l'irritation de la peau.

L'érysipèle, qui se développe autour de l'ombilic des nouveau-nés et qui reconnaît pour cause l'irritation que détermine souvent le travail de séparation du cordon ombilical, exige le mêmet raitement.

Pemphigus. Cette éruption bulleuse s'observe quelquefois, sur différentes parties du corps des enfans nouveau-nés, avec les mêmes caractères que le pemphigus des adultes; mais M. P. Dubois a cru observer qu'elle se rencontrait chez les nouveau-nés qui offraient aussi différens symptômes d'affection syphilitique, ou provenaient de parens syphilisés. Il semblerait donc, d'après ce professeur, que le pemphigus est chez les nouveau-nés un indice d'affection vénérienne, et qu'il réclame un traitement approprié.

Variole. Rare à la naissance. Cette maladie s'observe, cependant, dans des cas peu communs sur le corps d'enfans nouveau-nés, qui en ont été atteints dans le sein de leur mère, malade elle-même de cette éruption. Quelque singulier que paraisse ce fait, il n'en a pas moins été observé plusieurs fois par des médecins instruits et dignes de toute confiance. Du reste, les enfans qui ont apporté en sortant du sein de leur mère des traces de la variole, ont cessé d'exister avant leur naissance, ou ont vécu peu de jours après.

Ichthyose. C'est une affection congéniale de l'épiderme qui se présente sous forme de plaques un peu épaisses, séparées les unes des autres par des lignes irrégulières et peu profondes. Elles sont d'un gris sale, se détachent et laissent au-dessous d'elles l'épiderme épaissi et rugueux. Cette maladie, qui peut avoir son siége sur une seule ou sur toutes les parties du corps à-la-fois, persiste souvent plusieurs années, et ainsi ne peut pas être confondue avec l'exfoliation de l'épiderme, qui a lieu dans les premiers jours de la naissance. Le traitement consiste en bains tièdes et émolliens, en frictions légères avec l'huile d'olives ou d'amandes douces, en boissons acidulées et surtout en soins de propreté.

Vésicules syphilitiques. Lorsqu'elles sont congéniales, elles sont tendues, remplies d'une matière jaune verdâtre ou sanguinolente; mais si elles ne surviennent qu'après la naissance, elles succèdent à des plaques enflammées; elles ont habituellement leur siège aux pieds, aux mains, aux talons, aux doigts, aux orteils. Leur durée est de quelques jours, et elles laissent après elles des croûtes, des ulcères, qui se prolongent pendant long-temps et entraînent souvent la mort de l'enfant. *Des pustules* de nature syphilitique s'observent aussi chez les nouveau-nés aux fesses et au pourtour des parties génitales; elles se recouvrent de croûtes, d'écailles, ou se transforment en ulcères, et alors ceux-ci présentent tous les caractères du chancre syphilitique. Il est cependant fort difficile de distinguer ces éruptions d'autres semblables en apparence, mais qui guérissent bien plus vite, bien plus facilement et n'offrent aucun danger. Il faut donc examiner avec soin si les parens de l'enfant ne sont pas atteints de syphilis, et dans ce cas un traitement mercuriel subi par la mère serait le seul moyen qu'on devrait employer pour le traiter, ou s'il ne prenait pas le sein il serait nécessaire de mettre dans le lait qu'on lui fait boire trois ou quatre milligrammes de proto-iodure de mercure ou tout autre préparation convenable.

Gangrène des nouveau-nés.

Cette espèce de gangrène se remarque particulièrement dans les premiers instans de la vie, chez les enfans dont les appareils circulatoire et respiratoire exécutent mal leurs fonctions. Il s'opère alors une congestion, un engouement sanguin aux extrémités, qui, par suite de la stase du sang, deviennent violacées, froides, se décomposent, se sphacèlent, jusqu'à ce qu'un cercle inflammatoire vienne borner les ravages de la maladie ou que la mort en soit le résultat. — Cette gangrène débute ordinairement par les doigts des pieds ou des mains; la peau devient violacée, se tuméfie, se vide, se couvre de bulles séro-sanguinolentes qui s'excorient, et les tégumens prennent un aspect brunâtre, emphysémateux, répandant une odeur de gangrène, tandis que l'enfant, blême, immobile, respirant avec difficulté, ayant à peine la force de jeter un cri, s'éteint peu-à-peu, après avoir offert sur le corps des pétéchies scorbutiques et de l'emphysème. Il faut, dans cette maladie presque toujours rapidement mortelle, diminuer un peu la pléthore sanguine par l'application de quelques sangsues à l'anus, exercer des frictions sèches ou aromatiques sur les parties, pour activer la circulation et panser les eschares ou ulcères formés, avec le vin ou la décoction de quinquina. Ce sont les seuls moyens qu'on puisse employer; car les remèdes internes sont impossibles chez des enfans si jeunes et dont les voies digestives sont si délicates.

Œdème, ou endurcissement du tissu cellulaire chez les nouveau-nés.

L'endurcissement du tissu cellulaire chez les nouveau-nés n'est autre chose qu'un œdème simple, tout-à-fait analogue à celui qui survient chez les adultes et les vieillards ; c'est, enfin, une infiltration abondante de sérosité dans les mailles du tissu cellulaire. — Cette maladie est caractérisée par une résistance très grande d'une ou de plusieurs parties de la surface du corps de l'enfant ; ses tégumens semblent véritablement endurcis, gonflés, tendus, plus ou moins rouges, et les dépressions que produit avec peine l'application des doigts persistent pendant quelque temps. On a considéré comme pouvant être cause de cette maladie :

1° La faiblesse naturelle de l'enfant ; 2° un état de pléthore générale ou congénitale ; 3° la surabondance du sang veineux dans les tissus ; 4° l'état de sécheresse de la peau avant l'exfoliation de l'épiderme ; 5° un obstacle au cours du sang, résultant de l'abondance même de ce liquide dans l'appareil circulatoire ; 6° son regorgement dans le tissu cellulaire, auquel il fournit trop de matériaux de sécrétion ; 7° l'action sur la peau d'agens extérieurs, tels que le froid, qui, en suspendant la transpiration cutanée, favorisent l'accumulation de la sérosité dans le tissu cellulaire. — L'engorgement sanguin du foie, des poumons, du cœur, l'occlusion des ouvertures naturelles, ne sont pas des causes exclusives de cette affection, mais seulement des phénomènes concomitans.

Lorsque l'œdème est général et que la congestion séreuse est portée à un haut degré, toutes les parties où il existe du tissu cellulaire éprouvent un trouble dans les fonctions qu'elles ont à remplir ; ainsi la glotte, devenue œdémateuse, rend le cri de l'enfant pénible, aigu, étouffé. Le ralentissement de la circulation explique aisément le refroidissement que subissent les membres et l'affaissement dans lequel tombe le malade.

Quant aux indications thérapeutiques qu'exige cet état, elles consistent à combattre la pléthore par quelques évacuations sanguines, à exciter la peau par des frictions irritantes; la laine, appliquée directement sur la peau est encore un des meilleurs moyens que l'on connaisse.

L'endurcissement du tissu adipeux se présente avec ou sans infiltration générale du tissu cellulaire sous-cutané; les joues, les fesses, les mollets, le dos, en sont le siège le plus ordinaire. Il a lieu avec ou sans trouble de la circulation et de la respiration, et c'est ordinairement à l'instant de l'agonie des enfans qu'il survient. Le tissu adipeux, dans cette maladie, se trouve très ferme et figé comme du suif; ce qui arrive vraisemblablement parce que la chaleur animale a abandonné le corps de l'enfant.

Ictère des nouveau-nés.

La teinte ictérique chez le nouveau-né peut ne pas être bornée aux tégumens seuls, elle peut encore être partielle ou générale. Ainsi, on a vu le cerveau, la moelle épinière (et c'est cet état qui a été décrit par Lobstein sous le nom de kirrhonôse), les poumons, le cœur, le tube intestinal, les reins, le foie, les muscles, les tissus cellulaire et adipeux, offrir, soit isolément, soit en même temps que la peau, la coloration jaune propre à l'ictère. Mais c'est l'enveloppe cutanée qui en est le siège le plus ordinaire, soit sur une partie, soit sur la totalité de sa surface; et ce qui est remarquable, c'est que la teinte jaune succède presque toujours à la coloration rouge que présente la peau des nouveau-nés. Il paraît donc probable que l'ictère, pouvant être local, ne peut dépendre d'une cause générale, comme, par exemple, d'une maladie du foie, qui, d'ailleurs, ne se rencontre presque jamais à cet âge, et que cette teinte est causée par le dépôt du sérum du sang fortement coloré en jaune, dans certains organes où il se trouve placé dans des conditions particulières. Il faut cependant noter que l'ictère coïncide souvent avec une congestion sanguine du foie et des tégumens. Dans tous les cas, cette espèce d'ictère n'est pas une maladie et n'exige aucun traitement particulier, si ce n'est celui des complications, lorsqu'il y en a, et la nature se charge seule du soin de dissiper en peu de temps la teinte ictérique.

Leucorrhée.

On remarque assez souvent chez les petites filles un écoulement puriforme, quelquefois assez abondant, par la vulve. C'est, en général, un symptôme de fort peu d'importance et qui disparaît en quelques jours, naturellement ou par des soins de propreté seulement et des lotions émollientes. Cependant cet écoulement persiste quelquefois; dans ce cas, il faut employer les astringens en lotions et en bains. Ce n'est pas, en général, un symptôme de syphilis, comme on l'a cru pendant longtemps, et il ne faut l'attribuer à cette maladie que dans les cas où d'autres symptômes et des renseignemens positifs du côté de la mère pourraient porter à le faire croire. L'écoulement dépend, en effet, d'une irritation de la muqueuse génito-urinaire analogue à celle de la conjonctive dans l'ophthalmie des nouveau-nés.

Gangrène de la vulve.

Une maladie des organes génitaux beaucoup plus grave et qui mérite de fixer l'attention, c'est la gangrène de la vulve. Elle coïncide presque toujours avec certaines phlegmasies cutanées, telles que la variole et la rougeole; c'est une maladie très rare et qui se complique toujours de symptômes gastriques ou cérébraux plus ou moins graves. Le traitement local est le même que pour les autres espèces de gangrène et consiste en applications de poudre de quinquina, de compresses trempées dans le chlorure de chaux, etc., etc.

Gonflement et flux lactescent des seins.

Les mamelles des enfans naissans sont assez souvent le siège d'une tuméfaction causée par l'accumulation, dans la glande elle-même, d'un fluide séro-lactescent parfois abondant, et qui donne même lieu, dans certains cas rares, à l'inflammation, et par suite à l'abcès des mamelles. Mais cette turgescence n'est le plus souvent que passagère et sans danger; cependant, il est bon de couvrir les seins de cataplasmes pour éviter ces accidens.

Maladie tachetée hémorrhagique, ou hémacelinôse, et hémorrhagie des intestins.

J'ai confondu ces deux maladies, parce qu'elles sont presque toujours réunies et proviennent de la même cause. Elles s'observent chez les enfans faibles, mal nourris, dont la circulation capillaire se trouve troublée, et se présentent sous forme de taches d'un rouge violacé, circonscrites, arrondies, qui paraissent sur la surface du corps, et que l'on rencontre aussi quelquefois sur différens points ou dans toute la longueur du tube digestif. Dans ce dernier cas, il y a toujours hémorrhagie des gencives, de l'estomac, des intestins, de la vessie, etc., etc. Cependant, cette affection, ordinairement apyrétique, peut ne pas s'accompagner de ces symptômes effrayans et rester bornée à la peau. Quoi qu'il en soit, elle est assez souvent mortelle, et, si on en a le temps, il faut chercher à éloigner le danger en appliquant, par exemple, une ou deux sangsues au siège, pour diminuer la masse du sang, mais seulement lorsqu'on soupçonne que la maladie provient d'une congestion sanguine prononcée; car si elle est simple ou si l'enfant est trop débile, il faut abandonner à la nature le soin de la résolution.

Hémorrhagie par l'ombilic.

Elle peut avoir lieu chez un enfant qui vient de naître, soit par le défaut de ligature du cordon, soit parce que celle-ci s'est relâchée, soit enfin parce que des tractions violentes ont arraché le cordon tout près de l'ombilic. Elle offre, on le pense bien, une certaine gravité, et exige qu'on y remédie au plus tôt, ou par la ligature, ou par la compression, c'est-à-dire en attachant au-dessus de la plaie de la charpie et des compresses graduées maintenues par une bande.

Ophthalmie purulente des nouveau-nés.

L'impression d'un air froid, le séjour et l'accumulation des enfans dans un lieu mal aéré, la malpropreté, la longueur et la difficulté de l'accouchement, ainsi que la compression de la tête de l'enfant, l'influence épidémique si manifeste dans les hôpitaux, enfin, une blennorrhagie syphilitique existant chez la mère, peuvent être les causes principales de l'ophthalmie chez les enfans nouveau-nés. — Cette maladie peut se montrer dès le deuxième ou le troisième jour de la naissance. — Au premier degré, elle n'est caractérisée que par une légère rougeur et la tuméfaction peu considérable des paupières, qui, cependant, sont très sensibles à la pression. L'enfant ne peut supporter la lumière, ferme les yeux et tourne la tête du côté opposé où elle se trouve.

Mais si l'irritation est abandonnée à elle-même, elle passe bientôt au second degré. Alors la rougeur, la douleur, la tuméfaction augmentent d'intensité, et la suppuration s'établit. La conjonctive oculaire s'enflamme, se boursoufle, se couvre de granulations, et les replis qu'elle forme donnent lieu à un ectropion plus ou moins prononcé lorsque l'enfant crie. La suppuration, qui devient de plus en plus abondante varie pour la couleur, du blanc jaunâtre au vert et se trouve quelquefois mélangée avec du sang. Lorsque l'inflammation s'est étendue sur le globe de l'œil, elle y détermine plusieurs lésions qui peuvent même entraîner la perte totale de l'organe. La plus commune est l'inflammation de la cornée, ou kératite, qui peut produire, 1° l'opacité de cette membrane, opacité qui se dissipe assez ordinairement lorsque l'inflammation a cédé; 2° le ramollissement beaucoup plus grave et encore assez fréquent. La cornée perd son poli, ordinairement vers son centre, offre dans un point une teinte grisâtre et un peu brune, se perfore et laisse écouler l'humeur aqueuse, le cristallin et l'humeur vitrée. Alors l'œil s'affaisse et la vision est perdue; 3° l'ulcération qui survient ordinairement au niveau des parties opaques de la cornée, présente des bords tuméfiés, un peu saillans et assez réguliers. Elle donne lieu, par suite, aux mêmes accidens.

L'ophthalmie présente donc un pronostic d'autant plus grave que l'inflammation s'étend davantage vers le globe de l'œil et intéresse un plus grand nombre de ses parties. A l'état simple, sa durée est de quelques jours seulement; elle est très longue lorsque la maladie est plus profonde. Dans le premier degré de l'ophthalmie le lait seul de la nourrice, instillé entre les paupières de l'enfant, suffit. Mais, quand la suppuration s'est établie, le premier but qu'on doit se proposer dans le traitement de cette maladie, est de combattre l'inflammation, si elle est violente, par l'application d'une sangsue à l'angle externe de chaque œil; mais il est rare qu'on soit obligé de recourir à ce moyen; les lotions avec l'eau de guimauve et l'eau de roses suffisent le plus ordinairement. Il faut aussi faire usage d'un collyre avec le nitrate d'argent (cinq, dix centigrammes, et plus, par trente grammes d'eau), c'est le moyen le plus efficace pour faire avorter l'inflammation et pour s'opposer à ses fâcheuses conséquences. On doit faire pénétrer plusieurs gouttes du dernier collyre entre les paupières, deux ou trois fois par jour. Enfin, il est indispensable de soustraire les yeux de l'enfant à la lumière, surtout dans les ophthalmies graves, en lui couvrant le visage d'un voile, en le couchant du côté opposé au jour et en entourant son berceau de rideaux verts et épais.

Une dame qui habite mon quartier fit voir à M. P. Dubois un enfant affecté d'une ophthalmie purulente, et chez lequel on s'était contenté de lotions avec l'eau de guimauve. Un œil était déjà entièrement perdu. M. Dubois me chargea de donner à cette pauvre enfant les soins convenables, et à l'aide du collyre au nitrate d'argent, je fus assez heureux pour sauver l'autre œil.

En général, on ne porte pas en ville assez d'attention à combattre cette affection, qui, abandonnée à elle-même, peut souvent avoir les plus funestes conséquences.

Stomatite avec altération de sécrétion, ou muguet (1).

Le muguet est caractérisé par la concrétion du mucus à la surface des membranes muqueuses enflammées, soit que ces membranes aient un épithélium, soit qu'elles n'en aient pas. Cette concrétion peut s'observer dans la bouche, l'œsophage, l'estomac, l'intestin grêle et le gros intestin. Il ne sera question ici que du muguet de la bouche.

Le muguet se montre sous trois aspects différens : 1° sous forme de points blancs très petits, épars sur la langue et les parois de la bouche; 2° sous celle de lambeaux plus ou moins larges; 3° sous forme d'une membrane qui recouvre toute la langue ou s'étend sur d'autres parties de la cavité buccale.

Cette excrétion est ordinairement précédée d'une inflammation érythémateuse des mêmes parties, à la suite de laquelle surviennent de petits points blancs qui ont toujours leur siège à la surface de l'épithélium. Bientôt les points blancs se réunissent pour s'étendre sous forme d'une membrane qui s'exfolie peu-à-peu pour se reproduire encore. Le muguet pointillé occupe ordinairement la pointe de la langue; par plaques, il se remarque sur la face interne des lèvres et des joues; en membrane, il a pour siège de prédilection la base de la langue et le voile du palais.

Les causes présumées du muguet sont : la première enfance, une mauvaise alimentation, le rassemblement de beaucoup d'enfans dans un même lieu, surtout la constitution particulière à chaque individu, qui le dispose aux inflammations des membranes muqueuses, la débilité, la qualité du lait de la nourrice, les efforts répétés de succion que l'enfant est obligé de faire quelquefois. Cette maladie n'est pas considérée comme contagieuse; elle ne s'accompagne que de fort peu de fièvre chez les très jeunes enfans; la peau est chaude et sèche, la soif ardente; mais elle se complique très souvent de l'inflammation

(1) Voyez pour plus de détails C. Billard, *Traité des maladies des enfans*, Paris, 1837, in-8, pag. 223. — Valleix, *Clinique des maladies des enfans nouveau-nés*, Paris, 1838, in-8, pag. 202.

de l'appareil digestif, et c'est ce qui rend le muguet si souvent fatal aux enfans.

Traitement. Lorsque le muguet est simple, il faut se contenter de laver la bouche de l'enfant plusieurs fois par jour avec un pinceau imbibé d'eau de guimauve et de miel rosat, à laquelle on peut ajouter plus tard un quart de la liqueur de Labarraque ou de sous-borate de soude, ou un peu de sulfate d'alumine. Si la maladie est compliquée d'une phlegmasie du tube digestif ou de quelqu'autre organe important, il faut combattre celle-ci par des moyens appropriés. Il faut aussi changer l'enfant d'air, améliorer son alimentation et éloigner toutes les causes qui pourraient entretenir l'affection.

Stomatite folliculeuse, ou aphthes.

Les aphthes ne sont autre chose qu'une inflammation des follicules mucipares de la membrane muqueuse, soit de la bouche, soit du reste du tube digestif.

Les follicules muqueux, d'abord engorgés, enflammés, laissent bientôt sortir une matière blanchâtre par une déchirure de leur point central, qui s'ulcère promptement. Ces petites ulcérations superficielles ont des bords tantôt arrondis, tantôt taillés à pic, et sécrètent une matière pultacée, blanche, qui finit par se détacher.

Les aphthes occupent ordinairement la face interne des lèvres, des joues, le sommet des gencives, le frein et les côtés de la langue. S'ils sont nombreux et rapprochés, leurs bords se confondent et la matière forme une couche plus ou moins large, assez analogue à celle du muguet, dont cependant on peut la distinguer en tenant compte du développement des follicules enflammés et des solutions de continuité qu'on y remarque, et qui n'existent pas dans le muguet.

Les aphthes s'observent particulièrement chez les enfans débiles, pâles, lymphatiques, mal nourris, respirant un air vicié.

Les symptômes généraux sont presque nuls; la peau est chaude et sèche, et la fièvre ne s'observe que chez les enfans un peu avancés en âge. Mais si les aphthes sont nombreux et s'ils se propagent dans l'œsophage et le reste du tube digestif, ce qui a lieu le plus fréquemment, on voit l'enfant pâlir, maigrir, être pris de vomissemens, de diarrhée, enfin, de tous les symptômes de la gastro-entérite.

Le traitement ne diffère pas de celui qui a été conseillé pour le muguet.

Deux autres espèces de stomatites peuvent affecter les jeunes enfans : ce sont l'ulcéreuse et la gangréneuse. Nous ne la décrirons pas ici, car elles s'observent ordinairement à une époque beaucoup plus éloignée de la naissance.

Principaux symptômes des maladies des voies digestives chez le nouveau-né.

Vomissemens. Le vomissement ou mieux la régurgitation d'une partie du lait, n'a en général rien de fâcheux; l'estomac ne se débarrasse ainsi que d'un superflu. Mais des vomissemens glaireux et qui font rejeter la totalité des alimens causent bientôt le dépérissement de l'enfant : ils peuvent dépendre d'une mauvaise nourriture, d'une œsophagite, d'une gastrite, d'une entérite ayant surtout pour siège la région iléo-cœcale, de l'interruption du cours des matières fécales, d'un ramollissement de la muqueuse, et exigent le traitement approprié à ces différentes maladies lorsqu'elles sont bien caractérisées; mais le plus ordinairement, le changement seul de nourriture ou l'emploi d'un peu de magnésie, d'un léger laxatif, suffisent pour les dissiper.

Diarrhée. Elle n'est pas un signe constant d'entérite; elle peut être produite par une véritable indigestion intestinale, une mauvaise nourriture, un lait trop ancien, l'état de gestation ou les affections de la nourrice, un sevrage trop précipité et des alimens solides donnés prématurément, par un état d'irritation et une augmentation de sécrétion de l'appareil folliculeux, enfin par une colite ou une entérite. Elle varie sous le rapport de la couleur et de la consistance des matières : la diarrhée jaune, écumeuse et fluide est très souvent accompagnée d'inflammation; la diarrhée blanche et muqueuse est la plupart du temps produite par une augmentation de sécrétion des follicules mucipares; mais, en général, les selles vertes sont regardées comme des signes d'inflammation gastro-intestinale assez vive. Ce symptôme s'accompagne presque toujours de rougeurs aux environs de l'anus, qu'il y ait ou non inflammation des intestins.

Le sirop de gomme, les cataplasmes émolliens et arrosés d'huile, les lavemens de mauve, l'eau de fleurs d'oranger, de tilleul, les bains entiers, suffisent dans la plupart des cas pour calmer la diarrhée. Si les signes d'irritation intestinale sont bien évidens et résistent à ces moyens, il faut appliquer une sangsue soit à l'estomac, soit à l'anus, suivant l'indication. Dans la diarrhée chronique au contraire et qui s'accompagne d'une fièvre hectique, qui fait en peu de temps dépérir et mourir les enfans, il convient souvent d'employer quelques toniques et les astringens; mais ce à quoi il faut s'attacher surtout, c'est à éloigner les causes de la maladie, à changer l'enfant de lieu, à lui donner une nourriture plus saine, plus appropriée à son état et à son âge.

Coliques. Elles sont produites par les mêmes causes que la diarrhée, et peuvent être spasmodiques ou dépendre d'une inflammation, d'une invagination intestinale, d'une imperforation de l'anus, de la distension des gaz pendant l'inflammation, ou lorsque cet état pathologique n'existant plus, les alimens séjournent dans les intestins, sans être digérés. On reconnait les coliques aux cris, à l'agitation des enfans, à leurs contorsions qui redoublent par intervalles, selon que les tranchées augmentent, et enfin à l'évacuation des matières de la diarrhée. Elles exigent le même traitement que ce dernier symptôme.

Tension du ventre. Elle a lieu très souvent dans l'entérite et dans ce cas s'accompagne de douleurs à l'abdomen et est continue, ce qui la distingue de la distension momentanée des intestins par des gaz, lorsqu'ils sont dans un état spasmodique, état qui cesse bientôt quand les gaz s'échappent au dehors.

Les *éructations* sont rarement fâcheuses: elles dépendent souvent de repas trop fréquens et trop copieux, et indiquent une mauvaise digestion lorsqu'elles sont abondantes et répétées.

Un fait digne de fixer l'attention, c'est que, chez les jeunes enfans, les maladies du tube digestif ne s'accompagnent pas de phénomènes de réaction à beaucoup près aussi tranchés que chez les adultes. Ainsi, la fièvre est rare chez eux et le pouls, dans beaucoup de cas, devient au contraire plus faible; la chaleur de la peau seule est augmentée. Cette remarque est d'autant plus importante, que c'est le tube digestif qui, à cet âge de la vie, est le siège du plus grand nombre des maladies qui les entraînent au tombeau.

Hernies congénitales de l'abdomen.

Ces hernies peuvent se faire, ou par les ouvertures naturelles, ou par des espaces laissés libres par l'imperfection des parois abdominales.

Hernie ombilicale. Elle peut se montrer au moment même de la naissance ou peu de temps après, et dépend de ce que l'anneau aponévrotique, qui est destiné à circonscrire et resserrer la base du cordon ombilical, est trop lâche ou n'existe pas. Alors une ou plusieurs anses d'intestins viennent se loger dans l'espèce d'épanouissement que forme le cordon à son insertion, et former une hernie dont les enveloppes sont constituées par la peau, le tissu cellulaire et le péritoine. Deux moyens ont été conseillés pour combattre cette hernie.

La ligature de Desault, qui consistait à refouler l'intestin et à lier les tégumens près de l'abdomen (procédé abandonné depuis à cause de ses insuccès), et *la compression* qui se pratique en appliquant sur l'ombilic des compresses graduées, que l'on maintient à l'aide d'un bandage de corps pendant les premiers jours, et que l'on remplace plus tard par un bandage approprié, ce qui suffit souvent pour faire disparaître la hernie.

Hernie inguinale congénitale. On sait que lorsque les testicules viennent à descendre dans le scrotum, chez l'enfant près du terme ou après la naissance, ils entraînent avec eux une portion du péritoine, en forme de cul-de-sac, dont l'ouverture abdominale s'oblitère bientôt au niveau de l'anneau : si cette oblitération n'a pas lieu, la portion d'intestin peut, soit en même temps que le testicule, soit plus tard, et par suite des efforts de l'enfant, descendre dans le scrotum et former une hernie inguinale. Il est fort important de ne pas confondre le testicule qui ne descend parfois qu'après la naissance, où se trouve alors à l'anneau inguinal avec la portion d'intestins herniés, et bien s'assurer de la nature, du volume, de la présence de l'un et de l'autre; car, on conçoit dans quelle erreur grave on serait entraîné pour le traitement et les accidens qui en seraient le résultat.

Il faut, lorsqu'on s'est assuré qu'une anse intestinale ou une partie d'épiploon est descendue dans le scrotum, chercher à les réduire en les refoulant doucement à travers l'anneau inguinal; puis, chez les très jeunes enfans, appliquer un bandage provisoire, peu compressif, fait avec des bandes et des compresses que l'on changera souvent, afin d'éviter l'irritation de la peau; et, enfin, laisser un petit bandage à demeure aussitôt que l'âge et la propreté de l'enfant le permettent.

Le point compressif doit, surtout, porter sur l'ouverture de l'anneau inguinal, il détermine, quelquefois, l'adhérence des feuillets du péritoine et l'occlusion de l'anneau lui-même.

Notons ici que l'on a vu, quoique fort rarement, chez les petites filles, un des ovaires former hernie à travers un des anneaux inguinaux.

Hydrocèle congénial. La non-oblitération du sac péritonéal, qui descend avec le testicule, peut donner lieu à l'accumulation d'une certaine quantité de sérosité dans ce sac, ce que l'on reconnaît à la forme régulièrement arrondie qu'il affecte à la fluctuation qu'il présente, à la transparence que l'on remarque à travers les tuniques du testicule, et surtout à la facilité avec laquelle on fait refluer le liquide dans l'abdomen, signes qui empêchent de confondre cette maladie avec une hernie. Le traitement consiste à refouler le liquide dans l'abdomen, et à exercer une compression sur l'ouverture de l'anneau pendant quelque temps, ou bien suivant le procédé de Dessault à comprimer l'anneau, puis à pratiquer la ponction et l'injection d'après la méthode ordinaire.

Chute du rectum.

Les efforts que fait l'enfant lorsqu'il crie ou respire avec peine, la constipation, ou des selles abondantes et dures rendues tout d'un coup ; enfin, la fréquence des déjections alvines déterminées ou non par un purgatif, tendent à pousser au dehors l'extrémité inférieure de l'intestin rectum, dont la membrane interne, peu adhérente aux deux autres par un tissu cellulaire lâche, se détache peu-à-peu et vient faire saillie en dehors de l'anus. Il faut tâcher d'abord de faire rentrer la membrane muqueuse sortie en la refoulant avec les doigts enduits de beurre ou de cérat; puis, il faut maintenir la tumeur réduite avec des compresses imbibées d'eau froide, et d'un bandage en T appliqué par dessus. Si l'infirmité persiste, on est contraint de prendre la précaution de soutenir le pourtour de l'anus chaque fois que l'enfant va à la selle, et de faire, de temps en temps, sur la tumeur des lotions avec une solution de sulfate d'alumine ou de zinc, d'eau de chaux, d'astringens enfin, et de toniques qu'il est néanmoins nécessaire d'aider par l'application du bandage.

Principaux vices de conformation chez les enfans nouveau-nés.

Absence de la peau. La peau peut manquer sur une ou plusieurs parties du corps; mais son absence a presque toujours lieu en même temps que celle de la partie qu'elle recouvre. Cette monstruosité reconnait deux causes : ou bien la peau a primitivement existé et elle a été détruite par une désorganisation commune dans l'anencéphalie, le spina-bifida; ou elle n'a jamais existé, parce que les parties auxquelles elle devait servir de tégument ont été arrêtées dans leur développement.

Excroissances. L'enveloppe tégumentaire peut, au contraire, quelquefois présenter des excroissances, particulièrement à la face, sur le tronc et les membres; il est convenable, dans le cas où elles offrent trop de saillie, de les enlever de bonne heure. Du reste, ce n'est pas ici le lieu de décrire en détail tous les vices de conformation que peut présenter la peau.

Astomie, ou *absence de la bouche*. Ce vice de conformation a lieu lorsque les os de la face ont été arrêtés dans leur développement, et surtout lorsque la mâchoire inférieure vient à manquer. L'enfant ne peut vivre avec cette difformité irremédiable et ne tarde pas à succomber.

Atrésie, ou *oblitération de la bouche*. L'adhérence des lèvres, ou l'absence de l'ouverture antérieure de la bouche, est très rare et exige qu'on y remédie en pratiquant une incision d'une grandeur suffisante à l'endroit où devrait se trouver la bouche, et en empêchant la cicatrisation des deux bords de la plaie.

Bec-de-lièvre. Les deux lèvres, et plus spécialement la supérieure, offrent quelquefois chez l'enfant naissant des divisions congénitales situées, soit sur la partie moyenne, soit sur les parties latérales du raphé. Ce vice de conformation peut consister en un commencement de division, une division complète, ou l'absence d'une partie assez considérable de la lèvre et de l'arcade alvéolaire supérieure. — Lorsque la division labiale est unique, elle est presque toujours située sur le côté du raphé; si elle est double, elle existe de chaque côté, et alors les ailes du nez sont plus ou moins tirées en dehors. Très souvent elle s'accompagne de la division du bord alvéolaire, soit d'un seul, soit des deux côtés, ordinairement entre la seconde incisive et la canine.

Division du palais. La voûte palatine et le voile du palais peuvent offrir aussi une séparation plus ou moins considérable sur la ligne médiane. — Ces difformités, qui reconnaissent pour cause, suivant les physiologistes, un arrêt de développement des parties, réclament des opérations chirurgicales, car le bec de lièvre gêne beaucoup la succion et la préhension du mamelon, et la division du voile du palais rend la déglutition très difficile et même dangereuse. Cependant, pour soumettre l'enfant à l'opération du bec-de-lièvre ou de la staphyloraphie, il faut attendre qu'il ait quelques mois, et le nourrir jusque-là en lui donnant le sein, ou à boire à la cuillère ou au biberon, en le tenant dans une position verticale, surtout s'il est atteint de division du voile du palais.

Le filet. La longueur du frein de la langue, vulgairement appelé *filet*, entrave les mouvemens de cet organe et empêche la succion; il faut donc, lorsqu'on voit que cette gêne a lieu, soulever la langue avec l'aile d'une sonde cannelée et couper le filet avec les ciseaux, mais en évitant de prolonger la section trop loin, et surtout en dirigeant la pointe des ciseaux en bas et en s'éloignant le plus possible de la base de la langue, afin d'éviter les veines ranines. Je me contente le plus ordinairement de faire sur le frein de la langue une très légère section, puis je présente l'enfant immédiatement au sein; les efforts de succion achèvent de délier cet organe. Rarement j'use de la sonde cannelée : le médius et l'index de la main gauche, avec la pulpe desquels je relève la langue, m'ont paru bien plus propres à maintenir cette langue si mobile et qui tend toujours à échapper à la sonde. Si l'hémorrhagie qui survient quelquefois par suite de la division des vaisseaux devient inquiétante, on cautérise l'ouverture béante de ceux-ci avec le nitrate d'argent ou un stylet rougi au feu.

Imperforation de l'anus. L'extrémité inférieure du tube intestinal peut offrir une oblitération complète qui résulte de l'imperforation de la peau au niveau de l'anus, et alors le rectum se termine en cul-de-sac à sa partie inférieure, ou bien une partie ou la totalité de cet intestin manque. Dans le premier cas, il contracte des adhérences avec le sacrum; dans le second, c'est l'extrémité inférieure du colon qui forme un cul-de-sac et adhère au sacrum près l'angle sacro-vertébral. Il ne faut pas croire, cependant, que l'imperforation de l'anus accompagne toujours l'imperforation ou l'absence du rectum. Cet orifice existe parfois chez des enfans dont le rectum est oblitéré. Aussi est-ce une circonstance à laquelle il faut faire la plus grande attention lorsqu'on remarque des signes de rétention des matières fécales. Dans le cas où le rectum existe, mais où l'anus est imperforé, il suffit, pour donner issue au méconium, de faire une ponction avec un bistouri droit dans le point où l'anus doit exister, et au sommet de cette petite tumeur qui proémine à chaque effort fait par l'enfant. Puis il faut empêcher la cicatrisation de la plaie extérieure au moyen de mèches de charpie.

Mais quand le rectum est oblitéré dans une grande partie de son étendue, l'opération, fort difficile, dangereuse, est rarement couronnée de succès : on n'a à choisir qu'entre l'établissement d'un anus artificiel à la partie antérieure de l'abdomen, ou dans le lieu même où l'anus devrait exister. La première opération est plus facile, mais l'infirmité dégoûtante qu'elle laisse après elle doit faire donner la préférence au procédé de M. Amussat.

Je conduisis à M. Amussat un jeune enfant chez lequel cette imperforation existait, et cet habile chirurgien pratiqua une de ces opérations hardies qui seules, à mon avis, doivent être tentées dans un cas semblable. Elle consiste à établir artificiellement un anus dans le lieu où cet orifice naturel devrait être placé. Pour cela, après avoir disséqué les parties jusqu'à l'intestin, il attira celui-ci, l'ouvrit, et le fixa au pourtour de l'orifice anal, à l'aide de quelques points de suture. M. Amussat compte déjà un succès, mais l'enfant dont je parle, qui fut opéré le second, succomba. On comprend combien, malgré ses dangers, cette opération est préférable à l'établissement d'un anus artificiel, qui voue le malheureux qui le porte à une vie misérable. En effet, ou l'enfant succombe, ou bien, si on le rachète à la vie, il ne la páiera pas par un supplice de tous les instans

Persistance du trou de Botal. La persistance de l'orifice inter-auriculaire du cœur et du canal artériel ne produit pas d'accidens particuliers pendant les premiers jours de la vie extrà-utérine, parce que la qualité du sang, à cette époque, est en rapport avec le besoin des organes; mais s'il existe en même temps une pléthore sanguine considérable, ce vice de conformation, joint à l'impossibilité ou à l'extrême difficulté de l'établissement de la respiration, produit quelquefois la cyanose par défaut d'oxygénation du sang. Ce défaut peut, néanmoins, avoir lieu aussi sans la persistance du trou de Botal, et lorsque le sang, en traversant les poumons, n'y subit pas les modifications vitales nécessaires. Dans l'incertitude où l'on se trouve alors sur la cause de la cyanose, il faut agir comme si elle dépendait d'une congestion sanguine vers le cœur et les poumons, tenir l'enfant près d'un feu clair, et frotter doucement la tête et tout le corps avec du linge fortement chauffé.

Vices de conformation de la moelle épinière.

L'*amyélie*, ou absence complète de la moelle coïncide toujours avec celle du cerveau. Dans le cas d'anencéphalie, le cordon rachidien se trouve brusquement tronqué au niveau du quatrième ventricule; la protubérance annulaire existe encore, de telle sorte que le cœur et les poumons, qui reçoivent l'influence des nerfs qui partent du bulbe rachidien ou de l'extrémité supérieure de la moelle, peuvent fort bien exécuter leurs fonctions pendant quelques heures.

L'*hydrorachie* consiste en une ou plusieurs tumeurs situées le long de la colonne vertébrale, au niveau de l'écartement des apophyses épineuses, et résulte d'une accumulation de sérosité contenue dans un sac formé par la peau et les méninges. La tumeur, oblongue, molle, disparaissant par la pression, peut être située sur différens points du rachis; tantôt la peau qui la recouvre est intacte, et on ne la distingue que par la fluctuation et la sensation d'écartement des vertèbres, alors les enfans peuvent vivre fort long-temps avec elle; tantôt la peau est très mince, transparente, marbrée, et ne tarde pas à s'ulcérer et à donner issue au liquide; tantôt, enfin, la tumeur est ouverte, les bords sont ulcérés, fongueux, durs, appliqués contre les bords de la bifurcation vertébrale, et le fluide épanché s'écoule en quantité variable Ces deux dernières variétés sont plus communes que la première. Dans ces cas, l'inflammation des méninges survient promptement et cause la mort. Ainsi, les symptômes du spina-bifida sont ordinairement nuls tant que la tumeur n'a pas de communication avec l'air et ne comprime trop fortement ni la moelle ni le cerveau. Il faut donc bien se garder de l'ouvrir, et se contenter d'exercer dessus une compression douce et graduelle.

Vices de conformation du crâne et du cerveau.

L'*acéphalie*, ou absence complète du cerveau, ne se rencontre que lorsque la tête, la face et la partie supérieure du cou manquent en même temps.

L'*anencéphalie* consiste dans l'absence d'une partie du cerveau, avec ou sans absence de la cavité crânienne; elle présente plusieurs degrés : ou les hémisphères cérébraux sont atrophiés, ou le cervelet seul et les couches optiques existent, ou bien, et c'est le cas le plus ordinaire, le crâne et le cerveau manquent en même temps, et le front se termine au niveau des rebords orbitaires, donnant ainsi à la tête de l'enfant l'aspect de celle d'un animal.

L'*hydrocéphale congéniale* se distingue le plus ordinairement par le développement quelquefois considérable de la masse cérébrale et des os du crâne, causée sans doute par une inflammation des méninges, une sécrétion très abondante de leur sérosité, soit à l'intérieur, soit à l'extérieur des ventricules, ou une sorte d'hypertrophie nutritive. L'hydrocéphale coexiste souvent avec l'hydrorachis. L'enfant présente alors une ou plusieurs tumeurs le long de la colonne vertébrale, avec une tête volumineuse. La maladie ne donne lieu à aucun symptôme morbide; lorsqu'elle est peu considérable, elle reste parfois stationnaire jusqu'à une époque assez avancée de la vie, et détermine même une activité singulière de l'intelligence chez les enfans; mais si dans les hydrocéphales volumineuses la maladie augmente, cette activité est remplacée par un état de destruction de l'organe cérébral et d'anéantissement, que la mort suit de près.

On a conseillé contre l'hydrocéphale les frictions mercurielles, mais elles ne doivent avoir une utilité réelle que lorsqu'il se développe des symptômes de méningite aiguë ou chronique. Il serait bon aussi d'employer les bains, les dérivatifs sur le tube digestif, les révulsifs aux extrémités, les diurétiques, etc., etc. Quant à l'hydrocéphale stationnaire, elle ne demande que des soins hygiéniques, et surtout l'éloignement de toute excitation cérébrale.

Encéphalocèle. Il existe parfois entre les os du crâne des intervalles plus ou moins considérables, qui dépendent ou de ce qu'il y a chez eux un arrêt de développement, ou de ce que le cerveau, proportionnellement trop volumineux, comme dans l'hydrocéphale, empêche leur rapprochement. Alors on voit cet organe faire une véritable hernie à travers les fontanelles écartées. On reconnaît la nature de la tumeur à sa mollesse, à son volume moins considérable que celui du céphalæmatôme, à la forme générale du crâne, à l'écartement de ses os, et surtout à la situation de la hernie, qui occupe toujours un point correspondant à l'une des fontanelles, principalement à l'antérieure et supérieure. Ce diagnostic est important, afin de ne pas confondre cette maladie avec une tumeur sanguine du crâne, dans laquelle on serait tenté de plonger le bistouri, ce dont il faut bien se garder ici; la compression même serait nuisible, et on doit se borner à couvrir modérément la tumeur et à la protéger contre les chocs extérieurs Du reste, cette maladie coexiste presque toujours avec l'hydrocéphale, et entraîne tôt ou tard la mort de l'enfant.

CHAPITRE III.

CHOIX D'UNE NOURRICE.

Pour qu'une nourrice remplisse toutes les conditions qu'on doit exiger de la femme à laquelle on confie un enfant nouveau-né, il faut : 1° qu'elle soit jeune, née de parens sains, qu'elle soit d'une bonne santé, qu'elle ait de belles dents, qu'elle soit bien développée, que ses seins soient assez prononcés, parsemés de veines bleuâtres, et que les bouts en soient bien formés, qu'elle soit alerte, propre, d'un bon caractère, et qu'elle ne soit pas d'un esprit trop fin, ni surtout trop obtus; enfin, qu'elle ne soit pas trop impressionnable, trop nerveuse. Si elle habite chez elle, qu'elle soit heureuse en ménage et qu'elle ait une habitation saine : la femme de campagne est celle qui remplit le mieux ces différentes conditions; non pas qu'on soit toujours assez heureux pour les trouver réunies toutes chez la même femme, mais parce que sa manière de vivre et les conditions hygiéniques dans lesquelles elle se trouve la rapproche le plus du type que l'on doit toujours se proposer de rencontrer.

On ne saurait croire combien il est important de ne pas confier légèrement un enfant à une femme étrangère, et quelles conséquences funestes peut avoir pour l'homme sa première éducation physique.

Age de la nourrice.

Autant que possible, la nourrice doit être âgée de vingt à vingt-cinq ans, trente ans même; avant cette époque, sa constitution résisterait moins facilement aux fatigues et à l'épuisement que détermine souvent l'allaitement; et plus on s'éloignera de l'âge de vingt-cinq ans, surtout si on dépasse trente, moins la femme aura conservé les qualités qui la rendent propre à nourrir. La sécrétion du lait est moins abondante; ce liquide est aussi de moins bonne qualité. Cependant, s'il n'est pas raisonnable de choisir une nourrice qui ait dépassé trente ans, une mère bien conservée, qui déjà a nourri plusieurs enfans, peut très bien dans ces conditions donner le sein à son propre enfant. J'ai sous les yeux un exemple très remarquable de ce fait.

Constitution de la nourrice.

La nourrice doit être exempte de toute affection aiguë ou chronique; on doit rejeter celles qui sont maigres, d'une trop grande stature, dont la poitrine n'est pas évasée et bien développée, dont l'extrême blancheur de la peau, coïncidant avec la couleur foncée des cheveux, la largeur des mâchoires, la grandeur des yeux, ferait craindre un tempérament lymphatique.

La femme brune au contraire, dont les cheveux seront châtains, dont la peau sera plus ou moins colorée, excepté aux mamelles qui doivent toujours être blanches, remplit les conditions désirables. Elle est, en général, d'un esprit réfléchi et douée d'une énergie physique et morale précieuse dans une nourrice.

Celle qui est blonde ne doit pas être rejetée, tant s'en faut, surtout si sa peau est colorée, si tout, dans son extérieur, annonce la santé et la vie; une nourrice de ce tempérament est tout aussi apte à donner le sein qu'une femme brune; car il faut bien se garder de considérer toutes les blondes comme étant lymphatiques : c'est un préjugé contre lequel on ne saurait trop s'élever. J'ai vu tant de femmes blondes, qui n'étaient pas le moins du monde lymphatiques, faire de très beaux élèves, et tant de brunes lymphatiques au sein desquels les enfans dépérissaient, que je demeure convaincu non pas que le tempérament lymphatique est plus fréquent chez les brunes que chez les blondes, mais qu'il se rencontre aussi bien chez les unes que chez les autres, et que bien souvent on choisit une nourrice lymphatique, la croyant bonne parce qu'elle est brune; tandis qu'on rejette une blonde qui eût été bien plus propre à donner le sein.

De l'âge du lait.

Le lait d'une nouvelle accouchée est celui qui doit être préféré pour l'enfant qui vient de naître. En effet, le colostrum qu'il contient facilite l'évacuation du méconium; puis, par sa consistance, le premier lait est plus en rapport avec les besoins de l'enfant et ses facultés digestives; mais à côté de ces avantages se rencontrent bien des inconvéniens pour la nourrice sur lieu surtout. Ainsi, la nourrice, nouvelle accouchée, n'est pas souvent assez bien remise de sa couche pour donner à l'enfant d'une manière suivie tous les soins qu'il réclame en naissant.

La fatigue ôte à son lait ses bonnes qualités : aussi est-il bon, dans l'intérêt de l'une et de l'autre, de prendre une nourrice qui soit accouchée au moins depuis six semaines.

Un lait d'un an et plus n'a plus les qualités qui conviennent au nouveau-né, et à ce sujet, il ne faut pas croire avec les bonnes femmes que le jeune nourrisson rajeunit le lait.

Des qualités du lait.

Il ne me paraît pas possible de constater ni par l'analyse chimique, ni par l'examen microscopique, les qualités du lait, et en cela je partage complètement les opinions de M. le docteur Maigne. Dès qu'une nourrice a du lait en abondance, qu'il sort facilement, qu'il paraît avoir quelque consistance, on est en droit d'espérer légitimement que le lait de la nourrice est d'une bonne qualité; mais c'est surtout l'état sanitaire de l'enfant, son accroissement, sa coloration, qui peuvent éclairer la question. J'ai vu souvent à la Clinique des femmes regardées comme bonnes nourrices à la suite d'un examen microscopique, et qui n'ont pu réussir à élever leurs propres enfans. Cet examen, auquel quelques médecins attachent une grande importance, peut avoir cependant quelques avantages, mais il me paraîtrait souvent propre à induire en erreur, si on ne tenait d'ailleurs compte des autres qualités de la nourrice. Il m'est arrivé de faire analyser, par un homme qui s'occupe beaucoup de ces investigations, le lait d'une phthisique, et qui, sur l'inspection microscopique, fut jugé d'une excellente qualité.

De l'état des dents.

De belles dents sont, en général, l'indice d'une bonne santé; cependant, cette règle souffre des exceptions, et l'on voit journellement des femmes qui ont de fort belles dents ne réunir aucune des autres conditions qui caractérisent une bonne nourrice ; d'autres, au contraire, dont les dents sont mauvaises et dont la santé est parfaite. En effet, diverses affections locales peuvent détériorer les dents, sans que cela dépende d'un vice de la constitution.

Dans certains pays, la qualité des eaux influe singulièrement sur l'état des dents. Cependant, on doit généralement refuser une nourrice dont les dents sont mauvaises, parce que son haleine est souvent fétide, ses digestions sont laborieuses, la mastication étant imparfaite, et les douleurs que fait éprouver la carie des dents dérangent souvent sa santé.

La nourrice ne doit pas être réglée.

Quoiqu'on ait vu souvent d'excellentes nourrices qui étaient réglées, cependant, cette circonstance seule devrait faire rejeter une nourrice qui, d'ailleurs, remplirait toutes les autres conditions.

En effet, tout le temps que dure la menstruation la nourrice est le plus souvent souffrante, il existe chez elle un malaise général, qui influence le lait d'une certaine manière le plus ordinairement. L'enfant éprouve des coliques, ses garde-robes deviennent verdâtres, et ces accidens se renouvellent régulièrement à chaque époque menstruelle.

Conseils à donner à la nourrice par rapport à elle et à l'enfant qu'elle allaite.

L'allaitement doit être cessé dès que la nourrice devient enceinte, non que le lait devienne pour l'enfant un poison comme le croit le vulgaire, mais parce qu'il diminue de quantité et de qualité.

La nourrice ne doit pas confier son enfant, pour l'allaiter, à une femme étrangère, dont l'état de santé ne lui est pas connu, car l'enfant peut être infecté par le contact du sein d'une femme syphilisée. De même, elle ne devra pas donner le sein à un enfant étranger dont la santé serait douteuse, et qui serait né de parens malportans, dans la crainte d'une infection communiquée par la bouche de l'enfant. En vain on niera la possibilité de la transmission du virus de l'enfant à la nourrice, je n'en demeurerai pas moins convaincu que le fait est possible.

Une femme, fort bien portante, acconche à la Clinique, on put constater, lors de son accouchement, que son état sanitaire était très satisfaisant. Relevée de couches, elle est choisie par une femme de la ville pour allaiter son enfant, sain en apparence, mais dont la mère portait des traces non équivoques d'une affection syphilitique. La malheureuse nourrice de belle, de florissante qu'elle était, revint, au bout d'un mois à la Clinique, portant aux seins les preuves certaines d'une affection vénérienne qui, déjà, avait fait de tels ravages dans toute l'économie, qu'elle était presque méconnaissable. Près d'un an, elle traîna une existence malheureuse et sortit guérie, mais dans un état qui était loin d'être satisfaisant.

Les nourrices, dans les momens où elles ne donnent pas à téter, placent souvent sur leurs seins des bouteilles destinées à recevoir le lait qui s'écoule et qui mouille leurs vêtemens.

Ce moyen à des inconvéniens qu'il est bon de signaler. Cette bouteille s'échauffe bientôt par le contact du sein, fait l'office d'une ventouse, et favorise l'écoulement d'une assez grande quantité de lait. Cette perte a lieu ou au détriment de l'enfant, ou à celui de la nourrice. Des serviettes ployées en plusieurs doubles sont préférables. Cependant, si le mamelon avait de la tendance à rentrer en lui-même, il serait bon de placer sur les seins des petits chapeaux en buis, dans lesquels les bouts des seins s'engagent, avant de les recouvrir avec des serviettes.

Il est fort important de laver les enfans avec soin, et surtout de les accoutumer de bonne heure aux bains. D'abord, ces soins de propreté sont extrêmement favorables à la santé, et de plus, si l'enfant redoutait le bain, en cas de maladie, il ne serait pas possible de lui en faire prendre de force sans danger, et l'on serait alors privé d'un moyen précieux.

Les enfans gras, et qui ont la peau fine, se coupent dans les plis de la peau; il faut, dans ce cas, proscrire tous les corps gras, cérat ou autres: des ablutions fréquentes avec l'eau de guimauve et l'application de la poudre de lycopode sont bien préférables.

L'usage des lavemens doit être ménagé; cependant, j'ai toujours vu que chez le jeune enfant qui crie et s'agite sans qu'on puisse apprécier la cause de cet état d'excitation, un lavement tiède était le meilleur calmant; aussitôt après son administration, les cris cessent et le calme renaît.

Pendant les deux premiers mois, le lait de la nourrice suffit seul à l'enfant, aucune alimentation étrangère ne doit lui être donnée; de plus, il doit y avoir entre chaque repas au moins un intervalle d'une heure et demie à deux heures. La nuit il doit téter pour la dernière fois à minuit, et le matin pour la première à six heures. A l'aide de ces précautions, on ne s'exposera pas à troubler les digestions de l'enfant, la nourrice prendra un repos salutaire, qui influera aussi sur les qualitésdu du lait; l'enfant lui-même dormira plus paisiblement, et ne se réveillera pas à chaque instant tout exprès pour téter, comme cela a lieu quand la nourrice donne le sein à toute heure du jour et de la nuit.

Il est facile, du reste, de s'assurer que l'enfant a faim; si ses cris sont l'expression de ce besoin, il tète sa langue, cherche à sucer tout ce qu'il rencontre, et se jette avec avidité sur le sein.

Jamais la nourrice ne doit coucher l'enfant avec elle dans la crainte de l'étouffer. Combien d'enfans ont, en effet, péri victime de cette négligence; il doit être placé sur le côté dans un berceau, dirigé en face de la lumière. (1)

Alimentation artificielle.

Je n'entreprendrai pas de faire le parallèle de l'alimentation artificielle et de l'allaitement naturel. Malgré les objections de quelques sophistes, quoique dans certaines contrées l'usage du

(1) M. le docteur Maigne a résumé dans un petit opuscule, intitulé : *Choix d'une nourrice*, toutes les qualités que doit avoir la femme étrangère à laquelle on veut confier un enfant nouveau-né. J'engage mes lecteurs à lire comme complément, des conseils que je viens de donner, cet ouvrage, où se décèle l'esprit observateur et le véritable praticien.

lait de femme soit inconnu, quoique enfin on voie chaque jour des enfans fort robustes qui n'ont été alimentés que par le lait des animaux, il n'en demeure pas moins certain pour tout esprit judicieux, que rien ne peut valoir le lait de femme. En effet, non-seulement l'enfant puise au sein de la mère une alimentation en rapport avec ses besoins, appropriée à ses facultés digestives, toujours à la même température, mais aussi il subit pendant l'allaitement cette espèce d'incubation qui n'est pas sans avantages pour lui.

Aussi, jamais je n'engagerai à nourrir l'enfant artificiellement, toutes les fois qu'il y aura possibilité à lui donner une nourrice.

Seulement, si l'enfant était infecté d'un vice contagieux, je regarderais comme un devoir à sa mère de le nourrir, ou de l'élever avec le lait des animaux, si elle ne pouvait nourrir.

A quel lait, dans ce cas, doit-on donner la préférence ? Le lait d'ânesse, par sa constitution, se rapproche le plus de celui de femme; aussi, à ce titre, devrait-il être préféré. Mais la difficulté qu'on éprouve à se le procurer dans certaines localités, fait donner la préférence à celui de chèvre ou de vache.

Dans tous les cas, le lait, dans les premiers jours, ne doit jamais être donné pur; il doit être coupé avec moitié eau, très sucré, et à une température de trente degrés au moins. Ce lait doit être du même animal, autant que possible. Il doit être conservé dans un endroit frais, et n'être chauffé et mélangé à l'eau qu'au fur et à mesure des besoins de l'enfant. Celui qui resterait dans le vase, parce qu'il n'aurait pas été consommé par l'enfant, devrait être jeté. En effet, il ne tarde pas à s'aigrir, et il agirait d'une manière fâcheuse sur les organes digestifs.

La quantité est variable suivant les besoins de l'enfant; elle augmente en raison de son âge. Il est bien difficile de la déterminer exactement. Cependant, trois verres de lait suffisent dans les vingt-quatre heures pendant le premier mois, et six pendant le second; bien entendu qu'on diminuera progressivement la quantité d'eau, jusqu'à ce que le lait soit enfin donné pur. A cette époque, on devra y joindre une nourriture plus substantielle.

Que l'enfant tète ou soit allaité artificiellement, ce n'est jamais avant deux mois qu'on doit lui donner des alimens plus solides. Ces alimens consistent en bouillies faites avec la farine passée au four et le lait pur sucré, les semouilles au lait, les crêmes de biscottes, etc.

Si l'enfant était d'un tempérament lymphatique et allaité par une mère qui aurait le même tempérament, il serait bon de lui donner de bonne heure des soupes grasses, des jus de viandes et autres alimens constituans.

FIN.

TABLE DES MATIÈRES

PAR ORDRE ALPHABÉTIQUE.

A.

Pages.
Céphalotribe. 656
Abaissement 159-192
Accidens de la délivrance. 684
Accidens qui peuvent résulter de l'application du forceps 499
Accidens (extrémité pelvienne). . 621
Accidens (face) 584
Accidens du travail 317
Accouchement prématuré artificiel 184
Accouchement prématuré 228
Accouchement en général 232
Accouchement spontané à terme. 234
Accouchement spontané. . . . 563-607
Accouchement spontané dans la présentation du tronc 640
Acéphalie 769
Adhérences anormales du placenta. 682
Agalaxie. 693
Agglutination de l'orifice externe 394
Aigreurs. 122
Alimentation artificielle 776
Allaitement maternel 790
Allongement et déchirures du col. 700
Amnios 32-77
Amyélie 768
Anencéphalie 769
Anomalies de l'accouchement . . 280
389—585—623—570
Anorexie. 121
Antéflexion 160
Antéversion 180-192
Pages.
Anus (imperforation de l') . . . 766
Aphthes. 756
Apoplexie de nouveau-nés 301
Aréole (coloration) 37
Articulations du bassin. 6
Ascite et hydrothorax 440
Asphyxie des nouveau-nés. . . . 302
Astomie 765
Atrésie. . . . . *Ib.*
Attitude du fœtus. 90
Auscultation appliquée à l'étude de la grossesse. 55
Avortement, et hémorrhagie pendant la grossesse 191
Avortement (traitement). 217
Axes du bassin 15

B.

Ballottement 19
Bassin en général 8
Bassin 3
Bassin oblique de Nægèle 167
Bec-de-lièvre. 765
Bras (engagement avec la tête) . 398
Brièveté du cordon 623
Bronchocèle. 716
Bruit du cœur. 56

C.

Caduque (membrane) 32
Cavité de l'utérus. 22
Céphalalgie 141
Céphalæmatome. 715
Céphalotomie 547

Pages.
Céphalotripsie. 546
Césarienne (opération). 551
Choix d'une nourrice. 770
Chorion 32
Chute du cordon ombilical . . . 317
Chute du rectum. 764
Circonstances qui font espérer qu'une femme pourra nourrir. 230
Circulation fœtale. 96
Classification des présentations et des positions 256
Coccyx 4
Coccyx (entorse du) 708
Col de l'utérus. 20
Col (déchirures du). 700
Col utérin (obstacles dus au). 394
Col utérin modifié 64
Coliques (chez l'enfant) 761
Conception 29
Conduite de l'accoucheur dans la présentation de la face . . 577
Conseils à donner à la nourrice. 774
Constipation 123
Contractions 244
Contractions irrégulières ou pathologiques 327-678
Convulsions. 146
Cordon ombilical 81
Cordon (brièveté du) 355
Cordon (ligature du) 300
Côté (points de). 144
Crampes. 143
Crâne (perforation). 544
Crochet, mousse 633

D.

Déchirures du périnée.. 702
Déchirures vulvaires 703
Dégagement de la tête après l'issue du tronc 539
Dégagement manuel de l'extrémité pelvienne 631-635
Délivrance naturelle 305
Délivrance artificielle 676
Démangeaisons 194
Descente de l'utérus 709
Destruction du périnée. 707
Détroit supérieur 9
Pages.
Détroit inférieur 11
Dilatation 246
Diamètres de la tête. 87
Diamètres du bassin comparés à ceux du fœtus 88
Diarrhée. 123
Diarrhée (chez l'enfant). 760
Difficulté qu'on peut rencontrer dans la version. 525
Distension de l'utérus 325
Douleur. 244
Dyspepsie. 122
Dyspnée. 144

E.

Eaux de l'amnios. 83
Éblouissemens. 142
Ecchymose et meurtrissures . . . 745
Éclampsie. 380
Écoulemens muqueux. 136
Effets de l'accouchement sur les intestins, la vessie, etc. 711
Embryon d'un mois. 33
Embryotomie dans les présentations du tronc. 671
Emmaillottement. 304
Encéphalocèle. 770
Enchatonnement. 681
Enfoncement et fractures des os du crâne. 747
Engagement de la tête et des pieds 527
Envies. 122
Épuisement des forces. 330
Éructations 761
Érythème des nouveau-nés. . . 748
Érysipèle. 749
Éventrations. 193
Évolution spontanée. 642
Excavation. 10
Excavation (tumeurs de l'). . . . 430
Excès d'amplitude du bassin. . . 159
Excès de volume du fœtus. . . . 439
Excroissances. 764
Extrémité pelvienne. 601

F.

Face (présentations de la). . . . 556
Faiblesse congéniale. 304

Pages.
Faiblesse des contractions utérines. 320
Faiblesse du cordon. 677
Faiblesse propre de l'utérus. . . 321
Filet 766
Fièvre de lait. 316
Fièvre dépendante de l'état des organes génitaux. 742
Fièvre puerpérale. 725
Fœtus à terme. 84
Fœtus monstrueux.. 415-628
Fœtus multiples adhérens. 415
Fœtus multiples isolés. 412-628
Fonctions du fœtus. 92
Fongus hématode. 743
Fontanelles. 85
Forceps. 442
Forceps (application du) après l'issue du tronc. 633-635
Forceps; son application dans les présentations de la face. . . . 590
Forme névralgique de la fièvre puerpérale. 722
Forme typhode de la fièvre puerpérale. 724

G.

Galactirrhée. 690
Gangrène de la vulve (chez l'enfant 754
Gangrène des nouveau-nés. . . . 751
Gerçures du sein. 698
Glaires. 247
Gonflement des seins (chez l'enfant). 754
Grossesse. 90
Grossesse anormale extra-utérine. 106
Grossesse composée. 102
Grosse nerveuse. 116

H.

Hémacélinose 755
Hémorrhagies. 195
Hémorrhagie après l'accouchement. 684
Hémorrhagie intestinale 755
Hémorrhagie ombilicale . . . . . *Ib.*
Hémorrhagie utérine.. 360

Pages.
Hémorrhoïdes. 129
Hernies congéniales. 762
Hernie de l'utérus. 336
Hydrocèle congéniale. 763
Hydrocéphalie 439-763
Hydromètre. 115
Hydropisie de l'amnios 131
Hydrorachie 768
Hydrorrhée. 133
Hymen (persistance de l'). 417

I.

Ichthyose 750
Ictère des nouveau-nés. 753
Impressions morales 324
Incontinence d'urine. 713
Indications que l'excès d'amplitude du bassin présente à remplir 161
Influence de la grossesse sur les maladies 231
Instrumens dont l'accoucheur doit se munir 289
Inertie de l'utérus. 320

J.

Jumeaux. 288
Jumeaux (diagnostic). 103
Jumeaux (délivrance) 307
Jumeaux (version dans le cas de) 525

L.

Leucorrhée (chez l'enfant). . . . 754
Lit de travail 295
Lochies 315

M.

Maladies et incommodités de la grossesse. . . . . . . de 118 à 230
Maladies étrangères au travail. . 340
Mamelles 27
Mécanisme de l'accouchement (sommet) 261
Manie pendant la grossesse. . . 141
Méconium. 354
Méconium (issue du). 622

Pages.

Mento-postérieur (dégagement). 571
Métro-péritonite épidémique . . 725
Métro-péritonite inflammatoire . 718
Métro-péritonite puerpérale . . . 717
Meurtrissures 744
Mobilité de l'utérus 527
Modifications de l'utérus et du produit, et diagnostic de la grossesse . . . . de 30 à 75
Modifications des seins. 37
Mole 116
Mort de l'enfant 324
Mouvemens actifs. 77
Mouvemens passifs 49
Muguet. 758

N.

Naissances précoces et tardives. 232
Nausées 119
Nerf facial (paralysie du) 748
Nutrition du fœtus. 93

O.

Obliquités utérines 193
Oblitération du col. 395
Occipito-postérieur(dégagement) 281
Odontalgie 141
OEdème 128
OEdème de la vulve 714
OEdème et endurcissement du tissu cellulaire 752
OEufs humains à terme. 76
Opération césarienne. 551
Ophthalmie purulente 756
Organes de la génération. 16
Orifice de l'utérus (resserrement de l') 526
Orifice (direction vicieuse). . . . 398
Orifice (rigidité de l') 395-525
Os du crâne (enfoncement des) . 747
Os iliaque 5
Ovaires. 17
Ovule de douze jours. 32

P.

Palais (division du). 765
Palpitations 143

Pages.

Paralysie du nerf facial. 748
Parties molles, modifications qu'elles apportent dans la structure du bassin. 13
Peau (absence de la) 764
Pemphigus. 749
Perforation du périnée. 707
Perforations vésico-vaginales . . 701
Perforations recto-vaginales. . . 702
Périnée 27
Périnée (résistance). 417
Périnée (le soutenir) 297
Péritonite puerpérale. 725
Pertes de sang. 195
Pertes d'eau. 133
Phénomènes physiologiques du travail. 238
Phlegmatia alba dolens 741
Pica 122
Placenta. 78
Placenta en raquette 79
Pléthore. 125, 324
Poche des eaux. 247
Présentation de la tête (causes). . 90
Présentation du sommet 257
Présentations et positions du fœtus (diagnostic). . . . de 66 à 70
Procidence du cordon 342
Prolapsus utérin. 336
Pronostic (face). 574
Pronostic (extrémité pelvienne). 614
Ptyalisme 123

R.

Redressement des bras 530
Règles (rétention). 114
Reins (douleurs des). 143
Renversement de l'utérus. 688
Résistance des membranes. . . . 393
Résumé synoptique des signes de la grossesse 74
Rétraction utérine 527
Rétroflexion. 160
Rétroversion 160-192
Rhumatisme utérin 717
Rigidité de l'orifice de l'utérus. . 395
Rotation (causes) 285
Rupture des membranes 593
Rupture de l'utérus. 384

Pages.

S.

Sacrum. 4
Seigle ergoté. 321
Seins (engorgement) 694
Seins (inflammation) 695
Signes de présomption de grossesse. 35
Signes de probabilité et de certitude 40
Soins relatifs à la grossesse . . . 229
Soins à donner à la femme en travail. 289
Soins à donner à la femme après la délivrance 308
Soins à donner à la mère et à l'enfant, après l'accouchement 299
Sommet (de la présentation du). 257
Souffle utérin. 53
Spasmes. 144
Stomatite. 758-759
Structure de la matrice 23
Suites de couches, soins à donner 309
Sutures 86
Symphyses(relâchement des). . . 138
Symphyséotomie 548
Syncope 142-340

T.

Taches de naissance. 743
Tête du fœtus. 85
Tension de l'abdomen 194
Tension du ventre (chez l'enfant). 761
Thrombus des lèvres et du vagin. 437
Toucher 41
Toucher pendant le travail. . . . 292
Toux. 131
Toux nerveuse 144
Traitement de l'avortement . . . 217
Tranchées utérines 314
Trompes de l'utérus. 18
Tronc (présentation du) 636
Troubles du sytème nerveux . . . 37
Troubles des fonctions digestives. 36
Trou de Botal (persistance du). . 767

Pages.

Tubercules papillaires 38
Tuméfaction et endolorissement des seins 194
Tumeurs du vagin et des grandes lèvres. 630
Tumeurs développées sur l'enfant 441
Tumeurs de l'excavation 430
Tumeurs de la vulve et du vagin. 416
Tumeurs sanguines 744
Tympanite. 714

U.

Union des grandes lèvres. 416
Utérus. 19

V.

Vagin 24
Vagin (étroitesse du). 420
Vagin (lacérations du) 700
Varices 129
Variétés de présentation. 404
Variétés de présentation (sommet). 271
Variétés (face) 568
Variole 750
Vergetures 65
Version. 500
Version céphalique. 649-656
Version impossible 667
Version pelvienne 501
Version pelvienne dans la présentation du tronc 658
Version spontanée 641
Vertiges. 142
Vésicule ombilicale. 33
Vésicules syphilitiques 750
Vessie (lésions des fonctions). . . 137
Vessie (paralysie). 712
Viabilité du fœtus. 101
Vices de conformation. . . . 157-590
Vices de conformation du bassin (indications à remplir pendant la grossesse) 183
Vices de conformation du bassin (indications à remplir pendant le travail). 421
Vices de conformation (indica-

Pages.
tions qu'ils présentent à remplir dans la présentation de l'extrémité pelvienne) 620
Vices de conformation des parties molles 189
Vices du bassin par étroitesse. . 163
Vomissemens 119
Vomissemens (chez l'enfant). . . 760
Vulve 26
Vulve (étroitesse de la) 525

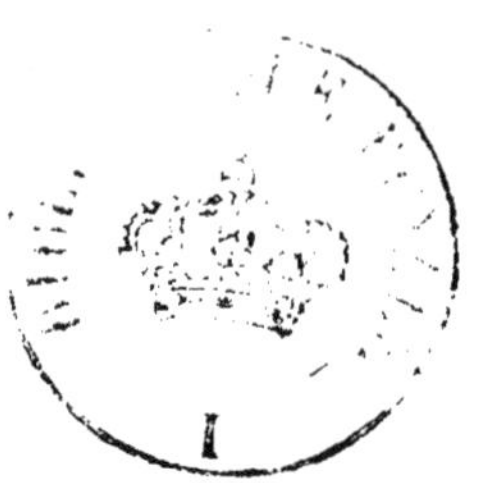

FIN DE LA TABLE DES MATIÈRES.

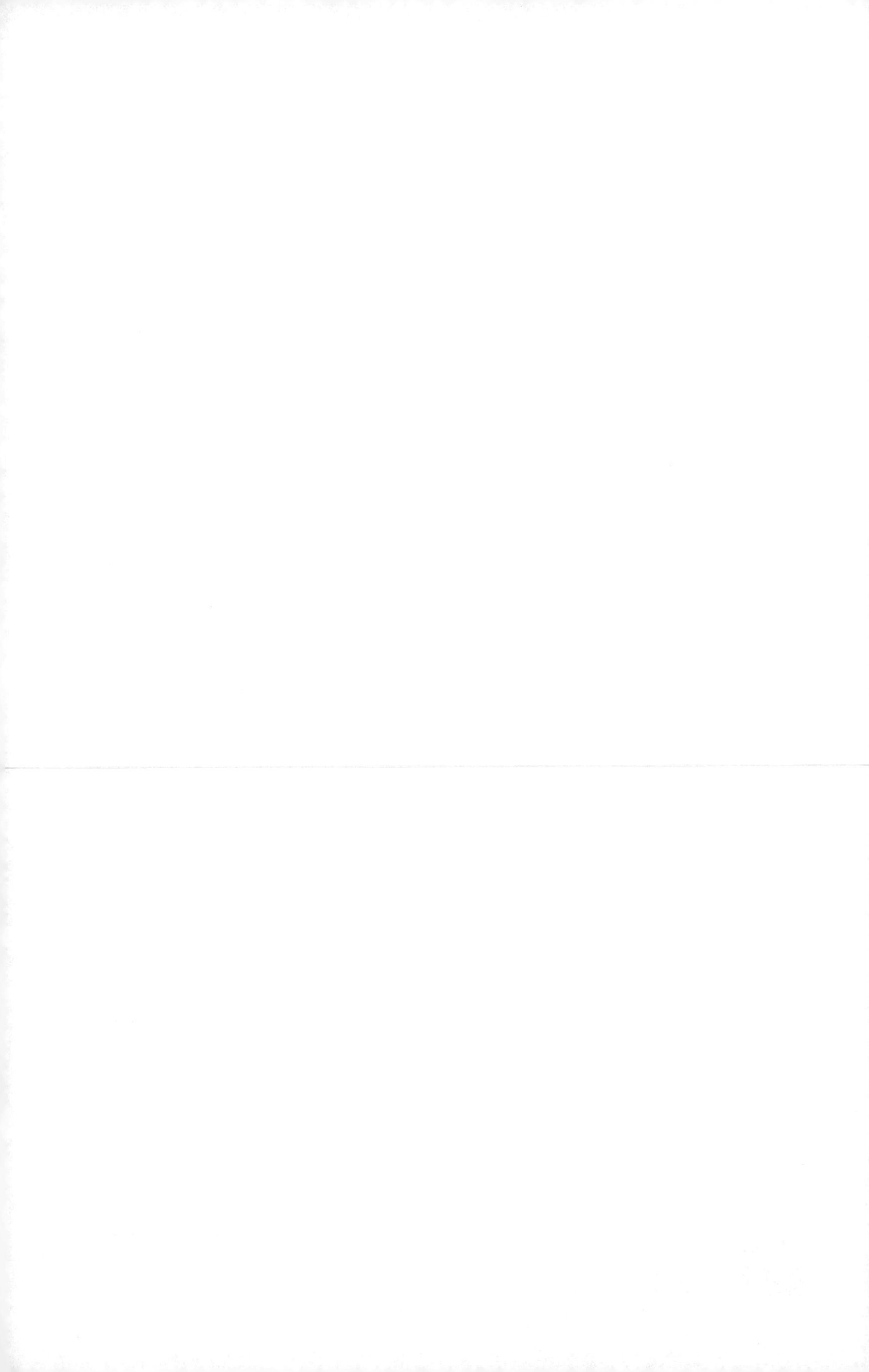

www.ingramcontent.com/pod-product-compliance
Ingram Content Group UK Ltd.
Pitfield, Milton Keynes, MK11 3LW, UK
UKHW020543180726
13838UKWH00001B/4